古今中草药验方秘方大全

（上册）

胥玉贤　编

陕西新华出版
陕西科学技术出版社
Shaanxi Science and Technology Press
西安

图书在版编目(CIP)数据

古今中草药验方秘方大全：上、中、下册 / 胥玉贤编. — 西安：陕西科学技术出版社，2023.9

ISBN 978-7-5369-6526-3

Ⅰ.①古… Ⅱ.①胥… Ⅲ.①中草药-验方-汇编
Ⅳ.①R289.5

中国版本图书馆 CIP 数据核字(2022)第 054557 号

古今中草药验方秘方大全：上、中、下册

GUJIN ZHONGCAOYAO YANFANG MIFANG DAQUAN

胥玉贤 编

责任编辑 孙雨来
封面设计 曾 珂

出 版 者 陕西科学技术出版社
西安市曲江新区登高路 1388 号 陕西新华出版传媒产业大厦 B 座
电话(029)81205187 传真(029)81205155 邮编 710061
http://www.snstp.com
发 行 者 陕西科学技术出版社
电话(029)81205180 81206809
印　　刷 西安五星印刷有限公司
规　　格 889mm×1194mm 16 开本
印　　张 97.25
字　　数 2886 千字
版　　次 2023 年 9 月第 1 版
2023 年 9 月第 1 次印刷
书　　号 ISBN 978-7-5369-6526-3
定　　价 2180.00 元(共三册)

前　言

中华医药学是一个巨大的宝库，我们应当努力发掘并加以提高。秘、单、验方是我国人民群众及历代医学家几千年来治疗疾病的经验总结，对常见病、疑难病的治疗有着很好的疗效，养生保健的报道也层出不穷，显示出强大的生命力。所以具有较大的推广应用价值。

可惜绝大多数秘、单、验方资料多散见于各种中医文献中，汇集不易，难窥全貌；限制了中草药秘、单、验方的研究推广及应用。

为了满足广大中医药研究人员、临床工作者能有一部资料丰富的秘、单、验方参考书的迫切需求。经查阅了大量的文献资料，归纳整理，年复一年。历时数十年之久，汇编成《古今中草药验方秘方大全》一书。本书文献资料翔实，方源清晰，既利于资料查寻，又具有理论与实践指导意义，为中医临床、教学、科研及新药研发人员、中医院校学生及中医爱好者等参考和应用提供极大的方便。

《古今中草药验方秘方大全》分为三册，上册、中册，以中药为纲，病证为目，收载中草药128味，秘、单、验方12500多方；下册以病证为纲，以方为目，收方9300多方。每项下都有很丰富的秘、单、验方资料供研究参考，以餐读者。

中草药的药性、功能与主治、用法用量、使用注意等方面，多参考《中华人民共和国药典》《中华本草》《中药大辞典》《毒药本草》等书。笔者敬向原著作者们致以深切谢意。

本书秘、单、验方又出自众家之手，各有千秋。在编撰中，虽作了一些规范，但亦充分尊重原作者的意愿、保持了作者稿件原有内涵。中医病证和西医病名并存、方药的剂量等仍按原稿件未变，古代方药的旧制剂量保持原貌。应用时可参考现今临床常用量，后附《古今度量衡对照表》。

最后提醒读者注意：使用本书中药方时，应先咨询医生并在医生的指导下用药，以确保用药安全。尤其是有毒副作用的中草药，切忌滥施，以防发生意外。为了中医药的传承和发展，本书收录了一些中药动物药，也提醒读者在使用这些药物时，尽量使用相应的替代药物。同时，本书的下册病证分类，为了便于读者查找、使用，没有严格执行按现代医学的分类标准。

本书在审稿时得到了西安市人民医院李娟娥博士的大力支持和热情指导，对本书修订提出了许多宝贵意见，在此表示衷心的感谢。

由于作者水平所限，疏漏、谬误之处，在所难免，诚请前辈、同道不吝赐教，以便进一步修订补充，使本书日臻完善。

胥玉贤

2015 年 5 月 2 日

目　　录

（上册）

人参（133 方）

三七（137 方）

土三七（菊叶三七）14 方

土茯苓（76 方）

大枣（107 方）

大黄（94方）

大蒜（224方）

大葱（52 方）

大蓟（52 方）

山楂（121 方）

山药（117 方）

川芎（56 方）

小蓟（66 方）

马鞭草（98 方）

马齿苋（168 方）

天南星（149 方）

天花粉（101 方）

无花果（52 方）

五倍子（1120 方）

瓦松（43 方）

甘遂（90 方）

车前草（81 方）

车前子（64 方）

巴豆（160 方）

乌梅（204 方）

凤仙花（包括凤仙花全草共 86 方）

月季花（36 方）

水蛭（90 方）

石灰（149 方）

石膏（148方）

百合（90 方）

白矾（167 方）

白芷（152 方）

白及（163 方）

丝瓜（63 方）

丝瓜络（38 方）

半夏（158 方）

地鳖虫（85 方）

地骨皮（80 方）

全蝎（142 方）

血竭（76 方）

向日葵茎髓（22 方）

红粉（附白降丹共 67 方）

冰片（143 方）

刘寄奴（57方）

苍耳子（附苍耳子虫共89方）

花椒（91 方）

杜仲（56 方）

板蓝根（53 方）

赤小豆（108 方）

吴茱萸（133 方）

补骨脂（68 方）

鸡子（87 方）

鸡子黄油（47方）

鸡内金（88方）

鸡冠花（64 方）

人参(133 方)

【药性】甘、微苦，平。归脾、肺、心。

【功能与主治】大补元气，复脉固脱，补脾益肺，生津，安神。用于体虚欲脱，肢冷脉微，脾虚食少，肺虚咳喘，津伤口渴，内热消渴，久病虚羸，惊悸失眠，阳痿宫冷，心力衰竭，心源性休克。

【用法用量】3～9 克。

【使用注意】实证、热证及湿热内盛正气不虚者禁服。不宜与茶同服。反藜芦。

★ 1. **大补气血，治一切虚烦：【参乳丸】**人参末、人乳粉等分。用法：蜜丸，或化或吞俱可。(宋立人 总编·《中华本草》5 册 816 引《冯氏锦囊》)

★ 2. **大补元气，治气虚之人，少气乏力，面色无华：【人参含片】**人参 3 克。用法：切片噙化，常服。《慈禧光绪方选议》中有慈禧每日噙化人参补益身体、防御疾病的记载。(徐明 编著·《民间单方》322)

★ 3. **治精气大亏，诸药不应，或以克伐太过，耗伤真阴：【两仪膏】**人参半斤或四两，大熟地一斤。用法：上二味用好甜水或长流水十五碗，浸一宿，以桑柴火武火取浓汁。若味有未尽，再用水数碗，煎渣取汁，并熬稍浓。乃入瓷罐，重汤熬成膏，入真白蜜四两或半斤收之。每以白汤点服。(宋立人 总编·《中华本草》5 册 817 引《景岳全书》)

★ 4. **治低血压症：**人参 30 克。用法：将人参置砂锅内，加水用文火煮沸 1 小时，喝汤吃人参，每日 1 剂。功效：补气升压。注意：低血压患者应加强营养，适当休息，生活规律，增强体质。禁忌：内有实热、积滞者(如牙龈肿痛、目赤肿痛、急性菌痢、高血压病等)忌服。(刘道清 主编·《中国民间神效秘方》357)

★ 5. **治体虚贫血：**人参、蜂蜜各适量。用法：人参切成硬币状薄片，加蜂蜜调和后，上锅蒸煮，开锅 20 分钟后取出，凉后备用。每晚睡前用温水送服 1 片人参。功效：连续服用对体虚、贫血者疗效显著。(易磊 编著·《中国秘方大全》)

★ 6. **治遇交感脱精：**急以人参三两煎汤灌之，故是奇妙。然贫家何以救之，我有法，用人抱起，以人之口气呵其口，又恐不能入喉，以笔管通其两头，入病人喉中，使女子呵之，凡妇人皆可尽力呵之，虽死去者亦能生，妙也。(清·柏鹤亭 等集·《神仙济世良方》108)

★ 7. **治男人久战不已，忽然乐极情浓，大泄不止，精尽继之以血，气喘而手足身体皆冷：【参附五味汤】**人参三两，附子二钱，北五味子三钱。用法：水煎服。(彭怀仁 主编·《中医方剂大辞典》6 册 913 引《辨证录》卷八)

★ 8. **治酒色不禁，恣情纵欲，足上忽有孔，标血如一线者：【杜隙汤】**人参七钱，当归七钱，穿山甲一片(火炒，为末)。用法：先用米醋三升煮滚热，以两足浸之，即止血，后用本方。煎参归汤，以穿山甲末调之而饮，即不再发。按语：酒色不禁，恣情纵欲，相火必旺，迫血妄行，而致足上出血。出血过多，气血必衰，故用人参、当归大补气血，扶正固本；足上出血，情势危急，故用穿山甲末饮之，以通经止血也。[田代华 主编·(实用中医三味药方)394 引《石室秘录》卷四]

★ 9. **治阳痿 2 方**

①人参 15 克，茶叶 5 克。用法：将人参加水适量煎 30 分钟，后泡茶。每日 1 剂，代茶频饮。若味浓可再冲入沸水，甚至冲淡为止。功效：补气助阳。主治：因肾阳不足所致的性欲低下、阳痿，伴有神疲乏力、气短懒言、畏寒肢冷、腰酸腿软、舌淡、脉沉迟。(程爵棠 程功文 编著·《单方验方治百病》361)

②海狗肾 2 只，人参 100 克，山药 100 克，白酒 500 毫升。用法：海狗肾洗净，切成片；人参、山药洗净，切成片。共置瓶中，加白酒，密封 1 个月，分次饮用。(李川 主编·《民间祖传秘方》167)

★ 10. **治大汗亡阳，津脱：**人参、黄芪、麦冬、熟地各一两，枣仁五钱，五味子三钱，当归五钱，甘草一钱。功能：实卫。(彭怀仁 主编·《中医方剂大辞典》4 册 934 引《类证治裁》卷二)

★ 11. **治真阴不足，阴涸内热，内障青盲：【珠参散】**珍珠、人参各等分。用法：上为末。人参汤送下，或莲肉汤亦可。(彭怀仁 主编·《中

医方剂大辞典》8册1引《银海指南》卷三)

★ 12. **治虚劳自汗不止:【参术散】**人参一两半,白术二两,桂心七钱。每服五钱,水煎服。阳虚甚者加附子。(宋立人 总编·《中华本草》5册816引《赤水玄珠》)

★ 13. **治风虚汗出,热闷甚者:【人参散】**人参二两,牡蛎(煅赤)一两半,石膏(碎)三两,甘草(炙,锉)一两。用法:上四味,捣罗为细散,每服二钱匕,温酒水下,不计时候。(宋立人 总编·《中华本草》5册816引《圣济总录》)

★ 14. **治心气虚损,怔忡而自汗者:**猪腰子一只,用水两碗,煮至一盏半,将腰子细切,入人参半两,当归(上去芦、下去细者,取中段)半两。并切,同煎至八分,吃腰子,以汁送下。有吃不尽腰子,同上二味药滓,焙干,为细末,山药糊丸如梧桐子大,每服三五十丸。(江苏新医学院 编·《中药大辞典》上册33引《百一选方》)

★ 15. **治心悸(气血亏虚型):**人参5克,龙眼肉30克。用法:水煎服。每日1剂,日服2次。功效:益心气、养心血。(程爵棠 程功文 编著·《单方验方治百病》149)

★ 16. **治心悸失眠,头昏目糊,健忘,乏力等:【人参珍珠口服液】**人参30克,珍珠2.5克。用法:制成口服液剂。口服,每次10毫升,每日1~2次。功能:补气健脾,安神益智。(孙世发 主编·《中医小方大辞典》226)

★ 17. **治神经衰弱症。症见全身无力、头痛、失眠、食欲不佳,或性机能障碍、阳痿等:**人参30克。用法:取上药,粉碎成粗末,加40%的酒精配成1000毫升,搅匀,浸泡1周,过滤,即得人参酊。口服,每次5毫升,每天3次,连用1个月。功能:补气宁神,养元壮阳。据王本祥报道,应用本方治疗可使症状消失。治疗120例因神经衰弱引起的皮质和脊髓性阳痿,取得显著的疗效。但对精神型阳痿疗效较差。(薛建国 李缨 主编·《实用单方大全》500)

★ 18. **治神经衰弱,四肢无力,肝炎、贫血、骨折:【参茸王浆】**人参、鹿茸各适量。用法:制成口服液,每支10毫升。每日早、晚各服1支。功能:滋补强壮。(孙世发 主编·《中医小方大辞典》467)

★ 19. **治病后体虚,神经衰弱:【人参五味子冲剂】**五味子600克,生晒参400克。用法:制成冲剂。口服,每次5克,每日2次。功能:益气敛阴,安神镇静。(孙世发 主编·《中医小方大辞典》226)

★ 20. **治髓虚寒,脑痛不安:【地黄煎】**生地黄五斤(洗,焙),补骨脂、人参各五两。用法:上为末。每用酒二升,药末二两,羊髓一具(去筋膜),一处细研,慢火熬稠,瓷器盛之。每服1小匙,温酒化下,空心、日午、卧时各1次。按语:髓海空虚,脑失温养,故脑痛不安。治当填精补髓,温肾壮阳。方中生地黄填精补髓,补骨脂温肾壮阳,人参补益元气。诸药配伍,温润滋化,阴阳双补,则髓满脑温,清空得养,脑痛可除。(田代华 主编·《实用中医三味药方》2引《圣济总录》)

★ 21. **治健忘:【开心散】**远志、人参各30克,茯苓60克,石菖蒲30克。用法:上药研为散。每次3克,饮送下,每日3次。(孙世发 主编·《中医小方大辞典》1273引《千金》)

★ 22. **治心惧怯,如人欲捕之状:【怔忡饮】**半夏、茯苓、人参各等份。用法:水煎服。(孙世发 主编·《中医小方大辞典》988引《仙拈集》卷二)

★ 23. **补肾:【养肾丸】**人参、补骨脂各30克。用法:前2味药研为末,胡桃100个,取肉为丸。每次50丸,空腹温酒送下。(孙世发 主编·《中医小方大辞典》1051引《普济方》)

★ 24. **治冬月伤寒,四五日后,手足逆冷,恶寒身蜷,脉又不至,复加躁扰不宁,不止阳绝也,阴亦将绝矣:【参术附枣汤】**人参一两,白术二两,附子一钱,炒枣仁五钱。(彭怀仁 主编·《中医方剂大辞典》6册903引《辨证录》)

★ 25. **治阴寒之气,直中阴经,斩关直入于肾宫,命门之火逃亡而将越出于躯壳之外:【参术附桂汤】**人参半两,白术九钱,附子二钱,肉桂一钱,干姜二钱 。用法:水三碗,煎服。功能:追散失之元阳而返其宅。方论选录:此方用人参、白术实有妙用。驱寒之药而不用此二味,寒去而气随之去矣。故必用二味,且必须多加,而元阳始足,可留于将绝之顷也。(彭怀仁 主编·《中医方剂大辞典》6册903引《石室秘录》)

★ 26. **治伤寒验案:**一妪年七旬伤寒,初起头痛身痛,发热憎寒。医以发散,数剂不效,淹延旬日,渐不进食,昏沉,口不能言,眼不能开,气微欲绝。予人参五钱,煎汤徐徐灌之,须臾稍省,欲

饮水，煎渣服之顿愈，又十年乃卒。（杨鹏举 主编·《中医单方奇效真传》1 引《续名医类案》）

★ 27. **治中暑热极发狂，登高而呼，弃衣而走，见水而投：【三圣汤】**人参三两，石膏三两，玄参三两。用法：水煎数碗，灌之。方论选录：三圣汤用石膏、人参、玄参各三两，未免少有霸气。然火热之极，非杯水可息，苟不重用，则烁干肾水，立成乌烬。方中石膏虽多，而人参之分两与之相同，实足以驱驾其白虎之威，故但能泻胃中之火，而断不致伤胃中之气，玄参又能滋润生水，水生而火尤易灭也。（田代华 主编·《实用中医三味药方》59 引《辨证录》卷六）

★ 28. **治中暑烦躁，多困乏力：【消暑散】**人参（捣末）、白面各等份。用法：上 2 味和匀。每服 6 克，新水调下，不拘时候。（孙世发 主编·《中医小方大辞典》565 引《圣济总录》卷三十四）

★ 29. **治燥病：【参乳汤】**人参一钱，人乳一杯。用法：不拘时候服。方论选录：《证因方论集要》：人参味甘益血，人乳本血所化，味甘咸，人脾、肺、肾三经，补益精气血，阴血充足则燥平。（彭怀仁 主编·《中医方剂大辞典》6 册 889 引《杂症会心录》卷上）

★ 30. **治发热验案：**夏大儿年友，苏中陈雍喈，身热谵语，不甚辨人。太守荐苕溪陆祝三因赴补在京，邀柴诊视，其脉大而无力，此阳虚发热，拟用人参，陆惊而咋舌，以为断不可用，（柴）乃力任方从。一剂后身和。三剂热全退。调理月余而瘥。（杨鹏举 主编·《中医单方奇效真传》12 引(《续名医类案》)

★ 31. **治阳虚背恶寒：【加味黄芪汤】**黄芪一钱，人参、甘草各一钱，白术五分，肉桂五分。加减：病甚者，加附子。（彭怀仁 主编·《中医方剂大辞典》3 册 1172 引《医学入门》卷四）

★ 32. **治伤寒阴阳不明，或投错药，致患人困重垂死：【独参汤】**好人参一两，去芦，薄切。用法：水一大升，银石器内煎至一盏。以新水沉之，取冷一服。（宋立人 总编·《中华本草》5 册 816 引《百一选方》）

★ 33. **治疟疾虚甚者：【截疟饮】**人参、常山各 15 克。用法：上药锉碎。微火上同炒，去常山不用，只用人参煎汤，未发前服。功效：截疟。（孙世发 主编·《中医小方大辞典》684 引《万氏家抄方》卷二）

★ 34. **治虚疟发热：**人参二钱二分，雄黄五钱。用法：为末，用粽尖捣丸，梧子大。发日清晨，井华水吞下七丸，发前再服。忌诸般热物。（江苏新医学院 编·《中药大辞典》上册 33 引《丹溪纂要》）

★ 35. **治久疟数年不愈，虚极者：**人参五钱，生姜五钱，水二碗，煎一碗，露一夜，次日五更温服，当日即止。无力者，以于白术一两，代人参、生姜一两，煎服如前，二服即止。（清·王梦兰 纂集·《秘方集验》63）

★ 36. **治急性乙型肝炎：**高丽参 300 克。用法：取上药，研为细粉，分装，每包 2.5 克。口服，每次 1 包，每天 2 次。功能：补气降酶。据王本祥报道，在肝炎常规用药的情况下，同时加服本方治疗 30 例，病人血清中碱性磷酸酶恢复到正常比值的时间要比肝炎常规用药组早 6～8 周，转氨酶恢复到正常要早 2～3 周。（薛建国 李缨 主编·《实用单方大全》498）

★ 37. **治荣卫气虚，脏腑怯弱，心腹胀满，全不思食，肠鸣泄泻，呕哕吐逆：【四君子汤】**人参（去芦）、甘草（炙）、茯苓（去皮）、白术各等分。用法：上为细末。每服二钱，水一盏，煎至七分，通口服，不拘时。入盐少许，白汤点亦得。常服温和脾胃，进益饮食，辟寒邪瘴雾之气。（宋立人 总编·《中华本草》5 册 816 引《局方》）

★ 38. **治上焦痰气甚盛，而下焦又虚者：【加参瓜蒂散】**瓜蒂 7 枚，人参 6 克。用法：水煎数沸。先令饱食，然后以药饮之。即大吐。（孙世发 主编·《中医小方大辞典》338 引《石室秘录》卷三）

★ 39. **治气虚呃逆。症见呃逆时作，每遇劳累或受寒后诱发，呃声低微，连续不断，神疲食少，舌淡苔白，脉细弱：**人参 15 克。用法：取上药，研为细末。分 3 次用温开水送服，每天 1 剂。功能：益气止呃。据荀建平报道，应用本方治疗 1 例有 10 余年呃逆病史的患者，连服 2 天即愈。（薛建国 李缨主编·《实用单方大全》500）

★ 40. **治小便之时，忽然寒噤脱阳：**人参、白术各二两，附子三钱。用法：水煎服。（彭怀仁 主编·《中医方剂大辞典》6 册 903 引《辨证录》卷八）

★ 41. **治气虚头痛，兼治肾虚头痛：**人参 3 克，核桃仁 50 克。用法：上药共研细末，放入杯

中,用沸水冲泡。代茶连渣一同服下。每日1剂。功效:补肾填精,养荣清窍。(程爵棠 程功文 编著·《单方验方治百病》14)

★ 42. **治危重病(如心力衰竭和休克等)。表现为呼吸短促、脉搏微弱、冷汗自出、手脚冰凉、气虚将脱等症**:人参30~50克。用法:取优质单味人参,加水煎煮取浓汁口(灌)服。功能:益气救脱、强心抗休克。单用一味人参煮汤内服,即为著名的急救良方"独参汤"。用于危重病的急救有一定疗效,但应注意用量宜大不宜小,浓煎频服,始有卓效。据上海第一医学院儿科报道,应用本方对大失血及一切急慢性疾病引起的虚脱有治疗作用,对抢救急性肾炎引起的重度心衰患儿有明显疗效。(薛建国 李缨 主编·《实用单方大全》499)

★ 43. **治咳嗽,吐红:【参香丸】**辰砂、人参、乳香各等分。用法:上用乌梅肉为丸。麦门冬汤送下。(彭怀仁 主编·《中医方剂大辞典》6册891引《朱氏集验方》卷七)

★ 44. **治咳嗽发热,气喘吐血:【参花散】**人参、天花粉各等分。用法:上为末。每服五分,蜜水调下。(彭怀仁 主编·《中医方剂大辞典》6册878引《回春》卷七)

★ 45. **治肺虚久咳**:人参末二两,鹿角胶(炙,研)一两。用法:每服三钱,用薄荷、豉汤一盏,葱少许,入铫子煎一二沸,倾入盏内,遇咳时,温呷三五口。(江苏新医学院 编·《中药大辞典》上册33引《食疗本草》)

★ 46. **治阴虚咳嗽:【三才丸 】**人参、天门冬(去心)、熟干地黄各等分。用法:上为细末,炼蜜为丸,如樱桃大。含化服之。功能:滋阴养血,生津润燥。方论选录:《医方集解》:天冬以补肺生水;人参以补脾益气;熟地以补肾滋阴。以药有天、地、人之名,而补亦在上、中、下之分,使天地位育,参赞居中,故曰三才也。(田代华 主编·《实用中医三味药方》1引《儒门事亲》卷十五)

★ 47. **治肺阴亏损,虚劳干咳,咽燥咯血,肌肉消瘦,气短乏力**:新罗人参二十四两,生地黄十六斤,雪白茯苓四十九两,白沙蜜十斤。用法:上药人参、茯苓为细末,蜜用生绢滤过,地黄取自然汁,捣时不得用铁器,取尽汁,去滓,用药一处拌和匀,入银、石器或好瓷器内,封闭;如器物小,分两处物盛,用净纸二三十重封闭,入汤内,以桑木柴火煮六日,如连夜,即三日夜,取出,用蜡纸数重包瓶口,入井内,去火毒,一伏时取出,再入旧物内;煮一日,出水气,取出。开封,每晨以二匙,温酒化服,不饮酒者,白汤化之。(宋立人 总编·《中华本草》5册816引《洪氏集验方》)

★ 48. **治咳嗽,肺虚不能制下,大肠泄泻,上气喘咳,服热药不效:【人参散】**人参、款冬花、罂粟壳(醋炙)等分。用法:上为锉散。每服四钱,阿胶一片,乌梅半个,煎七分,去滓,睡正着时,急唤醒服。(宋立人 总编·《中华本草》5册816引《三因方》)

★ 49. **治肺肾虚衰喘嗽:【观音人参胡桃汤】**新罗人参6克,胡桃肉一个(去壳不剥皮)9克。用法:水煎服。盖人参定喘,带皮胡桃敛肺故也。(孙世发 主编·《中医小方大辞典》374引《百一选方》)

★ 50. **治气虚喘逆:【参橘煎】**人参、橘红。功能:补气,顺气。(彭怀仁 主编·《中医方剂大辞典》6册899引《症因脉治》卷二)

★ 51. **治气虚喘逆,虚热,脉浮大,按之则空,或见濡软,散大无力:【参冬饮】**人参、麦门冬各等份。用法:水煎服。(孙世发 主编·《中医小方大辞典》464引《症因脉治》卷二)

★ 52. **治喘咳验案**:内人年已花甲,素患痰咳,入冬又发,喘咳难止。遂投二陈汤服则洞泄不止,余思良久,素体虚弱,元气亏损,复泄泻又亏其气,急投红人参30克,水煎急服,泄止喘平。(杨鹏举 主编·《中医单方奇效真传》48)

★ 53. **治中恶,中痰:【止痛仙丹】**人参9克,茯苓15克,天南星9克,附子3克。用法:水煎服。加减:虚人,多加人参至15克。(孙世发 主编·《中医小方大辞典》1281引《石室秘录》卷一)

★ 54. **治脾胃虚,痰壅咳嗽:【人参丸】**人参、诃子皮、木香各7.5克。用法:上药研为细末,生蜜和作7丸。每次1丸,水煎沸,以药散为度,去渣服,不拘时候。(孙世发 主编·《中医小方大辞典》724引《圣济总录》卷六十五)

★ 55. **治脾胃久虚,服温药不得者:【温脾汤】**人参三两(去芦,切片),白术七两(去芦,锉)。用法:上焙,碾为末。每服二钱,沸汤点服。(宋立人 总编·《中华本草》5册816引《卫生家宝》)

★ 56. **治脾胃虚寒,呕吐泄泻,饮食少思,肚腹膨胀:【理中丸】**人参、白术(炒)、甘草(炙)、干姜(炮)各一钱。用法:上为末,米糊丸如弹子大。每服一丸,嚼细,白汤下。(宋立人 总编·《中华本草》5册816引《济阴纲目》)

★ 57. **大补脾胃,令精神健旺,可免产后崩晕诸症:**人参一钱(咀片),莲肉一两(去心),白扁豆二两(去皮)。用法:用雄猪肚一个洗净,将人参等装入,用线扎口,将大砂锅一个,用瓷碗片铺底以防着锅焦裂,扣水慢火炖熟。妊妇七八个月吃二三个,连汤药吃完。功能:大补脾胃,令精神健旺,可免产后崩晕诸症。按语:方中人参大补元气,莲肉、白扁豆健脾益气,三味皆甘温之品,相须为用,其健脾益气之功强,脾健则气血化生有源,故令精神健旺,身体强健,产后自无血崩、晕厥之患。用猪肚作辅料者,乃取其血肉有情,以增健脾益胃之效也。(田代华 主编·《实用中医三味药方》8《医方易简》卷一)

★ 58. **治脾胃肾气虚弱,呕吐不下食:【参香散】**人参、丁香各等分。用法:捣罗为散,每服二钱,空心热米饮调下。(宋立人 总编·《中华本草》5册816引《普济方》)

★ 59. **治胃虚冷,中脘气满,不能传化,善饥不能食:【温胃煮散】**人参末二钱,生附子末半钱,生姜一分(切碎)。用法:上三味和匀,用水七合,煎至二合,以鸡子一枚取清,打转,空心顿服。(江苏新医学院 编·《中药大辞典》上册33引《圣济总录》)

★ 60. **治胃口有热,呕吐咳逆,虚烦不安:【人参竹茹汤】**人参五钱,半夏一两,分两帖。加姜七片,陈皮二钱半,竹茹二钱,水煎服。(宋立人 总编·《中华本草》5册816引《赤水玄珠》)

★ 61. **治营卫气血不足:【保元汤】**人参三钱至一两,黄芪(蜜酒炙)三钱至六钱,炙甘草一钱。水煎,空腹服。(宋立人 总编·《中华本草》5册816引《张氏医通》)

★ 62. **治霍乱吐痢不止,津液虚少,不至上焦而烦渴:【人参汤】**人参22.5克,乌梅(去核)2枚。用法:上药研为粗末。每次15克,加竹茹弹子大,水煎,去渣热服,每日4次。(孙世发 主编·《中医小方大辞典》224引《圣济总录》卷三十九)

★ 63. **治霍乱心烦躁:**桂心二分(末),人参半两(去芦头)。用法:上以水一大盏,煎至七分,去滓,分温二服。(江苏新医学院 编·《中药大辞典》上册33引《圣惠方》)

★ 64. **治真阳不足,上气喘急,自汗盗汗,气虚头晕,但是阳虚气弱之症,并宜服之:【参附汤】**人参半两,附子(炮,去皮脐)一两。用法:上㕮咀,分作三服。水二盏,生姜十片,煎至八分,去滓,食前温服。(宋立人 总编·《中华本草》5册816引《济生续方》)

★ 65. **治表里俱虚,伤冒寒冷,腹肋胀满,呕逆痰涎;及治邪中阴经,手足厥冷,既吐且利,小便频数,里寒,身体疼痛,脉细数,下利清谷,头痛恶寒,亡阳自汗:【四顺汤】**人参一两,附子(生)一个,干姜一两半,甘草二两。用法:上为粗末。每服三钱,水一盏,煎至六分,去滓,食前温服。(宋立人 总编·《中华本草》5册816引《鸡峰普济方》)

★ 66. **治胸痹心中痞气,气结在胸,胸满,胁下逆抢心:【人参汤】**人参、甘草、干姜、白术各三两。用法:上四味,以水八升,煮取三升,温服一升,日三服。(宋立人 总编·《中华本草》5册816引《金匮要略》)

★ 67. **治消渴引饮:**人参为末,鸡子清调服一钱,日三四服。(江苏新医学院 编·《中药大辞典》上册33引《纲目》)

★ 68. **治消渴引饮无度:【玉壶丸】**人参、栝楼根各等分。用法:生为末,炼蜜为丸,梧桐子大。每服三十丸,麦门冬送下。(宋立人 总编·《中华本草》5册816引《直指方》)

★ 69. **治消渴:【人参煎】**人参30克,葛根(锉)60克。上药研为末。每发时,须得寻猪汤500毫升,入药末9克,又入蜜60克,慢火熬之,似稠黑饧,便取出,贮于新瓷器内。每夜饭后取1匙,含化咽津。重者不过3服。(孙世发 主编·《中医小方大辞典》225引《圣济总录》卷五十八)

★ 70. **治心气不定,五脏不足,甚者忧愁悲伤不乐,忽忽喜忘,朝差暮剧,暮差朝发狂眩:【定志小丸】**菖蒲、远志各二两,茯苓、人参各三两。用法:上四味末之,蜜丸饮服,如梧子大七丸,日三。(宋立人 总编·《中华本草》5册816引《千金要方》)

★ 71. **治牙龈出血属虚火者:【二参汤】**人参、玄参各6克。水煎服。(孙世发 主编·《中

医小方大辞典》215 引《外科大成》卷三)

★ 72. **治鼻衄不止:【参莲散】**人参一钱,莲子心一分。上二味捣罗为散,每服一钱匕,新汲水调下。(宋立人 总编·《中华本草》5 册 817 引《圣济总录》)

★ 73. **治吐血:【胜金方】**人参一味为末,鸡子清投新汲水调下一钱,服之。(宋立人 总编·《中华本草》5 册 817 引《胜金方》)

★ 74. **治吐血验案:**安(次)武(清)两县合并时,卫协开会,安次孙姓老医谈,伊以人参 30 克煎汤,治愈一吐血重症患者,吐血已数日,倾碗盈盆,止血药如棕炭、川军炭等药之无效,奄奄待毙,以人参汤饮之而止。(杨鹏举 主编·《中医单方奇效真传》107 引《医林锥指》)

★ 75. **治吐血下血,因七情所感,酒色内伤,气血妄行,口鼻俱出,心肺脉散,血如涌泉:**人参(焙)、侧柏叶(蒸焙)、荆芥穗(烧存性)各五钱。为末,用二钱,入飞罗面二钱,以新汲水调如稀糊服,少顷再啜。(江苏新医学院 编·《中药大辞典》上册 33 引《中藏经》)

★ 76. **治血气妄行,势若涌泉,口鼻俱出,须臾不救:【参柏饮】**人参、侧柏叶各一两。用法:上为细末,饮服二钱,飞罗面二钱和匀,用新汲水调如稀面糊,服之。(宋立人 总编·《中华本草》5 册 817 引《杏苑生春》)

★ 77. **治三阴交无故出血验案:**一妇人,三阴交无故出血如射将绝,以手按其窍,缚以布条,昏仆不知人事,以人参 30g,煎灌之愈。(杨鹏举 主编·《中医单方奇效真传》198 引《名医类案》)

★ 78. **治止血后此药补之:【独参汤】**大人参(去芦)二两。枣五枚。用法:每服水二盏,煎一盏。细呷之,服后熟睡一觉,诸病除根。(江苏新医学院 编·《中药大辞典》上册 33 引《十药神书》)

★ 79. **治老人气虚淋证:【经验秘方】**人参,白术,山栀仁,木通。上等分为咀,水煎,食前服。(宋立人 总编·《中华本草》5 册 817 引《古今医统》)

★ 80. **治老年病属老年瘀血证者:**人参口服液。用法:取上药,每次 10 毫升,每天 2 次,口服,连服 2 个月。功能:益气活血通络。据夏翔等报道,应用本方治疗 20 例老年人血液呈高凝状态者,收到满意的疗效。提示本方具有改善老年人的高凝血状态,改善心脑血管功能,防治心脑血管病的作用。(薛建国 李缨主编·《实用单方大全》501)

★ 81. **治一切水气,通身肿满:**人参一两半,葶苈子四两(锅内铺纸炒黄)。用法:为末,枣肉为丸如桐子大,每服五十丸,桑皮汤下。空心,食前,日三服。(宋立人 总编·《中华本草》5 册 817 引《卫生易简方》)

★ 82. **治痫:【参朱丸】**人参、蛤粉、朱砂各等分。用法:上为末,猪心血为丸,如梧桐子大。每服三十丸,金银汤下。(宋立人 总编·《中华本草》5 册 817 引《医林集要》)

★ 83. **治虚而痫,久不愈者:【参星汤】**人参 15 克,天南星(炮)30 克。用法:上药研为末。每次 3 克,生姜大枣汤送下,每日 2 次。(孙世发 主编·《中医小方大辞典》466 引《赤水玄珠》卷二十六)

★ 84. **治呕吐:【人参饮】**人参 30 克,橘皮 90 克,生姜 30 克。用法:水煎,分 3 次温服。(孙世发 主编·《中医小方大辞典》724 引《外台》卷六)

★ 85. **治虚劳,食少便溏,不宜阴药者:【大补黄庭丸】**人参一两,茯苓一两,山药二两。用法:上为末,用鲜紫河车一具,河水二升,稍入白蜜,隔水熬膏,代蜜为丸。每服三钱,空心淡盐汤送下。按语:脾虚运化无力,食少便溏,久必气血亏损,而虚劳生焉。本方人参大补元气,扶正固本;茯苓、山药健脾益气,培土生金。更加紫河车血肉有情之品补肾益精,则气旺血充,何有虚劳之证哉!(田代华 主编·《实用中医三味药方》381 引《张氏医通》卷十三)

★ 86. **治脾肾虚寒,不时易泻,腹痛,阳痿:【一炁丹】**人参、制附子各等份。用法:炼蜜为丸,如绿豆大。每次 1.5~3 克,用温开水送下。备考:此即参附汤之变方也。(孙世发 主编·《中医小方大辞典》199 引《景岳全书》卷五十一)

★ 87. **治泄泻验案:**谢某某,男,6 个月。患儿腹泄多日,泻下水样便。当地医给予输液,肌注抗生素,服止泻药等中西药并进而罔效,家人遂邀钟师往诊。症见患儿神情淡漠,睡中露睛,四肢发凉,腹壁起皱襞而无弹力,自有微汗,息微音低，口唇淡白无华，钟师仔细辨证，认为患儿脾胃素虚，加之腹泻多日，所见一派泻利过损脾阳之候，症情险急。即投予：石柱人参3克（切片米炒），嘱炖汁少与之灌服。药后小儿安睡至当晚子时，即能醒目思乳，腹泻亦止。翌晨，患儿精神大振，想吃羹汤。复以参苓白术散加白蔻仁1粒，藿香2克，水煎服，连投两剂，调理自愈。（杨鹏举 主编·《中医单方奇效真传》73）

★ 88. **治单纯性腹泻验案：**张某某，男，8个月，1983年9月9日就诊。患儿单纯性腹泻5个月，经多方治疗未愈。予以红参每天3克，蒸汁口服，3天后好转，6天后痊愈。（杨鹏举 主编·《中医单方奇效真传》77）

★ 89. **治噤口痢：【参连饮】**人参、黄连各一钱。水煎，频频呷之。（宋立人 总编·《中华本草》5册816引《婴童类萃》）

★ 90. **治下痢噤口：**人参、莲肉各三钱。以井华水二盏，煎一盏，细细呷之，或加姜汁炒黄连三钱。（江苏新医学院 编·《中药大辞典》上册33引《经验良方》）

★ 91. **治噤口痢验案：**吴又可治张德甫，年二十，患噤口痢，昼夜无度，肢体仅有皮骨，痢虽减，毫不进谷食，以人参二钱煎汤，入口不一时，身忽浮肿如吹气球，自后饮食渐进，浮肿渐消，肿间已生肌肉矣。（杨鹏举 主编·《中医单方奇效真传》81引《续名医类案》）

★ 92. **治久痢之后，下多亡阴，阴虚而阳暴绝。一旦昏仆，手撒眼瞪，小便自遗，汗大出不止，喉作拽锯之声：【参术加桂汤】**人参二两，白术二两，肉桂一钱。用法：水煎，灌服。备考：原书治上证，宜急灸其气海之穴，并服本方。（彭怀仁 主编·《中医方剂大辞典》6册902引《辨证录》卷二）

★ 93. **治一切血痢腹痛：【人参散】**人参21克，肉豆蔻（去壳，炮）、乌贼骨（去甲）各60克。用法：上药研为散。每次3克，食前温米汤调下。（孙世发 主编·《中医小方大辞典》725引《圣济总录》卷七十六）

★ 94. **治肾元不能温固而遗溺者：【附子人参山萸肉方】**附子三钱，人参三钱，山萸肉一两。用法：水煎，入盐少许服。功能：补气回阳。加减：或加益智仁二钱。按语：附子温肾壮阳，补命门之火；人参大补元气，固摄津液；山萸肉补肾固精，收敛止遗。诸药相须配伍，补气固阳之力胜，故可治肾失温固而遗尿者。（田代华 主编·《实用中医三味药方》323引《医学摘粹》）

★ 95. **治癃闭：**人参、麻黄各一两。水煎服。（宋立人 总编·《中华本草》5册817引《时方妙用》）

★ 96. **甲状腺功能减退症：**人参8克，生甘草10克。用法：上药加水500毫升，文火煎至150毫升，早晚各2次温服，30日后改为隔日1剂，人参每剂改为6克。3个月为1个疗程。（李川主编·《民间祖传秘方》112）

★ 97. **治气虚脱肛。症见直肠脱垂，伴有短气乏力、食欲不振、劳累后病情加重、舌淡苔白、脉细弱：**人参芦头20枚。用法：取上药，文火焙干研末，分成20包，贮瓶密封，备用。成人每次服1包（儿童酌减），每天2次，早晚空腹用米汤调服，10天为1个疗程。功能：益气升提。据王乃山报道，应用本方治疗26例，均获佳效。但应注意用量不宜太大，否则可致涌吐。（薛建国 李缨 主编·《实用单方大全》500）

★ 98. **治疮疡久不收口：**人参，净口嚼烂，罨疮上自敛。（宋立人 总编·《中华本草》5册817引《疡医大全》）

★ 99. **治化脓性疖病：**人参茎叶及杂根适量。用法：秋季采挖人参时，将其茎叶及杂根洗净，放适量水煎煮1～2次，去渣，合并滤液，再用文火熬成较稠的浸膏，装入宽口瓶中，高压灭菌30分钟，密封备用。用时将浸膏涂于消毒好的厚纸上贴敷患处，隔天1次。功能：消肿止痛。据朴光日报道，应用本方治疗颈、背、面部疖病60例，经2～4次贴敷后治愈53例，症状减轻者5例，无效2例。（薛建国 李缨主编·《实用单方大全》502）

★ 100. **治溃疡，气血俱虚，发热恶寒，失血：**人参1～2两，金银花1～2两。用法：加生姜、大枣，水煎服。（彭怀仁 主编·《中医方剂大辞典》6册878引《洞天奥旨》卷十四）

★ 101. **治跌扑伤损及金疮出血过多、昏沉不醒者：**人参一两（切片），水二碗，煎一碗，温服。渣再煎服，其人自醒，再用渣，加大米一合，煎服，愈。（清·王梦兰 纂集·《秘方集验》53）

★ 102. **治便毒肿硬，不消不溃，疼痛无已，此一服即能止痛：【止痛绝妙散】**人参五钱，大黄

五钱。酒水各一钟,煎到一钟,入乳香、没药末各一钱,空心食前服。(宋立人 总编·《中华本草》5册817引《赤水玄珠》)

★ 103. **治走马牙疳,脾胃虚弱:**(人参茯苓粥)人参3克,白茯苓18克。用法:上药研为末,同粳米熬成粥。先以盐汤将口漱净,后再食粥。功能:善扶脾,理胃虚。(孙世发 主编·《中医小方大辞典》226引《金鉴》卷六十五)

★ 104. **治痘后灰白,气血两亏:【生脉散】**人参3克,炙黄芪9克。水煎服。(孙世发 主编·《中医小方大辞典》316引《疡医大全》卷三十三)

★ 105. **治痘疹入目:【参牛散】**人参、牛蒡子各等份。用法:上药研为末。每次6克,薄荷汤调服。(孙世发 主编·《中医小方大辞典》463引《医统》卷九十一)

★ 106. **治痘疹元虚毒重,黑陷无脓:【参蚓汤】**人参30克,蚯蚓20条。先煎人参,后入蚯蚓,再煎服。(孙世发 主编·《中医小方大辞典》467引《痘疹仁端录》卷十四)

★ 107. **治痘疮出不红润:【万全散】**人参、防风、蝉蜕各等分。用法:上切细。每服四钱,水一盏,入薄荷三叶,煎六分,温服。加减:热而实者,加升麻。(彭怀仁 主编·《中医方剂大辞典》1册935引《医学正传》卷八)

★ 108. **治痘疹不起,为因平日气血不足,或劳力气弱:【人参当归饮】**人参、黄芪、当归、白术、陈皮各等分。用法:上㕮咀,水煎熟,热服。(宋立人 总编·《中华本草》5册817引《杏苑生春》)

★ 109. **治痘纯阴无阳,灰白顶陷,皮薄浆清,泄泻厥逆,气虚者:【参附回阳汤】**人参三两,附子五钱,穿山甲一钱,糯米一撮。用法:煎服。立见颠作,良久阳回灌脓,颠作之甚,甚至遍身痘疮俱去者,急用飞面,或松花扑之,亦能转死为生。(彭怀仁 主编·《中医方剂大辞典》6册914引《痘疹仁端录》卷十四)

★ 110. **治遍身发痒:【救割全生汤】**人参(或用黄芪60克代之)30克,当归90克,荆芥9克。用法:水煎服。(孙世发 主编·《中医小方大辞典》1130引《石室秘录》卷四)

★ 111. **治大风:【消风散】**香白芷、全蝎(去尖)、人参各30克。用法:上药研为末。每次6克,中午间只吃粥,晚间不吃夜饭,次日空腹温酒调下。早饭迟吃,身上微燥为妙。宜忌:①《医方类聚》引《急救仙方》。忌生姜、胡椒、一切性热之物。②《卫生易简方》。须令病人别居静室,断酒戒色,耐性宽心。忌一切发风动气、荤腥、食盐、酱、生姜、胡椒、生冷、性热之物。止素食淡饭糜粥乃可治疗。按语:大风即疠风。病名。出《素问·风论》。又名大风、癞病,大风恶疾、大麻风、麻风。因体虚感受暴疠风毒,或接触传染,内侵血脉而成。初起患处麻木不仁,次成红斑,继则肿溃无脓,久之可蔓延全身肌肤,出现眉落、目损,鼻崩、唇裂、足底穿等重症。即麻风。见《简明中医辞典》568页(孙世发 主编·《中医小方大辞典》1094引《医方类聚》卷二十四)

★ 112. **治妇人久疟,而腹中生痞块,名曰疟母:【截疟丹】**雄精30克,人参15克。用法:上药研为末,端午日粽尖打为丸。发时取东井水服。(孙世发 主编·《中医小方大辞典》684引《郑氏家传女科万金方》卷五)

★ 113. **治月经不行,四肢虚肿:【三物汤】**人参、茯苓各一两,白术二两。上㕮咀,水一盏半,枣肉子一个,食前服。(宋立人 总编·《中华本草》5册817引《普济方》)

★ 114. **治妊娠,酸心吐清水,腹痛不能饮食:【小黄丸】**人参(去芦)、干姜(炮)各等分。用法:上为末,用生地黄汁丸如梧子大。每服五十丸。米汤下,食前服。(宋立人 总编·《中华本草》5册817引《局方》)

★ 115. **治妇人产后血入于肺,面黑发喘欲死者:【参苏饮】**人参一两,苏木二两。用法:水煎,顿服。(宋立人 总编·《中华本草》5册817引《妇人良方》)

★ 116. **治产后虚劳发热:【愚鲁汤】**上党人参、银州柴胡各等分。㕮咀,每服三钱,大枣一枚,生姜三片。用法:水一中盏,煎六分,不拘时服。日再服,以愈为度。(宋立人 总编·《中华本草》5册817引《奇效良方》)

★ 117. **治产后气虚血崩之轻证:**(益气救脱汤)人参、三七粉。功能:峻补元气,止血固脱。(彭怀仁 主编·《中医方剂大辞典》8册800)

★ 118. **治产后恶心不下食:【人参枳壳散】**人参15克,枳壳(去瓤,麸炒)7.5克。用法:上药再以陈米200克,纸上炒熟,捣罗为细散。每

次6克,温水调下。(孙世发 主编·《中医小方大辞典》226引《圣济总录》卷一六三)

★ 119. 治产后血晕2方

①**【参熊丸】**熊胆、人参各6克。用法:上药研为细末,打米糊为丸,如梧桐子大。每次6~7丸,温开水送下。(孙世发 主编·《中医小方大辞典》467引《产科发蒙》卷三)

②人参30克,紫苏15克。用法:童便、酒、水各100毫升煎服。(吴素玲 李俭 主编·《实用偏方大全》501)

★ 120. 治产后血晕验案:余荆室素禀阳微,产后恶露亦少,忽而郁冒不知人,仆妇儿女环侍逾时,皆以为死,且唤且哭;余审视之。知其为阳气不复也,急以独参汤灌之乃苏,而其母家犹以为孟浪。甚矣邪说之害,良可叹也!(杨鹏举 主编·《中医单方奇效真传》403引《温病条辨》)

★ 121. 治①产后伤食。②消导过多,绝谷难治:【长生活命丹】人参9克。用法:水煎,去渣,以米饭锅巴适量,研粉调服。功效:开胃。主治:①《傅青主男女科》。(女科)产后伤食。②《胎产秘书》。消导过多,绝谷难治。宜忌:煎参汤,用新罐或铜杓,恐闻药气要呕也。加减:如服寒药伤者,加姜3大片煎汤。(孙世发 主编·《中医小方大辞典》34引《傅青主男女科.女科》卷上)

★ 122. 治产后虚泻,眼昏不识人:【参苓术附汤】人参七钱,白术三钱(土炒),茯苓、附子(制)各一钱。用法:水煎服。(彭怀仁 主编·《中医方剂大辞典》6册915引《胎产心法》卷下)

★ 123. 治产后暴盲验案:李某某,女,23岁,1988年10月16日诊。4天前足月顺产一男婴,2天后开始哺乳,今日二目视力急剧下降,明暗不分,视无所见,瞳孔扩大,对光反应消失,伴见面色苍白,神疲乏力,自汗,舌淡,苔薄白,脉虚弱,诊为暴盲。嘱用红参5克,煎汤频服,最后嚼食红参,日1剂,并嘱其加强营养。2剂后精神好转,自汗减轻,继服4剂,视力基本正常(左1.0,右0.9,)1星期出院。多次随访,未复发。(杨鹏举 主编·《中医单方奇效真传》405)

★ 124. 治小儿惊热盗汗:【团参饮子】人参一钱,黄芪二钱,当归一钱五分。加猪心一片。水煎服。(宋立人 总编·《中华本草》5册816引《婴童类萃》)

★ 125. 治小儿惊后瞳仁不正:人参、阿胶(糯米炒成珠)各一钱。水一盏,煎七分,温服,日再服,愈乃止。(宋立人 总编·《中华本草》5册817引《直指方》)

★ 126. 治小儿痘疮根散者:【参归芍药汤】人参一钱,甘草二钱,当归三钱,芍药(醋炒)二钱。用法:流水煎半杯,温服。(彭怀仁 主编·《中医方剂大辞典》6册908引《四圣悬枢》卷三)

★ 127. 治疗婴儿硬肿症:红参50克,水煎取汁150毫升,每次口服10毫升,1日5次。刘振声用上方治婴儿硬肿症4例,称疗效均佳。(王辉武 主编·《中药临床新用》8)

★ 128. 治新生儿硬肿症:人参6克,熟附子6克,枳实2克,捣碎加水250毫升,先煎附子,再煎另外二药20分钟至50毫升。重症患儿24小时内滴管服尽。曹振祥用上方治疗新生儿硬肿症56例,治疗中无不良反应,愈后无一复发和并发症。(王辉武 主编·《中药临床新用》8)

★ 129. 治小儿心热、惊啼:【黄芩散】黄芩(去黑心)、人参各7.5克。用法:上药研为散。每次1克,以竹叶汤调下,不拘时候。(孙世发 主编·《中医小方大辞典》587引《圣济总录》卷一七)

★ 130. 治小儿初生无皮:【生肌散】人参、黄芪、珍珠粉各等份。用法:上药研为细末。时时扑之。(孙世发 主编·《中医小方大辞典》841引《保婴易知录》卷下)

★ 131. 服人参补养利弊:人参是补药,古今中外,认识一致。但是,说实在的,多数人对人参是只知其利,而不知其害。现仅就滥服人参所引起的不良后果,略谈一二。

其次,人参服之不当,会造成各种恶果,如清《余听鸿医案》中报道5例服人参受害的病人,其中1例用2两(60克)人参同鸭子煮食,服后当夜目盲,经治月余始愈;2例服人参后发现痴呆;2例因患疟疾,久病后体虚,服人参后,当夜皆亡。再如我目睹一农妇,年五十余岁,春季服自泡的人参鹿茸酒,服后尿血,经治年余始愈。还有一人春季服人参酒喝,几日后,鼻子出血,口渴索饮。经服养阴增液药后始渐愈。

可见,用补药也须分别寒热虚实、气血阴阳,无针对性地乱用,非但不补,反为所害(应在医生指导下服用)。摘自(吕广振·《黄河医话》560)

三七(137方)

【药性】甘、微苦,温。归肝、胃经。

【功能与主治】散瘀止血,消肿定痛。用于咯血,吐血,衄血,便血,崩漏,外伤出血,胸腹刺痛,跌扑肿痛。

【用法用量】内服:煎汤,3~9克;研末,1~3克;或入丸、散。外用适量,磨汁涂;或研末调敷。

【使用注意】孕妇慎服。

★ 1. 治高脂血症4方

①生三七粉1克,每日2~3次,冲服。陈鼎林以上方治疗高脂血症76例,2个月后复查血脂,作自身对照。结果,降胆固醇的有效率为78%,降甘油三酯的有效率为57.5%。降B脂蛋白的有效率为53%。(王辉武 主编·《中药临床新用》15)

②生三七粉,每次服0.6克,每日3次,饭前服,连服1~2个月。张昆用生三七粉治疗10例冠心病、高血压病、脑动脉硬化症伴有血脂及胆固醇增高患者,发现三七对总脂及胆固醇均有降低作用。又据报道,口服生三七粉用治73例胆固醇增高者均有明显下降,治疗前血胆固醇平均296.1毫克%,治疗后平均为187.5毫克%。(王辉武 主编·《中药临床新用》15)

③**【益康灵】**何首乌、葛根、三七各适量。用法:上药制成片剂。口服。(孙世发主编·《中医小方大辞典》1102)

④取三七粉2克,制首乌、山楂、泽泻各2克。将制首乌、山楂、泽泻研成细粉,与三七粉混匀后,于每日早、晚将药粉分2次用温开水冲服,7天为1个疗程。(李永明等·《中国中医药报》第5版2010年10月14日)

★ 2. 治再生障碍性贫血2方

①三七90克。用法:鸡油炸老黄,放凉后研末。每次3克,每日3次冲服。(孟凡红 等·《单味中药临床应用新进展》440)

②三七粉吞服。(楼锦英 编著·《中药临床妙用锦囊》13)

★ 3. 治心疾:一童子,年十四,夏日牧牛野间。众牧童嬉戏,强屈其项背,纳头袴中,倒缚其手,置而弗顾,戏名为看瓜。后经人救出,气息已断。俾盘膝坐,捶其腰背,多时方苏。惟觉有物填塞胸膈,压其胸中大气,妨碍呼吸。剧时气息仍断,两目上翻,身躯后挺。此必因在袴中闷极之时努挣不出,热血随挣之气力上溢,而停于膈上也。俾单用三七三钱捣细,开水送服,两次痊愈。(黄国健等主编·《中医单方应用大全》374引《医学衷中参西录》中册)

★ 4. 治心脏病所致的心绞痛:【三七沉金散】三七15克,沉香15克,郁金15克,元胡15克,冰片7.5克。用法:以上5味,冰片单独研碎,其余药物混合粉碎,过80~100目筛,混匀,即得。口服,每次2.5克,每日2次。功能:活血化瘀,理气止痛。(宋立人 总编·《中华本草》5册845)

★ 5. 治冠心病2方

①三七粉6克。用法:每日2次冲服。孙建军等用上方治疗11例经其他中、西药常规治疗1个月以上,不能满意控制其发作的患者,1周后,10例均满意控制。(王辉武主编·《中药临床新用》15)

②三七粉、红花各15克。用法:研末混匀,温水或黄酒冲服,每日早、晚各服3克,15天为1个疗程。(李永明等·《中国中医药报》第5版2010年10月14日)

★ 6. 治冠心病合并血胆固醇高:每天口服生三七粉0.9克,连服10周以上,不用西药。治疗冠心病合并血胆固醇高者74例,取得明显的降脂效果。(薛建国 李缨主编·《实用单方大全》332)

★ 7. 治急性心肌梗死:三七粉3克,生脉散煎汤送服,日1剂。(孟凡红 等·《单味中药临床应用新进展》440)

★ 8. 治心绞痛2方

①三七粉适量。研细粉,开水送服,每次3克,早、晚各1次。(胡郁坤 陈志鹏主编·《中医单方全书》37)

②三七。用法:将三七研末备用。口服,每次服6克,每日2次,温开水冲服。疗效:对11例用其他中药及西药常规治疗1个月以上,不能满意控制发作的冠心病心绞痛患者,改用三七粉

治疗后，其中10例1周后均获满意控制。（刘有缘 编著·《一两味中药祛顽疾》41）

★ 9. **治胸痹或心脉瘀阻所致的胸闷、心痛、气促、心悸等：【三七冠心宁片】**三七根适量。用法：制成片剂，包糖衣，即得。口服，每次2～4片，每日3次。功能：活血益气，宣畅心阳，疏通心脉，蠲除瘀阻。宜忌：本品不适用于心绞痛急性发作。（孙世发主编·《中医小方大辞典》10）

★ 10. **治用于血瘀气滞，心胸痹痛，眩晕头痛，经期腹痛：【丹七片】**丹参、三七各150克。用法：制成片剂。口服，每次3～5片，每日3次。功能：活血化瘀。（孙世发主编·《中医小方大辞典》279）

★ 11. **治各种痛证、血证、高血压、高血脂、冠心病等：【田七颗粒】**三七适量。用法：制成颗粒或块状冲剂。用开水冲服，每次10克，无糖型颗粒每次3克，每日3～5次。功能：活血定痛，祛瘀生新。（孙世发 主编·《中医小方大辞典》47）

★ 12. **治中风验案：**患者李某某，男，60岁，因头痛呕吐，神志不清，右侧肢瘫3小时入院，血压26.7/16KPa，西医诊断为脑出血。予三七粉10克，置冰水150毫升中鼻饲，2小时后再用1次，患者病情稳定、意识已清，次日继续服用2次，意识已清，遂改用三七粉7.5克，每日2次口服，治疗2个月后病情好转出院。（杨鹏举 主编·《中医单药奇效真传》126）

★ 13. **治动脉粥样硬化：**三七2克。研细末（1次量），口服，每日3次，1个月为1个疗程。按：本病中医学属于“痰证”“眩晕”“心悸”“中风”等范畴。（胡郁坤 陈志鹏 主编·《中医单方全书》34）

★ 14. **治头痛：**三七粉适量。用法：每次3～5克，每日2次，用温开水送下。（杨建宇 等主编·《灵验单方秘典》9）

★ 15. **治脑震荡后遗症：**三七粉3克。早晚各1次冲服，空腹服为佳。（楼锦英 编著·《中药临床妙用锦囊》11）

★ 16. **治酒精性肝病：**三七1.5克。口服，每日3次，连服6周。按：本病中医学无此病名，但医家对其早有研究，一般而言，酒精性脂肪肝、酒精性肝炎可按“伤酒”“胁痛”“酒癖”等论治，而酒精性肝硬化则属于“酒癖”“酒臌”等范畴。（胡郁坤 陈志鹏 主编·《中医单方全书》51）

★ 17. **治慢性迁延性肝炎：**生三七粉1.5～2克。用法：每日3次，空腹温开水送服，忌食辛辣香燥及油腻之品。安俊以上方治疗慢性迁延性肝炎49例，治愈41例（83.48%）。（王辉武 主编·《中药临床新用》14）

★ 18. **治病毒性肝炎：**生三七粉适量。空腹温开水送服，每次1.5～2克。适用于慢性肝炎。（胡郁坤 陈志鹏 主编·《中医单方全书》133）

★ 19. **治肝炎、瘀血气滞型慢性肝炎（肝区隐痛、阵发性痛牵引腰背、稍劳加剧）：**生三七粉2克/次，每日3次，空腹温开水送服。（楼锦英 编著·《中药临床妙用锦囊》13）

★ 20. **治慢性肝炎：**青黛、白矾、三七各等份。用法：上药共研细末，贮瓶备用。每次服15克，日服2～3次，开水送服。功效：清热除湿，活血散瘀。（程爵棠 程功文 编著·《单方验方治百病》99）

★ 21. **治老年性不寐：**运用参三七治疗老年性不寐患者65例，治愈者57例，显效者4例，有效者3例，无效者1例。总有效率为98.46%。治疗方法：将参三七研为细末，过100目筛，装入瓶中备用。临睡前15分钟含服或慢咽0.2～0.3克，也可用温水送服。（李世文 康满珍 主编·《一味中药祛顽疾》22）

★ 22. **治水肿验案：**汪姓媪，腰部受伤，服三七粉半月，伤未痊愈，下肢水肿全消。（杨鹏举 主编·《中医单药奇效真传》180）

★ 23. **治肺炎咯血、吐血者：**三七草全草25～50克。水煎或捣汁冲服烧酒。（胡郁坤 陈志鹏 主编·《中医单方全书》7）

★ 24. **治咯血2方**

①三七适量。用法：研为细粉。每次用0.6～0.9克，每天2～3次，口服。功能：化瘀止血，镇咳祛痰。据郑喜文报道，应用本方治疗各种原因所致反复咯血10例，服药后5天止血者1例，10～30天止血者6例，31～60天止血者3例，有效率为100%。（薛建国 李缨主编·《实用单方大全》333）

②三七3克。用法：口服。备注：各种原因所致的咯血。（李川主编·《民间祖传秘方》15）

★ 25. **治咯血、吐血：**三七参、白及各等分。用法：共研极细末，贮瓶备用。每次服3克，1日

服2~3次。疗效:本方止血不留瘀,服后1~2日一般均可获效。(刘有缘 编著·《一两味中药祛顽疾》15)

★ 26. **治咳血:**三七末3克,鸡蛋1个,藕汁1小杯,陈酒半小杯。用法:将鸡蛋打开,和其余各药混匀,隔汤炖熟食。日服1次或2次,至愈为止。附记:治疗数例,均治愈。一般2~3剂见效。(程爵棠 程功文 编著·《单方验方治百病》43)

★ 27. **治咳血,兼治吐衄,理瘀血及二便下血:【化血丹】**花蕊石三钱(煅存性),三七二钱,血余一钱(煅存性)。用法:共研细末。分两次,开水送服。(江苏新医学院 编·《中药大辞典》上册55引《医学衷中参西录》)

★ 28. **治咯血,呕血,鼻出血,便血,崩漏,外伤出血,胸腹刺痛,跌仆肿痛:【三七片】**三七500克。用法:制成片剂。口服,每次2~6片,每日3次。功能:散瘀止血,消肿定痛。宜忌:孕妇忌服。(孙世发主编·《中医小方大辞典》9)

★ 29. **治咯血(支气管扩张症、肺结核及肺脓肿等病引起的咯血):**三七粉0.6~0.9克,日2~3次。(孟凡红 等·《单味中药临床应用新进展》439)

★ 30. **治支气管扩张2方**

①三七10克,白及10克。用法:共研细末,每次6克,每日2次,温开水送服。(贾海生等编著·《小处方治大病·走入家庭的偏方》)

②三七适量。每次3~5克,冲服,每日3次,连服3~4日。适用于支气管扩张咯血。(胡郁坤 陈志鹏 主编·《中医单方全书》11)

★ 31. **治支气管扩张咯血验案:**沈某某,男,56岁。患者于入院前2天早晨开始咳痰,痰中带血,当晚突然大量咯血,约200毫升,鲜红,纯血,无食物残渣,咯血后即感头昏、心悸,经当地医院注射安络血2支,效果不显。次日上午仍大量咯血,病情加重而来院诊治。入院后仍继续咯血,先后共咯血300~400毫升左右,给予景天三七糖浆首剂100毫升,以后50毫升,每天4次,次日病情明显好转,仅咯血3块,第3天痰中带血,至第6天痰中完全无血,X线全胸片见肺纹理增多。诊断:支气管扩张症,合并中等量咯血。病人于第8天出院。(黄国健 等主编·《中医单方应用大全》374)

★ 32. **治吐血:**鸡蛋一枚,打开,和三七末一钱,藕汁一小杯,陈酒半小杯,隔汤炖熟食之。(江苏新医学院 编·《中药大辞典》上册55引《同寿录》)

★ 33. **治吐血、衄血:**三七一钱,自嚼,米汤送下。(杨仓良主编·《毒药本草》601引明、李时珍《濒湖集简方》)

★ 34. **治吐血验案2例**

①韩某某,女,36岁,因胆道出血由内科转至外科行手术止血,术后33天出血6次,总量约6000毫升,虽输血6400毫升但血红蛋白反比术前下降。此间虽在中药煎剂中加入止血药,并加服云南白药及三七片,未见寸功,出血周期逐渐缩短,出血量逐渐增大,为止血不得已进行2次手术。术后4天又从"T"型管出血约250毫升,呕血400毫升,术后6天,病人又出现剧烈腹痛、频繁恶心等出血先兆。用三七粉50克,开水浸泡约10分钟,去渣,自空肠补液管输入空肠,全部水浸液约380毫升,半小时内输完,1小时后T型管胆汁变清,腹痛已明显好转,止血效果显著。此次出血后又有5次出血先兆发生,用含有50克三七的水浸液400毫升,自空肠补液管滴入空肠,使即将发生的大出血被制止,患者得以痊愈出院。(杨鹏举 主编·《中医单药奇效真传》105)

②本邑留坛庄高姓童子,年十四五岁,吐血甚剧,医治旬日无效,势甚危急,仓促遣人询方,俾单用三七末30克,分3次饮下,当日服完,其血自止。(张锡纯 著·《张锡纯医学全书之二·中药亲试记》101)

★ 35. **治胃出血:**三七适量。用法:研为细末。口服,每天3次,每次1.5克,温开水送服。功能:活血化瘀。主治:上消化道出血。据罗裕民报道,就用本方治疗各种类型胃出血病人60例,完全止血者58例,无效2例,治愈率为96.7%。(薛建国 李缨主编·《实用单方大全》332)

★ 36. **治上消化道出血2方**

①出血后以此方治疗,三七粉、大黄粉、白及粉各等分。用法:共研细末,每次3克,日服3~4次,如有吐血则需禁食(不禁药)。病情稳定后,施以上方辨证治疗。共治疗50例,胃、十二指肠、上消化道出血患者止血有效者49例,有效率

为94.2%。大便潜血转阴时间最短2天，最长24天，平均4.1天。（李彬之等主编·《现代中医奇效良方宝典》463）

②阿胶10克，三七末（炒黄）3～5克。用法：将三七末炒至深黄色，放置冰箱24小时即可用。再将阿胶烊化，冲服三七末。每日1剂，1次顿服。功效：养血止血。（程爵棠 程功文 编著·《单方验方治百病》77）

★ 37. **治胃痛2方**

①三七9克。研末，每次1.5克，与猪瘦肉片共入碗内炖熟，餐前2小时服用，轻者2日1次，重者每日1次。（胡郁坤 陈志鹏 主编·《中医单方全书》60）

②三七10克，白芍10克，元胡10克，香附5克，木香5克，水煎代茶饮。（李永明 等·《中国中医药报》第5版2010年10月14日）

★ 38. **治胃及十二指肠溃疡**：三七粉12克，白及9克，乌贼骨3克。用法：共为细末，日服3次，每次3克，开水送服。（宋立人 总编·《中华本草》5册845）

★ 39. **治胃及十二指肠溃疡疼痛，出血，胃酸过多：【止血定痛片】**三七、花蕊石（煅）各258克，海螵蛸、甘草各172克。用法：制成片剂。口服，每次6片，每日3次。功效：散瘀，止血，止痛。（孙世发 主编·《中医小方大辞典》1282引《部颁标准》）

★ 40. **治消化性溃疡：【七无散】**三七30克，无花果60克，白及90克。用法：焙干研末，过筛分装胶囊，每次4粒，早晚各一次，连服一个月。张济良等以上方治疗消化性溃疡77例，总有效率为94.8%。（王辉武 主编·《中药临床新用》16）

★ 41. **治溃疡合并出血**：张某某，男，24岁。溃疡合并出血，柏油样便，大便潜血（卌），口服景天三七糖浆50毫升，3次/日，3天后便血完全停止，潜血（－）。（杨鹏举 主编·《中医单药奇效真传》98）

★ 42. **治男妇血淋**：用三七一钱，灯草、姜汤送下。（宋立人 总编·《中华本草》5册845引《医便》）

★ 43. **治赤痢、血痢**：三七三钱。用法：研末，米泔水调服。（杨仓良 主编·《毒药本草》601引明、李时珍《濒湖集简方》）

★ 44. **治疳痢兼大便下血验案**：仲夏，杨姓女，年七岁，患疳疾兼大便下血，身形羸弱，不思饮食，甚为危险。前所服中西治疳积之药若干，均无效，来寓求治。后学检视腹部，其血管现露，色青微紫，腹胀且疼，两颧发赤，潮热有汗，目睛白处有赤丝，口干不渴，六脉沉数，肌肤甲错，毛发焦枯。审证辨脉，知系瘀血为恙也。踌躇再四，忽忆及向阅《衷中参西录》，见先生论用三七之特殊功能，历数诸多奇效，不但善于止血，且更善化瘀血。遂俾用三七研为精粉，每服七分，朝夕空心时各服一次，服至五日，而大便下血愈。又服数日，疳疾亦愈。（杨鹏举 主编·《中医单药奇效真传》66引《医学衷中参西录》）

★ 45. **治大便下血验案**：天津刘某某，偶患大便下血甚剧。西医注射以止血药针，其血立止，而血止后，月余不能起床，身体疲软，饮食减少，其脉数而无力，重按甚涩……俾日用三七细末1克，空腹时分2次服下，服至3次后，自大便下瘀血若干，色紫黑，从此每大便时，必有瘀血随下。至第5日，所下渐少，至第7日，即不见瘀血矣。于是停药不服，旬日之间，身体复初。（杨鹏举 主编·《中医单药奇效真传》98引《医学衷中参西录》）

★ 46. **治大肠下血**：三七研末。用法：同淡白酒调一、二钱。三服可愈。加五分入四物汤亦可。（陕西省中医药研究院 编·《本草纲目附方分类选编》51）

★ 47. **治慢性前列腺炎**：三七粉3克，隔日1次，白开水送下。（宋立人 总编·《中华本草》5册845）

★ 48. **治前列腺炎**：三七粉、川芎、西洋参粉各15克。用法：每日2次，每次5克，黄酒冲服。15日为1个疗程，一般需2～3个疗程。（李永明等·《中国中医药报》第5版2010年10月14日）

★ 49. **治前列腺肥大**：三七粉20克，西洋参15克。用法：2药共研为极细末，每天1.5克，开水冲服，14天为1个疗程，连续用药2～3个疗程，直至症状消失止。治疗结果：治疗前列腺肥大患者48例，其中痊愈者40例，占83.33%，有效者5例，无效者3例，总有效率为93.7%。治愈的40例，经随访1～2年，均未见复发。（李世文 康满珍 主编·《一味中药祛顽疾》22）

★ 50. **治前列腺增生**:三七粉15克。用法:温水送服,每日1次,每次1克,15日为1个疗程。(李川 主编·《民间祖传秘方》163)

★ 51. **治痹证验案**:周某,女,35岁,患风湿性关节炎近10年,右下肢膝、踝关节肿大,发作时红肿疼痛,活动不利,经中西药及针灸治疗时好时差,但酸痛不能去除,后服三七粉每日3克(分吞),连服1个月,肿胀消退,活动如常,酸痛若失。(杨鹏举 主编·《中医单药奇效真传》185)

★ 52. **治风湿性关节炎**:三七10~100克。磨水揉搽痛处。本方可消肿止痛、攻坚破滞、祛风除湿。(胡郁坤 陈志鹏 主编·《中医单方全书》107)

★ 53. **治风湿性关节炎之红肿疼痛、活动不利、酸痛**:三七粉每日3克(分吞),连服1个月。(楼锦英 编著·《中药临床妙用锦囊》11)

★ 54. **治泌尿结石**:三七粉、琥珀粉各等分。用法:混匀,每次5克,每日2次,温开水送服。(李永明 等·《中国中医药报》第5版2010年10月14日)

★ 55. **治肝内胆管结石**:张某某,男,37岁,农民。病者右上腹胀隐痛年余,多处求治无效而入我院诊治。诊见右上腹隐痛,遇劳加重,口苦,大便干结,舌边齿痕明显,苔薄黄,脉弦有力。肝功检查:谷丙转氨酶60单位。B超提示肝右叶胆管可见直径为0.5~0.7厘米^{2}增强光点。诊断为肝内胆管结石。分析病证以隐痛为主,甚时胀而并作,为肝内日久夹瘀,不通则痛,久痛必瘀。启用三七粉、鸡内金粉各6克,每天2次冲服。经服用20天后,病人隐胀痛明显减轻,大便稀溏。又服用半月后,病人诸症消失,B超检查未发现结石。出院后改服用各3克。半年后B超再次复查,未发现任何异常,肝功能正常。(黄国健 等主编·《中医单方应用大全》374)

★ 56. **治肠粘连**:每次三七粉1~1.5克,每日2次。(孟凡红 等·《单味中药临床应用新进展》440)

★ 57. **治疗急性坏死性节段性小肠炎**:用三七研细末。用法:每次3分,日服3次,开水送服。共治8例,治愈7例。一般服药后2日腹痛减轻,4~5日后肠蠕动恢复,7日左右肠梗阻解除,10日基本痊愈。继续服药15天以巩固疗效。(江苏新医学院 编·《中药大辞典》上册56)

★ 58. **治瘢痕增生;瘤样增生,瘢痕疙瘩(表面光滑,色红润发亮,质硬如软骨,有压痛)**:经手术切除及瘢痕内注射药物治疗均无效。用三七粉40克,食醋适量,调成膏状外敷,1日2~3次。共治20天,瘢痕变软变平,痛痒消失。(楼锦英 编著·《中药临床妙用锦囊》12)

★ 59. **治疤痕疙瘩2方**

①三七适量。用法:研为细末,以食醋调成糊状,外敷患处,敷药面宜大于创面,每天1次,连用7天为1个疗程,连续用药3~5个疗程。用上药治疗疤痕疙瘩25例,均在用药2~4个疗程获得治愈。(李世文 康满珍 主编·《一味中药祛顽疾》22)

②三七40克,乳香、没药各15克。用法:研细末混匀,用食醋适量,调成膏状外敷患处。每日3次,7天为1个疗程,3个疗程即可治愈。(李永明 等·《中国中医药报》第5版2010年10月14日)

★ 60. **治局部硬结验案**:高某,男,26岁,因左肩部疤痕增生,伴痒痛6年。经手术切除及疤痕内注射药物治疗均无效,于1991年5月20日来我院就诊,查体:左肩部有一4×2.1厘米大小的疤痕疙瘩,局部隆起呈瘤样增生,表面光滑,色红润而发亮,质硬如软骨,有压痛,形如蜈蚣。应用三七粉40克,食醋适量,调成膏状外敷患处,1日2~3次。共治疗20天,疤痕变软变平,痛痒消失。(杨鹏举 主编·《中医单药奇效真传》308)

★ 61. **治血小板减少性紫癜**:三七粉100克。冲服,每次2.5克,每日3次。适用于血小板减少性紫癜以紫癜、齿衄、月经量多为主症者。(胡郁坤 陈志鹏 主编·《中医单方全书》85)

★ 62. **治褥疮2方**

①三七。用法:研粉过110目筛,醋调成糊状备用。若为无感染创面,先用生理盐水清洁创面,再用碘酊,酒精消毒,然后以药膏涂疮面,不宜太厚。2天换药1次。有严重感染者,先用双氧水冲洗。卢菊凤以上方治疗褥疮36例,经4~10次换药,全部治愈。(王辉武 主编·《中药临床新用》17)

②用过氧化氢清洗创面,至泡沫消失为止。再将三七粉均匀敷于创面,每日2次。调整患者

姿势或身下放置医用气垫使创面暴露。共治20例，均为长期卧床患者，其中Ⅰ度和Ⅱ度为多，共19例，治疗1～2星期痊愈；Ⅲ度褥疮1例，治疗3星期痊愈。（滕佳林 米杰 编著·《外治中药的研究与应用》117）

★ 63. **治睾丸炎：**田三七6克。水磨服。适用于睾丸炎睾丸突然疼痛不能安卧、不红不肿者。（胡郁坤 陈志鹏 主编·《中医单方全书》352）

★ 64. **治静脉炎：**三七适量。用法：研为细粉。每次2克，每天2次，口服。或用酒调成糊状，涂于患处，每日换药2次。（李川 主编·《民间祖传秘方》149）

★ 65. **治浅层静脉炎：**三七适量。用法：研为细粉。每次2克，每天2次，口服。据段乐静报道，应用本方治疗本病疗效颇佳。如有复发可再用本方，同样获效。（薛建国 李缨 主编·《实用单方大全》333）

★ 66. **治骨髓炎：**三七45克，金银花6克，蜈蚣100条。用法：研极细末混合均匀后，分为60包，每次服1包，日2次。慢性骨髓炎用蜈蚣，1次1克研末，米纸包，1日服3次，服1周显效，服1月治愈，有效率几乎达到百分之百。（金福男 编著·《古今奇方》102）

★ 67. **治无名痈肿，疼痛不止：**三七磨米醋。用法：调涂。已破者，研末干涂。（宋立人 总编·《中华本草》5册845引《纲目》）

★ 68. **治痈肿疼痛及溃疡：**三七适量。用法：磨汁，醋调涂（或研末干敷）。（徐明 编著·《民间单方》149）

★ 69. **治痈疮破溃不愈合：**消毒、清疮后，在创面上均匀外涂三七粉适量。用法：用消毒纱布包扎，每日或隔日换药一次。王利敏以上方治疗痈疮不愈8例，1～2周内全部愈合。（王辉武 主编·《中药临床新用》17）

★ 70. **治下肢溃疡：**三七20克，枯矾10克，冰片10克，珍珠10克。用法：共研细末混合，过200目筛，装瓶备用。常规清创消毒后，根据创面大小用药2～4克/厘米^2，忌用敷料包扎。换药时去掉药痂，清洗疮口，换敷新药即可，1日1次。赵明利以上方治疗下肢溃疡50例，痊愈48例，好转2例。（王辉武 主编·《中药临床新用》18）

★ 71. **治臁疮不敛：【敛疮丹】**马屁勃一两，轻粉一钱，三七根末三钱。各为细末。先用葱盐汤洗净拭干，次敷药末。（宋立人 总编·《中华本草》第1册610引《洞天奥旨》）

★ 72. **用于诸疮溃烂，刀斧破伤及臁疮出血：【胜金散】**用三七粉涂患处。（滕佳林 米杰 编著·《外治中药的研究与应用》115引《外科全生集》）

★ 73. **治单纯疱疹：**鲜三七叶片。用法：捣糊，清洁病损处，疱疹较大者消毒针头刺破放出渗液，保留疱皮，蘸取三七液糊点病灶处。日3～4次。（孟凡红 等编·《单味中药临床应用新进展》440）

★ 74. **治疣症验案：**胡某，男，3岁。左眼下睑内眦侧生有一颗绿豆大赘生物，其面部也长有绿豆、芝麻大小等10余颗，且有长大趋势，家长带往医院皮肤科诊疗，诊断为“寻常疣”。先后注射次柳酸铋、板蓝根，内服薏苡仁等药，均无明显效果，转来中医科索方。予生三七粉9克，嘱其1日3次，6天服完，停药1周后，寻常疣全部消失，不留痕迹。（杨鹏举 主编·《中医单药奇效真传》371）

★ 75. **治寻常疣：**三七粉16克。用法：每次2克，每日2次，白开水送服。毛春学以上方治疗寻常疣17例，疗效满意。（王辉武 主编·《中药临床新用》17）

★ 76. **治寻常疣验案：**汪某，女，18岁，学生。面部生有绿豆大小赘生物数颗，两下肢膝盖部亦生有数十颗，不仅影响美观，而且给正常活动和衣着带来不便。曾经皮肤科诊断为寻常疣，治疗无明显效果；后因服红花等较多，致使月经淋沥不尽，转来治疗。即以三七粉12克，每服1.5克，日2次，白开水送下。药后，经尽正常，周后欣告，所生疣不知不觉地消失无迹。（杨鹏举 主编·《中医单药奇效真传》371）

★ 77. **治手足皲裂：**三七30克。用法：研为细末，加麻油适量，充分调匀至糊状，装瓶密封备用。使用前，先用热水浸泡患处10～20分钟，角质层过厚需用刀片削去，然后每天擦3～4次，30天为1个疗程。功能：活血润肤。据谢英模报道，应用本方治疗68例，痊愈45例，好转23例，平均治愈时间为3.7天。（薛建国 李缨 主编·《实用单方大全》335）

★ 78. **治急性扭挫伤:**三七鲜叶 100 克。用法:将上药洗净,捣烂如泥状,备用。每取此膏 15~20 克贴敷于创面上,再用大片三七鲜叶盖在上面,用绷带包扎固定。每日换药 1 次。一般用药 2~5 天即愈。功效:化瘀、消肿、止痛。(程爵棠 程功文 编著·《单方验方治百病》441)

★ 79. **治颅脑外伤:**三七适量。用法:研为细粉,每次 3 克,每天 2~3 次,口服(昏迷者鼻饲)。功能:化瘀通络。据广西医学院第一附院神经外科报道,应用本方治疗 40 例,总有效率为 75%。对轻、中度疗效较好,重度疗效不佳。病人用药后自觉头晕、头痛缓解,对自觉症状的改善和意识恢复较好,在用药 2~3 天后即有改善。(薛建国 李缨 主编·《实用单方大全》333)

★ 80. **治跌打肿痛:**以三七捣烂敷之,特效。(清·田间来是庵 辑·《灵验良方汇编》117)

★ 81. **治跌打损伤 4 方**

①三七末 9 克,黄酒 90 克。用法:用温开水与热黄酒睡时吞服,重则 1 日 2 次,轻则 1 日 1 次。(中医研究院革命委员会 编·《常见病验方研究参考资料》434)

②三七适量。用法:用白酒适量每次送服 1 克,1 日 2~3 次。(徐明 编著·《民间单方》240)

③取三七 10 克,赤芍 12 克,甘草 6 克。用法:研末混匀,每次 5 克饭后用温开水冲服,每日 2 次,连服 5~7 天。(李永明 等·《中国中医药报》第 5 版 2010 年 10 月 14 日)

④三七粉少许。与田螺 1 只(焙干,研细末)共混匀,以米酒加热冲服,每日 1 次。(胡郁坤 陈志鹏 主编·《中医单方全书》362)

★ 82. **治男妇被打伤,青肿不消:**三七一钱,嚼细,涂患处即消。(宋立人 总编·《中华本草》5 册 845 引《医便》)

★ 83. **用于杖伤瘀血及跌打伤:【散青膏】**用三七鲜茎叶。用法:捣敷,瘀血即消。如皮破者亦可用三七粉敷。(滕佳林 米杰 编著·《外治中药的研究与应用》114)

★ 84. **治陈伤疼痛 10 余年:**三七 30 克左右 1 头,与鸡肉煮食。(楼锦英 编著·《中药临床妙用锦囊》12)

★ 85. **用于刀斧箭镞、瓷锋伤:【胜金散】**将参三七磨粉,米醋调敷,溃者干敷。(滕佳林 米杰 编著·《外治中药的研究与应用》115 引《外科证治全书》)

★ 86. **治外伤出血 2 方**

①三七研末外敷,加压包扎。(杨仓良 主编·《毒药本草》601)

②**【外伤灰七散】**石灰 50 克,三七粉 6 克,儿茶 6 克,鸡蛋清 1 个。用法:石灰研细与鸡蛋清拌匀为饼。煅过研细,与三七儿茶末和匀。根据伤口适当掺敷之,每日 1 次。(滕佳林 米杰 编著·《外治中药的研究与应用》)

★ 87. **治骨折 2 方**

①鸡肉 250 克,三七粉 15 克,冰糖(捣细)适量。用法:将三七粉、冰糖与鸡肉拌匀,隔水密闭蒸熟。1 日内分 2 次食用,连服 3~4 周。(李川 主编·《民间祖传秘方》176)

②三七 10 克~30 克,白酒 500 毫升。用法:三七泡酒,7 日后服用,每次 5~10 毫升,每日 2~3 次。(李川 主编·《民间祖传秘方》176)

★ 88. **用于骨伤后 2~3 月患肢胀痛,肿久不消:【归七海桐皮汤】**用三七 30 克,红花 30 克,木通 9 克,归尾 12 克,川芎 30 克,茯苓 9 克,海桐皮 9 克,煎水。熏洗患处。(滕佳林 米杰 编著·《外治中药的研究与应用》115)

★ 89. **治痈肿、毛虫蜇伤:**鲜三七叶适量。捣烂,敷患处;或用根磨酒,搽患处。(胡郁坤 陈志鹏 主编·《中医单方全书》168)

★ 90. **治蛇咬伤:**三七适量。捣烂,敷患处。(胡郁坤 陈志鹏 主编·《中医单方全书》173)

★ 91. **治眼出血:**1% 的三七液点眼,日 3~6 次。或 0.5% 的狄卡因点眼,再加少量 2% 的普鲁卡因于 1% 的三七液内,一同注入结膜下,每次 0.1~0.3 毫升,每日 1 次。(孟凡红 等·《单味中药临床应用新进展》439)

★ 92. **治眼外伤:**田三七适量。磨人乳,点眼;或与等量生地黄,洗净,捣烂,敷患处。适用于眼睛撞伤出血、肿大者。(胡郁坤 陈志鹏 主编·《中医单方全书》407)

★ 93. **治赤眼,十分重者:**三七根磨汁涂四围。(江苏新医学院 编·《中药大辞典》上册 55)

★ 94. **治耳郭血肿:**三七 50 克,大黄 100 克。用法:将上药共研为极细末,贮瓶备用。每取此散 15~30 克,用黄酒调和成软膏状,外敷于耳郭血肿局部,再用敷料和胶布固定。每日换药 1 次。一般用药 3~5 次即愈。功效:凉血活血、

清热消肿。(程爵棠 程功文 编著·《单方验方治百病》510)

★ 95. **治牙髓炎:【田樟散】**三七 5 克,黄柏 10 克,樟脑 3 克,冰片 2 克,硼砂 3 克。用法:先将三七、黄柏研细末,再将樟脑、冰片、硼砂共研细末,拌匀,装入棕色玻璃瓶内备用。用时先清洁患牙,然后用生理盐水棉球蘸上药粉,塞入患牙龋洞内,5~10 分钟后疼痛减轻,每日换药 1 次,一般 2~3 天炎症即可消除。(滕佳林 米杰 编著·《外治中药的研究与应用》116)

★ 96. **治拔牙后血流不止:**三七粉适量。用法:先用药棉拭净创口的血,然后敷上三七粉,即用纱布压住创口。(吴静 陈宇飞 主编·《传世金方·民间秘方》356)

★ 97. **治鼻衄:**三七粉 6 克,大蓟 10 克。用法:研末混匀,温开水冲服,每次 2 克,每日 2 次,坚持 2~4 个疗程。(李永明等·《中国中医药报》第 5 版 2010 年 10 月 14 日)

★ 98. **治慢性咽炎:**参三七 15 克,紫金锭 30 克,米醋适量。用法:上药共研极细末。分 3 次醋调敷于颈前喉结上方凹陷处,以纱布覆盖,胶布固定。并用醋经常保持湿润,隔日换药 1 次。治疗 7 例,用药 2~6 次后,痊愈 5 例,显效 2 例。(滕佳林 米杰 编著·《外治中药的研究与应用》116)

★ 99. **治急性咽喉炎:**三七 1~3 克。用法:切成小碎块,开水泡当茶饮。(徐明 编著·《民间单方》299)

★ 100. **治痛经:**三七 2~3 克,经前或经行痛时,温开水送服。(宋立人 总编·《中华本草》5 册 845)

★ 101. **治痛经验案:**金某某,35 岁,女。每逢经来腹痛阵作,经来越多,痛势越剧,甚则如崩,迭经中西医药治疗已达 16 年之久,均未见效。我科按照一般处理痛经的方法治疗达 3 个月之久,亦无疗效。后用参三七治疗,每天 6 克,研为细末,分 4 次调服,3 天后血止痛止。服药后第 2 次经来时痛势减半,继续服用三七粉,至第 3 次经来时腹已不痛,至今已有 1 年以上,痛经未发。(黄国健等 主编·《中医单方应用大全》375)

★ 102. **治闭经:**三七全草 15~30 克。水煎或捣汁,冲烧酒服。(胡郁坤 陈志鹏 主编·《中医单方全书》245)

★ 103. **治闭经验案:**天津胡氏妇,信水六月未通,心中发热,胀闷,治以通经之药,数剂通下少许。自言少腹仍有发硬一块未消,其家适有三七若干,捣为末,日服四五钱许,分数次服下,约服尽三两,经水亦下,其发硬之块消矣。(杨鹏举主编·《中医单药奇效真传》385 引《医学衷中参西录》)

★ 104. **治妇人赤白带下:**每服三七一钱。用法:研末,温酒送下。(宋立人 总编·《中华本草》5 册 845 引《医便》)

★ 105. **治急性乳腺炎:**三七全草 15 克。水煎服。(胡郁坤 陈志鹏 主编·《中医单方全书》260)

★ 106. **治乳腺增生伴乳痛:**三七适量。用法:用白酒少许磨成糊状,或将三七焙干研粉,与白酒调成糊状,涂于结块上,外用敷料固定,每日换药 1 次。(徐明 编著·《民间单方》171)

★ 107. **治回乳验案:**李某某,女,26 岁,工人。1983 年 11 月 2 日初诊。主诉:产后乳多,停经 1 年余。1 年多前,患者产一男孩。产后食量大增,一餐约 7~8 两饭左右,腥荤之品一餐亦可进 1 公斤左右,乳量极大。1 年后,乳汁仍旺盛。为使小儿断乳,曾服多种回乳方药,自述服炒麦芽约有 5 公斤,炒山楂 2 公斤,均未见效。月经从生育至今未行。舌苔薄白而润,两尺脉微涩。辨证为血阻胞络,经闭不行,上溢为乳。治则:活血化瘀,通闭行经。处方:三七粉 24 克,食醋 180 毫升(三七粉每次服 4 克,食醋每次 30 毫升,每天 3 次)。服上药 2 天后,乳汁有所减少,小腹及腰部微有胀痛感觉。再服 2 天,月经已行,其中有小瘀块状物,乳汁已减少大半。乃处以炒山楂、木瓜、乌梅、白芍、酸枣仁等药煎汤频服,2 剂后,乳汁止,月经亦按期而潮矣。(黄国健等 主编·《中医单方应用大全》375)

★ 108. **治产后血多:**三七研末。用法:米汤送服一钱。(宋立人 总编·《中华本草》5 册 845《濒湖集简方》)

★ 109. **治产后腹痛:**三七全草适量。水煎服。适用产后瘀血积痛。(胡郁坤 陈志鹏 主编·《中医单方全书》280)

★ 110. **治产后血晕验案:**黄某,女,28 岁。足月怀胎,行剖腹产,娩出一男婴。产后出现贫血,家属认为分娩出血过多,多进营养,便可恢复。但满月后,贫血无改善,血红蛋白为7.8克%,于是用富血铁片、维生素B_6、维生素B_{12}、叶酸等治疗,1个月后,仍未见效。症见面色苍白,精神疲惫,心慌心悸,头晕乏力等,授以鸡蛋炖熟三七粉法,日服1次,逾月面见红润,精神大振,气力倍增,查血象血红蛋白为11.7%。(杨鹏举 主编·《中医单药奇效真传》403)

★ 111. **治崩漏:**三七粉3克,大枣5个,粳米100克,冰糖适量。用法:先将三七打碎研末,粳米淘洗净,大枣去核洗净,然后一同放入砂锅内,加水适量煮粥,待粥将熟时,加入冰糖汁即成。每日2次服食。(李川 主编·《民间祖传秘方》327)

★ 112. **治妇人血崩,量年远近:**三七研末一钱,用淡白酒或米汤调服。(宋立人 总编·《中华本草》5册845《医便》)

★ 113. **治年老血崩:【加减当归补血汤】**当归一两(酒洗),黄芪一两(生用),三七根末三钱,桑叶十四片。用法:水煎服。宜忌:宜断色欲。加减:孀妇年老血崩,系气冲血室,加杭芍炭三钱、贯众炭三钱。(宋立人 总编·《中医方剂大辞典》3册1325引《傅青主女科》卷上)

★ 114. **治行经下血不止验案:**本庄黄氏妇,年过四旬,因行经下血不止。彼时愚甫弱冠,为近在比邻,延为诊视。投以寻常治血崩之药不效,病势浸至垂危。后延邻村宿医高鲁轩,投以《傅青主女科》中治老妇血崩方,一剂而愈。其方系黄芪、当归各一两,桑叶十四片,煎汤送服三七细末三钱。后愚用此方治少年女子血崩亦效,唯心中觉热,或脉象有热者,宜加生地黄一两。(张锡纯 著·《张锡纯医学全书之二·中药亲试记》101)

★ 115. **治新生儿脐炎和脐疝:**三七片适量。外涂,每次1~2片,每日2次。适用于脐带出血。(胡郁坤 陈志鹏 主编·《中医单方全书》297)

★ 116. **治肺癌咯血:**新鲜景天三七叶片80克。用法:取上药,捣碎用洁净纱布滤汁约20毫升(根据出血量可酌情增减)。口服。据王蕴文报道,应用本方治疗20例,用药1次出血即停止,治愈率达100%。(周学海 李永春 编著·《实用中医单方》205)

★ 117. **治原发性肝癌2方**

①三七20克。洗净,切片,与芡实50克(洗净),猪腿肉150克(洗净),乌龟半只(约250克,宰后去除肠杂、斩块)同入瓦锅内,加清水适量,煮2小时后调味服。适用于肝癌伴有腹痛、胁痛不适者,症见上腹积块,疼痛固定。注意:凡晚期肝癌出现血小板明显减少者,忌用本方,以免诱发出血。(胡郁坤 陈志鹏 主编·《中医单方全书》458)

②鹅血30克,三七10克,水煮熟食,隔日服1次,应经常服用。(杨建宇 主编·《抗癌秘验方》177)

★ 118. **治食管癌:**三七粉用于食管癌的治疗,能收到减轻患者痛苦,控制病情发展的作用。(楼锦英 编著·《中药临床妙用锦囊》13)

★ 119. **治血管瘤验案:**朱某某,15年前大腿部患血管瘤,局部红肿、发热、疼痛。服西药抗生素3天,效果不佳。一日夜间忽然发高热,腋下体温38.5度,血管瘤部位胀痛更甚。时值家中存有三七粉,即用温开水冲服9克,服药10小时左右,竟热退肿消痛止。服药后并无发热感。又照原方冲服三七粉6次,血管瘤平复,至今未发展。(杨鹏举 主编·《中医单药奇效真传》234)

土三七(菊叶三七)14方

【药性】味甘、微苦,性温。

【功能与主治】止血,散瘀,消肿止痛,清热解毒。主治吐血,衄血,咯血,便血,崩漏,外伤出血,痛经,产后瘀滞腹痛,跌打损伤,风湿痛,疮痈疽疔,虫蛇咬伤。

【用法用量】内服:煎汤,3~15克;或研末,1.5~3克;全草或叶10~30克。外用:适量,鲜品捣敷;或研末敷。

【使用注意】孕妇慎服。

★ 1. **治吐血,衄血,便血2方:**①破血丹(土三七)9克。水煎服。(《陕西中草药》)②菊叶三七根研末。每服3~6克,每日3~4次。(宋立人 总编·《中华本草》7册856引《四川中药志》1979年)

★ 2. **治赤痢:**破血丹(土三七)9克,研粉,米汤调服。(宋立人 总编·《中华本草》7册856

引《陕西中草药》)

★ 3. **治急慢惊风:**土三七(春夏用叶,秋冬用根)捣汁1盅,用水酒浆和匀,灌入自效。(宋立人 总编·《中华本草》7册856引《纲目拾遗》)

★ 4. **治产后瘀血腹痛:**土三七根15克。水煎服。(宋立人 总编·《中华本草》7册856引《江西草药》)

★ 5. **治乳痈初起肿痛:**菊叶三七叶、蒲公英适量,捣绒外敷,或干粉调醋敷患处。(宋立人 总编·《中华本草》7册856引《四川中药志1979年》)

★ 6. **治手、足癣:**土三七叶捣烂外擦。(宋立人 总编·《中华本草》7册856引《广西实用中草药新述》)

★ 7. **治外伤出血:**菊叶三七根研粉,撒布患处;或鲜叶捣烂外敷。(宋立人 总编·《中华本草》7册856引《四川中药志》1979年)

★ 8. **治跌打损伤,瘀血肿痛:**菊叶三七茎叶捣汁,每服12~15克,白酒兑服;或鲜叶捣烂,外敷患部。(宋立人 总编·《中华本草》7册856引《四川中药志1979年》)

★ 9. **治急性扭挫伤:**鲜三七叶适量,捣烂敷患处。每日换药1次,一般敷药3~7次即痊愈。治110例,痊愈85例,进步23例,无效2例。(宋立人 总编·《中华本草》7册856)

★ 10. **治骨折,脱臼:**土三七根(鲜)适量,甜酒糟少许。捣烂外敷,隔日换药一次。(宋立人 总编·《中华本草》7册856引《江西草药》)

★ 11. **治大骨节病:**菊叶三七6~12克。水煎服。每30天为1个疗程,服1个疗程后,隔7天再服1个疗程。(《全国中草药汇编》编写组 编·《全国中草药汇编》上册750)

★ 12. **治蛇咬伤:【三七膏】**土三七不拘多少。用法:捣膏。先用童便洗净伤处,然后敷之。(孙世发 主编·《中医小方大辞典》9引《医极》卷八)

★ 13. **治毒虫咬伤:**土三七鲜叶捣烂外敷。(宋立人 总编·《中华本草》7册856引《浙江民间常用草药》)

土茯苓(76方)

【药性】甘、淡,平。归肝、胃经。

【功能与主治】除湿,解毒,通利关节。用于湿热淋浊,带下,痈肿,瘰疬,疥癣,梅毒,及汞中毒所致的肢体拘挛,筋骨疼痛。

【用法用量】内服:煎汤,10~60克。外用:适量,研末调敷。

【使用注意】肝肾阴虚者慎服。忌犯铁器,服时忌茶。

★ 1. **治流行性脑脊髓膜炎:**土茯苓15克,黄连6克,炙甘草3克。水煎服,每日1~2次。(金福男 编·《古今奇方》140)

★ 2. **治癫狂:**土茯苓30克,蒲黄6克,蛇皮2克。水煎服,每日2次。(金福男 编·《古今奇方》275)

★ 3. **治肺脓疡:**土茯苓150克。用法:取上药,水煎。分2次服,每天1剂。功效:清肺排脓。附注:据徐义潮报道,应用本方治疗本病有较满意疗效。(薛建国 李缨 主编·《实用单方大全》118)

★ 4. **治咳喘:**土茯苓70克,车前子20克,川贝母10克。用法:水煎,分早、晚2次服,3~5天即可治愈。(《中国中医药报》2011,(3):2)

★ 5. **治水肿:**土茯苓1两,白矾5分。用法:水煎服。(中医研究院革命委员会 编·《常见病验方研究参考资料》236)

★ 6. **治急慢性肾炎、肾结核:**土茯苓150克。用法:取上药,水煎分3次服,每天1剂。功能:抗炎利尿。附注:据记载,应用本方治疗急慢性肾炎、肾盂肾炎、肾结核,疗效满意。(薛建国 李缨 主编·《实用单方大全》118)

★ 7. **治急性肾炎验案:**赵君之妻母郑,返乡后,有同村曹氏之女,年幼,患急性肾炎,曾在当地县医院久治不效,介绍于郑,郑予土茯苓60克,煎水喝,每天1剂。服12天痊愈。后经北京某医院尿检转阴,返回乡里,复始就学。(杨鹏举 主编·《中医单药奇效真传》177)

★ 8. **治非感染性尿道综合征**:土茯苓,甘淡平,归肝、胃经,有解毒、除湿、利关节之功效。笔者在临床上用之为主药治疗非感染性尿道综合征取得较好疗效,介绍如下。

非感染性尿道综合征以尿频、尿急、尿痛为主要表现,以中老年妇女为发病较多。患者尿培养为阴性,无结核、真菌及衣原体等微生物感染,本病发病原因不明,临床上常常被误认为尿路感染而使用抗生素治疗,往往越治病情越严重,频繁更换抗生素继发菌群失调,引起真感染如霉菌性尿道炎,给患者造成很大心理压力和经济负担。本病属中医三焦气化失职,致膀胱不利而出现尿频等症。笔者近年来,以土茯苓40克,小蓟40克,大蒜30克,水煎熏洗、坐浴,3~5天为1个疗程,取其行气利尿之意。观察数10例,疗效甚佳,对于长期使用抗生素导致菌群失调引起的霉菌性阴道炎者,宜再加紫草30克。

如治王某,女,43岁。反复发作尿频、尿急、尿痛,多次尿常规检查及细菌培养均为阴性,无真菌、结核等感染史。服吡哌酸及环丙沙星等药不效,转诊中医治疗。投以土茯苓40克,小蓟40克,大蒜30克,水煎熏洗、坐浴,连续2个疗程,症状消失。[《中医杂志》编辑部整理·《中医杂志》专题笔谈文萃(1995—2004,第一辑)159]

★ 9. **治血淋**:土茯苓、茶根各五钱。水煎服,白糖为引。(江苏新医学院 编·《中药大辞典》上册92)

★ 10. **治淋病**:土茯苓30克,败酱草20克,蜈蚣2条。用法:每日1剂,水煎内服,日服2次。说明:本方治疗急性期淋病,能明显改善和消除尿频、小便不利、尿道疼痛、尿道口脓液等症状,并能使尿常规检查转为阴性。(张力群等 主编·《中国民族民间秘方大全》1194)

★ 11. **预防钩端螺旋体病**:土茯苓30克。用法:水煎服,每星期服3天,共服5星期。(宋立人 总编·《中华本草》8册164)

★ 12. **治钩端螺旋体病2方**

①土茯苓60~180克,甘草9克。用法:水煎,每日分2次口服。据报道,用上方治疗钩端螺旋体病18例,全部治愈,平均住院时间为3.6天。(王辉武 主编·《中药临床新用》22)

②土茯苓120克,地榆、青蒿、白茅根各30克。用法:水煎服,每日1~3剂,热退后改每日1剂,分4次服完。据报道,用上方治疗钩端螺旋体病14例,治愈10例,4例失败。治愈病例体温降至正常时间在1~7日内。(王辉武 主编《中药临床新用》22)

★ 13. **治急性菌痢**:鲜土茯苓、鲜车前草各90克,穿心莲30克。用法:加水1500毫升,煎至1000毫升,每次口服40毫升,每日3~4次。治疗67例,全部治愈。平均治愈时间为3.8天。(宋立人 总编·《中华本草》8册164)

★ 14. **治结肠炎**:土茯苓25克,大黄20克,煎汁50~75毫升,锡类散5管,以药汁稀释后纳注肛器中,保留灌肠,每次保留30分钟。王宪玲等用上方治疗溃疡性结肠炎46例,结果总有效率为97.4%。(王辉武 主编·《中药临床新用》21)

★ 15. **治腮腺炎**:土茯苓100克。用法:研细末,置于瓷器内,倒入适量食醋,浸湿纱布块敷于肿胀的腮腺部位。每日换药3次,一般早期及症状较轻者2~3次即可治愈。[《中国中医药报》2011,(3):2]

★ 16. **治流行性腮腺炎**:土茯苓,味甘而平。甘能解毒,淡可分消,又能益脾胃,通肝肾,使土旺湿除。笔者在临床上运用土茯苓治疗腮腺炎取得了满意效果。其方法是在瓷碗内倒适量食醋,将土茯苓1枚磨醋成浓汁,浸湿纱布块敷于肿胀的腮腺部位,每日换药4次。一般早期及症状较轻者,2~3天即可痊愈,对症状较重者和有并发症的患儿可同时服用荆防败毒散或对症处理。注意休息及口腔卫生,多饮水,忌酸辣煎炸食物。例如:吴某,男,8岁,体温38.4度,乏力,精神差,食欲不佳,继之腮腺肿胀且疼痛。即给予上方治疗,敷药后即感局部舒适,逐渐疼痛减轻,2天后疼痛全消,体温恢复正常。[《中医杂志》编辑部整理·《中医杂志》专题笔谈文萃(1995—2004,第一辑)273]

★ 17. **治肛门溃烂**:土茯苓1斤,雄黄4两。用法:土茯苓煎水;雄黄研末纸卷上,将其末端点燃。汤分数次内服,烟外熏患处。功能:清热解毒,利湿泄浊。(阳春林 葛晓舒·《湖南省中医单方验方精选·外科》上册1028)

★ 18. **治风湿骨痛,疮疡肿毒**:土茯苓500克。去皮,和猪肉炖烂,分数次连滓服。(宋立人 总编·《中华本草》8册164)

★ 19. **治风气痛及风毒疮癣：【土茯苓酒】**土茯苓(不犯铁器)八两。石臼内捣为细末，糯米一斗，蒸熟，白酒药造成醇酒用，酒与糟俱可食。(宋立人 总编·《中华本草》8册164引《万氏家抄方》)

★ 20. **治初生疳疮：【二生汤】**土茯苓三两，黄柏三两，生黄芪二两，生甘草3钱。用法：水煎服。外用药敷之。(胡晓峰 主编·《中医外科伤科名著集成》705)

★ 21. **治疳疮：**土茯苓120克，黄柏60克，生黄芪60克，生甘草30克。用法：水煎服，1日1剂。(吴素玲 李俭 主编·《实用偏方大全》392引清 汪昂·《医方集解》)

★ 22. **治急性睾丸炎2方**

①鲜土茯苓120克。用法：取上药，去须、洗净、切片，加水500毫升，煎沸后文火再煎20分钟，去渣。分3次饭前温服，每天1剂。忌茶及辛辣油腻之品。附注：据韦礼贵报道，应用本方治疗17例，痊愈13例，好转4例，治愈时间为3～8天。(薛建国 李缨 主编·《实用单方大全》118)

②土茯苓20克，仙人掌10克。用法：研碎捣烂，加少量鸡蛋清混匀成膏状，敷于睾丸红肿部位，纱布固定，每日换药1次。(《中国中医药报》2011，(3)：2)

★ 23. **治慢性骨髓炎：**土茯苓、甘草、大青盐等。用法：研末制成散剂，浸泡患处。郭振芳等用此方治疗慢性骨髓炎311例，治愈260例，显效26例，有效20例，无效5例。(王辉武 主编·《中药临床新用》22)

★ 24. **治大毒疮红肿，未成即滥：**土茯苓。用法：为细末，好醋调敷。(江苏新医学院 编·《中药大辞典》上册92引《滇南本草》)

★ 25. **治恶疮热疖：**土茯苓根4两。用法：水煎，每日1剂，分2次服。功能：除湿解毒，通利关节。(阳春林 葛晓舒·《湖南省中医单方验方精选·外科》上册417)

★ 26. **治一切红肿痈久溃不愈：**土茯苓、生绿豆各适量。用法：水煎，代茶饮。功能：解毒消痈，通利关节。(阳春林 葛晓舒·《湖南省中医单方验方精选·外科》上册126)

★ 27. **治痈疽未溃：**土茯苓8钱，金银花5钱，桑白皮4钱，甘草3钱。用法：水煎服。(中医研究院革命委员会 编·《常见病验方研究参考资料》255)

★ 28. **治瘰疬溃烂：**土茯苓，切片或为末，水煎服。或入粥内食之，须多食为妙。忌铁器、发物。(宋立人 总编·《中华本草》8册164引《积德堂经验方》)

★ 29. **治皮炎：**土茯苓60～90克。水煎，当茶饮。(宋立人 总编·《中华本草》8册164)

★ 30. **治漆过敏：**土茯苓、苍耳子各15克。水煎，泡六一散服。(宋立人 总编·《中华本草》8册164)

★ 31. **治寻常疣验案：**陈某某，男，待业青年。自诉右手背部长有黄豆大的赘生物2个，中间有凹，质硬粗糙，呈灰褐色，曾用鸦胆子外敷、用化学药物烧灼等方法均未消除，反而在其周围又长出一些赘生物，微痒，诊为"寻常疣"，治以土茯苓每日100克，煎汤代茶顿服。连续用药1000克后，全部"疣赘"自行脱落，除原来经药物烧灼损伤的部分残留痕迹外，均如正常皮肤。(杨鹏举 主编·《中医单药奇效真传》373)

★ 32. **治扁平疣验案：**刘某，男，4岁。其母代诉患儿于半年前右耳前及颧部有绿豆大赘生物10余个，因生于面部没敢轻易外治用药，近1周来逐日增多，簇集成群。诊为"扁平疣"，试投土茯苓300克，每日50克煎服代茶饮，加白糖少许，服用2个月以后，患儿母亲欣然告知笔者，疣疾全除。(杨鹏举 主编·《中医单药奇效真传》373)

★ 33. **治牛皮癣：**土茯苓60克。用法：研粗末包煎，每日1剂，2次分服，15剂为1个疗程。治50例，痊愈25例，显效14例，有效7例，无效4例，总有效率为92%。一般服药2个疗程时皮鳞屑变薄，皮疹减少；3～4个疗程皮疹开始消退。(宋立人 总编·《中华本草》8册164)

★ 34. **治银屑病2方**

①用土茯苓60～90克，金银花60～90克。用法：每日1剂，早晚分服。外用马钱子60克，放入500毫升米醋中泡7天，用此药醋每日涂患处2次，并嘱患者避风吹水湿，免情志刺激，忌鱼、虾、牛肉、羊肉、饮茶及刺激性食物。10天为1个疗程，停药观察5天，如不愈，再行第2个疗程。共治疗166例，结果治愈102例，显效51例，无效13例，总有效率为92.1%；用药时间最短1个疗程，最长10个疗程。(宋立人 总编·《中华本草》8册164)

②用土茯苓60克。用法:研粗末后包煎,每日服1剂,早、晚各1次,连服15剂为1个疗程。王凤岭用上方治疗牛皮癣50例,其中痊愈(皮损全部消退)25例,显效14例,有效7例,无效4例,总有效率为92%。(王辉武 主编·《中药临床新用》21)

★ 35. **治黄褐斑**:土茯苓100克。用法:水煎分2次服用,2天1剂。治疗期间避免日晒。(宋立人 总编·《中华本草》8册164)

★ 36. **治荨麻疹**:土茯苓30克,薏苡仁15克,米醋适量。用法:煎服,每日1剂。(郭旭光·《中国中医药报》2011,2月25日)

★ 37. **治湿疹**:土茯薏一两,薏米五钱,生地四钱,银花三钱,甘草二钱。用法:水煎服。(中医研究院革命委员会 编·《常见病验方研究参考资料》415)

★ 38. **治杨梅疮4方**

①**【奇良甘草汤】**土茯苓三十钱,甘草一钱。用法:以水一升,煮取五合,再入水一升二合,煮取三合半,与前煎汁和匀,一日服尽。不可别用汤水、茶、酒。宜忌:忌海腥,炙煿、卤盐、房事等。(彭怀仁 主编·《中医方剂大辞典》6册187引《霉疠新书》)

②**【拔毒糕】**土茯苓(去皮,为末)一斤,白蜜一斤,糯米粉一升。用法:上和匀,蒸糕。食,土茯苓汁送下。宜忌:忌饮茶汤。(彭怀仁 主编·《中医方剂大辞典》6册201引《简明医彀》卷八)

③**【药猪肠】**土茯苓四两,花椒三钱。用法:入猪肠内,线扎两头,煮熟去药,食肠。二三次愈。(彭怀仁 主编·《中医方剂大辞典》7册385引《仙拈集》卷四)

④土茯苓四两,金银花五钱,雄猪肉半斤。上用水五碗,入药同煮烂,去药,将肉同汤吃饭,一服。食七服,七日效。忌醋、牛肉、烧酒、茶、房事。(明·龚廷贤 编·《鲁府禁方》139)

★ 39. **治杨梅疮毒2方**

①土茯苓一两或五钱,水酒浓煎服。(江苏新医学院 编·《中药大辞典》上册92引《滇南本草》)

②土茯苓四两,皂角子七个。用法:水煎代茶饮。浅者二七,深者四七,见效。(宋立人 总编·《中华本草》8册164引《纲目》)

★ 40. **治杨梅结毒:【土茯苓汤】**土茯苓二斤(竹刀去皮),雄猪油(铜刀切碎)四两,没药二钱。用法:初次水七碗,煮四碗;二次水四碗,煮两碗;三次水二碗,煮一碗;其七碗去滓并油,将汤共盛瓷钵内露一宿,次日作三次温服。宜忌:忌茶、酒、油、盐、酱、醋、鸡、鱼、鹅、鸭、海味等物,只吃大米饭、蒸糕,滚水下,余物一切不可用。(彭怀仁 主编·《中医方剂大辞典》1册683引《洞天奥旨》卷十六)

★ 41. **治梅毒3方**

①土茯苓。用法:每天用土茯苓250克,三餐饭前30分钟水煎温服。20天为一个疗程,3个疗程后观察疗效。疗效:治疗30例确诊为早期后天梅毒患者,每个疗程做梅毒血清试验1次。治愈27例,治愈率为90%,平均治疗2.6个疗程。3例因工作关系,因煎药不便,半途改用青霉素治疗(其中1期2例、二期1例)。以单味土茯苓进行治疗梅毒,效果颇佳。(刘有缘 编著·《一两味中药祛顽疾》349)

②土茯苓1500克,黄芪500克,当归400克。用法:先将土茯苓煎汤,浓缩,取黄芪、当归拌匀微炒、干磨为末,炼蜜为丸如梧子大,备用。每次服15克,日服3次,用温开水送服。功效:渗利湿毒,益气活血。(程爵棠 程功文 编著·《单方验方治百病》427)

③土伏苓1斤,银花、甘草各1两。用法:水煎。每日1剂,分2次服。功能:清热解毒,泻火除湿。方解:土伏苓解毒除湿;银花宣散风热,清解血毒;甘草泻火解毒。诸药合用,共奏清热解毒,泻火除湿之功。注意事项:连服10天为1疗程,不愈再服。(阳春林 葛晓舒·《湖南省中医单方验方精选·外科》上册856)

★ 42. **治慢性梅毒,症见身疮久不愈合,脚踝溃烂,病后关节疼痛**:干土茯苓4两。用法:水煎。每日1剂,分2次服。功能:清热除湿,解毒散结。注意事项:干土茯苓4两为成人1日量。连服30~100天,视病情转变决定,如仅服2~30天已愈,再服10天即可断根,或以五磅热水瓶先晚泡好,第2日服完,可免煎药麻烦。(阳春林 葛晓舒·《湖南省中医单方验方精选·外科》上册847)

★ 43. **治杨梅疮,鱼口,肾疳:【土茯苓汤】**土茯苓四两,黄柏二两,生黄芪二两,生甘草一两。用法:水煎服。(宋立人 总编·《中华本草》8册164引《医林纂要·药性》)

★ 44. **治杨梅疮毒，筋骨拘挛：【土茯苓露】**土茯苓（蒸）。用法：取蒸成之露，每温饮三四两；或用以送五宝丹、八宝丹。功能：去湿热，利筋骨。（彭怀仁 主编·《中医方剂大辞典》1册684引《中国医学大辞典》）

★ 45. **治杨梅疮，瘰疬，咽喉恶疮，痈漏溃烂，筋骨拘挛疼痛：【土萆薢汤】**土茯苓二三两。用法：以水三钟，煎二钟，不拘时候，徐徐服之。（彭怀仁 主编·《中医方剂大辞典》1册684引《景岳全书》卷六十四）

★ 46. **治杨梅疮，大虚而毒深中。遍身毒疮，黄水泛滥，臭腐不堪：【二生汤】**生黄芪、土茯苓各90克，生甘草9克。用法：水煎服。连服4剂，而疮渐红活；再服4剂而尽干燥；又服4剂痊愈。功效：补虚泻毒。方论：此方之妙，全不去解毒，只用黄芪以补气，气旺而邪自难留。得生甘草之化毒，得土茯苓之引毒，毒去而正自无亏，气旺而血又能养。（孙世发 主编·《中医小方大辞典》717引《辨证录》卷十三）

★ 47. **治男女杨梅结毒，或在头脑，咽喉鼻腐：【辰砂二宝丹】**飞朱砂、飞滑石各7.5克，土茯苓500克。用法：上药研为细末，分12服。每次用土茯苓和煎服之。（孙世发 主编·《中医小方大辞典》929引《青囊秘传》）

★ 48. **治杨梅结毒，疮色淡白者：【蛤蟆退壳酒】**土茯苓五两，大蛤蟆一个。用法：用好醇酒五斤浸上药，封瓶口，滚水煮二炷香久，取出。待次日饮之，以醉为止，盖被出汗。余存之酒，每日随量饮之，酒尽即愈。（彭怀仁 主编·《中医方剂大辞典》10册897引《医方易简》卷十）

★ 49. **治梅疮骨节疼痛：【六物解毒汤】**土茯苓四钱，金银花二钱，川芎、薏苡仁各一钱半，木瓜一钱，大黄一钱，用法：水煎，温服。（彭怀仁 主编·《中医方剂大辞典》2册1070引《霉疠新书》）

★ 50. **治杨梅，筋骨疼痛，不论已溃、未溃烂者：**土茯苓50克，升麻12克，皂刺12克。用法：水煎，临服入麻油3匙，1日1剂。（吴素玲 李俭 主编·《实用偏方大全》396引《疡医大全》）

★ 51. **治杨梅痘疮生于下半身者：【五根汤】**葱根、韭根、槐根、地骨皮、土茯苓各一两。用法：煎水，先熏后洗。（彭怀仁 主编·《中医方剂大辞典》2册358引《外科启玄》卷十二）

★ 52. **治梅毒或因梅毒服用过量含水银的药物而引起的水银中毒，导致肢体拘挛者：**土茯苓30克。用法：上药加水煎煮40分钟，滤取药液，待温服用，1次服完。再服再制，每日2剂。功效：解水银毒。医师嘱咐：若误食毒物不超过2小时，应立即催吐。最简单的催吐方法是用手指刺激咽后壁，或用筷子、鹅毛等物刺激咽后壁，以引起呕吐，将毒物吐出。也可让误服毒物者先喝淡盐水，再行催吐。（刘道清 主编·《中国民间神效秘方》242）

★ 53. **治结毒久烂：**土茯苓一斤，生姜四两，共煎数碗服之，不十日而愈，其溃处以药汁调面糊之渐愈，曾有阳物烂完，半年不愈，服此得生。（清·姚俊辑·《经验良方全集》185）

★ 54. **治牙龈肿痛：**土茯苓60克，薏苡仁20克，生石膏30克，川牛膝30克，黄芩10克。用法：水煎服，每日1剂，3~5天即可治愈。[《中国中医药报》，2011，(3)：2]

★ 55. **治急性扁桃体炎：**土茯苓100~150克，研细末，用酒醋调敷同侧涌泉穴至足心处，若双侧喉蛾（即扁桃体炎），则包敷双侧，一般晚上敷、晨取之，次日重复。另用土茯苓20~50克煎水，频服。杨树成应用土茯苓治疗急性扁桃体炎患者，一般轻者1天愈，重者3~5天愈。本病多因肺胃素有郁热，加之外感风热，毒热搏结于咽喉所致。《本草正义》曰："土茯苓疗咽肿，喉痹，除周身寒浊恶疮。"故土茯苓内服或外敷均有较强的清热解毒之功。涌泉为足少阴经穴位，是全身感应较强的大穴，酒醋辛酸，有升发和收敛作用。上法治疗，既合涌泉穴发挥其治疗咽喉肿痛的作用，又增强土茯苓"疗咽肿、喉痹"之效。（李世文 康满珍 主编·《一味中药祛顽疾》53）

★ 56. **治烂喉痧：**土茯苓煎汤，时时服之。忌茶数日愈。或食樱桃数十粒（无鲜者，蜜饯者亦可）。（清·丁尧臣 著·《奇效简便良方》31）

★ 57. **治食道炎：**土茯苓清热利湿，常用于水湿停留，亦可治疗梅毒。余常用此药配伍金银花治疗食道炎，每获良效。食道炎常见于成年人，尤以40岁以上男性较多，嗜酒者为甚。患者朱某，男，50岁，于1999年9月来院门诊。主诉1个月来经常出现食入而梗，常呃逆，曾予降逆行气之药效果不佳，近1周来出现吞咽困难，每食入如刀绞痛，自食道至胃脘口处，以流汁充饥，亦灼痛,畏食以静脉滴注葡萄糖维持,日渐消瘦,精神萎靡。曾在当地医院抗炎治疗数日无效。患者平时有嗜酒史。舌苔薄黄、质淡红,脉滑数。食道镜检查发现食道黏膜充血水肿。方用土茯苓100克,金银花100克熬成膏状,每日分多次咽服,1剂病减,5剂而愈。[《中医杂志》编辑部整理·《中医杂志》专题笔谈文萃(1995—2004,第一辑)117]

★ 58. **治妇人红崩、白带:**土茯苓,水煨,引用红砂糖治红崩,白砂糖治白带。(江苏新医学院编·《中药大辞典》上册92引《滇南本草》)

★ 59. **治外阴瘙痒:**土茯苓120克。煎汤,熏洗患处。(胡郁坤 陈志鹏 主编·《中医单方全书》255)

★ 60. **治小儿杨梅,疮起于口内,延及遍身:**以土茯苓末,乳汁调服。月余自愈。(宋立人 总编·《中华本草》8册164引《纲目》)

★ 61. **治小儿先天性杨梅性口腔炎:**李某某,男,7个月。其父母均有梅毒,康瓦氏反应均阳性,病儿是第5胎,生后全身有红疹,口腔黏膜均有溃疡,终日流涎不止。第1胎头部有梅毒溃疡经过打针治愈(药不详),第2胎颈部溃疡及臀部红肿溃烂也是打针治好的,第3胎生后腹硬鼻出血死亡,第4胎因母怀胎注射治疗,故生后无恙。该病儿生后即发现全身有红疹,四肢较小,颈部腋窝的淋巴结均肿大,口唇溃烂脱皮,口腔黏膜全部溃烂,舌亦脱皮一层,咽喉、扁桃体均有溃烂,胸腹部无异常。血液康瓦氏反应因母反对未做。诊为:小儿先天性梅毒性口腔炎。治疗方法:病儿母亲每天共服土茯苓10克,病儿每天共服土茯苓6克,均用水煎剂分3次服。服药第4天,小儿全身红疹全消,口腔溃烂亦大见好转,共服药8~9天完全治愈。(黄国健等主编·《中医单方应用大全》427)

★ 62. **治小儿疳积面黄肌瘦,肚子大,烦躁爱哭,啼哭无声,不想吃东西,大便失调,皮肤粗糙:**土茯苓9克,野棉花根9克。用法:研细末,加猪肝60克与水炖服,或米汤冲服。(宋立人 总编·《中华本草》8册164)

★ 63. **治小儿疳积验案:**土茯苓30克,鸡内金15克,共研细末,每服3克,米汤冲服,每日3次。李某,男,2岁,面黄肌瘦,肚腹膨胀,精神不振,食欲减退,夜时烦躁,大便时溏,中医诊为疳积,经用上述方法治疗恢复正常。疳积乃喂养不当,饮食失节,脾胃受损,营养失调所致。土茯苓能渗湿健脾,益脾助运,和中化湿,且性味平淡,易于小儿服食。[《中医杂志》编辑部整理·《中医杂志》专题笔谈文萃(1995—2004,第一辑)424]

★ 64. **治小儿疖肿:**土茯苓研细末,加米醋适量调成糊状,外搽患处,每日3~5次,连续3~5天。(楼锦英 编著·《中药临床妙用锦囊》29)

★ 65. **治麻疹:**土茯苓。用法:成人每日用5钱,小孩每日用1~3钱,水煎服,1日服1次。当麻疹流行时,连服5~7日。(中医研究院革命委员会 编·《常见病验方研究参考资料》16)

★ 66. **治婴儿湿疹:**将土茯苓研为细末,外敷患处,每日3~5次,连续5天。如治王某,男,3个月。头面及颈部皮肤潮红、渗液1周,伴瘙痒难耐,便秘尿黄,夜间哭闹不安。取本品研末外敷患处,1天后渗液减少,3天后可见痂皮生长,1周后痂皮脱落而愈。附注:土茯苓出自《滇南本草》,为百合科植物光叶菝葜的块状根茎,性味甘、淡、平,入肝、胃经,有解毒、利湿、祛风之效。小儿乃纯阳之体,火热内蕴,发散于外,故小儿皮肤病多为湿热毒邪结于肌肤所为,土茯苓外用,药证相符,故用之获效。[《中医杂志》编辑部整理·《中医杂志》专题笔谈文萃(1995—2004,第一辑)430]

★ 67. **治宫颈癌:**土茯苓50克。加水600毫升,以文火炖至250毫升,加糖或蜂蜜调服。适用于宫颈癌白带增多者。(胡郁坤 陈志鹏 主编·《中医单方全书》465)

大枣(107方)

【药性】甘,温。归脾、胃经。

【功能与主治】补中益气,养血安神。用于脾虚食少,乏力便溏,妇人脏躁。

【用法用量】内服:煎汤,6~15克。

【使用注意】凡湿盛、痰凝、食滞、虫积及齿病者,慎服或禁服。

★ 1. **治高血压:**大枣10~15枚,鲜芹菜根60克。水煎服。(宋立人 总编·《中华本草》5

册 259)

★ 2. **治白细胞减少症:【石韦大枣汤】**石韦30克,大枣10枚。用法:水煎服。验案:《浙江中医杂志》(1993,3:109):所治白细胞减少症40例中,男10例,女30例;年龄28~38岁者20例,39~48岁者8例,48岁以上者12例;病程最短3个月,最长2年以上。结果:显效(服药15剂以内,白细胞上升至4×10^9/升或以上者)40例。(孙世发主编·《中医小方大辞典》303)

★ 3. **治饥饿:**板栗,红枣各等分。用法:板栗去皮,红枣去皮核,蒸1~2时取出,放石臼中,捣极融烂,捻为厚饼,以冬月吉日修合,晒干收贮。1饼可耐3~4日不饥,过3~4日再服1饼,更能耐久。功能:补肾健脾,润肺清肝。注意事项:此药补肾健脾,润肺清肝,须细嚼为妙。(易法银 喻斌 主编·《湖南省中医单方验方精选·外科》下册 1911)

★ 4. **治贫血5方**

①花生仁30克,大枣10枚,蜂蜜15克。用法:水煎服,每日1剂,连服20天为1个疗程。(郭旭光·《中国中医药报》2011年2月23日)

②绿豆、红枣各15枚,红糖适量。绿豆在锅内煎开花,红枣煮熟,加糖食用,每日1次,15天为1个疗程。适用于缺铁性贫血。(郭旭光·《中国中医药报》2011年2月23日)

③羊骨250克,黑豆30克,枸杞20克,大枣20枚。一同加水煮沸20分钟后去骨,加入少许食盐调味,饮汤,食枣与豆。适用于再生障碍性贫血。(郭旭光·《中国中医药报》2011年2月23日)

④山药30克,人参6克,大枣10枚,瘦猪肉250克。加水适量,煮熟同食,至愈为止。(郭旭光·《中国中医药报》2011年2月23日)

⑤黑木耳20克,红枣10枚,红糖适量。用法:煮熟食用。(易磊 编著·《中国秘方大全》71)

★ 5. **治贫血,属气血两虚型2方**

①大枣10枚,皂矾0.5克。用法:大枣去核,水煎2次,混合后至100毫升。以枣汤送服皂矾。每日1剂,分2次服。功能:健脾和中,益气养血。注意事项:连服15次为1疗程。(易法银 喻斌 主编·《湖南省中医单方验方精选·外科》下册 1872)

②猪蹄1只,花生米50克,大枣10枚 。用法:同煮熟。每日1剂,分2次服猪脚及汤。功能:健脾益气,补血养心。方解:猪蹄健脾养胃,滋养补虚;花生米健脾益气养血;大枣健脾补气养血。三药合用,共奏健脾益气,补血养心之效。(易法银 喻斌 主编·《湖南省中医单方验方精选·外科》下册 1874)

★ 6. **治再生障碍性贫血:**红枣120克,猪骨头1000克。用法:炖煮。每日1剂,分3次服红枣及汤。功能:健脾益肾,活血养阴。注意事项:1个半月后可望好转。(易法银 喻斌 主编·《湖南省中医单方验方精选·外科》下册 1876)

★ 7. **治虚劳烦闷不得眠:**大枣二十枚,葱白七茎。上二味,水三升,煮一升,去滓顿服。(江苏新医学院 编·《中药大辞典》上册 101 引《千金方》)

★ 8. **治虚劳:【坎离丸】**黑豆(炒熟,研末)、大枣(煮熟,去皮核)各适量。用法:共捣泥为丸,如梧桐子大。每次6~9克,盐汤送下或酒送下。(孙世发 主编·《中医小方大辞典》379 引《良朋汇集》卷二)

★ 9. **补气:【枣参丸】**大南枣(蒸软,去皮核)10枚,人参3克。用法:上药布包,藏饭锅内,蒸烂捣匀为丸,如弹子大,收贮。服之。(孙世发 主编·《中医小方大辞典》433 引《纲目拾遗》卷七)

★ 10. **治中暑:**淡竹叶15克,栀子10克,大枣10克。用法:水煎服。每日1~2剂,每剂水煎2次,两汁混合,日服2~4次或代茶饮用。功效:清凉去火,凉血除烦。(程爵棠 程功文 编著·《单方验方治百病》9)

★ 11. **治肺疽,吐血并妄行:【二灰散】**红枣(和核烧存性)、百药煎(煅)各等分。用法:上为细末。每服二钱,米汤调下。(宋立人 总编·《中华本草》5册 259 引《外台》)

★ 12. **治肺痈,喘不得卧:**葶苈1两,大枣10枚。用法:水煎服。(中医研究院革命委员会 编·《常见病验方研究参考资料》109。)

★ 13. **治水气,四肢浮肿,上气喘急,大小便不利:【十枣丸】**甘遂、大戟、芫花各等分。用法:上为末,煮枣肉为丸,如梧桐子大。清晨热汤送下三十丸,次日早再服。以利为度。虚人不可多服。(彭怀仁 主编·《中医方剂大辞典》1册 140

引《丹溪心法》卷三。)

★ 14. **治四肢肿满:【大枣汤】**白术(为粗散)90克,大枣3枚。用法:每次用白术散15克,大枣拍破,水煎,去渣温服,每日3次,不拘时候。方论:白术气味甘温微苦,入足太阴;大枣气味甘酸微温,入手少阳、足太阴、阳明。四肢水肿,由于中宫气弱土衰,不能运湿,故用培土之药。得中焦气旺,脾胃不致失职,自然肿消而病安矣。(孙世发 主编·《中医小方大辞典》232引《本事》卷四)

★ 15. **治营养不良性水肿:**大枣二两,白扁豆五钱,玉米一两。用法:浓煎连汤食。(中医研究院革命委员会 编·《常见病验方研究参考资料》239)

★ 16. **治通身水肿,石水,少腹独肿:【苦瓠丸】**大枣(去核)7枚,苦瓠膜如枣核大。用法:上药捣为丸。每次3丸,约2小时再服3丸,水出,更服1丸即止。(孙世发 主编·《中医小方大辞典》431引《千金》卷二十一)

★ 17. **治水饮内停:【大枣汤】**芫花(炒)、甘遂、大戟等分。用法:上各为散。以水一升半,先煮大枣肥者十个,取八合,去滓,纳药末。强人服一钱匕,羸人服半钱,平旦温服之。不下者,明日更加半钱。得快下利后,糜粥自养。(宋立人 总编·《中华本草》5册259引《伤寒论》)

★ 18. **治胸腔积液:**葶苈子15克,红枣10枚。用法:水煎。每日1剂,分2次服。功能:逐水化积,健脾益气。注意事项:连服10天。(易法银 喻斌 主编·《湖南省中医单方验方精选·外科》下册1880)

★ 19. **治胸水,腹水、下肢浮肿及各种水肿:【大戟枣治水肿方】**大戟250克,大红枣500克。制法:将大戟放于铝锅内,加凉水2000克,大红枣放入笼屉置于锅上,文火烧开锅后,继续烧30分钟取下备用。用法:早晚各1次,每次吃大红枣15~20枚。主治:胸水、腹水、下肢浮肿及各种水肿。(洪国靖 主编·《中国当代中医名人志》517)

★ 20. **治脾大性肝硬化:**京大戟100克,红枣100枚。用法:上药同煮,去大戟,服红枣,1次10枚,1日1~2次。功能:益胃健脾,消积利水。(洪国靖 主编·《中国当代中医名人志》904)

★ 21. **治病毒性肝炎:**红枣250克,核桃仁120克,鸡内金100克。用法:红枣煮成泥状,核桃仁炒黄研末,鸡内金研细末,三药拌匀。成人每次服100克,每日2次。功能:补中益气,养血安神。方解:红枣补中益气,养血安神;核桃仁补肾温肺;鸡内金消食健胃。诸药合用,共奏补中益气,养血安神之功。(易法银 喻斌主编·《湖南省中医单方验方精选·内科》上册436)

★ 22. **治膨胀:**牙大戟500克,红枣1500克。用法:煎1昼夜,去戟用枣,晒干。每日服大枣15枚。(吴素玲 李俭 主编·《实用偏方大全》177引《串雅外编》)

★ 23. **治疮臌。患疮误用攻劫之药,致毒气入内,腹大胀满:【枣蚕丸】**白僵蚕、大枣各120克。用法:先用水煮大枣,取汤洗蚕弃汤,以大枣去皮、核,捣烂。将蚕晒干,研为末,同大枣捣和为丸。每次9克,早、中、晚仍用大枣汤送下,服完痊愈。(孙世发 主编·《中医小方大辞典》433引《外科证治全书》卷四)

★ 24. **治黄胖:【枣矾丸】**皂矾(煅)150克,枣肉90克,干蒸饼(即寒日面)90克。用法:上药研为末,用生姜汁为丸,如梧桐子大。每次20丸,食前米汤送下,每日2次。方论:矾味酸,以泻肝;枣味甘,以补脾也。(孙世发 主编·《中医小方大辞典》433引《医统》卷十八)

★ 25. **治黄胖病:【秘传枣矾丸】**红枣一斤(去核),鸡肫皮四个(焙干为末),皂矾一两,酽醋一碗。用法:上为末,醋煮飞罗面为丸,如绿豆大。每服五十丸,食远酒送下。(彭怀仁 主编·《中医方剂大辞典》8册454引《医便》卷二)

★ 26. **治黄疸:**大枣500克(去核),皂矾120克(炒透研面),白面适量。用法:共捣泥,做成丸如楝子大。每日服1~3丸。备注:健脾利湿,消炎退黄。用治黄疸。(吴静 陈宇飞 主编·《传世金方·民间秘方》40)

★ 27. **治疟疾:【大枣饼】**大枣(去皮核)2枚,斑蝥(焙干)2个。用法:上药研为末,以熟猪油调,捏成饼,指头大,贴在印堂穴。1宿即愈。(孙世发 主编·《中医小方大辞典》232引《仙拈集》卷一)

★ 28. **治但热不寒疟:【十枣散】**穿山甲一两,干枣十枚。用法:上同烧灰留性,研为细末。每服二钱,当发日日未出时,井花水调下。(彭怀

仁 主编·《中医方剂大辞典》1册142引《杨氏家藏方》卷三)

★ 29. **治伤寒热病后,口干喜唾,咽痛:** 大枣二十枚,乌梅十枚。用法:上药合捣,炼蜜为丸,如杏核大,含咽其汁。(彭怀仁 主编·《中医方剂大辞典》1册636引《千金》卷十)

★ 30. **治盗汗:** 浮小麦、大枣各一两。用法:水煎服。(中医研究院革命委员会 编·《常见病验方研究参考资料》244)

★ 31. **治脏躁,精神恍惚,善悲伤。本方亦治癔病神经衰弱、精神分裂症:【甘麦大枣汤】** 甘草9克,小麦30克,大枣5枚。水煎二次作二次服,一日服二剂。(赖天松 主编·《临床方剂手册》373)

★ 32. **治心气痛:** 乌梅1个,大枣3个,杏仁7个。用法:研细末。每日2次,每服8克。功能:敛肺止咳,活血止痛。方解:乌梅敛肺止痛;杏仁化痰止咳;大枣补中益气,养血安神。诸药合用,共奏敛肺止咳,活血止痛之功。注意事项:开水冲服。服即止痛。(易法银 喻斌 主编·《湖南省中医单方验方精选·内科》中册905)

★ 33. **治心悸,怔忡不宁,头昏失眠,唇白血虚:** 桂圆核,红枣肉各1斤。用法:先将桂圆核煮烂,再加红枣肉,共捣为丸。每早以盐开水送下3钱。功能:温中健脾,补血宁神。(易法银 喻斌 主编·《湖南省中医单方验方精选·内科》中册859)

★ 34. **治失眠:** 大枣20枚,葱白7根。用法:水煎服。每日晚间临睡前服用。功效:镇静、催眠。(郭志杰 吴琼等 主编·《传世金方·一味妙方》82)

★ 35. **治神经衰弱之失眠:** 大枣15枚,葱白8根,白糖5克。用法 :用水2碗熬煮成1碗。临睡前顿服。功效:补气安神。用治神经衰弱之失眠。验证:肖某,男,43岁,长期失眠,在医学杂志上发现此方,后用之,失眠症治愈。备注:临睡前用热水烫脚,多泡些时间,水凉再加热水,随烫随饮大枣葱白汤,疗效更好。用法改用冲鸡蛋汤热饮,亦有功效。(良石 主编·《名医珍藏·秘方大全》59)

★ 36. **治神经衰弱,属心脾两虚型:** 杭菊花15克,红枣10枚。用法:水煎2次,混合。每日1剂,分2次服。功能:养心清肝,健脾安神。(易法银 喻斌主编·《湖南省中医单方验方精选·内科》中册955)

★ 37. **治中风,惊恐虚悸,如人将捕之,四肢沉重:【补益大枣粥】** 大枣(无核)7枚,青粱粟米150克。用法:水先煮枣,去渣投米,煮粥。食之(孙世发 主编·《中医小方大辞典》410引《圣济总录》卷一八八)

★ 38. **治身体素羸弱验案:** 邑中友人赵厚庵,身体素羸弱,年届五旬,饮食减少,日益消瘦。询方于愚,俾日食熟大枣数十枚,当点心用之。后年余觌面貌较前丰腴若干。自言:"自闻方后,即日服大枣,至今未尝间断,饮食增于从前三分之一,是以身形较前强壮也。"(《张锡纯医学全书之二·中药亲试记》152)

★ 39. **治咳:** 杏仁一百二十枚(去皮尖,熬),豆豉一百枚(熬令干),干枣四十枚(去核)。上三味合捣如泥,丸如杏核,含咽令尽。日七、八度,尽,更作。(江苏新医学院 编·《中药大辞典》上册101引《必效方》)

★ 40. **治虚劳咳嗽:【桑枣酒】** 桑叶(九月经霜者,阴干)、红枣各一斤,好酒五斤。用法:上药入坛内,煮二炷香。空腹服三小盅。不可多饮。(彭怀仁 主编·《中医方剂大辞典》8册915引《仙拈集》卷二)

★ 41. **治霍乱后烦躁,卧不安:** 葱白20茎,大枣20枚。用法:以水150毫升,煮取60毫升,去渣,顿服之。(吴素玲 李俭 主编·《实用偏方大全》147引唐代·王焘《外台秘要》)

★ 42. **治脾胃湿寒,饮食减少,长作泄泻,完谷不化:【益脾饼】** 白术四两,干姜二两,鸡内金二两,熟枣肉半斤。上药四味,白术、鸡内金皆用生者,每味各自轧细,焙熟,再将干姜轧细,共和枣肉,同捣如泥,做小饼,木炭火上炙干。空心时,当点心,细嚼咽之。(宋立人 总编·《中华本草》5册259引《医学衷中参西录》)

★ 43. **治食欲不振验案:** 表叔高福亭先生,年过五旬,胃阳不足,又兼肝气郁结,因之饮食减少,时觉满闷,服药半载,毫无效验。适愚远游还里,见面谈及,俾用大枣6斤,生姜1斤,切片,同在饭甑蒸熟,臼内捣如泥,加桂枝尖细末3两,炒熟麦面半斤,和匀捏成小饼,炉上炙干,随意当点心服,尽剂而愈。(黄国健等主编·《中医单方应用大全》119引《医学衷中参西录》)

★ 44. **治消化性溃疡:**大枣 500 克。用法:取上药,洗净,蒸熟去皮、去核,再取鲜生姜 120 克捣烂取汁、花椒 60 克研细末、红糖 250 克炒焦,一并纳入鲜猪肚内,用线缝好放进锅内,文火蒸 2 小时后取出,装入瓷罐内封口埋入土中,7 天后取出,置阴凉处备用。每天饭后半小时服 1 匙,每天 3 次,7 天为 1 个疗程。功能:健脾养胃。附注:据陈友宏报道,应用本方治疗 65 例,痊愈 52 例,好转 13 例。一般用药 3 个疗程可获得痊愈。(薛建国 李缨 主编·《实用单方大全》524)

★ 45. **治胃气痛:**胡桃 5 钱,红枣 4 枚。用法:水煎。每日 1 剂,分 2 次服。功能:健脾和胃,理气止痛。(易法银 喻斌主编·《湖南省中医单方验方精选·内科》中册 1099)

★ 46. **治腹痛:**大枣 4 枚(去核),硫黄 1.5 克。用法:用火烧成炭,研面,黄酒下。(吴静 陈宇飞 主编·《传世金方·民间秘方》56)

★ 47. **治久痢不止:**红糖 60 克,红枣 5 枚。用法:煎汤服。功效:治痢有神效。验证:刘某某,小儿,症见痢下赤白,红少白多,血色不鲜,伴有乳白色黏液,饮食如常,睡时露睛,舌苔白。曾处以理中合芍药汤加减治疗,效不佳。其父予一单方:红糖 60 克,红枣 5 枚,煎汤服。连服 2 次而痢下赤白自止。备注:本方健脾温中,大建中气,并有活血之功。用此方治久痢不止的虚寒痢甚效。(良石 主编·《名医珍藏·秘方大全》84)

★ 48. **治久患脾泻,脏腑虚滑,不进饮食:**青州枣子去核,以木香掰破如枣核大,置枣中,十数枚,以水一盏,煮候软熟。温嚼吃,以所煮汁送下。(宋立人 总编·《中华本草》5 册 258 引《普济方》)

★ 49. **治便秘:**红枣七枚,水煎,冲蜂蜜服,每日一次。适应症:益气健脾,润肠通便。主治:气虚不运、大便蠕动无力所致之习惯性便秘,疗效显著。(吴静 编·《祛百病祖传秘方》44)

★ 50. **治脱肛日久不愈:**大枣 120 克,陈醋 250 克。用法:同煮至醋干。每次适量,每日 3 次食枣。功能:补中益气,托肛润燥。(阳春林 葛晓舒·《湖南省中医单方验方精选·外科》上册 1043)

★ 51. **治急、慢惊风:【大枣膏】**大枣(蒸熟)1 枚,巴豆(去皮,烧存性)3 个。用法:上药研为膏,如麻子大。1 岁 1 丸,食后浓煎荆芥汤送下。吐痢之后,其疾便愈。(孙世发 主编·《中医小方大辞典》233 引《鸡峰》卷二十四)

★ 52. **治黄水疮 3 方**

①大枣 50 克(炒成炭),枯矾 7.5 克。用法:共研细末,湿者干敷患处;干者香油调涂患处。备注:又方加黄丹,共研细末敷。(吴静 陈宇飞 主编·《传世金方·民间秘方》390)

②黄柏末、大枣(煅成炭)各 15 克。用法:将 2 味研细末,调香油抹患处。单用黄柏末调搽亦可。(吴静 陈宇飞 主编·《传世金方·民间秘方》390)

③黄柏末、大枣肉各 12 克,轻粉 1.5 克。用法:将黄柏、枣肉烧存性研末,加轻粉和匀,香油调搽。(吴静 陈宇飞 主编·《传世金方·民间秘方》390)

★ 53. **治红丝白疗:【枣矾丸】**生白矾一两(研极细)。用法:枣肉为丸,开水送下,后饮酒数杯,食生葱数根,覆被发汗。(彭怀仁 主编·《中医方剂大辞典》6 册 156 引《医门八法》卷三)

★ 54. **治诸疮久不瘥:**枣膏三升,水三斗,煮取一升半,数洗取愈。(江苏新医学院 编·《中药大辞典》上册 102 引《千金方》)

★ 55. **治诸冷疮久不愈:**枣肉 1000 克。用法:水煎,浸之洗疮。以愈为度。(孙世发 主编·《中医小方大辞典》98 引《圣济总录》卷一三三)

★ 56. **治臁疮:**红枣 1 枚,血竭 3 克。用法:枣劈开去核,加血竭,烧透为末,调香油抹。(吴静 陈宇飞 主编·《传世金方·民间秘方》417)

★ 57. **治黄鳝漏(臁疮流水不止):**大红枣酌量,烧灰研末撒患处。(吴静 陈宇飞 主编·《传世金方·民间秘方》417)

★ 58. **治下疳,龟头烂去一半者:【绿枣丹】**大红枣(去核),铜绿一块(包在枣内煅红),冰片少许。用法:上为细末,掺之。(彭怀仁 主编·《中医方剂大辞典》9 册 981 引《青囊秘传》)

★ 59. **治非血小板减少性紫癜:**红枣,每天吃三次,每次 10 枚,至紫癜全部消退为止。一般每人约需红枣 1 ~2 斤。(江苏新医学院 编·《中药大辞典》上册 102)

★ 60. **治血小板减少性紫癜:**红枣 9 克,槐花 12 克,侧柏叶 9 克。用法:水煎服。备注:本方用于原发性血小板减少性紫癜。(吴静 陈宇

飞 主编·《传世金方·民间秘方》117)

★ 61. **治过敏性紫癜2方**

①大枣1斤。用法:水煎。每日1剂,分3次服。功能:益气养阴,养血止血。注意事项:也可吃红枣,每次10只,每日3次。(易法银 喻斌 主编·《湖南省中医单方验方精选·外科》下册1859)

②大枣20枚,甘草30克。水煎服,每日1剂。适用于过敏性紫癜虚寒者。(胡郁坤 陈志鹏 主编·《中医单方全书》87)

★ 62. **治疠疮初起:【胡麻饭】**大枣二十一枚(去核)。用法:每个枣内填满宫粉,每日以三个和米半升,煮饭食之。七日枣完疮愈。(彭怀仁 主编·《中医方剂大辞典》7册137引《解围元薮》卷四)

★ 63. **治疥疮:**红枣30克(烧成灰),水银3克。用法:上两药合研末,调鸡蛋黄(熬油)油搽患处,治干湿疥疮均有效。(张俊庭 编·《皮肤病必效单方2000首》248)

★ 64. **治骨结核:**芫花、牛膝各15克,大枣(去核)60克。用法:先将芫花、牛膝共研细末,再加枣及蜂蜜适量做成丸药,每丸重6克,每日早、晚各服1丸,服后常有大便泄泻。本品有毒性,使用需注意。(吴静 陈宇飞 主编·《传世金方·民间秘方》202)

★ 65. **治腹股沟疝:**大枣200克。每个枣肉包橘核6粒,焙干,研成细末;每次15克,早、晚空腹黄酒送服。(胡郁坤 陈志鹏 主编·《中医单方全书》213)

★ 66. **治荨麻疹2方**

①红枣10颗。用法:洗净,每日多次生食。功能:益气养阴,和血止痒。注意事项:大枣每大吃10颗可预防风团,吃30颗则有治疗作用。(阳春林 葛晓舒·《湖南省中医单方验方精选·外科》上册741)

②红枣20克,黄芪18克,浮小麦18克。用法:水煎服,每日1剂,连服8~10剂。(郭旭光·《中国中医药报》2011年2月25日)

★ 67. **治湿疹:**黄柏末、红枣肉(煅研)各等份。用法:共研细末,用香油调敷。(吴静 陈宇飞 主编·《传世金方·民间秘方》395)

★ 68. **治风沿烂眼:**大黑枣二十枚(去核),白矾末五分,和枣肉捣成膏,湿纸包,火内煨二刻,取出,去纸,水二碗,将枣膏煎汤,去滓,将汤洗眼。(江苏新医学院 编·《中药大辞典》上册102引《本草汇言》)

★ 69. **治烂眼弦,眼疹:【红矾散】**大红枣(去核)5枚,白矾适量,麝香少许。用法:将白矾纳入枣内,瓦上煅存性,研末。开水泡,炖热,时时润之。(孙世发 主编·《中医小方大辞典》376)

★ 70. **治目昏多泪:【枣矾膏】**大红枣(去核,用红者,欲其入心行血分)1枚,胆矾(嵌枣肉中)1克。用法:小蚌壳盛,饭上蒸熟,捣烂为膏。用绢袱包,带汁,时时揩目。(孙世发 主编·《中医小方大辞典》433引《医林纂要》卷十)

★ 71. **治结膜炎:**大枣6枚(去核),与葱白4根共捣烂,闭目贴于患眼。(胡郁坤 陈志鹏 主编·《中医单方全书》393)

★ 72. **治口干:**干枣肉三两,炙甘草、杏仁、乌梅各二两。用法:上四味捣,以蜜和丸如枣核。含,以润瘥止。(宋立人 总编·《中华本草》5册259引《外台》)

★ 73. **治口疮:**红枣10枚,梅花冰片少许。用法:红枣烧灰存性,与冰片和匀。吹患处。(吴素玲 李俭 主编·《实用偏方大全》761引 清代·王梦兰《秘方集验》)

★ 74. **治口疮、口角炎:**红枣炭、黄柏末各等分。用法:共研末,用香油调敷患处。(中医研究院革命委员会 编·《常见病验方研究参考资料》450)

★ 75. **治口臭:**黑枣数枚。食大蒜时先食。(胡郁坤 陈志鹏 主编·《中医单方全书》451)

★ 76. **治重舌:**用黑枣一枚,去核留肉,包青矾一钱。用法:火煨熟,研细,取清水浓调,以笔蘸点舌下,数次即消。(宋立人 总编·《中华本草》5册259引《医方一盘珠》)

★ 77. **治麻疹后,牙龈溃烂,肉腐出血:【独枣汤】**干红枣一枚,雄黄(米大)一块(入枣内烧存性,研末)。用法:米泔煎汤,入盐少许,漱口,用本方擦之。(彭怀仁 主编·《中医方剂大辞典》7册771引《慈幼新书》卷七)

★ 78. **治牙疳(牙龈炎)2方**

①本症轻者牙龈红肿,重者溃烂。大红枣1枚,正片梅0.6克。制法:将红枣入火内烧过存性,以不见烟为度,取起入盐内埋之候冷,取出后

加入正片梅捣成细粉。用法:先用薄荷叶煎水洗患处,然后用棉蘸药搽患处,日搽数次。注意事项:忌辛辣、鱼腥等物。(李德新等 编著·《祖传秘方大全》286)

②大红枣(去核),人中白。用法:将人中白填入枣内烧焦,加麝香二厘共研细末,搽之。(彭怀仁 主编·《中医方剂大辞典》8册572引《绛囊撮要》)

★ 79. **治走马牙疳3方**

①**【枣砒丹】**大黑枣、白砒。用法:用白砒嵌入枣内,火煅,研细。搽患处,立即见功。(彭怀仁 主编·《中医方剂大辞典》6册156引《青囊秘传》)

②枣(去核、包信石,烧)、黄柏。同为末,敷患处。(江苏新医学院 编·《中药大辞典》上册102引《海上方》)

③**【枣矾散】**大枣1枚,胆矾1片。用法:将胆矾入枣肉内,湿纸包裹,烧存性,研为末。吹患处。(孙世发 主编·《中医小方大辞典》433引《仙拈集》卷三)

★ 80. **治走马牙疳,延肿穿腮,不堪危险:【赤霜散】**枣一枚(去核),红砒(如黄豆大)一粒。用法:红枣去核,入红砒扎好,放瓦上炭炙,烟尽为度,闷熄冷透,研细,加入冰片一分,再研。吹之。久烂之孔,生肌亦速。宜忌:不可咽下。(彭怀仁 主编·《中医方剂大辞典》5册260引《外科全生集》卷四)

★ 81. **治唇上生羊须疳疮:【一味红油散】**红枣不拘多少。用法:瓦上锻存性,为细末。麻油调敷。(彭怀仁 主编·《中医方剂大辞典》1册40)

★ 82. **治耳生烂疮:**指耳部生疮溃烂。多因局部擦伤或湿疹等继发感染所致。由于疮面多不平整,不易愈合。治宜大枣去核,包青矾煅研,香油调敷。(《中医辞典》编辑委员会 编·《简明中医辞典》294引《杂病源流犀烛》)

★ 83. **治耳聋:【大枣丸】**大枣(去皮核)15枚,蓖麻子(去皮)100粒。用法:上药捣烂,捻如枣核。塞耳中,二十日愈。(彭怀仁 主编·《中医方剂大辞典》1册718引《圣济总录》一一四)

★ 84. **疗耳聋鼻塞不闻声音香臭者:**大枣(去皮、核)十五枚,蓖麻子(去皮)三百颗。用法:二味和捣,棉裹塞耳鼻,日一次。(宋立人 总编·《中华本草》5册259引《食疗本草》)

★ 85. **治恶阻:**大枣三枚,蔻仁三粒。用法:将大枣去核,蔻仁纳于枣肉内煨熟。去枣肉,取蔻仁研末,开水冲下。(中医研究院革命委员会 编·《常见病验方研究参考资料》349)

★ 86. **治子嗽:**鲜羊肉、大红枣各四两。用法:水炖服。(中医研究院革命委员会 编·《常见病验方研究参考资料》353)

★ 87. **治产后心慌自汗:【归姜汤】**当归三钱,黑姜七分,枣仁(炒)一钱五分,大枣五枚(去核)。用法:水煎服。加减:若服后自汗仍多,心慌无主,恐其晕脱,加人参二钱、熟附子一钱。(彭怀仁 主编·《中医方剂大辞典》3册360引《医学心悟》卷五)

★ 88. **治小儿腹泻验案:**刘某某,女,4岁。腹泻(水样便)10多天,每天数十次,经中西医多方治疗均无效,终日靠输液维持生命。后服此方1次即愈。用法:大枣数枚,烧焦后研末。红糖、白酒适量,混合放在碗中用火燃烧以火自灭为度,将经燃烧过的酒糖放入水锅中炖煮,然后与大枣末混合。每次服1~2匙,每天服数次。(黄国健等 主编·《中医单方应用大全》12)

★ 89. **治小儿脓血痢,每日三二十行:**大枣4枚,栀子4枚,干姜一分。上药同烧为灰,研细为散。每服以粥饮调下半钱,日三四服。(宋立人 总编·《中华本草》5册259引《圣惠方》)

★ 90. **小儿耳烂神方:**大枣煅灰存性,轻粉等分研合,调敷数日,自愈。(《华佗神医秘传》208)

★ 91. **治小儿口疮:**小红枣,去核,入些微白矾,烧存性,为末。加入雄黄末、孩儿茶各一分,和匀搽之。先用荆芥煎汤洗口,后敷药立效。(宋立人 总编·《中华本草》5册259引《鲁府禁方》)

★ 92. **治小儿走马疳:【立应散】**红枣三十个,信末少许。用法:将红枣去核,入信末少许,裹定,烧存性,放冷,为细末。每用少许,干粘牙疳疮上。(彭怀仁 主编·《中医方剂大辞典》3册904引《普济方》卷三八一)

★ 93. **治小儿毒疮:**大枣(去核炒黄)5枚,雄黄9克,共研细,香油调涂患处。(吴静 陈宇飞主编·《传世金方·民间秘方》396)

★ 94. **治婴儿湿疹:**大枣(去核)、白矾各少许。用法:每个红枣纳入白矾少许,瓦上焙干,研

细末，撒敷患处。（吴静 陈宇飞 主编·《传世金方·民间秘方》396）

★ 95. **治小儿蛲虫，蚀下部中痒：【大枣膏】** 蒸大枣取肉2枚，水银3克。用法：上药研令水银星尽，捻为挺子，长3厘米。以绵裹，宿纳下部中。明旦虫出为效。（孙世发 主编·《中医小方大辞典》232引《圣惠》卷九十一）

大黄（94方）

【药性】苦，寒。归脾、胃、大肠、肝、心包经。

【功能与主治】泻热通肠，凉血解毒，逐瘀通经。用于实热便秘，积滞腹痛，泻痢不爽，湿热黄疸，血热吐衄，目赤，咽肿，肠痈腹痛，痈肿疔疮，瘀血经闭，跌打损伤，外治水火烫伤，上消化道出血。酒大黄善清上焦血分热毒，用于目赤咽肿，齿龈肿痛。熟大黄泻下力缓，泻火解毒，用于火毒疮疡。大黄炭凉血化瘀止血。用于血热有瘀出血症。

【用法用量】内服：煎汤，3～12克；泻下通便，宜后下，不可久煎；或用开水渍后取汁饮；研末，0.5～2克；或入丸、散。外用：适量，研末调敷或煎水洗、涂。煎液亦可作灌肠用。

【使用注意】脾胃虚寒、血虚气弱、妇女胎前、产后、月经期及哺乳期均慎服。生大黄内服可能发生恶心、呕吐、腹痛等副反应，一般停药后即可缓解。

★ 1. **治眩晕不可当：【独黄散】** 大黄（酒炒）。用法：上为末。每服三钱，茶酒调下。服下立愈。宜忌：虚者不可轻用。（彭怀仁 主编·《中医方剂大辞典》7册799引《古今医鉴》卷七）

★ 2. **治高脂血症：**生大黄适量。用法：取上药，研为细粉。每次服3克，每天3次，连服2个月为1个疗程。功效：清热解毒，泄浊降酯。附注：据罗嗣克报道，应用本方治疗15例，经1～3个疗程，血清胆固醇和甘油三酯均降至正常。（薛建国 李缨 主编·《实用单方大全》139）

★ 3. **治胁下偏痛，发热，其脉紧弦，此寒也，以温药下之：【大黄附子汤】** 大黄9克，附子9克（炮），细辛3克。用法：水煎服。（孙世发 主编·《中医小方大辞典》762引《金匮要略》）

★ 4. **治水肿，利小便：**大黄、白术、防己各等分。用法：为末，蜜丸如梧桐子大。米饮下十丸，小便利为度，不知增之。（宋立人 总编·《中华本草》2册716引《普济方》）

★ 5. **治肺结核、干酪性肺炎、支气管扩张及肺癌等引起的咯血：**生大黄适量。用法：取上药，研为细末，水制为丸。每次2克，每天服1～2次。功效：凉血止血。附注：据杨德鸿等报道，应用本方治疗各种原因引起的咯血97例，有效76例，无效21例。其中服药1～3天止血者20例，4～8天止血者42例，9～24天止血者14例，平均止血时间为6天。（薛建国 李缨 主编·《实用单方大全》140）

★ 6. **治急性肾功能衰竭：**大黄15克，红花15克，黄柏12克，白头翁12克。用法：治疗时每次取煎汁100毫升，温至37～38度，保留灌肠1～2小时后排出，每天4次，1周为1个疗程，连续观察2～3个疗程。（唐大晅 张俐敏 主编·《传世金方·祖传秘方》87）

★ 7. **用于肺炎：**用二丑（生炒各半）、熟大黄各30克，槟榔、木香各8克，轻粉0.03克。用法：烘干。研细末，过筛，装瓶密封备用。取药粉适量，蜂蜜调膏，纱布包裹，敷神阙穴（先将轻粉纳脐内）。外盖铝纸、纱布，胶布固定（有轻微腹泻）。（滕佳林 米杰 编著·《外治中药的研究与应用》124）

★ 8. **治急性黄疸型肝炎：**生大黄15克。用法：取上药，清水洗净。用开水冲泡代茶饮用，每天1剂。功效：清热解毒，除湿退黄。附注：据董圣群等报道，应用本方治疗57例，治愈37例，好转28例，无效2例。（薛建国 李缨 主编·《实用单方大全》139）

★ 9. **治头痛：**川大黄2克，研末，吹入鼻中，鼻内有黄水流出即有效；如果感到有麻木感觉，可用醋涂鼻子。（杨建宇等 主编·《灵验单方秘典》7）

★ 10. **治头风热痛：**井底泥30克，大黄、芒硝各20克研成末，调匀后敷在头痛处。（杨建宇等主编·《灵验单方秘典》1）

★ 11. **治吐血百治不愈:【大黄散】**地黄汁半升,生大黄末一方寸匕。用法:煎地黄汁三沸,下大黄末调匀。空腹时温饮一小盏,每日三次。血即止。(彭怀仁 主编·《中医方剂大辞典》1册768引《伤寒总病论》卷三)

★ 12. **用于出血:【桃红散】**用石灰300克,大黄15克(用沸水150毫升浸泡1小时,取水溶液用),麻油100毫升,将石灰炒红,先将大黄汁与麻油和匀,即淋入石灰内,继续加热炒为桃红色。石灰已干燥,再研细。临用时摊在创伤出血处。(滕佳林 米杰 编著·《外治中药的研究与应用》123引《证治准绳》)

★ 13. **治胆道出血:**用单味大黄煎汤内服治疗胆道出血18例,5天后胆道出血全部停止,服药最少2剂,最多13剂,平均5.6剂,经随访,仅有1例愈后复发。(杨仓良 主编·《毒药本草》482)

★ 14. **治急性肠胃出血:【二乌大黄散】**乌贼骨、乌梅炭、大黄各等分。研细末,日服3次,每次10~20克。或大黄量加1~2倍,开水浸泡后吞了。邓朝纲用上方治疗急性肠胃出血44例,全部治愈。(王辉武 主编·《中药临床新用》134)

★ 15. **治胃热吐血:**表现为脘闷或痛,便秘,唇红口臭。①方:大黄、黄连各9克,黄芩12克。先煎黄连,黄芩,25分钟后再下大黄同煎5分钟去渣取汁分三次服。②方:丹皮10克,生地20克,鲜茅根30克。水煎取汁,分3次服,每日1剂。3生大黄粉、三七粉各3克。以开水吞服,每日1剂。4白及10克,大黄30克。研细末,每次以开水吞服1.5克,日服3次。按:值得注意的是,中医讲求辨证论治,服用验方也要分清证型,辨证选药。(柑露·《中国中医药报》2008年9月5日)

★ 16. **治胃热呕吐,嗳气,泛吐酸水:【止吐散】**大黄、丁香、甘草各等量。用法:研细末。每用取15~20克,填入患者脐孔中央,外用胶布固定。(滕佳林 米杰 编著·《外治中药的研究与应用》123)

★ 17. **用于胃及十二指肠溃疡出血,胃癌合并出血及衄血的患者:**单味大黄粉(或片),每日2~4次,每次3克。大黄的止血作用,除用于胃及十二指肠溃疡出血以外,尚可治疗胃癌合并出血及衄血等。焦东海等报道治疗31例胃癌合并出血的患者,不用任何其它止血药,不输血,不禁食,不补液,仅服单味大黄粉(或片),每日2~4次,每次3克,直至大便隐血试验转为阴性。治疗结果,除2例无效外,其余29例的平均止血时间为49小时,大黄的平均用量为21克,服大黄后排便的平均时间为5小时,腹泻6~7次后大便隐血试验转为阴性,服药后有95%的病人在大便前出现脐周疼痛,大便后即减轻或消失,有3例在服大黄后发生呕吐,经对症处理后仍能继续服药。(张伯讷 主编·《1984年·中医年鉴》139)

★ 18. **治血淋热痛不可忍:【大黄散】**大黄、乱发,等分为散。每服二钱,温熟水调下,日进一服。(宋立人 总编·《中华本草》2册716引《普济方》)

★ 19. **治赤白浊淋:**好大黄为末。每服六分,以鸡子一个,破顶入药,搅匀蒸熟。空心食之,不过三服愈。(宋立人 总编·《中华本草》2册716引《纲目》)

★ 20. **治火淋,尿道疼甚,睾丸红肿:**大黄末、猪骨髓各一两。将以上两味和为丸。用法:上剂量分为四次服,日服两次。(沈洪瑞 主编·《重订十万金方》266)

★ 21. **治慢性前列腺炎:**生大黄50克,加水400毫升,煎至200毫升。洗会阴部,早、晚各1次,每次30分钟。熏洗完毕,取中极、会阴2穴,外敷以生姜汁调制的大黄细末20克,胶布固定,15天为1个疗程。治疗本病60例,治愈56例,显效3例,有效1例。治愈后3个月复发者3例。(滕佳林 米杰 编著·《外治中药的研究与应用》128)

★ 22. **治上焦热,藏腑秘结:【牛黄散】**大黄30克,白牵牛(头末)15克。用法:上药研为细末。每次9克,有厥冷,用酒调下,无厥冷而手足烦者,蜜调下。(孙世发 主编·《中医小方大辞典》269引《丹溪心法附余》卷十三)

★ 23. **治大便不通:【大黄丸】**大黄(锉,炒)五两,大麻仁(研)二两。用法:上为末,炼蜜丸如梧桐子大。每服十丸,食后熟水下。(宋立人 总编·《中华本草》2册717引《普济方》)

★ 24. **用于肠梗阻:**用生大蒜120克,生大黄60克,芒硝30克,陈醋60毫升。用法:将大蒜、芒硝共捣成糊膏。生大黄研成末，用醋调成糊状。先把大蒜、芒硝外敷神阙及阿是穴，敷前，用2~4层纱布做垫，2小时后去掉蒜泥，并用温水洗净蒜汁。然后，将大黄醋糊敷6小时。（滕佳林 米杰 编著·《外治中药的研究与应用》123引《俞穴敷药疗法》）

★ 25. **治噎膈（大便燥如羊屎者）**：当归、桃仁、大黄。用法：以上共研细面，如黑枣大蜜丸。每服一丸，日三服，连服二三日，大便通利，即能饮食。（沈洪瑞 主编·《重订十万金方》144）

★ 26. **治泌尿系结石**：川大黄30克，海金沙24克。用法：共研末，调和鸡蛋清为丸，丸如绿豆大，分成12份，每服1份，1日3次，开水送服，连服4日。（吴静 陈宇飞 主编·《传世金方·民间秘方》180）

★ 27. **治石淋**：海金沙、大黄末各9克，鸭蛋1个。先将鸭蛋打1小孔，去白存黄，再入上药，外用湿纸包好，放入文火内炙熟，每日服1次，连服3日。（吴静 陈宇飞 主编·《传世金方·民间秘方》180）

★ 28. **治痄腮**：大黄60克，同僵蚕30克为末，姜汁和丸弹子大，服。（杜婕偲 主编·《传世单方大全》109引《本草纲目》）

★ 29. **治流行性腮腺炎：【大黄散】**生大黄3~6克。用法：将上药研细加食醋调成糊状，涂于纱布上。涂布范围同肿胀部位大小，每日1~2次，可外加一层塑料薄膜，以防药液外渗，忌酸饮食。功效：清热解毒，消肿止痛。本方对流行性腮腺炎，确有疗效。（张树生 高普 等编·《中药敷贴疗法》235）

★ 30. **治大人小儿缠蛇丹，初发便用；已成丹亦可治**：大黄为末，捣烂马齿苋取汁调涂。（宋立人 总编·《中华本草》2册717引《普济方》）

★ 31. **治脓窠疮**：生大黄、生石膏各30克。用法：研为细末，麻油调敷。（滕佳林 米杰 编著·《外治中药的研究与应用》122引《疡医大全》）

★ 32. **治天泡疮2方**

①生大黄5钱。用法：研末，清水调。敷患处。功能：清热燥湿，解毒疗疮。（阳春林 葛晓舒·《湖南省中医单方验方精选·外科》上册511）

②**【黄金散】**大黄一两（为末），海金沙半两。用法：用新汲水调涂疮上。（彭怀仁 主编·《中医方剂大辞典》9册193引《医统》卷八十一）

★ 33. **治天疱疮，脓窠疮，急性湿疹，丹毒，缠腰火丹，漆疮，疖肿等**：大黄、黄芩、黄柏、苦参各等量。用法：共研细末，用冷水调成糊状，涂于患处，每日4~5次。干后用药汁润之。亦可用香油调涂。（宋立人 总编·《中华本草》2册717）

★ 34. **治面上生疔**：生大黄、雄黄各30克。用法：共研细末，饭糊丸32粒。12岁者，开水吞服12粒，余可类推，但至多以30粒为度。（杨建宇等主编·《灵验单方秘典》186）

★ 35. **治疔疮，痈肿疮毒及跌打损伤引起的瘀血肿胀：【大黄冰硼散】**大黄100克，冰片20克，芒硝100克，食醋适量。用法：前3味共研细末加入食醋适量搅拌均匀。功效：清热解毒，活血化瘀，消肿。典型病例：邓某某，男，48岁。因患右股骨上端肌肉无名肿毒，皮肤焮红，质硬，压之疼痛，肿块大如覆杯，无波动感（尚未成脓），经用青、链霉素肌注及封闭疗法等无效。体温39.5度。经用大黄冰硼散外敷，3天肿退病愈。（张树生 高普等编·《中药敷贴疗法》572）

★ 36. **治甲沟炎**：生大黄、米醋各适量。用法：取生大黄，捡净，烘干，研末备用。临用时以醋调匀（如系小儿可将醋稀释使用），外敷于患处，每日或隔日清洗后更换。备注：大黄粉调醋外敷具有活血化瘀、抑菌消炎、收敛和消除局部炎性水肿的作用。以本方治疗甲沟炎15例，痊愈14例。（吴静 陈宇飞 主编·《传世金方·民间秘方》169）

★ 37. **治阑尾周围脓肿**：大黄粉10克，雄黄粉10克，大蒜适量，醋适量。用法：将上药搅拌成糊。局部覆盖凡士林纱布，上敷本品，再以6层纱布覆盖，每次4~6小时，每3日1次，皮肤灼热至小疱时停用。同时内服红藤饮：红藤60克，丹皮、冬瓜仁各15克，桃仁、穿山甲、川楝子各10克，金银花（后下）、蒲公英、败酱草各30克。早期热重于瘀重用金银花、蒲公英、败酱草（各50克），加黄芩、黄柏；后期加玄参、麦冬。每日1剂，水煎服。疗效：共治疗30例，治愈27例，显效2例，无效1例（转手术）。（梁永才 梁杰圣 主编·《中国外治妙方》108）

★ 38. **治血栓性浅静脉炎：【大黄葱蜜膏】**用鲜葱白捣泥状，加大黄粉60克，蜂蜜100克。

用法:和匀,敷患处,每日2次,6次为1个疗程。治疗56例,治愈15例,有效40例,无效1例,有效率为98.21%。(滕佳林 米杰 编著·《外治中药的研究与应用》125)

★ 39. **治疖2方**

①芙蓉叶、生大黄各等量。用法:上药共研细末,以醋调敷患处,每日或隔日敷1次,连敷3~5日即愈。(王琦 主编·《王琦临床医学丛书》1335)

②冰片、生大黄各10克,白酒100毫升。用法:生大黄打碎,与冰片共浸泡瓶中并振摇几次,2小时后即可使用。先用肥皂液洗患处,用温开水洗净肥皂液,再用消毒棉签蘸药液,外搽患处。功能:清热解毒,消肿止痛。注意事项:75%酒精也可换成白酒用。(阳春林 葛晓舒·《湖南省中医单方验方精选·外科》上册29)

★ 40. **治小疖子:**生黄柏、大黄各1两,青黛3钱,香油适量。用法:共研细末,香油调匀。搽患处。功能:清热解毒,祛瘀消肿。(阳春林 葛晓舒·《湖南省中医单方验方精选·外科》上册16)

★ 41. **治疖初起,患处结块,灼热疼痛,根脚浮浅:**大黄(一半炭火煨熟,一半生)60克,大甘草节60克。用法:上药共为细末。每服10克,空腹温酒调下,1日2次。(吴素玲 李俭 主编·《实用偏方大全》289引《医碥》)

★ 42. **治疖、丹毒、腮腺炎:**大黄、黄连、黄柏各100克,乳香30克,没药30克,麻油适量。用法:将上药共研为细末,过6号筛,加麻油调成糊状。用法:取本品敷于患处。疗效:共治疗106例,经治3~7日,全部治愈。(梁永才 梁杰圣 主编·《中国外治妙方》212)

★ 43. **治面上热疮,耳上热疖:【火醋锭子】**大黄(用醋浸晒九次)。用法:和为锭,火酒磨涂。(彭怀仁 主编·《中医方剂大辞典》2册1082引《外科大成》卷二)

★ 44. **治疗疮肿毒及痈疽发背等红热疼痛者:**生大黄15克,赤小豆10克,雄黄5克。用法:共研细末,加适量麻油调匀,外敷患处,每日换药1次。功能:清热解毒,消肿止痛。注意事项:雄黄有毒。(阳春林 葛晓舒·《湖南省中医单方验方精选·外科》上册83)

★ 45. **治初患痈肿疮疖,热肿痛:【清凉膏】**将大黄研极细末,浆水调。摊,贴之,醋磨亦得。(滕佳林 米杰 编著·《外治中药的研究与应用》122引《证治准绳》)

★ 46. **治痈肿:【三黄二香散】**生大黄、黄连、黄柏各30克,乳香、没药各15克。用法:用醋调药,外敷局部,用绷带固定。作用:清热解毒,消肿止痛。按语:三黄二香散用于疮疡红肿焮痛,热盛未溃时最宜。如热重则稍加冰片,溃后即停用。(张树生 高普等 编·《中药敷贴疗法》584)

★ 47. **治热痈肿毒:【大黄捣毒散】**大黄一两半,白及一两,朴硝二两。用法:上为末,井水调搽,干则润之。(宋立人 总编·《中华本草》2册717引《景岳全书》)

★ 48. **治痈疽初起及无名肿毒,红肿高大,疼痛坚硬:**大黄、朴硝各等分。用法:共为细末。童子小便调敷肿处。(沈洪瑞 主编·《重订十万金方》378)

★ 49. **治背疽,木硬坚闷,脉沉实者;及一切毒疮:【万金散】**大黄一斤,白芷六两。用法:上为末。每服三钱,热酒调下;亦可水泛为丸服,更以清茶调涂患处。(彭怀仁 主编·《中医方剂大辞典》1册968引《中国医学大辞典》)

★ 50. **治悬痈(又名骑马痈):**俗呼偷粪老鼠,溃烂之后,一经房事走漏,即成漏生管,体弱者患之更危,诸漏易治,独此难治,治则漏管愈大,难救。未成脓时,用生甘草、熟大黄各9克,酒煎,空腹服1剂。如已成脓,服醒消丸。倘患色白者,服小金丹,无有不愈。(杜婕德 主编·《传世单方大全》101引《林屋山人秘方》)

★ 51. **消无名肿毒方:**无论何处生有无名肿毒,痛不可忍者。大黄末五钱,鸡子清一个。用法:鸡子清调大黄末。涂抹患处。(沈洪瑞 主编·《重订十万金方》381)

★ 52. **治一切肿毒(阳性者):**川军一两,白及五钱。用法:共为细末。凉水调涂,中间莫涂,未溃者能消,已溃者能收。(沈洪瑞 主编·《重订十万金方》378)

★ 53. **治无名肿毒(酒渣鼻亦效):**川军六钱,白及二钱 ,白蔹二钱,冰片五分。用法:共为细面。水调敷患处。(沈洪瑞 主编·《重订十万金方》381)

★ 54. **治热毒风肿,遍身生疮:【大黄散】**大黄(锉)二两,栝楼根、甘草(生,锉)、马牙消(研)

各一两。用法：上为散。每服二钱匕，食后熟水调下。（彭怀仁 主编·《中医方剂大辞典》1 册 768 引《圣济总录》卷十三）

★ 55. **治术后丹毒**：大黄 50 克，黄柏 30 克，蒲公英 20 克，姜黄 20 克，木瓜 20 克，栀子 10 克。用法：将上药共研为细末，过 6 号筛，用适量蜂蜜和水（2∶1）调匀成膏。先用超出手术切口四周 1.5 厘米的无菌敷料覆盖切口，以胶布盖紧，再将本品均匀摊于丹毒部位并稍高出红肿边缘，药厚约 2 厘米，敷料覆盖，每日或每 2 日换药 1 次。疗效：共治疗 210 例，均治愈。（梁永才 梁杰圣 主编·《中国外治妙方》94）

★ 56. **治火丹赤肿遍身**：用大黄磨水频刷之。（滕佳林 米杰 编著·《外治中药的研究与应用》122 引《救急方》）

★ 57. **治轻度烧伤**：寒水石 100 克，生大黄 80 克，煅炉甘石 40 克，赤石脂 40 克，利福平胶囊 20 粒，生桐油适量。用法：将上药前 5 味共研为极细末，加生桐油调糊。彻底清创后，取本品适量，涂搽创面，暴露疗法，每日数次，以不见渗液为度。疗效：共治疗 30 例，经治 3～18 日，均治愈。（梁永才 梁杰圣 主编·《中国外治妙方》100）

★ 58. **治汤火灼伤**：大黄一两，生寒水石半两。用法：上为细末，清油调，抹伤破处。（宋立人 总编·《中华本草》2 册 717 引《普济方》）

★ 59. **治汤火伤**：大黄末。用法：蜜水调搽。（彭怀仁 主编·《中医方剂大辞典》1 册 21 引《古今医鉴》卷十六）

★ 60. **治烧烫伤**：将大黄浸泡于 95% 的乙醇中（每 1 克大黄用乙醇 4 毫升）半月以上。至乙醇变成深棕色时，即可应用下法：将大黄乙醇入喷雾枪内，喷射烧伤创面，每日 4～5 次。有水疱的新鲜创面，先将水疱划破，然后喷药；已有感染的创面，尽量清除感染创面后再用药。82 例烧伤患者（Ⅰ度、浅Ⅱ度烧伤 51 例，深Ⅱ度烧伤、Ⅲ度烧伤 31 例）用药后 79 例治愈，住院时间 5～54 天；2 例自动出院，1 例因败血症死亡。（滕佳林 米杰 编著·《外治中药的研究与应用》126）

★ 61. **治火药烧伤、烫伤**：大黄 3 克。用法：将大黄研末与蛋黄油调匀，外擦患处。（王琦 主编·《王琦临床医学丛书》12）

★ 62. **治汤泼火烧，热疮疼痛**：【**四黄散**】大黄、黄芩、黄连、黄柏、白及各等分。用法：为细末，水调成膏外涂。（滕佳林 米杰 编著·《外治中药的研究与应用》123 引《澹寮集验方》）

★ 63. **治冻疮疼痛**：【**如神散**】川大黄为末，水调涂。（滕佳林 米杰 编著·《外治中药的研究与应用》122 引《卫生宝鉴》）

★ 64. **治闪挫腰痛**：大黄粉适量，生姜 3 片。先将生姜洗净，切碎捣烂取汁，加入大黄粉，调成膏状，敷于扭伤处，24 小时无效时，再敷 1 次。（杨建宇等 主编·《灵验单方秘典》200）

★ 65. **治卒外肾偏坠肿痛**：将大黄末和醋涂之干则易之。（滕佳林 米杰 编著·《外治中药的研究与应用》123 引《梅师集验方》）

★ 66. **治跌打青肿不破口**：生大黄 1 块，用老生姜汁调敷患处；每日 1 换。紫者转黑，黑即转白，甚效。（杨建宇等 主编·《灵验单方秘典》196）

★ 67. **治急性单纯性关节扭伤**：生栀子、生大黄各等份。用法：将 2 味药碾碎，洗净扭伤部位后，取药粉适量，24 小时内，就诊者以醋调外敷。24 小时后，就诊者以酒精调敷。敷药范围以直径大于肿痛区 2 厘米为度，药厚 0.5 厘米，用塑料薄膜及绷带包扎固定，一般 24 小时换药 1 次。有外伤者按常规清创消毒后调敷上药。说明：用本方治疗急性单纯性关节扭伤 150 例，全部治愈。用药 12 小时即可止痛。（张力群等 主编·《中国民族民间秘方大全》592）

★ 68. **治急性腰扭伤**：取大黄粉，用生姜汁调成软膏状。平摊于扭伤处，厚约 0.5 厘米，盖以细纸或塑料布，再覆以纱布，胶布固定，12～24 小时未愈者再敷。经治 110 例（病程最短数小时，最长 25 天），全部治愈，敷药 1 次而愈者 86 例，2 次者 22 例，3 次者 2 例。（宋立人 总编·《中华本草》2 册 719）

★ 69. **治杖疮**：【**黄白散**】大黄、白芷各 30 克。用法：水煎浓汁，揉洗伤处。以痒至痛，痛至痒，瘀散见红为度。（滕佳林 米杰 编著·《外治中药的研究与应用》123 引《外科大成》）

★ 70. **治角膜溃疡**：天南星、生大黄各 25 克。用法：共研细末，醋调，贴脚心，每日睡前贴，晨起去掉，连用 7 天。（杨建宇等 主编·《灵验单方秘典》265）

★ 71. **治麦粒肿**：取大片生大黄，置温开水中浸泡片刻，使之软化，临睡时平敷于患眼上，以防脱落,次日早晨除去。如发现眼睑黏附眼屎,用温开水洗去,连用 3~5 日可愈。(杨建宇等 主编·《灵验单方秘典》267)

★ 72. **治暴赤眼痛:【大黄膏】**将大黄末、解毒子、木香各等分。用法:捣罗为散。水调如膏,布上或纸上摊匀。用时贴眼睑上频频换之。(滕佳林 米杰 编著·《外治中药的研究与应用》122 引《普济方》)

★ 73. **治漏睛出脓:【解毒丸】**大黄五两,栀子十两,杏仁(去皮尖)二两(另研)。用法:上为末,炼石蜜一斤为丸,如梧桐子大。每服二三钱,茶汤送下。(彭怀仁 主编·《中医方剂大辞典》10 册 963 引《外科大成》卷三)

★ 74. **治鼻中生疮,肿痛:**用生川大黄、黄连各 0.3 克,麝香(细研)3 克。用法:捣罗为散。研入麝香令匀,以生油旋调,涂于鼻中。(滕佳林 米杰 编著·《外治中药的研究与应用》122 引《太平圣惠方》)

★ 75. **治鼻衄:【大黄乌贼纱条】**大黄(炒炭)20 克,乌贼骨 10 克。用法:将上药共研为极细末,过 7 号筛,取 3~5 克粘附于油纱条上,填塞于出血鼻腔,每 2~3 日换药 1 次。疗效:共治疗 49 例,治愈 43 例,好转 2 例,无效 4 例,总有效率为 91.8%。(梁永才 梁杰圣 主编·《中国外治妙方》625)

★ 76. **治风热牙龈肿痛:【牙龈肿痛方】**大黄 3 克,薄荷 6 克,羌活 9 克。用法:水煎。温漱吐出。(滕佳林 米杰 编著·《外治中药的研究与应用》123 引《济世方》)

★ 77. **治各种牙龈出血:**用大黄炭 90 克,地骨皮 150 克。两药置砂壶内加水 1000 毫升,浸泡 2 小时,加热煮沸 15 分钟后倾取药液,药渣再加水 500 毫升,煮沸 10 分钟将药液倾出。合并 2 次药液并用纱布过滤,再加食醋 200 毫升,混匀备用。每用 40 毫升含漱,每日 3~5 次。朱天忠报道,共治疗各种牙龈出血 96 例,其中治愈 75 例,好转 18 例,无效 3 例,总有效率为 96.9%;一般 1~3 天出血明显减少,5~7 天后完全止血。(张伯讷 主编·《1984 年·中医年鉴》139)

★ 78. **治口糜生疮 2 方**

①**【大黄蜜煎方】**大黄一两(切如指头大),以蜜煎五七沸,候冷取出。每含一块,咽津。(宋立人 总编·《中华本草》2 册 717 引《圣济总录》)

②白矾、大黄各等分。用法:为细末。临卧干贴,沥涎尽,温水漱之。(宋立人 总编·《中华本草》2 册 717 引《济生拔萃》)

★ 79. **治五种喉痹:【五痹散】**大黄、白僵蚕(炒)各等分。用法:上为细末。每服五钱,生姜自然汁、蜜各半盏,一处调服,以利为度。(宋立人 总编·《中华本草》2 册 716 引《医垒元戎》)

★ 80. **治急性扁桃体炎:**生大黄每 9~12 克,入沸水 150 毫升中浸泡,待温顿服;隔 2 小时左右泡服 2 汁。用于 61 例患者,于 1~2 天内全部治愈。随后予桔梗 4.5 克,生甘草 4.5 克,鲜芦根 1 尺,煎汤代茶饮以清理余邪。范积建等用以治疗小儿化脓性扁桃体炎 40 例,其中以能坚持服药的 34 例计算,有效率为 100%。(宋立人 总编·《中华本草》2 册 719)

★ 81. **治阴肿:**大黄 1 份,芒硝 4 份。共研细末,装入布袋外敷患处。12~24 小时更换 1 次,7~10 天为 1 个疗程。共治疗血肿 74 例(外阴 44 例,术后腹壁 22 例,盆腔 8 例),术后硬结 82 例,盆腔炎 6 例,切口炎症 4 例,均获显著效果。(滕佳林 米杰 编著·《外治中药的研究与应用》125)

★ 82. **治慢性盆腔炎:**大黄 300 克,丹皮 200 克,桃仁 150 克,冬瓜子 150 克,芒硝 120 克。上药(除芒硝外)共为末,分 3 份。用时取 1 份加米醋拌匀,拌入芒硝 40 克,装入布袋内,放锅内蒸至透热,敷于少腹。每袋药用 2~3 天,每日早晚各敷 40 分钟左右,3 份用完为 1 个疗程。共治慢性盆腔炎 50 例,治愈 42 例,好转 6 例,无效 2 例。总有效率为 96%。(滕佳林 米杰 编著·《外治中药的研究与应用》125)

★ 83. **治乳痈,并治各种疮毒红肿焮热初起,疼痛不止者:**川军一两,明雄三钱,冰片五分,绿豆粉一两,鸡子清。用法:共研细面。用鸡子清调和敷之。(沈洪瑞 主编·《重订十万金方》406)

★ 84. **治产后恶血冲心,腹中成块:**大黄 30 克为末,醋半升。用法:同熬成膏,丸如梧桐子大,以醋化 5 丸服之,良久血下即愈。(杨建宇等 主编·《灵验单方秘典》226 引《千金要方》)

★ 85. **治产后尿潴留:**生大黄 20 克(后下),枳实 12 克,厚朴 12 克,大便干者加芒硝 20 克冲入煎好的药液中，以上药物煎取100～200毫升，作保留灌肠。每日1～2次，每次间隔4～6小时，每次保留30～60分钟，疗程为1天，无效改导尿管保留导尿。观察233例，灌肠后立即大便同时小便者5例；1例于第2次灌肠后2小时仍未排尿，改为导尿管导尿；其余均1次治愈。（滕佳林 米杰 编著·《外治中药的研究与应用》127）

★ 86. **治杨梅疮：**蒲公英三两，金银花三两，当归一两，大黄五钱，王不留行三钱。用法：水十碗，煎成二碗，徐徐服之。（彭怀仁 主编·《中医方剂大辞典》6册708引《青囊秘诀》卷下）

★ 87. **治妇人乳汁不下，内结成肿，名为乳毒：**川大黄（锉，微炒）二两，黄连（去须）三两，牛蒡子一两。用法：上药捣罗为散。每服三钱，以水一中盏，煎至六分，去滓，不计时候温服。（宋立人 总编·《中华本草》2册717引《普济方》）

★ 88. **治一切乳症，毒从大便出：【回脉散】**大黄三钱，白芷八分，乳没药各五分，木香五分，山甲（蛤粉炒）五分。用法：上为末。人参二钱，煎汤调服。（彭怀仁 主编·《中医方剂大辞典》4册442引《青囊秘传》）

★ 89. **治小儿肌性斜颈：【正颈（散）糊】**大黄、木香、桃仁、栀子、玄明粉各等份。用法：将上药共研为细末，过6号筛，每次取药粉30～50克，以酸醋适量调匀敷于患处，并用纱布、绷带包扎，2～3日换药1次。若敷药后药粉干燥松散，可再加适量酸醋调拌继续使用，亦可待小儿睡眠时敷用，醒后取下。疗效：共治疗10例，经治1周～1个月，随访1～3年全部治愈，均无复发。（梁永才 梁杰圣 主编·《中国外治妙方》139）

★ 90. **治小儿胃中热，日渐瘦：**甘草半两（炙），川大黄半两（炙），栝楼根三分。用法：上为散。每服一钱，水一小盏，煮至五分，温服。（彭怀仁 主编·《中医方剂大辞典》1册771《普济方》卷三八四）

★ 91. **治新生儿皮下坏疽：**将大黄焙干，研细末备用。根据红肿部位大小配量，使用时，将大黄末倒入治疗碗内，加蜂蜜适量，调成糊状，均匀涂在病变部位，厚度约0.2厘米，用纱布覆盖，胶布固定。外敷面积应超过红肿边缘，每日换药1次，4天为1个疗程。共治疗50例，长者6天，短者3天，全部治愈。（滕佳林 米杰 编著·《外治中药的研究与应用》127）

大蒜（224方）

【药性】味辛，性温。归脾、胃、肺、大肠经。

【功能与主治】温中行滞，解毒，杀虫。主治脘腹冷痛，痢疾，泄泻，肺痨，百日咳，感冒，痈疖肿毒，肠痈，癣疮，蛇虫咬伤，钩虫病，蛲虫病，带下阴痒，疟疾，喉痹，水肿等。

【用法用量】内服：煎汤，5～10克；生或煮、煨服食，或捣烂丸。煮食、煨食，宜较大量；生食，宜较小量。外用：适量，捣敷，作栓剂，取汁涂或切片灸。

【使用注意】阴虚火旺，肝热目疾，口齿、喉舌诸患及时行病后均禁服生品，慎服熟品。敷脐、作栓剂或灌肠均不宜于孕妇。外用对局部有强烈的刺激性，能引起灼热、疼痛、发泡。

★ 1. **治高血压：**糖、醋、大蒜各适量。用法：每日早晨空腹吃糖醋大蒜1～2头，并连带喝些糖醋汁。说明：本方能使血压比较持久的下降；另外，对慢性哮喘和慢性气管炎的顽固咳嗽也很有效。（王富春 段明鲁 主编·《葱姜蒜治百病》36）

★ 2. **治高脂血症康复：**1 大蒜精丸，每次2粒，每日3次，开水送服。2 大蒜油丸，每次2粒，每日3次，口服。（孟凡红等·《单味中药临床应用新进展》125）

★ 3. **治头痛：**大蒜1个。用法：研取汁，患者仰卧，点入鼻腔，使眼中流泪。备注：又方用蒜头数个，捣碎布包擦前额。（中医研究院革命委员会 编·《常见病验方研究参考资料》200）

★ 4. **治流行性感冒：**用10%的大蒜浮游液或大蒜浸出液70～100毫升（37～38度）做保留灌肠，每天1次，6次为1个疗程。同时，每天取紫皮生大蒜1头，分3次生食。治疗100例，治愈率为88%，平均住院时间为7天。实践证明，紫皮大蒜较白皮大蒜效果好。（李世文 康满珍 主编·《一味中药祛顽疾》32）

★ 5. **治感冒2方**

①大蒜头。用法:当流行时,每日常吃。(吴静 陈宇飞 主编·《传世金方·民间秘方》8)

②蒜头、茶叶各9克。开水泡服。(宋立人 总编·《中华本草》8册40)

★ 6. **治中暑:**大蒜、路热土各等分。用法:烂研水调,去渣,饮之即活。说明:本方主治中暑热渴死。(王富春 段明鲁 主编·《葱姜蒜治百病》83)

★ 7. **治中暑验案:**今岁热甚,闻道路城市间多昏仆而死者。此皆虚人、劳人或饥饱失节、或素有疾,一为暑气所中不得泄,则官窍皆窒,非暑气使然,气闭塞而死。产妇婴儿尤甚。古方治暑无他法,但用辛其发散,疏导心气与水流行,则无能害矣。因记崇宁己酉岁,余为书局时,一养仆为驰马至局中,忽仆地,气即绝……同舍五相,便取大蒜一握,道上热土杂研烂,以新水和之,滤去滓,刺其齿灌之,有倾即苏,至暮此仆复为余御而归,乃知药病相对,有如此者。此方本徐州沛县城门忽有板书钉阿德其上,或使神仙欲以救人者。沈存中、王圣美皆着其说,而余亲验之。(杨鹏举 主编·《中医单药奇效真传》16引《避暑录话》)

★ 8. **治忽然昏迷不知人事:**大蒜3个。用法:捶烂取汁。将汁滴入鼻内。功能:顺气化痰,开窍醒神。注意事项:滴入即醒。(易法银 喻斌 主编·《湖南省中医单方验方精选·内科》上册602)

★ 9. **治肺脓疡:**紫皮蒜1头。用法:去皮捣烂,加醋120克,用砂锅煎熬,饭后1次服完。备注:本方用于肺痈初起时。又方:生大蒜连吃1个月,或久年醋蒜头,常服。(吴静 陈宇飞 主编·《传世金方·民间秘方》25)

★ 10. **治肺结核:**新鲜大蒜,每次1~2头,捣碎后以深呼吸吸其挥发气,每日2次,每次1~3小时。(江苏新医学院 编·《中药大辞典》下册112)

★ 11. **治肺痨验案2例**

①张某,男,18岁,1982年7月初诊。吐血1个月,面苍白,精神差,呼吸急,脉洪大,舌偏红,苔薄黄,胸片右下肺叶可见一透亮区,可见斑片阴影,左上肺外亦见少量淡薄模糊阴影,诊断为空洞型肺结核。逐取新鲜大蒜30克,捣碎,以鼻吸入,每次1小时,1日3次,3个月为1个疗程(共需大蒜13.5公斤,治疗期间停用其他抗痨药物)。经治1个月后,病灶吸收好转,空洞闭合,自觉精神好转,食量增加。3个月复查,病灶已吸收。(杨鹏举 主编·《中医单药奇效真传》51)

②王某某,女,42岁,家务。大咯血发现肺结核,当时肺尖已有空洞,化疗4年一直未愈,因大咯血入院。左肺尖移有3.5×3.3厘米之纤维空洞,周围有少量纤维增殖性病变,经半年化疗未见改善,用紫皮大蒜1头约50克剥皮,放于玻璃瓶中,用木棒捣碎后,将蒜泥摊布于瓶壁及瓶底上,以鼻吸入,每次1小时,1日3次,3个月为1个疗程。治疗后,空洞逐渐缩小变薄,4个月后呈现愈后性闭合,同时痰菌阴性,出院3年多未恶化。(杨鹏举 主编·《中医单药奇效真传》51)

★ 12. **治大叶性肺炎:**大蒜糖浆15~20毫升,每4小时服1次。(孟凡红 等·《单味中药临床应用新进展》123)

★ 13. **治念珠菌性肺炎:**生蒜瓣切碎。用法:饭后温开水送服,每次6克,每日3次。5天至1周后体温恢复正常,咳嗽、咳痰等症状减轻。(孟凡红 等·《单味中药临床应用新进展》123)

★ 14. **治重症肺心病急发期肺部霉菌感染:**大蒜液(大蒜30~40克剥皮洗净,捣成蒜泥,用沸水300毫升冲入,浸泡1~2小时)100毫升。用法:每日3次口服,服大蒜液1周后,复查痰培养,无霉菌生长者,继续服用大蒜液1周,以巩固疗效,再复查无霉菌生长者,停用大蒜液,3~7日后再复查1次。姜菊英等用上方治疗本病12例,结果全部治愈。(王辉武 主编·《中药临床新用》44)

★ 15. **治急性肾炎:**有人用紫皮大蒜治疗急性肾炎患者21例,其中治愈者14例,好转者5例,无效者2例,总有效率为90.48%。治疗方法:取紫皮大蒜250克,去皮;成熟西瓜1个(3~4公斤)。将西瓜皮开一个三角口,将去皮大蒜塞入西瓜内,再以切下的瓜皮盖好,然后削掉西瓜硬皮,置锅内蒸熟,将瓜与大蒜并食,1天内分次服完,削下的硬皮煎汤作茶饮。(李世文 康满珍 主编·《一味中药祛顽疾》35)

★ 16. **治肾炎2方**

①鲫鱼1条,独头蒜1头。用法:将鲫鱼剖腹去内脏,装入独头蒜,外裹旧纸,放在谷糠内烧

熟，吃鱼肉及蒜。每次1条，连吃几条。（中医研究院革命委员会 编·《常见病验方研究参考资料》180）

②甲鱼、大蒜1斤，酒、白糖各半斤，放一锅水煮熟。喝汤吃鱼。（中医研究院革命委员会编·《常见病验方研究参考资料》180）

★ 17. **治早期急性肾衰**：大蒜油4.8毫升，大黄300克，芒硝600克，麝香0.03克，甘油200克，二甲基亚砜60毫升，羟甲基纤维素70克，蒸馏水800毫升。用法：制成复方大蒜软膏，每取100～140克，分2份敷于双侧肾区（以确保覆盖肾脏为宜），每日1～2次，每次6小时，4～7日为1疗程。治疗20例，效果较好15例，较差2例，无效3例。（滕佳林 米杰 编著·《外治中药的研究与应用》131）

★ 18. **治肾衰竭少尿**：陈梅芳以大蒜配芒硝治疗肾衰竭少尿患者15例，其中慢性肾盂肾炎并发急性肾衰竭患者5例，取得了良好的效果，且作用迅速而明显；慢性肾小球肾炎尿毒症患者10例，未见明显的疗效。治疗方法：大蒜120克，芒硝60克。用法：共捣成糨糊状，外敷两侧肾区（局部用油纱布保护，以防灼伤起疱），每天敷2～4小时，3天为1个疗程。（李世文 康满珍 主编·《一味中药祛顽疾》35）

★ 19. **治水肿**：大田螺4个，大蒜5头，车前子6克。用法：捣烂做成小饼，敷在肚脐中。（杨建宇等 主编·《灵验单方秘典》111）

★ 20. **治水肿浮胀垂危：【大蒜丸】**大蒜十个，用法：捣如泥，入蛤粉为丸，如梧桐子大。每服二十丸，食前白汤送下。小便下数桶即愈。若气不升降，即以大蒜每瓣切开，入茴香七粒，湿纸裹，煨烂嚼，白汤送下；如下不止，即以丁香照茴香煨服，每瓣用三粒。（彭怀仁 主编·《中医方剂大辞典》1册779引《仙拈集》卷一）

★ 21. **治肝硬化腹水**：大蒜100～150克，西瓜1个。用法：将西瓜洗净，挖1个三角形洞，放入去皮大蒜，再把挖下的瓜皮盖住口，隔水蒸熟，趁热服西瓜和西瓜汁。每日3次，有利水消肿解毒功效。（杨建宇等 主编·《灵验单方秘典》111）

★ 22. **治多发性细菌性肝脓肿**：采用大蒜200～400克，捣烂后加入芒硝100～200克，置4～5层油纱包裹，敷于右上腹或右季肋或剑突下部位，外用弹力腹带固定，每隔1天更换药1次，同时配合抗生素。周昭全等用上方治疗多发性细菌性肝脓肿患者18例，其中非手术治愈者17例，因伴发胆道梗阻行手术治疗1例，治愈率为94.44%。平均治疗时间为17.3天。（李世文 康满珍 主编·《一味中药祛顽疾》36）

★ 23. **治诸臌：【大蒜酒】**独头蒜。用法：一岁一个，去皮，真窝儿白酒六七分，对水白酒二三成，量酒盖过蒜为度，蒸熟。如夏月露一宿，再温热用；冬月乘热连白酒服完。从大便出虚气，即下秽物，其肿自消，一服除根。（彭怀仁 主编·《中医方剂大辞典》1册780引《仙拈集》卷一）

★ 24. **治臌胀（肝硬化腹水、脾肿大）**：独头大蒜120克，甲鱼500克。或鳖甲30～60克，大蒜15～30克。用法：以大蒜鳖鱼水煮烂熟，勿入盐，每日1剂，分3次（早、午、晚）饮汤食鱼和蒜令尽。或用鳖甲、大蒜为主，辨证配药，每日1剂，水煎2次，上、下午各服1次。（邱德文 沙凤桐 主编·《中国名老中医药专家学术经验集》1册123）

★ 25. **治疟疾5方**

①大蒜、巴豆、胡椒各适量。用法：共捣烂如泥，涂肚脐上，过2～3小时即愈。（吴静 主编·《祛百病大蒜秘方》125）

②大蒜瓣1～2个。用法：将蒜瓣捣烂，于疟疾发作前3～4小时敷内关穴，2小时后去掉，如局部起水泡，可用消毒针挑破放水，敷盖消毒纱布。（王琦 主编·《王琦临床医学丛书》下册1334）

③大蒜2瓣，指甲花（凤仙花）1朵。用法：把上2种药共捣烂如泥状，放脉槽上（桡动脉处），用布包住，一对时即愈。（吴静 主编·《祛百病大蒜秘方》123）

④大蒜30克，雄黄15克。用法：共捣烂如泥，制丸如梧子大，每服6克，连服2次。也可待发病4～5次后于鸡鸣时开水调服1次。（吴静 主编·《祛百病大蒜秘方》122）

⑤大蒜适量。用法：上为丸，如梧桐子大，每次1丸，五更热酒送下，或10丸亦可。（孙世发 主编·《中医小方大辞典》178引《朱氏集验方》卷二）

★ 26. **治疟疾多痰，胃脘疼痛等**：独蒜（去衣，捣烂）50个，黄丹（炒研，飞过）适量。用法：

上药和匀为丸,如芡实大。每次 1 丸,用淡醋汤调下。宜端午日合。(孙世发 主编·《中医小方大辞典》280 引《医级》卷八)

★ 27. **治萎缩性胃炎、萎缩性鼻炎:**大蒜素胶囊(含大蒜素 20 毫克 1 粒)1 天 3 次,1 次 2 粒,连服 30 天,可降低胃液酸度,降低胃液内亚硝酸盐含量,具有防止癌变的作用。紫皮大蒜治疗萎缩性鼻炎,疗效满意。用法:用紫皮大蒜榨取汁液过滤,加生理盐水配成 40% 的溶液或用甘油配成 50% 的溶液。先将患者鼻腔痂皮抹净,用小棉球浸透药液放入鼻腔内,约 3 小时后取出。每日 1 次,10 次为 1 个疗程。(孟凡红等·《单味中药临床应用新进展》124)

★ 28. **治胃癌、腹中积块。还用于治疗和预防其他癌症:**生大蒜 250 克,白干酒或高粱酒 1250 毫升。用法:将大蒜去皮,浸泡到酒中,酒以高出蒜面 1/3 为度,约浸 1 年,愈陈愈妙,早、晚空腹饮 1 小杯。(吴静 主编·《祛百病大蒜秘方》64)

★ 29. **治上消化道出血:**大蒜 2 头。用法:捣为泥,敷两足心,4 小时贴 1 次,连贴 2 次,忌喝酒。备注:本方亦可用于衄血。(吴静 陈宇飞 主编·《传世金方·民间秘方》35)

★ 30. **治腹痛:**大蒜(捣烂)、姜各 6 克,砂糖 12 克。用法:共研细,吃下后再喝开水。(吴静 陈宇飞 主编·《传世金方·民间秘方》55)

★ 31. **治呕吐:**蒜头、蜂蜜适量。用法:蒜去皮用火烤熟,先吃蒜后服蜂蜜水。备注:本方对呕吐有较好的疗效。(吴静 陈宇飞 主编·《传世金方·民间秘方》41)

★ 32. **治膈气噎,不下饮食,肌体羸瘦:【快气丸】**大蒜、陈皮(去白)各适量。用法:上药研为细末,为丸如绿豆大。每次 20 丸,食后温米汤送下,每日 3 次。(孙世发 主编·《中医小方大辞典》404 引《普济方》卷二〇四)

★ 33. **治膈病困极,及老人虚弱羸瘦者:【大蒜膏】**大蒜、砂糖、陈酒。用法:浓煎成膏。内服。(彭怀仁 主编·《中医方剂大辞典》1 册 780 引《汉药神效方》)

★ 34. **治急性阑尾炎:【桃蒜泥】**用鲜大蒜 50 克,芒硝 30 克,大黄粉 30 克,桃仁 30 克(去皮)。用法:共捣成泥状,现捣现用。用 5 ~ 7 层凡士林纱布包裹后,用绷带固定在右下腹疼痛最明显处,每日换药 1 次,直至痊愈。注意事项:桃蒜泥对皮肤刺激甚大,一定要用凡士林纱布包裹好,切忌直接与皮肤接触,为谨慎起见,可预先在皮肤上涂一层凡士林,如见局部皮肤灼红或起疱,可外擦京万红软膏或湿润烧伤膏继续依前法用药。以外治为主,配合内服清热解毒中药。共治疗 365 例,治愈 243 例,占 66.6%;显效 62 例,占 17.0%;有效 49 例,占 13.4%;无效 11 例,占 3.0%;总有效率为 97.0%。(滕佳林 米杰 编著·《外治中药的研究与应用》132)

★ 35. **治流行性腮腺炎(痄腮):**大蒜(去皮)、陈醋各等份。用法:将蒜与醋共捣成糊。敷于患处,每日 1 ~ 3 次,现捣现敷,直至炎症消退为止。功效:消积解毒。用治流行性腮腺炎(痄腮)及一切痈肿。验证:马某某,男,13 岁,患流行性腮腺炎,经用上方治疗痊愈。(良石 主编·《名医珍藏·秘方大全》231)

★ 36. **治各种咳嗽:**大蒜捣烂如泥。取如豆瓣大一团,置于伤湿止痛膏中心,每晚洗足后贴双足涌泉穴,次晨揭去,连贴 3 ~ 5 次。说明:对于风寒、燥咳效果更佳。(吴静 主编·《祛百病大蒜秘方》11)

★ 37. **治外感咳嗽:**生大蒜 1 头。用法:捣成泥敷涌泉穴,1 次使用,用塑料布包扎勿泄气,敷贴 3 小时。若局部起疱,水疱不必挑破,可任其自然吸收,每晚 1 次,2 包轮换包扎。疗效判定以咳嗽症状消失,随访 1 星期未复发者为临床治愈,以治疗 3 次后咳嗽未消失者为无效。共治 180 例,治疗 1 次痊愈者 78 例,占 43.3%;治疗 2 次痊愈者 52 例,占 28.9%;治疗 3 次痊愈者 41 例,占 22.8%;无效 9 例,占 5.0%。总治愈率为 95.0%。(滕佳林 米杰 编著·《外治中药的研究与应用》131)

★ 38. **治外感咳嗽验案:**蒋某某,男,27 岁,1991 年 3 月 13 日就诊。因患感冒而咳,经服药,感冒症状消失,唯咳嗽时轻时重,终日不愈,现咳嗽少痰,咽痒,日轻夜重,舌苔薄白,脉正常,治疗方法:用剥皮大蒜 500 克,捣烂取汁,加白糖调匀;每次服 1 汤匙,每日服 3 次,咳嗽基本控制。(杨鹏举 主编·《中医单药奇效真传》33)

★ 39. **治久嗽气短,颜面浮肿:**紫皮大蒜五头。把以上大蒜煨熟去皮留用。每日早晚饭后吃三瓣,食完就愈。(沈洪瑞 主编·《重订十万

金方》14)

★ 40. **治慢性气管炎咳嗽**:大蒜头10克,醋20毫升,红糖10克。用法:将蒜头去皮捣烂,和糖一起放入醋内浸泡3天,滤去渣,每次半汤匙。温开水冲服,1天3次。(吴静 主编·《祛百病大蒜秘方》11)

★ 41. **气管炎痰热咳嗽**:大蒜若干,鲜猪胆数个。用法:将猪胆洗净切开,取胆汁;将大蒜剥去外衣,捣烂。浸泡,24小时后烘干,研末装瓶备用。每次服1克,每日3次,饭后服用。主治:症见气粗息促,咳痰黄稠,排吐不利,胸中烦热,口渴而喜冷饮,舌红苔黄腻。(吴静 主编·《祛百病大蒜秘方》11)

★ 42. **治气管炎及哮喘**:大蒜、醋、红糖各适量。用法:整个大蒜浸醋,并加入红糖,1周后每天早晨空腹吃糖醋大蒜1~2瓣,并喝一些糖醋汁。连服10~15天。(吴静 主编·《祛百病大蒜秘方》16)

★ 43. **治季节性哮喘**:大蒜2个,鸡蛋1枚,醋适量。用法:将3味放锅内用火同煮,蛋煮后去壳再煮5分钟。食蛋,每日2次,每次1个蛋,连服数日。(吴静 主编·《祛百病大蒜秘方》18)

★ 44. **治咯血**:新鲜大蒜。用法:去皮捣泥,贴于双侧足底涌泉穴,隔日换药1次。敷药前先在穴位上擦少许石蜡油或其他油类,以防起泡。(孟凡红 等·《单味中药临床应用新进展》125)

★ 45. **治冷症腹痛夜啼**:大蒜1枚(煨、研、日、干),加乳香1.5克。用法:研细捣丸,如芥子大。每服7丸,乳汁送服。(宋立人 总编·《中华本草》8册40)

★ 46. **治小便不通:【独蒜脐方】**用独蒜1枚,栀子37枚,盐花少许。用法:上3味捣烂摊花纸上,贴脐良久即通。未通涂阴囊上,立通。(滕佳林 米杰 编著·《外治中药的研究与应用》130引《圣济总录》)

★ 47. **治细菌性痢疾2方**

①大蒜适量。用法:大蒜瓣,嚼食或捣烂加凉开水服,每次2~3瓣,1日3次,疗程不限,治愈为止。功效:解毒杀菌,涩肠止痢。(郭子杰 吴琼等·《传世金方·一味妙方》38)

②:①灌肠法:大蒜10克(捣碎),温水100毫升浸泡10分钟,再加氢化可的松25毫克,保留30分钟以上,每日1次,5次为1个疗程。②口服法:紫皮大蒜(去皮)50克,捣碎浸入38℃温开水100毫升内2小时,过滤,加半量糖浆。成人每次口服20~30毫升,每日4~6小时1次,直至痊愈为止。(孟凡红 等·《单味中药临床应用新进展》123)

★ 48. **治阿米巴痢疾**:10%的大蒜浮游液或大蒜浸出液70~80毫升(37~38℃)作保留灌肠,每日1次,6次为1个疗程。同时,每日取紫皮生大蒜1头,分3次生食。(孟凡红 等·《单味中药临床应用新进展》123)

★ 49. **治休息痢**:大蒜(剥去皮)2头,鸡蛋2枚。用法:先将蒜放铛中,取鸡蛋打破卧蒜上,以盏子盖,候蒜熟,空腹食之。下过再服。(孙世发 主编·《中医小方大辞典》237引《普济方》卷二五九)

★ 50. **治肠炎**:紫皮大蒜2个(约3~4钱)。用法:去皮捣烂,加红糖3克,清水小半碗,煮沸后趁热服,每天2~3次。(西安医学院第一附属医院中医教研组 编·《常见病的中医治疗研究》207)

★ 51. **治腹泻**:大蒜头1个。用法:将大蒜头煨熟吃下。(吴静 陈宇飞 主编·《传世金方·民间秘方》45)

★ 52. **治慢性结肠炎**:1%的大蒜浸出液(生大蒜捣烂加生理盐水配成1%的溶液)100毫升保留灌肠2小时,每日1次,20日为1个疗程。(孟凡红 等·《单味中药临床应用新进展》123)

★ 53. **治食积验案**:余之子,7岁。平时嗜面食,今年2月份家父七十大寿之际,小儿因多食油腻,继则贪食面食,当晚7时许,腹痛阵作,腹大如鼓,欲吐不得吐,欲便不得便,汗出淋漓,面色苍白,四肢欠温,舌淡苔白,脉细滑,脉证合参,证属伤食欲厥之证。家父立即书保和丸1剂,急去医院取药。其中有一老者亲戚,拿出大蒜数瓣,捣烂用开水冲服,频频灌服,服下约10分钟则呕吐未消化食物数口,继则腹中雷鸣,矢气频,大便1次,先硬后溏,臭如败卵,痛止胀消,汗收,四肢转温,精神清爽,其痛如失。(杨鹏举 主编·《中医单药奇效真传》66)

★ 54. **治霍乱,心胃并肚腹疼痛:【大蒜酒】**大蒜7枚。用法:捣烂,黄酒冲服。(孙世发 主编·《中医小方大辞典》14引《仙拈集》卷一)

★ 55. **治脾虚久泻不止**:大蒜3头。将蒜捣烂,涂敷脐心或足心,其泻即止。(沈洪瑞 主

编·《重订十万金方》59)

★ 56. **治泄泻验案 2 例**

①患者马姓，女，19 岁。饮用生水后，于 1965 年 7 月 15 日下午发生腹痛，以脐孔周围为剧。随后即腹泻，大便呈黄色糊状，量不多，无脓血样物。当天共泻 3 次。即取紫皮蒜头 2 个（重约 2～4 钱）剥去皮，捣碎，加红糖 1 钱左右，清水小半碗，然后放火上煮沸，即趁热服下当天傍晚再服 1 次。至第 2 天，腹痛、腹泻均止，并已参加农业劳动。（杨鹏举 主编·《中医单药奇效真传》70）

②杜某某，女，4 岁。腹泻 1 个月余，经中西药治疗未愈。治疗方法：将大蒜瓣放入文火中烤烧至黄色，味即由辛变甜。病儿 1 岁者，每次服 2 瓣；2 岁者，每次服 4 瓣，依次类推，日服 2～3 次。经用 1 次患儿即愈。（杨鹏举 主编·《中医单药奇效真传》70）

★ 57. **治蛲虫病：**新鲜大蒜每次 50 克。用法：加水 100 毫升，微火煮烂过滤，灌肠，每次注入 10～15 毫升，在下午 4～5 时或 8～9 时应用。睡前将 2 枚大蒜捣泥，加入川楝子（焙黄研末），每晚适量药粉，搅匀用胶布贴于肛门外，次日晨揭去。（孟凡红 等·《单味中药临床应用新进展》124）

★ 58. **治蛲虫病验案：**王某某，男，12 岁，1985 年 3 月 5 日初诊。患儿夜间肛门奇痒，烦躁不宁，已历余年，伴食欲不振，消瘦。在本地医院检查，诊为蛲虫病。选用中药驱虫，乏效，而来我院求治。治疗方法：取大蒜 1 头，约 10 克左右，去皮捣汁，加温开水 50 毫升，直肠灌注，每晚 1 次。连用 3 次，诸症若失，迄今年余，未复发。（杨鹏举 主编·《中医单药奇效真传》110）

★ 59. **治虫证：**华佗云："有人患胃脘作痛，遇饥更甚，尤畏大寒，日日作楚。余以大蒜三两捣汁灌之，忽吐蛇一条而愈。盖蛇最畏蒜气。此余亲手治人者也"。（杨鹏举 主编·《中医单药奇效真传》110 引《奇症汇》）

★ 60. **治百日咳 3 方**

①20% 的大蒜浸出液（加食糖适量）。用法：5 岁以上每次 15 毫升。一般服 3～4 天症状即见好转，痉挛性咳嗽和呕吐逐渐停止。（孟凡红 等·《单味中药临床应用新进展》122）

②大蒜 50 克，凡士林少许。用法：剥去大蒜外衣捣烂备用。先将患者双脚涂上猪油或凡士林，然后将大蒜泥均匀铺于薄布上，敷两足底涌泉穴，外面再加穿一双袜。每晚临睡前敷上，翌晨即除去。如脚底没有起泡和痛楚，可连敷数晚，或隔晚敷治 1 次。说明：对各种夜间顽固性咳嗽亦有效。（吴静 主编·《祛百病大蒜秘方》128）

③紫皮大蒜 50 克，猪胆汁 100 毫升。用法：将生蒜洗净，捣烂，加水过滤，取汁 200 毫升加入猪胆汁，儿童每次服 1 毫升，每次最大量不超过 15 毫升，每日服 3～4 次，饭前服。上药如需保存较久须加防腐剂。（吴静 主编·《祛百病大蒜秘方》126）

★ 61. **治百日咳验案：**李某，男，5 岁，1965 年 2 月 3 日就诊。其母代诉：阵发性痉挛咳嗽，连续月余，每每一连咳几十声，呕吐痰涎，面目浮肿，结膜充血，食欲不振，精神欠佳。治疗方法：大蒜 2 枚，白糖 30 克，将大蒜去皮捣烂，冲开水 1 杯，调和好白糖，备用。1 天分 4～5 次服完。依本方服 1 剂，病情大有好转，再服 2 剂，诸症悉除。（杨鹏举 主编·《中医单药奇效真传》38）

★ 62. **治蛇头疔：**大蒜 5 头，葱白 2 寸左右，红糖 6 克。用法：上 3 味共捣烂涂敷料上，包敷患处。2 日 1 次，一般 3～5 日即可愈。（吴静 主编·《祛百病大蒜秘方》141）

★ 63. **治寒毛疔：**大蒜 5 粒，明雄黄 2 钱。用法：共捣碎，阴阳水冲。每日 1 剂，分 2 次服。功能：清热解毒，消肿止痛。注意事项：雄黄有毒。渣外敷患处。（阳春林 葛晓舒·《湖南省中医单方验方精选·外科》上册 59）

★ 64. **治穿掌疔初起未溃：**大蒜 1 两，雄黄、白矾 5 钱。用法：共研细末，和大蒜捣烂如泥。外敷患处。每日 1 次。功能：解毒消肿，收湿敛疮。注意事项：雄黄有毒。（阳春林 葛晓舒·《湖南省中医单方验方精选·外科》上册 65）

★ 65. **治热疖：**独头蒜一个，蜂蜜三钱。用法：捣匀敷患处。（中医研究院革命委员会 编·《常见病验方研究参考资料》399）

★ 66. **治疖肿或毛囊炎：**独头蒜适量。用法：将蒜去皮切成 0.2～0.3 厘米厚的薄片备用。用时先将患部用温盐水洗净拭干，随即用大蒜片贴敷患处，并轻轻按摩 10～20 分钟，每日 2～3 次，一般 2～3 日均可治愈。（吴静 主编·《祛百

病大蒜秘方》140）

★ 67. **治瘩背疮**：乌豆炒黑一两，独头蒜炭八钱。用法：共研面，香油调敷患处。（沈洪瑞 主编·《重订十万金方》398）

★ 68. **治不论痈疽、疔毒、恶疮、漫肿疙瘩、疼痛痒甚，初起者皮色变与不变，均可灸之**：独头蒜切片。用法：将蒜片垫在患处，以艾炷点着灸之，疼者灸之不疼，不疼者灸之痛。（沈洪瑞 主编·《重订十万金方》369）

★ 69. **治背疽漫肿无头**：用大蒜15颗，淡豉20克，乳香3克。用法：研烂。置疮上，铺艾灸之。痛者灸令不痛，不痛者灸之令痛。（滕佳林 米杰 编著·《外治中药的研究与应用》129引《外科精要》）

★ 70. **治恶疮肿痛不眠：【大蒜膏】**独头蒜数颗。用法：捣烂，香油拌和。厚敷疮上，干则换敷。功能：消毒止痛。（孙世发 主编·《中医小方大辞典》14引《中国医学大辞典》）

★ 71. **治疮恶毒连心痛闷，睡眠不得**：独蒜2个研烂，和生油涂疮上，干即换，痛立止。（滕佳林 米杰 编著·《外治中药的研究与应用》128引《卫生易简方》）

★ 72 **治瘰疬结聚不散，硬如石：【大蒜膏方】**大蒜（捣烂）3枚，麝香（研）1克。用法：上2味和匀。敷于帛上贴之，每日2易，旋捣最好。（滕佳林 米杰 编著·《外治中药的研究与应用》129引《圣济总录》）

★ 73. **治颈淋巴结结核结节型**：大蒜50克，陈醋100毫升，海带250克。用法：上3味共煮汤服食。隔天1次，可常服食。（吴静 主编·《祛百病大蒜秘方》151）

★ 74. **治瘰疬验案**：刘某，女，6岁。2岁时颈部起一黄豆大肿块，不红不肿，以后逐渐增多，状如串珠且渐增大，当地医院诊为颈淋巴结核，并予抗痨治疗，如是数月，肿块未消，反益增大破溃，流出豆渣样脓和清稀液体。继续抗结核治疗，病无起色，自颈至胸，此处稍愈，彼处又溃。疮面奇臭难闻，分泌物秽浊。即以鲜紫皮大蒜、生姜各半，冷开水洗净，切片捣烂于容器中，加95%的酒精适量，搅拌成稀糊状，密封，置阴凉处浸渍3～5小时，以单层纱布滤取汁。用生理盐水清疮，消毒纱布浸透药液，拧半干湿敷疮面，次日疮面已无臭味，且洁净干燥。第3次换药时患部色泽转红。共换药4次，疮面结疤告愈。迄未复发。（杨鹏举 主编·《中医单药奇效真传》319）

★ 75. **治龟头炎**：李某某，男，3岁。1983年5月27日就诊。患儿龟头红肿，瘙痒疼痛，周身战栗，两下肢不能靠拢，排尿困难，痛哭不止。余嘱患儿家长，取大蒜头1个，用干柴火烧熟，捣如泥状待温不烫手时，敷于患处，约20分钟，局部红肿逐渐消失，患儿排尿自如。曾用此方法观察多例，其效均验。（杨鹏举 主编·《中医单药奇效真传》294）

★ 76. **治妇人阴肿作痒**：蒜汤洗之，效乃止。（江苏新医学院 编·《中药大辞典》上册113引《永类钤方》）

★ 77. **治阴汗湿痒：【大蒜丸】**大蒜（煨，剥去皮，烂研）不拘多少。用法：上药同淡豆豉末搜丸，如梧桐子大，朱砂为衣。每服30丸，大枣、灯芯草煎汤送下。（孙世发 主编·《中医小方大辞典》14引《得效》卷八）

★ 78. **治深部脓肿**：大蒜头120克，芒硝60克。用法：先将大蒜去皮与芒硝同捣成糊状，然后在患处用凡士林涂擦，敷以蒜糊，敷药范围要大于患处（高出皮肤约3分厚），周围用纱布围成一圈，略加固定，1小时后去掉敷药，用温水洗净；再用醋和大黄末调成糊状外敷患处，6～8小时后去敷药，一般敷1次即可。如1次不愈，可再敷1次。按：亦可治疗急性单纯性阑尾炎，方法同前。（王琦 主编·《王琦临床医学丛书》1332）

★ 79. **治急性阑尾炎**：鲜大蒜头12个（剥去外皮洗净），芒硝180克。用法：将2药捣成糊状，先在右下腹压痛处用醋涂擦一遍，然后将药敷于压痛处，高约3分，范围要大于病灶。40～60分钟去掉敷药，用温开水洗净局部，再将生大黄末用醋调成糊状，敷于原压痛处，约6～8小时后用水洗去。据报道，用上述方法治疗急性阑尾炎374例，痊愈340例（占90.9%），显效20例（占5.3%），无效14例。（王辉武 主编·《中药临床新用》47）

★ 80. **治急慢性阑尾炎脓肿、急性化脓性乳腺炎等**：大蒜30克，仙人掌适量，硫酸镁15克。将大蒜及仙人掌肉质茎去刺捣成糊状，加硫酸镁拌匀，敷贴患处并固定，每天换2～3次。（吴静

主编·《祛百病大蒜秘方》159)

★ 81. **治诸疮成管**:大蒜梗。烧灰,搽,即脱。(陆锦燧 辑·《鲟溪秘传简验方》262)

★ 82. **治痔漏**:用独蒜1个。用法:捣如泥。以绵帛包裹,捺入肛门,坐定觉痛,良久愈。(滕佳林 米杰 编著·《外治中药的研究与应用》129引《卫生易简方》)

★ 83. **治肛瘘、痔漏**:陈大蒜梗(煨灰)。用法:研末或加冰片少许,敷于瘘管上,连用七八日。(中医研究院革命委员会 编·《常见病验方研究参考资料》283)

★ 84. **治肠毒下血不止,及久患血痢者:【乌犀丸】**淡豆豉、大蒜(去皮苗)各等份。用法:一处杵令和匀,可制成丸,如梧桐子大。每次30~40丸,盐汤送下。(孙世发 主编·《中医小方大辞典》278引《博济》卷三)

★ 85. **治一切肿毒、无名肿毒**:独头蒜3~4个,麻油适量。用法:将独头蒜剥去外皮,捣烂后加入麻油研成糊状,敷贴肿处,干则再换,以愈为度。(吴静 主编·《祛百病大蒜秘方》135)

★ 86. **治无名肿毒**:明雄黄5钱 红皮大蒜1两。用法:大蒜去粗皮捣烂,混合雄黄。涂患处。功能:行气活血,消肿止痛。(阳春林 葛晓舒·《湖南省中医单方验方精选·外科》上册281)

★ 87. **治丹毒**:伏龙肝细末、鸡蛋清、大蒜各适量。用法:将伏龙肝粉、大蒜泥,以鸡蛋清调成糊状,涂敷患处。(吴静 主编·《祛百病大蒜秘方》142)

★ 88. **治流注及瘀血顽痰结成肿块:【琥珀散】**将大黄为末,捣大蒜调敷,即痛一二时无妨。至次日去药,发斑或起疱,挑破流水。用月白珍珠散掺之即干。或用西圣散贴之以消余肿。(滕佳林 米杰 编著·《外治中药的研究与应用》129引《外科大成》)

★ 89. **治化脓性软组织感染**:感染切开或扩创后,用10%的大蒜浸液(2/3)加入0.25%~0.5%的普鲁卡因溶液(1/3)冲洗脓腔,再用蒜液纱布条充填,次日换敷料。(孟凡红 等·《单味中药临床应用新进展》123)

★ 90. **治下肢顽固性溃疡继发感染**:笔者曾遇1例曾患左侧大隐静脉曲张,下肢顽固性溃疡继发感染,经久不愈。采用10%的蒜盐水液纱布(取大蒜剥皮后,用自来水冲洗,再以灭菌生理盐水洗净并捣烂成糊状,置于四层消毒纱布压榨流蒜汁,取此液10毫升加生理盐水90毫升、0.5%的普鲁卡因1毫升即配成10%的蒜盐水液。将此液放在瓶内并浸入纱布条,简称10%蒜盐水液纱条)外敷(创面按外科常规处理后,取10%蒜盐水液纱布外敷和填充伤口包扎),每日更换敷料1次,并隔日左侧肾囊封闭,共3次。5日创面生出肉芽组织,8日后痊愈。(杨鹏举 主编·《中医单药奇效真传》313)

★ 91. **治腿肚抽筋**:生大蒜适量。用法:平时每日用大蒜擦脚心涌泉穴2~3次,令其发热。(吴静 主编·《祛百病大蒜秘方》106)

★ 92. **治天疱疮,瘙痒疼痛,脓水浸淫,皮肤灼热难忍者**:紫皮大蒜头20克。用法:将大蒜头去皮,捣烂取汁,加适量开水。外涂患处,每日涂药5~6次。功能:清热燥湿,解毒疗疮。注意事项:连用3~4日可愈。大蒜最大剂量可用到30克。(阳春林 葛晓舒·《湖南省中医单方验方精选·外科》上册509)

★ 93. **治带状疱疹3方**

①独头大蒜2瓣,雄黄粉10克。用法:将大蒜去皮后与雄黄同捣烂,外涂患处。(王富春 段明鲁 主编·《葱姜蒜治百病》143)

②大蒜、雄黄、米醋各适量。用法:大蒜去皮捣烂,雄黄研末,醋调敷患处。(吴静 主编·《祛百病大蒜秘方》163)

③大蒜500克切碎,浸泡于65克食醋中,24小时后取汁外涂病变部位,日5~6次。朱家琼用上方治疗带状疱疹22例,3~4天全部治愈。(王辉武主编·《中药临床新用》159)

★ 94. **治单纯疱疹**:新鲜大蒜捣泥或切片。用法:贴敷患处,25~30分钟后洗去,2小时后再敷1次,可连续贴敷2~3次,间隔6~8小时在重复上述治法,贴敷后患处可有2~3分钟的烧灼样的疼痛,无须处理。(孟凡红 等·《单味中药临床应用新进展》125)

★ 95. **治轻度烧伤**:鲜大蒜适量。用法:将大蒜捣浆,可先将患处用汁液擦拭,后用蒜泥敷。视伤情而定,重者第1天可换药2~3次,以后每天1次,5~7天伤处可愈合。大蒜对轻度烫伤有显著效果。对水疱、脱皮等小面积轻度烧烫伤均有明显修复功能,且不留瘢痕。(李世文 康满珍 主编·《一味中药祛顽疾》36)

★ 96. **治冻疮3方**

①【**独胜膏**】独头大蒜。用法:将大蒜去皮捣烂,于六月初六、十六、二十六,日中晒热,涂于冻发之处,即于日中晒干。忌患处着水。(清代·吴谦 主编·《医宗宗金鉴·外科心法要诀》435)

②大蒜15克,猪油85克。用法:将大蒜去皮捣烂,放入炼好后冷却的猪油制成药膏。涂敷冻疮部位,用纱布棉花包好。每日1~2次换药。(吴静 主编·《祛百病大蒜秘方》154)

③大蒜50克。用法:将蒜压丝熬水洗搽患处,每日1次。备注:本方应用于局部有刺激作用,可促进血液循环,使冻疮渐愈。此为彝医独特用药经验。(吴静 陈宇飞 主编·《传世金方·民间秘方》196引《彝医植物药》)

★ 97. **治腱鞘囊肿2方**

①芒硝30克,大蒜子5粒,生大黄粉3克。用法:将芒硝溶于温开水内,再将大蒜子捣烂,纳大黄粉,3者调匀糊状敷于患部,每天1次。备注:此法具有疗效明显、疗程短、复发率低、痛苦小等优点。(吴静 陈宇飞 主编·《传世金方·民间秘方》182)

②芒硝60克,大蒜60克。用法:将大蒜剥皮后与芒硝加入铁钵内捣如泥备用,先在囊肿皮肤处搽上一层凡士林防止损害皮肤,然后将药敷囊肿处,用布包扎。如敷2~4小时后皮肤觉有发热灼痛者,去除外敷药,抹去凡士林,隔半小时重新敷药。备注:腱鞘囊肿在腕关节及手背者,芒硝分量大于大蒜(6:4);发生在腘窝处及膝关节者,芒硝分量小于大蒜(4:6)。(吴静 陈宇飞 主编·《传世金方·民间秘方》182)

★ 98. **治扁平疣2方**

①取大蒜1枚,去皮切开后将切面置于扁平疣上摩擦5~10分钟,每日3~4次,一般10~15天可愈。(李家强 编·《民间医疗特效妙方》238)

②大蒜、酒精各适量。用法:将大蒜捣烂放酒精中浸泡,1周后将上清液倒出,用脱脂棉球蘸药液涂患处,每日2次,注意保护正常皮肤,若出现皮肤发红起水泡,可暂停一二日再用,以愈为度。(吴静 主编·《祛百病大蒜秘方》183)

★ 99. **治扁平疣验案**:门诊号:96-1985,女,14岁。于1981年6月14日来诊,主诉面部起小疙瘩逐渐增多,累及手背等处已3个月,有痒感,个性急躁,家中无类似患者。检查:面部满布弥漫性针头或米粒大、浅褐色扁平丘疹,高出皮肤约1~3毫米,有成群倾向,部分损害表面有角化性皮屑。诊断:扁平疣。治疗方法:将1枚蒜瓣切断,断端放在扁平疣的表面来回或旋转法摩擦3~6分钟,每日3次揉擦,10日痊愈。(杨鹏举 主编·《中医单药奇效真传》373)

★ 100. **治寻常疣2方**

①生大蒜1~2瓣。用法:生大蒜同茅檐雨水磨汁,涂赘瘤处,1日3~4次。(吴静 主编·《祛百病大蒜秘方》182)

②紫皮大蒜2瓣。用法:将大蒜捣成糊状备用。先将胶布中间剪一孔套贴患处,露出疣体,以保护周围健康皮肤,75%的酒精消毒疣体后,用无菌刀或剪刀剪破疣的头部,以见血为度,随即用适量蒜泥贴敷于疣体及破损处,然后用胶布包盖。一般4~5天后疣体即落脱。不愈者可再治1次。一般20多天疣体自行脱落。临床治疗100多例,均获愈。(金福男 编著·《古今奇方》240)

★ 101. **治寻常疣、皮肤瘤、溃破的疮痈**:生大蒜适量。用法:将生大蒜掰开沾唾液涂擦赘瘤,每日2~3次。(吴静 主编·《祛百病大蒜秘方》183)

★ 102. **治痤疮2方**

①大蒜适量。用法:将大蒜切片,每天擦脸上粉刺部位,可使粉刺消退而不留疤痕。但此法不能防止新的粉刺发生。(吴静 主编·《祛百病大蒜秘方》190)

②大蒜适量。用法:将蜂蜜倒入装有去皮蒜瓣的广口瓶中,因为蜂蜜黏稠,完全充满蒜瓣间的空隙需要一定时间,所以必须慢慢地将蜂蜜倒入盛满蒜瓣的瓶中。2~3天后,蜂蜜充满瓶中。然后将瓶子在暖和的窗台上放置2周或1个月,直至蒜瓣变为暗色,即蒜味全部被蜂蜜吸收,每次10毫升,每日2次。(吴静 主编·《祛百病大蒜秘方》191)

★ 103. **治疥疮2方**

①大蒜100克、花椒10克、苦参30克。用法:上3味加水1000毫升煎汤外洗患处,每天1次。(吴静 主编·《祛百病大蒜秘方》194)

②大蒜30克,丝瓜、马齿苋各15克。用法:

大蒜、丝瓜、马齿苋加水 500 毫升煎水饮服,每天 1 次。(吴静 主编·《祛百病大蒜秘方》193)

★ 104. **治白癜风 2 方**

①大蒜、生姜各适量。用法:大蒜、生姜切片,交替频擦,每天 2 次。(吴静 主编·《祛百病大蒜秘方》193)

②大蒜 20 克,无花果叶、烧酒各适量。用法:将无花果叶洗净,切细,大蒜去皮,用烧酒浸泡 7 日。用酒涂擦患处,1 日 3 次。(吴静 主编·《祛百病大蒜秘方》192)

★ 105. **治白癜风经久不愈**:大蒜。用法:用刀将大蒜瓣一剖为二,用剖面在患处来回搓擦一分钟左右,每日 2 ~ 3 次。此法对新生白癜风疗效良好,一般用大蒜搓擦 20 天左右即愈。如果患处已有数年病史,用此法亦可控制不再发展。面积大的白斑,可增加治疗时间和次数,并在擦大蒜时把搓擦面扩大到白斑外一厘米的范围,方能控制患处不再发展,并可使皮肤色素改善。(张俊庭 编《皮肤病必效单方 2000 首》202)

★ 106. **治紫白癜风**:紫皮蒜(2 个)24 克。用法:将蒜去皮捣烂成泥状,外搽患处,以局部发热伴轻度刺痛为限。(吴静 主编·《祛百病大蒜秘方》179)

★ 107. **治花斑癣**:紫皮蒜 2 枚。用法:捣成泥状,外搽患处,以局部发热拌轻度刺激痛为限。治疗 17 例,1 ~ 3 次即愈。(胡熙明 主编·《中国中医秘方大全》中册 299)

★ 108. **治鬼舐头**:砖末和蒜捣敷,日 1 次。(宋立人 总编·《中华本草》8 册 40 引《千金方》)

★ 109. **治银屑病**:紫皮蒜 20 克,白糖 20 克,葱白 7 个,冰片 1 克,蓖麻仁 15 个。用法:将上 5 味捣烂如泥状,擦患处,每天 1 次。(吴静 主编·《祛百病大蒜秘方》179)

★ 110. **治神经性皮炎**:用蒜头适量。用法:蒜头捣烂,以纱布包裹,外敷患处。另用艾条隔蒜灸患处到疼痛为止。隔日 1 次。(滕佳林 米杰 编著·《外治中药的研究与应用》129)

★ 111. **治神经性皮炎反复发作**:大蒜头 3 个,雄黄少许,米醋适量。用法:大蒜去衣,捣烂,用纱布包好,浸入米醋片刻,加人雄黄少许,取纱布包搽患处,每天早晚 2 次,连搽 1 个星期。(张俊庭编·《皮肤病必效单方 2000 首》141)

★ 112. **治癣 4 方**

①大蒜、香油各适量。用法:将大蒜去皮捣烂如泥,加入少许香油,将 2 味调匀后涂抹患处。每日 1 次。说明:本方主要用来治疗头癣,敷后局部会有灼热感,属于正常反应。(王富春 段明鲁 主编·《葱姜蒜治百病》139)

②大蒜适量,生锈的铁器一件。用法:将铁器洗净,用蒜瓣涂抹铁锈再擦患部及边缘,擦后甚痛且热,连抹 2 日,即告痊愈,日抹 3 次。说明:铁器清洗时,铁锈不可洗去。(王富春 段明鲁 主编·《葱姜蒜治百病》139)

③大蒜去皮捣烂,加凡士林少许拌匀,敷患处,每日 2 次。说明:本方治疗各种癣症,但以体癣效果为佳。(王富春 段明鲁 主编·《葱姜蒜治百病》139)

④大蒜 150 克,陈醋 200 毫升。先将大蒜捣烂,放在广口瓶内,加陈醋浸泡半日。将患指或患趾放进药液中浸泡 1 ~ 2 分钟,每日浸 4 ~ 6 次。一般连用 3 ~5 日即愈。(唐汉钧 汝丽娟·主编《中国民间外治独特疗法》261)

★ 113. **治各种癣疾**:紫皮大蒜数头。用法:大蒜捣泥涂擦患部,日 2 ~ 3 次。(孟凡红 等·《单味中药临床应用新进展》125)

★ 114. **治白癣(头白癣)**:紫皮独头大蒜适量。用法:大蒜去皮洗净,捣烂成浆,过滤取汁,患处剃头后,用温水肥皂洗头,揩干,由癣区四周向内涂搽大蒜汁,每日早、晚各 1 次,一般 7 ~ 10 天见效,40 天内痊愈,15 天为 1 个疗程。治疗 45 例,痊愈 39 例,有效 6 例。(李彬之等 主编·《现代中医奇效良方宝典》下册 726)

★ 115. **治牛皮癣验案**:李某某,女,60 岁。在前臂外侧近肘处患牛皮癣多年,屡经中西药治疗,时轻时重,未能根除。1976 年 3 月 25 日来诊,患处皮肤坚厚燥裂,状如牛颈,面积较 5 分硬币大些,自感阵发性奇痒。嘱用下法治之。初敷药时,热麻难忍,然颇解痒,共敷 2 次,竟获痊愈。随访 2 年,未见复发。治疗方法:独头蒜 1 枚,红胶泥 1 块,共捣成泥,外敷患处,隔天敷 1 次,3 次可效。(杨鹏举 主编·《中医单药奇效真传》325)

★ 116. **治顽癣**:紫皮大蒜 100 克,川椒(去籽)25 克。用法:将川椒研粉,大蒜捣成泥混合,用棉签在患处敷上薄薄一层药泥,反复揉搓,每

天1～2次。阮育民等用上方治疗顽癣45例，均痊愈。（王辉武 主编·《中药临床新用》49）

★ 117. **治鹅掌风**：大蒜、葱白、鱼腥草各等量。用法：共捣成1丸，两手频搓。（吴静 主编·《祛百病大蒜秘方》175）

★ 118. **治脚癣**：大蒜若干，红霉素软膏适量。用法：将蒜去皮捣泥敷于患处，10分钟后把蒜泥洗去，再涂上红霉素软膏。隔日1次，连续3次见效。（吴静 主编·《祛百病大蒜秘方》173）

★ 119. **治足癣**：紫皮大蒜100克，川椒（去籽）25克。用法：先将川椒研粉，再与大蒜混合捣成药泥装瓶备用。温水洗脚，擦干患处，涂一薄层药泥，用棉球反复揉搓，使药物渗入皮肤，每日1～2次，10天为1个疗程。皮损基本痊愈，即用土大黄煎液（每50克土大黄加水煎成1000毫升）洗擦患处，每星期2～3次，坚持2～3个月，巩固疗效。皮损处如有糜烂，先用黄连煎液（黄连20克加水煎成500毫升）湿敷，待疮面愈合后再用上法敷药。共治45例足癣患者，全部有效。（滕佳林 米杰 编著·《外治中药的研究与应用》131）

★ 120. **治脚气**：在夏季，当脚气发作时，患部会因为炎症而糜烂，药物极难发挥作用；而冬季不易出汗，脚部很干燥，此时治疗具有事半功倍的效果。可用大蒜汁涂擦患处，或用生半夏加醋浸泡1周后涂患处，有很好的效果。（李家强 编·《民间医疗特效妙方》101）

★ 121. **治甲癣（灰指甲）2方**

①大蒜（去皮）、鲜凤仙花、白矾各10克。用法：将上述3种药共捣泥，外敷病甲上，每日换药1次。为防止正常皮肤灼伤，病甲周围需用胶布保护。（吴静 主编·《祛百病大蒜秘方》175）

②大蒜、糯米饭各适量。用法：捣烂拌和，涂于指甲上。每24小时更换1次。（吴静 主编·《祛百病大蒜秘方》175）

★ 122. **治手掌脱皮**：取适量蒜瓣，剥去外皮，将其捣成糊状。把蒜糊涂抹在患处，早晚各1次，一般几天后见效。（李家强 编·《民间医疗特效妙方》90）

★ 123. **治皮肤瘙痒症**：大蒜20克，花椒30克，白矾15克。用法：共煎汤，待稍凉后，洗患部，每天1～2次。（吴静 主编·《祛百病大蒜秘方》197）

★ 124. **治鸡眼2方**

①用大蒜1头，葱白10厘米，花椒3～5粒。用法：共捣烂如泥，视鸡眼大小取不同量药泥敷于鸡眼上。用卫生纸搓一细条围绕药泥，以便药泥集中于病变部位。胶布包扎，密封，24小时后去胶布及药泥。3天后鸡眼开始发黑，逐渐脱落，最多半月即完全脱落。本法最多使用2次。共治158例，192个鸡眼，结果全部治愈，且无副反应及后遗症。（宋立人 总编·《中华本草》4册981）

②大蒜适量。用法：大蒜切成1～2宽环状大蒜片。将上述大蒜片盖在患处，然后用艾绒施灸，每日施行2次，以鸡眼的硬物脱落为止。（张俊庭 编·《皮肤病必效单方2000首》169）

★ 125. **治脚汗过多**：陈醋50毫升，大蒜100克，花椒20克。用法：将大蒜、花椒水煎取汁，兑入陈醋洗脚，每晚临睡前1次，2～3次见效。7次收良好效果。洗脚时水温以40度为宜。水量以淹过踝部为好。双脚放入热水中泡10分钟时，再用双手在脚趾及脚心处揉搓2～3分钟。（吴静 主编·《祛百病大蒜秘方》198）

★ 126. **治狐臭**：生大蒜3份，密陀僧1份。用法：取密陀僧（煅研细末）、大蒜（去皮），共捣烂如泥，每次取5克左右，平摊于纱布上，贴于腋下，用胶布固定。每日换药1次，7天为1个疗程，一般2～4周即可获效。（吴静 主编·《祛百病大蒜秘方》181）

★ 127. **治破伤风**：红皮大蒜一头，雄黄三钱。用法：将大蒜去皮捣烂，再将雄黄研面捣和一处。摊贴患处，盖被取汗。（沈洪瑞 主编·《重订十万金方》475）

★ 128. **治各种毒蛇咬伤，肿胀疼痛甚而无出血者**：大蒜10克、雄黄6克。用法：共捣烂如泥状，外敷患处。功能：燥湿解毒，消肿止痛。注意事项：待皮肤起疱时摘去，然后刺破疱壁，排去毒水。本方有毒，宜慎用。（阳春林 葛晓舒·《湖南省中医单方验方精选·外科》下册1418）

★ 129. **治毒蛇咬伤2方**

①捣大蒜和胡粉涂之愈。（宋立人 总编·《中华本草》8册40引《良方集液》）

②独头大蒜一枚。用法：切片置伤口上，以艾灸，不拘次数。或以大蒜捣烂敷患处。备注：蛇伤病人并可多食蒜头，温酒送下，伤口上端最

好用带扎紧。（中医研究院革命委员会 编·《常见病验方研究参考资料》310）

★ 130. **治蜈蚣咬伤人，痛不止：**独头蒜，摩螫处，痛止。（江苏新医学院 编·《中药大辞典》上册113页引《梅师集验方》）

★ 131. **治蜈蚣咬伤症：**独头蒜1头（新鲜独头蒜为佳，剥去蒜衣），切除蒜肉一层，对咬伤处周围反复擦，每小时擦1次，每次擦10～15分钟，直至痛止肿消为止。（孟凡红 等·《单味中药临床应用新进展》125）

★ 132. **治蝎刺螫伤：**大蒜适量。用法：大蒜捣烂如泥，敷患处。（吴静 主编·《祛百病大蒜秘方》119）

★ 133. **治铅中毒：**证见脸色苍白，四肢无力。大蒜适量。用法：将大蒜去皮捣烂如泥，开水冲服。（吴静 主编·《祛百病大蒜秘方》118）

★ 134. **治食物发霉米面中毒：**大蒜头1个，食盐适量。共捣烂，温水冲服。（吴静 主编·《祛百病大蒜秘方》117）

★ 135. **治耳聋：**用大蒜一瓣。用法：一头剜一坑子，以好巴豆一粒，去皮，慢火炮令极熟，放蒜内，以新棉裹定塞耳中。（宋立人 总编·《中华本草》8册40引《景岳全书》）

★ 136. **治慢性化脓性中耳炎：**20%的大蒜乳剂滴耳。（孟凡红 等·《单味中药临床应用新进展》124）

★ 137. **治鼓膜穿孔：**慢性化脓性中耳炎所致的大小穿孔，行大蒜薄片贴敷修补，对早期的外伤性中小穿孔疗效显著。（孟凡红 等·《单味中药临床应用新进展》124）

★ 138. **治鼻衄2方**

①大蒜、生附子各等分，贴涌泉穴。（杨仓良 主编·《毒药本草》674）

②紫皮大蒜50克（去皮），大黄粉15克。用法：捣泥做饼贴敷同侧涌泉穴，如双侧鼻衄不止贴敷双侧涌泉穴，15～30分钟后血止。（孟凡红 等·《单味中药临床应用新进展》124）

★ 139. **治鼻衄不止，服药不应：**蒜一枚，去皮研如泥，做钱大饼子，厚一豆许。左鼻出血，贴左足心；右鼻出血，贴右足心，两鼻俱出，俱贴之。血止急以温水洗足心，令去蒜气。（宋立人 总编·《中华本草》8册40引《简要济众方》）

★ 140. **治鼻衄验案6方**

①刘某某，女，20岁，1985年7月21日初诊。患者近数月来，月经紊乱，本次月经提前10天，量多，色红，质黏稠。因与他人争吵而大怒，继则双侧鼻衄不止。前医用口服止血消炎中西药，肌注“止血敏”等无效，以药棉堵塞双侧鼻孔，则血自口涌出，其势甚危，特邀余会诊。余用紫皮大蒜约50克，去掉紫皮，捣烂如泥贴敷双侧涌泉穴，约4分钟后衄止，继以清热养阴，和解调经施治3日而愈。随访至今未复发。（杨鹏举 主编·《中医单药奇效真传》425）

②某男，36岁。1990年7月23日，因夏日劳作，突然鼻衄如注，家人急用井水湿敷额部和后颈窝仍衄不止，再用青蒿搓绒后堵塞双鼻，则血由口中涌出，时逢余探亲路过此地，取紫皮大蒜头，去掉紫皮，捣烂如泥做饼，贴敷双侧涌泉穴，5分钟后衄止。（杨鹏举 主编·《中医单药奇效真传》425）

③采油工人，28岁。鼻中隔左侧克氏区流血不止1小时，予以右侧足底心敷大蒜泥将大蒜捣碎成泥状，遇左侧鼻腔流血者，大蒜泥敷于右侧足底心即涌泉穴位，右侧鼻腔流血者则敷于左侧足底心，敷1小时左右，流血即停止。（杨鹏举 主编·《中医单药奇效真传》425）

④朱某，女，17岁，1987年10月就诊。鼻衄1周，药物治疗无效，试用蒜泥贴敷涌泉穴1次，3小时后取下，1次治愈，随访至今未复发。（杨鹏举 主编·《中医单药奇效真传》425）

⑤某某，男，23岁，汽车司机，鼻中隔右侧克氏区出血不止，半小时后来急诊，遂以大蒜泥敷于左侧足心，半小时后即完全停止出血。（杨鹏举 主编·《中医单药奇效真传》426）

⑥尝有一妇，衄血一昼夜不止，诸药不效，时珍令以蒜敷足心，即时血止，真奇也。（杨鹏举 主编·《中医单药奇效真传》426引《本草纲目》）

★ 141. **治脑漏：**独蒜。捣烂。左鼻涂左足心，右鼻涂右足心，越日去蒜，三四日而愈。即鼻渊，分载鼻门。（陆锦燧 辑·《鲟溪秘传简验方》172）

★ 142. **治脑漏、鼻渊：**大蒜切片，贴足心，取效止。（宋立人 总编·《中华本草》8册40引《摘玄方》）

★ 143. **治萎缩性鼻炎**:用 40% 的大蒜液或 50% 的大蒜甘油涂布鼻腔,每天 3 次,一般 3 ~ 4 天即获显效。或以 50% 大蒜甘油用消毒棉花制成大蒜油棉栓,均匀铺盖鼻腔各个部分。半小时后取出,6 ~ 12 次为 1 个疗程。须坚持进行 3 个疗程。(李世文 康满珍 主编·《一味中药祛顽疾》34)

★ 144. **治变态反应性鼻炎**:独头大蒜及轻粉各少许。用法:共捣如泥(现用现配)。将约 20 毫米见方的胶布中央剪个直径约 6 毫米的圆孔,然后将胶布贴在两眉中间,圆孔对准印堂穴,取蒜泥如绿豆大放入孔内,再贴上一层胶布。15 ~ 20 分钟(或时间更长)后,穴位处感觉灼热不可忍时去掉贴敷物,可见起一小水疱。经 3 ~ 4 天让水疱吸收愈合后,再行第 2 次贴敷治疗,3 次为 1 个疗程。必要时隔 10 天再行第 2 个疗程。如果不慎疱破,用甲紫药水涂搽即可。一般不会感染,愈后不留瘢痕,仅有色素加深,不久自行消退。史正耀用大蒜治疗变态反应性鼻炎 120 例,痊愈 57 例,显效 38 例,好转 18 例,无效 7 例,总有效率为 94%。(李世文 康满珍 主编·《一味中药祛顽疾》37)

★ 145. **治牙质过敏性疼痛**:大蒜捣烂,取少量敷药在双手合谷穴上。(吴静 主编·《祛百病大蒜秘方》255)

★ 146. **治牙质过敏**:大蒜适量。用法:用大蒜在患牙处擦一擦,或在酸痛处嚼大蒜,牙酸即可解除。(吴静 主编·《祛百病大蒜秘方》255)

★ 147. **治牙痛 6 方**

①大蒜适量。用法:将蒜捣碎,取一块置牙痛点上,用齿科充填器烧至微红,迅灼蒜泥,稍压几分钟,痛感即消。或用适当大小的蒜块塞入龋洞中也可止痛消肿。(吴静 主编·《祛百病大蒜秘方》252)

②大蒜瓣中的芽芯捣烂敷养老穴,一般一次牙痛即止。(王辉武 主编·《中药临床新用》159)

③大蒜适量。用法:将大蒜去皮捣烂成泥敷经渠穴,用蚬壳盖后扎好,过夜起一小泡。刺破泡出黄水愈。(吴静 主编·《祛百病大蒜秘方》253)

④老蒜 2 瓣,轻粉 5 克。用法:二者捣烂贴经渠穴,用小蚌壳盖住,或以他物盖上亦可,捆好,少时觉微辣时揭下,内起一泡,用针挑破,流净黄水即愈。说明:经渠穴在两手大拇指根上,脉下小窝处。(王富春 段明鲁 主编·《葱姜蒜治百病》152)

⑤大蒜适量。用法:将蒜捣如泥,敷足心涌泉穴,数小时后取下。(吴静 主编·《祛百病大蒜秘方》253)

⑥大蒜 1 瓣,巴豆 1 粒。用法:将上 2 味同捣为膏,取膏少许,以适量棉花包裹塞于耳中。左牙痛塞左耳,右牙痛塞右耳,8 小时换 1 次。一般 3 ~ 5 分钟即可止痛,连用 2 ~ 3 次痛可痊愈。(吴静 主编·《祛百病大蒜秘方》252)

★ 148. **治牙痛(龋牙)**:大蒜 2 瓣,轻粉适量。用法:将大蒜捣烂,拌匀后贴于牙痛的脸皮外,用布包紧,脸皮觉得辣痛或痒痒的。这是药效发挥作用。到痛痒无法忍耐时,再将药物揭下,过一会儿,必有水泡凸起,急将水泡挤破,牙痛即愈。(吴静 主编·《祛百病大蒜秘方》251)

★ 149. **治牙齿疼痛**:独头蒜 2 ~ 3 个。用法:将蒜去皮,放炉火上煨熟。趁热切开熨烫痛处,蒜凉再换,连续多次。(吴静 主编·《祛百病大蒜秘方》253)

★ 150. **治龋牙痛、胃火牙痛、伤风牙痛**:独头蒜 1 个(或去膜蒜瓣 5 克),轻粉少许。用法:2 药同捣膏备用。取少许敷合谷穴处(男左女右),用贝壳盖上,并用绷带固定。候敷上略有烧灼感时,揭去贝壳和药膏。随即起一水泡(可用针刺破不必敷药)分别在半小时—1 小时半即有效果。按语:治一例胃火牙痛痊愈。(吴静 主编·《祛百病大蒜秘方》253)

★ 151. **治口腔真菌感染**:食用生大蒜 50 克去皮。用法:捣碎成糊状,浸于 500 毫升 38 度温开水中备用。用时,取新鲜大蒜浸出液口腔含漱,也可少量吞服,每天 3 ~ 6 次。治疗 23 例,其中痊愈 19 例,好转 3 例,无效 1 例,总有效率为 95.65%。治疗时间 7 ~ 10 天。(李世文 康满珍 主编·《一味中药祛顽疾》36)

★ 152. **治急喉证**:老蒜 1 瓣(独头者佳)。用法:捣如泥。用梧桐子大许,敷经渠穴,约 5 ~ 6 小时即起水泡,用银针挑破,揩尽毒水。功能:拔毒。(彭怀仁 主编·《中医方剂大辞典》10 册 815 引《喉证指南》卷四)

★ 153. **治白喉3方**

①独头蒜1个,红糖适量。用法:将独头蒜捣烂,加红糖调味,温开水冲服。每天1剂,连服4~5天。(吴静 主编·《祛百病大蒜秘方》120)

②用取皮生大蒜3~5克,置75%酒精内浸3~5分钟,放入消毒器皿中捣烂如泥状。取2×2厘米消毒纱布垫涂上蒜泥约1~2克,贴于患者双手合谷穴,绷带固定。经4~6小时,局部可有痛痒灼热感,8~10小时表面出现水泡,用消毒针刺破拭干涂以龙胆紫液,消毒纱布包扎,防止感染。治疗16例同时加用青霉素,均获痊愈。一般敷药8~10小时后咽喉病灶即明显缩小以至消失,伪膜逐渐脱落,乃至痊愈。(江苏新医学院 编·《中药大辞典》上册113)

③大蒜1瓣,去皮捣如泥,约小豆大1粒敷经渠穴,男左女右,起一水泡刺破揩净毒水。说明:本方治白喉有特效。(王富春 段明鲁 主编·《葱姜蒜治百病》154)

★ 154. **治咽喉肿痛**:大蒜2个。用法:大蒜捣烂后贴鱼际穴、大椎穴。功能:泻热清肺。(王富春 段明鲁 主编·《葱姜蒜治百病》36)

★ 155. **治扁桃体炎2方**

①将大蒜去皮捣碎烂擦颈部并塞鼻。另外还可用大蒜泥敷经渠穴,效均佳。(吴静 主编·《祛百病大蒜秘方》250)

②大蒜、巴豆各适量。用法:将上二味同捣烂;塞耳鼻。(吴静 主编·《祛百病大蒜秘方》250)

★ 156. **治产后癃闭**:大蒜24克,蝼蛄2只。用法:捣烂油纱布包裹压成药饼,贴于脐部,外用胶布固定。(吴静 主编·《祛百病大蒜秘方》230)

★ 157. **治产后中风,角弓反张,口不能言**:大蒜2头。用法:水煎,去渣,灌之。(孙世发 主编·《中医小方大辞典》14引《圣济总录》卷一六二)

★ 158. **治痛经**:将大蒜捣汁,用消毒棉球蘸汁后塞耳孔内。5~30分钟内见效。适用于剧痛者,1次见效。(滕佳林 米杰 编著·《外治中药的研究与应用》130)

★ 159. **治月经不调**:益母草10克,鸡蛋2个,大蒜10克。用法:上3味加水适量同煮,鸡蛋熟后去壳再煮片刻即成。月经前每日1次,连服数日,吃蛋饮汤。(吴静 主编·《祛百病大蒜秘方》207)

★ 160. **治妇女月信数月不见,血闭成劳**:大蒜8两,山楂10两,红糖16两。用法:将蒜、山楂两味水煎去渣,再加红糖熬成膏。每日服2次,饭前服,7日服完。(沈洪瑞 主编·《重订十万金方》517)

★ 161. **治湿毒带下**:鸡蛋3枚,马齿苋60克,大蒜20克。用法:上3味加水炖熟,空心食用。每日1次。(吴静 主编·《祛百病大蒜秘方》220)

★ 162. **治妇人白带量多**:猪肝60~100克,大蒜20克,鲜马鞭草60克。用法:将猪肝洗净切片,大蒜去皮,马鞭草洗净切成小段,混匀后用瓦碟载之,隔水蒸熟食。隔日1次。(吴静 主编·《祛百病大蒜秘方》217)

★ 163. **治妇人带下色黄兼有阴痒**:用陈大蒜头9克,苦参、蛇床子各6克,白糖3克,葱白8~9根。用法:将上药焙干研末装入胶囊中。取2粒塞入阴道内,每晚1次,连用5~10天。(滕佳林 米杰 编著·《外治中药的研究与应用》129)

★ 164. **治崩漏**:乌贼骨15克,猪皮60克,大蒜30克。用法:乌贼骨、猪皮洗净,猪皮切成小块,与大蒜、乌贼骨同放碗内加水,隔水用文火炖至猪皮熟透即可。食猪皮,每日2次。(吴静 主编·《祛百病大蒜秘方》205)

★ 165. **治崩漏验案**:陈某,女,13岁,1988年6月就诊。半年来月经一直不正常,有20天1次,40天1次,50天1次,每次来10余天。6月15日来潮,血量过多,色呈紫色,夹有瘀块,每天用卫生纸17~18包左右,头晕眼花,汗多,面色淡白,舌红苔黄,脉弦细无力,服汤药数剂不效,即用蒜泥贴敷涌泉穴3小时后自觉灼痛取下,局部起小泡,后即血量减少,发泡处1周后自愈,随访几个月经期正常,血量一般。(杨鹏举 主编·《中医单药奇效真传》382)

★ 166. **治胞衣不下**:紫皮蒜1头。捣成蒜泥。用法:贴在脚心上,待胞衣下后,迅速将蒜泥去下,转贴头顶百会穴。(沈洪瑞 主编·《重订十万金方》565)

★ 167. **治子宫脱垂**:大蒜一大握。用法:煎汤洗。(中医研究院革命委员会 编·《常见病验

方研究参考资料》374)

★ 168. **治滴虫性阴道炎:**大蒜煎汤洗阴道。(中医研究院革命委员会 编·《常见病验方研究参考资料》366)

★ 169. **治妇人阴肿作痒:**用蒜汤洗之,效乃止。(滕佳林 米杰 编著·《外治中药的研究与应用》129 引《永类钤方》)

★ 170. **治外阴湿疹、瘙痒难忍:**大蒜头、苦参、白鲜皮各 30 克。用法:将 3 味煎药汤,洗外阴部,每日二次,连洗 7 天。(吴静 主编·《祛百病大蒜秘方》188)

★ 171. **治乳腺增生病:**大蒜 20 克,鲜山药 100 克,川芎 10 克,白糖 20 克。用法:上 4 味同捣烂,适加韭汁调成糊状,敷患处,每日换药 1 次。涂上药后有痒感,2 ~ 3 小时便可自消。(吴静 主编·《祛百病大蒜秘方》226)

★ 172. **治小儿惊风:**大蒜头 12 克,鸡蛋 1 枚。用法:将蒜去皮,入碗中捣碎烂,将鸡蛋去黄留清,与蒜泥拌匀,外敷于足底涌泉穴,外用纱布包扎固定,药干则重新换药。(吴静 主编·《祛百病大蒜秘方》246)

★ 173. **治小儿疟疾:【大蒜丸】**独颗蒜一枚(去心),巴豆一枚(去皮心)。用法:上药取巴豆纳蒜中,用湿纸裹煨令熟,捣如膏为丸,如麻子大。每服三丸,以醋汤送下。以吐利为度。(彭怀仁 主编·《中医方剂大辞典》1 册 779 引《圣惠》卷八十四)

★ 174. **适用于小儿风热乳蛾:**大蒜汁、僵蚕、姜汁、蜂蜜各适量。用法:将僵蚕研为细末,以大蒜汁、姜汁、蜂蜜调如糊状,每服 2 ~ 3 克,每日 3 次,温开水送服。(吴静 主编·《祛百病大蒜秘方》239)

★ 175. **治小儿久咳不止,夜不能寐:**大蒜头 20 克,蜂蜜 15 克。用法:将大蒜去皮捣烂,用开水一杯浸泡,晾后再炖 1 小时,取汁调蜂蜜饮服。(王富春 段明鲁 主编·《葱姜蒜治百病》123)

★ 176. **治小儿百日咳:**大蒜 15 克,红糖 6 克,生姜少许。水煎服,每日数次。(宋立人 总编·《中华本草》8 册 40)

★ 177. **治小儿急性喉炎:**大蒜适量。用法:将大蒜捣烂,敷足心,时间不超过半小时。备注:敷蒜后不超过半小时一般不起泡。如若起泡者,可用布包扎,让其自行吸收;若起泡较大,可用消毒针刺破,排净水,并涂以龙胆紫,以防感染。(吴静 主编·《祛百病大蒜秘方》239)

★ 178. **治小儿疳积:**蒜头 9 克,苍耳子 15 克。用法:水煎服,每日 1 剂,早、晚分服。(中医研究院革命委员会 编·《常见病验方研究参考资料》384)

★ 179. **治小儿阴茎睾丸缩入腹内:**大蒜适量,硫黄、吴茱萸各等分。用法:先将后 2 味碾成细末,过筛后与大蒜去皮捣烂如膏状。取少许敷脐中,盖以纱布,以胶布固定,每日换药 1 次,敷贴至病愈为止。备注:敷药后若脐部皮肤发泡者,可休息数天待泡消后再用。(吴静 主编·《祛百病大蒜秘方》1245)

★ 180. **治小儿阴缩:**大蒜 1 个,白胡椒 3 克(研末),食盐 1 小撮,冷米饭 1 小团。用法:将前 3 味捣烂拌匀,再加入冷米饭共捣至极烂,制成圆形药饼,蒸熟备用。取药饼贴脐孔中央,以纱布覆盖,胶布固定之。每天换药 1 次,至愈方可停药。适应证:小儿阴缩,四肢欠温,胆怯易惊。(吴静 主编·《祛百病大蒜秘方》244)

★ 181. **治小儿皮肤赤红肿痛:【二妙酒】**蒜头半个,荸荠 2 个。用法:煮熟捣烂,热白酒下。(孙世 主编·《中医小方大辞典》212 引《仙拈集》卷三)

★ 182. **治小儿白秃疮:**凡头上团团然白色,取蒜捣汁涂白处。(宋立人 总编·《中华本草》8 册 40 引《普济方》)

★ 183. **治小儿手癣(鹅掌风):**独头蒜 1 个。用法:将蒜皮剥去,然后在蒜子上扎上许多小孔,再将此蒜子给小孩捏在手中玩,4 ~ 5 天换 1 个,直到手癣痊愈。(张俊庭 编·《皮肤病必效单方 2000 首》38)

大葱(52 方)

【药性】味辛,性温。归肺、胃经。

【功能与主治】发表,通阳,解毒,杀虫。主治感冒风寒,阴寒腹痛,二便不通,痢疾,疮痈肿痛,虫积腹痛等。

【用法用量】内服:煎汤,9~15克;或酒煎。煮粥食,每次可用鲜品15~30克。外用:适量,捣敷,炒熨,煎水洗,蜂蜜或醋调敷。

【使用注意】表虚多汗者慎服。

★ 1. **治感冒**:取葱白、生姜各15克,食盐3克。用法:捣成糊状,用纱布包裹,涂擦五心(前胸、后背、脚心、手心、腘窝、肘窝)一遍后,让患者安卧。部分病例30分钟后退热,自觉症状减轻,次日可完全恢复。治疗107例,均在1~2天内见效。一般用1次,少数病例用2次。(宋立人 总编·《中华本草》8册27)

★ 2. **治时疾头痛发热者**:连根葱白二十根。和米煮粥,入醋少许,熟食取许即解。(宋立人 总编·《中华本草》8册27引《济生秘览》)

★ 3. **治消化不良**:鲜葱60克,陈皮粉10克,生姜15克(热重用5克,寒重用30克)。共捣泥敷于肚脐部位,盖以消毒纱布,日换1次,冬天加热水袋增温。曾立昆用上方治疗中毒性消化不良40例,疗效颇佳。(王辉武 主编·《中药临床新用》592)

★ 4. **治腹皮麻痹不仁者**:多煮葱白食之。(江苏新医学院 编·《中药大辞典》下册2317《世医得效方》)

★ 5. **治阴寒腹痛**:连须葱白15克,切细。加米酒1茶杯,煮开后分3次服用。另用葱白炒热敷脐下。(舒忠民·《中国中医药报》2008年4月24日)

★ 6. **治寒厥证,寒中三阴,口噤失音,四肢强直,挛急疼痛,两手无脉,似乎中风者,或厥逆唇青,男子肾囊俗名卵泡缩入,妇人乳头缩入,或男妇交合后气绝等症**:葱白1斤,酒适量。用法:葱白微捣,炒热,分2包。轮换熨肚脐下。功能:温中散寒,通阳救逆。(易法银 喻斌 主编·《湖南省中医单方验方精选·内科》中册941)

★ 7. **治尿闭**:大葱三根,车前草三棵。用法:捣烂敷脐上。(中医研究院革命委员会 编·《常见病验方研究参考资料》184)

★ 8. **治癃闭**:**【蒲葱冰雄散】**新鲜葱白(连叶)200克,生蒲黄50克,冰片3克,雄黄末10克。用法:先煮葱白2分钟,取出与生蒲黄共捣成泥,再入冰片、雄黄拌匀,乘热敷少腹关元穴。黄炳初用上方治疗癃闭,约30分钟小便即通。(王辉武 主编·《中药临床新用》623)

★ 9. **治小便不通、产后尿潴留**:鲜葱白1根,约10厘米长,配白胡椒7粒。用法:共捣如泥。填敷于肚脐上,外用塑料薄膜覆盖,胶布固定。据梁振山报道,应用本方治疗12例,皆获痊愈。一般敷药3~4小时见效。(薛建国 李缨 主编·《实用单方大全》20)

★ 10. **治小便难,小肠胀**:葱白三斤。细锉,炒令热,以帕子裹,分作二处,更以熨脐下。(宋立人 总编·《中华本草》8册27引《本事方》)

★ 11. **治脱阳**:或大吐大泻之后,四肢逆冷,元气不接,不省人事,或伤寒新瘥,误与妇人交,小腹紧痛,外肾搐缩,面黑气喘,冷汗自出,须臾不救。葱白数茎炒令热,熨脐下,后以葱白三七根,细锉,砂盆内研细,用酒五升,煮至二升。分作三服,灌之。(宋立人 总编·《中华本草》8册27引《华陀危病方》)

★ 12. **治蛔虫性肠梗阻**:鲜葱白30克。用法:洗净捣烂取汁,用麻油30克调和。空腹1次服用(小儿酌减),每天2次。据欧安全报道,应用本方治疗25例,均获得满意疗效。一般服药1次即可缓解腹痛,最多7次。(薛建国 李缨 主编·《实用单方大全》21)

★ 13. **治少阴病下痢**:**【白通汤】**葱白四茎,干姜一两,附子一枚(生,去皮,破八片)。上三味,以水三升,煮取一升,去滓分温再服。(宋立人 总编·《中华本草》8册27引《伤寒论》)

★ 14. **治胃痛,胃酸过多消化不良**:大葱头4个,赤糖120克。将葱头打烂,混入赤糖,放在盘里用锅蒸熟。每日3次,每次9克。(宋立人 总编·《中华本草》8册27)

★ 15. **治虫积卒心急痛,牙关紧闭欲绝**:老葱白五茎。去皮须捣膏,以匙送入喉中,灌以麻油四两,虫积皆化为黄水而下。(宋立人 总编·《中华本草》8册27引《瑞竹堂经验方》)

★ 16. **治疮中有风水、肿痛、秘涩**:葱叶、干姜、黄柏。相和煮作汤,浸洗之。(宋立人 总编·《中华本草》8册29引《食疗本草》)

★ 17. **治水病两足肿者**:锉葱叶及茎,煮令烂渍之,日三五作。(宋立人 总编·《中华本草》8册29引《独行方》)

★ 18. **治腹水**:取新鲜葱白10根,加芒硝10克。共捣成泥,敷患者腹部神阙穴,上盖塑料薄膜及纱布,用橡皮膏固定以防药液外流和敷药脱落,每日1次。敷药前先以酒精棉球擦净脐部污垢,以利药物吸收,天冷时可将药料加温后再敷。一般敷药后半小时即生效。劳如玉用上方治疗腹水42例,用药后14例尿量明显增加,腹胀消失;26例尿量增加,腹胀减轻,2例无效。(王辉武 主编·《中药临床新用》592)

★ 19. **治头目重闷疼痛**:用葱叶插入鼻内二三寸并耳内,气通即便清爽也。(宋立人 总编·《中华本草》8册29引《纲目》)

★ 20. **治赤白痢**:葱一握。细切,和米煮粥,空心食之。(江苏新医学院 编·《中药大辞典》下册2317引《食医心镜》)

★ 21. **治蛲虫病**:葱白,每30克加水100毫升,微火煮烂,过滤备用。于傍晚或临睡前灌肠。剂量为4~5岁10毫升,6~7岁15毫升。治疗后的第3日、第7日以棉拭漂浮法检查虫卵。治疗116例,阴转86例,阴转率74.1%,且对年龄较小的儿童效果较好。(宋立人 总编·《中华本草》8册28)

★ 22. **治疔毒**:葱白、蜂蜜。用法:共捣敷患处。(沈洪瑞 主编·《重订十万金方》361)

★ 23. **治疔**:蜂蜜一两,葱心七个。同熬,滴水成珠,摊绢帛上贴。(宋立人 总编·《中华本草》8册30引《本草原始》)

★ 24. **治代指**:姜黄、葱叶,煮沸渍之。(宋立人 总编·《中华本草》8册29引《千金要方》)

★ 25. **治发背**:葱白七个,桃仁七个去皮尖。用法:捣如泥,蜜调。用纸七层包裹贴患处。(沈洪瑞 主编·《重订十万金方》395)

★ 26. **治痈疖肿硬无头,不变色者**:米粉四两,葱白一两(细切)。同炒黑色,杵为细末。每用,看多少,醋调摊纸上,贴病处,一伏时换一次,以消为度。(宋立人 总编·《中华本草》8册27《外科精义》)

★ 27. **治臁疮**:大葱白头一个,蜂蜜一两,共捣一处,敷于患处。(中医研究院革命委员会 编·《常见病验方研究参考资料》403)

★ 28. **治一切无名肿毒,或破溃或未破溃均可敷之。亦能消散,亦能化腐生肌止疼**:大葱白三根,好白蜜二两,白矾一钱,甘遂三钱。共捣如泥。量患处大小,摊布上贴之。(沈洪瑞 主编·《重订十万金方》379)

★ 29. **治手掌脱皮**:葱须100克,柳枝100克,花椒100克。用法:将上药放砂锅内加水500毫升,用慢火熬十几分钟,然后用药液洗手,一直洗到药液凉了为止。说明:坚持用药,一般7天即可治愈。(王富春 段明鲁 主编·《葱姜蒜治百病》144)

★ 30. **治痔正发疼痛**:葱和须,浓煎汤,置盆中坐浸之。(江苏新医学院 编·《中药大辞典》下册2317引孟诜《必效方》)

★ 31. **治阴茎肿大**:鲜大葱叶内带黏性的汁液。用法:将葱叶剖开,将内有黏液的一面包扎阴茎2小时,约4小时后即愈。(王富春 段明鲁 主编·《葱姜蒜治百病》105)

★ 32. **治阴囊肿痛**:葱白、乳香捣涂。(宋立人 总编·《中华本草》8册27引《纲目》)

★ 33. **治毛囊炎**:大葱白(根部以上)、芝麻油各适量。用法:将芝麻油加热起泡冒烟,倒晾凉,用葱白蘸香油涂于患处,每次20~30分钟,连涂3日有奇效。说明:本方治毛囊炎症,具有解毒清热、散肿之功效。(王富春 段明鲁 主编·《葱姜蒜治百病》138)

★ 34. **治荨麻疹**:葱白(切碎)15条,水煎热服。风寒型加荆芥10克,甘草3克;风热型加大青叶、连翘各15克。外用葱白(切碎)20条水煎局部热敷。共治疗100例(风寒型62例,风热型38例)全部治愈。用药1天23例,2天32例,3天28例,4天12例,5~8天5例。随访初次发病的2例,多次发病复发的5例。(宋立人 总编·《中华本草》8册27)

★ 35. **治磕打损伤,头脑破骨及手足骨折或指头破裂,血流不止**:葱白捣烂,焙热封裹损处。(宋立人 总编·《中华本草》8册27引《日用本草》)

★ 36. **治跌打损伤,外伤出血,疼痛不止**:鲜葱叶煨热,剥开敷患处,连续热敷。(宋立人 总编·《中华本草》8册29)

★ 37. **治耳聋**:大葱汁2滴。用法:将葱汁滴入耳内。说明:本方具有散瘀开窍之功效。主治:外伤瘀血结聚而致耳聋。(王富春 段明鲁 主编·《葱姜蒜治百病》158)

★ 38. **治虫入耳**:葱汁适量,用汁灌耳,虫即出。说明:虫出后,应用清洁的水冲洗耳道。(王

富春 段明鲁 主编·《葱姜蒜治百病》159)

★ 39. **治产后尿潴留2方**

①大葱1000克去根及叶,留白,剁成粗末,放锅内炒热,布包热敷于脐下小腹部,以尿通为度。治疗产后尿闭20例,1次痊愈者17例,2~3次痊愈者3例(为尿通后仍排尿不畅、不净者)。总有效率为100%。(宋立人 总编·《中华本草》8册27)

②生葱白250克切碎,樟脑粉0.2克混合捣糊状,敷于脐及下腹膀胱区。陈换松等用上方治疗产后尿潴留20例,1~3小时后尿即排出。(王辉武主编·《中药临床新用》593)

★ 40. **治阴痒**:大葱5根,火硝6克。用法:水煎熏洗阴部。说明:临床特征为外阴及阴道瘙痒不堪,甚则痒痛难忍,坐卧不安,有时可波及肛门周围;还可治阴痛。(王富春 段明鲁 主编·《葱姜蒜治百病》118)

★ 41. **治急性乳腺炎(瘀乳期)**:症见乳房肿痛,局部发红,压痛明显,质硬,无波动感,扪之灼热,可伴有发热。葱白450克。先取上药200克,煎汤熏洗乳房20分钟。再用上药250克,捣烂如泥敷患处,每天2次。据邹伟等报道,应用本方治疗30例,发均在一天内就诊,用药1天内症状消失者21例,2天内症状消失者9例。(薛建国 李缨 主编·《实用单方大全》21)

★ 42. **治急性乳腺炎**:用新鲜葱白与半夏捣烂如泥,捏成拴子塞入患乳对侧的鼻孔中,经20分钟左右除去,每日1~2次。另用生姜(或干姜)的浓煎液,盛入小玻璃瓶内,抽出空气,利用负压,在炎性肿块及周围拔罐,每次用5~10个瓶吸在患乳上。治疗早期急性乳腺炎130例,有效率达96.9%。如局部炎症明显、腋窝淋巴结肿大,且全身有畏寒、发热症状者,宜同时服用清热解毒剂;如脓肿已形成,则必须切开排脓,本法无效。(宋立人 总编·《中华本草》8册28)

★ 43. **治乳痈**:取葱白1根,生南星1克,混合捣烂为丸,用药棉包裹,浸冷开水后填塞患者鼻前庭,乳痈发于左侧,塞其右鼻,发于右侧,塞其左鼻,每天2次,2天为1疗程。钟启良等用上方治疗乳痈23例,全部有效,其中显效19例,有效4例。(王辉武 主编·《中药临床新用》592)

★ 44. **治乳痈,吹乳**:葱白(连根)。用法:捣烂,敷乳患处,上用火罐熨葱上一时,汗出即愈;或以葱炒热敷上,冷即换,再炒。(彭怀仁 主编·《中医方剂大辞典》10册154引《仙拈集》卷三)

★ 45. **治小儿感冒**:大葱、香油各适量。用法:葱叶切碎,取葱管中滴出的涎液,再滴入数滴香油,搅匀。用手指蘸油摩擦患儿手足心、头面及后背等处,每日多次。注意勿着凉。功能:降温退热,解毒凉肌。用治风热感冒。验证:据《新中医》杂志介绍疗效颇佳。(良石 主编·《名医珍藏·秘方大全》220)

★ 46. **治初生小儿小便不通**:大葱三钱。用法:水煎。兑乳汁服之,小便立通。(沈洪瑞 主编·《重订十万金方》670)

★ 47. **治初生儿尿闭**:生葱汁一滴。和乳灌下。(中医研究院革命委员会 编·《常见病验方研究参考资料》187)

★ 48. **治小儿遗尿**:葱白7~8根,硫黄50克。用法:共捣烂,睡前敷于肚脐上,连续3夜。说明:本方用治小儿遗尿,具有补阳助火之功效。(王富春 段明鲁 主编·《葱姜蒜治百病》131)

★ 49. **治小儿虚闭**:葱白三根。煎汤,调生蜜、阿胶末服。仍以葱头染蜜,插入肛门。(宋立人 总编·《中华本草》8册27引《全幼新鉴》)

★ 50. **治小儿腹胀**:新鲜葱白10~20根。用法:捣烂后敷于脐部,配合腹部按摩。陈菊玲等用上方治疗小儿腹胀25例,全部有效。(王辉武 主编·《中药临床新用》593)

★ 51. **治小儿秃疮**:冷泔洗净,以羊角葱捣泥,入蜜和涂之。(江苏新医学院 编·《中药大辞典》下册2317引《纲目》)

大蓟(52方)

【药性】味甘、微苦,性凉。归心、肝经。

【功能与主治】凉血止血,行瘀消肿。主治吐血,咯血,衄血,舌上出血,便血,尿血,妇女崩漏,外伤出血,疮疡肿痛,瘰疬,湿疹,肝炎,肾炎。

【用法用量】内服:煎汤,5~10克;鲜品可用30~60克。外用:适量,捣敷。用于止血宜炒炭用。

【使用注意】虚寒出血、脾胃虚寒者禁服。

★ 1. **治急性肾炎及血尿**：鲜大蓟 250 克。用法：水煎服，代茶饮。（易磊 编·《中国秘方大全》159）

★ 2. **治肺痈**：鲜大蓟四两。煎汤，早、晚饭后服。（江苏新医学院 编·《中药大辞典》上册 116）

★ 3. **治肺结核**：大蓟根 100 克。用法：每日 1 剂，分 2 次口服。连服 3 个月。

验案：陈某某，男，5 岁。胸片证实为右上浸润型肺结核。用西药治疗半年多，病情未见好转，咳嗽胸痛、盗汗、消瘦。遂停西药抗结核药，改用干大蓟根 100 克，水煎，日 1 剂，分两次口服，连服 3 个月。拍片复查：结核病灶比原来缩小 1/2 以上。咳嗽、胸痛、盗汗基本消失，体重增加。继用 3 个月，拍片复查，右上肺病灶已完全吸收钙化，血沉降至正常，随访 1 年未见复发。（刘有缘 编著·《一两味中药祛顽疾》17）

★ 4. **治肺热咳血**：大蓟鲜根一两。洗净后杵碎，酌加冰糖半两，和水煎成半碗，温服，日服二次。（江苏新医学院 编·《中药大辞典》上册 116）

★ 5. **治支气管扩张咯血**：鲜大蓟 2500 克。用法：鲜大蓟捣烂，压汁，每次服 200 毫升，每日 2～3 次。验案：某老妇，66 岁，患支气管扩张大咯血，住院两天治疗无效而主动出院。服用鲜大蓟汁 1 天咯血止，随访未再复发，现 80 高龄仍健在。按语：本方为天津市已故名老中医张先五师传秘方。鲜大蓟具有清热、解毒、止血之功，于夏秋季在田间地头采集，洗净即可应用。（刘有缘 编著·《一两味中药祛顽疾》13）

★ 6. **治心热吐血、口干**：大蓟叶及根，捣烂绞取汁，每服一小盏，频服。（江苏新医学院 编·《中药大辞典》上册 116 引《圣惠方》）

★ 7. **治吐血**：大蓟、小蓟、白茅根、大蒜各 10 克。用法：共捣烂如膏，敷脐中。（沈洪瑞 主编·《重订十万金方》89）

★ 8. **治吐血、呕血**：大蓟汁 30 克，生地黄汁 30 克。用法：上药和匀，入姜汁、生蜜少许搅匀，冷服，不拘时候。（吴素玲 李俭 主编·《实用偏方大全》55 引宋代 严用和《重订严氏济生方》）

★ 9. **治吐血、咳血 3 方**

①鲜大蓟一斤。用法：捣烂，用白布包好，榨取药汁（如无鲜者，可用干者一两，研成细末代），加白糖适量，冷开水送服。轻者一剂，重者数剂。备注：据各地报道，本品对吐血、衄血、尿血、便血、九窍出血均可适用。（中医研究院革命委员会 编·《常见病验方研究参考资料》118）

②大蓟一两，水煎服。（中医研究院革命委员会 编·《常见病验方研究参考资料》118）

③大蓟一握，捣汁加开水调服。（中医研究院革命委员会 编·《常见病验方研究参考资料》118）

★ 10. **治吐血、咳血，崩中下血**：大蓟一握，捣烂绞取汁，服半升。（江苏新医学院 编·《中药大辞典》上册 116 引《本草汇言》）

★ 11. **治上消化道出血**：大蓟根 5 两（研细粉），白糖 1 两，香料适量，混匀。每服 3 克，每日 3 次。（＜全国中草药汇编＞编写组 编·《全国中草药汇编》上册 68）

★ 12. **治尿血**：大蓟、小蓟各 15 克。水煎服。（中医研究院革命委员会 编·《常见病验方研究参考资料》191）

★ 13. **治乳糜尿**：大蓟根 30 克。水煎服。（宋立人 总编·《中华本草》7 册 780）

★ 14. **治热结血淋**：大蓟鲜根 30～90 克。洗净，捣碎，酌加开水炖 1 小时，饭前服，日服 3 次。（宋立人 总编·《中华本草》7 册 779）

★ 15. **治细菌性痢疾 3 方**

①鲜大蓟 1 把。用法：捣汁加红、白糖，水冲服。（吴静、陈宇飞 主编·《传世金方·民间秘方》317）

②大蓟研为面。加糖服。（吴静 陈宇飞 主编·《传世金方·民间秘方》317）

③大小蓟 50 克（阴干的），水煎服。（吴静 陈宇飞 主编·《传世金方·民间秘方》317）

★ 16. **治各种疖肿初起，红热疼痛者**：鲜大蓟 20 克。用法：洗净捣烂如泥。外敷患处，每日换药 1 次。功能：解毒凉血，消痈止痛。注意事项：大蓟最大剂量可用到 30 克。（阳春林 葛晓舒·《湖南省中医单方验方精选·外科》上册 59）

★ 17. **治热结瘰疬**：大蓟根一斤，捣罗为散。每服三钱匕。食后温酒调下，日再服。（宋立人

总编·《中华本草》7 册 780 引《圣济总录》)

★ 18. **用于结核于项左右,或栗子疮红肿溃烂出脓久不收口**:用独根大蓟,不拘多少,或煮水牛肉,或猪肉,或单用,煨点水酒服。外用新鲜大蓟捣烂,入发灰、儿茶、血竭同拌,敷疮口,生肌。(滕佳林 米杰 编著·《外治中药的研究与应用》137 引《滇南本草》)

★ 19. **治疔疖疮疡,灼热赤肿**:大蓟鲜根,和冬蜜捣匀,贴患处,日换二次。(宋立人 总编·《中华本草》7 册 780)

★ 20. **治阑尾炎**:鲜大蓟(打碎,绞汁)一杯。用法:将大蓟汁一杯,加蜜少许服,1 日 2~3 次,至热退炎消为止。(中医研究院革命委员会 编·《常见病验方研究参考资料》273)

★ 21. **治阴茎肿胀验案**:林某某,男,5 岁,阴茎肿胀,色如水晶发亮,茎头已弯扭,小便不畅,疼痛行走不便,哭闹无休,查无他因,诸药用之无效。遂以大蓟根捣细绞汁盛碗中,待其成膏状后,敷在阴茎上,外用布包,即觉痛止,1 天后肿消,溲畅,茎头弯扭亦恢复正常。(杨鹏举 主编·《中医单药奇效真传》366)

★ 22. **治痱子痒痛**:大蓟不拘多少。用法:煎水洗。(沈洪瑞 主编·《重订十万金方》334)

★ 23. **治荨麻疹**:新鲜大蓟 100 克(干品减半)。水煎服,日 2 次。(孟凡红 等·《单味中药临床应用新进展》116)

★ 24. **治荨麻疹属风热型者**:鲜大蓟适量。刮去表皮并抽心,留中间层为药用。每次 100 克,水煎服。小儿酌减。服药期间禁食辛臭及刺激性食物。据报道,治疗 44 例,痊愈 42 例,无效 2 例,总有效率为 95.5%。(薛建国 李缨 主编·《实用单方大全》302)

★ 25. **治带状疱疹 3 方**

①大蓟、小蓟、鲜牛奶适量。将大小蓟放在鲜牛奶中,泡软后,共捣成膏,外敷。(宋立人 总编·《中华本草》7 册 780)

②大蓟、小蓟各适量。用法:捣汁调茶油抹,或磨烧酒抹。(中医研究院革命委员会 编·《常见病验方研究参考资料》429)

③大蓟 60 克,水煎。得 200~300 毫升过滤去渣的药液,倒入经消毒的换药碗内,涂洗患处。每日 3 次,每次 30~60 分钟。(滕佳林 米杰 编著·《外治中药的研究与应用》138)

★ 26. **治漆疮**:大蓟鲜根一握。洗净,加些桐油捣烂,用麻布包,炖热,绞汁,涂抹,日三四次。(宋立人 总编·《中华本草》7 册 780)

★ 27. **治肌肉注射致硬结**:大蓟适量,研粉,与淀粉按 1:1 的比例拌匀,加开水适量调成糊状。将药糊平铺于 3~4 层纱布块上,待温度降到 40℃时敷于患处,纱布外盖油纱布或塑料薄膜,以防干结。一般 6~8 小时后更换新品。据潘淑敏等报道,应用本方治疗 500 余例,经 2~8 次换药后,硬结软化、消失,疼痛消失,无 1 例失败,治愈率为 100%。(薛建国 李缨 主编·《实用单方大全》302)

★ 28. **治烧烫伤 2 方**

①用鲜大蓟根,以冷开水洗净后,捣烂。包麻布炖热,绞汁,涂抹。每日 2~3 次。(滕佳林 米杰 编著《外治中药的研究与应用》137。)

②鲜大蓟根,洗净切细,捣烂取汁与食用菜油按比例调成糊状,装瓶备用。治疗时以此糊剂涂抹患处,聂德伦用上方治疗Ⅰ~Ⅱ℃烧烫伤患者 182 例,均在 10~30 天内痊愈。并有疗程短、止痛好、无感染、无疤痕之优点。(王辉武 主编·《中药临床新用》42)

★ 29. **治烧烫伤验案**:某患者,因将沸汤倾于两下肢,立起水泡,部分表皮脱落,先急用陈猪油搽抹,病势不减,再用龙胆紫、硼酸软膏、磺胺类软膏治疗半月,效果不佳。余嘱取大蓟鲜根,不拘多少洗去泥土,捣细用纱布绞汁滤净,盛放碗中,其汁紫红色,过一两个小时,成灰色似胶冻,用新鲜药汁敷患处或捣烂不绞汁敷用,药已干燥随即更换,日 4~5 次,施用 2~3 日,肿退痛止结痂,1 周后痊愈。(杨鹏举 主编·《中医单药奇效真传》345)

★ 30. **治跌打损伤,瘀血作痛**:大蓟汁,和热酒饮。(江苏新医学院 编·《中药大辞典》上册 116 引《本草汇言》)

★ 31. **治外伤出血**:大蓟根,研成极细末,敷患处。(宋立人 总编·《中华本草》7 册 779)

★ 32. **治腰肌扭伤**:大蓟根 15 克,红花 9 克,鬼针草 15 克,毛姜 9 克,桃仁 9 克。水煎服。(宋立人 总编·《中华本草》7 册 780)

★ 33. **治鼻窦炎**:鲜大蓟根 90 克,鸡蛋 2~3 个。2 味同煎,吃蛋喝汤。忌吃辛辣等刺激性食物。(宋立人 总编·《中华本草》7 册 780)

★ 34. **治鼻血**：大蓟一两，相思子半两。上二味，粗捣筛，每服三钱，水一盏，煎至七分，去渣，放冷服。（宋立人 总编·《中华本草》7册779引《圣济总录》）

★ 35. **治九窍出血**：大蓟一握，绞取汁，好酒半盏，调和顿服。如无鲜者，即捣干者为末，凉水调三钱服之。清晨头一吊水噀（音：喷）面即止。（清·王梦兰 纂集·《秘方集验》22）

★ 36. **治牙痛，口腔糜烂**：大蓟根30克。煎汤，频频含漱。（宋立人 总编·《中华本草》7册780）

★ 37. **治舌上出血：【清心散】** 大蓟一握。研绞取汁，以酒半盏调服，如无生汁，只捣干者为末，冷水调下三钱匕，兼治大衄。（宋立人 总编·《中华本草》7册779《圣济总录》）

★ 38. **治崩漏**：鲜大蓟（采无花时的苗）一握。用法：去根浓煎，空腹温服。（中医研究院革命委员会 编·《常见病验方研究参考资料》333）

★ 39. **治妇人血崩：【固经散】** 大蓟根不拘多少（烧存性）。用法：上为末。空心以好热黄酒调下。（彭怀仁 主编·《中医方剂大辞典》6册353引《鲁府禁方》卷三）

★ 40. **治功能性子宫出血，月经过多**：大蓟、小蓟、茜草、炒蒲黄各3钱，女贞子、旱莲草各4钱。水煎服。（《全国中草药汇编》编写组 编·《全国中草药汇编》上册68）

★ 41. **治产后流血不止**：大蓟、杉木炭、百草霜各5钱。水煎2次分服，每日1剂。（《全国中草药汇编》编写组 编·《全国中草药汇编》上册68）

★ 42. **治产后小便出血：【地黄蓟饮】** 大蓟250克，生地黄250克。用法：上药同捣绞汁。每服30毫升，温水下。（吴素玲 李俭 主编·《实用偏方大全》530引 明《普济方》）

★ 43. **治妇女干血劳或肝劳**：恶寒发热，头疼，形体消瘦，精神短少。新鲜大蓟二两，黄牛肉四两。共入罐内煮烂，天明吃毕后，复熟睡，忌盐。（宋立人 总编·《中华本草》7册780引《滇南本草》）

★ 44. **治乳腺炎2方**

①取鲜大蓟根块去泥洗净，阴干。捣烂取其汁液，加入20%的凡士林搅拌，待30分钟后即自然成膏。乳房发炎期用上药膏涂在消毒纱布上贴于患部，4～6小时换药1次；乳房化脓期先行局部切口引流，再敷药膏，4小时换药1次，3天后改6小时换药1次。共治疗29例，其中发炎期27例，化脓期2例，结果23例局部初期炎症2～3天治愈，4例硬结红肿者5天痊愈，2例化脓期者1星期治愈。（宋立人 总编·《中华本草》7册781）

②大蓟根、夏枯草根、白茅根（均为鲜品）各等分。取适量捣烂为泥，做成2～3厘米厚之饼状敷患处（直径以超过硬块4～5厘米为宜）。盖上塑料纸，固定，每日换药1次，重证每日换药2次。（宋立人 总编·《中华本草》7册779）

山楂（121方）

【药性】味酸、甘，性微温。归脾、胃、肝经。

【功能与主治】消食积，化滞瘀。主治饮食积滞，脘腹胀痛，泄泻痢疾，血瘀痛经、经闭，产后腹痛、恶露不尽，疝气或睾丸肿痛，高血压，高脂血症等。

【用法用量】内服：煎汤，3～10克；或入丸、散。外用：适量，煎水洗或捣敷。

【使用注意】脾胃虚弱者及孕妇慎服。

★ 1. **治原发性高血压**：鲜山楂。用法：洗净后，去子、切片，盛入杯中，加入茶叶一起冲泡，也可以干山楂片代用。[（日）水嶋昇 著 公孙毅 译·《单味草药巧治病》190]

★ 2. **治高血压4方**

①大果山楂60克（鲜品100克）。用法：上药洗净切片，加水煎煮1小时，滤取药液，代茶徐徐饮之，每日1剂。功效主治：活血化瘀，降脂降压。主治高血压病、高脂血症。久服有效。医师嘱咐：胃酸过多及妇女月经量多者忌服。孕妇不宜服。（刘道清 主编·《中国民间神效秘方》353）

②**【山楂荷叶茶】**生山楂50克，荷叶15克，蜂蜜50克。用法：前二味共放锅中，加水1000毫升，用火煎煮至300毫升左右，滤去药渣，加入蜂蜜，倒入保温杯中代茶饮用，每天1剂。山楂、

荷叶均有扩张血管及降低血压、血脂的作用,又具有减肥的功效,对高血压、高血脂、冠心病兼身体肥胖者尤为适宜。(黄芳·《中国中医药报》2008年4月11日第7版)

③山楂30克,菊花10克,茶叶10克。用法:将3味同放茶壶中,用沸水冲沏。每日1剂,代茶常饮。功能:清肝降压,降脂化瘀,适用于高血压、冠心病及高血脂患者。(黄芳·《中国中医药报》2008年4月11日第7版)

④山楂、罗布麻、五味子各适量。用法:开水冲泡代茶饮。(杨建宇 等 主编·《灵验单方秘典》62)

★ 3. **治高血压头痛、暑热口渴:**取山楂15克,鲜荷叶50克。用法:煎水代茶常饮。[(日)水嶋昇 著 公孙毅 译·《单味草药巧治病》190]

★ 4. **治高血脂2方**

①生山楂适量。用法:研成细末,每次15克,每日3次,1个月为1个疗程。[(日)水嶋昇 著 公孙毅 译·《单味草药巧治病》190]

②鲜山楂、瘦猪肉各250克。用法:先将山楂洗净去核,加水煮烂,加糖煮成山楂酱。另外,将瘦猪肉切块,入油锅中翻炒,再加入山楂酱即成。佐餐食用。(杨建宇等 主编·《灵验单方秘典》55)

★ 5. **可降低血清胆固醇:山楂50克,毛冬青100克。**用法:水煎分2次服。(《中国中医药报》2008年10月9日)

★ 6. **有软化血管、降压降脂作用2方**

①山楂、丹参各10克,麦冬5克。用法:水煎代茶饮。(《中国中医药报》2008年10月9日)

②鲜山楂10个打碎,加糖30克。用法:泡水代茶饮。(《中国中医药报》2008年10月9日)

★ 7. **治冠心病2方**

①生山楂50克。用法:洗净,除去果柄、果核,放在锅内加适量清水,煎煮至七成熟,水将耗干时加入蜂蜜,再以小火煎煮到熟透,收汁即可服用。(杨建宇等 主编·《灵验单方秘典》53。)

②山楂15克,毛冬青6克。用法:水煎服,每日1剂,分2~3次温服。(杨建宇等 主编·《灵验单方秘典》52)

★ 8. **治冠心病,属气滞血瘀:**鲜山楂1000克,桃仁60克,蜂蜜250克。用法:山楂拍碎与桃仁水煎2次,去渣后加入蜂蜜,隔水蒸1小时,冷却后装瓶备用。每日2次,每次1匙。功能:活血行气,化瘀止痛。方解:山楂行气散瘀止痛;桃仁活血化瘀止痛;蜂蜜益气健脾,滋阴润燥。三药合用,共奏活血行气,化瘀止痛之功。注意事项:饭后开水冲服。(易法银 喻斌主编·《湖南省中医单方验方精选·内科》中册878)

★ 9. **治冠心病合并高血压:**生山楂、菊花各15~20克。用法:水煎或开水冲服,每日1剂,不限量,代茶饮用。(杨建宇等 主编·《灵验单方秘典》52)

★ 10. **治冠心病心绞痛,高甘油三酯血症:【玉楂冲剂】**玉竹、山楂。用法:冲剂。每服1袋,1日2~3次。功能:降低甘油三酯。(彭怀仁 主编·《中医方剂大辞典》3册109)

★ 11. **治心痛:**野山楂12克。用法:加水煎服,每日1剂,分2~3次温服,连服数日。或用山楂肉随时咀嚼服用。(杨建宇等 主编·《灵验单方秘典》52)

★ 12. **治肝炎:**山楂粉。用法:每次3克,每日服3次,口服10天为1个疗程。杨健萍用上方治疗急性病毒性肝炎36例,迁延性慢性肝炎34例,共服药2~4个疗程。其中病毒性肝炎痊愈30例,好转3例;迁延性慢性肝炎痊愈26例,好转4例。服药后有较好的降谷一丙转氨酶的作用,并对肝大、黄疸、疼痛症状有明显的疗效。(王辉武 主编·《中药临床新用》54)

★ 13. **治慢性肝炎:**山楂15克。用法:煎水,用蜂蜜冲服。每日1次,连服7~10日。(杨建宇 等主编·《灵验单方秘典》97)

★ 14. **治肾盂肾炎:**山楂90克。用法:为1日量,水煎,分3次服,连服7日。据报道,用上方治疗急性肾炎45例,痊愈34例,好转7例;治疗慢性肾炎60例,痊愈42例,好转18例;服药2~4小时后产生利尿作用,10例伴有高血压的患者血压也降至正常,并有较好的预防作用。(王辉武 主编·《中药临床新用》55)

★ 15. **治阴虚阳亢、头痛眩晕,亦用于高血压、高脂血症:【山花晶冲剂】**山楂(炒)150克,菊花、枸杞子各75克。用法:制成颗粒剂。口服,每次20克,每日3次。功效:滋补肝肾,清肝明目。(孙世发 主编·《中医小方大辞典》765引《部颁标准》)

★ 16. **治肥胖症**：鲜山楂 30 克。用法：将鲜山楂洗净，捣烂去子，加水煮沸 50 分钟，连汤共食之，1 次服完，每日 2 次。功效主治：活血化瘀，消食化积。主治肥胖症。久服有效。医师嘱咐：胃酸过多者忌服。孕妇慎服。（刘道清 主编·《中国民间神效秘方》490）

★ 17. **治胸痛**：山楂 10 克，黑豆叶 20 克，柴胡 12 克。用法：水煎服，每日 1 剂，分 2－3 次温服。（杨建宇等 主编·《灵验单方秘典》114）

★ 18. **消食、健脾胃，小儿尤益：【山楂丸】**山楂（蒸熟，去核）。用法：捣烂，蜜糖为丸。白汤送下，不拘时候。（彭怀仁 主编·《中医方剂大辞典》1 册 1013 引《良朋汇集》卷一）

★ 19. **治食积脾弱，腹胀食少，大便溏泻**：山楂、白术各 120 克，神曲 60 克。用法：共研细末，水泛为丸，梧子大。每服 6 克，白汤下。（周凤梧·《古今药方纵横》388）

★ 20. **治胃痛及慢性胃炎**：猪肚 1 具，山楂片 30 克，冰糖 50 克。用法：将猪肚洗净，切成条状，和山楂片一同加水用小火炖煮，猪肚熟后，放入冰糖加热溶化，食猪肚饮汤，分顿随量食用。（杨建宇 等 主编·《灵验单方秘典》78）

★ 21. **治急性胃肠炎验案**：张某，40 岁，农民。1982 年 7 月患急性胃肠炎。病者肠鸣腹痛，吐泻频作，吐物酸臭，西医予输液并用抗生素无效，切脉滑数，舌苔黄腻。证属暑湿秽浊郁遏中焦。余以焦山楂 75 克煎汤，白砂糖 50 克冲服，并饮茶杯余。1 剂病减大半，2 剂痊愈。（黄国健等 主编·《中医单方应用大全》386）

★ 22. **治胃痛**：山楂 30～40 克（鲜山楂 60 克），粳米 100 克，白砂糖 10 克。用法：水煎山楂，取汁入粳米煮粥，调入砂糖服食。（杨建宇等 主编·《灵验单方秘典》79）

★ 23. **治一切食积**：山楂四两，白术四两，神曲二两。用法：上为末，蒸饼丸，梧子大，服七十丸，白汤下。（江苏新医学院 编·《中药大辞典》上册 171 引《丹溪心法》）

★ 24. **治饭后肚疼**：山楂肉 15 克，香附 15 克。用法：上药研为细末，服之即愈。（吴素玲 李俭 主编·《实用偏方大全》150 引清《经验良方全集》）

★ 25. **治诸滞腹痛**：山楂一味煎汤饮。（江苏新医学院 编·《中药大辞典》下册 171）

★ 26. **治肚腹疼痛不止**：山楂七个，白豆蔻七个，砂仁七个。用法：共捣为末。白开水送下。（沈洪瑞 主编·《重订十万金方》114）

★ 27. **治因油腻引起消化不良、脘腹胀闷者**：山楂 24 克，炒麦芽 15 克，神曲、炒莱菔子各 9 克。用法：每日 1 剂，水煎服，以 1 周为 1 个疗程。（《中国中医药报》2010 年 11 月 19 日）

★ 28. **治食肉不消**：山楂肉四两，水煮食之，并饮其汁。（江苏新医学院 编·《中药大辞典》上册 171）

★ 29. **治鱼肉食积**：山楂炭。用法：研末为丸，每次 12 克，数次即愈。（杨建宇等 主编·《灵验单方秘典》70《济生方》）

★ 30. **治肉积发热**：山楂肉（姜汁炒）一两，连翘仁、黄连（姜汁炒）各五钱。另用阿魏一两，醋煮糊丸麻子大。每服 20～30 丸，食前沸汤下。（宋立人 总编·《中华本草》4 册 130 引《张氏医通》）

★ 31. **治胸膈痞闷，停滞饮食：【宽中丸】**山楂不拘多少。用法：上药蒸熟，晒干，研为末，做丸服用。（孙世发 主编·《中医小方大辞典》149 引《丹溪心法附余》卷三）

★ 32. **治胸膈胀满，痰黏气促**：山楂 5 钱，莱菔 3 钱。用法：水煎。每日 1 剂，分 2 次服。功能：消食化痰，降气除胀。（易法银 喻斌 主编·《湖南省中医单方验方精选·外科》下册 1879）

★ 33. **消食积，化宿滞，行结气，疗㿗疾，健胃开膈，消痰块、血块：【山楂粥】** 山楂肉（去核，研细末）一两，桂皮（研细末）一钱。用法：长流水一升同和煮沸，糯米粉量人作粥。和蜜服。（彭怀仁 主编·《中医方剂大辞典》1 册 1013 引《济众新编》卷七）

★ 34. **治呃逆验案**：李某，女，28 岁，工人。饱餐后连续呃逆 3 天不止，曾口服镇静药及针灸治疗无效，十分痛苦。1982 年 5 月 7 日就诊，经口服山楂丸后约 2 分钟，呃逆即止，未再发。治疗方法：山楂丸（天津达仁堂制药厂生产）2 丸，1 次口服，需细嚼慢咽，可饮少量温开水。一般服后即愈。（黄国健等 主编·《中医单方应用大全》385）

★ 35. **治顽固性呃逆**：生山楂适量。用法：捣烂挤汁。成人每次 15 毫升，每天 3 次，口服。据段群落等报道，应用本方治疗 85 例均获良效。

一般服用1天即可见效,未愈者继续服用,不超过3天即愈。(薛建国 李缨 主编·《实用单方大全》268)

★ 36. **治久咳不愈,痰多而黏:**山楂去籽、雪花梨去皮去核,与冰糖适量浸入冷水后煮熟连汁服下,每日1次,有奇效。(楼锦英 编著·《中药临床妙用锦囊》67)

★ 37. **治呕吐,伤肉食引起的呕吐:**山楂适量。用法:炒炭研末,水煎。每次服4钱,每日3次。功能:消食导滞,降逆止呕。(易法银 喻斌 主编·《湖南省中医单方验方精选·内科》中册1155)

★ 38. **治吐血验案:**邑张某家贫佣力,身挽鹿车运货远行,因枵腹努力太过,遂致大口吐血。卧病旅邸,恐即不起。意欲还里,又乏资斧。乃勉强徒步徐行,途中又复连吐不止,目眩心慌,几难举步。腹中觉饥,怀有干饼,又难下咽。偶拾得山楂十数枚,遂和干饼食之。觉精神顿爽,其病竟愈。盖酸者能敛,而山楂则酸敛之中兼有化瘀之力。与拙拟补络补管汤之意相近,故获此意外之效也。(黄国健等 主编·《中医单方应用大全》385引《医学衷中参西录》上册75)

★ 39. **治慢性腹泻:**山楂炒焦。用法:研成细末。每次服6克,每日3次,白糖水冲服。(郭旭光·《中国中医药报》2011年2月21日)

★ 40. **治脾虚泄泻:**山楂肉250克,炒白术120克,炒怀山药120克。用法:山楂肉蜜蒸,晒干,三药共为细末,炼蜜为丸,如梧桐子大。每服70丸,米饮汤下。(吴素玲 李俭等 主编·《实用偏方大全》128引《寿世编》)

★ 41. **治水泻:**生山楂9克,石榴皮4.5克。用法:共研细末,分2次用红糖冲开水送服。(吴静陈宇飞 主编·《传世金方·民间秘方》46)

★ 42. **治痢疾初得:**用山楂一两,红白糖各五钱,好毛尖茶钱半,将山楂煎汤,冲糖与茶叶在盖碗中,浸片时,饮之即愈。(张锡纯 著·《张锡纯医学全书之二·中药亲试记》147)

★ 43. **治痢疾3方**

①**【山楂饮】**山楂120~150克,糖等量。红痢用红糖,白痢用白糖,红白痢用红白糖各等分。用法:将山楂放锅中用文火炒至微发黑色,随即将糖放锅中再炒,至糖微糊时,加开水600毫升再熬,煎成300~400毫升。每日1剂,分3次温服。(彭怀仁 主编·《中医方剂大辞典》1册1013)

②生山楂30~50克,水煎加食糖适量。每次少则服150毫升,多则可服500毫升。一般1次即可止痛止泻。孕妇慎用,泻止则停服。疗效:我用此方50年来治痢数百例,均霍然痊愈。经反复验证,本方确有温脏止痛、止泻之功,对多种原因所致的腹泻及菌痢均有奇效。(史书达 编著·《中国民间秘验偏方大全》上册21)

③山楂、乌梅、米壳各三钱。用法:水煎服。(沈洪瑞 主编·《重订十万金方》91)

★ 44. **治红白痢疾:**山楂二两,乌梅五钱,红白糖一两。用法:水煎服,多煎代茶饮之。(沈洪瑞主编·《重订十万金方》97)

★ 45. **治日久泄痢:**山楂(炒焦)三钱,米壳(醋炒去蒂)三钱。用法:水煎温服,白糖为引。(沈洪瑞 主编·《重订十万金方》92)

★ 46. **治痢疾,初痢气滞者宜:**焦山楂二两,炒莱菔子五钱。用法:红痢疾用白糖一两,白痢疾用红糖一两,红白痢疾用红白糖各半两,将上二药水煎顿服。(沈洪瑞 主编·《重订十万金方》102)

★ 47. **治红白痢疾:**山楂末。滚汤调砂糖服。(陆锦燧 辑·《鲟溪秘传简验方》112)

★ 48. **治饮食伤脾,久痢纯血:【家秘独胜散】**山楂肉500克。用法:研细末。滚白汤调服。(彭怀仁 主编·《中医方剂大辞典》8册832引《症因脉治》卷四)

★ 49. **治水泻不止,红白痢疾,霍乱吐泻:【楂糖散】**山楂(炒黑)。用法:上为细末。每服三钱,调砂糖五钱,滚汤调匀食之。(彭怀仁 主编·《中医方剂大辞典》7册389引《仙拈集》卷一)

★ 50. **治痢疾赤白相兼:**山楂肉不拘多少。用法:炒研为细末,每服一二钱,红痢蜜拌,红白相兼,蜜砂糖各半拌匀,白汤调,空心下。(江苏新医学院 编·《中药大辞典》下册71引《医钞类编》)

★ 51. **治细菌性痢疾3方**

①山楂60克。用法:炒焦时离火,加白酒50毫升搅匀,再炒至酒干,加水约200毫升煎15分钟,去渣加红糖60克再煎1沸,日1剂,趁温顿服。周见远用上方治疗菌痢100例,效果满意,一般1剂即可。(王辉武 主编·《中药临床新

用》54）

②生山楂30克，萹蓄30克，红糖30克，白糖50克。用法：先将生山楂、萹蓄水煎取汁，然后加入红糖、白糖溶化。每日服3次，治疗急性细菌性痢疾。（牛忻群·《中国中医药报》2011年3月3日）

③生山楂15克，熟山楂15克。为1天量，煎水代茶，趁热饮用。服时可根据大便颜色酌情于汤药中加糖：白痢加红糖，红痢加白糖，红白痢加红白糖各适量同服。据孙信元报道，应用本方治疗菌痢65例，全部治愈。（薛建国 李缨 主编·《实用单方大全》267）

★ 52. **治痢疾验案4例**

①金某某，男，39岁，工人。因腹泻2天于9月14日来诊。呈脓血便，伴里急后重、腹痛。查大便常规：红细胞（卌），白细胞（卌），巨噬细胞（卌）。大便培养为福氏痢疾杆菌。诊断为急性菌痢。治疗方法：焦山楂120克，水煎服，每天1剂。给山楂3剂，服药后，临床症状明显好转，大便次数明显减少，外观有脓不带血。继服焦山楂3剂后，临床症状完全消失，大便每天1次，大便化验：黄软，镜检（一），大便培养转阴性，共服焦山楂6剂，治愈。（杨鹏举 主编·《中医单药奇效真传》81）

②孙某某，男，58岁。发病1天，发热，腹痛，里急后重，日解脓血便30余次，镜检：红细胞15～20，脓细胞满视野，诊断为急性菌痢。嘱用山楂2两，红糖2两，白酒1两，将山楂置文火炒略焦时，离火加酒搅拌，再置火炒至酒干 即可。服时将焦山楂加水1碗（约200毫升）煎15分钟，去山楂加入红糖再煎至沸，趁温服下。服药1剂，脓血便消失。镜检：脓细胞消失。（杨鹏举 主编·《中医单药奇效真传》81）

③刘某，男，21岁。1990年8月20日就诊。腹痛里急，便脓血1天，伴发热恶寒，恶心纳呆，全身乏力。大便日下10余次，舌红，苔黄腻，脉滑数，经便检、血检确诊为“急性菌痢”。用生山楂60克，茶叶5克，水煎服，1剂止，3剂愈。（杨鹏举 主编·《中医单药奇效真传》81）

④李某某，男，32岁。腹痛痢疾，后重异常，服药5天未愈，用山楂150克，红白糖各50克，水煎4次分服，1日服完，2剂治愈。（杨鹏举 主编·《中医单药奇效真传》81）

★ 53. **治肠风：**酸枣并楂肉核烧灰，米饮调下。（江苏新医学院 编·《中药大辞典》上册71引《百一选方》）

★ 54. **治肠风下血：**若用凉药、热药、补脾药俱不效者，独用山楂为末，艾叶煎汤调下，应手即愈。（张锡纯 著·《张锡纯医学全书之二·中药亲试记》147）

★ 55. **治便血及肠风服药不效：【山楂散】**山楂（炒，研）不拘多少。用法：每次9克，艾汤调下。功能：去瘀。加减：血鲜者，酌加山栀子、槐花。（孙世发 主编·《中医小方大辞典》17引《类证治裁》卷七）

★ 56. **治急性尿路感染验案：**李某，女，32岁。1991年3月26日初诊。尿频、尿急、尿痛3天，伴发热，恶寒，腰痛，头痛，口苦口干，乏力。舌红，苔黄腻，脉弦数。体温38℃，尿检：白细胞满视野，红细胞3～5个/视野，蛋白（+），实验室检查：白细胞11×10^9/L，中性0.91，淋巴0.09。诊断为急性泌尿毒症系感染。证属湿热淋证。予生山楂90克，水煎服。1剂热退症减，3剂而愈。（黄国健等 主编·《中医单方应用大全》386）

★ 57. **治乳糜尿验案：**何某某，女，65岁。1983年8月4日初诊。患血丝虫乳糜尿病史19年。经中西药物多方面治疗，但乳糜尿延迟不愈，近月来病情加剧，每溲均作乳糜状，混浊如浆，晨起为甚，无涩痛感。多食油腻则脘腹胀闷，便溏不实，尿浊加深。伴见面目虚浮，四肢酸软，舌质淡，苔白腻，脉细缓。尿液检查：乳白色浑浊，蛋白（+++），乳糜定性（+++），辨证为脾胃气滞，脾不化精，脂膏下流。治以健脾行滞，消导分清。处方单用山楂碾末蜜丸，每天90克，分3次服。服至半月，小便日渐清澈，乳糜尿完全消失。腹胀改善，饮食较佳。晨尿连检多次均为正常。停药随访2年未见复发。（黄国健等主编·《中医单方应用大全》386）

★ 58. **治腿膝疼痛，不能举步：【步利丸】**山楂肉、白蒺藜（蒸晒）各等份。用法：上药研为末，炼蜜为丸，如梧桐子大。每次三钱，白汤送下。（彭怀仁 主编·《中医方剂大辞典》5册433引《仙拈集》卷二）

★ 59. **治腰痛屈而难伸：**山楂末三钱，茶、酒、盐汤随下。（清·王梦兰 纂集·《秘方集验》86）

★ 60. **治老人腰腿痛:**山楂、鹿茸各等分。用法:为末,蜜丸梧子大。每服 9 克,日 2 次。(周凤梧·《古今药方纵横》389 引《本草纲目》)

★ 61. **治积疝:**山楂(炒)一两,茴香(炒)、柴胡(炒)各三钱。酒糊丸,如梧子大,盐汤下六十丸。(宋立人 总编·《中华本草》4 册 130)

★ 62. **治寒湿气小腹痛,外肾偏大肿痛:**茴香、山楂子。上等分。用法:为细末,每服一钱或二钱,盐、酒调,空心热服。(江苏新医学院 编·《中药大辞典》上册 171 引《百一选》)

★ 63. **治溃疡:**取山楂粉与凡士林调成 20% 的软膏,高压消毒后,清洁疮面,涂于患处,纱布覆盖,每日 1 次,至皮肤溃疡面愈合。(李永明 张可堂·《中国中医药报》2011 年 1 月 19 日)

★ 64. **用于软组织闭合性急性损伤和慢性劳损:【舒康贴膏】**山楂核不拘多少。用法:制成贴膏。贴患处。功效:活血,化瘀,止痛。宜忌:局部皮肤破损或过敏者禁用。(孙世发 主编·《中医小方大辞典》175)

★ 65. **治骨折伤口感染溃疡:**山楂片。用法:研极细末,凡士林加热熔化,调成 30% 的软膏,高压消毒,清洁伤口,外涂包扎,每日换药 1 次。马建国等用上方治疗本病,一般 20 天伤口愈合。(王辉武 主编·《中药临床新用》55)

★ 66. **治手指感染验案:**王某,男,36 岁。1987 年 2 月 19 日初诊。右手食指前端红肿痛热 2 天。曾服四环素,症状未减,痛仍如前,经 30% 的山楂膏外敷包扎,每天 1 次,2 天后肿消痛止,屈伸自如。(黄国健等 主编·《中医单方应用大全》387)

★ 67. **治注射感染症验案:**李某,女,35 岁。1987 年 2 月 22 日初诊。右臀部上外侧肌注庆大霉素 5 日后,有一核桃大硬结,略高出皮面,色红,痛不可触。服复方新诺明 3 天,局部多次热敷无效。经 30% 的山楂膏摊于患处包扎,每天 1 次,2 天疼痛大减,6 天后硬结消散而愈。治疗方法:取生山楂研极细粉,凡士林调膏,外敷多种皮肤病变如冻疮、疖肿、疮疡等,疗效极佳。(黄国健等 主编·《中医单方应用大全》387)

★ 68. **治绦虫病:**鲜山楂 1000 克,槟榔 100 克。用法:将鲜山楂洗净,捣烂去核,加水煎煮 1 小时,待温服用。于下午 3 时开始服用,每小时服 1 次,至晚上 10 时服完,晚饭禁食。次日清晨将槟榔加水煮沸 1 小时,煎取药液 150 毫升,1 次服完,卧床休息,随后绦虫即排出。儿童酌减。功效:杀虫消积。医师嘱咐:此为山东潍坊市中医院某老中医献出的家传秘方。据临床观察,治疗绦虫病人 40 例,全部有效。孕妇忌服。(刘道清 主编·《中国民间神效秘方》307)

★ 69. **治面部瘢痕验案:**武某某,男,20 岁,学生。1983 年 3 月,因用手挤面部痤疮感染化脓,治愈后留一瘢痕。1983 年 8 月求治余诊治,经用山楂粉调入黄酒外敷,半月后瘢痕消失,患处皮肤光润如常。(黄国健等 主编·《中医单方应用大全》387)

★ 70. **治冻疮 3 方**

①鲜山楂适量,清水洗净后去核,捣成泥状敷于患处 2 厘米厚,然后用无菌纱布包扎,保持 3 天。溃疡者禁敷。郑万龙用上方治疗复发性冻疮 29 例,27 例敷 1 次痊愈,2 例敷 2 次痊愈,均无任何不适。(王辉武 主编·《中药临床新用》55)

②山楂若干枚,细辛 2 克。取成熟的山楂适量(据冻疮面积大小而定)。用法:用灰火烧烂,捣如泥状。细辛研成细末,合于山楂泥中,摊布于敷料上贴于患处,1 日换药 1 次。一般 4 ~ 5 次即可痊愈。治疗冻疮 60 余例,全部治愈。(李彬之等 主编·《现代中医奇效良方宝典》下册 617)

③山楂 1000 克。局部未溃烂者用山楂 120 克。用法:水 2500 毫升,煎半小时后去渣,温洗患处,每天 1 次,一般 3 天可愈。局部已溃烂者,将鲜山楂捣为糊状,或用干山楂水煎后捣为糊状,外敷患处,每天换药 1 次,7 天可愈。据富力等报道,应用本方治疗 100 余例,治愈率达 90% 以上。(薛建国 李缨 主编·《实用单方大全》270)

★ 71. **治冻疮验案 2 例**

①翟某某,女,20 岁,农民。患者于 1975 年冬两足背和两手背冻疮,局部糜烂,多次治疗不愈。后改用山楂肉外敷,每天 1 次,7 天痊愈。2 年后随访,未见复发。(黄国健等 主编·《中医单方应用大全》387)

②薛某,男,16 岁,1987 年 1 月 6 日就诊。双手背冻伤月余,皮肤已破,有 3 处钱币样大小溃疡面,深约 0.3 厘米,上有黏液脓血附着。以

30%的山楂膏(生山楂研极细粉,凡士林调膏)高压消毒后清洁疮面,外涂包扎,每天1次,7天皮肤敛口变平获愈。(杨鹏举 主编·《中医单药奇效真传》267)

★ 72. **治毛囊炎**:山楂片40克。用法:煎水烫洗患部,每日2次,2日1剂。马建国等用上方治疗毛囊炎,一般4天丘疹即消失。(王辉武 主编·《中药临床新用》55)

★ 73. **治带状疱疹**:取山楂粉与凡士林调成15%的软膏涂于患处,纱布包敷,每日2次至肿胀消退,疼痛消失。(李永明 张可堂·《中国中医药报》2011年1月19日)

★ 74. **治荨麻疹**:焦山楂30克,紫苏15克。用法:上药加水共煎,煮沸15分钟,滤取药液;药渣加水再煎,煮沸40分钟,滤取药液。合并2次药液,分早、晚2次温服,每日1剂。功效:疏风散寒,消食化积。医师嘱咐:孕妇不宜服。(刘道清 主编·《中国民间神效秘方》605)

★ 75. **治疹子干黑危困**:山楂为末,紫草酒煎,调服一钱。(宋立人 总编·《中华本草》4册130引《全幼心鉴》)

★ 76. **治丹毒,风丹**:山楂4两,虫退1两,猪精肉适量。用法:山楂去核,虫退去头足,共研末,同猪精肉蒸,顿服。功能:宣散风热,散瘀消肿。方解:山楂行气散瘀;虫退宣散透疹;猪精肉软坚散结消肿。诸药合用,共奏宣散风热,散瘀消肿之功。(阳春林 葛晓舒·《湖南省中医单方验方精选·外科》上册269)

★ 77. **治棕褐斑验案**:王某,女,23岁,未婚,1990年春,颧颊部发现片状淡褐色色素沉着,即刻前去多家医院治疗,半年未见好转。色素日渐加深,范围扩大到前额和鼻梁,来我院治疗,用生山楂300克研细末,患者先用温水洗面,毛巾揩干,取山楂粉5克,鸡蛋清适量,调成糊状,薄薄覆盖于面部。保留1小时,早晚各1次。2个月后,上述部位色素沉着消失。(杨鹏举 主编·《中医单药奇效真传》375)

★ 78. **治声带息肉、声音嘶哑**:焦山楂24~30克。用法:水煎2次,得汁1500毫升。凉后慢慢服完。服药期间勿大声喊唱,以使声带充分休息。据报道,应用本方治疗10例,均在10~15天内消除息肉,发音正常。(薛建国 李缨 主编·《实用单方大全》271)

★ 79. **治误吞鱼刺**:山楂10克。用法:将山楂研末内服。(刘少林 刘光瑞 编著·《中国民间小单方》21)

★ 80. **治痛经2例**

①山楂30克,向日葵子15克。用法:共炒熟打碎,煎成浓汁,加红糖30克,在经前连服2剂。(吴静 陈宇飞 主编·《传世金方·民间秘方》247)

②山楂炭30克,红糖30克。用法:每日1次,水煎2次服,连服1~2剂。备注:用于气滞血瘀型痛经。民间单方,观察治疗5例,疗效满意。(吴静 陈宇飞 主编·《传世金方·民间秘方》247)

★ 81. **治闭经**:女子至期月信不来,用山楂两许煎汤,冲化红蔗糖七八钱服之即通,此方屡试屡效。若月信数月不通者,多服几次亦通下。(黄国健等 主编·《中医单方应用大全》386引《医学衷中参西录》中册125)

★ 82. **治血瘀闭经**:生山楂240克,红糖300克。用法:将生山楂研为细末,与红糖拌匀,每次取两匙置杯中,热水冲泡代茶饮,趁热服。主治:血瘀闭经,小腹疼痛,面色晦暗,眼圈发黑,唇舌紫暗。疗效:本方有温通血脉,养血活血功能,治疗瘀血闭经,有良效。本方酸甜可口,易于服用,值得推广。(刘有缘 编著·《一两味中药祛顽疾》420)

★ 83. **治痛经验案**:张某,女,28岁。痛经5年,每于经前1~2天腹部疼痛,重则全身出汗,头目眩晕,恶心欲吐,四肢麻木,经量少,色黯有血块。舌淡红,苔薄白,脉弦细。予生山楂60克,红糖10克,水煎服。1剂后腹痛缓解,继服2剂以巩固疗效。后每于月经来潮前服药3剂,连服3个周期而愈。(杨鹏举 主编·《中医单药奇效真传》386)

★ 84. **治产后腹痛7方**

①生山楂30克。用法:煎汁去渣,和入红糖服。治疗产后瘀血留滞腹痛,用量由9克至数10克不等。或以水煎加黄酒(或童便)内服,或山楂研末,以开水或黄酒送服,每服9克。(吴静 陈宇飞 主编·《传世金方·民间秘方》239)

②山楂30克(或生、焦各15克),香附15克。用法:浓煎顿服。(吴静 陈宇飞 主编·《传世金方·民间秘方》238)

③山楂(红糖水炒)18克,延胡索6克,水煎连服数剂。(吴静 陈宇飞 主编·《传世金方·民间秘方》238)

④山楂、牛膝各9克(或加当归)。水煎服。(吴静 陈宇飞 主编·《传世金方·民间秘方》238)

⑤焦山楂15克,苏木9克,浓煎加适量砂糖和酒内服。(吴静 陈宇飞 主编·《传世金方·民间秘方》238)

⑥山楂、艾叶、没药各6克。用法:共煎2次,阵痛时服1次,必要时可再服1次。(吴静 陈宇飞 主编·《传世金方·民间秘方》239)

⑦山楂炭30克,肉桂6克,红糖45克。用法:前2味药共研细末,与红糖掺匀,分作3份,每次1份,用沸水冲开,待温1次服完,每日3次。功效主治:活血化瘀,温中止痛。主治产后腹痛,属于寒凝血瘀者。医师嘱咐:产后腹痛伴高热者忌服。糖尿病患者忌服。(刘道清 主编·《中国民间神效秘方》817)

★ 85. **治产后腹痛验案:**毛某,女,25岁。1980年8月20日初诊。5天前生产,产后自觉少腹疼痛,近日加剧,按之痛甚,症见面色青白,四肢欠温,恶露量少,舌黯红有瘀点,脉弦涩有力。予焦山楂50克,水煎后加红糖服用,服1剂后,症安而愈。(黄国健等 主编·《中医单方应用大全》386)

★ 86. **治产后瘀滞腹痛:**症见少腹疼痛,按之痛甚,面色青白,四肢欠温,恶露量少,舌暗有瘀点,脉弦涩有力。焦山楂30~50克,水煎后加红糖适量,在盖碗中浸泡片刻。分早晚2次口服。据孔令举报道,应用本方治疗116例,均在用药1~4天后治愈。(薛建国 李缨 主编·《实用单方大全》271)

★ 87. **治产后心腹绞痛:【独圣散】**山楂30克,加砂糖冲化服。(周凤梧·《古今药方纵横》390引《医宗金鉴》)

★ 88. **治产后血痛:**山楂60克浓煎汁,入砂糖少许,再煎热服。(杨建宇等 主编·《灵验单方秘典》225引《医学准绳》)

★ 89. **治小产后,恶露不下,少腹急痛:**山楂肉炒一两,红糖一两半。用法:水煎服。(沈洪瑞 主编·《重订十万金方》570)

★ 90. **治产后面紫,目不合,为恶血上冲气壅:**山楂一两,炒枯。童便煎服。(陆锦燧 辑·《鲟溪秘传简验方》132)

★ 91. **治产后儿枕腹痛:**山楂一两,苏木三钱。(彭怀仁 主编·《中医方剂大辞典》7册389引《妇科玉尺》卷四)

★ 92. **治产后心腹绞痛欲死,或血迷心窍,不省人事:【独圣散】**南山楂肉30克。用法:上药炒,水煎,用童便,砂糖和服。方论:山楂不惟消食健脾,功能破瘀止儿枕痛;更益以砂糖之甘,逐恶而不伤脾;童便之咸,入胞而不凉下。相得相须,功力甚伟。(孙世发 主编·《中医小方大辞典》126引《金鉴》卷三十)

★ 93. **治乳腺增生:**山楂15克,五味子15克,麦芽50克,用法:水煎服。每日1剂,日服2次。功效:疏肝解郁,消食益肾。(程爵棠 程功文 编·《单方验方治百病》469)

★ 94. **治小儿消化不良呕吐:**炒山楂、炒神曲、炒麦芽各6克。(吴静 陈宇飞 主编·《传世金方·民间秘方》280)

★ 95. **治小儿腹泻:【止泻方】**炒山楂、车前子各10克,宣木瓜8克,罂粟壳6克。水煎服。每日1剂(1周岁以下儿童减半)。治疗小儿腹泻376例,痊愈358例。(周凤梧·《古今药方纵横》391)

★ 96. **治小儿食积湿盛腹泻,有微热:**焦山楂15克,薏苡仁15克。水煎服。(洪国靖 主编·《中国当代中医名人志》419)

★ 97. **治婴儿腹泻:**山楂、炮姜各30克。用法:烧炭存性,共研细末。每日4次,每次0.5克,乳汁冲服。备注:本方治婴儿腹泻系指2周岁以下婴儿,对因乳食过多、消化不良引起的腹泻效果最好。(吴静 陈宇飞 主编·《传世金方·民间秘方》286)

★ 98. **治小儿下红积,及产妇血痢:【独胜汤】**楂肉一斤(研末)。用法:每次二两,煎汤服。(彭怀仁 主编·《中医方剂大辞典》7册765引《症因脉治》卷四)

山药(117方)

【药性】味甘、性平。归脾、肺、肾经。

【功能与主治】补脾,养肺,固肾,益精。主治脾虚泄泻,食少浮肿,肺虚咳喘,消渴,遗精,带下,肾虚尿频。外用治痈肿,瘰疬。

【用法用量】内服:煎汤,15～30克,大剂量60～250克;或入丸、散。外用:适量,捣敷。补阴,宜生用;健脾止泻,宜炒黄用。

【使用注意】湿盛中满或有实邪、积滞者禁服。

★ 1. **治外感验案:**奉天大东关学校教员郑子绰之女,年五岁,秋日为风寒所束,心中发热。医者不知用辛凉表散,而纯投以苦寒之药,连服十余剂,致脾胃受伤,大便滑下,月余不止,而上焦之热益炽。医者皆辞不治,始求愚为诊视。其形状羸弱已甚,脉象细微浮数,表里俱热,时时恶心,不能饮食,昼夜犹泻十余次。治以山药粥,俾随便饮之,日四五次,一次不过数羹匙,旬日痊愈。寒温之证,上焦燥热、下焦滑泻者,皆属危险之候。因欲以凉润治燥热,则有碍于滑泻;欲以涩补治滑泻,则有碍于燥热。愚遇此等证,亦恒用生山药,而以滑石辅之,大抵一剂滑泻即止,燥热亦大轻减。若仍有余热未尽除者,可再徐调以凉润之药无妨。(张锡纯著·《张锡纯医学全书之二·中药亲试记》65)

★ 2. **治温病验案:**奉天大东关旗人号崧宅者,有孺子,年四岁,得温病,邪犹在表,医者不知为之清解,遽投以苦寒之剂,服后连四、五日滑泻不止,上焦燥热,闭目而喘,精神昏愦。延为诊治,病虽危险,其脉尚有根底,知可挽回。遂用生山药、滑石各一两,生杭芍四钱,甘草三钱(方载三期五卷名滋阴清燥汤),煎汤一大茶杯,为其幼小,俾徐徐温饮下,尽剂而愈。然下久亡阴,余有虚热,继用生山药、玄参各一两以清之,两剂热尽除。(张锡纯 著·《张锡纯医学全书之二·中药亲试记》66)

★ 3. **治外感风热验案:**邻村生员李子咸先生之女,年十四五,感冒风热,遍身疹瘾,烦渴滑泻,又兼喘促,其脉浮数无力。愚踌躇再四,他药皆不对证,亦重用生山药、滑石,佐以白芍,甘草、连翘、蝉蜕,两剂诸病皆愈。盖疹瘾最忌滑泻,滑泻则疹毒不能外出,故宜急止之。至连翘、蝉蜕,在此方中不但解表,亦善治疹瘾也。(张锡纯著·《张锡纯医学全书之二·中药亲试记》67)

★ 4. **治贫血:**山药50克。打碎水煎,分二次服。功能:健脾,除湿,补气,益肺,固肾,益精,补血。(郭子杰 吴琼等·《传世金方·一味妙方》25)

★ 5. **治头痛,属血虚:**鲜猪脑2具,山药50克,枸杞子18克。用法:加水适量炖煮。每日1剂,分多次食用。功能:益气健脾,滋补肝肾。方解:鲜猪脑补肝肾;山药益气健脾;枸杞子滋补肝肾,益精明目。诸药合用,共奏益气健脾,滋补肝肾之功。(易法银 喻斌主编·《湖南省中医单方验方精选·内科》上册623)

★ 6. **治心腹虚膨,手足厥冷,或饮过苦涩凉剂,晨朝未食先呕,或闻食即吐,不思饮食,止乃脾胃虚弱:**山药一味,锉如小豆大,一半炒熟,一半生用,为末,米饮调下。(江苏新医学院 编·《中药大辞典》上册167引《普济方》)

★ 7. **治中老年人肾阳不足、腰膝酸软、胃寒肢冷、性功能低下者:【山药韭杞汤】**用山药30克,枸杞子20克,韭菜子15克,羊肉100克,有补肾壮阳、增强性功能的功效。羊肉洗净切为小块,与诸药共同炖煮1小时,加调料适量,食肉喝汤。(梁栋·《中国中医药报》2009年8月20日)

★ 8. **治中老年人肾阳虚损,有畏寒怕冷、腰膝酸软、阳痿早泄、手足发凉等症状者:**山药炖小鸡 用山药30克,肉桂5克,花椒3克,公鸡1只,调料少许。用法:将公鸡宰杀洗净切块,加入诸药与调料,炖煮1小时,食肉喝汤。有补肾壮阳的功效。(梁栋·《中国中医药报》2009年8月20日)

★ 9. **治中老年人脾肾不足,有消化不良、五更泄泻(指每日黎明前即腹泻,泻后则安)、形体消瘦者:【山药羊肉粥】**用鲜山药100克,羊肉50克,大枣10枚,大米100克。用法:将山药洗净去皮,切为小碎块,羊肉洗净切碎,将山药、羊肉、

大枣与大米同煮为粥食用。有温补脾肾、益胃固肠的功效。(梁栋·《中国中医药报》2009 年 8 月 20 日)

★ 10. **治中老年人体质虚弱、体倦乏力、食欲不佳者:【山药茯苓糕】**取山药粉 100 克,莲子粉 50 克,薏米粉 50 克,茯苓粉 30 克,白术粉 20 克。用法:将诸药粉加白糖适量,搅拌均匀后加适量发酵粉和水,蒸熟后切块随意食用。有健脾益胃、补中益气的作用。(梁栋·《中国中医药报》2009 年 8 月 20 日)

★ 11. **治老年人、体弱多病者及病后体虚者:**山药粉 30 克,鸡蛋 1 个,红糖 10 克。用法:把山药粉调成糊状,再倒入温开水 1 小碗搅匀,煮沸后把红糖和打散的鸡蛋一起冲入糊内调匀即成。每天服 1 ~ 3 次。功能:补气健脾,润肺益肾等。本方是食疗佳品,体虚便溏者宜常用。(李家强 编·《民间医疗特效妙方》165)

★ 12. **治中老年人脾虚所致食欲不振、消化不良:【山药糕】**用鲜山药 100 克洗净后蒸 30 分钟,去皮蘸白糖适量食用。中老年人脾虚所致的食欲不振、消化不良、体弱无力,肺虚所致的虚劳乏力、气短咳喘,肾虚所致的腰膝酸软无力等,可经常服用山药,有补益脾胃、滋养肺肾的功能。(梁栋·《中国中医药报》2009 年 8 月 20 日)

★ 13. **补虚益气,温中润肺:【山药汤】**山药一斤(煮熟),粟米半升(炒,为面),杏仁二斤(炒令熟,去皮尖,切如米)。用法:每服二钱,加酥油少许,空心白汤调下。按语:山药能健脾益肺、补肾固精,粟米主补脾益气,杏仁主润肺降气。三药合用,实有补脾润肺、益气温中之妙,故为保健食疗常用之方。(田代华 主编·《实用中医三味药方》2)

★ 14. **治劳瘵发热,或喘或嗽,或自汗,或心中怔忡,或因小便不利致大便滑泻,及一切阴分亏损之症:**生山药四两(切片)。用法:上药熬汁两大碗,以之当茶,徐徐温饮之。功能:补肺肾,补脾胃,滋阴利湿。(彭怀仁 主编·《中医方剂大辞典》1 册 42 引《医学衷中参西录》)

★ 15. **治脾肺阴分亏损,饮食懒进,虚热劳嗽,并治一切阴虚之证:**生山药二两,生薏米二两,柿霜饼八钱。用法:上三味,先将山药、薏米捣成粗渣,煮至烂熟,再将柿霜饼切碎,调入融化,随意服之。(宋立人 总编·《中华本草》8 册 245《医学衷中参西录》)

★ 16. **治阴虚痨热,或喘或嗽,或大便滑泄,小便不利,一切羸弱虚损之证:【薯蓣粥】**生怀山药(轧细过罗)500 克。用法:每次 21 ~ 24 克,或至 30 克,和凉水调入锅内,置炉上,不住的箸搅,即成粥服之。若小儿服,或少调以白糖亦可。(孙世发主编·《中医小方大辞典》192 引《医学衷中参西录》上册)

★ 17. **治虚劳验案:**一室女,月信年余未见,已成劳瘵,卧床不起。治以拙拟资生汤,复俾日用生山药 4 两,煮汁以茶饮之。1 个月之后,体渐复初,月信亦通。见者以此证可愈,讶为异事。(张锡纯 著·《张锡纯医学全书之二·中药亲试记》64)

★ 18. **治脱证验案 2 例**

①邻村泊庄高氏女,年十六七,禀赋羸弱,得外感痰喘证,投以《金匮》小青龙加石膏汤,一剂而愈。至翌日忽似喘非喘,气短不足以息,诊其脉如水上浮麻,不分至数,按之即无。愚骇曰:"此将脱之证也。"乡屯无药局,他处取药无及,适有生山药两许,系愚向在其家治病购而未服者,俾急煎服之,下咽后气息即能接续,可容取药,仍重用生山药,佐以人参、萸肉、熟地诸药,一剂而愈。(张锡纯 著·《张锡纯医学全书之二·中药亲试记》64)

②民纪辛未,内子大病半年,一日垂危,似喘非喘,气短不足以息,自知不起,嘱赶备后事。二女德清翻阅四期《医学衷中参西录》,见山药各条如是神奇,值家中购有生山药四两,急浓煎一小碗,灌服,过十分钟气息即能接续,诸证亦较轻减。自是每日仍服山药四两,做一日之饮料,接服四月,计用生山药五十余斤痊愈。至今体气较未病之前为健。(张锡纯 著·《张锡纯医学全书之二·中药亲试记》69)

★ 19. **治脾虚久泻:**山药、党参各 4 钱,白术、茯苓各 3 钱,六曲 2 钱,水煎服。(《全国中草药汇编》编写组 编·《全国中草药汇编》上册 110)

★ 20. **治腹泻,属脾虚者:**白术、山药各 6 克,红糖 30 克。用法:水煎 2 次,混合,加红糖,溶化。每日 1 剂,顿服。功能:健脾补中,渗湿止泻。方解:白术健脾补中,燥湿止泻;山药、红糖健脾益气。三药合用,共奏健脾补中,渗湿止泻

之效。(易法银 喻斌 主编·《湖南省中医单方验方精选·内科》中册)1432)

★ 21. **①甚补下元。②补下元,固肠止泻:【山药粥】**淮山药(为末)四份,米六份。用法:煮粥食之。功能:①《遵生八笺》:甚补下元。②《寿世青编》:补下元,固肠止泻。(彭怀仁 主编·《中医方剂大辞典》1册1012引《遵生八笺》卷十一)

★ 22. **治诸风眩晕,益精髓,壮脾胃:【山药酒】**山药粉,同曲米酿酒;或同山茱萸、五味子、人参诸药浸酒煮饮。(江苏新医学院 编·《中药大辞典》上册167页《纲目》)

★ 23. **治痰气喘急:**山药捣烂半碗,入甘蔗汁半碗,和匀,顿热饮之。(江苏新医学院 编·《中药大辞典》上册167引《简便单方》)

★ 24. **治咳喘2方**

①将生山药120克切片,煮取药汁约600毫升,当茶温饮。也可配伍玄参15克,白术9克,生鸡内金6克,牛蒡子9克煎服。适合于肺虚咳喘、食欲不振、颧红潮热、脉虚数者。(宋丽华·《中国中医药报》2009年7月15日)

②奉天大东关关氏少妇,素有劳疾,因产后暴虚,喘嗽大作,治以山药粥,日服两次,服至四五日,喘嗽皆愈,又服数日其劳疾自此除根。薯蓣粥制服法:生怀山药一斤,轧细过罗。上药一味,每服用药七八钱,或至一两,和凉水调入锅内,置炉上,不住以箸搅之,二三沸,即成粥服之。若小儿服,或少调以白糖亦可。(张锡纯 著·《张锡纯医学全书之二·中药亲试记》65)

★ 25. **治痰喘咳嗽:**法库万泽东之令堂,自三十余岁时,即患痰喘咳嗽,历三十年百药不效。且年愈高,病亦愈进,至"民国"十年春,又添发烧、咽干、头汗出、食不下等证。延医诊视,云是痰盛有火,予人参清肺汤加生地、丹皮等味,非特无效,反发热如火,更添泄泻,有不可终日之势。后忽见《医学衷中参西录》一味薯蓣饮,遂用生怀山药四两,加玄参三钱,煎汤一大碗,分数次徐徐温服,一剂即见效,至三剂病愈强半。遂改用生怀山药细末一两,煮作粥服之,日两次,间用开胃药,旬余而安,宿病亦大见轻,大约久服宿病亦可除根。泽东素知医,自此从愚学医。(张锡纯 著·《张锡纯医学全书之二·中药亲试记》65)

★ 26. **治虚喘:**山药(研末)5钱,麦冬3钱。用法:用麦冬煎水冲山药末,1次服完。(中医研究院革命委员会 编·《常见病验方研究参考资料》104)

★ 27. **治喘证验案:**直隶青县张某某来函:侄女某某,已于归数载,因患瘰疬成痨,喘嗽不休,或自汗,或心中怔忡,来函索方,余揣此系阴分亏损已极所至。俾先用一味薯蓣饮,每日用生山药四两,煮汁两大碗,当茶频频温饮之。不数剂,喘定汗止,咳嗽亦见轻。继又兼服薯蓣粥,作点心用之,渐渐痊愈。(杨鹏举 主编·《中医单药奇效真传》42引《医学衷中参西录》)

★ 28. **治惊悸怔忡、健忘恍惚:**用山药四两,人参一两,当归身三两,酸枣仁五两。用法:俱炒燥研末,炼蜜丸如梧子大,每服五钱,白汤送下。(宋立人 总编·《中华本草》8册245引《方脉正宗》)

★ 29. **治血虚眩晕、耳鸣、头痛、失眠:**猪脑1个,淮山药50克,枸杞子15克。放砂锅内,加适量水炖熟,饮汤吃猪脑及山药。每日1剂。本方有健脾胃、滋肝肾、安心神之功效。(李家强 编·《民间医疗特效妙方》160)

★ 30. **治癫痫:**山药60克,硼砂30克,青黛10克。用法:共研细末,每次服3克,日服3次。半年不发病者,每日服2次,1年不发病者,每日服1次。说明:本方治疗癫痫疗效满意,曾治愈多例。(张力群等 主编·《中国民族民间秘方大全》410)

★ 31. **治痫证验案:**一娠妇,日发痫风。其脉无受娠滑象,微似弦而兼数。知阴分亏损,血液短少也。亦俾煮山药粥服之即愈。又服数次,永不再发。(张锡纯 著·《张锡纯医学全书之二·中药亲试记》65)

★ 32. **治减肥:**山药中所含的热量少,营养多,还含有丰富的粗纤维,容易增加人的饱腹感,从而起到控制进食欲望的作用。而且山药的脂肪含量很低,每100克山药中仅含0.2克的脂肪,故常食山药可达到瘦身的目的。(宋丽华·《中国中医药报》2009年7月15日)

★ 33. **治病后脾虚作肿、消化不良:**山药一两,鸡内金三钱。以上共为细末。用法:每服三钱,米汤为引。服之立效。(沈洪瑞 主编·《重订十万金方》169)

★ 34. **治脾胃虚弱,不思进饮食**:山药、白术各一两,人参三分。用法:上三味,捣罗为细末,煮白面糊为丸,如小豆大,每服三十丸,空心食前温米饮下。(江苏新医学院 编·《中药大辞典》上册167《圣济总录》)

★ 35. **治脾胃虚弱**:山药50克,大枣20克,粳米、糯米各40克。用法:共放入砂锅内加水适量先用大火烧开,然后用文火熬煮至粥熟。内服。(《中国中医药报》2008年10月27日)

★ 36. **治胃病,胃口虚胀,手足厥冷者**:山药、米汤各适量。用法:取山药适量,一半生,另一半炒熟,研末,米汤调。每次服2钱,每日2次。功能:健脾补肺,益胃补肾。(易法银 喻斌 主编·《湖南省中医单方验方精选·内科》上册1104)

★ 37. **治消化不良**:山药60克。用法:将山药切碎后加开水200毫升,煮至100毫升,去渣。每日1剂,日服3次。功效:健脾、消食、止泻。(程爵棠 程功文 编著·《单方验方治百病》75)

★ 38. **治温病泄泻验案**:一人年四十,得温病十余日,外感之火已消十之八、九,后大便忽然滑泻,喘逆迫促,且有烦渴之意,其脉甚虚,两尺微按即无。急投生山药六两,煎汁两大碗,徐徐温饮下,以之当茶,饮完煎渣再服,两日共服山药十八两,喘与烦渴皆愈。大便亦不滑泻。(张锡纯 著·《张锡纯医学全书之二·中药亲试记》64)

★ 39. **治慢性胃肠炎**:山药、金银花各30克。焙黄研末,以粟壳10克煎水送服。(杨仓良 主编·《毒药本草》878)

★ 40. **治糖尿病6方**

①淮山药150克。用法:每日早晨煮熟当饭吃,每日1次,可连服数月,也可服至病愈后停用。(贾海生等 编·《小处方治大病·走入家庭的偏方》)

②怀山药60克(洗净,切碎),糯米100克(洗净)。同放入锅中,加水适量煮成粥,加盐少许调味,喝粥。(杨建宇等 主编·《灵验单方秘典》64)

③山药、天花粉各等量,每日30克,水煎服,代茶饮,不限量。(杨建宇等 主编·《灵验单方秘典》67)

④鲜山药150克,枸杞子、天花粉各30克。用法:水煎。每日1剂,分2次服。功能:益气养阴,补脾肺肾。方解:鲜山药益气养阴;枸杞子养肝滋肾;天花粉生津止渴。诸药合用,共奏益气养阴,补脾肺肾之功。(易法银 喻斌 主编·《湖南省中医单方验方精选·外科》下册1924)

⑤山药、天花粉、沙参各5钱,知母、五味子各3钱。水煎服。(《全国中草药汇编》编写组 编·《全国中草药汇编》上册110)

⑥山药、白芍、甘草各等量,共压研成细末,每次3克,每日2次,早晚饭前用开水送服1次。(杨建宇等 主编·《灵验单方秘典》69)

★ 41. **治糖尿病口渴、尿多、易饥**:山药200克,洗净蒸食,饭前1次吃完,每日2次。(杨建宇等 主编·《灵验单方秘典》68)

★ 42. **治糖尿病口渴、尿多、善饥**:山药25克,黄连10克。用法:水煎服,每日1剂,代茶饮,不限量。(杨建宇等 主编·《灵验单方秘典》67)

★ 43. **治消渴3方**

①淮山药1两,花粉5钱,潞党3钱,枸杞4钱。用法:水煎。每日1剂,分2次服。功能:补脾固肾,益气生津。方解:山药、枸杞补脾固肾;潞党、花粉益气生津。诸药合用,共奏补脾固肾,益气生津之功。(易法银 喻斌 主编·《湖南省中医单方验方精选·外科》下册1903)

②淮山药2两,北枸杞1两,鸡内金5钱,老雄鸡适量。用法:煮熟。每日1剂,顿服。功能:健脾消积,滋补肝肾。方解:老雄鸡、淮山药补脾益气;北枸杞滋补肝肾;鸡内金消食化积,健运脾胃。诸药合用,共奏健脾消积,滋补肝肾之功。注意事项:或猪肚煮服。(易法银 喻斌 主编·《湖南省中医单方验方精选·外科》下册1903)

③生山药30克,伍黄芪15克,葛根10克,知母、天花粉各10克,生鸡内金6克,五味子9克,水煎服,每日1剂。适合于烦渴多饮、多食、多尿者。(宋丽华·《中国中医药报》2009年7月15日)

★ 44. **治消渴,饮水多,小便浑浊**:淮山药1两。用法:水煎。每日1剂,分2次服。功能:健脾益气,利湿排毒。(易法银 喻斌 主编·《湖南省中医单方验方精选·外科》下册1883)

★ 45. **治消渴验案**:王某某,男,39岁。患消渴症已7~8个月,治法将山药蒸熟,每次饭前

先吃山药150~200克，然后再吃饭之方法治疗20多天，痊愈。（杨鹏举 主编·《中医单药奇效真传》115）

★ 46. **治呕吐**：将制半夏10克用温水淘洗数次后，加适量水煎煮，取汁去渣，将山药30克研磨成粉加入制半夏煎液中，煎两三沸后加白糖食用。适合于胃气上逆、呕吐频作者。（宋丽华·《中国中医药报》2009年7月15日）

★ 47. **补下焦虚冷，小便频数，瘦损无力**：山药于砂盆内研细，入铫中，以酒一大匙，熬令香，旋添酒一盏，搅令匀，空心饮之，每晨一服。（江苏新医学院 编·《中药大辞典》上册167《圣惠方》）

★ 48. **治小便数而多**：【收束散】山药、莲须、益智仁各一钱。用法：上为末。汤调服。（彭怀仁 主编·《中医方剂大辞典》4册934引《嵩崖尊生》卷十三）

★ 49. **治小便多，滑数不禁**：白茯苓（去黑皮）、干山药（去皮，白矾水内湛过，慢火焙干用之）。用法：上二味，各等分，为细末，稀米饮调服。（江苏新医学院 编·《中药大辞典》上册167引《儒门事亲》）

★ 50. **治尿频，属老年肾虚**：核桃肉、淮山药各15克，益智仁3克。用法：水煎。每日1剂，分3次服。功能：补肾健脾，固精缩尿。方解：核桃肉补肾温阳；益智仁暖肾固精缩尿；淮山药益气健脾。诸药合用，共奏补肾健脾，固精缩尿之功。注意事项：或可将核桃煨熟，临睡前，吃核桃仁，用温米酒送服。（易法银 喻斌 主编·《湖南省中医单方验方精选·内科》上册）1751）

★ 51. **治便血**：曾治一童子，年15岁，大便下血，数月不愈，所下者若烂炙，杂以油膜，医者诿谓不治。后愚诊视其脉，弦数无力。俾用生山药轧细作粥，调血余炭六七分服之，日二次，旬日痊愈。（黄国健等 主编·《中医单方应用大全》384《医学衷中参西录》上册69）

★ 52. **治尿血**：怀山药500克，当归30克。用法：水煎服，每日1剂，分2~3次温服。（杨建宇等 主编·《灵验单方秘典》129）

★ 53. **治房室劳伤，小便出血**：山药一两，鹿角五钱，发灰二钱。用法：上为末，苎根捣汁，打糊为丸，如梧桐子大。每服五十丸。（彭怀仁 主编·《中医方剂大辞典》1册1013引《不居集》上集卷十四）

★ 54. **治遗精，肾阴亏损型**：山药30克，枸杞子20克。用法：水煎2次，混合。每日1剂，分2次服。功能：健脾益肾，固精纳气。（阳春林 葛晓舒·《湖南省中医单方验方精选·外科》上册1228）

★ 55. **治漏精白浊**：用白茯苓、白盐（煅过）、山药炒各一两，以枣肉和蜜丸如桐子大。每服三十丸，空心枣汤下。（明·胡濙 撰·《卫生易简方》92）

★ 56. **治湿热虚泄**：山药、苍术等分，饭丸，米饮服。（江苏新医学院 编·《中药大辞典》上册167《濒湖经验方》）

★ 57. **治腹泻**：将生山药150克洗净去皮，切成块状；糯米150克，淘洗干净。先将糯米煮粥，半熟时放入山药块，粥熟即可食用。适合于脾虚、大便滑泻、小便不利兼有咳喘者。（宋丽华·《中国中医药报》2009年7月15日）

★ 58. **治泄泻验案5例**

①一妇人，年三十余，泄泻数月不止，病势垂危，请人送信于其父母，其父将往瞻视，询方于愚。言从前屡次延医治疗，百药不效。俾用生山药轧细，煮粥服之，日三次，两日痊愈。又服数日，身亦康健。（张锡纯 著·《张锡纯医学全书之二·中药亲试记》65）

②万泽东之夫人，大便泄泻数年不愈，亦服山药粥而愈。（张锡纯 著·《张锡纯医学全书之二·中药亲试记》69）

③邹某，男，2岁，1991年6月7日就诊。便稀薄已11天，夹不消化食物及少许黏液，日10余行。曾服复方新诺明、泻痢停、双氢克尿塞、654-2等药，病情无好转。伴见食欲不振，面色萎黄，舌淡苔白，脉缓而弱，指纹色淡。大便细菌培养和霉菌检查均为阴性。遂用山药轧成细末，过细罗，取粉50克左右，加适量凉水调匀，煮沸成糊状，加少许白糖，日服5次，每次5匙，3天后泻次减少，5天后治愈，随访4个月，未复发。（杨鹏举 主编·《中医单药奇效真传》68）

④患者，男6个月，腹泻时轻时重2个月，大便每天5~6次，质稀色黄，时带黏液，曾口服乳酸菌素片、复方新诺明、黄连素、吡哌酸、兼用推拿方法等均无明显疗效。伴有食欲差，腹胀，烦躁，四肢微凉，面色苍白，消瘦。予山药粉10克，口服2天，大便成形。（杨鹏举 主编·《中医单

药奇效真传》69)

⑤李某,男,3岁,1989年10月4日就诊。腹泻20天,日行10余次,大便稀薄,食后即泻,完谷不化,时有腹胀隐痛,喜按,纳食不香。曾服多种药物罔效。且面色萎黄,神疲体倦,形体消瘦,舌淡苔白,脉缓而弱,指纹色淡,隐现于风关。治宜健运脾胃以升清阳而止泻。予薯蓣粥(取生山药500克,白糖30~50克。先将山药轧成细末,过细罗。取出药粉50左右。置搪瓷缸内加适量凉水调匀,放置火上加热,时时搅拌,待煮两三沸后即成稀糊状,加少许白糖)日服4~5次,每次4~6药羹匙。2天后腹泻次数明显减少,纳食大增,5天后症状全部消失,大便检查一切正常。随访半年,安然无恙。(杨鹏举 主编·《中医单药奇效真传》69)

★ 59. 治噤口痢2方

①**【山药散】**山药一半炒黄色,一半生用,研为细末,每服6克,米饮调下,每日2次。(孙世发主编·《中医小方大辞典》16引《本草纲目》卷二十七)

②石莲肉60克,干山药60克。用法:上药研为粗末。每服15克,水100毫升,生姜3片煎,不拘时热服。(吴素玲 李俭 主编·《实用偏方大全》136清·喻昌,《医门法律》)

★ 60. 治中老年人消化不良性腹泻:【山药莲子粥】中老年人消化不良性腹泻、便溏泄,全身无力,心悸气短等,服用山药30克(或鲜山药100克),莲子15克,芡实15克,薏米15克,大米100克,有益气健脾、补中止泻的功效。将以上诸药及大米加水适量,煮成粥食用。(梁栋·《中国中医药报》2009年8月20日)

★ 61. 治肠滑不固之久泄泻:【薯蓣鸡蛋黄粥】生山药(轧细、过罗)500克,鸡蛋数个。用法:每次用山药21~30克,和凉水调入锅内,置炉上,不住以箸搅之,二三沸即成粥,鸡蛋煮熟,取其黄捏碎,调粥中服之。若小儿服,或少调以白糖亦可。验案:一人年近五旬,泄泻半载不愈,羸弱已甚。遣人来询方,言屡次延医服药,皆分毫无效,授以薯蓣粥方。数日又来,言服之虽有效验,泻仍不止。遂俾用鸡蛋数枚煮熟,取其黄捏碎,调粥中服之,两次而愈。盖鸡蛋黄有固涩大肠之功,且较鸡蛋白易消化也。以后此方用过数次,皆随手奏效。(孙世发 主编·《中医小方大辞典》702引《衷中参西》上册)

★ 62. 治老小滑泻:黄土炒白术半斤,炒山药四两。为末,饭丸。米汤下。(陆锦燧 辑·《鲟溪秘传简验方》108)

★ 63. 治疔初起:生山药同白糖捣烂,涂敷即消。(清·邹存淦 著·《外治寿世方》124)

★ 64. 治头部疮,疼痛流黄水:山药蛋一个,白糖少许。共捣一处如泥。贴患处。(沈洪瑞主编·《重订十万金方》383)

★ 65. 治项后结核,或赤肿硬痛:生山药一挺(去皮),蓖麻子二个。同研贴之。(江苏新医学院 编·《中药大辞典》上册167引《救急易方》)

★ 66. 治筋疙瘩,日久赤硬肿痛者:生山药一个(去皮),蓖麻二个。共研匀摊布上贴之。(清·丁尧臣 著·《奇效简便良方》41)

★ 67. 治快马痈:山药磨砂糖搽围即散。(清·邹存淦 著·《外治寿世方》128)

★ 68. 治诸肿毒2方

①山药。捣烂,涂。(陆锦燧 辑·《鲟溪秘传简验方》217)

②山药、蓖麻子、糯米为一处,水浸研为泥,敷肿处。(江苏新医学院 编·《中药大辞典》上册167引《普济方》)

★ 69. 治丹毒急性发作期:鲜山药300克。用法:将鲜山药洗净,去皮,切碎,捣烂如泥,敷于患处,干即更换,不拘次数。功效:清热解毒。禁忌:保持清洁卫生,防止继发感染。(刘道清 主编·《中国民间神效秘方》560)

★ 70. 治血栓闭塞性脉管炎,日久不愈或年老体弱者:鲜山药60克,大枣5枚,粳米50克。用法:先将鲜山药洗净,去皮,切成碎块;再将大枣洗净,然后与粳米共煮成粥,1次温服。每日1~2次。功效:补肾健脾,益肺养阴。(刘道清 主编·《中国民间神效秘方》741)

★ 71. 治冻疮3方

①山药少许,于新瓦上磨为泥,涂疮口上。(江苏新医学院 编·《中药大辞典》上册167引《儒门事亲》)

②蓖麻子仁30克,鲜山药60克。用法:先将山药用凉开水冲洗干净,削去外皮,然后与蓖麻子仁共捣如泥,敷于患处,每日换药1次。功效:解毒生肌。(刘道清 主编·《中国民间神效秘方》645)

③鲜山药、黑砂糖各适量。用法：捣如泥。敷患处。功能：益气养阴，活血止痛。（阳春林 葛晓舒·《湖南省中医单方验方精选·外科》上册1302）

★ 72. **治耳聋由肺气虚者**：山药（炒）三两，白茯苓二两，杏仁（去皮尖，炒）二两五钱。为末。用黄蜡一两，熔化为丸，弹子大，盐汤嚼下。少气嗌干者，用生脉散，煎汤嚼服。（宋立人 总编·《中华本草》8册245引《外科大成》）

★ 73. **治溃疡性口腔炎**：怀山药20克，冰糖30克。置容器内，兑入少量温水，用武火煮沸后，再用文火煎30分钟，渣重复煎1次，2次药液混匀。分早晚2次服，每天1剂，连服2~3天。据周仓珠报道，应用本方治疗50例，一般服2剂即愈。（薛建国 李缨 主编·《实用单方大全》523）

★ 74. **治白带**：怀山药、白扁豆、红糖各适量。用法：白扁豆用米泔水浸后去皮，同二味共煮，至豆熟为度。每日二次，经常服用收效。功能：健脾祛湿，化带浊。验证：屡用效佳。（良石 主编·《名医珍藏·秘方大全》192）

★ 75. **治脾虚带下**：猪苓10克，山药、白术、薏苡仁、芡实各15克，水煎服。（郭旭光·《中国中医药报》2011年2月25日）

★ 76. **治妇女赤白带下**：生山药一两，生龙骨（捣细）六钱，生牡蛎（捣细）六钱，海螵蛸（去净甲，捣）四钱，茜草三钱。水煎服。（宋立人 总编·《中华本草》8册245《衷中参西录》）

★ 77. **治产后虚汗**：生山药、山萸肉（去核）各30克。用法：水煎服，每日1剂。备注：又方治产后出血，汗多，抽搐。（吴静、陈宇飞 主编·《传世金方·民间秘方》132）

★ 78. **治产后大喘大汗验案**：一妇人，产后10余日，大喘大汗，身热劳嗽。医者用黄芪、熟地、白芍等药汗出愈多。后愚诊视，脉甚虚弱，数至七至，审证论脉，似在不治。俾其急用生山药六两。煮汁徐徐饮之，饮完添水重煮，一昼夜所饮之水，皆取于山药中。翌日又换山药六两，仍如此煮饮之。3日后诸病皆愈。（杨鹏举 主编·《中医单药奇效真传》402）

★ 79. **治习惯性小产**：怀山药一两，杜仲一两（炒断丝）。用法：共为细末，糯米糊为丸。每服三钱，开水送下，日服二次，连服三五料则不再小产。（沈洪瑞 主编·《重订十万金方》559）

★ 80. **治妇人滑胎久惯小产**：怀山药一两，杜仲（炒）一两，川断一两。用法：共为细面，糯米糊为丸，桐子大，每服三钱，日服三次，小米汤送下，白水亦可。觉有孕后即开始服三五料，胎自安。如觉胎动时服亦安。（沈洪瑞 主编·《重订十万金方》559）

★ 81. **治经闭、干血劳**：生山药三两，鸡内金三钱。用法：共研细末，一日二次，每服二至三钱，开水下。（中医研究院革命委员会 编·《常见病验方研究参考资料》331）

★ 82. **治流产滑泻验案**：同庄张氏女，适邻村郭氏，受妊五月，偶得伤寒，三四日间，胎忽滑下。上焦燥渴，喘而且呻，痰涎壅盛，频频咳吐。延医服药，病未去而转增滑泻，昼夜十余次，医者辞不治，且谓危在旦夕。其家人惶恐，因其母家介绍，迎愚诊视。其脉似洪滑，重按指下豁然，两尺尤甚。然为流产才四五日，不敢剧用山药滑石方。遂先用生山药二两，酸石榴一个，连皮捣烂，同煎汁一大碗，分三次温饮下，滑泻见愈，他病如故。再诊其脉，洪滑之力较实，因思：此证虽虚，且当忌用寒凉之时，然确有外感实热，若不解其热，他病何以得愈？

时届晚三句钟，病人自言每日此时潮热，又言精神困倦已极，昼夜苦不得睡。遂放胆投以生山药两半，滑石一两，生杭芍四钱，甘草三钱，煎汤一大碗，徐徐温饮下，一次只饮药一口，诚以产后脉象又虚，欲其药力常在上焦，不欲其寒凉侵下焦也。斯夜遂得安睡，渴与滑泻皆愈，喘与咳亦愈其半。又将山药、滑石各减五钱，加生龙骨、生牡蛎各八钱，一剂而愈。（张锡纯 著·《张锡纯医学全书之二·中药亲试记》66）

★ 83. **治乳癖结块及诸痛日久，坚硬不溃**：鲜山药和川芎、白糖霜共捣烂涂患处。涂上后奇痒不可忍，忍之良久渐止。（江苏新医学院 编·《中药大辞典》上册167引《本经逢原》）

★ 84. **治吹乳肿痛不可忍**：生山药捣烂，敷上即消，消即去之，迟则肉腐。（宋立人 总编·《中华本草》8册245引《古今医鉴》）

★ 85. **治乳头硬肿**：生山药不拘多少捣烂敷之。（清·邹存淦著·《外治寿世方》97）

★ 86. **治子宫脱垂**：山药4两。用法：每晨煮服。（中医研究院革命委员会 编·《常见病验方研究参考资料》371）

★ 87. **治小儿疳积**:怀山药200克,鸡内金50克,糯米50克。用法:先炒糯米至微黄,入山药再炒15分钟,加内金再炒5分钟,起锅研粉,适量加糖,开水调服,服完500克为1个疗程,可服1~3个疗程。秦振东用上方治疗小儿疳积300例,全部治愈。(王辉武 主编·《中药临床新用》57)

★ 88. **治小儿消化不良**:山药30克,鸡内金6克。研细末混匀,每次3克,每日3次服。(洪国靖主编·《中国当代中医名人志》46)

★ 89. **治患儿脾虚腹泻:【山药苡仁粥】**取山药粉3~6克,炒薏苡仁、炒扁豆各3克,粳米5克,加水煮粥,每天1~2次服食。具有健脾止泻之功效,适用于患儿脾虚腹泻。(祝建材·《中国中医药报》2009年9月23日)

★ 90. **治婴儿腹泻**:用单味生山药粉,每人每次5~10克,加水适量,调和后加温熬成粥状,于奶前或饭前口服,每日3次。也可用山药粥代乳食,疗程三天,治疗期间停止其他任何治疗措施,治疗104例小儿秋季腹泻患者,总有效率89.43%。(宋立人 总编·《中华本草》8册245)

★ 91. **治小儿水泻2方**

①生山药三钱,诃子二钱。用法:共为细面,白水送下,一日三次。(沈洪瑞 主编·《重订十万金方》646)

②山药、白术各3钱,滑石粉、车前子各1钱,甘草0.5钱。水煎服。(《全国中草药汇编》编写组 编·《全国中草药汇编》上册110)

★ 92. **治小儿久泻**:山药30克。用法:将山药煮粥服。(刘少林 刘光瑞 编·《中国民间小单方》202)

★ 93. **治小儿泄泻不止**:(仙药散) 山药(半生半炒)。用法:上为末。每服二钱,砂糖滚水调服。(彭怀仁 主编·《中医方剂大辞典》3册510引《仙拈集》卷三)

★ 94. **治患儿湿热并重型腹泻:【山药扁豆粥】**取鲜山药(去皮,洗净)30克,白扁豆15克,粳米30克。先将粳米、扁豆放入锅中加水适量煮八成熟,再将山药(捣成泥状)加入一起煮成稀粥,加白糖适量调味,每天2次温食。具有消暑化湿、健脾止泻之功效。(祝建材·《中国中医药报》2009年9月23日)

★ 95. **治小儿遗尿2方**

①(山药散)淮山药适量。用法:焙干后,研成细末,每次6克,用温开水冲服,每日3次。功能:健脾益肾缩小便。据王典钦临床观察,此方治小儿遗尿,效果甚好。(徐明 编著·《民间单方》231)

②山药250克。用法:山药加鸡肠(1只鸡的肠,洗净)煮食,每日1剂。(唐大晅 张俐敏 主编·《传世金方·祖传秘方》274)

★ 96. **治小儿尿床(十岁以上者)**:山药一两,益智仁二钱,乌药二钱,鸡内金三钱,桑螵蛸三钱。水煎服。(沈洪瑞 主编·《重订十万金方》670)

★ 97. **治小儿昼夜咳嗽,身无热**:怀山药一斤。用法:煮熟加糖调服。(沈洪瑞 主编·《重订十万金方》612)

★ 98. **治小儿两胯及小腹肿痛或痒**:山药不拘多少。用法:研烂。频敷患处,干则易之。(孙世发主编·《中医小方大辞典》17引《保婴撮要》卷十四)

川芎(56方)

【药性】味辛,性温。归肝、胆、心包经。

【功能与主治】活血祛瘀,行气开郁,祛风止痛。主治月经不调,经闭痛经,产后瘀滞腹痛,症瘕肿块,胸胁疼痛,头痛眩晕,风寒湿痹,跌打损伤,痈疽疮疡。

【用法用量】内服:煎汤,3~10克;研末,每次1~1.5克;或入丸、散。外用:适量,研末撒;或煎汤漱口。

【使用注意】阴虚火旺,月经过多及出血性疾病者慎用。

★ 1. **治风寒在脑,或感湿头重头痛,眩晕欲倒,呕吐不定**:川芎一两,细辛(去芦)、白术(去芦,炒)、甘草(炙)各半钱。上锉散,每服四钱,水一盏半,姜五片,茶芽少许,煎至七分,不拘时温服。(宋立人 总编·《中华本草》5册980引《世医得效方》)

★ 2. **治风热壅盛,头昏目赤,大便艰难**:川芎、大黄(用无灰酒一碗浸,火煮令酒尽,焙干)各二两。用法:上件为细末,炼蜜为丸如梧桐子

大。每服二十丸，温热水下，食后。（宋立人 总编·《中华本草》5 册 981 引《杨氏家藏方》）

★ 3. **治首风旋晕，眩急，外合阳气，风寒相搏，胃隔痰饮，偏正头疼，身拘倦**：（川芎丸）川芎一斤，天麻四两。用法：上为末，炼蜜为丸，每两作十丸。每服一丸，细嚼，茶酒下，食后。（江苏新医学院 编·《中药大辞典》上册 221 引《宣明论方》）

★ 4. **治头痛 6 方**

①川芎 6 克，菊花 15 ~ 20 克。每日 1 剂，水煎，分 3 次服。（杨建宇 等主编·《灵验单方秘典》9）

②川芎、茶叶各 3 克，水煎服。（杨建宇 等主编·《灵验单方秘典》6）

③川芎、白附子各 3 克，葱白 15 克。先将葱白捣烂如泥状，再把上 2 味研成细末，与葱白泥调匀，摊于纸上，然后敷贴于头部两侧太阳穴上。（杨建宇等 主编·《灵验单方秘典》6）

④川芎、白附子各 3 克，雀脑各等份。用法：研末，用葱汁调稠摊在纸上，贴在左右太阳穴上。（杨建宇等 主编·《灵验单方秘典》7）

⑤川芎 30 克，当归 60 克，荆芥穗 120 克。用法：水煎汤，熏头脸。（杨建宇等 主编·《灵验单方秘典》7）

⑥川芎 15 克。与黄牛脑髓（或猪脑髓）1 个、酒 120 克共蒸服。（胡郁坤 陈志鹏 主编·《中医单方全书》125）

★ 5. **治气虚头痛**：川芎为末，腊月的茶冲水调服 6 克，疗效很好。（杨建宇等 主编·《灵验单方秘典》17《集简方》）

★ 6. **治气郁头痛**：川芎 60 克，香附（炒）120 克，研末，每次 6 克，用腊月的茶冲水调服。常服除根。（杨建宇等 主编·《灵验单方秘典》16 引《澹寮方》）

★ 7. **治血虚头痛 2 方**

①当归 15 ~ 18 克，川芎 9 克，细辛 2 ~ 3 克。每日 1 剂，水煎，分 3 次服。（杨建宇等 主编·《灵验单方秘典》13）

②当归 12 克，川芎、香附各 6 克，食盐 20 克，共研细末，炒热后外敷头痛处。（杨建宇等 主编·《灵验单方秘典》14）

★ 8. **治风寒头痛**：川芎、茶叶各 10 克，葱白 2 段。水煎服。（杨建宇等 主编·《灵验单方秘典》14）

★ 9. **治风热头痛**：川芎一钱，茶叶二钱。水一钟，煎五分，食前热服。（江苏新医学院 编·《中药大辞典》上册 221 引《简便单方》）

★ 10. **治气厥头痛**：川芎、天台乌药各等份。用法：共研成细末，每次 6 克，用腊月的茶冲水调服。（杨建宇等 主编·《灵验单方秘典》16 引《济生方》）

★ 11. **治多种头痛**：川芎 30 ~ 40 克，当归 1 克，蜈蚣 1 条（研末冲服）。用法：前 2 味煎 2 次兑匀，蜈蚣研细末，分两次用药汁冲服，每日 1 剂，12 天为 1 个疗程。亦可制散剂，每用 10 克，温水冲服，每日 2 ~ 3 次。于克俊用上方治疗多种头痛 81 例，除感染中毒发热所致的头痛外，皆有效，总有效率为 95.1%。（王辉武 主编·《中药临床新用》67）

★ 12. **治偏头痛 5 方**

①川芎 100 克，浸于 500 毫升酒中。每次 20 ~ 30 毫升，每日 3 次，一般用药 5 ~ 6 次即可见效。亦可将川芎研为细末，每次 6 克，每日 2 次冲服，连用 7 ~ 10 日。（杨建宇等 主编·《灵验单方秘典》12）

②川芎适量。用法：每天取本品 15 克，加水煎煮取汁，以药汁煮鸡蛋 2 个。顿服，每天 1 次，5 ~ 7 天为 1 个疗程。功能：活血祛风止痛。附注：据邵庆祥报道，应用本方治疗本病有较满意的疗效。（薛建国 李缨 主编·《实用单方大全》350）

③川芎、白芷各等份。用法：共研极细末。用小竹筒装入药粉少量，吹入患者鼻中，即可使头痛停止。同时，用开水冲服药粉 3 克。内外同治，疗效更佳。（杨建宇等 主编·《灵验单方秘典》13）

④川芎、白芷各 0.5 克，生石膏 1 克。用法：共研细末，放在肚脐内，用伤湿止痛膏固定。（杨建宇等 主编·《灵验单方秘典》12）

⑤川芎、白芷、炙远志各 50 克，冰片 7 克。用法：共研细末，瓶装密贮，以消毒纱布一小块，包少许药末，塞入鼻孔，右侧头痛塞左鼻，左侧头痛塞右鼻。疗效：以本方治疗偏头痛百余例，疗效满意。一般塞鼻 3 ~ 5 分钟后，头痛即逐渐消失。有的头痛得嚏后，自觉七窍通畅而痛止。复发时再用仍有效。（良石 主编·《名医珍藏·秘

方大全》33）

★ 13. **治偏正头痛2方**

①川芎9克，细辛3克，水煎服。（中医研究院革命委员会 编·《常见病验方研究参考资料》202）

②川芎、茶叶各60克。用法：水煎服，尚未痊愈再服。（杨建宇等 主编·《灵验单方秘典》4）

★ 14. **治偏头痛、头风：**甘菊、石膏、川芎各三钱。为末，每服一钱，茶清调下。（宋立人 总编·《中华本草》5册981引《赤水玄珠》）

★ 15. **治偏头痛，头目昏重：**（祛风清上洗药方）防风10克，川芎6克，白芷6克，薄荷3克，桑叶6克，甘菊4.5克，天麻3克，以水煎熬。洗头。（滕佳林 米杰 编·《外治中药的研究与应用》151引《慈禧广绪医方选议》）

★ 16. **治风痰头痛，眩晕欲吐：**川芎、天麻。用法：以此方送下青州白丸子。（彭怀仁 主编·《中医方剂大辞典》4册173引《金鉴》卷四十三）

★ 17. **治结毒于巅顶，头胀痛如破：【碧云散】**川芎、青黛各3克，鹅不食草30克。用法：为细末。患者口噙凉水，以芦筒吹药疼之左右鼻内，取嚏为效。（滕佳林 米杰 编·《外治中药的研究与应用》150引《外科正宗》）

★ 18. **治顽固性失眠症：**牛脑1具，川芎50克，生姜15克（彝族方）。用法：3味混合（川芎研粉），加少许油盐微炒后炖肉煮熟后食用，也可不炒，炖肉熟食用。说明：本方为彝族家传秘方。主治顽固性失眠症，有很好的疗效。（张力群等 主编·《中国民族民间秘方大全》373）

★ 19. **治心气痛（即胃脘痛也）素性有热，遇感即发：【芎栀汤】**川芎、山栀各等分，姜五片，煎服。（宋立人 总编·《中华本草》5册980引《穷乡偏方》）

★ 20. **治破伤风邪传于里，舌强口噤，项背反张，筋惕搐搦，痰涎壅盛：**川芎、羌活、黄芩、大黄各一两。用法：上药每服五七钱，水煎服。（宋立人 总编·《中华本草》5册981引《外科枢要》）

★ 21. **治湿流关节，臂痛手重，不可俯仰，或自汗，头眩痰迷：**川芎、白术、橘红各一两，甘草（炙）半两。用法：上切碎。每服四钱，水一盏半，姜七片，煎至八分，去渣，温服，不拘时候。（宋立人 总编·《中华本草》5册981引《济生方》）

★ 22. **治新久脚气，腿膝肿痛，或攻注生疮：**川芎十两，白芍药五两，威灵仙三两。用法：上件药为细末，用萝卜自然汁打面糊为丸，如梧桐子大。每服五丸，用萝卜自然汁少许，同温酒半盏送，空心，临睡，忌茶。（宋立人 总编·《中华本草》5册981引《杨氏家藏方》）

★ 23. **用于诸疮肿痛：**川芎煅研，入轻粉，麻油调敷。（滕佳林 米杰 编·《外治中药的研究与应用》152引《普济方》）

★ 24. **治瘰疬：**川芎一两，白僵蚕（直者，炒）、甘草（炙，锉）各半两。用法：上三味，捣罗为散。每服一钱匕，蜜水调下，食后服，日三。（宋立人 总编·《中华本草》5册981引《圣济总录》）

★ 25. **治各种痹证：**症见关节肿痛，遇寒冷则痛甚，或固定不移，或游走不定，或沉重不舒，舌淡苔白。川芎500克。用法：取上药，研为细末，备用。用时取本品少许，以温水或醋调成糊状，涂于纱布上敷于患处，然后以纱布固定，每2天1换。功能：活血行气，祛风止痛。主治：各种痹证。附注：据陈兰报道，应用本方治疗各种痹证均有良效。（薛建国 李缨 主编·《实用单方大全》351）

★ 26. **治骨质增生症：**川芎适量。用法：取上药，研为细末，备用。用时取本品6～9克，加山西老陈醋调成稠糊状，然后与凡士林调匀。随即将配好的药膏涂抹在骨质增生处，盖一层塑料纸，再贴上纱布，用宽胶带将纱布四周固封，每2天换药1次，10天为1个疗程。功能：祛风活血，通络止痛。主治：骨质增生症。症见关节肿痛，屈伸不利，遇寒冷则痛甚，或固定不移，或游走不定，或沉重不舒，舌淡苔白。附注：据范文斌报道，就用本方治疗20例，取得较满意效果。（薛建国 李缨 主编·《实用单方大全》351）

★ 27. **治跟骨骨刺2方**

①川芎45克。用法：取上药，研为细末，分装在用薄布缝成的布袋内，每袋装药粉15克左右。将药袋放在鞋内直接与痛处接触，每天用药1袋，每天换药1次，3个药袋交替使用，换下的药袋晒干后仍可再用。功能：活血散瘀，祛风止痛。主治：跟骨骨刺。症见足跟疼痛，步履艰难，

遇寒冷及劳累时疼痛加重。附注:据齐彦文等报道,应用本方治疗75例,全部有效。一般用药7天后疼痛减轻,20天后疼痛消失。(薛建国 李缨 主编·《实用单方大全》351)

②川芎15克,生草乌5克。用法:上药共研极细末,装入同足跟大小的布袋内,铺平约0.3~0.5厘米,垫于患足鞋跟,洒上少许酒精以保持湿度。5~7日换1次药粉,疼痛消失后巩固治疗1周。疗效:此法治疗跟骨骨刺150例,结果治愈135例,有效12例,无效3例,总有效率98%。(刘有缘 编著·《一两味中药祛顽疾》385)

★ 28. **跌打损伤**:川芎(或三七)30克。与白酒500毫升共浸泡7日,口服,每日2~3次,每次10~20毫升。适用于跌打损伤疼痛者。(胡郁坤 陈志鹏 主编·《中医单方全书》362)

★ 29. **治鼻塞不闻香臭**:川芎、辛夷各一两,细辛(去苗,叶)三分,木通(锉)半两。用法:上四味,捣罗为散。每以少许,绵裹塞鼻中,湿即易之。(宋立人 总编·《中华本草》5册981引《圣济总录》)

★ 30. **用于慢性鼻炎,副鼻窦炎,过敏性鼻炎:【碧云散】**川芎30克,鹅不食草30克,细辛6克,辛夷6克,青黛3克。用法:共研细末。取少许嗃鼻。(滕佳林 米杰 编·《外治中药的研究与应用》151引《古今名方》)

★ 31. **口臭**:川芎适量。水煎,含服。(胡郁坤 陈志鹏 主编·《中医单方全书》451)

★ 32. **治齿痛宣露,涎血臭气**:用川芎、竹叶、盐、细辛各少许。用法:水600毫升,煎2煎。热含漱,冷吐。(滕佳林 米杰 编·《外治中药的研究与应用》151引《普济方》)

★ 33. **闭经**:用川芎6~9克。与鸡蛋2个同煮熟后去壳再煮片刻,去渣兑红糖服,每日1剂,每月连服5~7剂。适用于闭经血瘀者。(胡郁坤 陈志鹏 主编·《中医单方全书》246)

★ 34. **用于早期妊娠**:川芎适量。用法:取上药,用慢火炙干,研成细末,备用。每次服2~3克,白开水送下,早晨4时服药后仰卧,注意腹部反应,用药1小时左右,下腹部(脐左下5厘米处)有波动感或微嗡嗡感觉,脐下任何反应均为阳性。功效:早期妊娠(妊娠12周以前)。其特点为停经和出现早孕反应的症状,如恶心、呕吐、食欲忌常、乳房发胀及头晕、乏力等,查血或尿的绒毛膜促性腺激素呈阳性反应。附注:据报道,应用本方诊断早期妊娠188例,准确率达100%。闭经期最短30天,最长67天。注意不可告诉孕妇服药后的感觉,以免出现假阳性。(薛建国 李缨 主编·《实用单方大全》352)

★ 35. **治妊娠六七个月,忽胎动下血,腹痛不可忍**:川芎八分,桑寄生四分,当归十二分。用法:以水一升半,煎取八合,下清酒半升,同煎取九合,分作三服,如人行五六里,再温服。(宋立人 总编·《中华本草》5册980引《经效产宝》)

★ 36. **治子死腹中不下:【川芎汤】**川芎、当归各一两(生切),瞿麦(去根)三分。用法:上三味捣为粗末。每服三钱匕,水一盏,醋少许,同煎七分,去渣,连三二服必下。(宋立人 总编·《中华本草》5册980引《圣济总录》)

★ 37. **治难产交骨不开:【加味川芎汤】**小川芎一两,当归一两,败龟板(酒炙)一个,发灰(为末)一握。水一钟,煎七分服。(宋立人 总编·《中华本草》5册980引《傅青主女科》)

★ 38. **治胎衣不下,因产母元气虚薄者**:川芎、当归各二钱,官桂四钱。用法:上三味,水煎服。(宋立人 总编·《中华本草》5册980引《济阴纲目》)

★ 39. **治产后血晕**:当归一两,川芎五钱,荆芥穗(炒黑)二钱。水煎服。(江苏新医学院 编·《中药大辞典》上册222引《奇方类编》)

★ 40. **治产后去血过多,晕闷不省,及伤胎、崩中、金疮、拔牙齿去血多不止,悬虚,心烦眩晕,头重目暗,耳聋满塞,举头欲倒**:当归(去芦,洗,焙)、川芎各等分。用法:上为粗散。每服三钱,水一盏半,煎至一盏,去渣,稍热服,不拘时。(宋立人 总编·《中华本草》5册980引《局方》)

★ 41. **治功能性子宫出血**:用川芎24~28克,加白酒30毫升,水250毫升,浸泡1小时后,加盖用文火炖煎,分2次服,不饮酒者,可单加水炖服。一般2~3天后血即可止。病程较长者,可在血止后减量续服在8~12天,以巩固效果。治疗29例中,除4例合并子宫内膜炎配合抗生素外,其余均单用上法治愈。服药最少2剂,最多10剂,以3剂为多。治愈后随访4个月以上未见复发。(宋立人 总编·《中华本草》5册981)

★ 42. **治久崩中昼夜不止**:川芎八分,生地黄汁一升。用法:凡以酒五升,煮取二升去渣,下地黄汁煎一沸,分三服,相去八九里;不耐酒者,随多少数服即止。(宋立人 总编·《中华本草》5册980引《医心方》)

★ 43. **治产后血气虚,感风寒,头痛寒热:【加味芎归汤】**当归、川芎各二钱,紫苏、干葛各一钱。上锉,加生姜三片,水煎服。(宋立人 总编·《中华本草》5册980引《医灯续焰》)

★ 44. **治小儿脑热,好闭目,太阳痛或目赤肿**:川芎、薄荷、朴硝各二钱。用法:为末,以少许吹鼻中。(江苏新医学院 编·《中药大辞典》上册222引《全幼心鉴》)

女贞子
(附:女贞叶共59方)

【药性】味甘、苦,性凉。归肝、肾经。

【功能与主治】补益肝肾,清虚热,明目。主治头昏目眩,腰膝酸软,遗精,耳鸣,须发早白,骨蒸潮热,目暗不明。高血脂,白细胞减少等

【用法用量】内服:煎汤,6~15克;或入丸剂。外用:适量,敷膏点眼。清虚热宜生用,补肝肾宜熟用。

【使用注意】脾胃虚寒泄泻及阳虚者,慎服。

★ 1. **治感冒**:罗某,男,41岁。1987年5月12日初诊。劳动后脱衣感受风寒,症见鼻塞身重,喷嚏,流清涕,喉痒,咳嗽痰稀,恶寒,头身痛,无汗,舌苔薄白,脉浮紧。用下方1次告愈。治疗方法:采鲜女贞枝梢7枚,每节留叶7片,入碗加净水少许,盖上小碗蒸片刻,取汤加白酒适量温服,药后可盖被汗出为宜。(黄国健等 主编·《中医单方应用大全》335)

★ 2. **治高脂血症2方**

①女贞子1500克,蜂蜜适量。用法:将女贞子加水煎熬2次,每次一小时,去渣,合并2次药液浓缩成膏状,烤干碾碎,加入适量蜂蜜混匀,贮瓶备用。用时每日服用量相当于生药女贞子50克,分3次空腹服。服药1个月后抽血复查,验证:用上药治疗高脂血症患者11例,其中10例有效。甘油三酯最高下降128毫克,最低下降57毫克,治疗中未发现不良反应,治疗前后血常规检查未见不良影响。(良石 主编·《名医珍藏·秘方大全》114)

②取女贞子30克,山楂15克。水煎2次,把药液混合在一起,去渣,分早、晚两次服,每日1剂,连服30天,效佳。(周止敬·《中国中医药报》2011年2月2日)

★ 3. **风湿性心脏瓣膜病**:女贞子250克。加水1500毫升,文火煎至900毫升,口服,每次30毫升,每日3次,3周为1个疗程。(胡郁坤 陈志鹏 主编·《中医单方全书》38)

★ 4. **治白细胞减少症2方**

①炙女贞子、龙葵各45克。煎服。(宋立人 总编·《中华本草》6册186)

②化疗期间白细胞减少,用女贞子、枸杞子各15克,水煎服,2周即效。(周止敬·《中国中医药报》2011年2月2日)

★ 5. **升白细胞效佳**:白细胞减少症是指外周血白细胞总数持续低于$4.0\times10^9/L$。笔者5年来在辨证的基础上加女贞子治疗白细胞减少症30例,疗效甚佳。女贞子《本经》言:“主补中安五脏,养精神,除百疾,久服肥健,轻身不老。”现代临床用其补肝肾,益精血,乌发明目。药理研究证实,其含有齐墩果酸,可升高因放疗、化疗引起的白细胞减少,故用之临床,每获捷效。[《中医杂志》编辑部整理·《中医杂志》专题笔谈文萃(1995—2004,第一辑)172]

★ 6. **治心律失常**:女贞子250克,水1500毫升熬至900毫升,每次30毫升,每天3次口服。(孟凡红 主编·《单味中药临床应用新进展》395)

★ 7. **补肝滋阴**:女贞子200克,旱莲草20克。用法:上药为细末,炼蜜为丸,每丸12克。每日早、晚各一次,每次空腹用黄酒温服一丸。(金福男编·《古今奇方》338)

★ 8. **治头痛,属肾虚:【女贞枸杞茱萸汤】**女贞子、枸杞子各15克,山茱萸10克。用法:水煎2次,混合。每日1剂,分2次服。功能:补益肝肾,滋阴养血。方解:女贞子滋补肝肾;枸杞子

养阴补血，滋补肝肾；山茱萸补益肝肾。诸药合用，共奏补益肝肾，滋阴养血之功。（易法银 喻斌 主编·《湖南省中医单方验方精选·内科》上册620）

★ 9. **治眩晕**：女贞子60克，旱莲草、桑葚子各30克。用法：研细炼为丸，如梧桐子大，每服10丸。盐开水下。（吴静 陈宇飞 主编·《传世金方·民间秘方》141）

★ 10. **治阴虚头昏**：女贞子、核桃肉各30克，旱莲草15克。每日1剂，水煎2次，上、下午各服1次。（金福男 编·《古今奇方》326）

★ 11. **治脑鸣**：女贞子、旱莲草各等分。为末，橄榄汁为丸。桑叶汤下。（陆锦燧 辑·《鲟溪秘传简验方》18）

★ 12. **治肝肾两亏，腰膝酸软，耳鸣目眩，须发早白**：（女贞子膏）女贞子适量。用法：制成膏剂。口服，每次15克，每日3次。功能：滋养肝肾，强壮腰膝。（孙世发 主编·《中医小方大辞典》19）

★ 13. **治肝肾阴虚，眩晕耳鸣，咽干鼻燥，腰膝酸痛，月经量多**：（女贞丹）冬青子（去梗叶，酒浸1昼夜，粗布袋擦去皮，晒干为末）适量。用法：待旱莲草出时，采数担捣汁熬浓，与冬青子末为丸，如梧桐子大。每夜酒送下100丸。功能：益肝肾，壮筋骨，乌发，止血。①《扶寿精方》。乌发，健腰膝，强阴不足。②《医便》。清上补下。③《中国药典》。补益肝肾，滋阴止血。（孙世发 主编·《中医小方大辞典》242引《扶寿精方》）

★ 14. **治肝肾亏虚引起的支气管哮喘，头昏目眩，须发早白，腰膝酸软，视力减退，目昏不明等**：女贞子1500克。用法：先将女贞子去除杂质，用凉开水快速淘洗，蒸晒9次后，研为细末，瓶装备用。每次10克，每日2次，每日早、晚各服1次，温开水送服。功效：补肾养肝，清热明目。医师嘱咐：喘满多痰、腹痛泄泻者不宜服用。（刘道清 主编·《中国民间神效秘方》62）

★ 15. **治肝肾不足引起的头目昏花，腰背酸痛，下肢痿软**：女贞子四十两（酒蒸），旱莲草四十两。用法：将女贞子研极细末。旱莲草放入铜锅内加水高出药面，煎熬2～3小时，过滤，加适量清水再熬，如法三次。然后将三次药液浓缩成稠膏状时，取少许滴于吸水纸上检视，以不渗纸为度。将上药粉与膏混合，酌加炼蜜搅均匀，搓成细条，掐为小丸。每服二至四钱，日服二次，淡盐汤或温黄酒送服。（中医研究院中药研究所 主编·《中药制剂手册》36引《医方集解》卷一）

★ 16. **治阴虚骨蒸潮热**：女贞子、地骨皮各9克，青蒿、夏枯草各6克。水煎服。（宋立人 总编·《中华本草》6册186）

★ 17. **治身体虚弱，腰膝酸软**：女贞子3钱，旱莲草、桑椹、枸杞子各4钱，水煎服。（《全国中草药汇编》编写组 编·《全国中草药汇编》上册137）

★ 18. **治久病虚损，气阴不足。配合手术、放射治疗、化学治疗，促进正常功能的恢复**：女贞子、黄芪各适量。用法：制成胶囊剂。密封，防潮。每6粒相当于原生药12.5克。口服，每次6粒，每日2次。功效：补气养阴。（孙世发 主编·《中医小方大辞典》943）

★ 19. **治腰痛遗精**：用女贞子、金樱子、芡实各15克，旱莲草12克，水煎服。（周止敬·《中国中医药报》2011年2月2日）

★ 20. **治少精症**：以五子衍宗汤加女贞子30克，连续服药3个月。女贞子入汤剂需大剂量，一般30克以上，研粉冲服每日应不少于10克，疗程应连续3个月，治疗中未发现不良反应。［《中医杂志》编辑部整理·《中医杂志》专题笔谈文萃（1995—2004，第一辑）512］

★ 21. **治虚喘**：女贞子一斤。用法：蒸晒数次后，研末，每晨用温开水送服五钱。（中医研究院革命委员会 编·《常见病验方研究参考资料》104）

★ 22. **治神经衰弱**：女贞子1000克，浸米酒1000克。每日酌量服。（宋立人 总编·《中华本草》6册186）

★ 23. **治血虚神疲**：女贞子500克，生地黄末500克。用法：炼蜜丸。每服9克，空腹，白汤下。（吴素玲 李俭 主编·《实用偏方大全》278引明《订补简易备验方》）

★ 24. **治更年期综合征**：**【补肾安更汤】**女贞子、枸杞子、桑椹子各等份，水煎服。（孟凡红 主编·《单味中药临床应用新进展》395）

★ 25. **治老年性便秘**：女贞子30克，生首乌15克。煎汤代茶饮服，是老年性便秘保健方。老年便秘多系虚秘，一般因肝肾亏虚，津液耗伤，女贞子甘润而滑，有补肾阴、生津液、润肠道之效。

(何绍奇等 整理·《朱良春用药经验集》229)

★ 26. **治老年虚性便秘有良效:**女贞子是补肝肾、强腰膝之良药。笔者重用女贞子配以当归、白术,治疗老年虚性便秘32例,取得良好疗效。现报告如下。

32例中男性29例,女性3例,年龄61~85岁。处方:女贞子30克,当归15克,生白术15克。煎汤代茶饮服。一般服药后3~7天,大便趋于常。本组32例中25例在用药期间可保持每日大便,6例大便间隔日期较原来缩短一半以上,1例疗效不显。总有效率为93.7%。

如治赵某,男,72岁。大便秘结4年,4~5日1行,甚时逾周。症状形体消瘦,面色不华,神疲乏力,腰酸膝软,头昏耳鸣,脉细,舌淡。用女贞子30克,当归15克,生白术15克,煎汤代茶饮。4日后大便2~3日1行,1周后基本保持每日1行。患者坚持此法,保持大便通畅,同时精神较前大增,头昏耳鸣诸症也得以缓解。

体会:老年便秘多属虚秘,若用硝、黄等药攻下之,是虚其虚。虽收一时之快,但损其津液,燥结愈甚。而女贞子用于老年肾亏便秘,取其补肾阴、生津液、润滑肠道之功用。临床实践证明,重用女贞子配以当归养血润肠,白术健脾通便治疗老年虚性便秘有良好的效果。[《中医杂志》编辑部整理·《中医杂志》专题笔谈文萃(1995—2004,第一辑)103]

★ 27. **治慢性萎缩性胃炎:**女贞子、黄芪冲剂,每次20克,日服2次。(孟凡红 主编·《单味中药临床应用新进展》395)

★ 28. **治消化性溃疡,慢性胃炎所致的胃脘痛,腹胀,嗳气,口渴,便秘等:**女贞子适量。用法:制成颗粒剂。口服,每次3克,每日2次。功能:舒肝止痛,养阴润肠。(孙世发 主编·《中医小方大辞典》121)

★ 29. **治瘰疬、结核性潮热等:**女贞子9克,地骨皮6克,青蒿4.5克,夏枯草7.5克。水煎,1日3次分服。(江苏新医学院 编·《中药大辞典》上册238)

★ 30. **治痔疮:**女贞子、炉甘石、艾叶各30克,冰片3克,芝麻油50毫升。用法:将前4味药分别研为极细末,混合均匀,徐徐加入芝麻油中搅匀,贮瓶备用。用时。根据痔疮大小,取药膏1~2克,涂搽患处。用药前应先排尽大便,不需包扎。每晚用药1次。3次为1个疗程。验证:用本方治疗外痔患者125例,均于涂药1~4个疗程治愈。(良石 主编·《名医珍藏·秘方大全》175)

★ 31. **治脱发:**女贞子30~50克,生地20克或熟地30克。日1剂,水煎服,连服五天;再以上方加猪骶骨0.25~0.5公斤炖服,3天一次,3次为一疗程。林金宝用上方治疗脱发8例,痊愈7例。(王辉武 主编·《中药临床新用》73)

★ 32. **治脂溢性脱发:**女贞子10克,何首乌10克,菟丝子10克,当归10克。水煎服。(宋立人 总编·《中华本草》6册186)

★ 33. **治须发早白:**女贞实一斗(如法去皮),每斗用马料黑豆一斗,拣净,淘洗晒干,同蒸透,九蒸九晒。先将女贞实为末,加生姜自然汁三两,好川椒(为末)三两,同黑豆末和匀,蜜丸如梧桐子大。先食服四五钱,白汤或酒吞。(宋立人 总编·《中华本草》6册186)

★ 34. **治白发症:**女贞子500克,黑芝麻250克。用法:将上药以水煎煮,取药汁。每次服用20毫升,每日2~3次,温开水送下。(李川 主编·《民间祖传秘方》222)

★ 35. **治慢性苯中毒:**女贞子、旱莲草、桃金娘根各等量,共研细粉,炼蜜为丸,每丸2~3钱。每服1~2丸,每日3次。10天为一个疗程。(《全国中草药汇编》编写组 编·《全国中草药汇编》上册137)

★ 36. **治视力减退:**取女贞子30克,枸杞子15克,菊花6克,水煎2次,把药液混合一起,去渣,分早、晚2次服,每日1剂。(周止敬·《中国中医药报》2011年2月2日)

★ 37. **治风热赤眼:**女贞子不拘多少,捣汁成汤熬膏,净瓶收固,每用点眼。(宋立人 总编·《中华本草》6册186)

★ 38. **治眼疾:**此方(女贞子阴干,按岁服,风烂可除,至老不花)宗丞徐公试服甚验。年七十,而目力如少年时。(杨鹏举 主编·《中医单药奇效真传》473引《救生集》)

★ 39. **治视神经炎:**女贞子、草决明、青葙子各30克。水煎服。(宋立人 总编·《中华本草》6册186)

★ 40. **治双目不痛,瞳神日加紧小,口干舌苦:【菊女饮】**女贞子一两,甘菊花五钱,麦冬五钱。用法:水煎服。主治:双目不痛,瞳神日加紧小,口干舌苦。按语:肝阴不足,虚火上炎,目失所养,则瞳神紧小,口干舌苦。方中女贞子补肝益阴明目;麦冬养阴生津清热;甘菊花清肝明目,疏散风热。三药相伍,补肝阴之不足,清上炎之虚热,标本兼顾,补泻兼施,则诸证可愈。(田代华 主编·《实用中医三味药方》697 引《辨证录》卷六)

★ 41. **治青光眼:**女贞子 15 克,翻白叶 10 克。用法:研细末炖羊肝服,日服 2 次。备注:服药期间用鲤鱼胆汁 1 ~ 2 滴,滴入眼内。每日 1 次,连用 10 日。(吴静 陈宇飞 主编·《传世金方·民间秘方》382)

★ 42. **治口腔炎:**女贞子 9 克,金银花 12 克。煎服。(宋立人 总编·《中华本草》6 册 186)

★ 43. **治妇人闭经、逆经、血疾:【女贞剪红丸】**冬青子肉二斤,红花三两。用法:上为末,炼蜜为丸。食后服。功能:止血断根。加减:热重加天花粉、山栀各二两,或用二味煎汤送下。(彭怀仁 主编·《中医方剂大辞典》1 册 1103 引《医学入门》卷七)

★ 44. **治月经不调,腰酸带下:**女贞子、当归、白芍各 6 克,续断 9 克。煎服。(宋立人 总编·《中华本草》6 册 186)

★ 45. **治妇女色斑:**女贞子 1000 克,水煎 3 次,3 次药液合并浓缩成 300 克,兑入 500 克蜂蜜,再文火煎 30 分钟,待凉后瓶贮。每次两匙,温开水冲服,临睡前饮用。(周止敬·《中国中医药报》2011 年 2 月 2 日)

★ 46. **治小儿肾虚遗尿小便不禁者:**女贞子 60 克。将猪尿脬 1 只(洗净),纳入陈阴米 250 克,龙眼肉 120 克,用线扎紧,加入女贞子,蒸熟(不放盐),炖烂(去女贞子),1 餐吃完。(胡郁坤 陈志鹏 主编·《中医单方全书》316)

★ 47. **治急性细菌性痢疾:**鲜女贞叶制成 200% 的煎液,每次口服 20 ~ 30 毫升,每日 3 次,同时阿托品口服止痛。(孟凡红 主编·《单味中药临床应用新进展》394)

★ 48. **治腹股沟疝:**女贞叶适量。烤热,揉患处。(胡郁坤 陈志鹏 主编·《中医单方全书》214)

★ 49. **治下肢溃疡:**鲜女贞子叶 50 片。洗净,放在陶瓷器皿内,加水适量,煎取汁液,熏洗患处(慎防烫伤)。再将煎过的女贞子叶贴于溃烂处,外加盖纱布,胶布固定,每日换洗 2 ~ 3 次。慢性下肢溃疡者,一般连用 4 ~ 7 日可愈。本方治疗下肢溃疡 50 余例,效果颇佳。(李家强 编·《民间医疗特效妙方》236)

★ 50. **治臁疮不愈:**冬青叶(洗净)不拘多少。用法:同黄米煮沸,取汁。待冷贴上,用帛束定,每日 2 次换贴。久则收敛为愈。(孙世发 主编·《中医小方大辞典》107 引《杏苑》卷七)

★ 51. **治烧伤和放射性损伤:**女贞叶 250 克,麻油 500 克煎,叶枯后去叶,加黄蜡(冬天 125 克,夏天 150 克)熔化收膏,外敷损伤处,每日 1 次。(孟凡红 主编·《单味中药临床应用新进展》394)

★ 52. **治赤眼:**(冬青方) 新砖 2 块,冬青叶 500 克。用法:以冬青叶捣自然汁,浸砖数日,令透取出,掘地坑架砖于内,四下空,覆之日久,后砖上粉霜起,取霜,入冰片少许,无亦得。点眼。(孙世发 主编·《中医小方大辞典》312 引《普济方》卷七十三)

★ 53. **治一切眼疾:**(普济方) 冬青叶适量。用法:研烂,入朴硝贴之。(孙世发 主编·《中医小方大辞典》176 引《李氏医鉴》卷一)

★ 54. **治口腔溃疡:**取新鲜女贞子叶 2 ~ 3 片,洗净放在嘴里咀嚼成泥状,然后将其用舌尖抵于溃疡面停留 10 ~ 20 分钟即可止痛,3 日内溃疡面即愈合。治疗 50 例,优良率达 68%。按语:此法疗效确切,无副作用,是治疗口腔溃疡的良药。(《中国民间疗法》2007 年 2 月第 2 期 19 日)

★ 55. **治复发性口疮:**症见口疮反复发作,口腔黏膜溃疡、糜烂。疼痛难忍,饮食刺激时痛苦更甚。每次取新鲜女贞子叶 7 片,为 1 剂量。水煎服。每天 3 剂。据蒋中文报道,应用本方治疗 54 例,效果极佳。一般 1 次即效,多则服药 3 天即愈。(清·丁尧臣 著·《奇效简便良方》558)

★ 56. **治口唇溃疡:**将冬青叶 1 小撮洗净,放在干净的木板上,用干净的锤子打碎,把锤好的药敷在患处,一般敷药 5 ~ 6 小时即可见效。(李家强 编·《民间医疗特效妙方》69)

★ 57. **治小儿流涎:**冬青树叶擂汁,入口一嗽即好。(清·丁尧臣著·《奇效简便良方》109)

小蓟(66方)

【药性】味甘、微苦,性凉。归肝、脾经。

【功能与主治】凉血止血,清热消肿。主治咳血,吐血,衄血,尿血,血淋,便血,血痢,崩中漏下,外伤出血,痈疽肿毒,高血压,顽固性失眠等

【用法用量】内服:煎汤,5～10克;鲜品可用30～60克或捣汁。外用:适量,捣敷。小蓟止血,宜炒炭用。

【使用注意】虚寒出血及脾胃虚寒者禁服。

★ 1. **治高血压病3方**

①小蓟500克,另取红皮花生500克,白酒250毫升,米醋1000毫升。用法:将小蓟洗净切碎,加水至2000毫升,煎至1000毫升,去渣浓缩至500毫升,成小蓟煎剂。将花生、白酒、米醋共装瓷坛内密封浸泡7天,成酒醋花生仁和花生酒。每天早晨吃酒醋花生10粒,晚上取小蓟煎剂10毫升,花生酒10毫升,加开水100毫升兑服,30天为1个疗程。据报道,应用本方治疗100例,临床痊愈75例,好转20例,无效5例,总有效率为95%。(薛建国 李缨 主编·《实用单方大全》304)

②小蓟、夏枯草各15克。水煎代茶饮。(宋立人 总编·《中华本草》7册784)

③小蓟草30～60克。用法:将小蓟草水煎半小时,代茶饮用,日1剂。功能:行气、消结、止呕。(郭子杰 吴琼等·《传世金方·一味妙方》17)

★ 2. **流行性脑脊髓膜炎:**小蓟15克,金银花15克,生地10克,水煎服,每日1～2次。(金福男编·《古今奇方》140)

★ 3. **治顽固性失眠:**小蓟花干品6克(鲜品10克),用开水30～50毫升浸泡约100分钟。睡前饮其水,每天1剂。据姜仁太等报道,应用本方治疗56例,12例服药3天后每晚睡8小时以上,16例服药7天后每晚睡8小时以上,服药1个月后全部病人每晚均能睡8小时以上。(薛建国 李缨 主编·《实用单方大全》304)

★ 4. **治心肌炎:**小蓟30克,紫草30克,水煎服,每日2～3次。(金福男 编·《古今奇方》68)

★ 5. **治急性肾炎、泌尿系感染、尿痛浮肿:**小蓟15克,生地9克,茅根60克。水煎服。(宋立人 总编·《中华本草》7册784)

★ 6. **治肾小球肾炎:**鲜小蓟30克,木瓜20克,水煎服,每日2～3次。(金福男 编·《古今奇方》76)

★ 7. **治急性泌尿道感染:**小蓟150克,车前子60克,益母草60克,生蒲黄60克。用法:上药加水煎煮30分钟,滤取煎液。药渣加水再煎,煮沸40分钟,滤取药液。合并2次药液,趁热熏洗前阴及小腹部。或上方加大剂量,如上法煎汤坐浴,药液埋过肚脐,每次30分钟,每日2次。1剂药可熏洗2日,每次再用前需将药液加热煮沸。功效:清热利尿,祛瘀解毒。禁忌:孕妇禁服。(刘道清 主编·《中国民间神效秘方》384)

★ 8. **治传染性肝炎,肝肿大:**鲜小蓟根60克。用法:水煎服,10天为1个疗程。(宋立人 总编·《中华本草》7册784)

★ 9. **治肺脓疡2方**

①鲜小蓟60克。用法:捣汁服。(吴静 陈宇飞 主编·《传世金方·民间秘方》24)

②鲜小蓟60克,金银花60克。用法:水煎服。(吴静 陈宇飞 主编·《传世金方·民间秘方》24)

★ 10. **治咳嗽:**小蓟全草适量。水煎服。适用于喘咳者。(胡郁坤 陈志鹏 主编·《中医单方全书》19)

★ 11. **治咳嗽验案:**一少年素染花柳者,服药治愈,唯频频咳嗽,服一切利嗽药皆不效。经西医验其血,谓仍有毒,其毒浸肺,是以作嗽。询方于愚,俾用鲜小蓟根许,煮汤服之,服过两旬,其咳遂愈。(杨鹏举 主编·《中医单药奇效真传》35引《医学衷中参西录》)

★ 12. **肺结核:**生小蓟适量。与雄猪肺全副(长流水洗极白,挑去筋膜)共煮食,连食6～10余副。适用于肺痨病各期。(胡郁坤 陈志鹏 主编·《中医单方全书》147)

★ 13. **治眩晕,四肢麻木:**鲜小蓟一两。用法:水煎空腹服。(中医研究院革命委员会 编·

《常见病验方研究参考资料》207)

★ 14. **治夏月热闷不止**：捣小蓟叶取汁半升。服之立瘥。(电子版·《中华医典·普济方》卷一百一十七)

★ 15. **预防菌痢**：小蓟全草适量，洗净晒干，每次用 50 克，加水煎煮 2 次，合并药液，浓缩成 100 毫升。成人每次服 50 毫升，小儿酌减，隔天 1 次，共服 3 剂。据大兴县卫生防疫站报道，从与菌痢病人接触之日起 2 ~3 天内服用本方，通过观察 99 人，均无发病，其疗效优于服用痢特灵者。(薛建国 李缨 主编·《实用单方大全》303)

★ 16. **治所有痢疾**：小蓟根 45 克。水煎服。(金福男 编·《古今奇方》13)

★ 17. **治九窍出血**：用小蓟一握，捣汁，水半盏和顿服。如无鲜者，以干蓟末，冷水调三钱匕服。(宋立人 总编·《中华本草》7 册 784 引《卫生易简方》)

★ 18. **治胃出血**：鲜小蓟 4 两。用法：捣汁 1 小碗，温服，可连服数次。(中医研究院革命委员会 编·《常见病验方研究参考资料》119)

★ 19. **治卒吐血及泻鲜血**：小蓟叶，捣汁，温服。(宋立人 总编·《中华本草》7 册 784 引《梅师集验方》)

★ 20. **治吐血，衄血，尿血等出血证，因血热所致者**：小蓟根(鲜品)300 克，蜂蜜 15 毫升。用法：先将新鲜小蓟根洗净切碎，捣烂取汁，然后与蜂蜜混合，煮沸后待温饮用，1 次服完。再服再制，每日 2 次。功效：凉血止血。禁忌：忌食辛辣食物。(刘道清 主编·《中国民间神效秘方》128)

★ 21. **治吐血**：小蓟叶捣绞取汁，每次 1 小盏。主治：心热吐血，口干。(杨建宇等 主编·《灵验单方秘典》88 引《古单方》)

★ 22. **治吐血验案 2 例**

①一少年每年吐血，反复三四次，数年不愈，诊其脉，血热火盛，俾用鲜小蓟根 100 克，煮汤数盅，当茶饮之，连饮 20 余日，其病从此除根。(杨鹏举 主编·《中医单药奇效真传》106 引《医学衷中参西录》)

②刘某，男，54 岁。农民。1986 年 8 月夜间胃溃疡中等量呕血，当夜采集鲜小蓟制汁。制作及用法：采集鲜小蓟叶茎，洗净并用 1% 高锰酸钾液浸泡消毒 15 分钟，捞出，再用凉开水洗净晾干，用石臼捣碎或用药碾破烂，尔后用纱布包裹或其他方式挤出汁液，即可投入应用。若欲保存备用，可在汁液内加入 2% 苯甲酸钠，最好贮存于冰箱内，可用数日。多数采用口服法，每次 40 ~60 毫升，一般每天 3 次，重者 4 ~6 小时 1 次。鼻衄患者可将汁液滴入鼻孔或浸渍棉球轻轻填塞。马上饮用。黑便持续 2 天，第 3 天大便为暗绿色，休养半月痊愈。(杨鹏举 主编·《中医单药奇效真传》106)

★ 23. **治心热吐血口干**：生藕汁、生牛蒡汁、生地黄汁、小蓟根汁各二合，白蜜一匙。上药相和，搅令匀，不计时候，细细呷之。(江苏新医学院 编·《中药大辞典》上册 244 引《圣惠方》)

★ 24. **治呕血**：小蓟 30 克，马齿苋 30 克，柳树根 15 克，水煎服，每日 2 次。(金福男 编·《古今奇方》25)

★ 25. **治咯血**：鲜小蓟适量。洗净，切碎，包布绞汁饮服，每次 1 碗，连用 2 周。(胡郁坤 陈志鹏 主编·《中医单方全书》23)

★ 26. **治咯血验案 2 例**

①患者张某，曾 4 次大咯血，血量约 1000 毫升左右，曾用各种止血剂及脑下垂体后叶素治疗无效，因胸膜粘连作气胸，气腹，也不见效，经用鲜小蓟汁加 2% 的硼酸和 5% 的糖，每次 100 毫升，每日 3 次，而血止。(杨鹏举 主编·《中医单药奇效真传》40)

②李某某，余之远亲，在京从事油漆业，其体素不健壮，经常咳嗽。1961 年夏患咯血，晨吐尤多，甚惧，几经诊治，无所效验。后经北京某医院介绍一偏方：鲜小蓟洗净、切碎，布包绞汁，每服一大碗。惜当时京中无此物，乃回河北老家，家中田野遍地皆有，随处可得(河北俗呼青青菜者是也)。照法服之，经服半月，咯血果止，返京后相叙于余，随录之。此人后调陕西汉中某厂，余多年未晤其面，从其家人口中得知，自愈之后，未再复发。(杨鹏举 主编·《中医单药奇效真传》40)

★ 27. **治肠风下血 2 方**

①大、小蓟嫩白根二两。用法：水煎服。(中医研究院革命委员会 编·《常见病验方研究参考资料》170)

②鲜小蓟二斤。捣汁过滤，开水冲服。体弱者慎用。(中医研究院革命委员会 编·《常见病

验方研究参考资料》170)

★ 28. **治大便下血:**鲜小蓟、鲜地黄各二两。用法:水煎服。(中医研究院革命委员会 编·《常见病验方研究参考资料》171)

★ 29. **治尿血3方**

①小蓟根(鲜品)30克,白糖10克。用法:将小蓟根用清水洗净,切段,放砂锅内加水煮沸40分钟,滤取药液100毫升,加入白糖调味,待温1次服完。再服再制,每日3次。功效:清热利尿,凉血止血。主治尿血,伴见小便灼热涩痛,间或发热、心烦口干,属于膀胱蓄热者。医师嘱咐:糖尿病患者可去白糖。忌食辛辣刺激性食物。(刘道清 主编·《中国民间神效秘方》462)

②小蓟适量。捣烂,阴阳水冲服,每次15克。适用于血淋小便滞涩疼痛或有血点血丝者。(胡郁坤 陈志鹏 主编·《中医单方全书》76)

③小蓟根9克,椿皮9克。共水煎服。适用于血尿尿血不止者。(胡郁坤 陈志鹏 主编·《中医单方全书》75)

★ 30. **膀胱炎:**小蓟根30克。洗净锉细,水煎三四沸,取清汤250毫升饮服,每日3次。(胡郁坤 陈志鹏 主编·《中医单方全书》69)

★ 31. **治甲状腺肿大:**鲜小蓟、红糖、桐油。用法:捣烂调匀,敷喉部肿处。桐油有刺激性,用时要注意。(吴静 陈宇飞 主编·《传世金方·民间秘方》173)

★ 32. **治地方性甲状腺肿:**鲜小蓟30克,青木香6克,碘盐少许,水煎服,每日1~2次。(金福男 编·《古今奇方》84)

★ 33. **风湿性关节炎:**鲜小蓟适量。与鲜苎麻根适量共捣烂,纱布包紧,置患处摩擦至红或起小泡,每日2次,连用5~7日。(胡郁坤 陈志鹏 主编·《中医单方全书》106)

★ 34. **治疮疡:**采新鲜小蓟叶先后经0.1%过锰酸钾溶液及0.5%的食盐水冲洗数次后,压榨取汁,静置1小时,倾去上层清液,取深绿色沉淀液体20毫升和白凡士林80克调成药膏。治疗疮疡、外伤化脓及职业性盐卤外伤化脓共200例,一般换药4~7次即可痊愈,未发现不良副作用。(江苏新医学院 编·《中药大辞典》上册244)

★ 35. **治瘰疬:**一十五六岁童子,颈下起疙瘩数个,大如巨栗,皮色不变,发热作疼。知系阳证,俾浓煎鲜小蓟根汤,连连饮之,数日全消。(杨鹏举 主编·《中医单药奇效真传》318引《医学衷中参西录》)

★ 36. **治花柳毒淋,兼血淋证:**曾治一少年患此(花柳毒淋,兼血淋)证,所便者血尿相杂,其血成丝、成块,间有脂膜,疼痛甚剧,且甚腥臭。屡次医治无效,授以鲜小蓟根一两,洗净锉细,用水煎三四沸,取清汤一大茶盅饮之,一日宜如此饮三次。若畏其性凉者,一次用六七钱亦可。此方,连服五日痊愈。(杨鹏举 主编·《中医单药奇效真传》170引《医学衷中参西录》卷上)

★ 37. **治寻常疣:**新鲜小蓟茎叶适量,洗净,捣烂绞汁,装瓶备用。用时蘸药汁涂搽疣体,每天5~10次。据张景君报道,应用本方治疗本病有良效。一般用药1~2周疣体便自行脱落。(薛建国 李缨 主编·《实用单方大全》305)

★ 38. **治蝮蛇咬伤:**鲜小蓟根叶、野菊花叶等量。用法:捣汁,和匀服,渣敷咬伤处。(中医研究院革命委员会 编·《常见病验方研究参考资料》317)

★ 39. **治麻风性鼻衄:**取小蓟全草洗净、捣碎,用纱布滤出液体,放锅内煎熬蒸发其水分,待冷却后加入适量防腐剂,装玻璃瓶内备用。用时以棉球蘸液汁塞在鼻中隔的糜烂面或溃疡面的出血点上,每天更换3~4次。治疗34例,痊愈24例(70.6%)。一般衄止在4~14天,鼻中隔溃疡面愈合在21~33天内,且无任何不良反应。(江苏新医学院 编·《中药大辞典》上册244)

★ 40. **治鼻塞不通:**用小蓟一把,水二升,煮一升,去滓,分服。(明·胡濙 撰·《卫生易简方》190)

★ 41. **治鼻衄2方**

①鲜小蓟30克。用法:将鲜小蓟用凉开水冲洗干净,揉烂塞鼻。功效主治:清热,凉血,止血。主治鼻衄,因血热而致者。(刘道清 主编·《中国民间神效秘方》1057)

②小蓟30克,天冬18克,天花粉12克,水煎服,每日2~3次。(金福男 编·《古今奇方》158)

★ 42. **治舌上出血,兼治大衄:【清心散】**刺蓟一握,研,绞取汁,以酒半盏调服。如无生汁,只捣干者为末,冷水调下三钱匕。(江苏新医学院 编·《中药大辞典》上册244引《圣济总录》)

★ 43. **治舌衄2方**

①血液从舌体渗出名曰舌衄。多因心火炽盛所致。某年,一杨姓妇女,70余岁,患舌衄,舌上有小出血点,每流血辄盈碗不止,已半年,久治无效,专科治之,效亦不显,用小蓟根捣汁,饮之,服3日后血竟止。(杨鹏举 主编·《中医单药奇效真传》210引《医林椎旨》)

②大小蓟捣汁和酒饮。(清·顾世澄 撰·《疡医大全》575)

★ 44. **治外阴瘙痒**:鲜小蓟120克,大蒜4个。用法:大蒜切片,小蓟洗净,加水煎至2000毫升,温洗外阴,早、晚各1次。功能:清热,解毒,止痒。(郭子杰 吴琼等·《传世金方·一味妙方》166)

★ 45. **治妇人阴痒不止**:小蓟,不拘多少,水煮作汤,热洗,日三次。(宋立人 总编·《中华本草》7册784引《妇人良方》)

★ 46. **治阴道滴虫、阴痒**:蛇床子、小蓟各五钱。用法:煎汤洗,每次一刻钟,一日二至三次。(中医研究院革命委员会 编·《常见病验方研究参考资料》366)

★ 47. **治崩中下血**:小蓟茎叶(洗,切)研汁一盏,入地黄汁一盏,白术半两,煎减半,温服。(江苏新医学院 编·《中药大辞典》上册244引《千金方》)

★ 48. **治崩漏3方**

①鲜小蓟全草2两,水煎2次分服。治崩漏30例,大部分2天后血止或显著减少。(江苏新医学院 编·《中药大辞典》上册244)

②小蓟根一两,百草霜三钱。用法:将小蓟根煎水,冲服百草霜,一日二次分服。(中医研究院革命委员会 编·《常见病验方研究参考资料》336)

③小蓟一两半,何首乌三两,少加红糖,水煎服。忌辛辣饮食。(中医研究院革命委员会编·《常见病验方研究参考资料》336)

★ 49. **治妇女血崩漏血,淋漓不断**:小蓟根二两醋炒。水煎服。(沈洪瑞 主编·《重订十万金方》543)

★ 50. **治倒经**:鲜小蓟30克,白茅根30克,藕节50克。用法:上药均取鲜品洗净泥土备用。取备好的诸药水煎分2次服,每日1剂。最好月经来前3天服。每次月经来潮前鼻子出血,中医称为倒经,多为气火上升,血热妄行所致。(东健·《中国中医药报》2009年9月10日)

★ 51. **治妊娠胎堕后出血不止:【小蓟饮】**小蓟根叶(锉碎)、益母草(去根切碎)各五两。以水三大碗,煮二味烂熟去滓至一大碗,将药于铜器中煎至一大盏,分作二服,日内服尽。(江苏新医学院 编·《中药大辞典》上册244引《圣济总录》)

★ 52. **治产后子宫收缩不全及血崩**:取小蓟浸膏(1∶10),每次1~3毫升,日服3次。观察45例,证明确有收缩子宫、制止出血的作用。一般在服药后2~3天产后子宫平均收缩2~5厘米。如大量出血时,可每次服4~8毫升,每日3~4次,血止后改用一般剂量,或以鲜全草2两,水煎2次分服。治崩漏30例,大部分2天后血止或显著减少。(江苏新医学院 编·《中药大辞典》上册244)

★ 53. **产后恶露不绝**:小蓟50克。水煎,2次分服,每日1剂。适用于产后子宫收缩不全、恶露不尽。(胡郁坤 陈志鹏 主编·《中医单方全书》285)

★ 54. **治乳癌初起、坚硬如鸡子大**:鲜小蓟草(连根)4两。用法:洗净打烂绞汁,用陈酒2~3两冲服,每天2次。但以未溃为限。服至消散为止。(中医研究院革命委员会 编·《常见病验方研究参考资料》268)

马鞭草(98方)

【药性】苦、辛,微寒。归肝、脾经。

【功能与主治】清热解毒,活血通经,利水消肿,截疟。主治感冒发热,咽喉肿痛,牙龈肿痛,痢疾,血瘀经闭,痛经,癥瘕,水肿,小便不利,疟疾,痈疮肿毒,跌打损伤,黄疸,传染性肝炎等。

【用法用量】内服:煎汤,15~30克,鲜品30~60克;或入丸、散。外用:适量,捣敷;或煎水洗。

【使用注意】孕妇慎服。

★ 1. **治伤风感冒、流感**:鲜马鞭草45克,羌活15克,青蒿30克。上药煎汤2小碗,每日二

次分服,连服2~3天。咽痛者加鲜桔梗15克。(宋立人 总编·《中华本草》6册594)

★ 2. **治黄疸3方**

①鲜马鞭草根或全草60克,水煎调糖服,肝肿痛者加山楂10克。(江苏新医学院 编·《中药大辞典》上册304)

②马鞭草18克(生熟各半)。水煎服。连服半月。孕妇禁服。备注:马鞭草从10~60克不等。有用马鞭草水煎代茶,连服2~3周,或加冰糖6克,水煎服。(中医研究院革命委员会 编·《常见病验方研究参考资料》156)

③鲜马鞭草、鲜车前叶。用法:取汁每服1小杯,连服3剂。血虚胃弱者忌服。(中医研究院革命委员会 编·《常见病验方研究参考资料》159)

★ 3. **治传染性肝炎2方**

①马鞭草500克。加水煎煮2次,合并滤液,浓缩成800毫升煎液。成人40~50毫升,小儿20~30毫升,均每天3次,口服。据记载,应用本方治疗80例,痊愈77例,显效2例,无效1例。肝功能检查有79例在10~30天内恢复正常。(江苏新医学院 编·《中药大辞典》上册305)

②马鞭草15克,甘草3克,加水150毫升,煎2小时,制成药液40毫升,为成人1次剂量,饭前服,每日3次,连服4天。在流行期间对74例有可能传染者进行服药观察,4个月内未见1人发病。(江苏新医学院 编·《中药大辞典》上册305)

★ 4. **治传染性肝炎,肝硬化腹水:**马鞭草、车前子、鸡内金各15克。水煎服。(宋立人 总编·《中华本草》6册594)

★ 5. **治血鼓:**马鞭草、刘寄奴各15克。用法:水煎服。或研末每次用开水送服6克。(中医研究院革命委员会 编·《常见病验方研究参考资料》249)

★ 6. **治臌胀、身干黑瘦、多渴烦闷:**用马鞭草细锉,勿令见火,以酒或水同煮至味出,去渣,温服无时。(宋立人 总编·《中华本草》6册594引《卫生易简方》)

★ 7. **治急性胆囊炎:**马鞭草、地绵草各15克,玄明粉9克。水煎服,痛甚者加三叶鬼针草30克。(宋立人 总编·《中华本草》6册594)

★ 8. **治全身面目皆黄,四肢乏力:**马鞭草五钱。用法:水煎服,连服半月即愈。(沈洪瑞 主编·《重订十万金方》125)

★ 9. **治水肿:**马鞭草、地瓜酒各150克,红糖100克。用法:水煎服。(吴静 陈宇飞 主编·《传世金方民间秘方》95)

★ 10. **治大腹水肿:**马鞭草、鼠尾草各10斤,水一石,者取五斗,去滓,再煎令稠,以粉和丸大豆大。每服二三丸,加至四五丸。神效。(杨仓良 主编·《毒药本草》236引《肘后方》)

★ 11. **治脾脏肿大:**马鞭草根二两。用法:捣汁加酒、水(酒二分,水一分)煎,早晨空腹服,服后须睡一小时。连服一个月。注意勿食冷荤食物。(中医研究院革命委员会 编·《常见病验方研究参考资料》245)

★ 12. **治肺脓疡、化脓性胸膜炎:**笔者曾用马鞭草鲜品治疗肺脓疡并发化脓性胸膜炎重症1例,取得很好疗效,现举例介绍如下。

患者孔某某,女,5岁,1963年2月因发热咳嗽,至某医院诊为肺炎,即用青、链霉素治疗5天,发热39.5℃不退,咳嗽加重,遂转至某医院就诊,诊断为肺炎、肺脓疡。用抗生素治疗1周,右胸肋又发脓胸,插管做闭塞引流,每日引流排出脓性分泌物约150毫升左右,10天后,患儿仍发热、咳嗽脓血,动则气喘,精神萎靡,消瘦。因家庭经济困难,即自动出院回家,用鲜马鞭草梗约150克,捣烂加冷开水约60毫升再拌捣片刻,用纱布包裹取汁,每次以少许给患者频频饮咽,分2日服完。连服1周,患儿发热全退,咳嗽气喘明显减轻,咳吐与引流管脓血消失,饮食增进。于是拔除引流管,给予饮食调养,1个月后身体恢复正常,随访30年病未复发。[《中医杂志》编辑部整理·《中医杂志》专题笔谈文萃(1995—2004,第一辑)69]

★ 13. **治胃虚水肿:**马鞭草100克,蒜头、红糖各50克。用法:水煎服。(吴静 陈宇飞 主编·《传世金方民间秘方》95)

★ 14. **治阑尾炎:**马鞭草。用法:研细末,每服10克,加甜酒,开水服。孕妇忌服。(中医研究院革命委员会 编·《常见病验方研究参考资料》271)

★ 15. **治疟疾:**新鲜马鞭草60~250克(干品减半),加水熬煎取浓汁约300毫升。于疟疾发作前4小时、2小时各服一次，连服5～7天。据解放军97医院报道，应用本方治疗122例，治愈105例，无效17例，治愈率为86.9%。（薛建国 李缨 主编·《实用单方大全》124）

★ 16. **治疟，无问新久者**：马鞭草汁五合，酒三合，分三服。（江苏新医学院 编·《中药大辞典》上册304引《千金方》）

★ 17. **治急性胃肠炎**：马鞭草一两。用法：水煎服。又方马鞭草二两，将草捣碎，水、酒各半炖服。（中医研究院革命委员会 编·《常见病验方研究参考资料》144）

★ 18. **治尿路感染**：急性尿路感染多见于男女青年，发病原因是由于外生殖器不清洁，受细菌感染而引起尿频、尿急、尿痛、尿混浊等症状。用马鞭草150克，每日1剂，水煎分2次服，一般服1～2剂即可治愈。（李家强 编·《民间医疗特效妙方》29）

★ 19. **治砂淋、血淋**：马鞭草30克。用水1碗，煎至半碗，开水冲服每天1服。（中医研究院革命委员会 编·《常见病验方研究参考资料》276）

★ 20. **治血淋不止**：马鞭草不拘多少（洗净）。用法：石臼内捣烂，绞自然汁半盏，对生酒一钟，顺热温服。（彭怀仁 主编·《中医方剂大辞典》1册1208《仙拈集》卷二）

★ 21. **治尿血**：马鞭草一撮。用法：水煎服，加蜜一两。（中医研究院革命委员会 编·《常见病验方研究参考资料》191）

★ 22. **治酒积下血**：马鞭草灰12克，白芷灰3克，蒸饼丸如梧桐子大。每米饮下五十丸。（江苏新医学院 编·《中药大辞典》上册304）

★ 23. **治肠炎**：马鞭草、鱼腥草（均为鲜品），捣烂，加凉开水适量，搅匀后，绞取药汁服用，每日2次。（杨建宇 等主编·《灵验单方秘典》104）

★ 24. **治肠炎、痢疾、泌尿系感染、尿血**：鲜马鞭草30～60克。水煎服。（宋立人 总编·《中华本草》6册594）

★ 25. **治痢疾2方**

①马鞭草60克，土牛膝15克。将两药洗净，水煎服，每天1剂。一般服2～5剂。（江苏新医学院 编·《中药大辞典》上册304）

②马鞭草。用法：研细末，每服3～9克，开水或米汤送下。或马鞭草30克，水煎服。备注：此方应用地区很广。（中医研究院革命委员会编·《常见病验方研究参考资料》54）

★ 26. **治痢疾、便下脓血**：马鞭草30克。用法：晒干，研为细末。每次服3克，日服2次。赤痢用白糖水，白痢用红糖水送下。（沈洪瑞 主编·《重订十万金方》91）

★ 27. **治流行性腮腺炎2方**

①马鞭草60克，水煎服。（中医研究院革命委员会 编·《常见病验方研究参考资料》39）

②马鞭草100克，水煎服。（吴静 陈宇飞 主编·《传世金方民间秘方》308）

★ 28. **治杨梅疮**：马鞭草煎汤，先熏后洗，汤气才到便觉爽快，候温洗之，痛肿随减。（宋立人总编·《中华本草》6册594引《本草蒙筌》）

★ 29. **治疳疮**：马鞭草煎水洗之。（江苏新医学院 编·《中药大辞典》上册304引《生草药性备要》）

★ 30. **治丝虫病**：马鞭草18～30克，苏叶15克，青蒿12～15克，加水煮沸，浓缩至50～80毫升，每日1剂，分早、晚2次，空腹服下。1～10岁和11～15岁的儿童剂量约为成人总量的1/3和2/3，连服10天为1疗程。治疗血栓阳性但无明显体征的丝虫病人81例，经过1个疗程后复查，微丝蚴阴转率达90%，45天后复查阴转率为81.4%。（杨仓良 主编·《毒药本草》236）

★ 31. **治血吸虫病**：新鲜马鞭草不拘量。用法：浓煎厚汁，用淮山药或白扁豆，研粉，捣为丸。1日3次，每服1～2钱，开水送下。（中医研究院革命委员会 编·《常见病验方研究参考资料》88）

★ 32. **破腹中恶血、杀虫**：鲜马鞭草生捣，水煮去滓，煎如饴，空心酒服1匙。（江苏新医学院编·《中药大辞典》上册304引《药性论》）

★ 33. **治百日咳2方**

①马鞭草一斤，白蜂蜜二斤。用法：先将马鞭草洗净，熬取浓汁，用白蜜收膏。三岁患儿每服一匙，一日服三次，白开水送下。余按年龄大小酌服。（中医研究院革命委员会 编·《常见病验方研究参考资料》36）

②马鞭草适量。用法：根据患者年龄取上药。1～3岁小儿用10～30克（鲜品加倍），4岁儿童用60～120克，每天1剂，水煎分2次服，连

服3～10天。据肖自学报道,应用本方治疗40例,3～7天治愈31例,8～10天治愈7例,2例13～14天治愈。(薛建国 李缨 主编·《实用单方大全》125)

★ 34. **治疔疮**:鲜马鞭草嫩头适量。用法:取上药,加盐少许,捣烂。外敷,每2小时换药1次。忌食猪肉、鸡等血腥食物。用本方治疗300余例疔疮,治愈率达95%。(薛建国 李缨 主编·《实用单方大全》124)

★ 35. **治手掌疔**:马鞭草根。用法:加入醋糟捣,贴于患处。(中医研究院革命委员会 编·《常见病验方研究参考资料》252)

★ 36. **治对口疮**:马鞭草。用法:取鲜马鞭草叶60克,加冬蜜捣敷。(中医研究院革命委员会 编·《常见病验方研究参考资料》256)

★ 37. **治瘰疬未破**:以马鞭草为末,加麝香少许,和匀,每服6克,白汤食后调服。(宋立人总编·《中华本草》6册594引《杏苑生春》)

★ 38. **治发背痈毒**:马鞭草捣汁饮之,以滓敷患处。(杨仓良 主编·《毒药本草》236引《医方摘要》)

★ 39. **治背部蜂窝织炎**:鲜马鞭草、鲜马齿苋各3两,白糖适量。用法:捣烂,加冷开水少许,绞汁,加白糖调味。每日1剂,分2次服。功能:清热解毒,活血消肿。方解:鲜马鞭草活血散瘀消肿;鲜马齿苋清热解毒,散血消肿;白糖润肺生津。诸药合用,共奏清热解毒,活血消肿之功。(阳春林 葛晓舒·《湖南省中医单方验方精选·外科》上册387)

★ 40. **治急慢性湿疹**:鲜马鞭草90克,洗净,置砂锅中(忌金属性容器),加水500毫升,煮沸,待温后外洗患处,每天数次。据薛维报道,应用本方治疗本病疗效满意,一般治疗数日即愈。(薛建国 李缨 主编·《实用单方大全》125)

★ 41. **善治病毒性疱疹**:30年前,笔者在农村基层卫生院工作,对带状疱疹等皮肤病,常用鲜马鞭草捣汁外涂,每获良效。现介绍近年典型病例如下。

例1:患者周某,女,54岁。患者有类风湿病史。1999年8月患带状疱疹,皮疹如带状分布于腰肋间,灼热刺痛,经用抗菌抗病毒并肌内注射丙种球蛋白治疗1周余,未见明显减轻,且部分疱疹感染化脓。遂嘱家属寻来鲜马鞭草若干,以500克洗净捣取汁,加入鲜丝瓜叶汁少许外涂。另用鲜品100克,加水300毫升,煎至100毫升,分次口服,每日1剂,连服7日。患者用药2天即痛止,1周后结痂痊愈,未留后遗症。

例2:陈某,男,53岁。1998年5月因感冒发热后面颊出现疱疹,后遍及臀部及会阴等处,灼热刺痒,诊为单纯性疱疹。始服疏风清热除湿中药,并以龙胆紫外涂罔效,遂嘱家属寻马鞭草鲜品,取500克加鲜丝瓜叶少许洗净共捣汁外涂。患者痊愈后来院告知,涂药当日症状大减,5日痒痛止,渗出物消失,1周后结痂而愈。

带状疱疹和单纯性疱疹均为病毒性皮肤病。前者中医学有“缠腰火丹”“蜘蛛疮”之称,后者中医称为“热疮”“火燎疮”。以上2例均以马鞭草鲜品为主,取其苦凉之性,有清热解毒、活血消肿之功,又得丝瓜叶甘凉之助,其效更佳。此外,对非病毒性如湿疹性皮肤病、水火烫伤等,亦可用之,均有效验。[《中医杂志》编辑部整理·《中医杂志》专题笔谈文萃(1995—2004,第一辑)465]

★ 42. **治白癞风疮**:鲜马鞭草为末,每服3克,食前荆芥、薄荷汤下,日3次,忌铁器。(杨仓良 主编·《毒药本草》236引《太平圣惠方》)

★ 43. **治疥疮**:马鞭草捣汁半盏(忌铁器),饮尽,十日内愈。(杨仓良 主编·《毒药本草》236引《卫生易简方》)

★ 44. **治寻常疣**:马鞭草鲜品适量。将马鞭草洗净捣汁备用。或晒干切碎用75%的乙醇适量浸泡7天后过滤取汁备用。用药汁直接涂搽疣体,每日2次。直至疣体萎缩脱落消失为止。每次治疗前先将疣体表面枯槁层用温水泡软刮除后再涂药,效果更佳。功效:清热解毒,活血消肿。临床治疗23例,治愈23例。治愈率100%。疗程最短7天,最长50天。随访1年,未复发。(姜春燕 编·《皮肤病奇效良方》121)

★ 45. **治老年性皮肤瘙痒症验案**:笔者以单味马鞭草煎汤洗浴治疗老年性皮肤瘙痒症,收效颇佳,现举例介绍如下。

如治李某,男,72岁,于1995年12月20日就诊。患者4年前患全身皮肤瘙痒,入冬即发,至次年春季气候转暖时方可缓解,症状逐年加重,近1个月来全身皮肤瘙痒不止,烦躁不宁,每晚入睡前需用冷水沐浴,方能安睡片刻,伴口干、消瘦、反复感冒，曾用赛庚啶、安定及葡萄糖酸钙、普鲁卡因静脉封闭及丙酸睾丸酮等药，均未见效，而转中医治疗。查体见皮肤有广泛搔痕、血痂及色素沉着；未见皮疹。舌淡红、苔白，脉沉细。以马鞭草150克煎水于每晚入睡前洗浴，3天后瘙痒大减，1周后基本缓解，遂坚持每日煎汤药洗浴半月，瘙痒未再发作，此后患者每年入冬时即用马鞭草煎汤洗浴1周，随访3年，瘙痒未复发。

又治一高年糖尿病患者，夏季罹患此疾，每日用马鞭草鲜品250克煎汤洗浴，半月后瘙痒止。老年性皮肤瘙痒症属中医血风疮范畴，多因血虚风燥所致，马鞭草性凉味苦，无毒，有活血凉血、清热解毒等作用。近年来笔者应用此药外洗共治疗老年性皮肤瘙痒症40余例，均获良效，用量一般干品80～150克，鲜品150～300克，此法用药安全，经济简便。[《中医杂志》编辑部整理·《中医杂志》专题笔谈文萃(1995—2004，第一辑)466]

★ 46. **治肿痛**：马鞭草120克，浓煎冲入老酒250毫升，加红糖适量，分2次服完，或用鲜品750克(干品180克)加黄酒1000毫升，加红糖180克，煎浓汁，1日3次，分5次服完。(杨仓良主编·《毒药本草》236)

★ 47. **治脚气发肿**：马鞭草煎汤，洗二三次愈。黏米饭，同陈年好酒糟，捣烂，裹在患处，上露出脚指头。(盐酒炒黑色)，为末，空心米汤下，治脚疮亦效。(清·王梦兰 纂集·《秘方集验》94)

★ 48. **治跌打损伤，瘀肿疼痛**：马鞭草30克。水煎，兑少量白酒服。外用鲜茎叶适量，捣烂，加酒少许，炒热敷伤处。(薛建国 李缨 主编·《实用单方大全》125)

★ 49. **治软组织损伤**：取鲜马鞭草100克，鲜桃树叶50克，捣烂，加香白芷粉15克，并入米酒适量，调成糊状，先用冷盐水擦洗患处，干后均匀涂马鞭草膏，并外敷以塑料薄膜，再用纱布绷带简单包扎。每日早、晚各换药1次。(唐汉钧 汝丽娟主编·《中国民间外治独特疗法》289)

★ 50. **治伤科验证**：马鞭草《名医别录》云：味苦、微寒、无毒。临床上多用于破血散瘀通经，利水消肿杀虫，清热解毒。笔者用其治疗跌打损伤，疗效卓然。如李某某，男，24岁，因下楼梯将右足扭伤，当即疼痛不能行走，踝腓侧副韧带压痛。采马鞭草100克，鲜桑叶、樟树叶、韭菜各50克，均用酒少许炒热敷伤处，绷带包扎，约2小时后即可走路，第2天照常上班。马鞭草多生于山野、路旁。夏秋采全草入药，冬季用根同样有效，此法简单易行，无毒副作用，值得推广。孕妇及体虚无瘀积者忌内服，但可为末外用。[《中医杂志》编辑部整理·《中医杂志》专题笔谈文萃(1995—2004，第一辑)325]

★ 51. **治疝气疼痛**：鲜马鞭草60克，水煎服。(中医研究院革命委员会 编·《常见病验方研究参考资料》277)

★ 52. **治附睾炎**：鲜马鞭草适量，捣烂敷患处，每日2次。(汉羌 月兰编·《简方治百病》311)

★ 53. **治睾丸炎**：马鞭草叶(鲜品)100克，蜂蜜适量。用法：将马鞭草叶洗净，沥干，捣烂如泥，蜂蜜调和，敷于患处。每日换药1次。功效：解毒消肿。医师嘱咐：已溃烂者不宜用此方。(刘道清主编·《中国民间神效秘方》413)

★ 54. **治阴肿2方**

①马鞭草捣涂之。(杨仓良主编·《毒药本草》236引《卫生易简方》)

②鲜马鞭草叶500～800克，捣烂取汁，男患者浸敷阴头、阴茎及阴囊，女患者用棉花浸药汁敷阴户处，每日2～3次，每次20～30分钟。肖志贤用上方治阴肿15例，一般2～3日痊愈。(王辉武 主编·《中药临床新用》88)

★ 55. **治男子阴肿大**：男子阴肿，大如升，核痛，人所不能治者，捣马鞭草涂之。(胥)按语：笔者治疗一例男子阴肿患者，用马鞭草水煎乘热泡洗患处，当天即效，二日痊愈。疗效特佳。(陕西省中医药研究院 编·《本草纲目附方分类选编》384)

★ 56. **治男子阴卒肿痛**：芜菁根、马鞭草。用法：上同捣。敷。(彭怀仁 主编·《中医方剂大辞典》1册1217引《肘后方》卷五)

★ 57. **治毒蛇咬伤**：鲜马鞭草。用法：捣汁饮，每服1碗。此药无副作用，毒轻者服1次，重者3～5次。备注：又方用鲜马鞭草叶晒干研末备用，每服9克，1日1次，陈酒送服，也可用马鞭草头捣汁或嚼烂敷患处。(吴静 陈宇飞 主编·《传世金方民间秘方》223)

★ 58. **治骡、马咬伤**:马鞭草不拘量。用法:烧灰研细,香油调涂。(中医研究院革命委员会 编·《常见病验方研究参考资料》320)

★ 59. **治牙周炎、牙髓炎、牙槽脓肿**:马鞭草30克。水煎服,每天1剂。(杨仓良 主编·《毒药本草》236)

★ 60. **治急性冠周炎,牙周膜炎**:马鞭草30克,水煎服。3剂为1疗程。如炎症未全部消失,可继续服第2和第3疗程。临床疗效:治疗急性智齿冠周炎33例,服药2个疗程,并配合朵贝尔液漱口,均获治愈。(胡熙明 主编·《中国中医秘方大全》中册763)

★ 61. **治牙龈肿痛及口腔黏膜溃疡**:马鞭草50~100克。用法:取新鲜马鞭草100克(干品50克)洗净,加水300毫升,置砂锅中煮沸5~10分钟(不能用铁锅)。待药液温度稍降后,用以含漱或含服,每日6~8次。每日1剂,一般2~5天可愈。功效:清热解毒。(郭志杰 吴琼等 主编·《传世金方·一味妙方》257)

★ 62. **治口腔炎**:马鞭草30克。水煎服,每日1剂,早、晚各1次,3日为1个疗程。芮仲三用上方治疗口腔炎110例,其中感染牙周膜炎56例,经用药2个疗程均治愈;智齿寇周炎33例,口腔炎21例,经2个疗程均治愈。(宋立人 总编·《中华本草》6册595)

★ 63. **治口臭**:马鞭草30克。用法:水煎分2次服。对口臭效果较好。(郭旭光·《中国中医药报》第5板,2009年10月28日)

★ 64. **治咽喉肿痛**:鲜马鞭草茎叶捣汁,加人乳适量,调匀含咽。(江苏新医学院 编·《中药大辞典》上册304)

★ 65. **治喉痹深肿连颊,吐气数者,名马喉痹**:马鞭草根一握,截去两头,捣取汁服。(宋立人 总编·《中华本草》6册594引《千金方》)

★ 66. **治白喉2方**

①鲜马鞭草200克,加水1000毫升,水煎浓缩至400毫升,成人200毫升,儿童每次100~150毫升,早、晚各服1次,连服10~15天。何明权用上方治疗白喉30例,结果:治愈29例。治愈率为96.7%。(王辉武 主编·《中药临床新用》88)

②鲜马鞭草30克,甘草5克。水煎服,每日2~3次。(金福男 编·《古今奇方》142)

★ 67. **治局限性咽白喉**:马鞭草50克(干品),加水1000毫升,煎成300毫升。成人每次150毫升,8~14岁100毫升,5岁以下50毫升,均每天服2次,连服3~5天。若咽拭子培养不转阴者,则延长10天。据衡阳市传染病医院报道,应用本方治疗194例,治愈率为98.4%。(薛建国 李缨 主编·《实用单方大全》124)

★ 68. **治急性扁桃体炎**:鲜马鞭草100克(干品50克),加水500毫升,慢火浓煎成300毫升,每日1剂．每次取药液100毫升加食盐少许,候冷,含口中缓缓咽下,每剂分3次含服,共治疗60例,经服药3~4天痊愈58例,无效2例。(宋立人 总编·《中华本草》6册595)

★ 69. **治乳痈肿痛**:马鞭草一握,酒一碗,生姜一块。擂汁服,渣敷之。(宋立人 总编·《中华本草》6册594引《卫生易简方》)

★ 70. **治乳痈初起**:马鞭草30克。用法:水煎服。孕妇禁服。(中医研究院革命委员会 编·《常见病验方研究参考资料》259)

★ 71. **治月经不调3方**

①马鞭草一两。用法:水煮数分钟,分两次服。(中医研究院革命委员会 编·《常见病验方研究参考资料》322)

②马鞭草、车前草各五钱。用法:水煎服。(中医研究院革命委员会 编·《常见病验方研究参考资料》323)

③鲜马鞭草6克(切碎酒炒),乌枣7枚,乌豆1杯。用法:水煎,分2次服。(吴静 陈宇飞 主编·《传世金方民间秘方》250)

★ 72. **治痛经**:马鞭草、益母草、香附各15克。水煎服。(宋立人 总编·《中华本草》6册594)

★ 73. **治经闭3方**

①马鞭草30克,益母草15克,艾叶6克。水煎服。(宋立人 总编·《中华本草》6册594)

②马鞭草18克。用法:水煎,加热黄酒60克饭前服,1日1剂。(中医研究院革命委员会 编·《常见病验方研究参考资料》328)

③马鞭草根苗5斤,锉细,水5斗,煎至1斗,去渣,熬成膏,每服半匙,食前温酒化下,日2服。(杨仓良 主编·《毒药本草》236引《太平圣惠方》)

★ 74. **治崩漏**:生马鞭草90克。水煎服。(中医研究院革命委员会 编·《常见病验方研究

参考资料》333)

★ 75. **治恶露不行**:马鞭草(干者用五钱,鲜者用一至二两)。用法:干者研末,开水送服。鲜者水煎顿服。(中医研究院革命委员会 编·《常见病验方研究参考资料》361)

★ 76. **治妇女疝气**:鲜马鞭草100克。煎服或外洗患处。(刘少林 刘光瑞 编·《中国民间小单方》156)

★ 77. **治妇女疝痛**:鲜马鞭草30克。酒煎滚服,以汤浴身,取汗甚妙。(江苏新医学院 编·《中药大辞典》上册304)

★ 78. **治阴痒**:马鞭草30克,猪肝60克。用法:将猪肝及马鞭草切成小块拌匀,用盖碗盖好,放蒸锅内蒸半小时即可食用。一次服。功能:清热,祛湿,解毒。用治妇女阴痒、白带过多及经闭、经少。(良石 主编·《名医珍藏·秘方大全》194)

★ 79. **治阴户肿痛2方**

①马鞭草60克。用法:煎汤洗,早、晚各1次。(中医研究院革命委员会 编·《常见病验方研究参考资料》368)

②马鞭草二两,芒硝、金银花各一两。用法:煎汤熏洗患处。(中医研究院革命委员会 编·《常见病验方研究参考资料》368)

★ 80. **治霉菌性阴道炎**:马鞭草150克。每次取上药30克煎煮后去渣。温液坐浴、浸泡阴道10分钟;同时用手指套以消毒纱布放于阴道前后搅动,清洗阴道皱褶,每天1次,5次为1个疗程。据胡延益报道,应用本方治疗100例,均获痊愈。(薛建国 李缨 主编·《实用单方大全》125)

★ 81. **治霉菌性外阴阴道炎**:马鞭草、紫花地丁各30克。煎液灌洗外阴及阴道,每日1剂,治疗48例霉菌性外阴阴道炎,痊愈44例,好转4例,有效率达100%。(杨仓良 主编·《毒药本草》236)

★ 82. **治产后中风**:茯苓、马鞭草(干的)各30克。用法:共研末,冲温酒服,1日2次,每服12克。(吴静 陈宇飞 主编·《传世金方民间秘方》240)

★ 83. **治产褥热**:干马鞭草、干苋菜各二两。用法:水煎加红糖一次顿服。(中医研究院革命委员会 编·《常见病验方研究参考资料》365)

★ 84. **治小儿疱疹性口腔炎**:鲜马鞭草200~300克。洗净切碎,加水煎至50~150毫升,每日1剂,分次内服或含漱。婴儿用小勺喂,用至症状、体征消失。赵波用上方治疗小儿疱疹性口腔炎31例,结果:全部病例均在6天内治愈。愈合时间2天者3例,3天者14例,4天者12例,5~6天者1例。(王辉武 主编·《中药临床新用》88)

★ 85. **治小儿口腔炎**:马鞭草30克。用法:水煎服,每日1剂,早晚分服,3日为1个疗程。如炎症未全消除,可继续服第二及第三疗程。同时用朵贝尔氏液漱口或外涂2%碘甘油。疗效:治疗110例,全部治愈,治愈率100%。(刘有缘 编著·《一两味中药祛顽疾》503)

马齿苋(168方)

【药性】味酸,性寒。归大肠、肝经。

【功能与主治】清热解毒,凉血止痢,除湿通淋。主治热毒泻痢,热淋,尿闭,黄疸,中暑,肺痨,百日咳,赤白带下,崩漏,痔疮,疮疡痈疖,丹毒,瘰疬,湿癣,白秃。

【用法用量】内服:煎汤,10~15克,鲜品30~60克;或捣汁。外用:适量,捣敷;烧灰研末调敷;或煎水洗。

【使用注意】脾虚便溏者及孕妇慎服。

★ 1. **治中暑**:鲜马齿苋一至二两,水煎服。(中医研究院革命委员会 编·《常见病验方研究参考资料》233)

★ 2. **治中暑发热**:马齿苋、蒲公英各30克,红糖少许。用法:水煎半小时微冷服。(中医研究院革命委员会 编·《常见病验方研究参考资料》234)

★ 3. **治疟疾2方**

①马齿苋未开花的含苞枝头7枚,加红糖25克,共捣如泥。将药泥放在内关穴上,用敷料或手帕包扎固定24小时。据陈飞报道,应用本方治疗50例,除有合并症外,一般仅用1次临床症状即消失。(薛建国 李缨 主编·《实用单方大全》105)

②马齿苋不拘多少。全部以水煮汁。用法:内服。(沈洪瑞 主编·《重订十万金方》129)

★ 4. **预防传染性肝炎**:鲜马齿苋(洗净捣烂)二两,甘草五分。用法:加水400毫升,煎取200毫升。每日早、晚分2次服,连服4天。备注:鲜马齿苋大剂量,水煎服可治传染性肝炎。(中医研究院革命委员会 编·《常见病验方研究参考资料》46)

★ 5. **治热病头痛不可忍**:生马齿苋1握(切),川朴硝30克,相和细研。入清麻油,调令如膏。涂于头上,立瘥。(滕佳林 米杰 编著·《外治中药的研究与应用》162引《太平圣惠方》)

★ 6. **治消渴验案**:胡某,女,34岁。因多饮、多食、多尿和全身疲乏无力,前来就诊。查尿糖(卌),血糖220mg%,确诊为糖尿病。前医用益气养阴之品,无明显效果。便改用干马齿苋100克,水煎2次,早、晚分服。每日1剂,停服其他药物。7天后,尿糖(+),血糖下降,再服1个月,血糖至正常。(杨鹏举 主编·《中医单药奇效真传》115)

★ 7. **治黄疸2方**

①鲜马齿苋捣绞汁。每次约30毫升,开水冲服,每日2次。(宋立人 总编·《中华本草》2册756)

②鲜马齿苋六至十二两(一日量)。用法:分三次水煎服。(中医研究院革命委员会 编·《常见病验方研究参考资料》155)

★ 8. **治肺结核2方**

①马齿苋3000克。用法:取上药,加水7倍,水煎2~3小时,压取液汁;余渣再加水3倍,同样水煎取汁。混合浓缩2次药液至3000毫升,酌加防腐剂,置消毒瓶内盛装,备用。每次服50毫升,早、晚各1次。据刘于兴报道,应用本方治疗12例,效果良好。(薛建国 李缨 主编·《实用单方大全》104)

②鲜马齿苋45克,鬼针草、葫芦茶各15克。水煎服。(宋立人 总编·《中华本草》2册757)

★ 9. **治肺结核骨蒸潮热**:生马齿苋一两。用法:水煎服或炖瘦猪肉食。(中医研究院革命委员会 编·《常见病验方研究参考资料》115)

★ 10. **治肺痨**:鲜马齿苋膏一斤,蜜四两。用法:鲜马齿苋捣烂取汁,日晒成膏,每斤膏加蜜四两煎之。每日服三次,每次一茶匙,宜久服。(沈洪瑞 主编·《重订十万金方》243)

★ 11. **治肺痈**:马齿苋汁500毫升,蜂蜜60克。用法:将以上2味用微火熬成膏状,每服6克,日服3次,饭前白开水冲服。反应:服药1周内,可能发现红色皮疹,一两日即消失,亦常有咳嗽增剧情况,但至第2周,逐渐减轻。注意事项:孕妇忌服,忌食韭菜、落花生、羊肉。(李德新 等 编·《祖传秘方大全》11)

★ 12. **治百日咳**:马齿苋200~300克,水煎2次,合并药液,浓缩至100~150毫升。分2~3次口服(小儿酌减),7天为一个疗程。据樊英诚报道,应用本方治疗50例,服药1~2个疗程后治愈48例,另2例合并肺炎、脑炎,而加用其他疗法获愈。(薛建国 李缨 主编·《实用单方大全》108)

★ 13. **治百日咳验案**:庄某某,女,4岁。1987年11月5日初诊。8日前始畏寒微热,流涕,轻咳。刻诊:阵发性痉咳,昼轻夜重,咳声高亢,咳已有鸡鸣样回声,咳时面赤腰曲,涕泪俱下,咳出少量黏痰乃止,脉滑稍数,舌红,苔薄黄。诊断:百日咳。药用马齿苋煎服,2剂后咳减,夜能入睡,4剂已痉咳及回声消失,6剂尽症状消失,病告愈。(黄国健等 主编·《中医单方应用大全》300)

★ 14. **治顽固性咳嗽**:马齿苋30克,蜜麻黄、苦杏仁、生甘草各10克。王云翔等报道,用上方治疗顽固性咳嗽43例,结果痊愈38例,好转3例,无效2例,总有效率为95.3%。(王辉武 主编·《中药临床新用》80)

★ 15. **治久咳**:马齿苋汁半茶杯,白蜜一两。用法:开水冲服。(中医研究院革命委员会 编·《常见病验方研究参考资料》97)

★ 16. **治肾结核**:马齿苋三斤,黄酒二斤半。用法:将马齿苋捣烂,酒浸三日夜,用白布滤出即成,每日饭前饮酒三钱。(中医研究院革命委员会 编·《常见病验方研究参考资料》183)

★ 17. **治尿道炎**:马齿苋捶烂取汁,开水服。(中医研究院革命委员会 编·《常见病验方研究参考资料》194)

★ 18. **治非淋球菌性尿道炎**:【玉米须汤】玉米须30克,马齿苋30克。用法:水煎服。每日1剂,日服2次。10天为1个疗程。清热利

尿、凉血解毒。(程爵棠 程功文 编·《单方验方治百病》436)

★ 19. **治淋病**:鲜马齿苋150克,日1剂,水煎服。邹世光报道,用本方治疗淋病12例,均治愈。(王辉武 主编·《中药临床新用》81)

★ 20. **治淋病验案**:李某,男,28岁,工人,1991年8月3日就诊。诉尿频急,尿痛,尿道口红肿有脓性分泌物数十日。半月前,因出差,与个体旅社服务员发生不洁性交史后,返乡即见诸症。经私人医生治疗无效,遂来我院,查分泌物发现淋球菌,舌红,苔薄黄,脉弦滑数。予马齿苋150克(鲜者加倍),日1剂,水煎,早、晚分服,连服10天,诸症消失,尿培养3次均为阴性。(杨鹏举 主编·《中医单药奇效真传》151)

★ 21. **治小便热淋**:马齿苋汁服之。(江苏新医学院 编·《中药大辞典》上册290引《圣惠方》)

★ 22. **治小便尿血、便血**:鲜马齿苋捣绞汁,藕汁等量。每次半杯(约60毫升),以米汤和服。(宋立人 总编·《中华本草》2册756)

★ 23. **治泌尿系感染**:马齿苋100~120克,蒲公英、车前子各30克,白茅根15克。水煎服。治疗泌尿系感染110例,全部治愈。(王辉武 主编·《中药临床新用》81)

★ 24. **治急性尿道炎及膀胱炎、肾盂肾炎**:用马齿苋120~150克,水煎取汁加红糖90克,热服。治疗急性尿道炎11例、膀胱炎29例、肾盂肾炎13例,全部治愈。(王辉武 主编·《中药临床新用》86)

★ 25. **治便血久不愈**:鲜马齿苋,量不拘。生用。用法:咀嚼,咽其汁,吐去渣滓。(沈洪瑞 主编·《重订十万金方》295)

★ 26. **预防痢疾**:马齿苋、绿豆不拘量。用法:煮汤常服。(中医研究院革命委员会 编·《常见病验方研究参考资料》52)

★ 27. **治下痢**:马齿苋每次30~60克(鲜者加倍)。加减:如发热较重者加黄连10克同煎。用法:煎服,每日3次。备注:症状消除大便正常后须继续再服3剂,以求彻底治愈。(良石 主编·《名医珍藏·秘方大全》84)

★ 28. **治痢疾2方**

①鲜马齿苋三至四两。用法:捣烂滤汁服。备注:此方应用地区极广,多用以治赤痢。也治其他型痢疾。用量由一二两至一斤不等。可当菜吃,用量不拘。(中医研究院革命委员会 编·《常见病验方研究参考资料》53)

②鲜马齿苋二两,木通、甘草各三钱。用法:水煎服。(中医研究院革命委员会 编·《常见病验方研究参考资料》55)

★ 29. **治痢疾验案**:孙某某,女,31岁,患痢疾20天,腹痛,里急后重,腹泻1天5~6次,服用合霉素及其他中药等未见效,改用马齿苋250克,炙炭研末,日服3次,每次9克。再用马齿苋30克,煎成浓汤送吞,服1天,即减轻,连服4天痊愈,粪便检查正常。(杨鹏举 主编·《中医单药奇效真传》82)

★ 30. **治红白痢疾2方**

①(痢疾特效方)马齿苋。用法:六月采后捣碎,晒干去茎研细。每日两次,每次三钱,白水送下。(沈洪瑞 主编·《重订十万金方》112)

②马齿苋四两,水煎一次服。(沈洪瑞 主编·《重订十万金方》98)

★ 31. **治红白痢疾验案**:吴某,女,27岁,1959年5月21日来诊。主诉:腹痛,下痢赤白,里急后重,日十数次,已5天,曾在某医院门诊,经大便培养确诊为细菌性痢疾,已服过氯霉素30粒,未见减轻而来院治疗。体温37.1℃,脉象细濡,舌苔厚腻。患者精神萎靡,食欲减退。经服用马齿苋煎剂(取干燥马齿苋,成人每日30~90克,小儿酌减。煎汁分2次口服。小儿加适量食糖),1天后症状即见减轻,连服3天,大便完全恢复正常,腹痛、里急后重等症状全部消失。(杨鹏举 主编·《中医单药奇效真传》81)

★ 32. **治细菌性痢疾**:大蒜头12个,马齿苋100克,陈细茶50克。用法:马齿苋、陈细茶共研细末,大蒜捣成泥拌和,入米糊为丸,如龙眼核大。春末夏初时,早、晚各吞1丸,连服7天。本方用于预防痢疾。(吴静 陈宇飞 主编·《传世金方·民间秘方》320)

★ 33. **治细菌性痢疾,肠炎**:鲜马齿苋1.5斤,先经干蒸3~4分钟,捣烂取汁150毫升左右。每服50毫升,每日3次。(《全国中草药汇编》编写组 编·《全国中草药汇编》上册78)

★ 34. **治急性细菌性痢疾**:鲜马齿苋500克,制成1000毫升煎剂。口服,每次20~50毫升,每日4次。或用该药液配合灌肠。据孙两纲

报道,应用本方治疗 87 例,有效率为 96.6%。(薛建国 李缨 主编·《实用单方大全》105)

★ 35. **治血痢:**(马齿粥)马齿苋二大握(切),粳米三合。上以水和马齿苋煮粥,不着盐醋,空腹淡食。(宋立人 总编·《中华本草》2 册 756 引《圣惠方》)

★ 36. **治久痢不止,或赤或白:**马齿苋(细切)一握,生姜(细切)二两。上二味和匀,用湿纸裹煨熟。不拘多少,细嚼,米饮调下。(宋立人 总编·《中华本草》2 册 756 引《圣济总录》)

★ 37. **治泄泻:**马齿苋 30 克。用法:每天 1 剂,水煎液冲蜜糖分 3 次服。备注:本方具有消炎、收敛等作用,对腹泻有较好的作用。(吴静 陈宇飞 主编·《传世金方·民间秘方》48)

★ 38. **治泄泻验案:**竺某,3 岁,腹泻、腹痛已月余。曾服磺胺类及氯霉素等药治疗,未见效果。检查大便阴性,局部无压痛,形体稍消瘦,经用马齿苋粉每次 3 克,1 日 3 次,连服 5 天,痊愈。(杨鹏举 主编·《中医单药奇效真传》69)

★ 39. **治肠炎、腹泻:**马齿苋 60 克,大蒜(捣成蒜泥)15 克。用法:先以马齿苋煎汤,冲服蒜泥,加红糖适量。顿服,每日 2 ~ 3 次。功能主治:治肠炎、腹泻。病例验证:用此方治疗患者 21 例,其中痊愈 20 例,无效 1 例,有效率为 95%。(《名医验方》60)

★ 40. **治慢性结肠炎:**用马齿苋 50 克,白头翁 50 克,黄柏 50 克,水煎浓缩成 100 毫升,加 2% 普鲁卡因 20 毫升,备用。每晚睡前保留灌肠 1 次,给药后,嘱患者保持左侧卧位至少 30 分钟,15 天为 1 个疗程。共治疗 60 例,结果近期治愈 46 例,占 76.6%;好转 12 例,占 20%;无效 2 例,占 3.3%。总有效率达 96.7%。治愈病例中,绝大多数在灌肠 30 次内痊愈。(滕佳林 米杰 编著·《外治中药的研究与应用》163)

★ 41. **治肛门溃烂:**马齿苋 4 两,猪板油 2 两。用法:共捣。外搽患处。功能:清热解毒,利湿泄浊。(阳春林 葛晓舒·《湖南省中医单方验方精选·外科》上册 1028)

★ 42. **治流行性腮腺炎:**马齿苋适量。用法:切碎洵尽,捣如泥,涂患处。亦可捣汁饮服。(吴静 陈宇飞 主编·《传世金方·民间秘方》308)

★ 43. **治黄水疮 2 方**

①马齿苋适量,水煎服。(中医研究院革命委员会 编·《常见病验方研究参考资料》395)

②马齿苋 50 克,五倍子 25 克,枯矾 25 克。将上药加水 1000 毫升文火煎煮 30 分钟,取药液晾至 37℃备用。用消毒纱布蘸药液涂擦事先消毒过的病损处,每次 30 分钟,每日 2 ~ 3 次,一般 3 天为 1 个疗程。共治 212 例,总有效率为 98.11%。(滕佳林 米杰 编著·《外治中药的研究与应用》164)

★ 44. **治天疱疮:**马齿苋适量,加食盐捣烂敷。(中医研究院革命委员会 编·《常见病验方研究参考资料》397)

★ 45. **治疔疮:**新鲜马齿苋、红糖各适量。用法:上药捣碎敷在疔疮肿胀部位,厚度 1 厘米,包敷 20 小时。(唐大晅 张俐敏 主编·《传世金方·祖传秘方》148)

★ 46. **治手指水疔:**马齿苋一把,大葱一棵连须,韭菜一棵连根,蜂蜜一两。用法:将上三味捣泥,再同蜂蜜混合。涂患处,一小时换一次。(沈洪瑞 主编·《重订十万金方》356)

★ 47. **治疔疮痈疖:**马齿苋适量。用法:捣烂,加井水调敷,中留一孔,便出毒气。(中医研究院革命委员会 编·《常见病验方研究参考资料》250)

★ 48. **治疔毒:**马齿苋 2 克,石灰 3 克,共研为末;鸡蛋清和涂之。(杨建宇等 主编·《灵验单方秘典》185)

★ 49. **治泥鳅肚疔:**马齿苋、蚯蚓泥各适量。用法:捣烂,外敷患处。功能:清热解毒,散血消肿。注意事项:指腹肿痛,名泥鳅肚。(阳春林 葛晓舒·《湖南省中医单方验方精选·外科》上册 60)

★ 50. **治疮疖:**鲜马齿苋 60 克,白矾 15 克。用法:将马齿苋捣烂取汁,再将白矾研末撒入汁内,用鸡羽点药液涂搽患处,每日 4 ~ 8 次。备注:本方主治疮疖,1 ~ 3 天可愈。(吴静 陈宇飞 主编·《传世金方·民间秘方》159)

★ 51. **治一切疮疖未溃者:**鲜马齿苋,捣烂贴患处。(沈洪瑞 主编·《重订十万金方》379)

★ 52. **治多发性疖肿,脓泡疮:**马齿苋四两,蒲公英四两,如意草四两,白矾四钱。用法:上为粗末,装纱布袋内,加水五至六斤,煮沸 30 分钟。用软毛巾蘸汤溻洗,或溻洗后加热水浸浴。功能:清热解毒,除湿止痒。(彭怀仁 主编·《中医方剂

大辞典》7 册 560 引《赵炳南临床经验集》）

★ 53. **治疮疖。疼痛而痒，毒入心腹，极危者：**马齿苋 1 握，米泔水适量。用法：自然汁，兑米泔水。每日 1 剂，分 2 次服。功能：清热解毒，散血消肿。注意事项：渣敷患处有效。（阳春林 葛晓舒·《湖南省中医单方验方精选·外科》上册 420）

★ 54. **治各种肿毒：**马齿苋不拘多少，白矾三钱，大葱白五节，大黄末三钱。共捣贴患处。（沈洪瑞 主编·《重订十万金方》368）

★ 55. **治痈久不瘥：**马齿苋捣汁，煎以敷之。（江苏新医学院 编·《中药大辞典》上册 290 引《千金方》）

★ 56. **治痈疽肿痛而未成脓者：**马齿苋 4 两，白化石灰 2 两，鸡蛋白适量。用法：捣烂，用鸡蛋白和匀。敷患处。功能：清热解毒，燥湿消肿。方解：马齿苋清热解毒凉血；白化石灰燥湿杀虫；鸡蛋白益气解毒。诸药合用，共奏清热解毒，燥湿消肿之功。（阳春林 葛晓舒·《湖南省中医单方验方精选·外科》上册 136）

★ 57. **治一切久恶疮：**马齿苋一两（末），白矾一两（末），皂荚一两（末）。上件药，用好酥一升，慢火煎为膏。贴之。（宋立人 总编·《中华本草》2 册 756 引《圣惠方》）

★ 58. **治多年恶疮：**马齿苋捣敷之。（江苏新医学院 编·《中药大辞典》上册 290）

★ 59. **治长期不愈的顽疮，下肢毒疮：**马齿苋、石灰、大葱各等分。用法：共捣为泥。贴患处。（沈洪瑞 主编·《重订十万金方》418）

★ 60. **治疮生胬肉：**鲜马齿苋分量不拘。捣如泥加冰片少许。敷患处。（沈洪瑞 主编·《重订十万金方》392）

★ 61. **治搭背、对口：**马齿苋 30 克，青黛 3 克。用法：以上共为细末，加蜜调如糊状，敷于患处，每日早、晚各换药 1 次。同时用马齿苋 1 把，水煎服。（中医研究院革命委员会 编·《常见病验方研究参考资料》257）

★ 62. **治对口疮 2 方**

①推车虫 5 个，马齿苋 1 两。用法：共研末，水煎，洗搽患处。功能：清热解毒，燥湿敛疮。（阳春林 葛晓舒·《湖南省中医单方验方精选·外科》上册 393）

②马齿苋 1 两，桃树浆 5 钱。用法：共捣烂，搽患处。功能：清热解毒，疗疮燥湿。（阳春林 葛晓舒·《湖南省中医单方验方精选·外科》上册 393）

★ 63. **治甲疽：【马赤三敷方】**用墙上马齿苋 30 克（阴干），木香、丹砂（研匀）、盐（研匀）各 3 克。上 4 味，除丹砂、盐外，锉碎拌令匀，于熨斗内，炭火烧过。取出细研，即入丹砂、盐末，再研匀。取敷疮上，每日 2～3 次。（滕佳林 米杰 编著·《外治中药的研究与应用》161 引《圣济总录》）

★ 64. **治瘰疬：**马齿苋阴干，烧灰，腊月猪油和之。以暖泔清洗疮，拭干敷之，日三次。（宋立人 总编·《中华本草》2 册 756 引《救急方》）

★ 65. **治淋巴结结核：**马齿苋 180 克（细粉），猪板油 240 克（净油），蜂蜜 240 克。将马齿苋洗净，用开水略烫捞出晒干。用铁锅将马齿苋炒炭存性，研细粉，猪板油烧热后放马齿苋，用铁勺不断搅拌均匀，片刻即冒白烟，此时将锅端下，放入蜂蜜搅拌成糊状，锅内有沸起现象，冷后即成软膏。用药前先将患处用淘米水（用冷开水淘米）洗净，然后按疮口大小摊成一贴小膏药贴于患处，再用纱布固定，每 2 天换 1 次，以愈为度，不可间断。（《全国中草药汇编》编写组 编·《全国中草药汇编》上册 78）

★ 66. **治翻花疮：**马齿苋一斤烧为灰，研细，以猪脂调敷之。（江苏新医学院 编·《中药大辞典》上册 290 引《圣惠方》）

★ 67. **治口吻疮：**马齿苋。用法：上捣取汁。涂之。（彭怀仁 主编·《中医方剂大辞典》1 册 1219《圣济总录卷》一一七）

★ 68. **治臁疮 2 方**

①马齿苋。用法：捶烂取汁，服汁敷渣。连用几次。（中医研究院革命委员会 编·《常见病验方研究参考资料》402）

②马齿苋 2 两。用法：捣烂，敷患处，每日 1 次。功能：清热解毒，利湿敛疮。注意事项：适宜臁疮，溃烂者。（阳春林 葛晓舒·《湖南省中医单方验方精选·外科》上册 1273）

★ 69. **治蛀脚臁疮：**干马齿苋研末，蜜调敷上，一宿，其虫自出。（江苏新医学院 编·《中药大辞典》上册 290 引《海上方》）

★ 70. **治胫部臁疮：**马齿苋阴干。研细末。用法：香油调敷患处。（沈洪瑞 主编·《重订十

万金方》421）

★ 71. **治胫疮：**武元衡相国（公元 758 一 815）在西川，自苦胫疮，焮痒不可堪，百医无效。及到京，有厅吏上一方，用之便瘥也。方用马齿苋捣烂敷上，不过三两遍。（黄国健等 主编·《中医单方应用大全》300）

★ 72. **治溃疡久不愈：**马齿苋、雄黄各适量。用法：捣烂。敷患处。功能：收敛生肌，排脓去腐。（阳春林 葛晓舒·《湖南省中医单方验方精选·外科》上册 374）

★ 73. **治风热湿疮痒痛：**马齿苋四两，烂研，入青黛一两，再研。均涂疮上，干则涂。（宋立人 总编·《中华本草》2 册 756 引《卫生易简方》）

★ 74. **治两足血风疮，并两脚背风湿疮，疼痒至骨：**（大马齿苋膏）马齿苋（切碎，焙干，净）五钱，黄丹（飞）、黄柏、枯白矾、孩儿茶各三钱，轻粉一钱。用法：上为细末，和匀后入轻粉，用生桐油调摊于厚桐油纸上，用葱椒汤洗净患处，贴之。（彭怀仁 主编·《中医方剂大辞典》1 册 1211 引《丹溪心法附余》卷四）

★ 75. **治丹毒验案：**刘某某，男，4 岁，患丹毒，马齿苋煎汤洗患处，每日 2～3 次，洗 5 次愈。（杨鹏举 主编·《中医单药奇效真传》248）

★ 76. **治外伤受水浸润，漫延全身，甚者皮肤脱落或皮黑紫硬：**马齿苋不拘多少。用法：将马齿苋煮熟热敷，轻者三四次，重者七八次即愈。（沈洪瑞 主编·《重订十万金方》391）

★ 77. **治走马牙疳：**马齿苋 5～10 斤。用法：将马齿苋洗净，切碎，用纱布包着压出原汁。1 次饮 1 小杯，1 日 2～3 次。（中医研究院革命委员会 编·《常见病验方研究参考资料》453）

★ 78. **治湿疹验案：**有一妇人患脐下腹上，下连二阴，遍满生湿疮，状如马瓜疮，他处并无，热痒而痛，大小便涩出黄汁。食亦减，身面微肿。医作恶疮治，用鳗鲡鱼、松脂、黄丹之类药涂上，疮愈热痛甚。治不对，故如此。问之，此人嗜酒贪啖，喜鱼蟹发风等物。急令用温水洗拭去膏药；烂研马齿苋入青黛，匀涂疮上，即时热减痛痒皆去；仍服八正散。如此五日，减三分之二，自此二十日愈。医曰："此中下焦蓄风热，毒气若不出，当作肠痈内痔，仍常须禁酒及发风物。"然不能禁酒，后果然患内痔。（黄国健等 主编·《中医单方应用大全》301）

★ 79. **治荨麻疹 2 方**

①新鲜马齿苋全草 100～200 克，除去根上的泥污，手搓成团状，在荨麻疹处反复揉擦 5～10 分钟。轻者片刻消失，重者每日按法治疗 2～3 次，一般 2 天可愈。共治 12 例，效果明显。（滕佳林 米杰 编·《外治中药的研究与应用》163）

②马齿苋全草 200～300 克，加水约 1500 毫升，煎沸浓缩至 1000 毫升左右，内服 100 毫升（小儿酌减）；余下药液再加水适量煎沸，待药液稍温，用其频频擦洗患处。共治 56 例，于 1～6 天内治愈 41 例，显效 7 例，好转 5 例，无效 3 例。（滕佳林 米杰 编著·《外治中药的研究与应用》165）

★ 80. **治带状疱疹 3 方**

①鲜马齿苋 120 克，洗净切碎，捣烂成糊状。外敷患处，每天换药 2 次。据田新贵报道，应用本方治疗 10 例，均在 2 天内获愈。（薛建国 李缨 主编·《实用单方大全》107）

②鲜马齿苋。洗净捣烂取汁。涂于患处，干则复涂。疗效：经使用观察，本方确有较好的疗效。（张树生 高普等 编·《中药敷贴疗法》393）

③马齿苋 60 克，大青叶 15 克，蒲公英 15 克。水煎服，每日 1 剂。共观察 144 例。在 1～10 天内皮损大部分结痂脱落，疼痛消失者 125 例，平均治愈日 5.3 天；10 天以上治愈者 19 例。本方在缩短疗程、减轻疼痛方面疗效较佳。（宋立人 总编·《中华本草》2 册 757）

★ 81. **治带状疱疹验案：**王某某，男，14 岁。于 1975 年 8 月份，右侧下胸部开始疼痛，5 天后相继起红斑及水疱，逐渐增多，从前胸发展至右侧背部，排列成带状，疼痛难忍。立即取鲜马齿苋 120 克，洗净后，用刀切碎放入蒜臼内，捣烂成糊状为止涂敷患处，日换 2 次。1 天后疼痛减轻，能眠，次日疼痛消失，疱疹干燥结痂，脱屑而愈。（杨鹏举 主编·《中医单药奇效真传》244）

★ 82. **治痘后余毒：**马齿苋（捣汁）一碗，石蜜五钱，猪脂三钱，生绿豆末五钱，赤小豆末五钱。以苋菜汁和药，净锅熬成膏涂之。（清·吴世昌 王远 辑·《奇方类编》102）

★ 83. **治痘痂不落，成斑痕者：【马齿苋膏】**马齿苋（捣汁），猪脂膏、石蜜。用法：上药共熬成膏，涂肿处。（彭怀仁 主编·《中医方剂大辞

典》1 册 1211 引《赤水玄珠》卷二十八)

★ 84. **治热毒发豌豆疮,瘥后,满面瘢痕:**鲜马齿苋捣绞取汁,蛤粉二两(细研)。用汁调药粉成糊状,每日涂于疮瘢上。(宋立人 总编·《中华本草》2 册 757 引《圣惠方》)

★ 85. **治初期梅毒:**马齿苋半斤,酒适量。用法:酒水各半煎,每日 1 剂,分 2 次服。功能:清热解毒,利湿消肿。注意事项:出汗再服。连服 4、5 剂。(阳春林 葛晓舒·《湖南省中医单方验方精选·外科》上册 847)

★ 86. **治脐疮:**马齿苋 5 克。用法:水煎,1 日分 3~4 次服。功效:清热凉血,解毒利湿。按语:脐疮主要表现为脐部红肿热痛,甚则糜烂,脓水流溢。(郭志杰 吴琼等 主编·《传世金方·一味妙方》194)

★ 87. **治暑疖,痱毒:**鲜车前草、鲜马齿苋、蒲公英、败酱草,上药任选一种,取 60 克洗净加食盐少许,捣碎烂外敷患处。每日 2~4 次,至愈为止。(滕佳林 米杰 编著·《外治中药的研究与应用》162)

★ 88. **治痤疮(粉刺):**马齿苋。用法:用马齿苋,每次 15~30 克,煎汤外洗。(张俊庭 编·《皮肤病必效单方 2000 首》234)

★ 89. **治急性渗出性皮肤病:【马齿苋煎剂】**马齿苋 60 克。用法:加水 200~300 毫升,煮沸 15 分钟后,冷却备用。湿敷。(张作舟 主编·《中国现代百名中医临床家丛书——张作舟》245)

★ 90. **治身上及面上瘢痕:**马齿苋适量。用法:上药煎汤,1 日洗 2 次。(吴素玲 李俭 主编·《实用偏方大全》834 引清·黄伯垂·《经验良方大全》)

★ 91. **治白癜风验案 2 例**

①华某,男,32 岁,工人。背部患白癜风已 2 年,其面积 6×5 厘米,经治未愈。采用马齿苋配合日光浴(马齿苋 20 克,鲜品加倍,红糖 10 克,醋 70 毫升,混合后煮沸,过滤,置有色瓶内备用。用时,以棉签蘸马齿苋液少许涂患部,每日 1~2 次。同时配合日光浴,即患部晒太阳,从每天 10 分钟开始,逐日增加至每天 1~2 小时,不再增加。行日光浴时,要注意光感性皮炎的发生)。治疗 3 个月而愈。迄今 3 年未见复发。(杨鹏举 主编·《中医单药奇效真传》242)

②陈某某,男,27 岁,营业员,1979 年 7 月 3 日来我所就诊。左眉上白斑已 4 个月余,3×2.5 厘米大小,无任何异常感觉,诊为白癜风。用马齿苋法治疗:鲜马齿苋适量,洗净,切碎捣烂,用纱布包好,挤出液汁,瓶装备用。每 100 毫升中加入硼酸 2 克,可久贮备用。使用时,棉签蘸液体少许搽患部,每日 2 次。5 个月后,皮损基本恢复正常,续用 4 个月。3 年后随访,未见复发。(杨鹏举 主编·《中医单药奇效真传》242)

★ 92. **治一切癣:【马蹄膏】**用白马蹄适量,鲜马齿苋酌定,将白马蹄煅存性,为末。预取马齿苋杵烂,加水煎成膏,与前药末调匀,涂搽之。(滕佳林 米杰 编著·《外治中药的研究与应用》162 引《外科大成》)

★ 93. **治头癣:**用新鲜马齿苋洗净绞汁,外涂头癣患处,一日数次。(李家强 编·《民间医疗特效妙方》232)

★ 94. **治秃疮:**黄柏末、马齿苋、清油各适量。用法:共捣烂,以清油调匀。每日多次,外搽患处。功能:清热燥湿,解毒疗疮。方解:黄柏清热燥湿,泻火解毒;马齿苋清热解毒;清油消肿毒,散火丹。三药合用,共奏清热燥湿,解毒疗疮之功。注意事项:方中黄柏末与马齿苋等量。(阳春林 葛晓舒·《湖南省中医单方验方精选·外科》上册 468)

★ 95. **治三十六风疮,多年恶疮及臁疮、杖疮、疔疮:**马齿苋一石(水二石,以一釜煮之,澄清候用),蜡三两。用法:上煎成膏;烧灰敷之亦良;又可细研切煮粥。功能:延年长寿,明目,止痢。(彭怀仁 主编·《中医方剂大辞典》1 册 1205 引《普济方》卷一一六)

★ 96. **治皲裂性足癣:**鲜马齿苋 250~500 克,洗净,加水煎取药液 2500~3000 毫升,先熏后洗。每次 30~60 分钟,每天 1~2 次。一般连用 15 天可治愈。据笔者临床经验,用鲜马齿苋治疗皲裂性手足癣,效果显著。(李家强 编·《民间医疗特效妙方》99)

★ 97. **治湿烂型足癣:**张某,男,32 岁,大连造船厂司机。两足患湿烂型脚癣 10 余年,1979 年 6 月加重而住职工医院治疗,经用中西药治疗,不见好转。笔者接诊时,查两足各趾间、趾背、足底糜烂红肿,渗出严重,右足甚于左足,并用马齿苋轻擦脚趾后晒太阳 10 分钟,用药 1 周

后明显见效,浸洗至临床症状全部消失,至今10年追访未复发。(杨鹏举 主编·《中医单药奇效真传》298)

★ 98. **治深部真菌病、疣类等:**马齿苋干粉50克。用法:取蜂蜡10克,熟猪油40克共同熔化,兑入马齿苋干粉,调匀成为膏剂。换药用,每天1~2次,或外擦。功效:杀虫灭菌。(郭志杰 吴琼 等主编·《传世金方·一味妙方》134引明王肯堂《证治准绳》)

★ 99. **治尖锐湿疣:**紫草、薏苡仁、马齿苋各10~20克。用法:水煎服。每日1剂,日服2次。功效:清热利湿,凉血解毒。(程爵棠 程功文 编·《单方验方治百病》432)

★ 100. **治五毒虫螫,赤痛不止:**马齿苋叶(洗,切)。用法:上药烂研,厚敷之。(彭怀仁 主编·《中医方剂大辞典》1册1218引《圣济总录》)

★ 101. **治各种虫蛇咬伤:**新鲜马齿苋适量。用法:将马齿苋去根洗净,捣烂外敷,每日换药2~3次,视咬伤处红肿情况,连续使用3~5日可愈。功效:清热解毒,止痒消肿。(郭志杰 吴琼 等主编·《传世金方·一味妙方》266)

★ 102. **治毒蛇咬伤:**马齿苋。用法:捣烂,敷于伤处。备注:又方马齿苋加盐少许捣烂外敷。马齿苋亦可捣汁内服,每服二至三杯。(中医研究院革命委员会 编·《常见病验方研究参考资料》312)

★ 103. **治筋骨疼痛,杨梅疮及妇人月家病:【马齿苋洗澡方】**马齿苋500克(鲜者1000克),五加皮250克,苍术120克,杵碎,以水煎汤洗澡。急用葱、姜擂烂,冲热汤3碗,服之。暖处取汗,立时痛止。(滕佳林 米杰 编著·《外治中药的研究与应用》162引《海上名方》)

★ 104. **治寒湿痹痛:**马齿苋捣浓,热敷患处。再捣汁烹酒服之,立效。(滕佳林 米杰 编著·《外治中药的研究与应用》162引《何氏济生方》)

★ 105. **治阑尾炎2方**

①鲜马齿苋二至四两。用法:捣烂绞汁调红糖或调蜂蜜服,或水煎服。(中医研究院革命委员会 编·《常见病验方研究参考资料》271)

②鲜马齿苋1握,洗净捣绞汁30毫升,加冷开水100毫升,白糖适量。每日服3次,每次100毫升。(宋立人 总编·《中华本草》2册756)

★ 106. **治急性阑尾炎:**干马齿苋、蒲公英各2两(亦可用鲜品,剂量加倍),水煎2次,煎液合并,再浓煎成200毫升,上、下午各服100毫升。经治疗31例,除1例疗效不佳而改用手术外,其余均痊愈出院。其中绝大多数在3~8天内体温及血细胞恢复正常,反跳痛、腹肌紧张消失。(江苏新医学院 编·《中药大辞典》上册290)

★ 107. **治肛门疾患:**鲜马齿苋100克(干品减半),水煎服,每天1剂。除内痔出血及热毒便秘外,余均配合本品水煎熏洗,每天2~3次,每次20~30分钟。病情缓解后改用开水浸泡,代茶频饮。忌食辛辣煎炒、醇酒油腻之品。主治:肛门疾患(包括内痔出血、内痔嵌顿、血栓外痔、炎性外痔、痔瘘术后炎肿、肛窦炎、肛乳头炎、肛周脓肿、早期肛裂等)、热毒便秘。据邹桃生报道,应用本方治疗200余例,效果良好。(薛建国 李缨 主编·《实用单方大全》106)

★ 108. **治肛门肿痛:**马齿苋叶、三叶酸草各等分,煎汤熏洗。每日2次。(滕佳林 米杰 编著·《外治中药的研究与应用》161引《频湖集验方》)

★ 109. **治痔疮初起:**马齿苋(不拘鲜干)。煮熟食。(陆锦燧辑·《鲟溪秘传简验方》117)

★ 110. **治痔疮:**马齿苋三两,水煎。用法:熏洗患处。(沈洪瑞 主编·《重订十万金方》458)

★ 111. **治内痔2方**

①马齿苋100克,猪大肠一截(15厘米长)先将两物洗净然后将马齿苋切碎装入大肠内,两头扎好,放锅内蒸熟。每日晚饭前1次吃完,连续服用。功能:清热解毒,润肠止血。验证:经治90例,80例治愈,10例好转。(良石 主编·《名医珍藏·秘方大全》172)

②马齿苋、鱼腥草各三钱,槐花六钱,五倍子一钱半。用法:水煎,滤清放盆中,趁热熏洗,使脱出的内痔回纳。(中医研究院革命委员会 编·《常见病验方研究参考资料》282)

★ 112. **治痔疮,疮肿下血:**马齿苋(洗去土)。用法:熟捣,绞取汁,缓火煎成膏,停冷。每日取少许做丸,纳所患处。(彭怀仁 主编·《中医方剂大辞典》1册1205引《圣惠》卷六十)

★ 113. **治痔漏:**马齿苋入花椒同煎。洗三

五次即效。（宋立人 总编·《中华本草》2册756引《种杏仙方》）

★ 114. **治瘘疮：**马齿苋，水煎，外洗。亦可内服。（沈洪瑞 主编·《重订十万金方》459）

★ 115. **治一切瘘：**马齿苋，阴干，研细，约50克，蜂蜡10克，猪油40克（炼过）。将油蜡共熔，兑入马齿苋粉，和匀。敷疮上。（滕佳林 米杰 编·《外治中药的研究与应用》161引《证治准绳》）

★ 116. **治蝼蛄瘘：**马齿苋（阴干）半两，腊月淳麻烛烬半两。用法：上为末，以腊月猪脂和如膏。先暖泔清洗净，拭干涂之。（彭怀仁 主编·《中医方剂大辞典》1册1209引《圣惠方》卷六十六）

★ 117. **治生殖器疱疹：**马齿苋30克，野菊花30克，黄柏30克。用法：上药加水500毫升，煎至300毫升。将药液倒入盆内，待温后外洗患处。每日1剂，日洗2次，每次洗浴15～30分钟。功效：清热燥湿，凉血解毒。（程爵棠 程功文 编·《单方验方治百病》435）

★ 118. **治阴囊湿疹：**马齿苋四两。用法：煮熟先熏后洗，再以马齿苋捣敷患处。（中医研究院革命委员会 编·《常见病验方研究参考资料》421）

★ 119. **治下部生湿疮：**马齿苋四两研烂。入青黛一两。再研匀敷上。治下部生湿疮，热痒而痛；寒热；大小便涩，食亦减；身面微肿。（明·龚廷贤 编·《寿世保元》651）

★ 120. **治四肢关节疼痛：**马齿苋一斤，白酒一斤。用法：将马齿苋同白酒都装在小坛内，将坛口封固，埋在地下半个月后取出。每日饮二次，每次饮五钱。（沈洪瑞 主编·《重订十万金方》325）

★ 121. **治脚气头面浮肿，心腹胀满，小便涩少：**用马齿苋和少粳米浆汁煮熟食之。（宋立人 总编·《中华本草》2册756引《卫生易简方》）

★ 122. **治蛲虫病：**马齿苋60克，花椒15克。用法：煎汤，熏洗肛门。（吴静 陈宇飞 主编·《传世金方·民间秘方》329）

★ 123. **治虫肚痛：**用马齿苋（盐炒）一大碗。空心食之，虫自出。（陆锦燧辑·《鲟溪秘传简验方》63）

★ 124. **治眼有白翳息肉：**取马齿苋一大握洗，和朴硝少许，以绢裹安眼上，数易之。（宋立人 总编·《中华本草》2册757引《普济方》）

★ 125. **治酒糟鼻：**马齿苋煎汤，日洗，极效。（杨建宇等 主编·《灵验单方秘典》247引《太平圣惠方》）

★ 126. **治耳有恶疮：**马齿苋一两（干者），黄柏半两（锉）。上药研细，每取少许，绵裹纳耳中。（宋立人 总编·《中华本草》2册756引《圣惠方》）

★ 127. **治风齿肿痛：**用马齿苋一把，嚼汁渍之，即日肿消。（滕佳林 米杰 编著·《外治中药的研究与应用》161引《本事方》）

★ 128. **治急性扁桃体炎：**马齿苋干根烧灰存性，每3克加冰片3克，共研末。吹喉，每日三次。（宋立人 总编·《中华本草》2册756）

★ 129. **治催产：**（马齿苋酒）马齿苋。用法：以马齿苋捣，绞取自然汁三分，入酒二分，微暖服之。（彭怀仁 主编·《中医方剂大辞典》1册1210引《圣济总录》卷一五九）

★ 130. **治产后虚汗2方**

①马齿苋一两。水煎服。（中医研究院革命委员会 编·《常见病验方研究参考资料》245）

②马齿苋研汁300毫升服。如无，以干煮汁。（杨建宇等 主编·《灵验单方秘典》229）

★ 131. **治产褥热：**马齿苋120克，蒲公英60克。水煎服。（《全国中草药汇编》编写组 编·《全国中草药汇编》上册78）

★ 132. **治产后血痢，小便不通，脐腹痛：**生马齿苋，捣烂取汁，煎一沸，调蜂蜜服。（宋立人 总编·《中华本草》2册756引《经效产宝》）

★ 133. **治产后血气暴虚，汗出：**鲜马齿苋捣烂，绞取汁三大合，煮一沸，下蜜一合调，顿服。（宋立人 总编·《中华本草》2册757引《经效产宝》）

★ 134. **治阴道生疮：**马齿苋四两。用法：捣烂敷肿处。（中医研究院革命委员会 编·《常见病验方研究参考资料》368）

★ 135. **治月经不调：**马齿苋1把，用法：水煎服或捣汁服。主治：月经量过多不止，血色鲜红或深红者。[东健·《中国中医药报》2009；(9)10]

★ 136. **治赤白带下：**干马齿苋七钱，生甘草一钱。用法：水煎服。备注：本方并治尿道炎。（中医研究院革命委员会 编·《常见病验方研究

参考资料》347)

★ 137. **赤白带下、不问老幼孕妇**:鲜马齿苋捣绞汁三大合和鸡子白一枚,先温令热,乃下苋汁。微温取顿服之。(宋立人 总编·《中华本草》2 册 756 引《海上集验方》)

★ 138. **治白带**:鲜马齿苋三两(捣汁)。蜜一两。调服。(沈洪瑞 主编·《重订十万金方》521)

★ 139. **治急性乳腺炎**:鲜马齿苋 200 克,朴硝 100 克。先将马齿苋洗净捣汁,以汁调匀朴硝,外敷患处,每 4 ~ 6 小时换药 1 次。任芝勤等报道,用上方治疗 47 例急性乳腺炎患者,全部治愈。其中三天治愈者 27 例,4 天治愈者 14 例,5 天治愈者 6 例。(王辉武主编·《中药临床新用》81)

★ 140. **治乳痈初起 3 方**

①马齿苋、皮硝。捣烂敷用。(中医研究院革命委员会 编·《常见病验方研究参考资料》263)

②马齿苋一握。洗净捣敷患处。(中医研究院革命委员会 编·《常见病验方研究参考资料》263)

③马齿苋浸醋敷患处。(中医研究院革命委员会 编·《常见病验方研究参考资料》263)

★ 141. **治外阴湿疹**:马齿苋 120 克,青黛粉 30 克,共研细末。香油调搽患处。(滕佳林 米杰 编著·《外治中药的研究与应用》162)

★ 142. **治小儿单纯性腹泻**:鲜马齿苋0.5 ~ 1 斤,煎汤,加适量白糖调味,分次作饮料服下,1 天服完,连服 2 ~ 3 天。或取鲜马齿苋洗净焙干研末,每次 3 克,温开水送服,每日 3 次。(江苏新医学院 编·《中药大辞典》上册 291)

★ 143. **治小儿感染性腹泻**:(黄连煎剂) 马齿苋 30 克,黄连 10 克,秦皮 10 克,水煎浓缩至 200 毫升,放瓶中备用。将黄连煎剂按 3 毫升/公斤保留灌肠。灌肠前排尿、排便,取 50 毫升注射器,接上导尿管,吸入药液,插入患儿肛内10 ~ 15 厘米,将药液缓缓注入,药液保留应在 30 分钟以上,每日 2 次。共治 164 例,结果治愈 128 例,显效 20 例,有效 16 例。治愈率为 78.1%。(滕佳林 米杰 编著·《外治中药的研究与应用》163)

★ 144. **治小儿火丹,热如火,绕腰即损**:马齿苋捣敷之,日二次。(江苏新医学院 编·《中药大辞典》上册 290 引《广利方》)

★ 145. **治小儿白秃**:马齿苋煎膏涂之,或烧灰猪脂涂。(宋立人 总编·《中华本草》2 册 756 引《圣惠方》)

★ 146. **治儿童脓疱疮(即黄水疮)**:马齿苋适量,洗净晒干,研细末。每次 3 ~ 5 克,加葡萄糖(或白糖)适量调味,于饭前用温开水送服,每日 3 次,连服 3 ~ 5 日可愈。(李家强 编·《民间医疗特效妙方》183)

★ 147. **治小儿痘疹后,余毒结成痈疽,连珠不已;及年久恶疮,头上秃疮**:马齿苋(捣汁)一钟,猪油一钟,白蜜一钟。用法:上药熬膏。涂之。(彭怀仁 主编·《中医方剂大辞典》10 册 970 引《良方汇录》卷上)

★ 148. **治小儿热痱**:鲜马齿苋 100 ~ 200 克。用法:加水 1000 ~ 1500 毫升,煎汤取汁晾温后洗,每日 2 ~ 3 次,每次 10 分钟,7 日为 1 个疗程。疗效:本方外洗治热痱 25 例,经过上方治疗 1 ~ 2 个疗程,有效率达 99%。本方收效快,价廉,无不良反应,尤适合小儿应用。(刘有缘 编著·《一两味中药祛顽疾》498)

★ 149. **治小儿疰夏**:鲜马齿苋。用法:夏季采鲜马齿苋,洗净切碎晒干。每初春取本品50 ~ 100 克,用温水泡透,捞出用纱布挤出水分,加入适量佐料做菜食,每周 1 ~ 2 次,疗程 2 ~ 3 个月。平时也可间断按上法做汤,代茶服用。疗效:本方防治小儿疰夏有良效。(刘有缘 编著·《一两味中药祛顽疾》524)

★ 150. **治小儿丹毒**:鲜马齿苋(九头狮子草)。用法:采后洗去泥污,捣烂连汁擦患部,不时擦换,不令干燥,即已破皮,其效不减。(中医研究院革命委员会 编·《常见病验方研究参考资料》401)

★ 151. **治婴儿脐疮**:马齿苋。用法:烧灰研敷。(中医研究院革命委员会 编·《常见病验方研究参考资料》391)

天南星(149方)

【药性】味苦、辛,性温,有毒。归肺、肝、脾经。

【功能与主治】祛风止痉,化痰散结。主治中风痰壅,口眼㖞斜,半身不遂,手足麻痹,风痰眩晕,癫痫,惊风,冠心病,黄疸,小儿口角流涎,破伤风,咳嗽多痰,痈肿,瘰疬,跌扑损伤,毒蛇咬伤等。

【用法用量】内服:煎汤,3~9克,一般制后用;或入丸、散。外用:生品适量,研末以醋或酒调敷。

【使用注意】阴虚燥咳,热极、血虚动风者禁服,孕妇慎服。生天南星使用不当易致中毒,症状有口腔黏膜糜烂,甚至坏死脱落,唇舌咽喉麻木肿胀,运动失灵,味觉消失,大量流涎,声音嘶哑,言语不清,发热,头昏,心慌,四肢麻木,严重者可出现昏迷,惊厥,窒息,呼吸停止。

★ 1. **治头痛:【止痛太阳丹】**天南星、川芎各等分。用法:为细末。用连须葱白同捣烂做饼,贴于太阳穴处。(滕佳林 米杰 编·《外治中药的研究与应用》171)

★ 2. **治头痛,偏正头风,痛攻眼目额角:【止痛膏】**天南星、川乌各等分。共研极细末,同莲须葱白捣烂做饼。贴太阳穴。(宋立人 总编·《中华本草》8册510)

★ 3. **治偏头痛久治无效者:**生乌头、生南星、生附子各等分。用法:共研细末。每用30克,以葱白(连须)7茎,生姜15克,切碎捣如泥,入药末和匀,用轻布包好蒸热,包在痛处。其效颇速,宜于偏头痛久治无效者。(滕佳林 米杰 编·《外治中药的研究与应用》171)

★ 4. **治伤寒头痛:**天南星(末)二两,石膏(末)一两(水飞过)。用法:上二味,填牛胆中,用薄荷包,更用荷叶外包,于风道中挂,以清明节候入龙脑少许,滴雪水为丸,如鸡头子大,嚼烂,薄荷汤送下。(彭怀仁 主编·《中医方剂大辞典》2册97引《圣济总录》卷二十四)

★ 5. **治风痰头痛不可忍:【上清丹】**天南星(大者,去皮)、茴香(炒)。上等分。用法:为细末,入盐少许在面内,用淡醋打糊为丸,如梧桐子大;每服三五十丸,食后姜汤下。(江苏新医学院编·《中药大辞典》上册332引《魏氏家藏方》)

★ 6. **治头风:【一字散】**天南星一个,全蝎一对,辰砂半钱。用法:将南星开一穴,以全蝎、辰砂安南星内,入火炮令热,取出研为末。每服半钱,用薄荷、川芎茶下。(彭怀仁 主编·《中医方剂大辞典》1册9引《医方类聚》)

★ 7. **治肾脉厥逆,头痛不可忍:【天南星丸】**天南星(炮)、硫黄(研)、石膏(研,水飞)、消石(研)各等分。用法:上为细末,水糊为丸,如梧桐子大。每服二十丸,温酒送下,一日二次。渐加至三十丸。(彭怀仁 主编·《中医方剂大辞典》2册97引《圣济总录》卷五十一)

★ 8. **治风痰壅盛,胸膈不利,攻击头痛:【天南星丸】**天南星(炮)、半夏(浆水浸三日,切作片,焙)、白附子(炮)各一两,木香一分。用法:上为末,以生姜汁搜合为丸,如绿豆大。每服十丸,食后生姜汤送下。(彭怀仁 主编·《中医方剂大辞典》2册97引《圣济总录》卷六十四)

★ 9. **治风痰头晕目眩,吐逆烦懑,饮食不下:【玉壶丸】**生南星、生半夏各一两,天麻半两,白面三两。用法:为末,水丸梧桐子大,每服三十丸,以水先煎沸,入药煮五七沸,滤出放温以姜汤吞之。(杨仓良 主编·《毒药本草》774引《太平惠民和剂局方》)

★ 10. **治湿痰咳嗽:**制南星2~5克,加上300毫升的水煎煮,每日分3次服。由于它的味道苦涩,煎煮时若加上2克的甘草,味道会有改善。(水嶋昇 著·《单味草药巧治病》110)

★ 11. **治急惊风因赤体或浴,或变蒸,遂停留不去;因滞潮热:**天南星(去皮)一个,朱砂一钱,蝎半钱,轻粉少许。用法:上为末,酒面糊为丸,如绿豆大。每服七粒,薄荷汤送下,一日二次。(彭怀仁 主编·《中医方剂大辞典》2册98引《幼幼新书》卷十五)

★ 12. **治中风闭证,口噤不开:【破根散】**南星五分,冰片少许。用法:以中指点末,擦牙根。(彭怀仁 主编·《中医方剂大辞典》8册265引《风劳臌膈四大证治》)

★ 13. **治中风不语,不省人事,牙关紧闭,汤水不入者:【通关散】**生天南星、生半夏、猪牙皂各等分。用法:上药研为细末。每用少许吹鼻内。有嚏可治,无嚏不可治。(孙世发 主编·《中医小方大辞典》1107 引《良朋汇集》卷一)

★ 14. **治中风不语,喉中如拽锯,口中沫出:【取涎丸】**天南星(大者)一枚(去浮皮,剜中作坑,入醋令八分满,四面用火逼醋干,黄色,锉),藜芦一分。用法:上二味,捣研为末,用面糊丸如梧桐子大。每服三丸,温酒下,良久吐出涎为效。吐不止,用冷葱汤呷即止。(宋立人 总编·《中华本草》8 册 509 引《圣济总录》)

★ 15. **治诸风及痰厥:【星香散】**天南星一两(生用),木香二钱。用法:上药研为散。分作二服,水二盏,生姜十片,煎至七分,去滓温服,不拘时候。(宋立人 总编·《中华本草》8 册 509 引《济生续方》)

★ 16. **治诸风口噤:**天南星(炮,锉),大人三钱,小儿三字,生姜五片,苏叶一钱。用法:水煎减半,入雄猪胆汁少许,温服。(江苏新医学院编·《中药大辞典》上册 332 引《仁斋直指方》)

★ 17. **治诸风抽搐,惊痫,口噤:【开牙散】**细辛、生南星、朴硝各 3 克,麝香 1.5 克,蝎梢 7 只。用法:共研极细末,贮瓶备用。每取本散少许,交替吹入鼻中,每日各吹 3 次。(滕佳林 米杰 编·《外治中药的研究与应用》171 引《婴童百问》)

★ 18. **治卒中,昏不知人,痰气上壅,咽喉作声;喉痹缠喉,一切风痰壅塞,命在须臾者:【一呷散】**天南星(大者)半两,白僵蚕半两,全蝎七个(去毒)。用法:上研为细末。每服抄一钱,用生姜自然汁半灯盏许调药灌之。功能:消豁痰涎。(彭怀仁 主编·《中医方剂大辞典》1 册 14 引《杨氏家藏方》卷一)

★ 19. **治暴中风口眼歪斜:**天南星适量。研细末,以生姜汁调摊纸上贴之,左歪贴右边,右歪贴左边,才正便洗去。(胡郁坤 陈志鹏 主编·《中医单方全书》122)

★ 20. **治口眼歪斜:**生南星三钱,生栀子二十个。用法:共研细末,用醋调敷。向右歪者敷左颊车,向左歪者敷右颊车。(中医研究院革命委员会 编·《常见病验方研究参考资料》215)

★ 21. **治面神经麻痹:**表现为患侧额纹及鼻唇沟消失,眼不能闭合,食物易停留在患侧等。鲜天南星适量。用法:取上药,用适量醋磨取汁。于睡前涂搽患侧,覆盖纱布,次晨去之,每晚一次。功能:化痰祛风止痉。(薛建国 李缨 主编·《实用单方大全》393)

★ 22. **治癫狂 2 方**

①胆南星 9 克,公鸡心 1 个。用法:把公鸡杀死,取心切开,把胆南星放入,用白线扎好,入笼蒸半小时。连汤带心 1 次温服。备注:用于精神失常,善哭不休。(吴静 陈宇飞 主编·《传世金方·民间秘方》154 引山西赵世明《祖传秘方》)

②生南星、生白附子、生半夏、朱砂各 3 克。共为细末,枣泥为丸,1 次量。胆南星 3 克,煎汤送下。(杨仓良 主编·《毒药本草》774)

★ 23. **用于癫痫:【宁痫散】**槟榔 30 克,黑丑 30 克,酒大黄 25 克,天南星(炙)120 克,皂角 30 克。用法:以上 5 味,混合粉碎,过筛,混匀,即得。功能:豁痰化浊,祛风止痉。口服,成人每次 6 克,小儿每次 3 克,每日 1 次,早晨空腹服。(宋立人 总编·《中华本草》8 册 510)

★ 24. **治痫症 2 方**

①制南星 30 克,朱砂 3 克。用法:天南星煨香,同朱砂共研为末,猪心血和丸,如梧桐子大。每用防风汤化下 1 丸。(吴素玲 李俭 主编·《实用偏方大全》615 引宋代·《普济本事方》)

②制南星 48 克,朱砂 6 克,琥珀 3 克。研末,姜汁面糊为丸,每服 3 克。(杨仓良 主编·《毒药本草》774)

★ 25. **治风痫:**天南星(九蒸九晒)为末,姜汁糊丸,梧子大。煎人参、菖蒲汤或麦冬汤下二十丸。(宋立人 总编·《中华本草》8 册 509 引《中藏经》)

★ 26. **用于心悸:**南星、川乌各半,共为细末。用黄蜡熔化摊于手、足心。每日 1 次,晚敷晨取,10 次为 1 个疗程。(滕佳林 米杰 编·《外治中药的研究与应用》171)

★ 27. **治冠心病:**生南星、生半夏水泛为丸,服 3~5 克,每日 3 次。(孟凡红 等·《单味中药临床应用新进展》503)

★ 28. **治黄疸:**生南星 10 克,捣烂如泥,将药泥置杯内,倒置放于脐上。若起泡者,挑破排水;温热盛者,用田螺捣烂,敷脐部。(滕佳林 米杰 编·《外治中药的研究与应用》172 引《理瀹

骈文》)

★ 29. **治酒后痰饮:【天南星丸】**天南星五两(去脐,汤浸二三时,焙干)。用法:上为细末,一半用生姜汁打糊,一半为丸,如梧桐子大。每服四五十丸,生姜汤送下。(彭怀仁 主编·《中医方剂大辞典》2 册 98 引《魏氏家藏方》卷二)

★ 30. **治一切痰饮涎吐,胸满呕逆:【滚金丸】**天南星(生)120 克,枳壳(炒)30 克。用法:上药研为末,姜汁糊为丸,如绿豆大,金银箔为衣。每次 20 丸,薄荷汤送下。(孙世发 主编·《中医小方大辞典》678 引《普济方》卷三八七)

★ 31. **治一切痰毒:【白围药】**天花粉三两,生南星四两,生半夏四两。用法:上为细末,用酸醋调涂。(彭怀仁 主编·《中医方剂大辞典》3 册 742 引《外科方外奇方》卷一)

★ 32. **治定喘:**天南星 、半夏、青皮(炒令黄)、白矾(炒)各等分。用法:上为末。每服一钱,好北枣去核,入药在内,细嚼咽下。(彭怀仁 主编·《中医方剂大辞典》2 册 101 引《续本事》卷五)

★ 33. **治吐血:**天南星一两(锉如骰子大)。用法:上以炭灰汁浸一宿,漉出汤洗,焙干,捣罗为散。每服一钱匕,酒磨自然铜调下。(彭怀仁 主编·《中医方剂大辞典》2 册 100 引《圣济总录》卷六十八)

★ 34. **治吐逆不定,欲生风者:**天南星(大者)一枚。用法:上生为细末。每服一钱,研粟米汁三盏,慢火煮成稀粥,放温,缓缓服之。(彭怀仁 主编·《中医方剂大辞典》2 册 102 引《鸡峰》卷三十)

★ 35. **治痰饮:**缩砂仁三两,天南星(汤洗)、香附子(洗净)各四两。用法:上药研为散。每服四钱,加生姜十五片,水两盏,煎至八分,食前服;或用姜汁糊丸亦得。(彭怀仁 主编·《中医方剂大辞典》2 册 103 引《百一》卷五)

★ 36. **治寒痰咳嗽,脉沉,面色黧黑,小便急痛,足寒而逆,心多恐怖:【姜桂丸】**南星(洗)、半夏(洗)各一两,官桂一两(去粗皮)。用法:上为细末,蒸饼为丸桐子大,每服三五十丸,生姜汤下,食后。(宋立人 总编·《中华本草》8 册 510 引《洁古家珍》)

★ 37. **治热痰咳嗽,其脉洪而面赤,烦热,心痛,唇口干燥,多喜笑:【小黄丸】**南星(汤洗)一两,半夏(汤洗)一两,黄芩一两。用法:上为细末,姜汁浸,蒸饼为丸桐子大,每服五七十丸,生姜汤下,食后。(宋立人 总编·《中华本草》8 册 510 引《保命集》)

★ 38. **治气痰咳嗽,脉涩,面白,气上喘促,洒淅寒热,悲愁不乐:【玉粉丸】**南星(汤洗)、半夏(洗)各一两,橘皮(去白)二两。用法:上为细末,汤浸,蒸饼为丸桐子大,每服三十丸,人参生姜汤下,食后。(宋立人 总编·《中华本草》8 册 510 引《洁古家珍》)

★ 39. **治一切痰嗽,日夜不得眠卧:【紫金散】**天南星(去脐、皮)、白矾、甘草各半两,乌梅(取肉)二两。用法:上为粗散,用慢火于银石器内炒令紫色,放冷,研为细末,每服二钱。临卧时身体都入铺卧内,用齑汁七分,温汤三分,暖令稍热,调前药末服之。(宋立人 总编·《中华本草》8 册 510 引《证治准绳》)

★ 40. **治脱肛 :**生天南星 30 克。用法:将生天南星去除杂质,研为细末,温开水调和,敷于百会穴(在头顶正中线与两耳尖连线的交点)处,包扎固定,每日换药 1 次。肛门脱出物回缩后即将药物除去,温水洗净。功效:升提固涩。(刘道清 主编·《中国民间神效秘方》595)

★ 41. **治肠风泻血,诸药不效者:【保应丸】**天南星不拘多少(用石灰炒令焦黄色)。用法:上为细末,酒糊为丸,如梧桐子大。每服二十丸,食前温酒送下。(彭怀仁 主编·《中医方剂大辞典》7 册 659 引《圣济总录》卷一四三)

★ 42. **治破伤风,游入四肢,口不能语及四肢强硬:**蜈蚣一条(全者,去头足,炙黄),天南星(生用)、防风(去芦头,生用)、草乌头(生,去皮尖)各二钱半,热酒调下,不拘时候。(彭怀仁 主编·《中医方剂大辞典》2 册 101 引《杨氏家藏方》卷十四)

★ 43. **治诸疮口入风,为破伤风,项强,牙关紧急欲死者:【夺命散】**天南星、防风各一两。上为细末,每服三钱,童子小便一大盅,煎热调,不拘时服。(电子版·《中华医典·奇效良方》卷五十六)

★ 44. **治破伤风 3 方**

①**【夺命散】**天南星、防风各一两。用法:上二味,捣罗为末。先用童子小便洗疮口,后以此药末酒调贴之。(宋立人 总编·《中华本草》8

册509引《圣济总录》)

②【玉真散】南星、防风、白芷、天麻、羌活、白附子各等分。用法:上为末,每服二钱,热酒调服,更敷伤处。若牙关紧急,腰背反张者,每服三钱,用热童便调服,虽内有瘀血亦愈。至于昏死心腹尚温者,连进二服,亦可保全。若治风犬咬伤,更用漱口水洗净,搽伤处,亦效。(宋立人 总编·《中华本草》8册510引《外科正宗》)

③生天南星一个。为细末。水调涂四面。水出为效。(电子版·《中华医典·普济方》卷一百一十三)

★ 45. 治破伤风,久不愈,项背强直,牙关紧闭者:天南星(姜汁制)一两,防风一两,蝉蜕五钱。上为细末,每服三钱,滚黄酒一碗调服,再吃生葱三四根,以被蒙头出汗,汗尽为止。忌烧酒。病重者,加鱼鳔一两,炒存性,研末,每服三钱,黄酒调下,其风自退。(陆士鄂 编·《叶天士手集秘方》214)

★ 46. 治一切外症初起,色淡浮肿:【星辛散】生南星、生大黄、北细辛各等分。用法:上为末。葱汁醋卤熬稠,调敷。(彭怀仁 主编·《中医方剂大辞典》7册504引《古方汇精》卷三)

★ 47. 治足跟痛2方

①生南星、生草乌、马钱子、薄荷、冰片各等分。用法:研细末,加3倍二甲基亚砜和凡士林调成膏状。敷足跟压痛点,每日1次。共治190例,痊愈69例,显效83例,有效25例,无效13例。(滕佳林 米杰 编·《外治中药的研究与应用》173)

②【三生散】生南星、生半夏、生草乌各等份碾碎过筛,制成粉剂备用。治疗分2组进行:①凡士林组:用三生散5~6分均匀撒在凡士林上面贴敷患处,3天换1次。治疗328例,痊愈248例,良好68例,欠佳12例。②黑膏药组方法同上,治疗328例,痊愈244例,良好74例,欠佳10例。(杨仓良 主编·《毒药本草》774)

★ 48. 治诸般风及跌扑损伤中风:天南星、雄黄、乌头尖各等分。用法:上为细末。干掺上;或揉微破敷之。(彭怀仁 主编·《中医方剂大辞典》2册101引《普济方》卷一)

★ 49. 治关节疼痛,风湿痛:将天南星的根和萝卜一起煎煮,用棉布蘸着煎出的药汁液涂布,对于肩膀痛、风湿痛和胸痛有镇痛的效果。本品外用可取生品适量,研末撒或调敷患处。(水嶋昇 著·《单味草药巧治病》110)

★ 50. 用于局部麻醉:生南星、生半夏、生狼毒、生川乌各等分,共研细末。施手术前,取适量,以酒水各半调和,外敷患部。(滕佳林 米杰 编·《外治中药的研究与应用》171)

★ 51. 治肋软骨炎:生南星、生半夏、生川乌、生草乌各50克。用法:共研细末。分成6~8份,取1份加少许面粉用温开水调成糊状,每晚睡前外敷患处,次晨取下。共治80例,痊愈60例,有效16例,无效4例。(滕佳林 米杰 编·《外治中药的研究与应用》173)

★ 52. 治痰湿臂痛,右边者:天南星、苍术各等分,生姜三片。水煎服之。(宋立人 总编·《中华本草》8册510引《摘玄方》)

★ 53. 治腮腺炎3方

①取生南星研粉浸于食醋中,5天后外涂患处,每天3~4次。治疗6例,当天即退热,症状减轻,平均3~4天肿胀逐渐消退。(江苏新医学院 编·《中药大辞典》上册332)

②曾治一成人腮腺炎患者,该患者多年来反复发作。曾在大城市医院做超短波、青霉素腮管注射等方法治疗,仍反复发作。用未经炮制的天南星块茎研粉浸于食醋中,5天后外涂,每天3~4次。经用本药外搽后,腮腺肿胀即逐渐消退而愈。随访1年,未再见复发。(杨鹏举 主编·《中医单方奇效真传》4)

③生南星,樟脑各1两。用法:研末,将药粉撒普通膏药中心。贴患处,每日换1次。功能:散结消肿,解毒消肿。注意事项:以愈为度。(阳春林 葛晓舒·《湖南省中医单方验方精选·外科》上册229)

★ 54. 治疥疮:生南星50克,陈醋500毫升。浸泡1周,温水清洗患部,蘸本品外搽。化脓感染者用双氧水消毒清洗,日2次。(孟凡红等·《单味中药临床应用新进展》503)

★ 55. 治千日疮(猴子):天南星15克,好醋适量。用法:天南星研为末,用好醋调,搽患处。(吴素玲 李俭 主编·《实用偏方大全》813引明《订补简易备验方》)

★ 56. 治身面疣子:醋调南星末涂之。(江苏新医学院 编·《中药大辞典》上册332引《简易方论》)

★ 57. **治扁平疣**:生南星15克,香附30克,红花10克,冰片5克,分别研末,过120目筛,米醋500毫升浓缩至300毫升,趁热加前3味药末,凉后加入冰片混匀备用。75%的乙醇擦净创面,每日外擦3次,每次2~5分钟,以局部皮肤潮红,稍有热感为度。首次擦药前手术刀片轻刮母疣表面,每次2~3个,局部点状出血为度。(孟凡红 等·《单味中药临床应用新进展》503)

★ 58. **治神经性皮炎2方**

①表现为局部瘙痒难忍。天南星适量。用法:取上药,研为细粉,加煤油调成糊状。涂搽患处,每天1~2次。功效:祛风止痒。(薛建国 李缨 主编·《实用单方大全》394)

②生南星12克,生半夏12克,斑蝥3克。用法:上药浸于75%酒精100毫升中,7天后取少许外涂。(张俊庭 编·《皮肤病必效单方2000首》143)

★ 59. **治牛皮癣(银屑病)**:生南星20克,生半夏20克,斑蝥3克。用法:研细末,调敷患处。(张俊庭编·《皮肤病必效单方2000首》179)

★ 60. **治头癣**:生南星、生半夏、白芷各三钱。用法:为末,敷患处。(中医研究院革命委员会 编·《常见病验方研究参考资料》406)

★ 61. **治干癣**:天南星、草乌头各一枚(生用)。用法:上为细散。用羊蹄根捣绞自然汁调涂。不过三两上,愈。(彭怀仁 主编·《中医方剂大辞典》1册13引《圣济总录》卷一三七)

★ 62. **治干湿疮癣延生,或如钱成圈晕,久不愈者:【白蔹散】**天南星一两,蝎一钱,大草乌半两,白矾五文。用法:上为细末。先以手于癣处抓动,将药掺贴。每用药二钱许,入烧蟹壳灰一钱,和生油、好粉贴疮。备考:本方名白蔹散,但方中无白蔹,疑脱。(彭怀仁 主编·《中医方剂大辞典》3册782引《百一》卷十六)

★ 63. **治缠腰火丹(带状疱疹)验案**:王某,女,54岁。右侧腰胁部出现腰缠火丹已20多天,经用聚肌胞、病毒唑并内服中药,外用红霉素软膏等治疗半月余,疱疹未消,灼痛更甚。于1990年9月21日来诊。诊见患者腰胁部起绿豆大小红色豆状疱疹,三五成簇,痛如火燎,昼夜心烦不宁,纳呆。舌质红,苔微黄腻,脉滑略数。诊为缠腰火丹,用天南星按法调制,晚涂患处,晨起清水洗净。第2天家人喜告,昨晚外敷此药,夜中灼痛消失,疱疹红色变淡,顶部已结薄痂。连敷3个月而愈。(杨鹏举 主编·《中医单方奇效真传》247)

★ 64. **治风毒痈疖2方**

①**【水调膏】**天南星(生,为末)、白矾(细研)各等分。用法:上药和匀,新汲水调。涂,干即再上。(彭怀仁 主编·《中医方剂大辞典》2册1130引《百一》卷十六)

②大天南星一两,厚黄柏半两,赤小豆一合,皂角一挺(不蛀者,烧存性)。用法:上为末,新汲水调成膏。皮纸摊贴之。已结即破,未破即散。(彭怀仁 主编·《中医方剂大辞典》2册103引《百一》卷十六)

★ 65. **治痈疖肿毒:【消肿散】**天南星75克,赤小豆、草乌各60克。用法:上药研为末。米醋调涂肿处。(孙世发 主编·《中医小方大辞典》1094《医方类聚》卷一七七)

★ 66. **治痈疽:【一笔消】**天南星、生半夏、白及各一两,生大黄四两,梅片脑一钱。用法:上为末,雄猪胆汁丸成锭子。主治:痈疽。(彭怀仁 主编·《中医方剂大辞典》1册19引《良方合璧》)

★ 67. **治痈疽疮肿:【收脓散】**天南星二两,赤小豆三两,白及四两。用法:上三味,各为细末,和匀,冷水调,摊上四面肿处,用绢压之。(宋立人 总编·《中华本草》8册510引《刘绢子鬼遗方》)

★ 68. **治痈疽疮疖。发背:【凉血护肌膏】**南星(生,末)八两,雄黄一两(别研),白矾(生,末)四两。用法:上为细末,用生地黄捣汁调涂四围。主治:①《传信适用方》:痈疽疮疖。②《普济方》:发背。(彭怀仁 主编·《中医方剂大辞典》8册595引《传信适用方》卷三)

★ 69. **治痈疽,无名肿毒**:生南星1个,陀僧2个,桐油适量。用法:桐油磨余药,搽患处。功能:燥湿化痰,消肿散结。方解:生南星燥湿化痰,消肿散结;陀僧消肿收敛;桐油解毒消肿,敛疮生肌。诸药合用,共奏燥湿化痰,消肿散结之功。(阳春林 葛晓舒·《湖南省中医单方验方精选·外科》上册150)

★ 70. **治发疽肿硬,厚如牛皮:【四虎散】**天南星、草乌、半夏、狼毒各等分,醋蜜调敷,留头出气。(滕佳林 米杰 编·《外治中药的研究与应

用》169)

★ 71. **治痈疽肿结通用,能散能溃:【拔毒散】**南星(上等大者)一两,草乌头、白芷各半两,木鳖子仁一个(研)。上为细末,分两次法醋入蜜调敷,纱贴之。(宋立人 总编·《中华本草》8册510引《证治准绳》)

★ 72. **治疮久不愈,时常痛痒,皮缩肉消,黄汁脓血不断:【如神散】**天南星(炮,包)1枚,草乌头(炒)30克,矾石(煅)15克。用法:上药研为散。先用热汤洗,次以生油调散涂纸上,贴之。(孙世发 主编·《中医小方大辞典》910引《圣济总录》卷一二八)

★ 73. **治无名肿毒:**天南星4钱,大黄末1两,醋适量。用法:捣烂和醋。敷患处。功能:解毒泻火,消肿生肌。方解:天南星散结消肿;大黄末泻火解毒。醋与二药合用,共奏解毒泻火,消肿生肌之功。(阳春林 葛晓舒·《湖南省中医单方验方精选·外科》上册296)

★ 74. **治无名肿毒:**天南星适量。捣烂,加醋敷患处。(胡郁坤 陈志鹏 主编·《中医单方全书》188)

★ 75. **治发际疮:**生天南星1枚。用法:先取米醋适量,放入底面粗糙的瓷碗中,然后用拇、食指紧捏住天南星,在碗底中反复旋转磨汁成糊状。不拘时用棉签蘸搽患处。功效:解毒散结。主治:发际疮。表现为项后发际处灼热红肿疼痛,形如粟米颗粒,顶白肉赤,破流脓液,蔓延成片,头项俯仰疼痛加剧。附注:据张定洪报道,应用本方治疗多例,效果良好。一般4~5天内红肿痛痒症状改善,以至痊愈。本方简便有效,无副作用。(薛建国 李缨 主编·《实用单方大全》394)

★ 76. **治瘰疬初起3方**

①生南星1个,醋磨成糊状,以新笔涂搽患处。(杨仓良 主编·《毒药本草》774)

②生南星、文蛤(五倍子)各9克,共为末,调白蜜敷患处,1日1换,连敷7日。(杨仓良 主编·《毒药本草》774)

③生南星、生半夏、昆布各等分为末,调蜜,醋敷。(杨仓良 主编·《毒药本草》774)

★ 77. **治瘰疬:**南星、半夏等分为末,米醋或鸡子清调敷。(宋立人 总编·《中华本草》8册510引《潜斋简效方》)

★ 78. **治颈项结痰核:**生南星。研涂。(方源)陆锦燧 辑·《鲟溪秘传简验方》205)

★ 79. **治痰核:【消痰消核丸】**甘遂、南星、半夏各一两。用法:麻油熬,下麻黄、大戟、僵蚕各四钱,白芥子五钱,藤黄六钱,朴硝七钱,黄丹收。贴患处。(彭怀仁 主编·《中医方剂大辞典》8册701引《理瀹》)

★ 80. **治结核流痰:**天南星(又称虎掌或齿叶天南星)根适量。捣烂,敷患处。(胡郁坤 陈志鹏主编·《中医单方全书》381)

★ 81. **治阳证热证的外疡:**生天南星1枚。用法:先用小号的新瓦钵一具,倒置,在钵底内倾入适量陈醋,再以上药(不拘分量)在醋中如磨墨样磨成浓汁,现用现磨。用新毛笔或药棉棒蘸搽患处,随干随搽,以愈为度。搽时应注意,外疡初起还无化脓迹象时,可以满搽患处全部;如已发现有脓点,则只能搽于脓点四周,以达聚毒促使速溃的目的;已溃的,也只宜搽于疮口周围,勿使药汁渗入疮口。功能:解毒消肿,托毒排脓。主治:阳证热证的外疡。表现为红肿高大、疼痛剧烈、皮肤光亮等。附注:据丁惠民报道,应用本方治疗外疡初起,越早采用则收效越显著,可使消散而不成患。如施用稍迟,已有化脓趋向,应用本方也有聚毒托毒、速脓速溃之效。即使已溃者用之,仍可达到托毒排脓、促进愈合的效果。(薛建国 李缨 主编·《实用单方大全》394)

★ 82. **治头面及皮肤生瘤,大者如拳,小者如粟,或软或硬,不疼不痛:**生天南星一枚(洗,切,如无生者,以干者为末)。用法:上滴醋,研细如膏。先将小针刺病处,令气透,将膏摊纸上,如瘤大小贴之,觉痒即易,日三五上。(彭怀仁 主编·《中医方剂大辞典》2册102引《圣济总录》卷一二五)

★ 83. **治骨折:**生南星、生半夏、生草乌、樟脑各四两。用法:共研细末,用药粉一至三两,加三分之一白糖和适量烧酒调和摊油纸上,敷贴患部,隔七天换药一次。(中医研究院革命委员会编·《常见病验方研究参考资料》441)

★ 84. **治针铁箭头等锋刃器,入皮肉、筋骨不能出:【催潮散】**天南星、半夏(生)各30克。用法:上药研为细末。每次3克,热酒调下,先嚼生姜少许,饮后再嚼生姜少许。(孙世发 主编·《中医小方大辞典》673引《医方类聚》卷一八五

引《施圆端效方》)

★ 85. **止痛:【麻药】**细辛、天南星、半夏、牙皂各等份。用法:上药研为细末。用少许放患处,便不知痛,可用刀针。(孙世发 主编·《中医小方大辞典》1588 引《咽喉经验秘传》)

★ 86. **治冻疮:**生南星、桐油各适量。用法:生南星剖开,与桐油熬成膏。涂患处。功能:燥湿化痰,敛疮消肿。注意事项:南星有毒。(阳春林 葛晓舒·《湖南省中医单方验方精选·外科》上册 1302)

★ 87. **治毒蛇咬伤:**表现为蛇咬伤后疼痛难忍,继而肿胀。生鲜或干天南星约 5 克。用法:取上药,磨醋(10 毫升)成汁。涂搽患处及周围,涂搽范围越大效果越佳,每天 2 ~ 3 次,直至肿胀全部消失为止。功能:解毒消肿。附注:据庞荣光报道,应用本方治疗 3 例,均获痊愈。(薛建国 李缨 主编·《实用单方大全》395)

★ 88. **治蝮蛇咬伤:【蛇伤消肿(散)糊】**生南星 500 克,白芷 500 克,生川柏 600 克,丹皮 600 克,夏枯草 400 克,雄黄 300 克。用法:将上药共研为细末,过 6 号筛,每取 20 ~ 200 克用温开水或食醋调糊。常规处理伤口,按照肿胀范围取本品敷于患处。伴全身中毒症状者配合中药内服。按:共治疗 67 例,均治愈。(《中华验方大全》光盘,毒蛇咬伤篇)

★ 89. **用于狂犬咬伤:**生天南星 30 克,与红糖同捣烂,敷患处(敷前须先用针划破)。每日换药 1 次;亦可用制南星 15 ~ 30 克,加白糖 1 酒杯,水煎服。连服 2 ~ 3 次。(滕佳林 米杰 编·《外治中药的研究与应用》170)

★ 90. **治眼胞痰核:**生南星,蘸醋磨浓汁,频涂眼皮。常涂令皮薄,微微拨损,以手指甲挤出白粉汁即消。贴贝叶膏收口。(滕佳林 米杰 编·《外治中药的研究与应用》170 引《医宗金鉴》)

★ 91. **治角膜溃疡:**南星一个,生大黄等量。用法:共为末,醋调贴足心。(中医研究院革命委员会 编·《常见病验方研究参考资料》465)

★ 92. **治麦粒肿 3 方**

①生南星适量。研末,放膏药中贴太阳穴。(胡郁坤 陈志鹏 主编·《中医单方全书》388)

②生南星、生地各等分,研末过筛,各取 15 克,加凡士林拌匀后涂于胶布上,贴两侧太阳穴上方 0.5 厘米处,每日 1 次。治疗 109 例,痊愈 99 例,无效 10 例。如能配合局部湿热敷则疗效更显著。(杨仓良 主编·《毒药本草》773)

③天南星、天花粉、生地、蒲公英各等分,共研细末,加食醋和石蜡油调成软膏,组成双天膏,局部敷贴,每日换药 1 次。治疗 143 例,均用药1 ~ 5 次获痊愈。(杨仓良 主编·《毒药本草》774)

★ 93. **治鼻炎:**天南星 1 个。微炮研末,以淡醋调涂红布上,贴囟门处(炙热手频熨)。适用于小儿鼻塞。(胡郁坤 陈志鹏 主编·《中医单方全书》419)

★ 94. **治龋齿牙痛:**用胆南星末和麻油,左痛则投入左耳,右痛投入右耳中。(滕佳林 米杰 编·《外治中药的研究与应用》170)

★ 95. **治咽喉肿痛:【交泰散】**大南星。用法:以酽醋磨涂涌泉穴。(彭怀仁 主编·《中医方剂大辞典》4 册 671 引《疡科选粹》卷三)

★ 96. **治喉闭:**僵蚕、天南星(并生用)等分。为末,以生姜自然汁调一字许,用笔管灌在喉中,仍咬干姜皂子大,引涎出。(江苏新医学院 编·《中药大辞典》上册 332 引《中藏经》)

★ 97. **治乳蛾成脓不穿:【代针散】**胆南星 1 克,指甲、冰片、朱砂各少许。用法:将指甲用双红纸卷好,灯上烧炭存性,研为末,入朱砂、冰片、胆南星研和。吹入喉中。少顷即出脓血自愈。(孙世发 主编·《中医小方大辞典》1337 引《囊秘喉书》卷上)

★ 98. **治妊娠痰饮,膈脘痞闷,呕逆恶心:【天南星丸】**天南星、半夏(二味并去脐,用生姜自然汁浸三日,细切,焙干用)、人参、白茯苓(去黑皮)各一两,白矾一两半(研细)。用法:上药捣罗四味为末,入白矾和药,再研令匀,用生姜汁煮面糊,软硬得所为丸,如梧桐子大。每服十五丸,熟水送下,空心、日午、晚食前各一。(彭怀仁 主编·《中医方剂大辞典》2 册 98 引《圣济总录》卷一五六)

★ 99. **治产后头痛,面肿:**天南星末。用法:上用温酒调,以翎涂之。(彭怀仁 主编·《中医方剂大辞典》2 册 101 引《鸡峰》卷十六)

★ 100. **治乳赤肿、欲作痈者:**天南星为细末,生姜汁调涂。(宋立人 总编·《中华本草》8 册 510 引《百一选方》)

★ 101. **治乳痈:【葱星丸】**葱白 1 根,生南星 1 克。用法:共捣烂为丸,以药棉包裹,浸冷开水后填塞患乳对侧鼻前庭,1日2次,2天为1个疗程。治疗23例,结果显效19例,有效4例。(杨仓良 主编·《毒药本草》773)

★ 102. **治乳痈肿痛:【南星半夏散】**天南星、半夏、皂角、五倍子各等分。用法:研极细末。以米醋调匀外敷患处。(滕佳林 米杰 编·《外治中药的研究与应用》169)

★ 103. **治急性乳腺炎2方**

①生天南星、葱白共捣烂,塞入患乳对侧鼻。(楼锦英 编著·《中药临床妙用锦囊》108)

②猪牙皂20克,白芷5克,生南星1克。用法:上药共研细末。用时取0.1克吹鼻,左病吹右,右病吹左,双侧发炎同时吹双鼻。每日1次,连用3天,用后打喷嚏者效佳。一般用15分钟后疼痛减轻,第2天肿块消失。如用药1次未见明显效果,可结合其他疗法治疗。(滕佳林 米杰 编·《外治中药的研究与应用》172)

★ 104. **治小儿流涎2方**

①天南星30克。用法:取上药,捣烂,用醋调。于晚间外敷足心,男左女右。外以布条缠扎,每次敷12小时,连敷2~4次。功能:化痰利湿止涎。附注:据报道,应用本方治疗60例,效果良好。一般敷2~4次即愈。(薛建国 李缨 主编·《实用单方大全》395)

②天南星30克,蒲黄15克。共研细末,醋调成糊,敷涌泉穴,用纱布包,男左女右,12小时换药1次。(胡郁坤 陈志鹏 主编·《中医单方全书》322)

★ 105. **治流涎症:**制南星30克,生蒲黄12克,府醋(保宁醋)适量。将前2味药共研细末,用府醋适量制成饼,包足涌泉穴,男左女右,12小时易之。共治患儿132例,痊愈118例,占89.4%;好转11例,占8.3%;无效3例,占2.3%。(滕佳林 米杰 编·《外治中药的研究与应用》173)

★ 106. **治小儿口角流涎症:【抽薪散】**胆南星、吴茱萸,1:3比例研细末,以陈米醋调成糊状饼,敷贴涌泉穴,男左女右,每次12小时,治疗100多例均获痊愈。(杨仓良 主编·《毒药本草》773)

★ 107. **治流涎症验案:**于某某,4岁,母诉:平素健康无其他病,唯口角流涎已2年,冬天玷污棉衣枕褥影响卫生。嘱取天南星1两,用醋调后,晚间外敷足心涌泉穴,男左女右,外以布条缠扎,每次敷12小时。4次即愈(但因口疮引起的流涎者无效)。(杨鹏举 主编·《中医单方奇效真传》218)

★ 108. **治小儿噤口:【秘方擦牙散】**生天南星(去皮脐)6克,冰片少许。用法:上药研为极细末,用指蘸合生姜汁放大牙根擦之;如不开者,将应用之药调和稀糊,含在不病人口内,以笔管插入病人之鼻孔,用气将药极力吹入。(孙世发 主编·《中医小方大辞典》557 引《金鉴》卷五十)

★ 109. **治小儿惊风,大人诸风:【青州白丸子】**生半夏七两,生天南星三两,生白附子二两,生川乌头半两(去皮及脐)。用法:上捣罗为细末,以生绢袋盛,用井花水摆,未出者,更以手揉令出,如有滓,更研,再入绢袋摆尽为度,放瓷盆中,日晒夜露,至晓弃水,别用井花水搅,又晒,至来日早,再换新水搅,如此春五日、夏三日、秋七日、冬十日,去水,晒干后如玉片,研细,以糯米粉煎粥清,丸绿豆大。每服三五丸,薄荷汤下,大人每服二十丸,生姜汤下,瘫痪风温酒下,并不以时候服。(江苏新医学院 编·《中药大辞典》上册332 引《阎氏小儿方论》卷十七)

★ 110. **治小儿急慢惊风,搐搦窜视,涎潮:【星香散】**南星(圆白者)一钱半,木香、橘红各半钱,全蝎一枚。用法:上锉细,入姜钱四片,慢煎熟灌下。大便出涎即愈。(宋立人 总编·《中华本草》8册509 引《直指小儿方》)

★ 111. **治小儿惊风愈后,声哑不能言者:【传世通关散】**大天南星一个(炮)。用法:上为末。每服二分,猪胆汁调下,便能言语。(彭怀仁 主编·《中医方剂大辞典》3册133 引《保婴撮要》卷五)

★ 112. **治小儿惊风已退,但声嘶:【通关散】**天南星(泡)、石菖蒲各等份。用法:上药研为末。以猪胆汁调下。即能言语。(孙世发 主编·《中医小方大辞典》577《医部全录》卷四三二)

★ 113. **治小儿诸痫退后不能言:【排关散】**天南星(炮)适量。用法:上药研为细散。每次1克,猪胆汁调下,咽入喉中,即能言。(孙世发 主编·《中医小方大辞典》600 引《圣济总录》卷一七一)

★ 114. **治小儿急惊风**:制南星一两,朱砂五钱,全蝎三个。用法:共为末,每服少许,薄荷汤下。(中医研究院革命委员会 编·《常见病验方研究参考资料》379)

★ 115. **治小儿脐风:【五灵散】**天南星、陈皮、五灵脂各3克,草乌(研为末)1.5克。用法:上药用羊胆汁调。贴之。(孙世发 主编·《中医小方大辞典》1276引《朱氏集验方》卷十一)

★ 116. **治小儿惊热有痰,夜卧不稳,纳食过多**:天南星3克,巴豆24枚。用法:天南星研末;巴豆去心膜水浸一宿,研细。先研巴豆令熟,次下天南星。以糯米粥和为丸,如绿豆大,随儿年岁服之,泻痢,用米饮下;惊悸,薄荷荆芥汤下。(吴素玲 李俭 主编·《实用偏方大全》610引宋代《博济方》)

★ 117. **治百日咳**:天南星(姜汁煮)适量。磨浓汁,每次10克,开水兑服。(胡郁坤 陈志鹏 主编·《中医单方全书》146)

★ 118. **治小儿解颅,囟门不合**:天南星适量。用法:天南星炮去皮,研为末,淡醋调帛上,贴囟门上,用慢火炙手,频频熨之。(吴素玲 李俭 主编·《实用偏方大全》624引宋代《小儿药证直诀》)

★ 119. **治囟陷**:生南星6克,北细辛1.5克,共捣细末。寒证者,葱汤加生姜汁调敷;泄泻不陷者,醋调敷;热证者,薄荷、甘草油调敷。贴囟陷处。(滕佳林 米杰 编·《外治中药的研究与应用》171引《婴童类萃》)

★ 120. **治小儿走马疳:【生金散】**天南星一个(重一斤者),绿矾一两。用法:上先安排南星在干地上,用矾与南星同处,四边以灰火烧,烟尽为度。取出后研如粉,入当门子一粒,先含,浆水洗贴之。(彭怀仁 主编·《中医方剂大辞典》3册575引《幼幼新书》卷二十五)

★ 121. **治小儿走马疳,蚀透损骨:【天南星散】**天南星(大者)一枚,雄黄皂子大。用法:上二味,先用天南星当心剜作坑子,次安雄黄一块在内,用大麦面裹合,炭火内烧令烟尽,取出候冷,入麝香一字,同研为细末。先以新绵揾血,然后于疮上掺药,一日三次敷之。(彭怀仁 主编·《中医方剂大辞典》2册101引《圣济总录》卷一七二)

★ 122. **治小儿吐泻不止,或攻伐过多,四肢发厥,虚风不省人事:【益阳散】**天南星。用法:上为末。每服三钱,加京枣二个,同煎服。(彭怀仁 主编·《中医方剂大辞典》8册782引《寿世保元》卷八)

★ 123. **治小儿吐泻初定,脾胃虚弱,恐生风者:【醒脾散】**天南星(沸汤浸洗7次)适量。用法:上药研为细末。1岁儿每次1.5克,加冬瓜子7粒,用河水同煎,放温,旋旋与之。(孙世发 主编·《中医小方大辞典》701引《卫生总微》卷十)

★ 124. **治小儿泄泻虚脱致虚风生,名慢脾风及服冷药过多者:【南附汤】**天南星、生附子各一钱,全蝎三个。上锉散,作一剂,水一大盏,生姜七片煎至半盏,去滓,逐旋温服不拘时。(宋立人 总编·《中华本草》8册509引《续易简方论》)

★ 125. **治小儿感冒2方**

①天南星30克,葱叶适量研细末,用葱汁涂前额上,每次1.5克。(中医研究院革命委员会 编·《常见病验方研究参考资料》14)

②天南星、雄黄各四钱。用法:共研末做成二个饼,敷在脚心,用布扎住。做药饼须用醋调,如药量少,可加面粉,冷天可将饼放在火上焙热,敷一天一夜,有退热作用。(中医研究院革命委员会 编·《常见病验方研究参考资料》14)

★ 126. **治小儿哮喘**:陈南星、片竹黄、广郁金各等分,共研细末,每服1.8克,糖水送服。(中医研究院革命委员会 编·《常见病验方研究参考资料》105)

★ 127. **治小儿重腭,上腭层叠肿硬,甚则上腭成疮如黄粟,口中腥臭**:天南星(去皮脐,研细末)。用法:用醋调涂脚心,男左女右,厚皮纸贴;如干,再用醋润之。(彭怀仁 主编·《中医方剂大辞典》2册102引《保婴易知录》卷下)

★ 128. **治小儿疳口疮**:天南星1个。用法:天南星去皮,研为末,好醋调,摊在纸上,贴在脚底心,以帛系定,3日后取下,以温水洗净脚下。(吴素玲 李俭 主编·《实用偏方大全》636引元《外科精义》)

★ 129. **治①小儿痈疽;②小儿疮毒疖肿,丹毒,赤游肿:【天乌散】**天南星、草乌头、赤小豆、黄柏各等分。用法:上为末,姜汁调,入面少许。外贴。功能:退风毒疮肿。主治:①《普济方》:小儿痈疽。②《袖珍小儿》:小儿疮毒肿疖,丹毒,赤游肿。(彭怀仁 主编·《中医方剂大辞典》

2册28引《幼幼新书》卷三十六)

★ 130. **治鹅口证。婴孩满口白屑,或如粟谷,糜烂作痛,不能乳食,昼夜烦啼:【独圣散】**大北南星(锉开,白者为佳)不拘多少。用法:上为末。一钱或二钱,醋、蜜调涂囟门上,中间留一小指大不涂,及敷男左女右足心。并以立效饮温蜜水调,点舌上,令其自化尤佳。(彭怀仁 主编·《中医方剂大辞典》7册767引《活幼心书》卷下)

★ 131. **治瘿瘤:**用生南星末,醋调,或玉簪花根汁调敷之。(宋立人 总编·《中华本草》8册510引《外科证治全书》)

★ 132. **治乳癌初起,坚硬如鸡子大:**生南星磨汁搽。(中医研究院革命委员会 编·《常见病验方研究参考资料》269)

★ 133. **治宫颈癌:**生南星60克,半夏30克,山豆根15克,蜈蚣10条,白矾30克,共研细末,共10天用完。使用时以棉花蘸药粉纳入病变部位,每日早、晚各换1次。可加服南通蛇药、小金丹,和辨证施治汤药口服。邱祖萍用上方治疗宫颈癌6例,能明显改善症状和体质。(王辉武 主编·《中药临床新用》96)

天花粉(101方)

【药性】味甘、微苦,性微寒。归肺、胃经。

【功能与主治】清热生津,润肺化痰,消肿排脓。主治热病口渴,消渴多饮,肺热燥咳,疮疡肿毒。

【用法用量】内服:煎汤,9~15克;或入丸、散。外用:适量,研末外撒或调敷。

【使用注意】脾胃虚寒、大便溏泄者慎服。反乌头。少数病人可出现过敏反应。

★ 1. **治黄疸:**茵陈、天花粉各5钱。用法:水煎服,每日1剂。(中医研究院革命委员会编·《常见病验方研究参考资料》159)

★ 2. **治黄疸烦渴:**鲜栝楼根。用法:捣汁,每服二两,一日二次。(中医研究院革命委员会编·《常见病验方研究参考资料》157)

★ 3. **治男妇大小,不拘壮盛老弱,一切疸疾:**天花粉一两,茵陈五钱。水煎代茶饮。(宋立人 总编·《中华本草》5册590引《本草汇言》)

★ 4. **治水肿:【玉井散】**栝楼根二两,甘遂一钱。用法:上为细末。以麝香汤调下三钱,临卧服。(彭怀仁 主编·《中医方剂大辞典》3册65引《儒门事亲》卷十二)

★ 5. **治虚劳烦热,口干舌燥,烦渴:**栝楼根、甘草(炙)、杏仁(麸炒)、乌梅肉(微炒)各30克。用法:上为末,煮枣肉,入少许蜜为丸,如弹子大。每服一丸,以棉裹,含咽津,一日四五次。(彭怀仁 主编·《中医方剂大辞典》8册143引《圣惠》卷二十七)

★ 6. **治更年期综合征:**丝瓜1个,天花粉20克,水煎服,每日1~2次。(金福男 编·《古今奇方》85)

★ 7. **治春月伤风汗多,微发热恶风,口燥,但欲漱水不欲咽下:【三奇汤】**玄参30克,干葛、天花粉各9克。用法:水煎服。(孙世发 主编·《中医小方大辞典》739引《辨证录》卷五)

★ 8. **治伤寒发热,烦躁,言语谵妄,目赤口干,心神恍惚:【栝楼散】**栝楼根二两,郁金、甘草(生)各一两。用法:上为散。每服一钱,生姜蜜水调下,不拘时候。(彭怀仁 主编·《中医方剂大辞典》8册140引《圣济总录》卷二十三)

★ 9. **治伤寒烦渴;阴阳易:【栝楼根汤】**栝楼根(肉黄脉少者)三两。用法:上切。以水五升,煮取一升,分二服。先以青淡竹沥一升,合水二升,煮好银二两,减半去银,先与病人饮之讫,须臾后,乃服栝楼汤。其银汁须冷服。(彭怀仁 主编·《中医方剂大辞典》8册135引《外台》卷二)

★ 10. **治脾经火盛,口齿牙龈肿痛:**天花粉五钱,白芍药、薄荷各三钱,甘草一钱。水煎服。(宋立人 总编·《中华本草》5册591引《本草汇言》)

★ 11. **治消渴初起:**白蜜、人乳、天花粉各500克。用法:上药共溶化一处。不拘时服。功能:生津止渴,滋阴润燥。方解:天花粉、白蜜滋阴生津;人乳滋阴止渴。诸药合用,共奏生津止渴,滋阴润燥之功。注意事项:须长久服用方效。(易法银 喻斌 主编·《湖南省中医单方验方精选·外科》下册1909)

★ 12. **治渴疾:【鹿茸丸】**鹿茸二两，菟丝子一两(浸，酒蒸)，天花粉半两。用法:上炼蜜为丸。每服五十丸，空心用北五味汤送服。按语:鹿茸温肾壮阳，益精补髓;菟丝子补肾益精，固涩止遗;天花粉润肺生津，专主消渴。三味相须配伍，则阳充阴旺，津液上承，而无消渴之疾矣。(田代华 主编·《实用中医三味药方》343)

★ 13. **治消渴，小便多:**栝楼根(薄切，炙)五两。用法:以水五升，煮取四升，随意饮。(彭怀仁 主编·《中医方剂大辞典》3 册 884 引《济阳纲目》卷三十三)

★ 14. **治消渴，口渴心热者:**天花粉一味，水煎当茶服，甚效。(清·王梦兰 纂集·《秘方集验》129)

★ 15. **治日饮六七斗者:**小麦一升，栝楼根(切)一升，麦门冬一升。用法:以水三斗，煮取一斗半，饮之。主治:消渴，日饮六七斗者。按语:小麦心之谷也，功能除烦止渴，清胃中虚热;瓜蒌根即天花粉，功能清热降火滋阴，《本经》谓"主治消渴身热，烦满大热，补虚安中";麦门冬功能养阴润肺，益胃生津，清心除烦。全方共奏清热生津之功，主治消渴多饮者。(田代华 主编·《实用中医三味药方》339)

★ 16. **治热病烦渴、诸藏不安:**生栝楼根(药名天花粉)捣绞取汁，每服一合，时时服之。(宋立人 总编·《中华本草》5 册 590 引《圣惠方》)

★ 17. **治消渴 4 方**

①**【栝楼粉】**大栝楼根。用法:深掘大栝楼根，厚削皮至白处止，以寸切之，水浸一日一夜，易水经五日，取出烂捣碎研之，以绢袋滤之，如出粉法，干之。每服方寸匕，水送下，一日三四次。亦可作粉粥，奶酪中食之，不限多少，取愈止。(彭怀仁 主编·《中医方剂大辞典》8 册 139 引《千金》卷二十一)

②天花粉 150 克。切薄、炙，加水 5000 毫升，煎至 3000 毫升，随意饮服。(胡郁坤 陈志鹏 主编·《中医单方全书》93)

③**【楼连丸】**栝楼根、黄连各适量。用法:上药研为细末，研麦门冬取自然汁，和药为丸，如绿豆大。每次 15—20 丸，开水吞下。(孙世发 主编·《中医小方大辞典》1160 引《百一》卷十二)

④栝楼根 100 克，干浮萍 100 克。用法:上药研为末，以人乳汁和丸。每服 20 丸，空服，米饮下，每日 3 次。(吴素玲 李俭 主编·《实用偏方大全》251 引《千金方》)

★ 18. **治消渴，日夜饮水，随饮即利:【石菖蒲散】**石菖蒲一两，栝楼根二两，黄连(去须)半两。用法:上为散。每服二钱匕，食后、临卧新汲水调下。按语:石菖蒲辛温芳香，善化湿浊、醒脾胃;栝楼根味苦性寒，能清热降火;黄连清热泻火，燥湿解毒，善清中焦郁热。本方功能清热泻火燥湿，釜底抽薪，湿热去则消渴自止。(田代华 主编·《实用中医三味药方》338)

★ 19. **治消渴饮水不止 2 方**

①**【栝楼根丸】**栝楼根、黄连、知母(焙)、麦冬各 150 克。用法:上为末，炼蜜为丸，如梧桐子大。每服 30 丸，米饮送下。(彭怀仁 主编·《中医方剂大辞典》8 册 144 引《圣济总录》卷五十八)

②熟地、生地、葛根、栝楼根各等分。用法:上药焙干，为细末。每服 6 克，温米饮调下，不拘时候。(彭怀仁 主编·《中医方剂大辞典》8 册 147 引《杨氏家藏方》卷十)

★ 20. **治消渴口干，心神烦躁:**栝楼根半斤，冬瓜半斤。用法:上切作小片子，以豉汁中煮作美食之。(彭怀仁 主编·《中医方剂大辞典》8 册 147 引《圣惠》卷九十六)

★ 21. **治膈消:**炒栝楼根 150 克，鸡内金 150 克。用法:上药混合后共同研为末，炼蜜丸，如梧桐子大。每次服用 20 丸，饭后，以温汤服下，每日 3 次。(竭宝峰 江磊 主编·《中华偏方大全》247)

★ 22. **治膈消;膀胱有热，消渴饮水，下咽即利:**栝楼根(炒)、鸡内金(洗，晒干)各 150 克。用法:上药研为末，炼蜜为丸，如梧桐子大。每次 20 ~ 30 丸。食后温水送下，每日 3 次。(孙世发 主编·《中医小方大辞典》422 引《圣济总录》卷四十九)

★ 23. **治肾虚消渴无方可治者:【救活丸】**天花粉、大黑豆(炒)各等分。用法:上为末，面糊丸如梧桐子大，每服百粒，以黑豆汤吞下。(宋立人 总编·《中华本草》5 册 590 引《卫生家宝》)

★ 24. **治消渴验案:**患者甫某某，男性，36 岁，住乌岩公社平回大队，青龙岗友谊生产队大丰坑人。去岁二三月间发病，饮一溲一，食量倍增,曾更多医,历时半年,均未见效。尽日卧床,不能起立,骨瘦如柴,自以必死。后经我治,服经数剂,虽有微功,并无著效。久病之后,经济颇窘,不能继医。观此情境,苦思极虑,乃令其家人,自找天花粉,煎水试服,历时约1个月,即有大效,2~3个月痊愈,今已参加劳动。用此一味,救此贫病,药简而效捷。(杨鹏举 主编·《中医单药奇效真传》117)

★ 25. **治三消**:栝楼根(薄切,用人乳汁拌蒸,竹沥拌晒)。用法:上为末,炼蜜为丸,如弹子大,噙化;或丸如绿豆大,每服一百丸,米饮下。(彭怀仁 主编·《中医方剂大辞典》3册883引《济阳纲目》卷三十三)

★ 26. **治糖尿病10方**

①天花粉6~9克,每日生吞1~2次,连吞3~5日。(杨建宇等 主编·《灵验单方秘典》68)

②天花粉30克,沙苑子15克,水煎服,每日1剂,分2次服。(杨建宇等 主编·《灵验单方秘典》64)

③山药15克,天花粉15克。加水500毫升,煎至200毫升,日服2次,每日1剂。(全福男 编·《古今奇方》80)

④红薯叶100克,天花粉20克,玉竹节15克。水煎服,每日2~3次。(全福男编·《古今奇方》80)

⑤西瓜皮15克,冬瓜皮15克,天花粉12克。水煎服,日1剂,分2次服,连服12天。治疗糖尿病、口渴多饮、便干。(全福男编·《古今奇方》80)

⑥葛根(研末)4钱,天花粉(研末)2钱,猪胰半个。猪胰煎水,调上药内服。每日1剂。(中医研究院革命委员会 编·《常见病中医治疗研究》308)

⑦天花粉50克,人参30克,栝楼50克,研为细末,每次5克,每日2次。主治:糖尿病烦渴多饮者。(杨建宇等 主编·《灵验单方秘典》68)

⑧天花粉、玉米须、地骨皮各15~20克。水煎服。每日1剂,分2次服,代茶饮,不限量。(杨建宇等 主编·《灵验单方秘典》68)

⑨天花粉15克,生地黄15克,黄连10克,鲜藕汁50毫升。用法:先将前3味药加水共煎,煮沸30分钟,滤取药液;药渣加水再煎,煮沸40分钟,滤取药液。合并2次药液,加入鲜藕汁,搅匀,分早、晚2次温服,每日1剂。功效主治:清热润肺,生津止渴。主治糖尿病,症见烦渴多饮、口干舌燥,属于肺热津伤者。禁忌:脾胃虚弱,大便稀溏者忌服。(刘道清 主编·《中国民间神效秘方》494)

⑩天花粉30克,雄猪胆5个。共煎,调成丸子(如芡子大),含服,每次2丸,每日2次。适用于消渴无度。(胡郁坤 陈志鹏 主编·《中医单方全书》91)

★ 27. **治百合病,渴不愈者:【栝楼牡蛎散】**栝楼根、牡蛎(熬)各等分。用法:上为细末。每服方寸匕,饮送下,一日三次。(彭怀仁 主编·《中医方剂大辞典》8册148引《金匮》)

★ 28. **治饮酒发渴,又欲饮酒**:栝楼根、桑白皮各三两,麦冬(去心、焙)一两,葛根二两。用法:上为粗末。每服三钱,水一盏煎至七分,去滓温服,不拘时候。(彭怀仁 主编·《中医方剂大辞典》8册137引《圣济总录》卷一四六)

★ 29. **治痰火:【四汁散】**天花粉一斤。用梨汁、姜汁、萝卜汁、竹沥各一钟,次第拌,晒干为末。每服一钱,好茶调下。(彭怀仁 主编·《中医方剂大辞典》3册393引《绛囊撮要》)

★ 30. **治内热痰多咳嗽**:用天花粉一两,杏仁、桑皮、贝母各三钱,桔梗、甘草各一钱。水煎服。(宋立人 总编·《中华本草》5册590引《本草汇言》)

★ 31. **治虚热咳嗽**:天花粉一两,人参三钱,为末。每服一钱,米汤下。(宋立人 总编·《中华本草》5册590引《濒湖集简方》)

★ 32. **治呃逆**:天花粉25克。研末,蜂蜜水调服,每日2次,每日1剂,连服3~5日。(胡郁坤 陈志鹏 主编·《中医单方全书》62)

★ 33. **治肝经火盛,胁肋胀闷,遍身走注疼痛**:天花粉五钱,牡丹皮、白芍药、白芥子各二钱。水煎服。(宋立人 总编·《中华本草》5册590引《本草汇言》)

★ 34. **治大风疾内热积毒:【解毒丸】**天花粉三两,大黄三钱,朴硝二钱,甘草五钱。用法:上为细末,面糊丸如绿豆大,每服二十丸至三十丸,白汤下。(宋立人 总编·《中华本草》5册590引《医统大全》)

★ 35. **治下痢，口干咽燥，常思饮水，烦躁：【栝楼根汤】**栝楼根、白茯苓、甘草（炙）各半两，麦门冬（去心）二钱半。用法：上药研为散。每服五钱，水一盏半，枣二枚（掰破）煎至七分，去滓服，不拘时。（宋立人 总编·《中华本草》5册590引《证治准绳》）

★ 36. **治男子尿精：【栝楼丸】**栝楼根、泽泻、土瓜根各二两。用法：共研末，以牛膝和丸，如梧桐子大。每次服三十丸，食前服。（彭怀仁 主编·《中医方剂大辞典》3册883引《普济方》）

★ 37. **治流行性腮腺炎：**花粉、绿豆各等量。用法：将二味药共研为细末，加入冷开水调成糊状，外搽患处，每天搽3～4次。据报道用上方治疗流行性腮腺炎36例，（年龄多在7～10岁），全部治愈，疗程2～4天，退热时间平均为2天。（王辉武 主编·《中药临床新用》94）

★ 38. **治习惯性便秘：**天花粉15克，当归15克，元参15克，莱菔子30克，加工成散剂，每次6克，每日3次口服，10日为1个疗程。李久利等报道用上方治疗习惯性便秘96例，痊愈86例，有效7例，无效3例，总有效率为96.9%。（王辉武 主编·《中药临床新用》95）

★ 39. **治闪腰疼痛：**取野生栝楼根3.3厘米左右，鲜者切细，干者锉末，以米酒送服1～3次即可见效。据报道，朱庚甫应用天花粉治疗闪腰疼痛，效果卓著。（李世文 康满珍 主编·《一味中药祛顽疾》91）

★ 40. **治疖：**天花粉60克，生川乌30克。用法：共研细末，量疮疖大小调开水敷，1日敷2次。适用于初期未成脓者。（吴静 陈宇飞 主编·《传世金方·民间秘方》159）

★ 41. **用于软疖，流脓久不收口，缠绵不愈（俗称"蟮拱头"）：**天花粉30克。用法：用香油调敷，敷前先以米泔水洗净。（中医研究院革命委员会 编·《常见病验方研究参考资料》400）

★ 42. **治带状疱疹：**天花粉30克，冰片3克。用法：上2味药共研细末，以生理盐水调成糊状外敷患处。疗效：共治6例，均获痊愈。（刘有缘 编著·《一两味中药祛顽疾》267）

★ 43. **治天疱疮2方**

①天花粉、滑石粉各等分为末。用法：水调匀，搽于患处。（中医研究院革命委员会 编·《常见病验方研究参考资料》398）

②天花粉1两，黄丹5钱。用法：研细和匀，牛乳调涂患处。（中医研究院革命委员会 编·《常见病验方研究参考资料》398）

★ 44. **治痈肿：【一物栝楼薄贴】**栝楼根。用法：上纳苦酒中，浸五宿取出，熬毕，捣为散。以苦酒和涂纸上，贴肿上。（彭怀仁 主编·《中医方剂大辞典》1册45引《外台》卷二十四）

★ 45. **治痈未溃：**栝楼根、赤小豆等分为末，醋调涂。（宋立人 总编·《中华本草》5册591引《杨文蔚方》）

★ 46. **治一切痈肿、发背初出，疼痛难忍：**用栝楼根为末。每服三钱，井花水调下，不拘时；又以唾调贴之。（明·胡濙 撰·《卫生易简方》207）

★ 47. **治发背已结成脓：【栝楼涂方】**生栝楼根，锉细，捣研如糊，涂之，每日三五次。即愈。（彭怀仁 主编·《中医方剂大辞典》8册148引《圣济总录》卷一三一）

★ 48. **治有头疽，局部破溃出脓，状如蜂窝：**天花粉60克，赤芍药30克，姜黄30克，白及30克，芙蓉叶30克。用法：上药为细末，外敷于患处，1日1次。（吴素玲 李俭 主编·《实用偏方大全》299引《疡医大全》）

★ 49. **治久败疮验案：**奉天高等师范书记张纪三，年三十余。因受时气之毒，医者不善为之清解，转引毒下行，自脐下皆肿，继又溃烂，睾丸露出，少腹出孔五处，小便时五孔皆出尿。中西医者皆以为不可治，遂之至院中求为治疗，惴惴唯恐不愈。愚晓之曰："此证尚可为，非多服汤药，俾其自内长肉以排脓外出不可。"为疏方：生黄芪、花粉各一两，乳香、没药、银花、甘草各三钱，煎汤连服二十余剂。溃烂之处，皆生肌排脓外出，结疤而愈，始终亦未用外敷生肌之药。（张锡纯 著·《中药亲试记》35）

★ 50. **治瘰核不拘久近，已破未破：【四妙散】**花粉、苦参各五钱，皂刺四十九个（炒黄），土茯苓三斤。共煎汤，当茶饮。忌牛。（宋立人 总编·《中华本草》5册591引《仙拈集》）

★ 51. **治绣球风：**天花粉18克，槐花15克。水煎服。每日1～2次。（金福男 编·《古今奇方》116）

★ 52. **治外肾肤囊肿痛：【天花散】**天花粉二两，甘草三钱。用法：上药研为散。每服二钱，

无灰酒一盏,煎七分,空心温投。不能饮者止用水煎,少入酒同服。(宋立人 总编·《中华本草》5册591引《活幼心书》)

★ 53. **治急性或慢性睾丸炎:**天花粉30克,金橘根30克,黄酒300毫升。用法:前2味药加水煮沸40分钟,加入黄酒,再继煮沸30分钟,滤取药液约500毫升,分早、晚2次温服,每日1剂。功效:清热解毒,散结消肿。(刘道清 主编·《中国民间神效秘方》411)

★ 54. **治睾丸炎:**天花粉15克,小茴香15克。共烘干、研细末,以陈醋调成饼,包阴囊至愈。复发者,可加血余炭9克、葱适量共捣烂合调成饼,包阴囊。适用于睾丸炎睾丸肿大者。(胡郁坤 陈志鹏 主编·《中医单方全书》352)

★ 55. **治痘,热极生风,发搐:**栝楼根6克,白僵蚕3克。用法:慢火同炒老黄色,为末。每服0.6~1克.薄荷汤下。(彭怀仁 主编·《中医方剂大辞典》3册886引《赤水玄珠》卷二十八)

★ 56. **治疮属纯阳,肿痛发热:【抑阳散】**天花粉三两,姜黄、白芷、赤芍药各一两。上为末。茶汤调搽患处。(宋立人 总编·《中华本草》5册591引《外科枢要》)

★ 57. **治狐尿刺,疼痛不可忍:【栝楼敷方】**生栝楼根、豉等分。用法:上捣作饼。敷之,干即易。(彭怀仁 主编·《中医方剂大辞典》8册148引《圣济总录》卷一四)

★ 58. **治耳卒得风,觉耳中恍恍者:【栝楼方】**栝楼根。用法:上药削令可入耳,以腊月猪脂(一方用鹄膏)煎三沸出,塞耳,每日一次。三七日即愈。(彭怀仁 主编·《中医方剂大辞典》8册135引《普济方》卷五十三)

★ 59. **治皮下血肿:**花粉、香白芷、赤芍、姜黄各等份,研细末,95%乙醇或食醋调敷患处,纱布包扎固定。葛智慧报道用上方治疗损伤所致皮下血肿18例,经2~3天均获治愈。(王辉武 主编·《中药临床新用》95)

★ 60. **治金疮,汤烫火烧肿痛:**天花粉90克,白芷60克,赤芍药60克,郁金60克。用法:上药研为末,香油调敷患处,若热毒盛则用茶调,1日1次。(吴素玲 李俭 主编·《实用偏方大全》372引《万病回春》)

★ 61. **治毒蛇咬伤:**天花粉根适量。用法:研细粉后水煎服,渣包患处,每日1剂。备注:本方共治17例毒蛇咬伤者,效果良好,天花粉有催产作用,孕妇忌用。(吴静 陈宇飞 主编·《传世金方·民间秘方》223)

★ 62. **治面部黄褐斑、蝴蝶斑:**天花粉、鸡蛋清各适量。用法:将天花粉研细,用鸡蛋清调匀成膏。用药前先用热水将脸洗净,并用热毛巾将面部皮肤捂热,随即对着镜子搽药膏于面斑上药涂一层,每日午休和夜睡前各1次,起床后将药洗去,连用1~3个月,功能:祛斑、增白。禁忌:用药期间,忌食辛辣及烟酒。疗效:治疗面斑200例,治愈85例,显效55例,有效37例,无效23例,有效率为88.50%。(洪国靖 主编·《中国当代中医名人志》725)

★ 63. **治头部毛囊周围炎:**天花粉。用法:上药焙干,研细末,用植物油调敷患处。(张俊庭 编·《皮肤病必效单方2000首》16)

★ 64. **治疮疹入眼成翳:**栝楼根半两,蛇皮二钱。用法:上同为细末,用羊子肝一个,批开,入药末二钱,麻缠定,米泔煮熟,频与食之。小儿未能食肝,令乳母多食。(宋立人 总编·《中华本草》5册591引《阎氏小儿方论》)

★ 65. **治二三年耳聋:**栝楼根三十斤。用法:上细切,以水煮,用酿酒如常法。久久服之。甚良。(彭怀仁 主编·《中医方剂大辞典》8册144引《证类本草》卷八)

★ 66. **治鼻肿痛:**天花粉2两。用法:研成末,蜂蜜2两,拌匀分4份,1日服2份。(中医研究院革命委员会 编·《常见病验方研究参考资料》483)

★ 67. **治鼻出血:**天花粉9克,冰片1.5克,共研细末,吹鼻内。适用于鼻出血及鼻窦炎。(胡郁坤 陈志鹏 主编·《中医单方全书》424)

★ 68. **治口腔溃疡:**天花粉30克,生蒲黄10克,蝉蜕6克,蜂蜜30毫升。水煎服,每日2次。(金福男 编·《古今奇方》164)

★ 69. **治齿龈脓肿、流脓:**天花粉、蒲公英各四钱。用法:水煎,洗患处。(中医研究院革命委员会 编·《常见病验方研究参考资料》448)

★ 70. **治急慢性咽炎:**天花粉、麦冬各15克,茜草10克。用法:每日1剂,水煎内服,日服2次。备注:本方能较快消除咽部疼痛,并逐渐

消除咽部发红的症状，疗效可靠。（吴静 陈宇飞 主编·《传世金方·民间秘方》351）

★ 71. **治喉风，心烦口烧作渴：【银锁匙】**天花粉、薄荷叶各60克。用法：上药研为末。每次6克，食后井花水调下；热甚西瓜汁调下。（孙世发 主编·《中医小方大辞典》607引《外科百效》卷二）

★ 72. **治喉风，牙关紧闭：【银钥匙】**天花粉、薄荷、嫩艾叶为末。每服二钱，茶下，甚者西瓜汁下或井水，夜间服。（宋立人 总编·《中华本草》5册591引《国医宗旨》）

★ 73. **治乳痈初起：**天花粉、皂角（焙黄）各一两。用法：共研细末，和醋调匀，先服一食匙，后搽患处，干燥再搽。（中医研究院革命委员会 编·《常见病验方研究参考资料》261）

★ 74. **治乳头溃疡：**天花粉二两，研末，鸡蛋清调敷。（江苏新医学院 编·《中药大辞典》上册326）

★ 75. **治乳癖初起：**天花粉15克，川椒10克，甘草节10克，皂角刺10克。用法：以水煎服，一日1剂。功效与主治：乳癖初起，乳房胀痛和肿块随喜怒消长，伴胸闷胁胀。（竭宝峰 江磊 主编·《中华偏方大全》269）

★ 76. **治宫颈炎：**天花粉适量。用法：常规冲洗阴道后，用消毒棉签蘸药粉涂于患处。每日1～2次，5～7天为1个疗程。（郭志杰 吴琼等 主编·《传世金方·一味妙方》164）

★ 77. **治胎死腹中，其证指甲青，胀闷，舌青，甚者口中作屎臭：**栝楼根一味，焙干为细末，每服二钱，倒流水调下。二服取效。（宋立人 总编·《中华本草》5册591引《百一选方》）

★ 78. **治产后吹奶：【栝楼散】**乳香一钱（研），栝楼根末一两。上研令匀，温酒调二钱服。（宋立人 总编·《中华本草》5册590引《妇人良方》）

★ 79. **治产后缺奶：**天花粉10克，薄荷10克。用法：适量酒调服，先服羊骨汁，次服药，再吃葱白羊羹汤少许。（吴素玲 李俭 主编·《实用偏方大全》535引《普济方》）

★ 80. **治乳无汁：**栝楼根（切）一升，酒四升。煮三沸，去滓，分三服。（宋立人 总编·《中华本草》5册590引《证治准绳》）

★ 81. **治通乳：**天花粉18克。用法：炒黄研末，每服6克，以赤小豆煎汤调服。1日2次。（吴静 陈宇飞 主编·《传世金方·民间秘方》242）

★ 82. **治缺乳：**天花粉30克，白通草3克。用法：上药加水600毫升，煎至300毫升，早、中、晚饭前分3次温服。（毛绍芳 孙玉信 主编·《效验良方丛书·妇科验方》293）

★ 83. **治小儿痞嗽不止：【温肺散】**栝楼根15克，甘草（炙）7.5克。用法：上药研为末。每次3克，蜂蜜温开水调下。（孙世发 主编·《中医小方大辞典》656引《准绳·幼科》卷八）

★ 84. **治小儿久嗽，咯唾鲜血：【独胜散】**用天花粉，不拘多少，为细末，每服一钱，蜜汤调下，无时。（宋立人 总编·《中华本草》5册590引《普济方》）

★ 85. **治小儿热病，壮热头痛：**栝楼根末。乳汁调服半钱。（陆锦燧 辑·《鲟溪秘传简验方》145）

★ 86. **治小儿溺短而作痛：**滑石、栝楼根（天花粉）石苇各一钱。用法：研细末，每服五分，大麦汤下。（中医研究院革命委员会 编·《常见病验方研究参考资料》187）

★ 87. **治小儿忽发黄，面目皮肉并黄：**栝楼根。用法：上捣取汁二大合，蜜一大匙和匀，火暖分三服。（彭怀仁 主编·《中医方剂大辞典》8册146引《圣济总录》卷一七四）

无花果（52方）

【药性】味甘，性凉。归肺、胃、大肠经。

【功能与主治】清热生津，健脾开胃，解毒消肿。主治咽喉肿痛，燥咳声嘶，乳汁稀少，肠热便秘，痔疮，便血，食欲不振，消化不良，泄泻，痢疾，痈肿，癣疾。

【用法用量】内服：煎汤，9～15克，大剂量可用至30～60克；或生食鲜果1～2枚。外用：适量，煎水洗；研末调敷或吹喉。

【使用注意】脾胃虚寒者慎服。

★ 1. **治肺热声嘶：**无花果15克，水煎调冰糖服。（江苏新医学院 编·《中药大辞典》上册341）

★ 2. **治干咳,久咳**:无花果9克,葡萄干15克,甘草6克。水煎服。(宋立人 总编·《中华本草》2册486)

★ 3. **治咳嗽无痰**:鲜无花果50~100克,葡萄干适量,大米20~50克。将上述用料一同煮成粥后食用,每日早晚各1次。[陈景胜·《中国中医药报》2010;(9):22]

★ 4. **治肺热咳嗽**:鲜无花果300克。用法:将无花果用凉开水冲洗干净,捣烂,绞榨取汁,1次服完,每日1次,连服5~10日。功效与主治:清肺止咳。主治肺热咳嗽,症见咳吐黄痰、咽干咽痛等。禁忌:忌食生冷食物,戒烟。(刘道清 主编·《中国民间神效秘方》104)

★ 5. **治哮喘**:无花果,捣汁半杯,用开水冲服。每日1次,以愈为度。(中医研究院革命委员会 编·《常见病验方研究参考资料》101)

★ 6. **治干燥综合征**:无花果5个,苦杏仁15克(去皮),雪梨1个(去皮洗净、切细)。共捣烂,再加入山药粉、白糖及清水调成糊状,倒入沸水锅内煮熟服食。本方可滋阴清热,润肺止咳。(胡郁坤 陈志鹏 主编·《中医单方全书》111)

★ 7. **治胃及十二指肠溃疡**:无花果干果、红糖各适量。用法:将无花果干果焙干研末,每次取6~10克,加红糖少许,用开水冲服,每日2~3次。(李川 主编·《民间祖传秘方》65)

★ 8. **治胃气痛**:无花果10粒,精肉半斤。用法:将无花果7蒸7晒,与精肉同煮。每日1剂,分3次服。功能:健脾开胃,消积止痛。(易法银 喻斌主编·《湖南省中医单方验方精选·内科》中册1100)

★ 9. **治消化不良性腹泻**:炒无花果、炒山楂、炒鸡内金各9克,厚朴4.5克,水煎服。(宋立人 总编·《中华本草》2册486)

★ 10. **治消化不良**:无花果20克,红糖适量。将无花果洗净切碎,炒至半焦,加红糖后用开水泡服,每日2次。[陈景胜·《中国中医药报》2010;(9):22]

★ 11. **治多年腹泻不愈**:无花果叶100克,红糖50克。将鲜叶切细,加入红糖炒干,研成细末,顿服。(杨建宇等 主编·《灵验单方秘典》139)

★ 12. **治久泻不止**:无花果5~7个。水煎服。(宋立人 总编·《中华本草》2册486)

★ 13. **治慢性痢疾**:炒无花果15克,石榴皮9克。水煎服。(宋立人 总编·《中华本草》2册486)

★ 14. **治阳痿**:鲜无花果10个,猪瘦肉250克。共煮,吃肉喝汤。(宋立人 总编·《中华本草》2册486)

★ 15. **治疝气**:无花果2个,小茴香10克。水煎服。[陕西省中医研究所革命委员会 编·(修订本)《陕西中医验方选编》399]

★ 16. **治筋骨疼痛**:无花果15克,煮鸡蛋吃。(宋立人 总编·《中华本草》2册486)

★ 17. **治大便秘结**:鲜无花果适量,嚼食;或干果捣碎煎汤,加生蜂蜜适量,空腹时温服。(宋立人 总编·《中华本草》2册486)

★ 18. **治痔疮4方**

①取无花果10~20枚,加水2000毫升煎汤。于晚上临睡前30分钟,熏洗肛门1次,连续7次为1个疗程。如未愈,可再使用1个疗程。治疗痔疮患者77例,其中10天治愈者36例,14天后治愈者41例。一般无不良反应。使用本疗法时,禁酒类和辛、酸、辣等刺激物,以免减低药效。(宋立人 总编·《中华本草》2册486)

②无花果10个,每日生食,有防治痔疮的作用。[陈景胜·《中国中医药报》2010;(9):22]

③无花果500克,猪大肠1段。用法:无花果研粉入大肠内扎紧,蒸3小时后烘干再研粉,每次服30克,每日2~3次。备注:对各类型痔疮均有很好的疗效。(吴静 陈宇飞 主编·《传世金方·民间秘方》186)

④无花果6枚,大米100克,蜂蜜50克。用法:先将大米煮粥,加入无花果(去皮)、蜂蜜,再煮沸5分钟即可。温热服食,每日1次,10日为1个疗程。(李川 主编·《民间祖传秘方》144)

★ 19. **治痔疮肿痛**:鲜无花果10枚,放于砂锅内,加水2000毫升,文火煎煮,沸后仍煎30分钟,至药液1500毫升左右,然后倒入干净盆内,捞起熟果盛于碗内备用。上药为1日量,分2次,用脱脂棉蘸药液洗敷患处,每次20分钟。同时食煮熟之无花果5枚。临床疗效:以无花果内服、外洗治疗27例痔疮肿痛,全部治愈。平均治疗6次。(胡熙明 主编·《中国中医秘方大全》中册564)

★ 20. **治痔疮出血**:无花果11~21个,水煎服。(宋立人 总编·《中华本草》2册486)

★ 21. **治痔疮、脱肛、大便秘结**:鲜无花果生吃或干果10个,猪大肠1段,水煎服。(江苏新医学院 编·《中药大辞典》上册341)

★ 22. **治痔疮验案**:贾某某,女,26岁,孕7个月。患痔疮2年,肛周时有疼痛,便血。曾用P.P粉坐浴,口服化痔灵、槐角丸等药物治疗,效果欠佳。现肛门周围灼热,下坠,疼痛较剧,便血鲜红。某某医院让其手术治疗,患者因在怀孕期间不愿手术。求治于余,其以下方熏洗治疗,4次即愈。半年后随访无复发。治疗方法:采鲜无花果叶7~10片,用清水洗净,加入1~1.5公斤水中煎煮,煮沸15分钟后置肛门下,先熏患部,待药液温度降至适宜。后再用药棉洗敷病变处,每次熏洗30~40分钟,每天1次。(黄国健等主编·《中医单方应用大全》443)

★ 23. **治内痔**:无花果适量。用法:水煎。每日1剂,分2次服。功能:清热解毒,消肿止痛。(阳春林 葛晓舒·《湖南省中医单方验方精选·外科》上册1016)

★ 24. **治阴虚脱肛**:无花果5个。用法:水煎。每日1剂,分2次服。功能:止血托肛,滋阴润燥。(阳春林 葛晓舒·《湖南省中医单方验方精选·外科》上册1042)

★ 25. **治肛裂**:无花果叶子30克,洗净后水煎外洗,早、晚各1次。[陈景胜·《中国中医药报》2010;(9):22]

★ 26. **治便血**:无花果7个,水煎服。用上方治疗1例大便带血达20年之久,每1~3个月发作1次,需半个月方愈。服上方2剂,便血停止,经访问未再复发。(杨鹏举 主编·《中医单药奇效真传》97)

★ 27. **治癃闭,小便不通**:无花果3钱。用法:水煎。每日1剂,分2次服。功能:健脾利尿,化气通闭。注意事项:无花果生用。(易法银 喻斌主编·《湖南省中医单方验方精选·内科》中册1704)

★ 28. **治脚气(癣)**:成熟无花果汁局部涂擦。(宋立人 总编·《中华本草》2册486)

★ 29. **治疮肿疼痛**:鲜无花果捣烂加热,涂布上敷患处。(宋立人 总编·《中华本草》2册486)

★ 30. **治带状疱疹**:鲜无花果叶数片。用法:将鲜无花果叶洗净擦干,切碎捣烂,置瓷碗中,加适量食醋调匀成稀糊状,敷于患处,待药干后更换。疗效:治疗21例带状疱疹患者,均于1~2天痊愈。(刘有缘 编著·《一两味中药祛顽疾》270)

★ 31. **治白癜风**:无花果叶、烧酒各适量。用法:将果叶洗净,切细,用烧酒浸5日。以此酒涂擦患处,每日3次。涂擦此药后晒太阳半小时。(易磊 编著·《中国秘方大全》440)

★ 32. **治疣**:疣尚小时,取无花果树枝折断处渗出的汁液,搽患处,可消除。(金福男 编著·《古今奇方》245)

★ 33. **治赘疣鸡眼**:未成熟的无花果1枚。用法:捣烂,敷于患处,每日换药2次,数日见效。(膳书文化 主编·《中华偏方单方大全》387)

★ 34. **治中毒**:无花果嫩叶适量。洗净、捣烂绞汁,每次半杯,温开水和服。适用于食物中毒腹痛、呕吐。(胡郁坤 陈志鹏 主编·《中医单方全书》158)

★ 35. **治咽痛**:无花果7个,金银花15克。水煎服。(宋立人 总编·《中华本草》2册486)

★ 36. **治咽炎2方**

①鲜无花果洗净后去皮,用水煮烂,加适量冰糖或白糖,调成糊状含服即可。[陈景胜·《中国中医药报》2010;(9):22]

②鲜无花果2片,咸柠檬1个。用法:咸柠檬切薄片,与无花果同放入大茶杯中,加沸水,盖好,温浸15分钟。代茶饮用,饮完可再浸泡1次。(李川 主编·《民间祖传秘方》280)

★ 37. **治肺热喉炎**:无花果干品25克,冰糖适量,水煎服,每日2~3次。[陈景胜·《中国中医药报》2010;(9):22]

★ 38. **治咽喉刺痛**:鲜无花果晒干,研末,吹喉。(江苏新医学院 编·《中药大辞典》上册341)

★ 39. **治产后乳汁少**:无花果8个,猪蹄200克,炖服。[陈景胜·《中国中医药报》2010;(9):22]

★ 40. **治急性乳腺炎**:鲜无花果适量。捣烂,敷患处,每日1次。(胡郁坤 陈志鹏 主编·《中医单方全书》262)

★ 41. **治宫颈炎、宫颈糜烂**:无花果叶适量。

煎汤,坐浴。(胡郁坤 陈志鹏 主编·《中医单方全书》257)

★ 42. **治小儿天疱疮**:鲜无花果100~150克,洗净,水煎去渣,用药棉蘸药液擦洗患处,每日3~5次,一般用药3~5天可愈。(李家强 编著·《民间医疗特效妙方》184)

★ 43. **治小儿腹泻**:无花果3~5个,洗净后切片,水煎后饮汤,每日3次。[陈景胜·《中国中医药报》2010;(9):22]

★ 44. **治口腔癌**:干无花果60克,蜜枣2个,水煎后饮汤或是含漱。对于口腔癌有一定的辅助治疗作用。(陈景胜·《中国中医药报》2010;(9):22)

★ 45. **治胃癌、肠癌**:每日餐后生食5枚鲜无花果;或干果20克,水煎服。(宋立人 总编·《中华本草》2册486)

★ 46. **治膀胱癌**:无花果30克,木通15克。水煎服,日1剂。(宋立人 总编·《中华本草》2册486)

★ 47. **治食管癌**:鲜无花果500克,瘦肉100克。炖30分钟,服汤食肉。(宋立人 总编·《中华本草》2册486)

★ 48. **治皮肤癌**:割开无花果树皮,取其淌下的树脂,涂患处,治皮肤癌疗效佳。(金福男 编著·《古今奇方》308)

五倍子(1120方)

【药性】味酸、涩,性寒。归肺、大肠、肾经。

【功能与主治】五倍子敛肺,止汗,涩肠,固精,止血,解毒。主治肺虚久咳,自汗盗汗,久痢久泻,脱肛,遗精,白浊,各种出血;痈肿疮疖。

【应用与配伍】用于肺虚久咳,自汗、盗汗。五倍子味酸,其性收涩,能敛肺、止汗。治肺虚久咳,痰中带血,常与五味子、麦冬、黛蛤散同用,以敛肺降火,化痰止血。若自汗、盗汗,可单味研末,水调填敷脐中;亦可与龙骨、牡蛎等同煎服,更增止汗之效。

用于泻痢、脱肛。五倍子功能涩肠,凡泻痢不止,积滞已尽者,可单味应用或配益脾止泻之品同用。如《集灵方》以本品为末,米饮调服;若脾泄久痢,则与陈仓米、木香等同用。治脱肛不收,《三因方》同白矾煎汤外洗;《简便方》用本品水煮极烂熏之,待温以手托上,内服补气升阳之人参、黄芪、升麻,其效更佳。

用于遗精、白浊。五倍子能涩精止遗。治遗精不止,用本品与淡渗通利之茯苓同用,一泻一收,可收到汪昂所说的"凡用秘涩药,能通而后能秘"之效。若心肾两亏,小便白浊,梦遗频仍,可与龙骨、茯苓同用,以安神、固涩,如《局方》秘传玉锁丹。

用于出血诸证。五倍子收敛止血,其用法可随证而异。衄血者,可研末吹鼻。牙缝出血者,烧存性,研末敷之。便血者,为末,以米饮送服;亦可与陈槐花焙研为丸,米饮送下。尿血者,为末用盐梅捣和如丸。外伤出血不止,为末贴敷。

用于外科诸证。五倍子外用,能解毒、敛疮。治一切热毒痈肿,与大黄、黄柏为末,调敷患处。治走马牙疳,与青黛、枯矾、黄柏为末,以盐汤漱口后掺之。如《普济方》屡用五倍子治一切诸疮;各种金疮或跌仆外伤出血,常用虫百蜡,朱丹溪盛赞其为"外科圣药"。治阴囊湿疮,《圣惠方》用本品与蜡茶及少许腻粉共研末,香油调和,以葱椒汤洗后,搽患处。防治稻田皮炎,用本品为末醋泡,于下水田前涂于四肢受水浸处。治手足皲裂,用本品为末,油脂调匀,敷于患处。

【用法用量】内服:煎汤,3~10克;研末,1.5~6克;或入丸、散。外用:适量,煎汤熏洗;研末撒或调敷。

【使用注意】外感风寒或肺有实热之咳嗽,以及积滞未尽之泻痢禁服。

★ 1. **治高血压**:五倍子粉适量,用食醋调成糊状。敷于涌泉穴,每晚睡前敷1次。(薛建国 李缨 主编·《实用单方大全》603)

★ 2. **治疟疾**:五倍子(微炒)二个,黑糖一两。用法:将五倍子捣细末,入黑糖,开水冲服。(中医研究院革命委员会 编·《常见病验方研究

参考资料》68)

★ 3. **治白血病**:金银花20克,丹皮12克,五倍子12克。水煎服,每日1~2次。(金福男 编著·《古今奇方》62)

★ 4. **治冠心病**:鲜蚯蚓2条,五倍子6克。蚯蚓洗净去泥,与五倍子同煎服,每日1~2次。(金福男 编著·《古今奇方》68)

★ 5. **治肝硬化**:五倍子、桑叶各10克,柏叶15克。水煎服,每日2~3次。(金福男 编著·《古今奇方》23)

★ 6. **治传染性肝炎**:五倍子焙干研末,每服3克,每日3次。(薛文忠 刘改凤 编著·《一味中药巧治病》103)

★ 7. **治黄肿**:**【白酒煎】**绿矾四两,五倍子、百草霜一两,木香二钱。用法:上为细末,用酒煎飞面为丸,如梧桐子大。每服五丸,空心酒送下,一日二三次。(彭怀仁 主编·《中医方剂大辞典》3册773引《原病式》卷下)

★ 8. **治黄肿病**:**【绿矾丸】**五倍子半斤(炒黑),绿矾四两(姜汁炒白),针砂四两(醋炒红色),神曲半斤(炒微黄色)。用法:上为细末,生姜汁煮枣肉为丸,如梧桐子大。每服六七十丸,温酒送下;不能饮酒,米汤送下亦可。宜忌:终身忌食荞麦面。(彭怀仁 主编·《中医方剂大辞典》9册980引《医学正传》卷六)

★ 9. **治头痛**:**【痛风饼子】**五倍子、全蝎、土狗各八分。用法:上为末。醋丸作如钱大饼子。发时再用醋润透,炙热贴于太阳穴上,用帕子缚之,啜浓茶。睡觉自愈。(彭怀仁 主编·《中医方剂大辞典》10册547引《兰台轨范》卷六)

★ 10. **治偏正头风,气上攻,痛不可忍**:**【全蝎膏】**全蝎21个,土狗3个,五倍子15克,地龙6条(去土)。用法:上为细末,好酒调成膏子,摊纸上,贴太阳穴。(彭怀仁 主编·《中华名医方剂大全》四册644引《普济方》卷四十六)

★ 11. **治咳嗽** :**【太极丹】**五倍子不拘多少。用法:打碎去虫,煮白元米,如下酱法,干则再添,晒至如面筋状,或切薄片,或研细为丸。每噙少许。功能:生津止渴,宁嗽。(孙世发 主编·《中医小方大辞典》30引《何氏济生论》卷二)

★ 12. **治咳嗽不止**:五倍子、芒硝各6克,五味子15克,甘草4.5克。共研细末后干含在口中。(杨建宇等 主编·《灵验单方秘典》30)

★ 13. **治久咳不止**:五倍子研末,取适量撒在膏药中,贴肚脐中。(杨建宇等 主编·《灵验单方秘典》38)

★ 14. **治久咳失声**:**【清肺汤】**五味子、五倍子、黄芩、甘草各等份。用法:水煎服。(孙世发 主编·《中医小方大辞典》1594引《杂病源流犀烛》卷一)

★ 15. **治肺虚久咳3方**

①五倍子、五味子各10克,人参、紫苑各15克。水煎,日服2次,日1剂。(张金鼎 邹治文·《虫类中药与效方》262)

②五倍子、五味子、罂粟壳各6克。水煎服。(宋立人 总编·《中华本草》5册89)

③五倍子、胡桃肉、麦冬、五味子各100克,共研细末,蜜丸如绿豆大,每天早、晚各服6克。方中五倍子敛肺降火,胡桃肉、麦冬甘润养阴补肾,五味子滋肾润肺,敛肺止咳。近两年来笔者采用上方治疗肺虚久咳患者共22例,其中男性16例,女性6例,年龄在45~68岁,病程2~8年,经过2~8周后的治疗,均可收到较好的治疗效果。笔者根据多年临床观察,采用五倍子治疗肺气虚散的久咳患者,在临证时对本品的应用注意掌握两点:其一,宜用于久咳后肺气虚散的患者,其二是因气失降纳所致的气逆痰少,火气浮入肺,多为黄昏咳嗽的患者。由于五倍子的收敛作用较强,故对新感暴咳的患者不宜使用。肺为娇脏又属燥金,为水之母。阴损于下则阳孤于上浮入肺中,故治之要在敛肺降水,以固其本。[《中医杂志》编辑部整理·《中医杂志》专题笔谈文萃(1995—2004,第一辑)57]

★ 16. **治咳嗽,属肺虚**:五倍子、凡士林各适量。用法:研细末,调凡士林。敷于脐部,覆盖纱布,外用胶布固定,24小时换药1次。注意事项:1个月为1个疗程。(易法银 喻斌 主编·《湖南省中医单方验方精选·内科》上册111)

★ 17. **治慢性气管炎2方**

①五倍子、牡蛎、大黄各等量。共为细末。食醋调为膏。外敷双肺俞穴、膻中穴,每穴用药膏0.3~5克,每周1次,每4次为1个疗程,可用2~4个疗程。(张金鼎 邹治文·《虫类中药与效方》265)

②五倍子30克,远志肉15克,茯苓30克。用法:共研细末,加蜜糖制成丸,每服9克,1日3次。

（吴静 陈宇飞 主编·《传世金方·民间秘方》13）

★ 18. **治慢性支气管炎验案：**杨某，女，62岁，工人。旧有慢性支气管炎，经常举发，咳呛频仍，气逆痰少。苔少质淡，脉细而虚散，气失降纳之候，治宜敛肺定咳。五倍子、五味子、核桃肉各150克，共研细，蜜丸如绿豆大，早、晚各服6克，一日3次。连服5日，咳呛略稀继服旬日渐复。嗣后虽仍偶见发作，继服上丸亦效。（朱良春 主编·《朱良春一虫类药的应用》377）

★ 19. **治胶痰：【化痰生津噙化丸】**五倍子（拣粗大者）适量。用法：将上药安大钵头内，用煮糯米粥汤浸，盖好，安静处，7日后常看，待发芽金黄色，又出黑毛，然后将箸试之，若透，内无硬，即收入粗瓦钵中擂如酱，连钵日中晒，至上皮干了，又擂匀，又晒；晒至可丸，方丸如弹子大，晒干收用、含化。功效：生津化痰。宜忌：不治阴虚痰火。（孙世发 主编·《中医小方大辞典》32引《广笔记》卷二）

★ 20. **治喘并痰嗽：【炙肝散】**五倍子（研为末）、白矾（飞过，研）各适量，生猪肝1个。用法：上药研为末。每次各3克，以生猪肝火上炙熟，蘸药，食后临卧服。（孙世发 主编·《中医小方大辞典》986引《得效》卷五）

★ 21. **治胃痛2方**

①五倍子八两（洗净）。用法：焙研末，生姜汁泛丸如莱菔子大，每服1钱，姜汤送下。（中医研究院革命委员会 编·《常见病验方研究参考资料》129）

②五倍子、花椒各适量。用法：花椒研末入五倍子内，烧焦共研末，每服三至五分，一日三次。（中医研究院革命委员会 编·《常见病验方研究参考资料》130）

★ 22. **治痰气郁滞所引起的胃痛：**五倍子1个，杏仁7个，大枣7个。用法：水煎服，加醋少许为引。（吴静 主编·《祛百病土单秘方》51）

★ 23. **治慢性胃炎：**五倍子20克，陈皮10克，大枣15个。用法：大枣烧焦去核，与前药共研末，每服2～3克，每日3次。（金福男 编著·《古今奇方》23。16）

★ 24. **治急性胃炎：**五倍子适量。用法：五倍子研为末，然后再制成如绿豆大的丸即可。放入腹脐中，用胶布固定。（李川 主编·《民间祖传秘方》63）

★ 25. **治胃下垂5方**

①五倍子5克。蓖麻仁10粒。用法：将上药共捣如泥。空腹贴百会穴，胶布固定，每天3次，每次7分钟，7天为1个疗程。据贾士赟报道，应用本方治疗13例，1个疗程治愈者7例，2个疗程治愈者5例，无效者1例，总有效率为92.3%。（薛建国 李缨 主编·《实用单方大全》603）

②蓖麻子仁10克，五倍子5克。用法：共捣烂如泥成膏，备用。取本膏适量敷于脐中，外加关节镇痛膏6～8贴固定，每日早、中、晚各热敷1次。一般4天取下，以连敷6次为度。疗效：经治30例，均获得满意疗效。注意：采用此法时，以气温不超过20℃疗效较好。孕妇及吐血者忌用。验案举例：新疆乌鲁木齐三建公司朱义臣，男，72岁，离休。他来信说："我患有胃下垂，经常胃痛胃胀，吃饭后胃部有下垂感，并有时消化不良，大便次数增多。用本条方治疗10个疗程，1个月后去医院复查胃部已上升，以上症状也都消失了。"（史书达 编著·《中国民间秘验偏方大成》上册213）

③炒五倍子2克，肉桂1克（刮去皮），炒何首乌3克。用法：将上药分别研为细末，混匀，每日1剂，用凉开水送服，20天为1个疗程。验证：用上方治疗胃下垂患者60多例，用药1～2个疗程后，自觉症状消失，食欲正常，部分患者经X线复查胃体上升3～5厘米。（良石 主编·《名医珍藏·秘方大全》75）

④五倍子90克，附子120克，蓖麻仁150克，细辛10克。先把上药分别捣烂，然后掺和共研，混匀装瓶备用。敷药前用生姜摩擦穴位，以局部有热感为度。做成直径1.5厘米×1厘米的药饼贴于百会穴、涌泉穴，药饼上再贴上比药饼大一倍的麝香虎骨膏一片，用纱布绷带扎住，早、中、晚各用热水袋置于药饼上进行热熨，每次10分钟，2日换药1次，3次为1个疗程，休息3日后，再进行第2个疗程。（唐汉钧 汝丽娟 主编·《中国民间外治独特疗法》136）

⑤五倍子1.5克，蓖麻子仁3克（选饱满洁白者为佳）。用法：上两味料为1次用量。将2味混合后捣碎，研细，调匀后加水，制成上尖下圆的药团，大小视患者脐眼大小而定。将药团对准脐眼塞上，外用橡皮膏固定，每日早、中、晚各1

次。用热水袋放在脐眼上热敷，每次热敷5～10分钟，以感觉温热不烫皮肤为度，一般4天后取掉药团。贴敷3次为1个疗程。1个疗程后可做X线造影复查。如胃的位置已复原，则停止用药；未复原，则可再进行第2疗程的治疗。功效：敛肺涩肠，除湿通络。（竭宝峰 江磊 主编·《中华偏方大全》2册154）

★ 26. **治痞积（黑热病）：【化痞散】**五倍子六钱为末。五倍子末分为二包，用干醋调成糊摊白布上，贴百会穴（即顶门）。贴时先将头发剃光。（沈洪瑞 主编·《重订十万金方》150）

★ 27. **治痞疾（黑热病）：**五倍子四钱（瓦上焙黄研细末）。用法：醋调摊布上，小儿贴囟门，贴时先将头发剃光；大人贴肚脐。（沈洪瑞 主编·《重订十万金方》148）

★ 28. **治心疼腹痛：**五倍子生研末。每服一钱，铁勺内炒，起烟黑色者为度。以好酒一钟，倾入杓内，服之立止。（何清湖·《历代医学名著全书·本草纲目》4册3322）

★ 29. **治呕吐：**五倍子2克，蓖麻仁10克。用法：上述药研为细末，捣成泥状。将药泥敷于脐部，每日早、中、晚用热水袋热敷脐部，3～4日换药1次。（李川 主编·《民间祖传秘方》57）

★ 30. **治上消化道出血2方**

①五倍子6克。用法：取上药，煎成100毫升。口服，每天3次，每天1剂。功能主治：收涩止血。表现为呕血、便血。多有慢性胃炎、胃溃疡等原发病。疗效：应用本方治疗33例，有效率达96.97%，仅1例无效。无明显副作用。（周学海 李永春 编著·《实用中医单方》366）

②白及、五倍子各等份。用法：烘干，研磨，过80目筛，分装20克1袋，1袋加水150毫升，烧开。待温凉后分4次口服，每次间隔20分钟至3小时不等。

验案：上消化道出血。所治上消化道出血110例，男89例，女21例；年龄17～82岁，平均42.3岁；胃溃疡28例，十二指肠溃疡14例，出血性胃炎27例，胃癌10例，食管静脉曲张破裂出血31例，其中重度出血83例，轻度出血27例。参照1986年全国血症、急症研究协作组的血症诊断、辨证和疗效评定标准。痊愈91例，显效14例，有效3例，无效2例。［孙世发 主编·《中医小方大辞典》29引《实用中西医结合杂志》1992，5(8)］

★ 31. **治急于求成性上消化道出血：【倍诃液】**五倍子15克，诃子15克，白矾5克。用法：将上药加水100毫升煎至50毫升，再加水80毫升煎煮，过滤。2次滤液混合后煎至80毫升，加白矾加热溶解后过滤，贮冰箱24小时后倾出上清液备用，加甘油5毫升（延缓鞣酸水解）。在内窥镜下见到出血病灶后，由活检孔插入塑料管，距离病灶3～5厘米时注入，喷洒药液至出血灶表面，每人平均药量20毫升。按：共治疗36例，喷药后15分钟止血36例，1次成功34例（95.6%）。（电子版·《中华验方大全》光盘，上消化道出血篇）

★ 32. **治活动性上消化道出血：【复方五倍子液】**五倍子15克，生大黄5克，诃子5克。用法：将上药水煎至100毫升。出血量1000毫升以上伴休克者术前补液，并予输血及止血治疗；患者一般情况改善，血压相对稳定，出血灶确定后，经活检孔插入导管，用生理盐水冲洗并抽吸后，用本品50毫升局部喷洒，3分钟内仍见出血则重复1次，观察3分钟再退出导管和胃镜。按：共治疗32例，永久性止血27例，暂时性止血3例，无效2例，总有效率为93.8%。（电子版·《中华验方大全》光盘，上消化道出血篇）

★ 33. **治急性上消化道出血：【五倍子灌肠液】**五倍子100克。用法：将上药加水400毫升，煎成100%的原液100毫升，4层纱布过滤，放置24小时后取清液（呈清亮棕褐色，味酸涩，比重1.048，PH 4.5）。血压、心肺功能正常者，取左侧卧位，咽部经润滑止痛剂局麻后，缓慢插镜，于出血灶喷洒，每次5～30毫升，待局部血液呈白色凝块止血，观察5～10分钟后，无再出血拔镜。适用病证：急性上消化道出血。按：共治疗64例，显效60例，有效4例，总有效率为100%。（电子版·《中华验方大全》光盘，上消化道出血篇）

★ 34. **治消化道出血方2方**

①**【五倍子液】**五倍子16克。加水适量，煎煮1小时滤液，再煎，2次滤液混合。取滤液浓缩至30毫升，加甘油3毫升。口服。结果92例消化道出血经用药后，立即止血，一次止血成功率100%。（杨仓良 主编·《毒药本草》874）

②**【复方五倍子液】**五倍子30克，诃子10克。加水200毫升，煎至100毫升左右，倾出煎

液;再加水160毫升煎煮,2次滤液混合,煎至60毫升;加白矾10克,加热溶解过滤;再加甘油6毫升,制成棕褐色液体,取上清液贮于冰箱备用。使用时在内窥镜观察下紧急止血,先清除血凝块或污秽物,经导管注药于出血区,喷洒后立即可见鲜血颜色变灰褐,黏膜变灰白,出血停止。常用喷洒量每次2~10毫升。紧急止血74例,喷洒1次止血68例,其余6例喷洒2~3次后止血。成功率为100%。(李彬之等 主编·《现代中医奇效良方宝典》467)

★ 35. **治消化道各种出血**:白及200克,香附50克,五倍子50克。上3味,混合粉碎成细粉,过筛,分装,每包3克。口服,每次1包,每日3次,饭前服。(宋立人 总编·《中华本草》8册677)

★ 36. **治咯血**:白及30克,五倍子5克。加水至200毫升,煎煮至50毫升左右,倾出药液,2煎加水100毫升,2次药液合并煎至20毫升。过滤后立即倾入雾化吸入器的药杯内,雾化吸入。柴良田等治疗咯血44例,结果:显效30例,占68.2;有效12例,无效4例。止血时间为1~48小时。(杨仓良 主编·《毒药本草》874)

★ 37. **治咳血,属阴虚火旺型**:五倍子60克,枯矾30克,米粉适量。用法:上药共研细末,米粉糊为丸,如梧桐子大。每日2~3次,每次10~20粒。功能:敛肺止汗,滋阴润燥。方解:五倍子敛肺降火,收敛止血;枯矾燥湿消痰。诸药合用,共奏敛肺止汗,滋阴润燥之功。注意事项:食后米汤送下。(易法银 喻斌 主编·《湖南省中医单方验方精选·外科》下册1762)

★ 38. **治自汗9方**

①五倍子适量。用法:研粉醋调外敷脐部,用胶布固定,每日1换。备注:本方对各型自汗症均有效。(吴静 陈宇飞 主编·《传世金方·民间秘方》132)

②五倍子、郁金各等份,混合研末,加入蜂蜜调成膏。取适量药膏分别敷贴于足心、灵墟穴、肚脐中,盖以纱布,胶布固定,每日换药1次。(杨建宇 等 主编·《灵验单方秘典》164)

③五倍子1克,朱砂少许,煅龙骨、煅牡蛎各2克,共研细末。用时取药末填脐,外用胶布固定,每日1次。(杨建宇等 主编·《灵验单方秘典》166)

④五倍子、郁李仁各6克。研细末,用生梨汁调成糊状,敷两内关穴。(唐汉钧 汝丽娟 主编·《中国民间外治独特疗法》21)

⑤五倍子、五味子各等份,上药共研细末备用。临睡前取本散适量,用温开水、食醋各半调敷脐中,用塑料薄膜覆盖,用纱布或绷带固定,次日取下,连用2次。具有收敛止汗之功,用于自汗。(唐汉钧 汝丽娟 主编·《中国民间外治独特疗法》200)

⑥五倍子、白矾各6克。研细末,敷脐。(唐汉钧 汝丽娟 主编·《中国民间外治独特疗法》108)

⑦五倍子30克,生黄芪、霜桑叶各15克,麻黄根9克。上药共研细末备用。用时取本散适量,以食醋调敷脐中,按紧,外用纱布覆盖,胶布固定,每日换药1次。(唐汉钧 汝丽娟 主编·《中国民间外治独特疗法》200)

⑧五倍子、煅牡蛎各10克,郁金20克。用法:上药共研细末,贮瓶备用。每次用药粉10克,用蜂蜜调成药饼2块(以不流动为度)贴在两乳头上,用纱布固定。每日换药1次。附记:临床屡用,疗效满意,一般用药3~20剂即愈。(程爵棠 程功文 编著·《单方验方治百病》219)

⑨防风、黄芪、白术、五倍子各10克,共研为细末。取上药末5克,用温水调糊敷脐中,或直接将药粉填入脐中,外用胶布固定,每日1次。主治自汗。(杨建宇等 主编·《灵验单方秘典》166)

★ 39. **治顽固性自汗**:干郁金30克,五倍子9克。上药共研细末备用。用时取10~15克,用蜂蜜调成药饼2块,贴两乳头,外盖纱布,胶布固定,每日1次。具有清心热、散肝郁、敛汗之功。(唐汉钧 汝丽娟 主编·《中国民间外治独特疗法》200)

★ 40. **治自汗、盗汗5方**

①五倍子、枯矾各15克,辰砂1.5克。共研细末备用。用时取本散15克,以食醋调敷脐部,外以纱布覆盖,胶布固定。每日换药1次,至愈为止。(唐汉钧 汝丽娟 主编·《中国民间外治独特疗法》200)

②五倍子15克,龙骨(煅过)4.5克,枯矾3克。用法:上药研为极细末,以津唾调。塞满脐中,外用绢条扎定,过夜即止。(孙世发 主编·

《中医小方大辞典》931 引《玉案》卷四)

③五倍子15克,龙骨9克。用法:上药研为极细末,酽醋和调。贴脐中,以纸盖其上。(孙世发主编·《中医小方大辞典》677 引《产科发蒙》卷四)

④五倍子15克(焙黄),煅牡蛎20克,麻黄根10克。用法:共研细末,温水调成糊状,睡前敷于患者脐中,纱布覆盖,胶布固定,连用一周即可。(《沈绍功教授临床经验个人日记》15)

⑤【止汗锭】何首乌、五倍子、黄芪各等量。制法:将上药压粉,过7号筛,加入药用基质,制成每粒含生药1克的锭剂。用法:将脐部洗净拭干,取本品1枚置于脐内,上盖塑料薄膜,外盖纱布,并以胶布固定。24小时换药1次。疗效:共治疗168例,经治8次,治愈74例,显效47例,有效37例,无效10例,总有效率94%。(梁永才 梁杰圣 主编·《中国外治妙方》576)

★ 41. **治火伤后汗出不止十余载**:患者,男性,56岁,干部。诉1975年乘客运汽车,途中突然车内起火迅速蔓延,遂从车窗钻挤出来而脱险,股部仍受烧灼,此后日夜汗出不止,重则入夜头身汗出如水洗,已十余年,遍访诸医,用过疏肝、祛湿、清热、养阴、补气、补阳诸法,服药数百剂鲜效。笔者思之,汤剂无效,曾有前贤论五倍子散外用止汗有效,于是用五倍子50克,嘱其研末4份,每日1剂,用水调成糊状填入脐内,再用胶布固定,睡前用之。不几日患者欣然来告,药后第2天汗出量减,第3天症状完全消失,后随访无复发。[《中医杂志》编辑部整理·《中医杂志》专题笔谈文萃(1995—2004,第一辑)612]

★ 42. **治大病后汗出不止亡阳证**:五倍子2钱,牡蛎1钱。共为细面,本人唾沫调成糊状,摊黑布上。贴肚脐。(沈洪瑞 主编·《重订十万金方》339)

★ 43. **治盗汗9方**

①五倍子适量。用法:研末,用醋调作饼状,贴脐上。(吴静 陈宇飞 主编·《民间祖传秘方大全》324)

②五倍子,去虫末,炙干,研,男用女唾,女用男唾,调稠糊填脐中,外用旧药膏贴之,勿令泄气,2次即愈。(陆士谔 编·《叶天士手集秘方》12)

③五倍子粉与龙骨粉各30克,置于锅内同炒,千万不可炒焦,然后加入少量水,拌成糊状,趁热用纱布包起,呈圆形贴在肚脐中心。其神奇效果甚至连患者本人都不敢相信。验证:黑龙江肇东市人民医院燕崇英,女,68岁。她来信说:"我爱人患有盗汗症,按本条方连续敷脐3次,盗汗的现象基本消失了,至今未复发。"(史书达编著·《中国民间秘验偏方大成》上卷564)

④五倍子三钱,枯矾一钱。共研细末,放膏药上,贴肚脐。(中医研究院革命委员会 编·《常见病验方研究参考资料》244)

⑤五倍子60克,枯矾30克,何首乌30克。用法:共研细粉,用清水适量调匀,制成药饼敷脐,外用纱布包扎缠绕,固定48小时为治疗1次。按语:外敷肚脐(神阙穴)治疗盗汗,主要是因为神阙穴为五脏六腑之根,真元汇聚之处,有通百脉、运气血、壮元阳之功效。(唐大晅 张俐敏 主编·《传世金方·祖传秘方》110)

⑥五倍子1克,煅牡蛎、朱砂各0.5克。用法:上药共研为细末。每取药末2克,用温水或凉水调成糊状,于临睡时外敷神阙穴,上盖纱布,以胶布固定,次晨除去。3次为一个疗程。附记:屡用效佳,一般用药1~2个疗程即愈。(程爵棠 程功文 编著·《单方验方治百病》221)

⑦五倍子、酸枣仁各等份。用法:共研细末,贮瓶备用。于就寝前取药粉20~30克,加蜂蜜调成糊状,敷于两足底心(涌泉穴),用绷带或布条固定,翌晨取下,每晚换药1次。备注:一般外敷3~7次,其盗汗可愈。(吴静 陈宇飞 主编·《民间祖传秘方大全》323)

⑧枯矾、五倍子、人乳或牛乳适量。前2药研为细末,加入人乳或牛乳调和成膏,敷贴于肾俞穴,以纱布覆盖,胶布固定。具有养阴敛汗之功,用于盗汗。(唐汉钧 汝丽娟 主编·《中国民间外治独特疗法》200)

⑨五倍子24克。用法:取上药,研末,与荞麦面50克水搅成饼。夜晚作食品,勿饮茶水。功能:固涩止汗。(薛建国 李缨 主编·《实用单方大全》604)

★ 44. **治盗汗及惊啼**:五倍子12克,生龙骨10克,朱砂3克。用法:共研细末,用热醋调敷脐中,每日换药1次。6天为1个疗程,病重者可敷2个疗程。(《全国名老中医学经验荟萃·河南中医学院专集》447)

★ 45. **治肺结核盗汗:【倍辰糊】**五倍子末2~3克,辰砂(飞)1~1.5克。用法:将上药混匀,加水调成糊状。将上药涂于塑料薄膜上敷于脐部,用胶布固定,24小时换药1次。按语:共治疗30例,其中轻度6例,中度11例,重度13例,经治1~6次后,有效25例,无效5例。(电子版·《中华验方大全》光盘,肺结核盗汗篇)

★ 46. **治肺结核自汗、盗汗验案:**单某某,男,37岁,工人。患肺结核已4年,经常自汗、盗汗,苔薄质微红,脉细小弦。此阴不摄阳之咎,予五倍子粉敷脐法以敛阴降火,而止其汗。3日后即见好转,继用2日而愈。(杨鹏举 主编·《中医单药奇效真传》218)

★ 47. **治蛋白尿:**五倍子粉0.3克入胶囊,每次1粒,1日3次. 笔者用此法治愈1例顽固性蛋白尿。(刘尚义 主编·《南方医话》580)

★ 48. **治糖尿病方2方**

①五倍子500克,龙骨62克,茯苓124克。研细,水丸或蜜丸。每次服3~6克,每日3次。治疗时间为3个月。共治疗31例,有效率87%。(宋立人 总编·《中华本草》5册90)

②五倍子、鸡内金(研末冲服)各6克,三七粉3克(冲服)。水煎服。(〈网络下载〉)

★ 49. **治消渴饮水:**五倍子研末,每次水服3克,每日2次。(胡晓锋 编著·《虫蛇药用巧治百病》18)

★ 50. **治遗精11方**

①五倍子100克,为细粉。取五倍子粉适量唾液调膏,敷脐中,每晚1次。(张金鼎 邹治文·《虫类中药与效方》265)

②五倍子粉3克。用法:蜂蜜调匀,稀稠适当,敷于神阙穴上用纱布块覆盖,胶布固定,早、晚各1次。湿热内温型加用生茯苓粉2克。用药期间少食辛辣厚味,内裤不宜过紧,被盖不宜过厚。验证41例,结果:治愈34例,无效(用药1月无好转)7例。治愈率为82.9%。(雷一鸣 杨柱星 黄儒 主编·《中华名医顽症绝症秘方大全》451)

③五倍子200克。研细末,过筛,装瓶备用。用温水调适量药粉,涂搽神阙穴、关元穴,每天2次,10天为一个疗程。病愈停用。(薛建国 李缨 主编·《实用单方大全》604)

④五倍子10克,牡蛎12克。共研细末,用盐水调敷脐中。(杨建宇等 主编·《灵验单方秘典》148)

⑤五倍子、女贞子各30克。研细末,醋调成饼。敷脐。每日1次。(唐汉钧 汝丽娟 主编·《中国民间外治独特疗法》33)

⑥五倍子、生龙骨各10克,生地30克。临睡前敷于脐部,然后消毒纱布覆盖,再用胶布固定。(唐汉钧 汝丽娟 主编·《中国民间外治独特疗法》155)

⑦五倍子3克,密陀僧3克,海螵蛸4克。每晚睡前取药末少许涂擦于龟头。(唐汉钧 汝丽娟主编·《中国民间外治独特疗法》154)

⑧五倍子、海螵蛸、龙骨各等份,共研末,水泛为丸,如枣核大,填塞脐中,包扎,每夜一次。(杨建宇 等主编·《灵验单方秘典》149)

⑨五倍子120克,茯苓180克。麦面为丸。每次6克,每日1次,睡前服。(杨建宇 等主编·《灵验单方秘典》147)

⑩云苓一两,五倍子五钱,煅牡蛎一两。用法:先将五倍子打破去渣,用瓦焙黄,合云苓、牡蛎共为细末,炼蜜为丸,每丸重三钱。早晚各服一丸,重者一丸半,白水送下。(沈洪瑞 主编·《重订十万金方》239)

⑪五倍子120克,茯苓、生牡蛎各60克,荷叶45克。共研细末,每次冲服6克。每日3次,淡盐水送服。(杨建宇 等主编·《灵验单方秘典》146)

★ 51. **治有梦遗精:**五倍子30克,米醋适量。用法:将五倍子焙黄研末,醋调为饼,敷于脐部,上用纱布垫覆盖,包扎固定,每日换药1次,10日为1个疗程,连续2~3个疗程。功效:收涩固精。(刘道清 主编·《中国民间神效秘方》424)

★ 52. **治无梦滑精:**五倍子4克,附子4克,生龙骨10克,黄芪10克,白酒适量。用法:前4味药共研细末,酒调如膏,敷于脐部,上用纱布垫覆盖,包扎固定,每日换药1次,10次为1个疗程,连续2~3疗程。功效:温阳固肾,涩精止遗。(刘道清 主编·《中国民间神效秘方》424)

★ 53. **治遗精,滑泄2方**

①五倍子、白芷各10克。用法:烘脆,共研细末,用醋及水各等量,调成面团状,临睡前敷肚脐(神阙穴),外以纱布盖上,胶布固定,每晚换药1次,连用3~5日。治疗本病10例,全部有效。

（胡熙明 主编·《中国中医秘方大全》中册543）

②五倍子30克，黄连5克。共研末，每取10克，醋调敷于脐部（外用布包，胶布固定），每日1次。（易磊 编·《中国秘方大全》729）

★ 54. **治遗精梦泄，或滑精不止：【倍苓丸】**五倍子30克，茯苓60克。用法：为丸或为散。每日空腹服6克，早、晚各1次，温水送服。（膳书文化 主编·《中华偏方单方大全》146）

★ 55. **治顽固性遗精2方**

①五倍子、益智各15克，刺猬皮6克。共研细末，温开水送服，每次10克，每日早、晚各1次。（易磊 编·《中国秘方大全》729）

②五倍子120克，茯苓30克，龙骨15克。共研细末，面糊为丸如绿豆大。开水送服，每次服40粒，日服3次。治肾虚性遗精。（易磊 编·《中国秘方大全》188）

★ 56. **治遗精、遗尿：**五倍子、生龙骨各适量。用法：上2味共研细末。用时取适量药末，以水调，涂满脐眼，上加肤疾宁膏或橡皮膏覆盖，2天换药1次。（姚巧林等 主编·《中药外用治百病》169）

★ 57. **治遗精验案2方**

①五倍子1个。用法：研为细末，每晚睡觉前用唾液调五倍子末填神阙穴。

验案：黄某某，男，24岁，技术员。遗精7年，多方调治无效。用本方治疗2个月，多年宿疾痊愈。后又治疗多人，均获满意疗效。（刘有缘 编·《一两味中药祛顽疾》408）

②欧阳某，男，25岁，工人。有手淫史，嗣后经常遗泄，2~3日1次，苔薄脉细。此肾虚而精关不固也，可予《医学纲目》丸方调之。用五倍子30克，茯苓60克，共研细末，泛丸如梧子大，每服50粒，日2次。服丸2日，遗泄渐止，继服之，半月而瘳。（朱良春 主编·《朱良春一虫类药的应用》376）

★ 58. **治早泄5方**

①生五倍子粉3克，蜂蜜调匀，稀稠适当，敷于神阙穴上，用纱布块覆盖，胶布固定，早、晚各用药1次，湿热内蕴型加用生茯苓粉，生萆薢粉各2克，调敷法同上；用药期间少食辛辣厚味，并嘱患者内裤不宜过紧，被盖不宜过厚。周文学用上方治疗遗精41例，总有效率为82%（1个月内无好转者为无效）。（王辉武 主编·《中药临床新用》107）

②五倍子15克，白芷10克。用法：将上药共研为细末，用醋及水各等分，调成面团状，临睡前敷肚脐（神阙穴），外用纱布盖上，胶布固定。每日1次，连敷3~5日。病例验证：用此方治疗早泄患者39例，经用药2~6日后，均获痊愈。（良石 主编·《名医珍藏·秘方大全》328）

③五倍子15克。煎汤外洗阴茎，日2次。（汉羌 月兰 编著·《简方治百病》308）

④五倍子30克。用法：上药加水用文火煎煮30分钟，倒入盆内，趁热熏蒸阴茎龟头数分钟，待药液降至40℃左右时，将龟头浸泡于药液中约5~10分钟。每晚1次，15日为1疗程。一般1~2个疗程即愈。1剂药可用2天，每次使用前均需加热煮沸。功效：收涩固精。注意避免烫伤。（刘道清 主编·《中国民间神效秘方》437）

⑤吴茱萸、五倍子等份为末，取适量用醋调成糊状，睡前敷于神阙穴，晨起去掉，每日1次，7日为1个疗程，用药期间忌房事。曾治刘某某，男，45岁，近3年来性欲减退，阳事举而不坚，同房一接触就泄精，其妻常为不满，自己亦甚为苦闷。诊其舌淡红、苔薄白，脉细弦。笔者嘱其用吴茱萸、五倍子等份为细末，醋调成糊状，每晚睡前敷于脐上，晨起则取去。2个疗程后性欲增强，阳事大兴，已不早泄，夫妻感情融洽。［《中医杂志》编辑部整理·《中医杂志》专题笔谈文萃（1995—2004，第一辑）509］

★ 59. **治早泄验案：**李某某，男，33岁。患早泄1年余，曾在本县医院服补肾固精之类中药罔效。近半年来每次性交时即发生早泄，以至夫妻感情不好，精神苦闷，性交时精神紧张，于1976年3月求治。患者身体健壮，精神忧郁，时有失眠，记忆力减退，有时腰酸，舌淡苔白，脉稍弦，笔者予以精神安慰，嘱其禁房事20天，用五倍子300克分成15次用，每次20克煎水熏洗龟头，待水温下降至40℃时，可将龟头浸泡到药液中5~10分钟，每晚1次。1个月后，患者性机能恢复正常，2年后随访，患者夫妻关系和睦。（杨鹏举 主编·《中医单药奇效真传》167）

★ 60. **治阳强：**五倍子粉适量。醋调成膏，外敷阴茎。（薛建国 李缨 主编·《实用单方大全》604）

★ 61. **遗浊**:五倍子一两二钱．醋调为丸,如大黑豆样,点灯后,用一丸填脐内,多以小膏药盖上(不拘何种膏药均可),日间取下亦可。每夜换一丸,近十日,尽料痊愈。(清·邹存淦著·《外治寿世方》107)

★ 62. **治虚劳遗浊:【玉锁丹】**治肾经虚损,心气不足,思虑太过,真阳不固,漩有余沥,小便白如膏,梦中频遗,骨节拘痛,面黧肌瘦,盗汗虚烦,食减乏力。此方性温不热,极有神效;五倍子1斤,白茯苓4两,龙骨2两。研为末,水糊丸,梧子大。每服70丸,食前用盐汤送下,日3服。(江苏新医学院 编·《中药大辞典》上册392引《和济方》)

★ 63. **治遗尿4方**

①五倍子粉6～9克,蜂蜜少许。共拌成糊状,每晚睡前敷于脐部,用纱布覆盖固定,连用5天见效。(汉羌 月兰 编著·《简方治百病》65)

②用五倍子研粉过筛,加等量米醋调为糊状,临睡前填满肚脐,用纱布固定,次日晨起清洗。此法治疗小儿遗尿、老人夜间多小便、遗精或子宫脱垂。(《青岛闻网》)

③五倍子、何首乌各等份。用法:共研细末,贮瓶备用。每次取6克,用食醋适量调成糊状,敷于肚脐上。每晚1次。连用3～5天,主治:小儿遗尿。附记:或取五倍子12克,研末,用醋调和成软膏状,做成小药饼2个,贴敷于双侧足心涌泉穴,用纱布包扎。临睡前敷上,次日早晨取下。用治遗尿,疗效显著。(程爵棠 程功文 编著·《单方验方治百病》338)

④五倍子、补骨脂、肉桂、丁香各等量。用法:将诸药共研细末,每次取5克,用适量白酒调糊,敷于患儿脐部,每日换1次。(良石 主编·《名医珍藏·外治秘方》402)

★ 64. **治肾虚遗尿**:五倍子、蒸首乌各等分。共研细末,适量黄蜡熔化,共调成膏。用适量敷脐,每日1次。(张金鼎 邹治文·《虫类中药与效方》265)

★ 65. **治遗尿(多由肾虚不充,膀胱失约所致)验案**:五倍子配合桑螵蛸各等份,研末,每服4克,一日2次,有补肾、固涩、缩尿之功。验案举例:郭某,女,12岁。体禀素弱,神疲,腰腿酸软,经常遗尿。苔白质淡,脉细弱。肾气不充,治予益肾培本,固涩缩尿。予五倍子、桑螵蛸各等份,研末,每服4克,日2次。服用5日,即见效机,半月而愈。(朱良春 主编·《朱良春一虫类药的应用》376)

★ 66. **治遗尿验案:【龙倍散】**煅龙骨、五倍子各等分。用法:上药共研细末,每晚取少许,以水调糊,填满脐内,用肤疾宁膏贴盖。1～2日换药1次,2周为1个疗程。疗效:本方为江苏省南通市中医院经验方,临床治疗小儿遗尿数百例,效果满意。验案:黄某,男,6岁。从小尿床,近年来次数增多,一周有2～3次,白天小便也较频。予"龙倍散"30克,每晚取少许用水调填脐,肤疾宁膏贴盖。5天后,遗尿次数明显减少,半月而愈。按语:在治疗的同时,晚间应控制饮水,夜间及时叫醒患儿排尿。白天不宜过度贪玩,以养成小儿良好卫生习惯,可收事半功倍之效。(刘有缘编·《一两味中药祛顽疾》493)

★ 67. **治小便淋漓不净或失禁**:五倍子、小茴香各3克,韭菜籽9克。共研细末,敷在肚脐中。(杨建宇等 主编·《灵验单方秘典》127)

★ 68. **治诸淋证已愈,因淋久气化不固,遗精白浊:【秘真丸】**五倍子一两(去净虫粪),粉甘草八钱。用法:上为细末。每服一钱,竹叶煎汤送下,日再服。(彭怀仁 主编·《中医方剂大辞典》8册435引《医学衷中参西录》上册)

★ 69. **治前列腺肥大**:五倍子12克,石榴花18克,山药18克。水煎服,每日2次。(金福男 编著·《古今奇方》117)

★ 70. **治慢性肾小球肾炎**:五倍子适量。焙干,研末,装胶囊,开水送服,每次3～4粒,每日1次。(胡郁坤 陈志鹏 主编·《中医单方全书》68)

★ 71. **治慢性肾小球肾炎,尿蛋白持续不消者**:五倍子10克,蜈蚣2条,鸡蛋2个。用法:将鸡蛋敲孔,倒出蛋清,将五倍子、蜈蚣研面,塞入蛋内,用纸糊孔,放锅内蒸熟。每日口服1枚,10天为1个疗程。(贯海生等 编著·《小处方治大病·走入家庭的偏方》)

★ 72. **治尿血不止:【五倍汤】**五倍子30克。用法:煎汤,露1宿,次早取上面清者温服。(孙世发 主编·《中医小方大辞典》27引《赤水玄珠》卷九)

★ 73. **治小便尿血**:五倍子末、盐梅(乌梅肉),捣合丸,梧桐子大。每空心酒服五十丸。(宋立人 总编·《中华本草》5册89引《濒湖集

简方》)

★ 74. **治便血8方**

①五倍子60克,研末,蜜丸,早晚各吞服6克。(中医研究院革命委员会 编·《常见病验方研究参考资料》169)

②五倍子适量,研成末,炼蜜为丸,如小豆大,3岁小儿30丸,米汤空腹送下。(汉羌 月兰 编著·《简方治百病》178)

③五倍子(大角倍)1个,红糖30克。用法:取五倍子炒炭与红糖共研末,1次冲服,每日2次。备注:本方用于治疗各种原因所致便血有效。(吴静 陈宇飞 主编·《传世金方·民间秘方》51)

④五倍子3克。用法:研末,艾叶煎汤调服。备注:五倍子对下痢出血有效。(中医研究院革命委员会 编·《常见病验方研究参考资料》169)

⑤五倍子6克(研末),旱莲草、艾叶各15克。用法:水煎服。(吴静 陈宇飞 主编·《传世金方·民间秘方》53)

⑥五倍子末,纳入去内脏的鲫鱼内,令满,煅存性,研末,每服3克,温酒下。主治:肠风便血。(《网络下载》)

⑦五倍子3克,槐花、地榆各6克。水煎服。(宋立人 总编·《中华本草》5册89)

⑧五倍子、云南白药各适量。用法:五倍子适量,研极细末,云南白药(4克瓶装),两药按1:3比例和匀即成止血散。用脱脂棉擦净脐眼,取止血散填平脐眼,勿使药末溢出脐外;用麝香止痛膏约5×5厘米大小1块,封贴脐部,四周用胶布加固,勿令药气外泄,24小时换贴1次,大便血止后继续巩固1次。(良石 主编·《名医珍藏·外治秘方》319)

★ 75. **治便时出血,痔核外脱及不能复纳者**:五倍子、地榆。用法:上药置于1000毫升水中,浸30分钟后煮沸15分钟至药汁500毫升。取上汁250毫升,加等量温开水和匀,先熏后洗20分钟。(夏翔 王庆其·《上海市名中医学术经验集》19)

★ 76. **治肠风下血4方**

①贯众(火煅存性)30克,五倍子(火煅存性)15克,白矾(枯)10克。用法:上药研为细末。每次9克,米汤下。(孙世发 主编·《中医小方大辞典》1001引《鸡峰》卷十七)

②**【倍灵丸】**槐花180克,五倍子、五灵脂各90克。用法:上药研为细末,面糊为丸,如梧桐子大。每次30丸,米汤送下。(孙世发 主编·《中医小方大辞典》1089引《洪氏集验方》卷四)

③五倍子为末,麝香少许,每服6克,酒调下。(明·胡濙 撰·《卫生易简方》100)

④五倍子、白矾各15克,研末,顺流水制成梧子大。每服7丸,米饮送下。忌酒。(杨仓良 主编·《毒药本草》875)

★ 77. **治肠风脏毒下血不止**:五倍子半生半烧,为末,陈米饭和丸如梧子大。每服二十丸,食前粥饮送下,日三服。(何清湖·《历代医学名著全书·本草纲目》4册3323引《圣惠方》)

★ 78. **治肠风脏毒:【妙应丸】**五倍子不拘多少。用法:研为细末,酒糊为丸,如梧桐子大。每次40丸,食前米汤送下。(孙世发 主编·《中医小方大辞典》90引《魏氏家藏方》卷七)

★ 79. **治泄泻**:五倍子6克,公丁香3克。共研细末,水和调匀。每次取3克,敷脐中,外用普通膏药盖贴。(杨建宇等 主编·《灵验单方秘典》140)

★ 80. **治腹泻2方**

①五倍子6克。用法:用好醋调如膏药,摊在布上,盖在肚脐上,候1小时,如腹泻止,即去盖药,时间不可过长。备注:本方亦可用于夏天水泻。(中医研究院革命委员会 编·《常见病验方研究参考资料》138)

②五倍子60克,陈皮10克。共研末,每次服2~3克,每日2次。(金福男 编著·《古今奇方》12)

★ 81. **治寒性泄泻**:五倍子10克,白胡椒5克。用法:上药共研细末,取适量白酒调成糊状,涂满脐眼,以暖脐膏(或肤疾宁贴膏)覆盖。2天换药1次,1个月1个疗程。偏寒者加吴茱萸10克。(刘有缘 编著·《一两味中药祛顽疾》73)

★ 82. **治久泻3方**

①五倍子(焙)。研细末,面糊为丸,如梧桐子大。每服5丸,米饮下,1日3次。(中医研究院革命委员会 编·《常见病验方研究参考资料》142)

②五倍子研末,开水或茶送服3~5分,1日2次。(中医研究院革命委员会 编·《常见病验方研究参考资料》142)

③五倍子（醋炒七次）研末，每服1钱，1日2次，米汤送下。（中医研究院革命委员会 编·《常见病验方研究参考资料》142）

★ 83. **治久泻不止及脱肛：**五倍子（炒）一两，枯白矾三钱。上为末，水糊为丸，如梧桐子大，每服五七丸，空心米汤送下。（明·龚廷贤 编·《鲁府禁方》124）

★ 84. **治脾虚腹泻：**五倍子150粒，炒研末，以面糊为丸药，每丸药重0.5克，每次服5丸，米汤送下，日服1次。功效：敛肺，涩肠，止血，止汗，固精。（郭志杰 吴琼等 主编·《传世金方·一味妙方》33）

★ 85. **治脾泻：**五倍子、黄连（土炒）各30克。研为末，米糊为丸，每五十丸，米饮下。（王树泽·《金元四大家医学全书》下册1477）

★ 86. **治久泻久痢：**五倍子、茯苓各等分。制成蜜丸，如豌豆大。每日服10～20丸，分3次服。（《全国中草药汇编》编写组 编·《全国中草药汇编》上册153）

★ 87. **治慢性腹泻，肺虚外咳等：**五倍子6克，枯矾5克，黄蜡适量。用法：前2味研细面。黄蜡加热熔化，掺入药面，搅和均匀，做成丸药，如麦粒大，每晨12粒，每日3次，温开水冲服。功效：涩肠止泻。医师嘱咐：忌生冷、油腻及不易消化的食物。（刘道清 主编·《中国民间神效秘方》172）

★ 88. **治久泻久痢便血、脱肛：**五倍子、诃子、五味子各10克。水煎服。日1剂，分2次服。（张金鼎 邹治文·《虫类中药与效方》263）

★ 89. **治滑痢不止：**用五倍子醋炒七次，为末。米汤送下。（何清湖·《历代医学名著全书·本草纲目》4册3323）

★ 90. **治泻痢不止：**五倍子30克（半生半烧）。为末，糊丸如梧桐子大。每服30丸。红痢烧酒下，白痢水酒下，水泻米汤下。（宋立人 总编·《中华本草》5册89引《纲目》）

★ 91. **治急性细菌性痢疾：**五倍子、诃子皮。共研细粉，口服，每次3克，日3次。治疗63例，除3例因大便次数5天未恢复而加用青霉素外，余60例全部治愈。（宋立人 总编·《中华本草》5册90）

★ 92. **治痢疾（久痢后下坠）：**五倍子七个，石榴皮七个，陈柿蒂七个。水煎服。［陕西省中医研究所革命委员会编（修订本）·《陕西中医验方选编》7］

★ 93. **治血痢，脉滑：【五香散】**五倍子（炒焦存性）、香白芷（炒）各等分。用法：上为末。每服二钱，白汤调服。一日三次。（彭怀仁 主编·《中医方剂大辞典》2册352引《赤水玄珠》卷八）

★ 94. **治溃疡性结肠炎2方**

①五倍子、马齿苋。水煎后加青黛散（或锡类散）、参三七各等份，灌汤。（唐汉钧 汝丽娟主编·《中国民间外治独特疗法》61）

②五倍子、生地榆、老鹳草、白矾，水煎，灌汤。（唐汉钧 汝丽娟主编·《中国民间外治独特疗法》61）

★ 95. **治放射性肠炎：【复方五倍子液】**五倍子粉1.5克，云南白药1.5克，地塞米松5毫克，生理盐水50毫升。用法：将上药混合均匀。患者便后以输液管将本品滴入直肠并保留，每日1次，10日为1个疗程。疗效：共治疗10例（为子宫颈癌及前列腺癌患者，经放射治疗后引起本病），一般经治疗1～3个疗程后，自觉症状消失，直肠镜检查，黏膜充血肿胀几近消失，溃疡愈合。（梁永才 梁杰圣 主编·《中国外治妙方》309）

★ 96. **治三叉神经痛：**五倍子2克，五味子3克，胆矾2克，精盐0.5克，将前3味药放入砂锅内，加水2碗，煎至1碗，用纱布滤过3次去渣，入精盐再煎片刻，装入干净密闭瓶内，每日洗眼3～4次。（李彬之等主编·《现代中医奇效良方宝典》下册883）

★ 97. **治流行性腮腺炎2方**

①五倍子末适量。用法：用米醋调成糊，涂于患处。（中医研究院革命委员会 编·《常见病验方研究参考资料》41）

②五倍子、生大黄、黄柏、芒硝各20克，生南星10克。共为细末，过120目筛，加凡士林调成30%的软膏。将药膏平摊于纱布上（约2毫米厚），贴敷患处，外以胶布固定，每日换药1次。功效：消肿止痛。（易磊 编著·《中国秘方大全》1117）

★ 98. **治痄腮：**五倍子、大黄、白及。共为末，鸡子清调搽。（清·邹存淦著·《外治寿世方》63）

★ 99. **治甲状腺肿3方**

①五倍子12克，银耳30克。水煎，喝汤吃

银耳，每日1～2次。（金福男 编著·《古今奇方》84）

②五倍子、鸦胆子、海藻各等分。共研细末，黄酒调搽。（中医研究院革命委员会 编·《常见病验方研究参考资料》196）

③五倍子适量，放入砂锅内炒黄（忌铁器），冷却后研末。晚上睡觉前用米醋调成膏状，敷于患处，次晨洗去。7次为1疗程。共治23例，均属女性，其中13例病程在15天至1年以内，连续用药3个疗程肿消；7例1年以上者，连续治疗5～10个疗程肿消；3例无效。（滕佳林 米杰 编著·《外治中药的研究与应用》183）

★ 100. **治甲状腺肿验案**：李某某，女，27岁。患者于1985年7月初甲状腺突然肿大，如李子大状，按之绵软，皮色如常，经多方治疗2个多月余无效，乃嘱患者使用五倍子。治疗方法：五倍子不拘多少放入砂锅内炒黄（忌铁器），冷却后研成末，晚上睡觉前用米醋调成膏状敷于患处，次晨洗去。7次为1个疗程。治疗3个疗程后肿块消失，至今未复发。（杨鹏举 主编·《中医单药奇效真传》322）

★ 101. **治脐部湿疹、溃疡、阴囊湿疹渗出糜烂、急性湿疹水疱**：取五倍子、黄柏各等份，研末外敷或用香油调敷。（有问必答网）

★ 102. **治脐疮**：枯矾、赤石脂各9克，五倍子3克，大黄6克。共研细末，外撒患处。每日3次。（郭爱廷·《实用单方验方大全》615）

★ 103. **治硬皮病**：五倍子、生半夏、生黄柏、伸筋草、面粉各等量。上药共研细末，使用时加食醋适量调成糊状，大火煮熟外敷患处。有活血祛瘀、疏通经络、清热除湿之功。（徐三文等·《中国皮肤病秘方全书》365）

★ 104. **治肛门瘙痒2方**

①五倍子15克，干姜3克，白果15克。共研末，每用少许，撒患处，每日1～2次。（金福男 编著·《古今奇方》124）

②五倍子、地肤子、蛇床子各20克。水煎成少半盆。肛门浸入其内20～30分钟即可，每日1次，可连用15～20次。（郭爱廷·《实用单方验方大全》680）

★ 105. **治肛裂2方**

①五倍子25克，白矾15克。水煎坐浴。（费兰波 徐亮 主编·《外科病奇难顽症特效疗法》230）

②五倍子80克，白及150克，黄柏50克，冰片10克，鲜猪胆汁1000毫升。制成膏剂，每日1～2次，用纱布条蘸膏敷于创面。（李彬之等主编·《现代中医奇效良方宝典》下册50）

★ 106. **治直肠脱垂33方**

①五倍子50克。用法：用水煎至500毫升。毛巾蘸药液洗敷，每天3次，连用10天为1个疗程。据万延宽报道，治1例6岁小儿因久泻后脱肛，经外洗热敷而愈。本方具有作用迅速、效果良好等优点。（薛建国 李缨 主编·《实用单方大全》608）

②临床上凡遇脱肛，不论老幼、新久皆可以五倍子煎汤熏洗之，一般用量30～60克，熏洗1次即见效。少则1～3次，最多用7次即获痊愈。多年来共治疗23例均治愈，无1例复发。[《中医杂志》编辑部整理·《中医杂志》专题笔谈文萃（1995—2004，第一辑）312]

③五倍子30克。用法：将五倍子研为细末，并过细筛。若大便后脱肛，先将肛门洗净或揩净，再将五倍子粉撒在一小块清洁白纸上薄薄一层，将脱肛轻轻托进。备注：久用必效。（吴静 陈宇飞主编·《民间祖传秘方大全》452）

④五倍子、艾叶各15克。煎水熏洗患处。（易磊 编·《中国秘方大全》482）

⑤五倍子9克，白矾5克。为末。水1碗，煎汤洗之。（滕佳林 米杰 编·《外治中药的研究与应用》182）

⑥五倍子3钱（炙），冰片1分。共研细末，先用葱汤熏洗肛门，然后将药末敷上。（中医研究院革命委员会 编·《常见病验方研究参考资料》283）

⑦五倍子、石榴皮15克。用法：共研极细末，搽涂于肛门脱出部分。（杨建宇 等主编·《灵验单方秘典》161）

⑧五倍子20克，石榴皮30克，白矾10克。用法：上药加水共煎，煮沸30分钟，滤取药液。药渣加水再煎，煮沸35分钟，滤取药液，合并2次药液，倒入盆内，熏洗患处，先熏后洗，每次20～30分钟，每日2次。每剂药可熏洗2日，熏洗前须加热煮沸。（刘道清 主编·《中国民间神

效秘方》597)

⑨五倍子15克,石榴皮、龙骨各25克,米醋适量。用法:共研细末,米醋调涂患处。(朱世增编著·《民间医学考参记——山野遗方》218)

⑩五倍子、苦参、赤石脂各5钱。用法:熬水趁热洗之。[陕西省中医研究所革命委员会编(修订本)·《陕西中医验方选编》411]

⑪五倍子、滑石各30克,牡蛎50克。共研细末。洗净患处,撒药面少许,每日1~2次。(金福男 编著·《古今奇方》122)

⑫五倍子15克,苦参15克。用法:将五倍子、苦参放入锅内,加水适量,煎煮30分钟,去渣留液,趁此热熏洗患处,每天1~2次,7天为1个疗程。(姚巧林等 主编·《中药外用治百病》47)

⑬五倍子、生枳壳、防风各30克。加水煎汤,熏洗坐浴,每日2次。(费兰波 徐亮 主编·《外科病奇难顽症特效疗法》236)

⑭五倍子、煅龙骨、诃子各20克,芒硝50克。将前3味烘干研末,芒硝用热水冲化开,放入澡盆中,熏洗至水冷为度,然后将药末少许撒于卫生纸上揉搓患处。(杨建宇等 主编·《灵验单方秘典》162)

⑮鳖头一个(煅),枯矾三分,五倍子(煅)三分,共研极细末搽之。(陆士谔 编·《叶天士手集秘方》70)

⑯鳖头1个(煅),枯矾、五倍子(煅)各10克。共研极细末。搽患处。(易磊 编·《中国秘方大全》482)

⑰鳖头1个(培),五倍子9克,黄连3克,麻油适量。用法:共研细末。用麻油调搽患处。(阳春林 葛晓舒主编·《湖南省中医单方验方精选·外科》下册1071)

⑱取乌龟颈1只焙干研粉,加五倍子10克,煅龙骨12克。研极细末,混合后加次碳酸铋粉5克,用时取少量撒于纱布上,用手托脱出部分,轻揉复位,每日1次。(费兰波 徐亮 主编·《外科病奇难顽症特效疗法》236)

⑲五倍子、煅龙骨等份。研极细末,先以高锰酸钾水洗患处,然后用棉球蘸药粉轻轻撒布在脱肛的黏膜上。每日2~3次,3~5天可愈。[李永明 张可堂·《中国中医报》2010;(11):8]

⑳五倍子(炒)50克,龙骨(煅)50克,赤石脂(煅)50克。共研细末,过120目筛。将药粉置纸上撒匀,轻轻敷患处托上。(宋立人 总编·《中华本草》5册89)

㉑五倍子、百草霜等分为末,醋熬成膏。鹅翎敷上,即入。(宋立人 总编·《中华本草》5册89)

㉒蓖麻子100克,五倍子20克。捣烂炒热旋熨头顶(百会穴),并从尾骶骨处向上熨。(唐汉钧 汝丽娟主编·《中国民间外治独特疗法》92)

㉓五倍子30克,白矾15克,苦参30克。用法:煎汤。趁热先熏后洗。(费兰波 徐亮 主编·《外科病奇难顽症特效疗法》238)

㉔**【脱肛洗药】**苦参、五倍子、陈壁土各等份。用法:水煎汤洗,次用木贼末搽上。(孙世发主编·《中医小方大辞典》1139引《回春》卷七.)

㉕五倍子3钱,白矾7钱,木贼草1两(烧研为粉)。用法:用五倍子及白矾,用水1碗煎汤洗,再以木贼草灰(木贼草烧研为粉)搽肛上。(中医研究院革命委员会 编·《常见病验方研究参考资料》283)

㉖五倍子3钱,白矾1钱,木贼草1把。用法:先用五倍子、白矾煎水洗,再用木贼草烧灰搽患处。(阳春林 葛晓舒主编·《湖南省中医单方验方精选·外科》上册1062)

㉗五倍子八个,川椒二十粒,葱二根。米泔水煎洗。(清·吴世昌 王远 辑·《奇方类编》67)

㉘五倍子、白矾末各适量。用法:五倍子煎汤,用汤水熏洗后,将白矾末擦肛门上。(阳春林 葛晓舒主编·《湖南省中医单方验方精选·外科》下册1045)

㉙五倍子5克,白矾2.5克,冰片0.25克。用法:共研细末,混合均匀,撒布患处,还纳复位,外盖敷料予以固定。(费兰波 徐亮 主编·《外科病奇难顽症特效疗法》236)

㉚五倍子30克,生芪15克,升麻9克。用法:水煎服,连服4~5剂。(吴静 陈宇飞 主编·《传世金方·民间秘方》187)

㉛取五倍子(炒黄)10克,蝉衣5克,冰片1

克，共研细末，装瓶备用。每次大便脱肛后，先用纱布蘸温水洗净患处，再用药末0.5克撒纸上将肛托回。每次便后坚持按本法使用，有升托回纳作用，一般5～7日可愈。（唐汉钧 汝丽娟主编·《中国民间外治独特疗法》99）

㉜五倍子、地榆各1钱。用法：洗净研末。每日1剂，分3次服。注意事项：空腹米饮调下。（阳春林 葛晓舒主编·《湖南省中医单方验方精选·外科》下册1050）

㉝五倍子、艾纸、白矾各适量。用法：五倍子研末，以艾纸卷成筒，放干净便桶内，用瓦盛之。令病者坐桶上，火点艾纸烟熏肛门，再以白矾末搽肛门。（阳春林 葛晓舒主编·《湖南省中医单方验方精选·外科》下册1051）

★ 107. **治下痢脱肛**：五倍子1块，白梅3个，木瓜1把，用法：水煎服。（杨建宇等 主编·《灵验单方秘典》162）

★ 108. **治肛脱不收3方**

①【**独虎散**】五倍子（研末）15克，朴硝、荆芥穗各3克。用法：五倍子入瓷瓶内慢火煎，续入朴硝、荆芥穗，趁热熏洗，仍以五倍子末敷之。（孙世发主编·《中医小方大辞典》1044引《直指》卷十四）

②【**收肛散**】五倍子10克，大蜘蛛1个，冰片少许，香油适量。用法：将五倍子和蜘蛛（去头足）放在新瓦上焙枯，研细末，再加冰片少许，香油调匀外用，1日3～5次调搽。（贾海生等编著·《小处方治大病·走入家庭的偏方》）

③五倍子1两，熊胆2分。用法：先用五倍子水煎洗患处，再用熊胆磨汁搽患处。（阳春林 葛晓舒主编·《湖南省中医单方验方精选·外科》下册1046）

★ 109. **治老幼脱肛**：万年青1株，五倍子3克。用法：用万年青连根煎汤洗，再用五倍子末掺肛门上。（吴素玲 李俭 主编·《实用偏方大全》632引《本草纲目拾遗》）

★ 110. **治脱肛验案**：用五倍子干燥粉剂局部敷布。如陈某某，男，7岁，脱肛反复半年，初为5～6天大便后脱肛，移时自然恢复，以后逐渐变为2～3天即脱，且难以回纳。乃嘱其家人用温开水将脱肛部位洗净拭干，再用五倍子粉5克，撒于洁净之纱布上托起，轻轻揉纳送回肛内。如此连用7次即愈，随访半年未复发。曾用本法治疗16例，疗效满意。［《中医杂志》编辑部整理·《中医杂志》专题笔谈文萃（1995—2004，第一辑）610（1998年第1期）］

★ 111. **治小儿脱肛**：【**五白散**】五倍子12克，煅牡蛎12克，煅龙骨12克，枳实3克，云南白药3克。前4味药共碾极细末，与白药混合。以3%的温盐水坐浴，再外涂石蜡油，后将本方均匀薄撒扑其黏膜面，手法复位后休息1小时。一般用3～5次。临床疗效：本方治疗小儿脱肛百余例，均获得满意疗效。一般用3～5次即愈。（胡熙明 主编·《中国中医秘方大全》下册661）

★ 112. **治痔疮24方**

①五倍子煎汤熏洗，或烧烟熏之，自然收缩。（陕西省中医药研究院编·《本草纲目附方分类选编》386）

②用五倍子500克，清洁捣碎，浸泡于52.5%的乙醇1000毫升中，密封存放1～2个月，过滤后煮沸消毒备用。经常规消毒、局麻后，用血管钳固定痔核根部，再注入五倍子乙醇液适量于痔核内，使之变成紫褐色为度。然后用弯血管钳反复挤压痔核直至变成薄薄的焦痂。最后在痔核根部行“8”字缝扎，术毕将部分残痔剪去，并涂九华膏，外加纱布覆盖。共治80例，10～20天治愈21例，21～30天治愈54例，30天以上治愈5例，治愈率达100%。（史书达编著·《中国民间秘验偏方大成》816）

③【**刘寄奴汤**】刘寄奴、五倍子各等份。用法：上药研为细末。空腹酒调下，仍用其末敷痔上。（孙世发主编·《中医小方大辞典》365引《朱氏集验方》卷六）

④五倍子、川贝母各等分。研末搽之。（清顾世澄 撰·《疡医大全》870）

⑤黄柏20克，五倍子适量。用法：黄柏水煎外洗患处，五倍子焙干研为细粉，温开水调成糊状；用棉花沾药塞入肛门，次日取出。备注：本方对痔核及内痔均有较好的疗效，对痔瘘及痔核急性发作者效果较差。（吴静 陈宇飞 主编·《传世金方·民间秘方》184）

⑥【**熏洗痔方**】五倍子三四个，皮硝一撮，水二碗，煎浓，先熏后洗，一二次即愈。绝妙。（陆士谔 编·《叶天士手集秘方》70）

⑦五倍子30克，白矾12克。用法：共研细末，每日3次，每次2克，空腹开水送服。备注：

五倍子

本方收敛止血,对痔疮出血均有良好的止血作用。(吴静 陈宇飞主编·《民间祖传秘方大全》449)

⑧五倍子3钱(烧存性),蜈蚣2条(焙焦),梅片2分。用法:共研细末,以香油调敷患处。(中医研究院革命委员会 编·《常见病验方研究参考资料》281)

⑨五倍子6克,桑寄生9克,皮硝15克。用法:煎汤熏洗,连用1周左右。(吴静 陈宇飞主编·《民间祖传秘方大全》443)

⑩五倍子、鸡冠花各3克,冰片少许。用法:共研细末,猪胆汁调搽。(吴静 陈宇飞主编·《民间祖传秘方大全》444)

⑪五倍子15克,乌梅20克,大黄15克,芒硝25克。用法:上药煎汤趁热熏洗,冷后加热再洗,日洗3次。备注:治疗期间忌服辛辣。(吴静 陈宇飞 主编·《传世金方·民间秘方》185)

⑫核桃壳、五倍子填满,线扎好,黄泥封固,炭火煅黑,烟尽为度,取出研细蜜丸,每服三钱。(清·丁尧臣·《奇效简便良方》134)

⑬**【倍香膏】**五倍子(烧存性)、乳香、降香各少许。用法:上药研为末。用津液调少许,搽痔上。(孙世发主编·《中医小方大辞典》1089引《朱氏集验方》卷六)

⑭冬青树叶300克洗净,鳖甲100克,五倍子60克压碎,加水2000毫升,煎30分钟滤弃药渣。每日晨起、晚睡前,将药液加热熏洗肛门各1次,3~5日为1个疗程,效果满意,无不良反应。(费兰波 徐亮 主编·《外科病奇难顽症特效疗法》225)

⑮鱼腥草、马齿苋各20克,槐花30克,五倍子10克。每日1剂,水煎,早、晚坐浴。(费兰波 徐亮 主编·《外科病奇难顽症特效疗法》224)

⑯五倍子、皮硝、金银花各三钱,煎水熏洗多次。(清·丁尧臣·《奇效简便良方》134)

⑰五倍子5个,冰片5厘。研末,麻油调搽。(清·顾世澄 撰·《疡医大全》866)

⑱阿魏60克,五倍子、雄黄各30克。用法:用醋、面、水为丸,如核桃大,再捻成条,塞入肛门。附注:虫闻阿魏气味出,即被五倍子吸收,雄黄杀死,用5次即愈。(陕西省中医研究所革命委员会编 修订本·《陕西中医验方选编》409)

⑲五倍子、白矾各30克,白及、花椒各15克。共碾粗末,布包,加水2000毫升,煎20分钟。趁热熏洗坐浴。每日1剂,日洗2次,每次20分钟。治疗16例患者,其中外痔9例,混合痔4例,内痔2例,肛裂3例(2例合并外痔)。均在1~3天内血止,肿痛消失,3~6日症状消失。1例混合痔合并轻度脱肛,用药1个月后,症状亦见轻。(李彬之等主编·《现代中医奇效良方宝典》下册497)

⑳倍子、枳壳(炒去瓤)、皂角(烧存性)各等分。共为细末,炼蜜为丸如梧桐子大,每服二三十丸,温水食前送下,其效如神。(清·顾世澄撰·《疡医大全》868)

㉑五倍子、大黄、皮硝各1两。用法:煎汤,入冬瓜皮内熏洗患处。(清·佚名·《济世神验良方》118)

㉒五倍子、大黄、枯矾、牙硝各等份。用法:4味药放入瓦罐,与清水合煎,瓦罐要盖密,以免药气外泄。以此药气熏患处,数次即愈。(李川主编·《民间祖传秘方》144)

㉓五倍、黄连为极细末,敷之,立效,外以冬瓜皮煎汤熏洗。(王树泽·《金元四大家医学全书》下册,1468)

㉔五倍子、青蒿、夏枯草各5钱。用法:混合研细,水洗或热熏患处。注意事项:夏枯草可用至1两。(阳春林 葛晓舒主编·《湖南省中医单方验方精选·外科》下册1000)

★ 113. 治外痔6方

①五倍子研细末,外敷痔核。(中医研究院革命委员会 编·《常见病验方研究参考资料》281)

②**【收痔散】**五倍子。用法:上为细末。调敷痔核。(吴静 陈宇飞主编·《民间祖传秘方大全》448)

③大五倍子1个,蛇蜕皮适量。用法:将五倍子开1孔,纳蛇蜕皮于内,须纳满烤枯,研成细粉。外用。注意事项:每晚用水洗净肛门,铺药粉痔上,每晚1次,不要间断。(阳春林 葛晓舒主编·《湖南省中医单方验方精选·外科》下册1020)

④五倍子5钱,老鼠粪10粒,桐油适量。用法:焙枯共研细末,用桐油烧滚,待冷却后,将药末调匀。每日分2次,外搽患处。(阳春林 葛晓舒主编·《湖南省中医单方验方精选·外科》下

册 1022）

⑤五倍子，鳖甲。煎汤熏洗。（清·顾世澄撰·《疡医大全》872）

⑥五倍子 30 克，黄连、大黄、黄柏各 10 克，冰片 3 克。将前 4 味药共为细粉过 100 目筛，再加入冰片，每 10 克药粉加凡士林 30 克，香油 10 克调成膏剂，并视痔核大小敷于痔顶端。每日换药 1 次，6 天为 1 个疗程。用药期间嘱其忌酒及刺激性食物。疗效：治疗患者 256 例，治愈 244 例，有效 12 例。用药 1～2 天，即可肿消痛止，3～6 天痊愈。随访 1～2 年，复发率在 5% 以下。荐方人：陕西省千阳县中医院中医师张锁成。（史书达编著·《中国民间秘验偏方大成》上卷 817）

★ 114. **治内痔：**陈民藩等报道以五倍子 10 克，黄柏 30 克，枯矾 5 克，白及 5 克，米粉 50 克，制成新枯痔钉，治疗内痔 728 例，治愈 702 例（96.4%）。肉眼观察：第 1 天痔核轻度水肿和充血，痔核稍膨大，第 2 天枯痔钉插口有 1～2 毫米坏死圈，在黏膜下有一部分小血栓，第 3～5 天见有黄色或淡红色液体溢出，第 6～7 天痔核明显缩小或消失，第 8～9 天见不到钉孔，黏膜面呈灰白色纤维组织。无砒枯痔钉术后虽然还有发热、出血、排尿困难、疼痛、水肿等反应，但因不含砒，便无砒中毒反应之虑。（张伯讷 主编·《中医年鉴》261）

★ 115. **治痔疮疼痛：**蜈蚣 3～4 条，香油煮一二沸浸之，再入五倍子 2～3 钱，瓶收密封。如遇痛不可忍，点上油即时痛止大效。（杨仓良主编·《毒药本草》720）

★ 116. **治痔疮痛不可忍：【矾消散】**朴硝、白矾、五倍子各等份。用法：上药研为细末。以朴硝先煎汤熏，候温即洗，用绵帛渗干，却以水调二药末为膏，涂痔上。（孙世发主编·《中医小方大辞典》968 引《普济方》卷二九六）

★ 117. **治内痔嵌顿水肿：**五倍子 30 克，当归 100 克，防风 50 克。水煎 30 分钟后过滤，取药液 2000 毫升，先熏洗后坐浴，日 3～4 次，日 1 剂。共治疗内痔嵌顿 63 例，均收到良好效果。（李彬之等主编·《现代中医奇效良方宝典》下册 492）

★ 118. **治肠口热肿：**朴硝、五倍子。上为末敷之。（电子版·《中华医典·普济方》卷二百九十六）

★ 119. **翻花痔：**五倍子、槐花、皮硝、瓦松各等分。用法：共煎洗，数次即愈。（清·龚自璋辑·《家用良方》75）

★ 120. **沿肛痔：**五倍子一两，地骨皮一两，皮硝一分。砂锅煮汤，趁热熏洗。（清·龚自璋辑·《家用良方》74）

★ 121. **淋渫痔疮：【朴硝散】**五倍子、朴硝等分。用法：上为细末。每服三两，水三碗，同煎至三四沸，淋渫。（彭怀仁 主编·《中医方剂大辞典》4 册 105 引《鸡峰》卷十七）

★ 122. **治内痔便血、外痔水肿、脱肛等：**马齿苋、石榴皮各 30 克，五倍子 15 克，白矾 9 克煎汤，先熏后洗。每日 2～3 次，每次 20 分钟。（唐汉钧 汝丽娟主编·《中国民间外治独特疗法》38）

★ 123. **痔血不止：**木鳖子、五倍子研末敷肿处。（元代·朱丹溪·《丹溪手镜》286）

★ 124. **治外痔肿大，或流黄水：**炒蛇蜕 5 钱，炒五倍子 3 钱，龙骨 4 钱，川柏 5 钱，乳香 3 钱。共研细末。用法：疮部湿可干撒，疮部干燥香油调敷。（沈洪瑞主编·《重订十万金方》460）

★ 125. **熏痔法：**莲蓬壳一个，五倍子一个，将五倍子开一孔纳明雄五分于内，再将倍子有孔一头纳入莲蓬壳内，以线扎紧，入小口砂锅内水煎十数沸，对痔上熏之，冷则又温，频熏自效。（清·顾世澄 撰·《疡医大全》865）

★ 126. **治痔漏，肿痛难忍：【搽痔散】**大五倍子一个（敲一小孔），荔枝草（阴干）。用法：将荔枝草为末，填满五倍子，用湿纸包煨五倍子片时，取出待冷，去纸研细，每用一钱，加轻粉三钱，冰片五厘，和研令匀。先以温水洗净，后将药搽痔上。（彭怀仁 主编·《中医方剂大辞典》10 册 273 引《仙拈集》卷四）

★ 127. **治痔漏 2 方**

①**【生肌散】**五倍子（为咀，炒黄色）二两，白矾（飞过）五分，没药、乳香、孩儿茶各一钱。用法：上为细末。每次用管吹入漏疮口内。（彭怀仁 主编·《中医方剂大辞典》3 册 562 引《摄生众妙方》卷七）

②五倍子、枯矾、雄黄、炒乌梅（去核）各 9 克，冰片 0.3 克。共研细末，炼蜜为丸，分 5 次

五倍子

服,每日1次,空腹白开水送下。(易磊 编·《中国秘方大全》477)

★ 128. **治肛周疖肿**:五倍子、桐油各适量。

用法:五倍子烧灰,桐油调匀。外涂患处。(阳春林 葛晓舒主编·《湖南省中医单方验方精选·外科》下册1025)

★ 129. **治肛门远处疮不收口**:翻白草5钱,五倍子3钱。用法:研,水煎熏洗患处。洗后用雄黄1钱,儿茶3钱研面,陈醋调摊于布上,贴患处。(沈洪瑞主编·《重订十万金方》391)

★ 130. **治谷道生泡,痒而复痛,此风毒流行证:【唾调散】**上五倍子末。唾调敷。(电子版·《中华医典·普济方》卷三百一)

★ 131. **蛲虫病,肛门作痒**:黄连2钱,五倍子5钱。用法:水煎。洗肛门。功能:清热燥湿,杀虫止痒。(易法银 喻斌 主编·《湖南省中医单方验方精选·外科》下册2508)

★ 132. **系统性红斑狼疮**:白矾0.5克,枯矾0.5克,五倍子2克。(张俊庭 编·《皮肤病必效单方2000首》136)

★ 133. **治黄水疮(脓疱疮)18方**

①五倍子6克,炒黄研细末。撒于患处。(刘少林 刘光瑞·《中国民间小单方》122)

②五倍子、千里光各30克。用法:上药加水1000毫升浸泡后煎煮30分钟,弃渣留汁,湿敷患处,每天三次。连续外用5天为一个疗程,用2~3个疗程。功能:杀虫除湿止痒。适用于脾虚型脓疱疮疮面渗液较多者。注意事项:本方只供外用,不可口服。(杨继军 赵建新主编·《皮肤病实用偏方》83)

③大黄一两半,五倍子五钱。用法:研细末,蛋清调搽。主治:黄水疮。(中医研究院革命委员会 编·《常见病验方研究参考资料》395)

④文蛤(即五倍子)、白矾共为细末,撒于患处。(吴静 陈宇飞主编·《民间祖传秘方大全》915)

⑤五倍子3钱,大黄1两,冰片少许。先将前2味药研细末,后入冰片再研。香油调敷患处。主治:黄水疮。(沈洪瑞主编·《重订十万金方》347)

⑥五倍子、枯矾各50克,黄柏100克。用法:研极细末,瓶贮备用。用时先用野菊花或马齿苋煎水洗净局部,用麻油调药和匀涂局部,每天1次。功能:清热解毒、燥湿敛疮。(膳书文化主编·《中华偏方单方大全》337)

⑦五倍子、细辛各200克,冰片2.5克。用法:前2味共研细末再加入冰片研末,先用苦参熬汁洗净患处,然后将药末撒于疮面(不可敷盖),每日换药1次,治疗本病有良好效果(一方细辛用100克)。(杨仓良主编·《毒药本草》184)

⑧**【冰倍散】**五倍子1两,冰片2分。蜂蜜将五倍子炒焦,入冰片同研细末。香油调搽。(沈洪瑞主编·《重订十万金方》349)

⑨绿茶、五倍子各等量,冰片少许。用法:共研末,洗净疮面撒敷,每日1次。

⑩**【倍矾散】**五倍子10克,白矾3克,胆矾1.5克。用法:将五倍子烧存性,白矾与胆矾同置于铜勺中煮到枯矾,共研极细末,用花生油调糊状。用棉签涂一层薄薄药液于疮面上,待绿色水渗出,用棉签轻轻拭干,再涂一层药液,疮面于数日内即水干而结痂,待痂落而愈。此为曾宜敬教授治疗黄水疮的绝招。(王凤岐 主编·《中华名医特技集成》555)

⑪马齿苋50克,五倍子、枯矾各25克。上药加水1000毫升,文火煎煮30分钟,弃药渣取药液,晾至37度备用。用煮沸过的软布蘸药液涂搽事先已消毒的病损处,每次30分钟,每日2~3次,一般疗程3日。(唐汉钧 汝丽娟主编·《中国民间外治独特疗法》255)

⑫五倍子、枯矾、松香各50克。共为末,香油调搽。(吴静 陈宇飞 主编·《传世金方·民间秘方》391)

⑬五倍子、黄丹、老松香各1两,枯矾1.5钱。共研细末。香油调敷患处。(清太医院秘录·《医方配本》189)

⑭五倍子、黄连、蛇床子、白矾、白芷各等份。用法:上药共研为极细末,过100目筛后,贮瓶备用。若见黄水疮糜烂者,直接用此撒于疮面;结痂者用香油调和成软膏状,涂擦患处。每日换药1~2次。功效:清热燥湿,祛风止痒。主治:黄水疮。附记:屡用效佳,一般用药2~4天即可治愈。(程爵棠 程功文 编著·《单方验方治百病》396)

⑮五倍子、黄柏各等分为细末。花椒油调匀涂患处。(中医研究院革命委员会 编·《常见病

验方研究参考资料》395）

⑯五倍子（煅）50克，白芷15克，石膏（煅）3克，铜青15克。用法：共研细末，香油调搽。（吴静 陈宇飞主编·《民间祖传秘方大全》914）

⑰五倍子3份，地榆3份，枯矾1份，冰片1份。用法：上药共研细末，混匀，盛入适宜洁净容器内备用。用3%的双氧水清洗疮面，以除去脓痂为度，再用沸水浸泡过的小板将此药粉直接涂在渗液的皮损处。若皮肤干燥，将其药粉用开塞露调成糊状涂于患处，每日早、晚各1次，渗液多者可用4次，3天为1个疗程，如皮损较大，感染较重，可给予适当包扎，一般不需包扎和全身用药。多以暴露为宜。疗效：使用本方治疗脓疱疮数例，均有较佳疗效。（张树生 高普等编·《中药贴敷疗法》629）

⑱五倍子30克，炉甘石、五灵脂各15克。共研细末，香油调匀。涂抹患处。（郭爱廷·《实用单方验方大全》651）

★ 134. **治黄水疮，兼治磺胺药过敏反应流黄水不止：**五倍子一两（煅），冰片一钱。用法：共为细末。外敷用。（沈洪瑞主编·《重订十万金方》350）

★ 135. **治黄水疮，奇痒难忍：**五倍子1两，生白矾、郁金各3钱 胆矾3分 醋适量。用法：共研细末，用醋调。搽患处。（阳春林 葛晓舒主编·《湖南省中医单方验方精选·外科》上册531）

★ 136. **治头部黄水疮：**五倍子、青黛各3钱，冰片1.5钱。用法：共研细末，香油调搽患处。7日后用干净白布蘸热开水敷患处以去疮痂。（沈洪瑞主编·《重订十万金方》346）

★ 137. **治红脚黄水疮：**炒文蛤4钱，雄黄3钱。用法：共研细末，撒患处。功能：解毒凉血，敛疮止痒。（阳春林 葛晓舒主编·《湖南省中医单方验方精选·外科》上册525）

★ 138. **治热毒疱疮：【独珍膏】**五倍子（炒焦研粉）适量，香油调膏。外敷少许，日1～2次。（张金鼎 邹治文·《虫类中药与效方》263）

★ 139. **治疔疮初期：**五倍子粉适量，加入蜂蜜、原醋各半，调成糊状，敷于患处。本方适于疔疮初期。（刘道清 主编·《中国民间疗法》386）

★ 140. **治疔疮、疔肿：**五倍子、马齿苋、野菊花各等份。研末，加入蜂蜜，调成糊状，外敷。（唐汉钧 汝丽娟主编·《中国民间外治独特疗法》22）

★ 141. **治疔疮肿毒：**五倍子、大黄、黄柏各30克。共为细末，凉开水调成膏。外敷患处，每日1～2次。每次适量。（张金鼎 邹治文·《虫类中药与效方》265）

★ 142. **治眉棱疔验案：**陈某某，男，38岁。患者面部左眉棱骨外角粟粒样小泡初起，形如钉状，其根较深，红肿疼痛，并有麻感。全身恶寒发热，当即诊断为眉棱疔，予五倍子膏。治疗方法：将五倍子适量炒成焦黑色，候冷，研成细末过筛，取极细末，入适量蜂蜜、醋、米粉，调和成膏状，临用时将药膏敷于患处，敷料面积视患处面积大小而定，但要超出患处硬结红肿界外，厚度0.5厘米，敷后2小时左右局部即有瘙痒感，3～5天即肿消痊愈。外敷，至晚疼痛即见减轻，2天后红肿基本消失，又换药1次症状全消。（杨鹏举 主编·《中医单药奇效真传》261）

★ 143. **治疔毒初起，并治无名肿毒：【拔疔毒膏】**紫地丁二两，当归（酒洗，以盐踏烂）四两，大五倍子十个。用法：麻油十斤煎枯，滤清，以黄蜡收成膏。取少许涂疔毒上，以膏散盖之，半日即退。（彭怀仁 主编·《中医方剂大辞典》6册202引《千金珍秘方选》）

★ 144. **治疖2方**

①五倍子适量，文火炒黑，凉脆后研末，醋调，摊于无菌敷料外敷患处，日换药1次，5～10日1个疗程。（费兰波 徐亮 主编·《外科病奇难顽症特效疗法》5）

②**【黄柏五倍子膏】**大黄、黄柏、五倍子各30克，食醋适量。制法：研细末，用食醋适量，调为糊状。用法：敷于患处，每日敷4～5次。方解：四者合用，共奏清热解毒，消肿止痛之效。（阳春林 葛晓舒主编·《湖南省中医单方验方精选·外科》上册29）

★ 145. **治疖疮2方**

①五倍子、腊茶各15克，研细末。先用葱椒煎汤洗，然后用麻油调药末敷患处。（汉羌 月兰编著·《简方治百病》267）

②五倍子适量，用蜂蜜拌匀，火上加热，炒至五倍子呈深黄色离火，仍继续摊拌，蜂蜜亦焦脆，随即变细粉，敷于患处。（汉羌 月兰编著·《简方治百病》268）

★ 146. **治软疖**:五倍子7个研末,香油200克,熬至一半,布绞去渣,搽3~4遍,勿以水洗。(杨建宇 等主编·《灵验单方秘典》194引《普济方》)

★ 147. **治热疖**:五倍子、王不留行各1两。用法:瓦上焙干研末,加醋调成糊状,敷于患处,1日3次。(中医研究院革命委员会 编·《常见病验方研究参考资料》399)

★ 148. **治疖肿**:五倍子适量。用法:将上药焙干研粉,加人适量的香油搅拌成糊状,敷在痈的表面,盖上纱布,胶布固定。验证:用上药治疗痈(多头疖肿》患者近100例,未配用任何抗生素和止痛药,一般敷药1~2次即获痊愈。对未发脓的痈或疖头刚破者,疗效确切,用得越早,效果越好。(良石 主编·《名医珍藏·秘方大全》132)

★ 149. **治热疖初起**:用五倍子末以陈醋调敷,三四小时后可消。(中医研究院革命委员会 编·《常见病验方研究参考资料》255)

★ 150. **治软硬疖,诸热毒疱疮:【独珍膏】**五倍子不拘多少(瓦上焙干)。用法:上为细末,入数点麻油,冷水调涂。(彭怀仁 主编·《中医方剂大辞典》7册773引《朱氏集验方》卷十二)

★ 151. **治肩疖:【五倍桐油散】**五倍子、好桐油各适量。制法:研细末,将药末与桐油调匀。用法:涂患处,每天两三次。注意事项:三四天可愈。功能:清热解毒,消肿止痛。(阳春林 葛晓舒主编·《湖南省中医单方验方精选·外科》上册13)

★ 152. **治肩生痈疖、热疖**:五倍子(烧存性)为细末,加黄丹(用水飞过)。调醋敷之,甚效。(清·邹存淦著《外治寿世方》93)

★ 153. **治枕部疖肿**:先剃光头部毛发,清洁消毒后拔除疖子脓栓。用五倍子粉适量与醋调成膏状敷于疖肿上,厚约2毫米。每日更换1~2次,每次换药需清洁创面。共治20例,除2例不断出现新疖外,余18例均经3~9天治愈。(江苏新医学院 编·《中药大辞典》上册393)

★ 154. **治颈部疖、痈**:五倍子、干鹅粪各250克。用法:将干鹅粪、五倍子共研细末混匀,装瓶密闭备用。用时取食醋调成糊状,涂擦患处。早、晚各一次。涂药后纱布覆盖,胶布固定,一周为一个疗程。用本方治疗6例,均获痊愈,其中2例2个疗程内治愈,4例在4个疗程内治愈。(唐大晅 张俐敏 主编·《传世金方·祖传秘方》146)

★ 155. **治疖,痈、毛囊炎初期、乳头状皮炎(肉包)瘢痕疙瘩**:五倍子418克,蜈蚣6条,蜂蜜90克,冰片1.5克,老黑醋1250克。砂锅盛黑醋火上熬开30分钟,加入蜂蜜再熬至沸腾状,用铁漏勺将五倍子粉慢慢撒入,边撒边按同一方向搅拌,撒完后即改用文火熬成膏状离火;再兑入蜈蚣粉和冰片粉搅匀即成。做成的黑布药膏质量要求光亮、黑润,贮存在瓷罐或玻璃罐中备用(勿用金属器皿贮存)。外涂时,需涂2~3毫米厚,用黑布或厚布盖上,换药前清洁皮肤,2~3天换1次。(徐三文等·《中国皮肤病秘方全书》95)

★ 156. **治冷疮经久不愈**:雌黄、栝楼根、五倍子各等份。用法:上药研为散。先用温浆洗疮面,干贴。如疮口久不合者,洗了用巴豆1米粒大,纳疮内,待血出后敷此药。(孙世发主编·《中医小方大辞典》981 引《圣济总录》卷一三三)

★ 157. **淋洗疮口方**:五倍子一两(炒)。矾石半两(烧)。上为末,每用二钱许,沸汤一碗调匀,淋洗汤温即止。每淋洗完,用软帛擦干,用生肌药掺于疮口上。(电子版·《中华医典·普济方》卷二百九一)

★ 158. **治阴疮肿疡,根脚散漫:【铁箍散】**五倍子(微炒)30克,生大黄12克,秋芙蓉叶18克(一方有寒食面15克)。用法:醋入勺内熬沸,投药末搅匀,敷患处,留顶,以纸盖之;干则以醋扫润之。宜忌:阴疽及皮色不变、漫肿无头者不可敷。备考:《疡科遗编》有陈小粉。(孙世发主编·《中医小方大辞典》1085引《疡医大全》卷八)

★ 159. **治疮痈**:五倍子适量,焙干,捣碎成末,加入香油拌成糊状。将油糊敷在痈上,盖上纱布,用胶布固定。据郭干举报道,应用本方治疗近100例,均有效。用得愈早效果愈好,敷1~2次即愈。按语:本方是郭干举的家传秘方,外敷治痈,疗效显著,首次发表于1978年《新医学杂志》。(张俊庭 主编·《中国名医特技精典》102)

★ 160. **治痈疖(蜂窝组织炎)**:五倍子。用法:五倍子研细末。用醋调成膏状,外敷患处,

3日换药1次。疗效：共治疗156例，以体温恢复正常，肿块消失，经1次换药治愈者为痊愈。结果：痊愈79例，显效57例，有效14例，总有效率96%。疗程最短者3天，最长者9天，平均6.5日。（刘有缘 编著·《一两味中药祛顽疾》192引《中医杂志》1990年，第9期）

★ 161. **治痈疮初起，火盛红肿者：**川五倍（剖，洗，焙燥）、生肥皂（去子弦筋，焙燥）各二两，乳香（去油）、没药（去油）各六钱。用法：上药各为细末，和匀。用真米醋捣烂作锭，每重二钱。晒极燥，贮洋铁筒。用时真米醋磨浓，鸡毛扫敷患处，随干随敷。日近者可散，或已成脓觉痛者，宜留出患头，敷四围，亦能收小速愈。（彭怀仁 主编·《中医方剂大辞典》2册916）

★ 162. **治疮疽毒发险处：【南星膏】**五倍子一两（炒），南星、草乌、黄柏、白及各二两。用法：上为末，醋调如糊。随肿处渐渐围，逐至不险处。（彭怀仁 主编·《中医方剂大辞典》7册193引《疡科选粹》卷一）

★ 163. **治痈疽4方**

①五倍子醋炙为末。用猪脑同捣匀敷。（清·顾世澄 撰·《疡医大全》361）

②五倍子10克，棉花叶30克。共捣研，猪油调，涂患处，每日1～2次。（金福男 编著·《古今奇方》90）

③**【乌龙膏】**臭小粉、五倍子各等分。用法：上同炒黑，研细。醋调敷，干则以醋调润之。功能：消毒。（彭怀仁 主编·《中医方剂大辞典》2册875引《疡医大全》卷八）

④**【围药铁井栏】**贝母、南星各七钱，连翘、五倍子、经霜芙蓉叶各一两。用法：上为细末。用水调敷四周肿处，只留中间一窍出毒气。（彭怀仁 主编·《中医方剂大辞典》5册487《丹溪心法》卷五）

★ 164. **治痈疽验案：**（李遇春）余遇“有头疽”一症，尝用西法治之，每于切割、冲洗、换药之际，病者常因剧痛而呼号呻吟，余常思得一善法效方，使患者脱此苦厄。一日余值班，有一位20多岁年轻妇女由家属抬入诊室。其面赤中夹青，唇红中而焦，解衣见胸部膻中穴左寸余处有脓头数个，红肿焮热，上下径尺，左右蔓延，过背只隔一右肩胛即将汇合，体温高达39.4℃，病起1周。近3日剧痛难忍，昼夜呻吟，不眠不食。此乃膻中疽，为疽中险重之证。审证求因，乃春节前夕过食膏粱厚味，火毒湿热内盛，复因风邪外袭，营卫失和，气血瘀凝，经络阻滞而成是证。治此重症，寻常之方绝难奏效。河北《中医验方汇编》治“脑后发”之“五倍子膏”极有效验。因思“脑后发”亦为有头疽之一种，用其效方治此膻中疽或可奏效。乃连夜配制，如法敷贴，内服大剂清热解毒之药。次日体温渐退，疼痛大减，红肿渐消。约1周后，于换药之时，如掌大一片腐肉随药膏脱落，露出深约1厘米的创面，红活洁净，病人所苦十去八九。遂嘱其带药回家调养。2年后随访，患者告云：当年回家调养十余日，所患即瘥，今正乳子。余视原患处，见只留下一长约10厘米的线状柔软瘢痕。

自此以后，屡用此方无不应手取效。一般单用此药外贴即可。凡对症之病，贴后药膏必然干燥；如贴后药膏仍稀软如新调制样，是不对症，用之无效，不必再贴。本方以五倍子为君，其气寒，能散热毒疮肿，佐以消痈肿之陈醋，专长祛风之蜈蚣，能解秽消毒之冰片，甘缓滋润之蜂蜜，外敷疮疽可聚敛疮毒，使红肿渐收聚于一处，并可使已腐之肉速脱，免受刀割之苦。本方不但长于化腐，更善于生肌，用后可使新肉速生，愈合后瘢痕极小。

多年来余用此方不但治疽有验，试治褥疮、皮肤结核，亦有一定疗效。后来为备不时之需，配制此方时暂不加醋，制成锭剂，临用时再用烧热之醋化成软膏，其效不减于前。

【五倍子膏方】五倍子（炒微黄）250克，蜈蚣（焙）3条，冰片9克，蜂蜜185克，陈醋250克。制法：将五倍子、蜈蚣、冰片各研细末，先将蜂蜜炼至滴水成珠，入五倍子末搅成硬膏，候凉后再入蜈蚣末、冰片搅匀即成。用法：先将患处用生理盐水或花椒水洗净，再将本药膏摊在消毒敷料上贴于患处，初起每日换药1次，腐肉脱落后可隔2日或3日换药1次，直至痊愈。（孙继芬 主编·《黄河医话》409）

★ 165. **治痈疽、疖肿：**五倍子粉150克，糯米煮汁约50毫升，去渣，把红糖、陈醋加入糯米汁内，文火煎约30分钟，再将五倍子粉徐徐加入，不断搅拌，文火煎约1小时成黏胶状即可分装备用。临用时按患处大小摊膏药，所摊膏药略大于患部，摊膏药用消毒纱布、牛皮纸均可，一般隔日或每日换药。用于痈疽、疖肿外敷治疗,未成脓或化脓溃破均可用,应将溃破处暴露,加用引流纱条使引流通畅。少数患者贴膏药后局部有痒感,无其他副作用,可不作处理。共治疗200余例均获良效。(李彬之等主编·《现代中医奇效良方宝典》下册512)

★ 166. **治痈疽初起2方**

①大黄、五倍子、黄柏各等分为末,新汲水调涂,日4~5次。(杜婕億 主编·《传世单方大全》98引《简便方》)

②五倍子(焙)9克,血竭2克,冰片1克,麝香0.1克。共研细末,以食醋120毫升(烧开,候温)调涂于患处,每日2~3次。(易磊 编著·《中国秘方大全》429)

★ 167. **治痈疽未溃**:五倍子1两(炒),藤黄1.5钱。用法:研末,用米醋调敷患处。(中医研究院革命委员会 编·《常见病验方研究参考资料》255)

★ 168. **治痈疽溃烂日久**:五倍子(打破)4两,蜂蜜1.5两。用法:蜂蜜熬至黄色,入五倍子同炒,如栗子皮色为度,待凉脆,轧成极细面过罗,瓷瓶收贮,勿令泄气。醋调成膏,摊硬纸上,贴患处,1日1换。(沈洪瑞主编·《重订十万金方》374)

★ 169. **治痈疽发背诸毒,一切恶疮等症,敷之消散,起死回生神方:【回生丹】**大五倍子去一角,入银朱不拘多少,再用银箔糊住角口,放铜勺内,微火慢慢焙之,烟绝为度。研细末,放地下出火气,用鸡蛋清调成稠膏状,由外向里涂敷,留疮口,一连三四次,止痛消肿如神,破后敷之亦效。(清·顾世澄 撰·《疡医大全》354)

★ 170. **治痈疽诸毒:【奇验金箍散】**白芙蓉叶二两(阴干,不经霜者佳),五倍子、白及、白蔹各四钱,生大黄六钱。用法:上为末。用蛋白同醋调敷;如干,以生葱头酒润之;已有头者,露出头,敷四围为妙。(彭怀仁 主编·《中医方剂大辞典》6册188引《冯氏锦囊·外科》卷十九)

★ 171. **治痈疽、发背、诸般肿毒初起**:五倍子炒微黑,候冷为末,将葱汁好醋调,涂上一二次,立消。(清·王梦兰·《秘方集验》121)

★ 172. **①治痈疽;②治带状疱疹:【立消散】**雄黄二钱二分,穿山甲三钱,生大黄(锦纹者良)、芙蓉叶、五倍子(炒)各五钱。用法:上为极细末。滴醋调敷,中留一孔透气,如干又搽。主治:①《疡医大全》:痈疽。②《中医皮肤病学简编》:带状疱疹。(彭怀仁 主编·《中医方剂大辞典》3册919引《疡医大全》卷八)

★ 173. **治一切痈疽,发背,肿毒未溃已溃者**:文蛤八两(炒),多年浮粉一斤(晒干,入米醋浸一夜,再晒干听用),蛐蜒虫三十条。用法:上药同捣一处,再晒再捣成末,再炒至黑色,为细末,收入瓷罐内。用醋调敷患处,留头出毒气,绵纸盖之,干再醋稍润之。(彭怀仁 主编·《中医方剂大辞典》2册974引《外科启玄》卷十一)

★ 174. **治一切痈疽,恶疮,疥癣、秃顶、黄水疮久溃等**:蜈蚣10条,文蛤1个,大风子油20克。用法:将文蛤穿一小洞,蜈蚣放入内,湿草纸裹好,文火炼存性,研细末拌入大风子油擦患处。(吴静 陈宇飞 主编·《传世金方·民间秘方》163)

★ 175. **治疹后痈疽脓未成者:【神消散】**大黄、倍子各一两,乳香五钱,没药五钱,牛皮胶四两。用法:上将胶用好醋溶化,拌药末,凝结收贮。凡遇肿毒,取胶药一两,以好醋一钟化开,用新笔趁热蘸围,从大围小,一个时辰,自然痛止毒散。(彭怀仁 主编·《中医方剂大辞典》7册1146引《治疹全书》卷下)

★ 176. **治有头疽未化脓者**:五倍子、鹅粪各等份。鹅粪焙干后与五倍子共研为细末,临用时加米醋适量,调为糊状,涂布于疮周,2~3日换药一次。功能:解毒消肿止痛,适用于有头疽初起未化脓者。(唐汉钧 汝丽娟主编·《中国民间外治独特疗法》209)

★ 177. **治发背4方**

①五倍子研细面、蜂蜜120克。制用法:以砂锅炒起泡为度。将此药摊于白布上敷患处,每3日换药1次。(沈洪瑞主编·《重订十万金方》396)

②**【拔毒膏】**五倍子30克,蜜炒成黄色,研细面。制用法:以成醋调和,涂青布上敷于疮上(中留一孔)。贴在患处,7日1换。(沈洪瑞 主编·《重订十万金方》396)

③五倍子、蜂蜜、陈醋、香油各120克。用法:将五倍子研细末,将蜂蜜、陈醋、香油放入砂锅内,火熬数开,再放入五倍子末,熬数开即成膏样。待药膏温时,摊在青布上贴患处。1日1换,或2日1换,至疮愈为止。(沈洪瑞 主编·

《重订十万金方》398)

④五倍子10克,蜂蜜20克,露蜂房1个。用法:五倍子、露蜂房瓦上焙焦,研细末过筛。蜂蜜入锅内加热化开过筛,重入锅内,加入2味,搅和均匀,如粥状(不可太稠或太稀),摊在生白布上,贴患处,干则更换。功效:解毒敛疮。按语:此方对未破溃疡的痈疽效果较好。一般敷2次可愈。重者可多敷几次,无不消散。(刘道清等著·《秘验单方集锦·外科篇》21)

★ 178. **治发背久不愈者**:川文蛤(捣碎)、香油半斤。用法:将文蛤入油内炸之,现色时取出,贴于疮口。七日去之,疮口自愈。(彭怀仁主编·《中医方剂大辞典》10册1483引《外科十三方考》)

★ 179. **治发背、对口方**:五倍子、白及、大黄各1两,生杏仁四两。用法:共为末,和蜂蜜调匀摊布上,敷患处,1日换3次。若有痛苦者可加香油少许。(中医研究院革命委员会编·《常见病验方研究参考资料》258)

★ 180. **治发背、痈肿、毛囊炎**:外证呈阳性者,但见局部红肿焮痛,初起无脓头者,贴敷后1~2日即可消退。若已溃者敷贴时留下溃口以引流,共治疗280例。如高某,发背10天,面积约10~10厘米,表面有多个脓头,基底部红肿而硬,虽用青霉素等抗菌药物仍呈扩展趋势,疼痛日甚,乃取五倍子细末100克,蜜、醋用量按:1:2调成膏剂外敷,敷后感觉凉爽舒适而疼痛减轻。1天后换药,脓液自动溢出,基底亦渐回软,停止扩展,换药6次后逐渐趋向愈合。又如沈某,颈后发际下多发性毛囊炎反复1个月余,已用青霉素及磺胺等药效果不显,脓头渐多,此起彼伏,颈后项部红肿疼痛,转侧活动受限,遂用五倍子细末,蜂蜜、黑醋按1:1比例调膏外敷,每日换药1次,7天后基本愈合。[《中医杂志》编辑部整理·《中医杂志》专题笔谈文萃(1995—2004,第一辑)609]

★ 181. **治搭背、对口、恶疮**:五倍子不拘量。用法:取五倍子,用蜂蜜薄薄滚和拌匀,置于铜锅内,放文火上加热,随炒随搅匀,莫停手。俟五倍子呈深黄色(勿待焦黑),即离火,仍继续搅拌,渐冷渐凝,蜜亦焦脆,随即研化为细粉。酌量疮口大小,取备好的五倍子散适量,用米醋调成软膏,敷患处,每日换药1次,至脓净时为止。至无脓而生新肉芽时,仅取五倍子散撒布于疮面,可逐渐收口愈合。作用:消肿毒,敛溃疮。疗效:治搭背、对口、恶疮,俱有良效。有高姓老翁,年逾八旬,所患搭背重症,年高症险,用此药敷治月余,竟获愈。(张树生 高普等编·《中药贴敷疗法》585)

★ 182. **治搭背疮3方**

①五倍子。研末。醋调抹。(沈洪瑞 主编·《重订十万金方》395)

②五倍子、茜草、白蜜各适量制法:共研末,白蜜调匀。用法:外搽患处。(阳春林 葛晓舒主编·《湖南省中医单方验方精选·外科》上册190)

③五倍子(炒)1两,蜈蚣(炒)2条,蜂蜜1两,干醋1两。用法:五倍子、蜈蚣研面同蜂蜜调匀,放在碗内,以火炖之,炖至用筷子挑有长丝为度。布摊贴患处。(沈洪瑞 主编·《重订十万金方》370)

★ 183. **治搭背恶疮溃烂后,贴之特效方**:五倍子4两,松香4两,蜂蜜4两,好干醋2斤。用法:用大碗1个,将五倍子研为细末,同蜜入碗内,用大钉子3个钉在地上(代替支炉子的办法)将碗架起来慢火熬成膏。摊布上贴之,只换1次。重者1料,轻者半料即愈。(沈洪瑞 主编·《重订十万金方》396)

★ 184. **治下搭背:【五倍子散】**五倍子面60克,大枣泥60克,红蜜90克。用法:共熬成膏。摊在油纸上贴在疮口,能化腐生肌,可见速效,每2日更换1次。(沈洪瑞 主编·《重订十万金方》398)

★ 185. **治痈、搭手2方**

①五倍子、冰糖各60克,蜂房1个,冰片1克。共研细末,以醋共调涂于患处(未溃者涂于疮面,已溃者涂于四周),每日2~3次。(易磊编著·《中国秘方大全》428)

②五倍子30克,雄黄15克,生石膏3克,蛇蜕1条。用法:同焙黄,研末,以醋调涂于患处。每日4次。(肖国士 潘开明 主编·《中医秘方大全》430)

★ 186. **治手足搭背,红肿热痛难忍**:五倍子1两(研细末),蜂蜜1两,好醋12两。用法:新砂锅一个煎药熬膏,用槐树枝挑丝便妥,再加冰片1钱搅匀,备用。用时取青布一块比疙瘩稍大一圈,摊膏贴之。(沈洪瑞 主编·《重订十万金

方》395）

★ 187. **治脓疱背痈2方**

①五倍子200克，细辛100克，冰片2.5克。用法：前2药共研细末，加入后者研匀备用。先用苦参熬汁洗净患处，将药末敷满疮面即可，每日换药1次，治疗脓疱疮效果良好。（《沈绍功教授临床经验个人日记》27）

②取五倍子3份，地榆3份，枯矾1份，冰片1份。用法：研末，用3%的双氧水清洗疮面后，将药末涂于皮损处。（《沈绍功教授临床经验个人日记》27）

★ 188. **治背痈及脓疱疮：**五倍子20克，大枫子、炮山甲各15克，蜈蚣5条，冰片5克。用法：上药共研细末，以茶水、米醋各半调成糊状，以棉签涂布于背痈周围，范围以包罗红肿区为度，一日10余次，第二天洗去药壳，继续涂布，肿消为度。罗平用上方治疗背痈21例，除2例溃破外，其余19例均消退，消退时间为2～4天。（王辉武 主编·《中药临床新用》106）

★ 189. **治背痈，久治不愈，口烂如大碗口，出脓甚多验案：**镇海杨某，患背痈，久治不愈，口烂如大碗口，出脓甚多，其中爬虫千万条，痒不可忍。余见之，无法可想，乘小轿欲返。其中一抬轿者问病人缘由，余告以虫多无法可治，捕之不暇。该人曰：何不用五倍子煅炭，研细，捣黄糖如泥，当膏药敷之，日换一二次，虫即死于黄糖之中，痈立可渐愈。余即如其法试之，极效。二日后，虫不知何处去，痈亦见瘥。（杨鹏举 主编·《中医单药奇效真传》309）

★ 190. **治对口疮：**五倍子2两，蜈蚣2条，雄黄5分，白矾5分。用法：好醋半斤锅内熬沸，加入蜂蜜2两，数沸化开，将药末放入，木棍搅之，见锅底为度，取下摊贴。敷贴患处。（沈洪瑞 主编·《重订十万金方》365）

★ 191. **治对口偏肋毒：**五倍子1两（炒），梅片2钱，大蜈蚣一条（炒）。用法：共为细末，醋熬成膏，摊在纸上，中间刺一小孔，敷患处。（沈洪瑞主编·《重订十万金方》370）

★ 192. **治对口、搭背，脓毒已尽，四边毫无红肿：【黑生肌散】**川文蛤炭、乌梅炭各30克，生石膏90克。用法：上药研为极细末，外用。功能：收口。宜忌：若毒未尽，误用过早，反致护毒，肿痛复作。（孙世发 主编·《中医小方大辞典》1174引《青囊立效秘方》卷一）

★ 193. **治发际疮2方**

①五倍子30克，蜈蚣1条，冰片少许。用法：共为细末，以食醋调和成糊，敷患处。功能：生肌除湿，祛风解毒。（刘道清等 著·《秘验单方集锦·外科篇》37）

②五倍子10克，五味子10克，醋适量。制用法：将上药焙焦，共研细末，用醋调敷患处，每日换1次，连用5～7日。用时先剪净局部头发。功能：解毒消肿，收敛生肌。适应证：发际疮和其他化脓性炎症。验案举例：王某某，男，40岁。多发性毛囊炎，此症经用青霉素、四环素等抗生素治疗多日无效，经用此方治疗1周痊愈。（刘道清等 著·《秘验单方集锦·外科篇》34）

★ 194. **治脑后发：**五倍子炭1两，铜绿3钱，青黛3钱。共研细末。外用麻油调涂，敷之不动，5～6日即愈。（沈洪瑞 主编·《重订十万金方》394）

★ 195. **治脑后发经久不愈，并治各种痈疽溃疡久不愈者：**五倍子3钱，大蜈蚣1条，梅冰片2钱，蜂蜜1两。用法：五倍子、蜈蚣为细末，用干醋泡好，把蜂蜜放锅内炼开，再将五倍子、蜈蚣入蜜内搅匀成膏，去火入梅片，量患处大小，摊布上敷患处，贴至药无力换之，以愈为度。（沈洪瑞 主编·《重订十万金方》365）

★ 196. **治一切疮疖：【紫金膏】**乳香（明净者）二分半，腻粉二十文，五倍子（大者）二文。用法：上三味，入瓷瓶子内烧，只用槐、椿枝子，烧至青白烟出。每一料用清油五两，黄丹一两，用药末一钱，用慢火煎，不住手用木篦子搅，候将成膏，倾于纸上，直待油浸过在纸上即是。每用如常法，大有妙效。功能：生肌止痛。（彭怀仁 主编·《中医方剂大辞典》10册330引《普济方》卷三一四）

★ 197. **治一切诸疮：**五倍子、黄柏各等分。为末，敷之。（何清湖·《历代医学名著全书·本草纲目》4册3324）

★ 198. **治一切恶疮：**五倍子、密陀僧（研）、白丁香各等分。用法：上为末。先以甘草二两，捶碎，以酢齑汁一升，煎五七沸，去滓，口含，洗疮上令净，拭干，将药末旋入麝香少许，以唾调作花子贴之。按语：五倍子收敛解毒，密陀僧攻毒燥湿敛疮，白丁香温中行气。三味配伍，更入麝香

少许活血散结，贴于疮上，对恶疮肿硬者，可以消散也。（田代华 主编·《实用中医三味药方》577引《鸡峰普济方》卷二十二）

★ 199. **治一切恶疮，初起坚硬如石，焮热如火：【拔毒散】**生半夏一两，文蛤（五倍子）、贝母各二钱半，朴硝一钱。用法：上为末。醋调敷。（彭怀仁 主编·《中医方剂大辞典》6册198引《仙拈集》卷四）

★ 200. **治一切恶疮初起，暴胀不知重轻何名：【铁箍散】**白及、白芷、白蔹、青黛、五倍子各等分。用法：用醋一碗，熬至半碗，调药末，以笔蘸药，从未肿处圈起，至患处之当中，空一小孔，俟干再圈，连圈数次。肿即消。亦或肉腐已成，亦只出脓一点，就此即不致溃烂难收。（彭怀仁主编·《中医方剂大辞典》8册415引《易简方便医书》卷四）

★ 201. **治疮口不收2方**

①五倍子，焙，研末，以腊醋脚调涂四周。（宋立人 总编·《中华本草》5册89引《纲目》）

②五倍子（焙枯）、醋各适量。研末，以醋调膏，摊布上，贴患处。（阳春林 葛晓舒主编·《湖南省中医单方验方精选·外科》上册420）

★ 202. **治顽疮久不收口，内无余毒，用此收口：**五倍子面1钱，用大葱内之液汁（葱鼻涕）越多越好，冰片5分。用法：用一叶葱管将五倍子面装入内，瓦上焙干，成黑色为度，与冰片共为极细末，将疮口洗净，敷予药面，用膏药贴之，隔2天揭开，肉像凉粉样的为对症，即效。（沈洪瑞主编·《重订十万金方》389）

★ 203. **治阳疮肿疡，根脚散漫：【铁箍散】**五倍子1两（微炒），生大黄4钱，秋芙蓉叶6钱。醋一钟入勺内熬滚，投药末搅匀敷患处留顶，以纸盖之，干则以醋润之。阴疽以及皮色不变，漫肿无头者不可敷。（清·顾世澄 撰·《疡医大全》349）

★ 204. **治诸疮久不收者，并漏孔及痔疮：【神授五公散】**大五倍子一个，蜈蚣一条（去头足）。用法：将五倍子开一孔，入蜈蚣，湿纸包，煅存性，为末。先以葱汤洗疮净，掺之，再用膏药贴之，每日一换。（彭怀仁 主编·《中医方剂大辞典》7册1242引《万氏家抄方》卷四）

★ 205. **治一切疮肿，红肿热痛之证：【五倍子散】**五倍子、黄柏、大黄各30克。为散，调如糊，涂患处，日3～5次。（曲京峰 等主编·《古今药方纵横》下册1212引《圣济总录》卷一三五）

★ 206. **治各样疮肿症，或腿或臂：**白及一两，五倍子（炒）五钱，白蔹三钱。用法：上为末，醋调敷。（彭怀仁 主编·《中医方剂大辞典》3册732引《遵生八笺》卷十八）

★ 207. **治风毒恶疮：【神圣膏】**五倍子、乌蛇各15克，蛇蜕皮0.3克，巴豆20个，雄黄、牙硝各3克。用生油120克先煎，闻油香即入前4味，候巴豆焦黑色，漉出诸药不用，入雄黄、牙硝2味搅匀，放入黄蜡30克同熬，以蜡熔为度。用时贴患处。（曲京峰 等主编·《古今药方纵横》1212引《鸡峰普济方》卷二十二）

★ 208. **治疮疡疼痛，不问已溃未溃：【文蛤散】**五倍子（打碎，去虫）90～150克，葱白10余根。水煎，淋洗。（孙世发 主编·《中医小方大辞典》282引《外科大成》卷一）

★ 209. **治疮疡皮肉不生，久不合口：【撮合山】**五倍子、绛真香（各炒）各适量。用法：上药为细末。调敷患处。（孙世发主编·《中医小方大辞典》694引《扶寿精方》）

★ 210. **治一切肿毒恶疮：【紫金锭】**五倍子（煮烂）、肥皂肉各60克，乳香、没药（去油）各30克。用法：上药研为末，捶搓成锭，晒干。用时用醋在瓦钵底磨汁，笔涂患处，干再涂。功效：止痛消肿。（孙世发主编·《中医小方大辞典》1613引《仙拈集》卷四）

★ 211. **治肿毒恶疮：【赤金箍】**五倍（炒黑）二两，陈小粉（炒黑）四两，人中白一两五钱。用法：上为末，鸡蛋清调搽四周；如干，以水湿之。肿甚者，围二次即消。（彭怀仁 主编·《中医方剂大辞典》5册255《仙拈集》卷四）

★ 212. **治慢性化脓性骨髓炎：【骨炎祛腐散】**轻粉10克，五倍子100克，炉甘石50克，血竭30克，象皮50克，红升丹20克，冰片30克。用法：将上药共研为极细末，过7号筛。手术切除死骨，清除脓液，暴露窦口周围创面，用纱布条填塞、包扎创口24小时后，用生理盐水清创，再取本品撒入创面深部，外敷骨炎拔毒膏，以高出皮肤1厘米为度，每日换药1次。无脓液后，停用本品。创面出现新鲜肉芽时，行Ⅱ期缝合。疗效：共治疗60例，全部痊愈。（梁永才 梁杰圣

主编·《中国外治妙方》66）

★ 213. **治中河豚毒：**五倍子、白矾末各等分，水调下。（何清湖·《历代医学名著全书·本草纲目》4 册 3325 引《事林广记》）

★ 214. **敷毒：**大五倍子蜜炙九次，研末，醋调敷。（清·顾世澄 撰·《疡医大全》354）

★ 215. **消毒：【乌龙膏】**五倍子、臭小粉各等分。同炒黑研细，醋调敷，干则以醋调润之，消毒甚效。（清·顾世澄 撰·《疡医大全》358）

★ 216. **箍毒：**五倍子（略焙）一两，藤黄四两，铜青少许，小粉（炒）八两。作锭，用时醋磨涂。（宋立人 总编·《中华本草》3 册 591 引《活人书》）

★ 217. **治敷湿痰肿痛，痈疽发背，无名肿毒：**五倍子（瓦焙黄色）、生半夏、生南星各等分。共研细，同滴醋熬数沸，加葱姜汁调敷，痛处留头，如药干，用醋不时润之，至重毒症，不过三四次即消。（清·顾世澄 撰·《疡医大全》1103）

★ 218. **治诸般肿毒：**炒五倍子、生大黄、芙蓉叶各 5 钱，穿山甲 3 钱，雄黄 2.2 钱。用法：共研极细末。滴醋调敷，中留一孔透气。如干，又搽，不过 10 次自消。（清·顾世澄 撰·《疡医大全》353）

★ 219. **治一切肿毒，初起无头者：**五倍子、大黄、黄柏各等分。用法：为末。新汲水调涂四围，日三、五次。（何清湖·《历代医学名著全书·本草纲目》4 册 3324）

★ 220. **治一切肿毒 3 方**

①五倍子炒紫黑色，蜜调涂患处。（杨建宇等主编·《灵验单方秘典》193 引《普济方》）

②五倍子（炒枯黑）4 两，陈小粉（炒黄）、赤小豆（炒）各 2 两，乳香 5 钱。用法：研细末。醋调敷四围。（清·顾世澄 撰·《疡医大全》362）

③**【围药】**牛皮胶、五倍子各等份。用法：用醋煮化。摊贴。（孙世发 主编·《中医小方大辞典》397 引《青囊秘传》）

★ 221. **治一切肿毒，并乳痈初起：【倍子散】**五倍子不拘多少。用法：打碎，炒黑为末，醋调敷，或井水调敷亦可。（彭怀仁 主编·《中医方剂大辞典》8 册 503 引《疡医大全》卷八）

★ 222. **治一切肿痛：【石灰散】**陈石灰二两（炒粉红色），大黄、五倍各一两。用法：上为末。醋调涂。（彭怀仁 主编·《中医方剂大辞典》3 册 199 引《仙拈集》卷四）

★ 223. **治一切无名肿毒：**五倍子 2 两，白蜜、葱头各 1 两，藤黄 5 钱。用法：用米醋调围患处，留顶勿敷。（陆士谔 编·《叶天士手集秘方》193）

★ 224. **治一切无名肿毒，发背痈疽疔疮等毒：**五倍子炒为末。醋调涂患处。毒须臾肿痛难当，即将妙药频敷贴，免使猖狂作祸殃。（明·龚廷贤 编·《寿世保元》667）

★ 225. **治各种无名肿毒：**五倍子 1 两，绿豆粉面半斤，当归 1 两。用法：将粉面炒焦，再与二味药共研细面，干醋调成硬膏，贴患处。（沈洪瑞主编·《重订十万金方》376）

★ 226. **治一切无名肿毒，疔疮初起，跌打损伤：【乌龙膏】**隔年陈粉子（炒黑）二斤，五倍子四两（炒），归尾二两。用法：上为细末，醋调成膏。围毒根上。（彭怀仁 主编·《中医方剂大辞典》2 册 875 引《良朋汇集》卷五）

★ 227. **治丹毒 3 方**

①五倍子半斤，菜油适量。用法：共入瓦盆内，用硬柴火烧至发黑为止，待冷后去渣，加入青黛 5 分，梅片 0.3 克，共搅匀，敷于患处。注意此药油不可入口。（中医研究院革命委员会编·《常见病验方研究参考资料》401）

②五倍子、生甘草各 30 克。用法：上药加水共煎，煮沸 30 分钟，滤取药液；药渣加水再煎，煮沸 40 分钟。滤取药液。合并两次药液，每 4 小时服 1 次，1 日内服完，每日 1 剂。（刘道清 主编·《中国民间神效秘方》559）

③五倍子粉 1000 克，大黄粉 500 克，黑醋 3000 毫升，蜂蜜 600 克，冰片 20 克。用法：用砂锅将黑醋、蜂蜜煮沸后，徐徐加入五倍子、大黄粉，熬成药膏，趁热加入冰片，和匀，贮瓶备用。用时将药膏涂在敷料上，贴于患处（以大于病灶部位为佳）。每日换药 1 次，至痊愈为止。一般用药 3～8 天即获痊愈。功能：清热收敛，凉血解毒。（程爵棠 程功文 编著·《单方验方治百病》477）

★ 228. **治时毒：**南星一两，大黄五钱，朴硝二钱五分，五倍子二钱五分。用法：上为末。醋调涂患处。（彭怀仁 主编·《中医方剂大辞典》2 册 1075 引《痘疹传心录》卷十五）

★ 229. **治痘毒：**泡过茶叶，晒干为末，五倍子等分。鸡子清调敷。（陆锦燧辑·《鲟溪秘传

简验方》165）

★ 230. **治痘收结后，仍作热，臭烂，出脓水：【败毒生肌散】**地骨皮、黄连（炒）、黄柏（炒）、五倍子、生甘草各等分。用法：上为末。干掺之。（彭怀仁 主编·《中医方剂大辞典》6 册 314 引《会约》卷二十）

★ 231. **治急性蜂窝组织炎：**取纯净五倍子适量研细末，过 100 号筛，装瓶放阴凉干燥处备用。应用时将局部毛发剃光，用肥皂水洗擦患处，常规消毒，后视疮面大小取五倍子散加米醋调糊状为度，并均匀涂于敷料上（涂药 3mm 厚），贴于患处固定即可。3 天换药 1 次。（黄国健等主编·《中医单方应用大全》447）

★ 232. **治蜂窝组织炎：**五倍子、诃子、黄柏、青果、白矾各适量。用法：上药加水 1000 毫升煎煮 15 分钟，弃渣留汁。待药液温度适宜后外洗患处，直至疮口污物或脓液洗净为止，每次 30 分钟，每日 3 次。5 天为 1 个疗程，连续外用 1 ~ 2 个疗程。功能：清热解毒，祛腐生肌。适用于热盛肉腐型痈，疼痛加剧，按之应指者。注意事项：本方只可外用，不可口服。（杨继军 赵建新主编·《皮肤病实用偏方》129）

★ 233. **治天疱疮：**大黄 1 两，五倍子 5 钱。研末，鸡蛋清调搽。（中医研究院革命委员会编·《常见病验方研究参考资料》397）

★ 234. **治瘰疬初起：**生南星、文蛤（五倍子）各 9 克，共为末，调白蜜敷患处，1 日 1 换，连敷 7 日。（杨仓良主编·《毒药本草》774）

★ 235. **治瘰疬 3 方**

①用五倍子末，醋调贴敷。如已破，以蜜调敷硬处。消肿软坚。（明·龚廷贤编·《鲁府禁方》135）

②五倍子 15 克，蜂蜜 50 克。同入锅中，以炭火焙干为细末，陈醋调药末成膏，敷患处。（胡晓锋 编著·《虫蛇药用巧治百病》19）

③文蛤（五倍子）1 个，蜈蚣 1 条，生半夏、生南星、僵蚕各适量。用法：将文蛤挖一孔，把蜈蚣放孔内，架火上烧存性，再将生半夏、生南星、僵蚕共研细末，与前者混匀，醋调敷患处。备注：本方对瘰疬有较好的疗效，仅供外用，不可内服。（吴静 陈宇飞 主编·《传世金方·民间秘方》171）

★ 236. **治瘰疬未破者：**大五倍子一个，挖一孔，入蜈蚣一条，切作数段，装入五倍子内，以醋面裹作一球，用麸子半碗内炒，以麸焦为度，剥去外面面球，取去内裹蜈蚣，只用五倍子研细，醋调敷。（清·顾世澄 撰·《疡医大全》689）

★ 237. **治瘰疬坚硬，难消难溃：**整文蛤（攒孔）1 个，金头蜈蚣（研粗末）1 条。用法：将蜈蚣末装入文蛤内，纸糊封口，外再用西纸糊 7 层，晒干，面麸拌炒，以纸黑焦为度；去纸研细末，加麝香 0.3 克，再研匀。陈醋调稠，温敷坚硬核处，外用薄纸盖之，每日 1 换。（孙世发主编·《中医小方大辞典》449 引《金鉴》卷六十四）

★ 238. **治瘰疬以及诸结核：【五倍散】**五倍子数个，蜈蚣末二条。用法：每个一小孔，分入蜈蚣末，用纸封固，取荞壳拌炒烟尽为度，候冷取荞壳，研倍子为极细末。临用将真麻油抹瘰疬，旋以末药敷上，如干，仍如此敷之。以清消为度。（彭怀仁 主编·《中医方剂大辞典》2 册 321 引《医钞类编》卷二十一）

★ 239. **治瘰疬溃破：**五倍子 5 钱，白砒 1 钱，阿胶 5 钱。用法：共研细末，放铁锅内熬成膏。将药膏摊于白布上，约 1 分厚，贴患处。贴后如感觉疼痛，用棉花蘸凉水湿润即止。3 天换药 1 次，贴 3 次即愈。（沈洪瑞主编·《重订十万金方》424）

★ 240. **治瘰疬脓汁不干：**五倍子（去内虫屑）、白胶香、降真香（用心、无土气者）、海螵蛸各半钱。用法：上为末，先用槲皮散煮水，净洗患处，后以此药一钱或二钱干涂上，外将水纸封掩。三五次即效。（彭怀仁 主编·《中医方剂大辞典》1 册 90 引《活幼心书》卷下）

★ 241. **治瘰疬已取下：**五倍子一两，矾石半两。用法：上二味，为末。每用二钱匕，沸汤一碗，调匀令洗，汤温即止，每淋洗了，用软帛裹干，用生肌药掺于疮口上。（江苏新医学院 编·《中药大辞典》上册 681 引《圣济总录》）

★ 242. **治淋巴结核久不收口：**五倍子 250 克，研末；另取蜂蜜 250 克，文火煎，将五倍子末倒入蜂蜜中，搅匀，以不焦煳为度，取出晾干，研末，用时加适量米醋调成膏，涂敷患处，每天或隔天换药 1 次。（薛建国 李缨 主编·《实用单方大全》606）

★ 243. **治颈淋巴结核方 3 方**

①五倍子适量。用法：研末，醋调敷。（吴静 陈宇飞主编·《民间祖传秘方大全》409）

②醋300克,蜂蜜60克,共煮沸,加入五倍子粉150克,拌匀,敷于患处。(汉羌 月兰编著·《简方治百病》198)

③五倍子、蜂房、重楼等分。研末,醋调外敷患处。每日换药1次,连用1周。(费兰波 徐亮主编·《外科病奇难顽症特效疗法》48)

★ **244. 治淋巴结核久不收口验案:**胡某某,女,40岁,工人。1972年3月9日来诊。主诉:左腋下患淋巴结核破溃已2个月余,流脓水,左上肢活动时疼痛加重。曾肌注链霉素2个疗程及局部换药,效果不显。取五倍子250克研极细末,另取蜂蜜250克,置锅内用文火熬熟,将五倍子面倾入蜂蜜中,不停地搅匀,以不焦煳为度,取出晾干,研面,收贮瓶内备用。用时加适量米醋,调成膏,涂敷患处。每日换药1次,脓汁逐渐减少。其后据疮面情况,改隔日或3日换药1次。于4月1日疮面愈合。(杨鹏举 主编·《中医单药奇效真传》309)

★ **245. 治淋巴结核未化脓者:**五倍子30克,血竭、乳香、儿茶各30克,冰片12克,白芷6克。用法:共研细末,蜂蜜调成泥状,置瓶内备用。用时将药膏涂白布上外敷。待药干燥后,在原药上再涂一层继续敷。一剂药可敷2~4周。上方治本病有显著疗效。(徐学春编著·《瘰疬证治》43)

★ **246. 治痰核:**整五倍子入砂锅炒黄为末,以好醋调膏,摊敷患处,易六七次即愈。不论新旧俱验。(长春中医学院选注 赵学敏编·《串雅内编》213)

★ **247. 治耳后项上生块核:**五倍子、香白芷。研末。蜜调敷。(元代·朱丹溪·《丹溪手镜》295)

★ **248. 治腿膝生疮有脓者:**用五倍子细碾。掺之。(电子版·《中华医典·普济方》二百七十六卷)

★ **249. 治疮臁骭内外疮:**五倍子醋调敷。留疮勿遮。以车前草去脉贴之。汗自出。(电子版·《中华医典·普济方》卷二百七十六)

★ **250. 治臁疮方5方**

①五倍子研末撒之,亦妙。(明·张时彻辑·《急救良方》50)

②五倍子《烧灰存性》5钱,轻粉2钱。上为末。小油调涂。仍先洗净。(电子版·《中华医典·普济方》二百七十六卷)

③五倍子、熟石膏各4钱,黄柏1钱。用法:研细末,香油调搽。(中医研究院革命委员会编·《常见病验方研究参考资料》404)

④五倍子(焙)、降真香火烧过存性各1两,麝香少许焙。为末。疮以浆水洗净,干敷药末。以帛裹之。(明·胡濙 撰·《卫生易简方》233)

⑤五倍子(烧灰存性)、黄连、枯矾各2钱,青黛、冰片各3钱,石膏1钱。用法:共研为细末,搽患处。(陕西省中医研究所革命委员会编 修订本·《陕西中医验方选编》374)

★ **251. 治臁疮方,臁疮并诸疮不收口:**五倍子、百草霜各等分。研细。入黄蜡化匀,摊隔纸膏贴。(清·顾世澄 撰·《疡医大全》977)

★ **252. 治臁疮并风疮:**五倍子瓦上焙干,杉木烧灰存性共为末。先以茶清洗疮后用荆津水洗,以无浆帛拭干贴药。(明·胡濙 撰·《卫生易简方》235)

★ **253. 治臁疮下注方:**五倍子二两(烧存性),白石脂、龙骨各半两,枯矾一两,黄丹三钱,雄黄少许。上为细末。先将葱盐汤,洗疮见赤肉。然后将前药敷疮上,用药如法。厚者却用帛子缚者,不要动,直候干,自脱去疮皮。(单书健 陈子华 编著·《古今名医临证金鉴·外科卷》88引《证治准绳》)

★ **254. 治下肢慢性溃疡2方**

①五倍子、蜈蚣各等份。分别研成细面,混匀贮瓶备用。将溃疡面用淡盐水洗净,外周皮肤用0.1%的新洁尔灭消毒。疮面上的痂不必除去。在创面撒布药面,以消毒纱布覆盖。隔日换药1次。治疗15例,除1例外,全部治愈。(楼锦英 编著·《中药临床妙用锦囊》501)

②五倍子50克,硫黄30克,共为细末,以香油调敷于患处,每日早、晚各1次。(易磊 编·《中国秘方大全》453)

★ **255. 治血栓闭塞性脉管炎:**五倍子12克,土茯苓30克,壁虎1条。水煎服,每日1~2次。(金福男 编著·《古今奇方》104)

★ **256. 治下肢象皮肿:**五倍子、生黄柏、生半夏、伸筋草、面粉各等量。用法:研细末,使用时加食醋适量调成糊状,大火煮熟外敷患处。功能:活血祛瘀,疏通经络,清热除湿。(王海亮等主编·《皮肤病良方1500首》310)

★ 257. **治毒疮血出不止。亦治痈疮：**上以五倍子生研为末，干贴，血立止。（明·董宿辑录《奇效良方》442）

★ 258. **治漏疮 2 方**

①五倍子末和血竭末，塞之。（明·董宿辑录·《奇效良方》413）

②艾叶、五倍子、白胶、苦楝根各等份。锉碎，如烧香法，置长桶内，坐熏疮处。（曲京峰 等主编·《古今药方纵横》1213 引《仁斋直指方》卷二十二）

★ 259. **治漏孔，并诸疮眼久不愈、痔疮亦效方：【神授五公散】**五倍子 1 个，蜈蚣 1 条。焙黄研末，先用葱汤把疮口洗净，掺上药粉，再以胶布贴之，每日一换，即敛口如神。说明：近年有用五倍子、蜈蚣以蜂蜜调治蜂窝组织炎亦收良好效果。还有用凡士林纱布蘸蜈蚣粉放入漏管内，治疗骨髓炎亦收良好效果。（长春中医学院选注 赵学敏编·《串雅内编》107）

★ 260. **治痤疮 2 方**

①五倍子、黄连、黄柏各 15 克，枯矾、硫黄各 12 克。共为细末，用醋和香油调成糊状。外涂患处，每日 3 次。（郭爱廷·《实用单方验方大全》704）

②冰片 1.5 克，五倍子末 3 克，鸡蛋黄 2 个。用法：将鸡蛋煮熟取黄，捣碎放在铁勺内，先用温火炒至蛋黄变焦，然后用武火炒至出油，取油去渣。再把五倍子研末、冰片研匀调入蛋黄油内，成粥状备用。患部涂抹，每日 2 次。（张俊庭编·《皮肤病必效单方 2000 首》235）

★ 261. **治面上风刺：【五倍子膏】**漏芦（去芦头，生用）二两，五倍子半两（微炒），黄柏一两（去粗皮，蜜涂炙五七次）。用法：上为细末。临卧蜜调涂；如微赤疮，以面油调敷。按语：面上风刺俗名粉刺，即痤疮。多由肺胃蕴热上熏颜面，血热郁滞，或由湿热夹痰凝滞颜面所致。本方漏芦清热解毒化痰，五倍子清热收湿止痒，黄柏清热燥湿解毒。三药相伍，具有清热解毒、燥湿杀虫之功，外涂粉刺确有良效。（田代华 主编·《实用中医三味药方》653 引《杨氏家藏方》卷二十）

★ 262. **治面疮赤肿：【消毒散】**绿豆、五倍。用法：上为细末。用醋调搽。（彭怀仁 主编·《中医方剂大辞典》8 册 640 引《疡科选粹》卷三）

★ 263. **治皮肤溃疡：**先用生理盐水洗净溃疡面，外围皮肤以 1% 新洁尔灭溶液消毒，再将蜈蚣、五倍子各等份研极细末制成的散剂撒在溃疡上。治疗 15 例，痊愈 14 例，无效 1 例。（《沈绍功教授临床经验个人日记》28）

★ 264. **治风癞湿烂：**五倍子末，津调涂之。（何清湖·《历代医学名著全书·本草纲目》4 册 3324）

★ 265. **治痢疮并肥疮：【四贤散】**五倍子、枯矾、松香、雄黄各等份。用法：上药研为末。香油调敷。（孙世发主编·《中医小方大辞典》1320 引《千金珍秘方选》）

★ 266. **治满头癞疮及手足身上、阴器肤囊瘙痒，抓烂淋漓：**五倍子 1.25 钱，轻粉 25 贴，蛇床子各 2.5 钱，黄连 5 钱。用法：共研为细末，先用荆芥、葱白煎汤洗，拭干，清油调搽。（清·顾世澄 撰·《疡医大全》1327）

★ 267. **治癞头软疖及热疮：**五倍子七个研末，香油四两熬至一半，布绞去滓，搽之三四遍即可，勿以水洗之。（明·缪仲淳编撰·《本草单方》417）

★ 268. **治头部乳头状皮炎：**五倍子 840 克，蜈蚣 10 条，冰片 3 克，蜂蜜 180 克，老黑醋 250 克。用法：前 3 味分别研为细末，单包，将黑醋放于砂锅内煎药开 30 分钟，再加蜂蜜煎沸，然后用铁筛将五倍子粉慢慢地均匀筛入，边筛边按同一方向搅拌，筛完后改用文火煎成膏状离火。最后兑入蜈蚣面和冰片粉搅拌均匀即可，贮存在玻璃罐中备用。用时厚敷患处（约 1～3 毫米厚），一用黑布敷盖，换药前用茶水清洁。（王海亮等 主编·《皮肤病良方 1500 首》160）

★ 269. **治头疮热疮，风湿诸毒：**五倍子、白芷各等分。研末掺之，脓水即干。如干者，以清油调涂。（江苏新医学院 编·《中药大辞典》上册 393《卫生易简方》）

★ 270. **治头镑头疮：【连蛤散】**黄连、文蛤、黄柏、白芷各等份。用法：上药研为末，用水调，摊于碗内，覆砖于上，烧艾熏之，以黑干为度，再研为末。清油调敷。（孙世发主编·《中医小方大辞典》1420 引《外科大成》卷三）

★ 271. **治头部脂溢性皮炎：**取五倍子 90 克

煎水,滤渣备用。先将头发用洗发水洗净,再用此药液泡洗擦干即可。此法对头部脂溢性皮炎有疗效。

★ 272. **治头痒多屑,对头部脂溢性皮炎有疗效。久用可护发:**用五倍子 250 克煎水,滤渣备用。先将头发洗净,然后用此药液泡洗 2 ~ 4 分钟,擦干。

★ 273. **治甲疽(症见足趾甲旁,胬肉高突,时流黄水,疼痛难忍):【乌倍散】**草乌五钱,白芷一两,龙骨一钱五分,五倍子四两。用法:先将前三味捶碎,入五倍子同炒焦,只用五倍子研面,香油调涂患处。(李经纬 余瀛鳌 祭景峰 张志斌·《中医大辞典》363 引《外科真诠》)

★ 274. **治趾甲内嵌者:**五倍子、黄柏各 100 克,藕节炭 50 克,冰片 10 克。用法:将上述诸药分别研末,过 100 目筛,然后和匀装瓶密封备用。先用双氧水及生理盐水蘸湿棉球对局部作常规消毒,趾甲内嵌者,须剪除部分趾甲,然后将药末撒在甲沟及胬肉处,外敷消毒纱布包扎,隔日 1 次。治疗 40 例中,治疗及时症状较轻者敷药 1 ~ 2 次即获愈;症状较重者,换药 2 ~ 3 周后痊愈。(良石 主编·《名医珍藏·外治秘方》64)

★ 275. **治嵌甲 2 方**

①上以五倍子碎。瓦上焦炒,研以姜汁调敷。如疮湿。入少许面。水调敷。甚奇妙。(电子版·《中华医典·普济方》卷三百)

②**【乌倍散】**草乌头 15 克,白牵牛子 45 克,五倍子(全者)120 克,龙骨 7.5 克。用法:3 物捶碎,炒五倍子令焦黑色,去三物不用,只取五倍子为末。疮干用香油调涂,湿即干贴。(孙世发主编·《中医小方大辞典》1291 引《百一》卷十二)

★ 276. **治嵌甲溃脓,经久不愈:【诃子散】**诃子二枚(烧存性),降真香一钱,青黛一钱(别研),五倍子半两(炒黑色)。用法:上为细末,次入青黛一处研匀。先用葱盐汤洗净,剪去指甲或挑起指甲,用药干贴缝内;或用麻油调敷之。(彭怀仁 主编·《中医方剂大辞典》5 册 778 引《杨氏家藏方》卷二十)

★ 277. **治嵌甲侵肉不愈:【香胭脂散】**五倍子(烧灰黑存性)、染胭脂各等分,麝香少许。用法:上为极细末,掺患处。五倍子生用亦得。(彭怀仁 主编·《中医方剂大辞典》7 册 622 引《百一》卷十二)

★ 278. **治毛囊炎 2 方**

①五倍子 10 克,雄黄 5 克,冰片 1 克,熟鸡蛋 5 个。用法:前 3 味药共研细末。另将熟鸡蛋取出蛋黄捣碎,放在铁勺里以文火炒焦,然后用武火炒至出油,去渣。用蛋油调上药粉涂患处,每日 2 ~ 3 次。(肖国士 潘开明 主编·《中医秘方大全》419)

②五倍子、黄连粉各 100 克,冰片 10 克,蜂蜜 300 毫升。用法:将上药混匀,调和成膏状,贮瓶备用。用时先将患处洗净(若患处头发过长者可剃去)后,再用此膏涂擦患处,每日涂 1 ~ 2 次,直至治愈为止。一般用药 1 周即愈。功能:清热解毒,燥湿敛疮。(程爵棠 程功文 编著·《单方验方治百病》471)

★ 279. **治单纯性毛囊炎:**五倍子 60 克(用蜂蜜搅拌后炒黄,研细),鹅粪 60 克(阴干,用新瓦焙至冒烟,研细末)。用法;将以上二药和匀,米醋调成糊状,外敷患处。(张俊庭编·《皮肤病必效单方 2000 首》16)

★ 280. **治毛囊炎、脓疱疮或湿疹感染者:【发际散】**五倍子末 310 克 ,雄黄末 30 克,枯矾末 30 克。用法:先将雄黄及枯矾研细,后加五倍子末研和。毛囊炎用香油或醋调敷疮上,脓疱疮或湿疹感染时与湿疹粉用香油调搽。功能:灭菌止痒,收湿化毒。按语:本方重用五倍子清热散毒,收湿敛疮,以此为君药,伍以雄黄、枯矾解毒燥湿杀虫。3 药外用,对毛囊炎、脓疱疮或湿疹感染者,可收热清湿除之效。备考:湿疹粉药物组成:煅石膏末、枯矾末、白芷末、冰片。(田代华主编·《实用中医三味药方》654)

★ 281. **治毛囊疖肿:五倍子适量。**用法:五倍子适量烘干后研末,用醋调成糊状,备用。使用时先将病灶区毛发剪除,然后涂抹药糊,外用消毒纱布覆盖,每天换药 1 次,直至痊愈。功能:解毒消肿,收湿敛疮。(魏睦新 刘佳莅主编·《实用单方》391)

★ 282. **治毛囊炎和蜂窝织炎:**①用五倍子适量,文火炒黑研末,食醋调成糊剂,治疗多发性化脓性毛囊炎 83 例,每日换药 1 次,全部治愈。治愈时间:5 天以内 69 例,6 ~ 10 天 14 例。②用醋调五倍子散外敷,3天换药1次,治疗蜂窝织炎156例,用药后体力恢复正常,肿块消失。换药1次治愈者79例,占50%;全身症状明显好转,局部肿块消失,无明显压痛,换药2次,6天内治愈者为显效,57例,占37%;症状好转,肿块消失在60%以上,局部压痛,有少量渗出,换药3次,9天治愈者为有效,14例,占9%;无效6例,占4%。总有效率为96%,平均疗程6.5天。(宋立人 总编·《中华本草》5册90)

★ 283. **治多发性化脓性毛囊炎:**五倍子3克,冰片1克,鸡子黄2个。将鸡蛋煮熟取蛋黄,捣碎放在铁勺内,先用文火炒至蛋黄变焦,然后用武火炒至出油,去渣取油,再把五倍子末、冰片研匀调入蛋黄油内,成粥状备用。用法:局部洗净,把配好的蛋黄油涂患处,每日1~2次至痊愈为止。治疗多发性毛囊炎3例,均获痊愈,疗程2~4天。一方五倍子用8克。(李彬之等主编·《现代中医奇效良方宝典》下册714)

★ 284. **治肾囊风,属肾囊潮湿、瘙痒,搔之出水者:**五倍子3钱,冰片3分。用法:研极细末。涂患处。先将患处用温开水洗净,再将药末涂上。(阳春林 葛晓舒主编·《湖南省中医单方验方精选·外科》下册1135)

★ 285. **治绣球风,肾囊赤肿,下垂疼痛,时流脂水:**五倍子5钱(蜜炙),甘石2钱。用法:共为细末,将药末与醋混在一起,敷于阴囊。(沈洪瑞主编·《重订十万金方》773)

★ 286. **治绣球风2方**

①五倍子1个,锥1眼入银珠1钱,用阴阳瓦焙,研细末,麻油调搽。(清·顾世澄 撰·《疡医大全》921)

②五倍子、松萝茶各五钱,为末,茶调敷。(清·邹存淦著·《外治寿世方》111)

★ 287. **治阴囊湿疹10方**

①五倍子20克,乌贼骨10克,冰片3克。共研细末,以麻油调搽患处。每日3次,直至治愈。[李永明 张可堂·《中国中医报》2010;(11):8]

②五倍子、甘松各3克。研细末搽患处。(吴静 陈宇飞 主编·《传世金方·民间秘方》397)

③五倍子(蜜炙)15克,炉甘石9克。共研细末和匀,用醋调敷患处。(吴静 陈宇飞 主编·《传世金方·民间秘方》397)

④五倍子末15克,侧柏叶50克。共煎汤洗患处,1日3~4次。(吴静 陈宇飞 主编·《传世金方·民间秘方》397)

⑤五倍子、松萝茶或粗红茶各15克。煎汤外洗,连用数次。(吴静 陈宇飞 主编·《传世金方·民间秘方》397)

⑥五倍子3克,冰片1.5~3克,川椒粉1.5克,鸡子黄油40毫升。用法:鸡蛋煮熟,将蛋黄放铁勺内搅碎,用文火熬炼,即得蛋黄油。兑入各药细末,搅匀后涂抹患处。(王洪涛 张曰明 主编·《皮肤病单验方大全》25)

⑦五倍子20克,白矾6克。共研细末,每次清水坐浴后,香油调搽,每日二次,内服龙胆泻肝汤加减,每日1剂。1周后,奇痒渐缓,黄水止,连续使用半个月,顽疾告愈。(良石 主编·《名医珍藏·外治秘方》391)

⑧五倍子、黄柏各等量。上药共研细末,撒扑患处。1日1~2次连用至愈。适用于阴囊有糜烂渗出的湿疹。(张俊庭编·《皮肤病必效单方2000首》120)

⑨五倍子、黄柏各12克,青黛3克,鸡蛋适量。将前3味共研细末,用鸡蛋黄调成糊状敷患处。注:皮肤破损时,先用纱布垫于破损皮肤上,然后敷药。(杨毅玲 作者·《特效验方3000例》29)

⑩五倍子15克,白矾3克,乳香1.5克,轻粉1克,铜绿1克。用法:将上药共研为细粉,外搽患处。注:本方有毒,不可入口。(王洪涛 张曰明 主编·《皮肤病单验方大全》309)

★ 288. **治阴囊顽癣,奇痒难忍:**五倍子、蚌壳(煅)各60克,冰片少许。用法:上药共研细末。用菜油调搽患处。(张树生 高普等编·《中药贴敷疗法》428)

★ 289. **治慢性阴囊湿疹、神经性皮炎:【五倍子膏】**五倍子末310克,黄柏末90克,轻粉60克。先将轻粉研细末,不见星为度,然后与五倍子末、黄柏末同研极细。另用凡士林约280克,麻油180毫升,调成适当稠度的油膏。薄涂患处,每日1~2次。(曲京峰等 主编·《古今药方纵横》1216)

★ 290. **治阴囊湿疹多汗、小儿湿疹、过敏性疹斑和老年冬痒症有效:**五倍子250克,水煎浓

五倍子

缩至500毫升,加醋50毫升。用此液涂擦,对阴囊湿疹多汗、小儿湿疹、过敏性疹斑和老年冬痒症有效。(《网络下载》)

★ 291. **治阴囊湿疹及各种湿疹:**五倍子10克,苍术10克,黄柏15克,荆芥10克,鸡蛋油调搽患处。功能:清热燥湿,祛风止痒。适应症:阴囊湿疹及各种湿疹。验案举例:彭某某,男,35岁。患阴囊湿疹,奇痒难忍,昼夜不眠,用上方数天痊愈。(廖新华等 主编·《常见病验方集锦·皮肤病验方600首》34)

★ 292. **治阴囊湿疮、出水不瘥:**五倍子、腊茶各五钱,腻粉少许。研末。先以葱椒汤洗过,香油调搽,以瘥为度。(何清湖·《历代医学名著全书·本草纲目》4册3324)

★ 293. **阴囊湿痒:**先以葱、椒煎汤洗,再以五倍子、腊茶,研末,少加铅粉,搽。(陆锦燧辑·《鲟溪秘传简验方》227)

★ 294. **治阴囊上生疮,黄水流注,有妨行步:【黄粉散】**五倍子、黄柏、滑石、轻粉各等分。用法:上为细末。贴之。数次即愈。(彭怀仁 主编·《中医方剂大辞典》9册267引《普济方》卷三O一)

★ 295. **治阴疮痒疮,出黄水不瘥:【五倍散】**腊茶、五倍子各等分,腻粉少许。上为细末。先以浆水葱汤洗之。频敷椒汤尤佳。一方不用腊茶。(电子版·《中华医典·普济方》卷三百一)

★ 296. **治阴囊湿痒生疮及痕疮:**五倍子(煨末)、轻粉。上为末,敷。(电子版·《中华医典·普济方》卷三百一)

★ 297. **治阴囊出水:**五倍子、腊茶、银粉研细,用葱椒汤洗净患部,以香油调搽。(清·顾世澄 撰·《疡医大全》923)

★ 298. **治肾漏,阴囊先肿,后穿破,出黄水,疮如鱼口,能致命:**五倍子、石灰。用法:上用五倍子同石灰炒黄色,去石灰,摊地上出火毒,砂盆内研为细末,不犯铜铁。干搽疮上,五七次愈。(彭怀仁 主编·《中医方剂大辞典》3册199引《普济方》卷三一)

★ 299. **治囊痈2方**

①囊痈是阴囊部化脓性疾病。其特点是急性发作,局部红肿热痛,一般病变局限于阴囊而不影响睾丸。西医学中的阴囊蜂窝组织炎、阴囊脓肿、丝虫病、阴囊炎等属此范畴。(石灰散)五倍子30克,石灰30克。用法:用五倍子同石灰炒黄色,去石灰,五倍子摊地上去火毒,置沙盘内研为细末,用时干搽患处,1日1次。(竭宝峰 江磊主编·《中华偏方大全》3册432)

②【**黄粉散**】五倍子30克,黄柏30克,滑石30克,轻粉30克。用法:上药研为末,外用患处,1日1次。(竭宝峰 江磊主编·《中华偏方大全》3册433)

★ 300. **治疝气方3方**

①五倍子10克,枳壳15克,辣椒1个,水煎服,每日2次。(金福男 编著·《古今奇方》114)

②五倍子、陈石灰(炒)、山栀子等分为末,面和醋调。敷之,1夜即消。(滕佳林 米杰 编·《外治中药的研究与应用》33引《医方摘要》)

③五倍子、枯矾、芒硝、大黄各30克。煎水取汁,熏洗疝气处,每日1~2次。(肖国士 潘开明 主编·《中医秘方大全》385)

★ 301. **治急性疝气:**陈醋500克,蜂蜜120克,龙骨、五倍子各30克。将龙骨、五倍子研为细末,同陈醋煎至30克,加入蜂蜜熬至滴水成珠即可,摊在布上,贴于患处。(肖国士 潘开明 主编·《中医秘方大全》386)

★ 302. **治疝气疼痛:**五倍子(炒黄色)。用法:研细末,每服3钱,黄酒送下,每日1次。(中医研究院革命委员会 编·《常见病验方研究参考资料》277)

★ 303. **治慢性睾丸炎:**五倍子60克,地肤子60克,车前子60克。黄酒适量。用法:上药前3味分别去除杂质,微火炒至黄色,研成细末,瓶装备用。每次6克,每日3次,黄酒冲服。功能:清热利湿,消肿散结。(刘道清 主编·《中国民间神效秘方》411)

★ 304. **治睾丸鞘膜积液方:【五倍子枯矾煎】**五倍子10克,枯矾10克。加水约300毫升,煎半小时,待温将阴囊放入药液内浸洗,并用纱布湿敷患处,每日2~3次,每次20~30分钟。每次使用时均需加温。在用药前先用温水洗净外阴部。治疗50例,治愈46例,好转2例,无效2例(一方上药各用12克。用法相同)。(胡熙明 主编·《中国中医秘方大全》中册525)

★ 305. **治筋疝,茎筋挈痛,挺胀不收,白物如精随溲而下,此得之房术:**甘草梢、五倍子、黑

豆各适量。水煎服。功能：解毒缓急。（孙世发主编·《中医小方大辞典》824引《医钞类编》卷十四）

★ 306. **治阴肿**：五倍子20克，枯矾20克，桃仁20克。用法：前2味研为末，研桃仁膏拌匀敷之。（吴素玲 李俭 主编·《实用偏方大全》552引《三因极一病症证方论》）

★ 307. **治阴肿痛**：五倍子、黄连、腻粉为末。甘草乌头煎汤洗拭。敷之。（电子版·《中华医典·普济方》卷三百）

★ 308. **治阴疮**：五倍子、腊茶各等分，腻粉少许，同敷。（元代·朱丹溪·《丹溪手镜》300）

★ 309. **治阴生疮肿毒：【胡连散】**胡粉三钱，黄连末一钱，五倍子末一钱。用法：上为散。先以甘豆汤净洗，拭令干，以药末敷于疮上，一日二次。按语：胡粉、五倍子收湿解毒敛疮；黄连清热燥湿解毒，共成清热解毒、燥湿敛疮之功，凡阴部生疮者，未溃用之可消肿毒，已溃用之可收敛生肌。（田代华 主编·《实用中医三味药方》615引《普济方》卷三一）

★ 310. **治玉茎疮溃**：丝瓜连子捣汁，和五倍子末频频搽之。（朱震亨方·《中药大辞典》上册792）

★ 311. **治玉茎挺长瘘肿**：丝瓜汁，调五倍子，敷。（陆锦燧 辑·《鲟溪秘传简验方》226）

★ 312. **治茎中痛，囊津液不行：【远志散】**远志（去心）、五倍子（焙）、蛇床子各等分。上为细末。每用药末五钱。水三升。入葱白三寸。同煎五沸去滓。热淋渫效。（电子版·《中华医典·普济方》卷三百一）

★ 313. **治龟头与阴茎交界处粒米大小的小肉点**：1五倍子20克，共研细末，过100目筛备用。用时取少许药粉敷患处，用手揉搓片刻。（〈网络下载〉）

★ 314. **治精索静脉曲张**：采取外洗内服方法治疗。外洗方：五倍子、鸡血藤、三棱、莪术、小茴香各30克，水煎。趁热熏洗阴囊及会阴部，每次不少于30分钟，每日3次。每次熏洗后配合预备好的布带挎在腰上将阴囊托起，2星期为1疗程。共治疗30例，1个疗程治愈1例，好转6例；2个疗程治愈5例，好转10例；3个疗程治愈10例，好转14例；4个疗程治愈11例；4个疗程以上未治愈3例。（滕佳林 米杰 编·《外治中药的研究与应用》184）

★ 315. **治精索炎**：用五倍子膏或金黄膏局部外敷。（贵兰波 徐亮 主编·《外科病奇难顽症特效疗法》304）

★ 316. **治疳疮3方**

①**【白芷散】**五倍子、甘草节 、白芷各适量。用法：水煎，温洗。按语：疳疮即下疳，指发生于男女阴部的早期梅疮。本方甘草节清热解毒止痛，白芷燥湿止痛排脓，五倍子收敛解毒疗疮。3味相合，温洗患处，对软硬下疳均可收到良好疗效。（田代华 主编·《实用中医三味药方》670《普济方》卷三）

②**【下疳八宝丹】**制炉甘石9克，轻粉3克，五倍子3克，青黛1.5克。用法：上药共研为细末，搽患处，1日1次。（竭宝峰 江磊 主编·《中华偏方大全》3册427）

③**【胡黄连散】**胡黄连30克，五倍子15克，孩儿茶6克，麝香0.6克。用法：上药研为极细末。先洗，后上药。（孙世发 主编·《中医小方大辞典》1486引《医统》卷八十一）

★ 317. **治下疳疮8方**

①五倍子（烧存性）1钱，冰片少许。研极细末，掺上立效。（清·顾世澄 撰·《疡医大全》914）

②用五倍子、枯矾各等分。研末。先以齑水洗过，搽之。（何清湖·《历代医学名著全书．本草纲目》4册3324）

③**【掺疳散】**煅人中白五钱，煅文蛤五钱，冰片一分。用法：上为细末。掺数次。功能：收口生肌。（彭怀仁 主编·《中医方剂大辞典》9册403引《人已良方》）

④孩儿茶（为末），五倍子（烧灰存性），龙骨。用法：上为末。外敷。主治：下疳疮。（彭怀仁 主编·《中医方剂大辞典》2册411引《普济方》卷三〇一）

⑤用五倍子、花椒（去子炒）各一钱，细辛（焙）三分，为末。先以葱汤洗净，搽之。一、二日生肉也。（何清湖·《历代医学名著全书．本草纲目》4册3324）

⑥**【文蛤散】**五倍子一个（钻孔），入乳香一钱五分（煅为末），冰片五厘。用法：上为末。掺之。（彭怀仁 主编·《中医方剂大辞典》2册1075引《惠直堂方》卷三）

⑦【**五倍散**】五倍子、甘草 、滑石各3克，虢丹1克。上为细末。先以甘草汤或浆水洗之，敷药。(孙世发主编·《中医小方大辞典》1277 引《百一》卷十五)

⑧白矾、皂矾各等分为末，装一大五倍子内，烧灰存性研细末，再加冰片三分，儿茶少许，先用甘草水洗净，然后搽之，效佳。(胡晓峰 主编·《中医外科伤科名著集成》963)

★ 318. **治下疳腐久不愈:【如圣散】**五倍子6克，冰片3克，黄连1.5克，炉甘石(煅)1克。用法：上药研为末。干敷。加减：毒未尽者，加黄连末1克。(孙世发 主编·《中医小方大辞典》1401 引《保婴撮要》卷十四)

★ 319. **治阴头生疮(下疳)**:五倍子研末，丝瓜捣烂，包敷。虽腐烂不堪者亦效。(清·丁尧臣·《奇效简便良方》162)

★ 320. **治阴茎包皮出脓**:五倍子、荔枝肉各适量。用法：水煎，浸洗患处。(阳春林 葛晓舒主编·《湖南省中医单方验方精选·外科》上册870)

★ 321. **治外肾疳疮**:用抱鸡卵壳、黄连、轻粉各等分为末，煎过清油调涂，香附子、白芷、五倍子煎汤洗。(元·危亦林 著·《世医得效方》707)

★ 322. **鱼口、便毒，又名外疝生(生小腹两旁缝中，形如腰子，皮色不变，按之坚硬而微痛者是)**:五倍子新瓦上焙研末，陈醋调匀，摊布上贴(布上加纸一层)。(清·丁尧臣·《奇效简便良方》161)

★ 323. **治鱼口**:五倍子、白蜜各适量。用法：研末用白蜜调和。敷患处。(阳春林 葛晓舒主编·《湖南省中医单方验方精选·外科》上册875)

★ 324. **治鱼口初发三五日**:五倍子炒黄为末，入百草霜，以醋调敷患处，一日一夜即消。(清·田间来是庵 辑·《灵验良方汇编》70)

★ 325. **治便毒肿痛难忍**:五倍子三钱(打破去虫慢火炙焦研面)，麝香1分。用法：二药研极细面。用自已唾涎调药抹肿处，数次痛减肿消。(沈洪瑞 主编·《重订十万金方》778)

★ 326. **治大腿缝横痃**:五倍子、食醋各适量。用法：五倍子新瓦焙研末，用醋调，布摊，贴患处。(阳春林 葛晓舒 主编·《湖南省中医单方验方精选·外科》上册873)

★ 327. **治杨梅搬家，全身臭烂**:五倍子7分，红粉5分，儿茶5分，轻粉2分，冰片1分。用法：共为细末。敷患处，湿则干上，干则香油调敷之。(沈洪瑞 主编·《重订十万金方》775)

★ 328. **治麻风:【轻蛤散】**五倍子、车米各等分。用法：上为末用。(彭怀仁 主编·《中医方剂大辞典》7册464 引《解围元薮》卷四)

★ 329. **治疠疡(即疠风)**:黄连150克，五倍子30克。用法：上药研为末。唾津调涂。功效：清热解毒。(孙世发 主编·《中医小方大辞典》590)

★ 330. **治麻疹后皮肤发痒起疹，抓破出血如疮**:五倍子三钱，雄黄少量。用法：共研末撒之。(中医研究院革命委员会 编·《常见病验方研究参考资料》24)

★ 331. **治手脚疮腐烂**:五倍子5个，冰片5分。用法：五倍子烧灰，共为末。每日多次，撒患处。(阳春林 葛晓舒主编·《湖南省中医单方验方精选·外科》上册650)

★ 332. **治湿疹6方**

①五倍子30克，加水500～600毫升，砂锅内煎煮1小时，去渣后滤液浓缩成50毫升，冷却后加甘油5毫升，用时均匀涂擦患处，每日3～4次，直至痊愈。(汉羌 月兰 编著·《简方治百病》33)

②五倍子、黄柏各9克。用法：将上药共研为细末，用香油调涂患处。(王洪涛 张曰明 主编·《皮肤病单验方大全》290)

③五倍子15克，冰片1.5克。用法：上药共研细末，加香油调为糊状，涂于患处。一般每日擦2～3次，可迅速减轻症状。(唐大晅 张俐敏 主编·《传世金方·祖传秘方》370)

④五倍子1两，生白矾、郁金各3钱，胆矾3分。用法：共研细末，先将患部洗净，用醋调敷。(中医研究院革命委员会 编·《常见病验方研究参考资料》417)

⑤【**炉倍油膏**】五倍子、炉甘石各9克，冰片3克，黄连15克。用法：上药研为细末，油调成膏。外用。(孙世发 主编·《中医小方大辞典》1466)

⑥五倍子30克，滑石30克，枯矾15克，梅片10克。用法：将上药与四环素4片(0.25克/

片）研成细末，用凡士林调和诸药，装瓶备用。用前将生甘草适量煎水，温热洗患处，洗后涂上薄薄一层药，用纱布盖上。3 天涂药 1 次，涂药期间忌吃辛辣食物等。（李川 主编·《民间祖传秘方》212）

★ 333. **治湿疹水湿泛滥渗水多者：**五倍子 15 克，铅粉、松香粉、枯矾各 31 克。用法：上药共研细末，调和。用时以药末直接撒在皮损上，或用麻油调敷疮面。（廖新华等 主编·《常见病验方集锦·皮肤病验方 600 首》159）

★ 334. **治湿疹水湿泛滥型方：**五倍子 9 克，滑石粉 30 克，枯矾 5 克。用法：上药共研细末，贮瓶备用。用时外撒患处。（廖新华等 主编·《常见病验方集锦·皮肤病验方 600 首》157）

★ 335. **治湿疹，接触性皮炎：【二黄液】**黄柏 30 克，黄芩 30 克，地榆 30 克，五倍子 30 克。用法：将上方每日 1 剂，加水 2000 毫升，浸泡 1 ~ 2 小时，文火煎 20 ~ 30 分钟。取本品浸泡患处，每次 40 ~ 60 分钟，每日 1 ~ 3 次。疗效：共治疗 310 例，治愈 162 例，显效 102 例，有效 12 例，无效 34 例，总有效率为 89%。（梁永才 梁杰圣 主编《中国外治妙方》754）

★ 336. **治慢性湿疹 3 方**

①五倍子（研粉），局部潮湿者可加胡椒粉外扑。（单书健 陈子华 编著·《古今名医临证金鉴·外科卷》赵炳南 206）

②**【倍冰软膏】**五倍子 30 克，冰片 3 克。用法：先将五倍子研细末过筛成散剂，另以凡士林按 7:3 配成软膏外搽患处。用于慢性湿疹，临床治愈率达 80 ~ 90%。（徐三文等·《中国皮肤病秘方全书》338）

③**【复方五倍子膏】**五倍子、枯矾、青黛等。共治 70 例，总有效率为 84.29%。（李世文 康满珍 主编·《一味中药祛顽疾》106）

★ 337. **治湿疮肿毒：**五倍子、酒各适量。用法：新瓦上焙干研末，好陈酒调匀，外涂患处。再加纸一层，每日 2 次。（阳春林 葛晓舒 主编·《湖南省中医单方验方精选·外科》上册 652）

★ 338. **风疹：**五倍子 2 克，生蒲黄 1 克，生甘草 1 克。水煎服，每日 1 ~ 2 次。（金福男 编著·《古今奇方》138）

★ 339. **治带状疱疹 10 方**

①五倍子、枯矾各 3 克，冰片 0.3 克。用法：将上药共研为细末，用麻油调成稀糊，外涂患处。功能：清热，燥湿，止痒。（王洪涛 张曰明 主编·《皮肤病单验方大全》69）

②大黄、五倍子、蛇蜕、麻油各适量。用法：共研末，麻油调。每日多次，搽患处。（阳春林 葛晓舒 主编·《湖南省中医单方验方精选·外科》上册 654）

③五倍子 10 克，雄黄 15 克，乳香 5 克，没药 3 克（2 味去油）。用法：共碾成细末，每日敷药前用温水清洗患处，白酒适量将药粉调成糊状，涂于患处，用无菌纱布覆盖于表面，胶布固定，轻者每日 1 次，重者每日 2 次。治疗 27 例全部治愈。（雷一鸣 杨柱星 黄儒 主编·《中华名医顽症绝症秘方大全》952）

④五倍子 1 份，生大黄 2 份，黄柏 2 份，芒硝 1 份。共为细末。加凡士林调成 30% 的软膏备用。常规消毒破损处，将药膏平摊于纱布或麻纸上约 0.2 厘米厚，贴敷患处，隔日换药 1 次。临床疗效：用本方治疗带状疱疹 150 例，全部治愈，最多用药 4 次，最少敷药 2 次，平均 3 次。一般敷药后 24 小时症状明显好转，敷药 1 次，灼烧刺痛显著减轻，水疱混浊变暗，小水疱趋向萎缩。3 次后水疱干涸结痂，自觉症状消失。平均治疗 6 天痊愈。（胡熙明 主编·《中国中医秘方大全》中册 225）

⑤五倍子、雄黄、枯矾、黄连各等份，研成粉，香油调成稀糊状备用。直接将药涂于患处，纱布覆盖，贴固，每日 3 ~ 4 次，皮损为糜烂面时，也可将药粉直接撒于患处。吴明亮用上方治疗带状疱疹 30 例，均治愈。最快的只需 10 小时，最慢的 5 天，平均疗程为 2.5 天。（王辉武 主编·《中药临床新用》601）

⑥五倍子 10 克，生大黄 10 克，雄黄 5 克，马钱子 5 克。用法：上药共研细末。过 120 目筛，以食醋调成糊状，外涂于皮损处及疼痛部位，每日 2 ~ 5 次，有大疱者抽出液体后再行外敷。疗效：本方对带状疱疹疗效甚佳。（张树生 高普等编·《中药贴敷疗法》393）

⑦五倍子、生黄柏、伸筋草、生半夏、面粉各等分，食用醋适量。用法：将五倍子与面粉炒至熟放冷，然后与黄柏、生半夏、伸筋草共研细末，

过筛成粉。将药粉与醋调成糊状,文火煮熟。外敷于患处,用白麻纸贴其上,再用胶布固定之,每日或隔日1次。应用本方治愈22例。使用本方便于观察疗效,在用药期间,禁用其他药物(如止痛片等)及方法治疗。本膏见效快,止痛作用强。(张树生 高普等 编·《中药贴敷疗法》383)

⑧五倍子粉、马钱子、宜茶各6克,黄连末1.5克,冰片0.6克。用法:共研细末,按此比例配成若干份,使用时把药末用白醋或冷开水调成糊状,用棉签涂患处,1日3~4次。治疗21例,均在2天内结痂而愈。(王洪涛 张曰明 主编·《皮肤病单验方大全》46)

⑨五倍子、马钱子、儿茶、炉甘石粉各6克,黄连末1克,冰片0.6克。用法:上药研末,用白醋或冷开水调成糊状外敷。(彭怀仁 主编·《中医方剂大辞典》1册492)

⑩生大黄、生黄柏、黄芩、黄连各2份,生乳没、五倍子各1份。用法:研细末备用。用细茶汁将药调成糊状敷患处,干则易之,4~5次后,用芝麻油调敷。功能:清热解毒,收湿敛疮,活血止痛。按语:经使用观察,本方对带状疱疹确有佳效。(张树生 高普等 编·《中药贴敷疗法》390)

★ 340. **治带状疱疹热毒入血分者:**五倍子、雄黄、穿山甲、大黄、芙蓉叶各9克。用法:上药共研细末,用醋调敷,或配成软膏。(廖新华等主编·《常见病验方集锦·皮肤病验方600首》20)

★ 341. **治褥疮:【复方五倍散】**五倍子3份,冰片、土霉素各1份。上药共研粉拌匀,然后用棉花蘸0.9%的生理盐水,洗净患处,均匀撒上药粉,每日2次。本方有解毒消炎、收敛生肌之功。据报道,运用其方治疗深度褥疮,一般1周即可痊愈。(徐三文等·《中国皮肤病秘方全书》267)

★ 342. **治除湿止痒:【五倍子粉】**五倍子(研粉)。用法:直接外扑。功能:杀虫止痒,收干护肤。(北京中医医院 编·《赵炳南临床经验集》410)

★ 343. **治头癣6方**

①五倍子30克。用法:首先将五倍子煎汁,然后以米醋120克调和,涂之,初觉痛,1日涂数次,连涂3日。功能:杀虫治癣。(竭宝峰 江磊 主编·《中华偏方大全》4册588)

②用五倍子5克,米醋120克。共煎汁,搽患处,每日3~4次。(胡郁坤 陈志鹏 主编·《中医单方全书》329)

③五倍子30克,蛇床子15克。煎取浓汁。将头剃光,涂患处,每日数次。(郭爱廷·《实用单方验方大全》659)

④五倍子15克,木鳖子、大枫子各30克。上药置入香油内煎焦,去药渣,加入枯矾5克,和匀备用。用时,令患者将头部毛发剃光,洗净涂患处,每日1~2次。适用于各种头癣、体癣、经久不愈的顽癣。(金福男 编著·《古今奇方》229)

⑤五倍子20克,土槿皮20克。研为细末,用香油调敷患处。注:用肥皂洗头后再擦药。(杨毅玲 作者·《特效验方3000例》19)

⑥五倍子、石灰粉、法半夏、香白芷、胡黄连各20克。用法:将上药共研极细末,用鸡蛋清或香油调成稀糊,外涂患处。(王洪涛 张曰明 主编·《皮肤病单验方大全》223)

★ 344. **治秃疮(头癣)4方**

①五倍子、枯矾各3钱。明雄2钱麻油适量。用法:共研末,用麻油调。每日多次,外搽患处。(阳春林 葛晓舒主编·《湖南省中医单方验方精选·外科》上册469)

②五倍子1两 苦参6钱 枯矾3钱 香油适量。用法:共研细末,香油调之。每日多次,外搽患处。(阳春林 葛晓舒主编·《湖南省中医单方验方精选·外科》上册470)

③五倍子、苦参、藜芦、枯矾各3钱。用法:共研细末,香油调擦。(沈洪瑞 主编·《重订十万金方》747)

④闹羊花、川花椒、五倍子、硫黄各2钱 茶油适量。用法:共研极细末,茶油调。外涂患处。(阳春林 葛晓舒主编·《湖南省中医单方验方精选·外科》上册484)

★ 345. **治黄癣(秃疮)2方**

①松香2钱,五倍子1钱,枯矾5分。共研细末,猪胆汁调搽。又治小儿烂头癣。(中医研究院革命委员会 编·《常见病验方研究参考资料》406)

②文蛤、白芷、花椒各9克。用法:为末,调菜油擦患处。(吴静 陈宇飞 主编·《传世金

方·民间秘方》413）

★ 346. **治秃疮、肥疮、黄水疮、旋耳疮：【四圣散】**雄黄、枯矾、松香（一方做定粉）、五倍子各等分。用法：上为末，香油调搽。（彭怀仁 主编·《中医方剂大辞典》3册401引《仙拈集》卷四）

★ 347. **①治小儿诸风热，阴毒肿核已结成，未穿溃或正发者。②小儿惊风后，风从气行，血从气使，毒气蓄于皮肤，流为肿毒，多在腮颊耳根，成痈成疖，谓之毒风：【拂毒散】**半夏一两，贝母、大黄、朴硝、五倍子各二钱半。用法：上为末。每用一二钱，用醇醋调敷患处，如干再涂，仍服疏风化毒之剂。（彭怀仁 主编·《中医方剂大辞典》6册227引《幼科类萃》卷二十一）

★ 348. **治斑秃（俗称"鬼剃头"）：**五倍子、百部、黄柏、蛇床子、藜芦各4.5克，斑蝥3克。用法：95%酒精100毫升浸泡1周后，用棉签蘸搽病损处（可先试搽一片，如反应不严重，可搽较大范围），每日1～2次。（王海亮等 主编·《皮肤病良方1500首》543）

★ 349. **治花斑癣2方**

①五倍子、白及各50克。共研为细末，取食醋500克调和后，文火煎熬成糊状冷却后即可使用。每日睡前涂搽患处，次晨即应清洗干净，连用3～5日即可见效。（郭爱廷·《实用单方验方大全》669）

②**【五倍子散】**五倍子30克，硫黄20克，白附子10克，枯矾15克 。用法：以上4味药研细末，用醋调如糊状，充分调匀备用，用时先将皮损处用清水洗净、揩干，而后用黄瓜蒂（也可改用生姜片）蘸药稍用力涂擦患处，每日2次，连用10天后改为每天擦1次，连用2周即可。适用病证：花斑癣。医案：夏某，男，24岁。躯干、双上肢起疹3年，初时仅限于背部，后渐及颈、胸、双上肢、腹部，微痒。检查：背、胸腹、双上臂见弥漫黄豆至蚕豆样大小、紫红色或褐红色或淡白色斑，上覆少许鳞屑，鳞屑真菌镜检见大量菌丝。诊断为花斑癣。予五倍子散按上法外擦，24天后，痊愈，随访1年未见复发。按语：花斑癣又名汗斑，多在夏季发生，具有一定的传染性，为圆形糠秕孢子菌所致，属真菌病的范畴。初起在皮肤上出现黄豆样大小淡紫红色斑，以后演变为褐红色、灰褐色、淡白色，并融合成片，上覆糠秕状鳞屑。中医称之为紫白癜风，认为其病因与素体有热，夏受风暑虫之邪侵袭毛孔，与局部气血相搏，毛窍闭塞所致。此方为自拟方，具有清热解毒、祛湿杀虫之功效。方中五倍子，酸咸散热毒疮肿；硫黄甘温解毒杀虫；白附子辛甘大温，燥湿化痰，解毒散结；枯矾酸涩寒，祛风痰、收湿痒，佐以食醋杀虫解毒。治疗期间，患者应勤洗澡、勤换内衣，穿用过的内衣、被单等宜煮沸暴晒，以防复发。（电子版·《中华验方大全》光盘，花斑癣篇）

★ 350. **治癣6方**

①五倍子、密陀僧各等分，研细蜜调搽。（清·顾世澄 撰·《疡医大全》1085）

②五倍子、轻粉各等份。用法：共研为细面，香油调涂。（沈洪瑞 主编·《重订十万金方》763）

③五倍子30克，枯矾15克，硫黄、土槿皮各10克。共研细末，香油调成糊状，外敷。（唐汉钧 汝丽娟主编·《中国民间外治独特疗法》22）

④五倍子60克，枯矾30克，硫黄15克。共研为细末，用香油调成糊状，敷患处。本方适用于干癣。（刘道清 主编·《中国民间疗法》387）

⑤鸡内金1个，五倍子1个。用法：鸡内金与五倍子均炒后，研细末，用麻油调匀。涂患处。主治：癣不论生于额面耳侧及手足各部，初起痒甚，抓破则流水作痛。（阳春林 葛晓舒 主编·《湖南省中医单方验方精选·外科》上册573）

⑥白及30克，五倍子60克，老陈醋适量。用法：将五倍子、白及分别捣细末，先将五倍子粉与陈醋混合，呈稀糊状，置锅内文火煎熬，待稍稠后入白及粉末，成糊状，贮瓶备用。将药涂于患部。作用：解毒收敛，生肌。按语：膏稠时可用醋调稀。用药后，局部初觉痛痒，直至癣消失为止。如有皮损则不可用。（张树生 高普等编·《中药贴敷疗法》422）

★ 351. **治顽癣3方**

①五倍子50克，米醋200克。用法：用烧瓶放米醋煮五倍子数沸，去五倍子渣，用药汁涂患处。（吴静 陈宇飞主编·《民间祖传秘方大全》942）

②五倍子（煅）、王不留行各等分。用法：研末，醋调敷。（中医研究院革命委员会 编·《常见病验方研究参考资料》412）

③五倍子5钱，斑蝥7个，硫黄1两。用法：共研细末，好醋调搽(稍疼出黄水)。(沈洪瑞主编·《重订十万金方》764)

★ 352. **多年顽癣：【五倍膏】**五倍子不拘多少，研碎，以陈米醋熬成膏。遇多年顽癣；先抓破；以膏敷上，干则加敷，以不痒为度，然后去药，则其患处之皮一同粘起，尽除根矣。(胡晓峰 主编·《中医外科伤科名著集成》984)

★ 353. **治各种癣：**五倍子粉 陈米醋各适量 用法：将上药共熬成膏，外涂患处。功效：燥湿止痒。(王洪涛 张曰明 主编·《皮肤病单验方大全》209)

★ 354. **治疥癣：**五倍子适量，研细末，米醋熬膏，先抓破患处，后以膏涂抹之。(张俊庭 主编·《皮肤病必效单方2000首》258)

★ 355. **治干癣2方**

① 五倍子(炒黑)、花椒各50克，轻粉、木鳖子各6克，斑蝥10个。用法：共为细末，香油调搽。(吴静 陈宇飞 主编·《传世金方·民间秘方》403)

②**【五倍子癣方】**五倍子适量，研粉，或煎汤。湿癣：散剂外敷；干癣，五倍子60～90克，煎汤，外洗用。(张金鼎 邹治文·《虫类中药与效方》263)

★ 356. **治体癣：**五倍子、蚌壳(煅)各60克，冰片少许。用法：共研细末，用香油调敷患处。(王洪涛 张曰明 主编·《皮肤病单验方大全》171)

★ 357. **治一切癣疮：**五倍子(去虫)、白矾(烧过)各等分，研末，搽之，干则油调。(何清湖·《历代医学名著全书·本草纲目》4册3324引《简便方》)

★ 358. **治牛皮癣方5方**

①五倍子30克，米醋120克。用法：将五倍子捣碎，置米醋内共煎取浓汁，外涂患处。(竭宝峰 江磊 主编·《中华偏方大全》625)

②五倍子15克，枯矾10克，冰片9克。共为细末，用食醋浸泡7天，用棉棒蘸取药液擦患处，每日3～5次，5天为1个疗程。主治：牛皮癣。[李永明 张可堂·《中国中医报》2010；(11)；8]

③黄牛皮、花椒、五倍子各适量。用法：黄牛皮烧存性，共研末调油。每日多次，外敷患处。(阳春林 葛晓舒 主编·《湖南省中医单方验方精选·外科》上册800)

④五倍子(炒黑)、花椒各30克，轻粉、木鳖子(去油)各6克，斑蝥10克，麻油50毫升。用法：将上药共研细末，用麻油调成糊状，外涂患处。主治：牛皮癣。注：本方有大毒，切勿入口，小儿及孕妇慎用。(王洪涛 张曰明 主编·《皮肤病单验方大全》448)

⑤五倍子20克，雄黄、轻粉各15克，香油适量。用法：3药共研细末，香油调涂患处。主治：牛皮癣。

★ 359. **治牛皮癣(银屑病)：**五倍子60克，白芷30克，老陈醋适量。用法：将2药分别研成细末，先将五倍子粉与陈醋调匀，小火煎熬，待稍稠后入白芷粉，调成糊状备用。外敷患处，每天2次。5天为1个疗程，外用1～2个疗程 功能：清热凉血，养阴润燥。适用于血燥型银屑病，皮疹色鳞屑减少，伴有色素减退斑者。注意事项：有皮损者禁用。(杨继军 赵建新 主编·《皮肤病实用偏方》273)

★ 360. **银屑病验案：**五倍子100克，在瓦片上煅后研末，取其粉末10克，在器皿中用醋调匀后涂于患处，每天2次，7天为1个疗程。用上方治疗本病30例，其中女18例，男12例，年龄28～65岁，病程1月至5年。结果：短者3天即可见效，长者4个疗程即可消失。30例全部治愈，随访5年无1例复发。(金风玉露 编著·《古今单验方选评》371)

★ 361. **治鲤鱼癣：**鲤鱼头1个，五倍子3个。用法：上药俱烧灰研细，用青油调，鹅翎涂，不拘遍数。(吴素玲 李俭 主编·《实用偏方大全》769引《急救广生集》)

★ 362. **治鹅掌风2方**

①硫黄、五倍子各2钱，川椒1钱，水银3分，油适量。用法：共研细末，油调。每日多次，外搽患处。注意事项：适宜手掌奇痒，红肿脱皮者，可加藤黄。(阳春林 葛晓舒 主编·《湖南省中医单方验方精选·外科》上册597)

②艾叶4两 雄黄、穿山甲、五倍子各5钱。用法：水煎。每日1次，熏泡患处。(阳春林 葛晓舒 主编·《湖南省中医单方验方精选·外科》上册597)

★ 363. **治手癣：**芫荑 、五倍子各50克。用法：上药为末，醋调。搽7日，勿下水，1日搽2～

3次。(吴静 陈宇飞 主编·《传世金方·民间秘方》401)

★ 364. **治手足癣3方**

①五倍子、海螵蛸各等份。研末,洗脚后,撒患处。(李彬之等 主编·《现代中医奇效良方宝典》下册729)

②五倍子粉20克,枯矾粉10克。将二药置乳体中混匀,慢慢加入50%醋酸溶液,随加随研,直到全量为100毫升,研匀备用。先用热水将脚洗净,擦干,以药棉蘸取搅匀的药液少许,涂于患处,待干即可,轻者每日1次,重者早、晚各1次。主治:足癣。共治疗500例,结果痊愈386例(占77.2%),有效112例(占22.4%),无效2例(占0.04%),总有效率为99.6%。轻者3~5次痊愈,重者一般10~14次治愈。(宋立人 总编·《中华本草》5册90)

③五倍子、枯矾各15克。研成细粉,睡前将脚洗净擦干,药粉外撒,每日1次。(郭爱廷·《实用单方验方大全》660)

★ 365. **治脚癣3方**

①**【五倍苦矾散】**五倍子、枯矾各10克。为细末,外用。(曲京峰等 主编·《古今药方纵横》1216)

②五倍子15克,枯矾10克,冰片9克。共研细末,以香油调涂患处。(易磊 编·《中国秘方大全》514)

③五倍子数枚,置一铁片上烤焦,冷却后研末。每晚洗脚后撒于患趾缝内,一周内即可见效。(金福男 编著·《古今奇方》230)

★ 366. **治足烂痒:**五倍子5钱。制法:五倍子有油性,应缓炒枯焦,待冷后,研末。用法:每日多次,外搽患处。(阳春林 葛晓舒 主编·《湖南省中医单方验方精选·外科》上册597)

★ 367. **治足癣湿烂:**五倍子、陈石灰、枯矾各9克。用法:将上药共研为极细末,外撒患处,一日一次。(王洪涛 张曰明 主编·《皮肤病单验方大全》218)

★ 368. **治脚癣脚气、足趾缝湿烂:**用五倍子20克,枯矾10克,研末调匀加50%醋酸100毫升调匀,洗脚擦干后涂药液于患处,每晚1次。(有问必答网)

★ 369. **治脚丫痒烂:**五倍子、枯矾各适量。用法:研末,每日分3次搽于趾间。注意事项:治脚趾缝起小孔,瘙痒流水。流水干掺,干枯的用桐油搽。数次即愈。(阳春林 葛晓舒 主编·《湖南省中医单方验方精选·外科》上册683)

★ 370. **治足癣趾缝湿烂方:**五倍子、乌贼骨、黄柏、枯矾任选一种研末备用。洗净脚后,撒于患处。(李彬之等 主编·《现代中医奇效良方宝典》下册729)

★ 371. **脚趾缝烂:**五倍子(煅)三个,冰片五厘,茶油调敷。(清·邹存淦 著·《外治寿世方》122)

★ 372. **治足癣,奇痒难忍,甚则溃烂:**多见于脚趾处。五倍子(煅)、黄丹各等分。用法:将黄丹研成细末,再将五倍子用微火烤干研成末,将两药混合即成,装瓶备用。将脚洗净擦干,以适当温度,立即上此药粉,而需包扎。经治50多例,一般在2~3天内治愈。敷药后会感到刺痒,愈后不留任何疤痕。(张树生 高普等 编·《中药贴敷疗法》429)

★ 373. **治脚趾痒烂:**西硫黄5钱,松香、五倍子各1钱。用法:研细末。每日多次,干粉擦之。(阳春林 葛晓舒 主编·《湖南省中医单方验方精选·外科》上册698)

★ 374. **治脚趾缝臭烂:**五倍子3钱 轻粉1钱 枯矾3分 黄丹6分 茶油适量。用法:研末,兑茶油。每日多次,外涂患处。(阳春林 葛晓舒 主编·《湖南省中医单方验方精选·外科》上册688)

★ 375. **治脚生湿疹、脚癣:**用五倍子300克加水1盆,然后浸泡双脚15分钟,每日1次。可治疗脚生湿疹、脚癣。亦可浸泡痔疮和脱肛,使内服药物的治疗作用增强。

★ 376. **治脚气:**五倍子、海螵蛸各20克,研细末,撒足缝。(郭旭光·《中国中医药报》2010年12月16日)

★ 377. **治烂脚趾,绣球风(阴囊湿疹):**硫黄20克,青黛10克,花椒10克,木鳖子5克,五倍子20克。用法:共为细末,撒患处,每日2~3次。功能:燥湿散结,祛毒消肿。(刘道清等 著·《秘验单方集锦·外科篇》201)

★ 378. **治汗斑:**取五倍子50克,白及50克。共研末,取食醋500克,调和均匀后,置于砂锅内以文火煎煮成糊状,冷却后,于每日睡前将患处涂搽之,次日洗干净,连用3~5天,白斑即消退。(汉羌 月兰 编著·《简方治百病》21)

★ 379. **治汗脚:五倍子、枯矾各20克,丁香10克**。用法:将上药浸泡在50%的酒精200毫升中,一周后滤渣,用药液外搽患处,每天2~3次。涂后再撒布以下药粉:滑石粉、浮海石各50克,密陀僧30克,冰片3克,混合均匀,1日2~3次。(金福男 编著·《古今奇方》260)

★ 380. **治甲癣**:五倍子30克,桐油150克。用法:五倍子研粗末与桐油合炒,炒黄为度。外涂患处,每日2次。(郭爱廷·《实用单方验方大全》665)

★ 381. **治疥疮3方**

①五倍子15克,枯矾、硫黄、花椒各20克。用法:将上药共研为细末,加麻油调成软膏,外涂患处。(王洪涛 张曰明 主编·《皮肤病单验方大全》646)

②硫黄3分,水银1分,五倍子5分,桐油适量。用法:共研细末,用桐油和成丸,烘热。每日1次,外搽患处。(阳春林 葛晓舒 主编·《湖南省中医单方验方精选·外科》上册645)

③五倍子、乌梅、花椒各15克,硫黄、枯矾各30克。用法:水煎。每日2~3次,外洗患处。注意事项:硫黄、白矾后下。(阳春林 葛晓舒 主编·《湖南省中医单方验方精选·外科》上册638)

★ 382. **治皮肤瘙痒或疥癣**:五倍子1斤,蜈蚣2两,黄醋3斤。用法:先将3味药共煮成黑色,然后蒸至发黏即成。每日多次,涂搽患处。注意事项:若系牛皮癣,加五虎丹少许,涂擦患处。黄醋是米谷酒尾水。(阳春林 葛晓舒主编·《湖南省中医单方验方精选·外科》上册757)

★ 383. **治白癜风2方**

①白倍、白矾、制附子、补骨脂各适量。用法:以浓度95%的酒精浸泡以上诸药制备。涂搽患处。(膳书文化 主编·《中华偏方单方大全》322)

②补骨脂15克,肉桂15克,吴萸3克,密陀僧、五倍子、雄黄各10克。用法:共研极细末,用酒、冷开水各一半调成糊状后外搽患处,每天2~3次。(金福男 编著·《古今奇方》233)

★ 384. **治箭头、铁针并竹木刺入肉:【蝼蛄散】**蝼蛄、五倍子适量。用法:面包火煨,研为末。凉水调敷患处,用纸盖其上,其针自出。(彭怀仁 主编·《中医方剂大辞典》10册1303引《仙拈集》卷四)

★ 385. **治外伤**:五倍子500克(用量视敷药范围大小而定),放铁锅内炒至深黄色,再研成极细末,放入有盖的药罐内,加适量的醋和蜜(各等量),调成糊状备用。敷时面积要大于伤痛面积,敷药厚度要均匀,不必用纱布包扎,一般5天左右换药1次。治疗外伤620例,其中单用五倍子膏外敷1~2次治愈者357例,敷药2~3次治愈者198例,敷药4~5次治愈者65例。(《沈绍功教授临床经验个人日记》30)

★ 386. **治生肌收口**:川文蛤二钱(炒),乳香(去油)、没药各一钱,枯矾五分。功能:生肌收口。(彭怀仁 主编·《中医方剂大辞典》3册568引《外科方外奇方》卷二)

★ 387. **治损伤出血3方**

①五倍子5钱,白矾2钱。研细末敷患处。(中医研究院革命委员会 编·《常见病验方研究参考资料》304)

②五倍子4两,棉花4两,乌药8两,石榴皮1斤。用法:先煎五倍子、石榴皮,煎20分钟后,再入乌药煎20分钟,除去药渣,把棉花放入,将药汁吸干,晒干备用。将药棉敷创口,外加包扎。注意伤处不着冷水。(中医研究院革命委员会编·《常见病验方研究参考资料》305)

③五倍子、生石灰各50克,大黄45克。用法:将上述药品合烧成粉色。每100克加0.5克白矾,再加160毫升水,煮沸加活性炭脱色,过滤即得澄清液,备用。用纱布蘸药水,涂于患处加压止血。(滕佳林 米杰 编·《外治中药的研究与应用》182)

★ 388. **治止血定痛,箭伤亦妙**:五倍子、降香节各5钱,广三七2.5钱,研极细,掺之,止血定痛,箭伤亦妙。(清·顾世澄 撰·《疡医大全》1416)

★ 389. **治出血如泉**:五倍子、白胶香、牡蛎糁。(元代·朱丹溪·《丹溪手镜》205)

★ 390. **治外伤出血不止4方**

①五倍子生用为散。干贴。血立止。(电子版·《中华医典·普济方》卷三百三)

②五倍子末贴之。若闭气者,以五倍子二钱,入龙骨末少许,汤服,立效。(何清湖·《历代医学名著全书·本草纲目》4册3325)

③用五倍子、海螵蛸、枯矾各等份。用法：研为细末，敷于患处。（杨建宇 等主编·《灵验单方秘典》196）

④【三神散】五倍子末、降真香末、铜末（铸镜面上刮下者，于乳钵内研细）各等分。用法：上和匀，敷损处。（彭怀仁 主编·《中医方剂大辞典》1册571引《医统》）

★ 391. **治跌破头面，或刀伤出血不止方：**五倍子、白矾、血竭、白蔹各等分。用法：各取净末，研匀至极细即成。外伤流血，以此药粉敷上包扎，其血立止。如鼻出血，牙龈出血等，用湿棉花蘸药粉，或塞或敷均可。本方外用于各种出血。止血、止痛、消肿，疗效较佳。（张树生 高普等编·《中药贴敷疗法》355）

★ 392. **治金疮3方**

①【撒合散】五倍子、真降香、制松香各等份。用法：上药研为细末，收贮待用。外用。（孙世发 主编·《中医小方大辞典》1213引《外科证治全书》卷四）

②方1：五倍子、紫苏各等分。为末，敷之。（王树泽·《金元四大家医学全书》下册1397）

③五倍子、灯芯草烧灰存性等分，敷之。（王树泽·《金元四大家医学全书》下册1397）

★ 393. **治刀斧伤3方**

①用五倍子一味为末。干贴疮上效。（电子版·《中华医典·普济方》卷三百二）

②五倍子、降真香（锉碎，炒见油）各等分。上为末，贴患处。功能：止血，定痛，生肌。（彭怀仁 主编·《中医方剂大辞典》1册32）

③五倍子（微炒）、真降香（炒存性）、头发灰各等分，为末，搽之，将干，箬叶护住，以软帛扎住，2日1换敷。功能：（止血，定痛，生肌）。（陆士谔 编·《叶天士手集秘方》210）

★ 394. **治刀斧跌磕，一切损伤：【胜三七散】**五倍子（炒枯）、枯白矾各等份。为细末。撒患处，包裹。功能：止血定痛。（曲京峰等 主编·《古今药方纵横》1214引《济阴纲目》卷八十七）

★ 395. **治刀伤成疮，脓水不干，肌肉不生：【生肌散】**五倍子、炉甘石、儿茶、龙脍皮各等分。用法：上为末。瓷器贮用。备考：《跌损妙方校释》：方中龙脍皮，疑为芦荟。（彭怀仁 主编·《中医方剂大辞典》3册561引《跌损妙方》）

★ 396. **治杖疮2方**

①用五倍子去瓤，米醋浸一日，慢火炒黄，为末，干掺。不破肿痛者，以醋调敷。（明·胡濙撰·《卫生易简方》257）

②文蛤三斤。用法：用柳木层甑子内蒸软，晒干，如此三蒸三晒，干为细末。用熟桐油调摊油纸上贴之。（彭怀仁 主编·《中医方剂大辞典》10册49引《外科启玄》卷十二）

★ 397. **治跌打损伤2方**

①五倍子、白矾各等份。研细末水调外敷患处，1日1次。（吴静 陈宇飞 主编·《民间祖传秘方大全》510）

②五倍子、栀子各15克，研末，冰片适量混匀，用食醋调成糊状，敷于患处包扎，2～3天换药1次。［李永明 张可堂·《中国中医报》2010；（11）：8］

★ 398. **治外伤血肿：**赤小豆、五倍子等量。用法：上药共研为细末，加入酸醋适量调糊状，局部外敷。每日1次，重者增敷2～3次。主治：治疗外伤性瘀血肿，皮肤有破溃者忌敷。疗效：一般外敷1～2日内即可肿痛消除。

验案：韩某，男，27岁，矿工。右脚第二蹠骨闭合性完全骨折。患处高度肿胀瘀紫、疼痛。注射杜冷丁2次，痛暂减。但药性过后又痛作如故。于是改用上方，只敷2次，翌日查房，喜告"肿全消，疼痛已大减"。（刘有缘 编·《一两味中药祛顽疾》361引《上海中医药杂志》1983年，第4期）

★ 399. **治局限性瘀肿，适用于跌打损伤所致：**五倍子。制法：选取发亮而中空的五倍子，研细末密封入瓷瓶或玻璃瓶中贮存，备用。用法：用适量的药物末和米醋调成糊状，均匀地涂在肿处，盖上稍大点的塑料薄膜。加压包扎，1～2天更换1次，一般1～2次即痊愈。作用：消肿止痛。疗效：一般1～2次而愈，最多不超过4次。100例中1例无效，99例痊愈。疗效占99%。按语：用本药时如见皮肤发痒或出现小水泡不退，可用消毒针刺破，流出清水后涂龙胆紫预防感染，未见任何副作用。如瘀肿处疼痛剧烈的，针对局部穴位以活血止痛，对瘀肿时间较久的，可用消毒三棱针刺去少量血再敷药，但对关节已发生僵硬的瘀肿，效果不大。（张树生 高普 等编·《中药敷贴疗法》320）

★ 400. **治软组织损伤验案**：黄某，男，23岁，白云区新市墟肖岗某制衣厂工人。2003年6月18日来诊。主诉昨晚走路不慎“鲤鱼反掌”，扭伤左踝关节，当时仅觉疼痛。今晨醒来左踝肿胀如馒头状，剧痛不可及地。予五倍子调膏外敷，3天后来复诊肿消过半，疼痛亦减，可跛行。再敷1贴而告愈。（邓铁涛审定·《中医简便廉验治法》131引《彭善本》）

★ 401. **治软组织损伤**：五倍子、生大黄各一份，生栀子二份，鲜韭菜二份，食醋适量。用法：将前三味药研细末混合，装瓶备用。鲜韭菜洗净捣烂，与药末混合，再用食醋调成糊状，直接撒于伤部，约3毫米厚，绷带或干净布包扎，每日一次，3天为1个疗程，一般一个疗程即可治愈。（李家强 编著·《民间医疗特效妙方》76）

★ 402. **治闭合性软组织挫伤**：五倍子、生半夏、黄柏、面粉各等分，食用醋适量。用法：先将面粉将五倍子置锅内炒黄，置冷后与余药共为细末，过筛即成，贮瓶备用。使用时取药粉适量，用醋调成糊状，或煮熟即泥膏。将本膏涂于损伤的皮肤上，其上盖以白麻纸4～5层，再用胶布或绷带固定。1～2天换药一次。治疗本病60例，治愈45例，好转3例，全部有效。见效最短1天，最长9天，疼痛明显者效果好。（张树生 高普等 编·《中药贴敷疗法》319）

★ 403. **治闭合性软组织损伤，带状疱疹，流行性腮腺炎，血栓性静脉炎等：【消肿痛醋膏】**黄柏、生半夏、五倍子（面炒，去虫）、伸筋草各125克。用法：制成膏剂。外用，涂于患处，约1.5毫米厚，其上盖5～6层纱布。功能：清热解毒，活血祛瘀，消肿止痛。宜忌：开放性软组织损伤及颜面损伤禁用；用药后出现红痒小丘疹或小水疱，应暂停药，并用冷开水清洗，皮肤反应消失后，可继续服药。（孙世发 主编·《中医小方大辞典》1547）

★ 404. **治金疮骨断**：五倍子（炒）、生半夏、降香节、红铜屑各等分。共为末，搽上扎好。（陆士谔 编·《叶天士手集秘方》209）

★ 405. **治骨折**：五倍子5钱，人中白5钱，冰片5钱，飞罗面4两，陈醋一斤。用法：上药为末和飞罗面、陈醋一起，共合成膏，摊于布上贴患处。（沈洪瑞 主编·《重订十万金方》783）

★ 406. **治皮肤瘙痒**：大风子12克，木鳖子10克，山慈菇12克，五倍子4克。用法：将前味去皮，然后与诸药共捣烂，开水调敷患处。（吴静 陈宇飞 主编·《传世金方·民间秘方》422）

★ 407. **治冬月手足皲裂：【黄蜡膏】**香油15克，黄蜡30克，光粉、五倍子末各少许。用法：香油慢火煎沸，入黄蜡同煎候熔，即入光粉、五倍子末熬令稠紫色为度。先以热汤洗，火上烘干，即用药敷，薄纸贴之。其痛立止，入水亦不落，若合药入粉多则硬而成块，旋以火炙动，挑敷。（孙世发 主编·《中医小方大辞典》1572引《百一》卷十二）

★ 408. **治手足皲裂6方**

①五倍子一味为细末，先以净拭干，麻油调敷。（电子版·《中华医典·普济方》卷三百）

②五倍子，猪油捣成膏，填入裂缝。（清·顾世澄 撰·《疡医大全》1344）

③五倍子末，同牛骨骨髓填纳缝中。（江苏新医学院 编·《中药大辞典》上册393引《医方大成论》）

④五倍子、白及、阿胶（炒）各等分。用法：上为末，津调得所涂，羊髓调尤佳。又打银作铅糖加清油煎，入烧头发灰和匀，用水净洗却，入药疮缝内。（彭怀仁 主编·《中医方剂大辞典》10册531《永类钤方》卷二）

⑤五倍子10克，紫草5克。用法：共研为细粉，撒于皲裂周围肤上，外用胶布贴住。（《沈绍功教授临床经验个人日记》啄木鸟空间下载23）

⑥清油半两，盏内慢火煎沸，入黄蜡一块同煎，候熔，入五倍子末少许，熬令稠，紫色为度。先以热汤洗，火上烘干，即用药敷，薄纸贴之。（元·危亦林 著·《世医得效方》712）

★ 409. **治冻疮4方**

①五倍子1两。用法：水煎洗患处。（阳春林 葛晓舒 主编·《湖南省中医单方验方精选·外科》下册1299）

②五倍子（焙干），猪油。用法：五倍子为末，调成膏。填入裂缝内。冻耳，姜汁煎涂；冻脚，茄根煎洗；冻拆，油胭脂烘热敷之。（彭怀仁 主编·《中医方剂大辞典》2册1076《仙拈集》卷四）

③五倍子、黄柏炒各等分。共研细末。香油调涂患处。（沈洪瑞 主编·《重订十万金方》491）

④五倍子9克，荆芥15克。用法：煎汁洗浸患部。用于冻疮未破者，效果满意。（《沈绍功教授临床经验个人日记》啄木鸟空间下载21）

★ 410. **治冻疮开裂**：五倍子、牛鼻中绳（煅灰）各等分。研末，填冻裂处。（清·顾世澄 撰·《疡医大全》1343）

★ 411. **治冻疮久烂不愈**：五倍子，猪油捣成膏，填入裂缝。（清·顾世澄 撰·《疡医大全》1344）

★ 412. **治烧烫伤3方**

①五倍子10克，鸡蛋清1只。用法：上2味调匀，敷患处。（吴静 主编·《祛百病醋蛋秘方》211）

②五倍子2两，冰片1钱。用法：将五倍子用沙土炒微黄色研末，加冰片，用香菜油调涂伤处。涂后立时止痛，少停再涂，不要去前药，不会感染也不留疤痕。（中医研究院革命委员会 编·《常见病验方研究参考资料》297）

③面条树叶1000克，五倍子末3克，冰片末15克。用法：将药、叶水煎熬呈胶状，离火后再掺冰片末调匀，装瓶备用。涂患部，每日数次。因烧烫所致大水疱者，宜先行低位穿刺放液。备注：本方清热解毒，消肿止痛，为医疗常备药物。经数年后应用证明，对烧、烫伤疗效较好。面条树为夹竹桃科植物大鸭脚木。（吴静 陈宇飞 主编·《传世金方·民间秘方》199）

★ 413. **治烧烫伤、接触性皮炎**：用五倍子研粉过细筛后，调麻油敷于烧烫伤的皮肤上，有止痛、防感染、生肌肤的作用，并能减轻接触性皮炎的痛感和分泌物。（网络下载）

★ 414. **治烫伤**：五倍子（沙炒微黄）、生地榆各30克（切片晒干），黄连15克（切后晒干），冰片6克。用法：先将前3味药研细，再入冰片研匀，麻油或清油调成薄糊浆。用毛笔蘸涂患处，每日3～4次。烫伤水泡较大者，用消毒针筒抽去泡内水后涂药。一般不需包扎。用此法治疗6例，都在3～7天内治愈。涂后能立即止痛，愈后也无疤痕。（张树生 高普等 编·《中药贴敷疗法》473）

★ 415. **治烧伤**：白矾、五倍子等量，芝麻油适量。用法：将白矾、五倍子。研成细末，麻油调成糊状。涂患处。（江苏新医学院 编·《中药大辞典》上册681）

★ 416. **治重度烧烫伤**：用五倍子12克，诃子6克，刘寄奴6克，苦参4克，桉叶4克，研细末，浸于70%的酒精100毫升内达48小时以上，提取渗滤液并过滤。患部喷雾。必须采取中、西医综合性医疗措施：外括冲洗清创，抗感染，处理焦痂，择期植皮等。（董建华等 主编·《实用中医手册》1056）

★ 417. **治深Ⅱ度烧伤腐肉脱尽者**：五倍子、白及各等分。用法：共研极细末，经紫外线消毒后备用，直接撒于疮面。（王海亮等 主编·《皮肤病良方1500首》555）

★ 418. **治灼伤**：蜂蜜25～30克，五倍子、炉甘石各10克。用法：先将蜂蜜烧后熔化至沸。再将五倍子、炉甘石共碾碎过筛，即加入搅拌和匀。外用。（孙世发 主编·《中医小方大辞典》791）

★ 419. **治烧伤瘢痕疙瘩**：五倍子末78克，蜈蚣1条（研末），蜂蜜18克，黑醋250克。将药和蜂蜜、黑醋放入砂锅内，置于炭火上煎熬，边熬边用棒搅匀，熬成黑色稠膏。用时将创面用茶水洗净，将药涂于高出损伤面的范围内，每日换药1次。本方有收敛止痒止痛之功。有报道运用其方治疗烧伤瘢痕疙瘩30例，结果：瘢痕全部软化，突出瘢痕疙瘩变平，皮色正常。（北京中医医院 编·《赵炳南临床经验集》277）

★ 420. **治烧伤瘢痕2方**

①五倍子100克，蜈蚣1条，蜂蜜18克，黑醋250毫升。用法：以上各药混合均匀，摊于黑布上，外敷瘢痕，3～5天更换1次，至瘢痕软化变平，症状消失，功能恢复正常。（吴静 陈宇飞 主编·《民间祖传秘方大全》483引河北保定市房文彬献祖传秘方）

②五倍子100克，黑醋250克，蜂蜜18克。用法：以上各药混合拌匀，涂于纱布上，外敷瘢痕，3～5日更换1次，至瘢痕软化变平，症状消失，功能恢复正常。（李川 主编·《民间祖传秘方》132）

★ 421. **治瘢痕疙瘩2方**

①蜈蚣10条，五倍子875克，黑醋2500克，蜂蜜187克。制成黑色稠膏，治疗时先将损害面用茶水擦洗后涂上此膏，须连须使用不可间断。共治25例，疗效优于组织疗法、X线照射、手术疗法、碘离子透入。（杨仓良 主编·《毒药本草》719）

②外洗法：落得打30克，五倍子15克。上药煎汤外洗患处，每日2次，每次30分钟。治疗各种原因所致的瘢痕。注意事项：本病治疗时应注意，不可妄行切除，以免原有皮损进一步增大。涂搽和外洗时注意不要损伤瘢痕组织的表皮。本病常复发，发生在烧伤瘢痕上的容易产生鳞癌，故应密切观察。（唐汉钧 汝丽娟 主编·《中国民间外治独特疗法》266）

★ 422. **治增生性疤痕：**五倍子100克，氧化锌200克，丁卡因1克。强的松0.1克。用法：研末过120目筛，拌匀，分次少量置于熔化的凡士林650克，羊毛脂40克中，不断搅拌，制成本品。均匀地涂在疤痕表面，用绷带或纱布包扎，弹力绷带加压缠绕。3～5日换药1次，5次为1个疗程。疗效：验证76例，治疗3～9周，结果：临床治愈55例，好转9例，无效12例，总有效率为84.2%．未见有任何毒副反应。（雷一鸣 杨柱星 黄儒 主编·《中华名医顽症绝症秘方大全》990）

★ 423. **治筋疙瘩：**五倍子一两，密陀僧一钱，共研末，陈醋调敷，外以膏药贴之。（清·龚自璋 辑·《家用良方》434）

★ 424. **治各种疮疤：**五倍子、淮盐各3钱，过灯桐油适量。用法：共研末，过灯桐油调，每日1次，外搽患处。（阳春林 葛晓舒 主编·《湖南省中医单方验方精选·外科》上册818）

★ 425. **治强酸强碱等灼伤的原发刺激性接触性皮炎：【五蜂石方】**五倍子9克，生炉甘石9克，分别碾碎，过筛。蜂蜜18～24克放入大烧杯内，置火上加热至沸，取下立即加入五倍子粉和生炉甘石粉，搅拌成膏。局部外搽，外敷纱布，每日换药1次，治疗30例均获良效 。（胡熙明 主编·《中国中医秘方大全》中册353）

★ 426. **治接触性皮炎湿盛：**五倍子125克，白矾50～100克，白酒500毫升。用法：前2味研细末，混匀，置容器中，加入白酒，密封，浸泡7日后去渣即成。外涂患处。（廖新华等 主编·《常见病验方集锦·皮肤病验方600首》221）

★ 427. **治接触性皮炎反复发作：**文蛤30克，蜈蚣9克。用法：上药共研细末，加黄蜡90克，用文火熬成丝状，再隔水蒸成膏，外涂患部。（张俊庭编·《皮肤病必效单方2000首》126）

★ 428. **治稻田皮炎4方**

①五倍子、蛇床子各50克。水煎外洗患处，每日1～2次，连用3～5剂。（郭爱廷·《实用单方验方大全》626）

②五倍子、白蜡各适量。用法：五倍子研为粉，与白蜡各一半，溶匀拌成膏状。下田前涂搽四肢入水部位。（阳春林 葛晓舒 主编·《湖南省中医单方验方精选·外科》上册732）

③五倍子250克，白矾90克，白酒1公斤，混合浸泡1～2天备用，每天外搽3～4次。（李彬之等 主编·《现代中医奇效良方宝典》下册779）

④五倍子、石榴皮、地榆、白矾各60克。用法：将上药共水煎，取汤，并浓缩成膏，外涂患处。（王洪涛 张曰明 主编·《皮肤病单验方大全》665）

★ 429. **治防治水田皮炎：**五倍子250克，加白醋2000毫升，溶解备用。预防：下水田前涂四肢水浸处，即形成一薄层黑色药膜，3日后再涂1次。治疗：患水田皮炎后，立即涂抹，半至1天内，即愈。（杨仓良主编·《毒药本草》874）

★ 430. **治水毒：**烟屎5钱，五倍子粉1两。用法：混合调匀。每日多次，外擦患处。（阳春林 葛晓舒 主编·《湖南省中医单方验方精选·外科》上册517）

★ 431. **治鸡鱼骨鲠方：**五倍子、细茶各等分为末。吹入咽喉。（清·顾世澄 撰·《疡医大全》666）

★ 432. **治诸骨鲠，垂危者：**乌梅肉、五倍子（取净），或加硼砂，各等份。用法：共打成膏为丸，如龙眼大。含之。（孙世发 主编·《中医小方大辞典》272 引《疡科选粹》卷七）

★ 433. **治美发：**五倍子30克，铜绿9克，炒红用醋淬之，醋不宜多，再炒再淬，如此3次，研碎。青矾6克炒研，生盐1.5克炒。先将五倍子研碎，同铜绿炒至出油，成团放地上摊冷，再将各药研碎，用好烧酒调成面糊样，蒸至镜面为度。不宜久蒸，先用皂角水洗须1次，将液趁热浓浓染之，俟干用热水洗去，其须光润如漆，可保2个月不白。（杜婕德 主编·《传世单方大全》203 引《医方摘要》）

★ 434. **治白发3方**

①五倍子150克，酸石榴100克，黑芝麻叶

50克。用法：上药共制成粗末，加水1500毫升，煎至汁黏稠为度，，贮瓶备用。用时，取此药液外涂白发处。每日1次。功能：乌须黑发。附记：或取桑白皮30克，五倍子15克，青葙子60克。水煎取汁，外洗头部。每日1次。用治白发，效果显著。（程爵棠 程功文 编著·《单方验方治百病》417）

②女贞子、五倍子各15克，青葙子60克。水煎取汁，外洗。〈网络下载〉

③桑白皮30克，五倍子15克，菖蒲适量。蜜丸或水煎服。〈网络下载〉

★ 435. **治痣**：五倍子、皮硝、胆矾各15克。煎浓汁，以笔蘸点痣，自落。（张俊庭 编·《皮肤病必效单方2000首》198）

★ 436. **治寻常疣、扁平疣**：白胡椒30克，五倍子20克，薄荷冰5克。用法：3药共为细末，过100目筛备用。先搓局部，然后用醋或维生素B_6霜调涂于皮损上，也可用药粉干擦局部，每日1至数次。功能：散结，燥湿，祛疣。疗效：经使用证实，本方对寻常疣、扁平疣均有较好疗效。（张树生 高普等编·《中药贴敷疗法》505）

★ 437. **治传染性软疣3方**

①【**倍雄散**】五倍子5份，乌梅1份，雄黄2份，大黄1份。用法：共研细末，用香醋调成软膏，敷贴患部。共治93例，3～12天全部治愈。（宋立人 总编·《中华本草》5册90）

②【**倍雄散**】五倍子5份，雄黄2份，大黄、乌梅、枯矾各1份。用法：共研末，用适量香油调成膏。单个疣体用点涂法，群体存在的软疣用铺面法，即用膏药广泛敷布在软疣存在部位，然后用塑料纸覆盖，3天换药1次。江苏李加坤用本方治疗传染性软疣93例，经治疗3～12日，均治愈。（梁永才 梁杰圣 主编·《中国外治妙方》85）

③五倍子、冰片（兑入）川椒、大青叶各适量。用法：将上药共研细末，过120目筛。将软疣用热毛巾逐个擦洗至潮红，用醋调本品为糊状，逐个涂在软疣上，每日1～2次，7日为1个疗程。结果：验证30例，痊愈27例，好转3例。本品对扁平疣、尖锐湿疣亦有较好的疗效。（雷一鸣 杨柱星 黄儒 主编·《中华名医顽症绝症秘方大全》1013）

★ 438. **治尖锐湿疣**：五倍子、鸦胆子各5克，白矾10克，冰片1克，乌梅肉20克。共研为泥，加醋20毫升调匀，于补骨脂酊封闭后外敷于患处（注意不要敷在正常组织上）。（徐三文等·《中国皮肤病秘方全书》755）

★ 439. **治女性尖锐湿疣**：采用三黄膏外涂加中药内服治疗。三黄膏组成：黄柏、大黄、硫黄、鸦胆子、五倍子各等分共研极细末，加入适量冰片粉，与香油调成糊状，棉棒蘸药点敷于患处。点敷方法：棉棒蘸药膏适量点涂患处，敷盖病灶，停留15分钟，观察患者无反应后起床离开。内服中药以解毒利湿药物为主组成，按常规煎煮分次服。共治130例，分次局部点药及中药内服，一般3～5天点敷1次。点敷1次治愈者103例，点敷2次治愈者12例，3个月后随访复查，复发2例。（滕佳林 米杰 编·《外治中药的研究与应用》95）

★ 440. **治脚底生硬磴（牛程蹇），疼痛2方**

①五倍子（炒）五钱。用法：研末调醋贴患处，连贴3～4次。（中医研究院革命委员会编·《常见病验方研究参考资料》432）

②将五倍子浸醋，炖化涂。（中医研究院革命委员会 编·《常见病验方研究参考资料》432）

★ 441. **治蛇伤**：【**石中黄散**】槐花头、五倍子（去虫）、石中黄粉各等分。用法：上为末。水调涂。（彭怀仁 主编·《中医方剂大辞典》3册240引《普济方》卷三〇七）

★ 442. **治急性风湿性关节炎**：五倍子10克，粉碎，放入90毫升白酒中浸泡7天，过滤，于酒内加等量碘酒。涂擦患处。功能：活血通络。（薛建国 李缨 主编·《实用单方大全》603）

★ 443. **治鹤膝风（膝关节肿大，内有积液）2方**

①五倍子500克，好醋1500克。用法：醋入锅熬至500毫升，加五倍子粉搅成膏，摊布贴患处。功能：消肿化瘀，收涩生肌。适应症：膝关节肿大，内有积液。验案举例：李某某，男，30岁。两膝关节肿大，有大量积液，屡抽屡生。后用本方，2日一换，7日而愈。（刘道清等著·《秘验单方集锦·外科篇》169）

②肥皂（去子）二个，五倍子（去虫）、皮硝各一两。用法：上为末，用头酒糟四两，砂糖一两，姜汁半茶钟，和捣蒸热，敷膝上，如干，加烧酒润之，十日愈。如小儿先天不足，大人气血久衰，须内服五益膏，外敷此方，乃可取效。（彭怀仁 主

编·《中医方剂大辞典》5册565引《古方汇精》卷二)

★ 444. **治大关节腔积液、乳核、体表肿瘤:**五倍子适量。用法:取五倍子,研细如粉状。用时依患部大小先取适量高粱面打糊,待温后,调入五倍子粉成粥状,外敷患处,干后取下再依前法(注:敷药前,先在患部涂一些食用油,以防干燥不易取下)。疗效:本方为辽宁省名老中医谷铭三治关节腔积液的经验方笔者临床验证几十例患者,疗效颇著。(刘有缘 编著·《一两味中药祛顽疾》371)

★ 445. **治结膜炎:**五倍子15克,蜜适量。用法:五倍子研末,用蜜调匀,敷眼,1日2次。(吴静 陈宇飞 主编·《民间祖传秘方大全》876)

★ 446. **治目受外伤,油膜突出:【收膜散】**乌梅一两(去核),五倍子五钱,绿矾三钱。用法:上为末。醋调敷上。按语:本方三味皆具酸涩之性,有收敛解毒止血之功,三药相须为用,力专效宏,醋调外敷,目受外伤自愈。(田代华 主编·《实用中医三味药方》685引《伤科补要》卷三)

★ 447. **治赤热风眼:**五倍子末,蜜水调敷眼胞。(清·丁尧臣·《奇效简便良方》12)

★ 448. **治害眼上翳:**用五倍子煎汤,以厚纸中剪如眼大一孔覆汤盏上,以眼就孔令汤气蒸眼,冷则再热,蒸数遍愈。(明·胡濙 撰·《卫生易简方》171)

★ 449. **治眼中翳膜血丝:【二妙散】**文蛤(五倍子)30克,黄柏6克。用法:煎水熏洗。(孙世发主编·《中医小方大辞典》213引《慈幼新书》)

★ 450. **治眼目翳障:**五倍子十二个,铜绿、白矾各五分。用法:水煎洗。(彭怀仁 主编·《中医方剂大辞典》1册177引《慈幼新书》卷二)

★ 451. **用于泡睑肿核:**五倍子7.5克,半夏7.5克,蟾酥0.3克。共研细末,用醋调成糊状。每用适量涂外眼皮。(滕佳林 米杰 编·《外治中药的研究与应用》244)

★ 452. **治一切眼疼方:**用五倍子、防风各等分煎汤,频频温洗。(明·胡濙 撰·《卫生易简方》171)

★ 453. **治眼目赤肿不能开;痛闷热泪如雨:**五倍子研末,调敷患处。(清·田间来是庵 辑·《灵验良方汇编》10)

★ 454. **治风赤眼:【拜堂散】**五倍子。用法:上为细末。干贴赤处便可。(彭怀仁 主编·《中医方剂大辞典》7册521引《医方类聚》卷七十)

★ 455. **风毒上攻,眼肿痒涩,痛不可忍者。或上下睑眦赤烂,浮翳胬肉侵睛:【神效驱风散】**五倍子一两,蔓荆子一两半。用法:上为末。每服二钱,水二盏,铜石器内煎至一盏,澄滓,热淋洗,留滓又以前煎淋洗。功能:明眼目,去涩痒。(彭怀仁 主编·《中医方剂大辞典》7册1223引《证类本草卷十三》)

★ 456. **治风毒攻眼,赤肿痒痛:【涤风散】**黄连(去须),蔓荆子各半两,五倍子三钱。用法:上为细末。分三次用新水煎,滤清汁,以手沃洗。按语:方中黄连清热解毒,泻火明目;蔓荆子疏散风热,清利头目;五倍子解毒敛疮。三药相伍,清热散风,解毒消肿,何有目赤肿疼之患哉!(田代华 主编·《实用中医三味药方》696引《仁斋直指》卷二十)

★ 457. **治烂眩风眼4方**

①**【拜堂散】**用五倍子研末,敷之。(明·缪仲淳 编撰·《本草单方》220)

②铜青15克,五倍子3克,白矾12克,海螵蛸3克,薄荷1.5克。用法:将上药俱研成末,用老姜汁搅和为丸,如龙眼核大。要用时将1丸用淡姜汤50毫升泡散,洗眼眩,次日再洗。依次洗3~4次即可愈。(竭宝峰 江磊 主编·《中华偏方大全》4册522)

③用五倍子煅存性,为末,入飞过黄丹少许,敷之,日三上,甚良。(明·缪仲淳 编撰·《本草单方》220)

④五倍子、铜青、白墡土各等分。为末。热汤泡开,闭目淋洗。冷即再热洗之。眼弦不可入汤。一方用治眼中胬肉方。(何清湖·《历代医学名著全书·本草纲目》4册3323)

★ 458. **治烂风眼:**五倍子、黄连各15克,铜青6克。用法:上药研为极细末。贴于烂皮上,立效。(孙世发 主编·《中医小方大辞典》1034引《医方类聚》卷六十七)

★ 459. **治赤眼烂弦:**五倍子内虫,同炉甘石

末乳细，点之。（何清湖·《历代医学名著全书·本草纲目》4册3326）

★ 460. **用于烂睑眼：**用五倍子、蔓荆子各等分，水煎。外洗患处。（滕佳林 米杰 编·《外治中药的研究与应用》181引《普济方》）

★ 461. **治眼缘炎：**五倍子3克，炼蜜15克。用法：五倍子研细末，加蜜调匀，涂患处，1日2～3次（为防药物飞散，可加蜜再研）。（吴静 陈宇飞 主编·《民间祖传秘方大全》870）

★ 462. **用于一切暴起火眼：【攻明汤】**用五倍子12克，白矾3克，皮硝3克，黄丹1.5克。用法：上为细末。入铜盆中，开水冲。患眼者，口含笔杆，入水内吹之，上用衣覆盖，眼看水面，热气上蒸，汗出即愈。（滕佳林 米杰 编·《外治中药的研究与应用》181引《眼科切要》）

★ 463. **治目痒：**五倍子30克，蔓荆子30克，秦皮15克。用法：上药共研细末。每次10克，水煎后，洗眼。（吴素玲 李俭 主编·《实用偏方大全》684引《普济方》）

★ 464. **治眼毛倒睫拔去卷毛：**五倍子、穿山甲（炮）、地龙（去土）、蝉壳各等分为末。先摘去卷毛，用药一字，随放左右鼻内嗜之，次日目下如线样微肿是验也。（明·胡濙 撰·《卫生易简方》174）

★ 465. **治睫毛倒卷：**五倍子15克，大白及9克。用法：上2药分别碾成极细末再和匀，用糯米粉或炼蜂蜜少许调成糊状，涂敷于眼皮上，待干。（《沈绍功教授临床经验个人日记》啄木鸟空间下载）

★ 466. **治睫毛倒卷验案：**张某，女，34岁，护士。患者曾于某院门诊检查为两眼沙眼，并发睫毛倒退入。平时自觉燥痒，迎风流泪，犹有砂感。检视两眼上下睫毛排列紊乱，下睑睫毛倒卷较多，结膜滤包乳头肥大，穹隆角膜血管模糊，有少量瘢痕。自述每隔1周，需要拔除倒入睫毛1次，移时症状依旧。1964年5月6日用五倍子膏（五倍子1两，研成细末，加入适量蜂蜜均匀调拌，调至稠糊为度）涂布于距睑缘2毫米处，日1次，敷后自觉睑皮紧缩，连涂4次，倒卷的睫毛矫正如常，迄今未发。（杨鹏举 主编·《中医单药奇效真传》467）

★ 467. **治针眼（即麦粒肿）：【眼敷膏】**五倍子、黄芩、冰片各适量。用法：制成软膏。取适量涂敷于外眼病变部位，每日3次。功能：清热解毒，消肿止痛，化瘀散结，除湿收敛。（孙世发 主编·《中医小方大辞典》1131）

★ 468. **治泪囊漏管：**文蛤（五倍子）1枚。用法：研极细粉，茶油调膏，抹患处，1日2～3次，不得入眼。（中医研究院革命委员会 编·《常见病验方研究参考资料》456）

★ 469. **治流泪症：**五倍子适量。加枯矾适量煎水，洗眼。适用于迎风目痒流泪者。（胡郁坤 陈志鹏 主编·《中医单方全书》392）

★ 470. **治耳聋：**五倍子7.5克，地骨皮15克。共研细末，每次用少许掺入耳中，日2～3次。（汉羌 月兰 编著·《简方治百病》114）

★ 471. **治耳聋，有脓水不止：**五倍子0.3克，地骨皮15克。上2药捣为细末。每用少许，掺入耳中。（滕佳林 米杰 编·《外治中药的研究与应用》181引《圣济总录》）

★ 472. **治耳边腮肿：**五倍子湿纸包烧存性研末，鸡子白调糊遍敷，立消。（清·顾世澄 撰·《疡医大全》493）

★ 473. **治耳疮肿痛：**五倍子末，冷水调涂，湿则干掺之。（明·缪仲淳 编撰·《本草单方》229）

★ 474. **治耳湿流脓：**五倍子烧灰为末，吹入即愈。（清·龚自璋 辑·《家用良方》11）

★ 475. **治中耳炎4方**

①五倍子（炒）50克，冰片10克。先将五倍子研细粉，过120目筛，再将冰片研细，用等量递加法与五倍子粉配研混匀，装瓶备用。外用，先将耳内洗净，擦干，用药少许吹入。（宋立人 总编·《中华本草》5册89）

②取五倍子30克（烧炭存性），枯矾6克，共研细末，吹耳。每日1次。适用于非化脓性中耳炎。（唐汉钧 汝丽娟主编·《中国民间外治独特疗法》47）

③五倍子五钱，蝎子二钱。用法：同焙后加冰片，研细，外用。（中医研究院革命委员会 编·《常见病验方研究参考资料》486）

④以枯矾、五倍子各等分研细末，并加少许冰片而成倍枯散。用法：先用3%过氧化氢溶液

五倍子

滴于耳中清洗脓液,然后用消毒棉签拭干耳内分泌物,将药粉适量吹入耳中。治小儿脓耳49例,除1例改用他法治疗外,48例均在3日内治愈。(宋立人 总编·《中华本草》1册330)

★ 476. **治慢性中耳炎2方**

①五倍子、冰片。用法:将五倍子敲破剔去其中杂物,刷净后,研细,每钱加冰片1分。用时先将棉花把耳内脓液拭净,然后吹入药粉,或用香油调匀摘入,1日1次。换药时,须将耳内的药拭净,再上新药。(中医研究院革命委员会编·《常见病验方研究参考资料》87)

②五倍子2钱,枯矾3分,冰片2分,共研细末,用香油调匀,滴入耳内。(中医研究院革命委员会 编·《常见病验方研究参考资料》488)

★ 477. **治耳中出脓:**五倍子1钱(烧存性),枯矾3分。用法:共研为细末,吹耳中。[陕西省中医研究所革命委员会编(修订本)·《陕西中医验方选编》487]

★ 478. **化脓性中耳炎3方**

①五倍子、黄连各15克,枯矾10克。用法:上药共研极细末,混合装瓶备用。用时以细管将药粉吹入耳道深部。每日2次。吹药前先用棉棒蘸双氧水将耳道内的分泌物清除,然后再向耳内吹药。(王明惠 杨磊·《秘传中药外治特效方》295)

②五倍子9克,枯矾3克,苦参18克(慢性者改用9克),冰片10.5克,麻油适量。用法:将五倍子烧存性,苦参烘干与枯矾、冰片共研细末,贮瓶备用。临用时取上药粉1~3克,用麻油调成稀糊状即成倍矾油,1日1调,备用。先用药棉将耳内脓液和旧药油拭擦干净后,用竹棍棒蘸倍矾油滴耳内,日3次,一般3~5天后即可见效,治疗急性或慢性化脓性中耳炎多例,无论病程久暂,均获满意疗效。(李彬之等主编·《现代中医奇效良方宝典》下册1029)

③五倍子、枯矾各6克,雄黄2克,冰片1.5克。共研细末,贮瓶备用。先将外耳道用生理盐水(或淡盐水)清洗干净,然后用细纸管或塑料管把药末缓缓地吹入耳内,每日换药1次,5日为1个疗程。(唐汉钧 汝丽娟 主编·《中国民间外治独特疗法》94)

★ 479. **治慢性脓耳:**五倍子、黄连、枯矾、龙骨、海螵蛸各6克,冰片0.6克。用法:先将五倍子研碎,白矾文火煅后,海螵蛸去皮,与黄连、龙骨、冰片共研成极细末。治疗时,用棉花卷条蘸药塞入耳窍中,每日3~5次。第二次上药时先将耳道内外的脓液用生理盐水或双氧水冲洗,再用干棉签将旧药和水液卷净后方可上药。(唐大晅 张俐敏 主编·《传世金方·祖传秘方》313)

★ 480. **治耳有脓出不止:**五倍子(焙干)1两,全蝎(烧灰存性)3钱。为末,掺耳中。(明·胡濙 撰·《卫生易简方》195)

★ 481. **治聤耳出脓:**用五倍子末吹之。(明·缪仲淳 编撰·《本草单方》227)

★ 482. **治聤耳,脓出不止:【蝎倍散】**五倍子(炒)30克,全蝎(烧存性)9克,白矾(枯)3克。用法:上药研为末,入麝香少许。吹入耳中。(孙世发 主编·《中医小方大辞典》1643引《普济方》卷五十五)

★ 483. **治聤耳:【麝香散】**麝香少许,白矾(煅)3克,五倍子6克。用法:上药研为末。拈纸点耳中。(孙世发 主编·《中医小方大辞典》1231引《幼幼新书》卷三十三)

★ 484. **治耳出脓:**臭五倍子、蛇蜕(焙干或煅存性为末)三钱,冰片二分。用法:共研细末,吹耳内,或用菜油调滴。(中医研究院革命委员会 编·《常见病验方研究参考资料》487)

★ 485. **治外耳湿疹(又名旋耳疮):**五倍子炒黄研末撒患处。(中医研究院革命委员会编·《常见病验方研究参考资料》420)

★ 486. **治外耳道皮肤肿胀、表皮糜烂、耳痛难忍:**五倍子适量用法:取上药,焙干研粉备用。将外耳道用双氧水擦净,尔后用纸筒把五倍子粉吹入耳内,每天2次。功能:清热解毒、消炎止痛。(薛建国 李缨 主编·《实用单方大全》607)

★ 487. **治鼻出血5方**

①五倍子末吹之,仍以末同新绵灰等分,米饮服三钱。(宋立人 总编·《中华本草》5册89引《纲目》)

②五倍子、海螵蛸、白鲜皮各等量研末,局部涂抹,每次3~5克。治疗44例,结果有效32例,有效率为72%。(宋立人 总编·《中华本草》5册89)

③五倍子、海螵蛸、白鲜皮、白及各等份。用法:将上药共研为极细末,贮瓶备用。用时令患者仰头,将药末吹入患侧鼻孔内,每次吹入0.5~

1克，日吹2次。或用药棉裹蘸药，卷成圆锥形，塞入患侧鼻孔内，血止后3～4小时取下。一般用药1～2次即止血。功效：清热收敛止血。（程爵棠 程功文 编著·《单方验方治百病》513）

④五倍子10克，诃子10克，冰片0.3克，甘油30毫升。用法：前2药加水200毫升。煎取60毫升，滤取药液，澄清过滤。再将冰片研细，加入上述药液中，再加入甘油混合，摇荡均匀，取之滴鼻，每次3～5滴。（刘道清 主编·《中国民间神效秘方》1055）

⑤**【紫霞丹】**硫黄、针砂各四两，五倍子二两。用法：上用砂锅水煮一时，放冷，先拣去五倍子，次淘，去针砂，次将硫黄以皮纸于灰上渗干，团做一块，用荷叶裹，安地上，大火炼，候药红即去火，经宿，研极细，饭膏为丸。如皂子大，阴干。白汤送下。（彭怀仁 主编·《中医方剂大辞典》10册362引《证治要诀类方》卷四）

★488. **治鼻孔穿烂（名鼻疳）**：五倍子烧存性研末，黄蜡猪油和匀敷。（清·丁尧臣·《奇效简便良方》19）

★489. **治鼻疳**：鼻疳是鼻中发痒，连唇生疮，脓液浸淫，痒而不痛。五倍子15克。用法：上药以好酸醋煲，乘热气熏鼻。每日熏3～4次，连熏3～4日。（李德新·《祖传秘方大全》274）

★490. **治鼻疳牙疳**：用五倍子烧存性，为末，贴。（电子版·《中华医典·普济方》卷六十六）

★491. **治疳蚀口鼻**：五倍子，烧存性，研末，掺之。（何清湖·《历代医学名著全书·本草纲目》4册3324）

★492. **治牙疼8方**

①五倍子3钱。用法：水煎漱口即痛止。（沈洪瑞 主编·《重订十万金方》695）

②五倍子适量。用法：煎浓汁，每次含口中15分钟。（李川 主编·《民间祖传秘方》293）

③五倍子研细，每用3钱，火酒半碗和匀，重汤炖一炷香，漱患处。立时定痛，永远不发。（清·顾世澄 撰·《疡医大全》597）

④五倍子适量。用法：焙干研末，放入牙洞内，即止痛。亦可加冰片用。（中医研究院革命委员会 编·《常见病验方研究参考资料》445）

⑤先父赵平恕系铜山名医，笔者年轻时随父临诊，亲眼看见，每见其治牙痛，无论龋齿、风热、胃火诸牙痛，皆用一味五倍子外治，一般用量10～30克不等。遂疑而问之。他说："五倍子最能治牙痛。特别是龋齿牙痛，外用水煎噙漱或研粉频频擦牙痛处，或贴敷腮颊红肿处，皆有即刻止痛的作用。百治百效，妙不可言。"后经笔者余年的临床运用，反复验证，屡试屡效，每年皆治愈多人。[《中医杂志》编辑部整理·《中医杂志》专题笔谈文萃（1995—2004，第一辑）570]

⑥五倍子、防风、青盐各等分，研末，火煅存性擦之，后以醋或盐水漱去涎。（清·顾世澄 撰·《疡医大全》588）

⑦五倍子、川椒各60克，雄黄6克。用法：共研细末，用纱布包成黄豆粒大小，酒泡装瓶备用。痛时取1粒置痛牙上咬之，10分钟即可。（唐大晅 张俐敏 主编·《传世金方·祖传秘方》335）

⑧**【神应膏】**全蝎二十一个，五倍子五钱，土狗六个，地龙二十一条（去土）。用法：上为细末，葱白二根，烂捣取汁，调成膏。纸花贴太阳左右穴上。（彭怀仁 主编·《中医方剂大辞典》7册1120引《普济方》卷六十五）

★493. **治牙疼验案**：王某某，女，23岁。1979年5月6日就诊。5年多来，双侧上下牙反复剧烈疼痛。诊见牙上有小孔。治疗方法：五倍子15克，煎浓汁含嗽口，2天后痛全止。现已6年多未见复发。（杨鹏举 主编·《中医单药奇效真传》444）

★494. **治虫牙**：五倍子、胡椒研末为丸，塞虫蚀孔中，即止。（清·顾世澄 撰·《疡医大全》588）

★495. **治风牙肿痛**：五倍子一钱，黄丹、花椒各五分。为末，掺之即止也。五倍末，冷水调，涂颊外，甚效。（何清湖·《历代医学名著全书·本草纲目》4册3324）

★496. **治风火牙痛**：五倍子末冷水调敷腮颊。（清·丁尧臣·《奇效简便良方》29）

★497. **牙疼及小儿口疮**：五倍子三钱，冰片五分。共为细末。水调为膏，摊在白棉布上，贴患处。小儿口疮撒此药面。（沈洪瑞 主编·《重订十万金方》711）

★498. **治牙动欲脱**：五倍子开一孔，以白矾填满，煅过为细末擦之。能乌发固齿，动摇将落者，即坚牢。神效不能尽述。（清·顾世澄 撰·《疡医大全》596）

★ 499. **治牙缝出血不止**：五倍子。烧存性，研末敷之。（江苏新医学院 编·《中药大辞典》上册 392《卫生易简方》）

★ 500. **治牙根肿痛及牙缝出血不止**：五倍子一两，烧存性为末，搽之。（清·丁尧臣·《奇效简便良方》28）

★ 501. **治齿龈出血**：五倍子、干地龙、生姜。用法：二药研末，先以生姜搓过，后敷之数次。（李德新·《祖传秘方大全》288）

★ 502. **治齿黄黑**：**【乌金擦牙药】**百药煎、胆矾、五倍子各等分。用法：上为细末。擦牙上，用浆水漱之。（彭怀仁 主编·《中医方剂大辞典》2 册 978 引《普济方》卷七十）

★ 503. **用于拔牙止血（干槽症）**：可用五倍子粉末适量撒于创面（避免唾液浸入），3～5 分钟内拔牙创面即覆盖一层黄白色薄膜，无须咬药棉压迫，即可达到止血效果。用此法拔牙止血 54 人，止血效果均满意。（杨仓良 主编·《毒药本草》874）

★ 504. **治牙龈肿痛**：五倍子一两，瓦焙研末。每以半钱敷痛处，片时吐去涎。（何清湖·《历代医学名著全书·本草纲目》4 册 3324）

★ 505. **治齿龈脓肿、流脓**：五倍子 1 钱，雄黄 5 分。用法：将雄黄入五倍子内，以火煅之，研末，抹在患处，亦可加冰片 1.5 分同用。（中医研究院革命委员会 编·《常见病验方研究参考资料》448）

★ 506. **治急性智齿冠周炎**：**【口炎净液】**白矾末 40 克，五倍子末 60 克，蒸馏水 300 克，无水乙醇 100 克。制法：将上药浸泡 15 日后，取上清液。用法：用生理盐水冲洗盲袋，拭干患处，再用蘸有本品的棉签置入盲袋，再置入 2% 的碘甘油棉签，均每日 1 次。扩散型均用红霉素每次 0.25 克，每日 4 次口服。疗效：共治疗 43 例，经治 3 日，治愈 21 例，好转 22 例，总有效率 100%。（梁永才 梁杰圣 主编·《中国外治妙方》518）

★ 507. **治牙周炎余热伤阴型**：五倍子、真珠黄各 30 克，炒再制食盐 90 克。用法：先将前 2 味分别烘脆研成极细末，再同炒食盐研匀，瓶贮勿受潮。每日早、中、晚各以牙刷取适量药粉刷牙，逐日刷之，牙齿渐固。（廖新华等 主编·《常见病验方集锦·口腔病验方 600 首》138）

★ 508. **治牙龈炎**：青黛 2 份，五倍子 1.5 份，冰片 1 份，黄柏 3.5 份，白矾 2 份。共研细末，用植物油调成糊状备用。用时局部清洁处理后，用棉球蘸药涂布于溃疡面上，勿漱口，每日 3 次。（唐大晅 张俐敏 主编·《传世金方·祖传秘方》337）

★ 509. **治齿龈炎方（用于牙溃烂，流出臭水）**：生石膏 6 克，硼砂、五倍子各 1.5 克，冰片 0.3 克。用法：共研细末，涂抹患部。（吴静 陈宇飞 主编·《传世金方·民间秘方》360）

★ 510. **治牙宣**：五倍子烧存性，研敷。（杜婕偲 主编·《传世单方大全》256 引《十便良方》）

★ 511. **治牙动摇疼痛**：白茯苓 15 克，五倍子 15 克，青盐 9 克，细辛 15 克。用法：上药研成细末。早、晚刷牙。（竭宝峰 江磊 主编·《中华偏方大全》4 册 557）

★ 512. **治牙齿摇及外物所伤诸药不效欲落者**：**【五倍牢牙散】**干地龙 15 克，川五倍子 15 克。用法：把上药研成细末。先以生姜揩牙根，后用药末敷之，5 天内不得啄硬物。如齿初折落时，热贴齿槽中，贴于药齿上，即牢如初。（竭宝峰 江磊 主编·《中华偏方大全》4 册 559）

★ 513. **治牙疳 2 方**

①**【牙疳散】**人中白（煅存性）、绿矾（烧红）、五倍子（炒黑）各等分，冰片少许。用法：上为极细末。先用水拭净牙齿，再以此散敷之。加减：有虫者，加槟榔。（孙世发 主编·《中医小方大辞典》1278 引《金鉴》卷五十二）

②**【柳绿散】**五倍子、青黛、蒲黄、枯白矾各等分。用法：上为细末。贴患处。加减：慢牙疳，敷此药少加信。（彭怀仁 主编·《中医方剂大辞典》7 册 124《普济方》卷六十七）

★ 514. **治牙疳臭烂**：**【除疳散】**煅人中白、煅文蛤（五倍子）、烧蚕退纸、铜青各适量。用法：上药研为散。用米泔水洗净敷之，以平为度。（孙世发 主编·《中医小方大辞典》1522 引《麻症集成》卷三）

★ 515. **治牙龈疳蚀**：百药煎、五倍子、青盐（煅）各一钱半，铜绿一钱。为末。日掺二三次。（宋立人 总编·《中华本草》5 册 91 引《普济方》）

★ 516. **治牙疳痛**：白矾末盛五倍子内合烧为末涂。（清·丁尧臣·《奇效简便良方》106）

★ 517. **治走马牙疳 9 方**

①【**倍子散**】五倍子(全者)不拘多少。用法:炭灰烧,候烟欲尽,取出,放地上,盆覆之,存性取灰,碾为细末,入麝香少许。如牙药敷患处,虽咽津亦无碍,先以盐汤漱口,一敷即愈。(彭怀仁 主编·《中医方剂大辞典》8 册 503 引《普济方》卷三八一)

②人中白,《火煅,如白盐色乃佳》五钱,五倍子(生者 1 钱,另用 1 钱同矾煅之),蚕退纸(火烧过)2.5 钱,白矾 2 钱(即用五倍子 1 钱,入矾于内,煅枯)。共为极细末,先以米泔水洗口疮,后以此敷之立效。(清·田间来是庵 辑·《灵验良方汇编》16)

③五倍子炒黑 1 两,枯矾、铜青各 1 钱。研细,先以米泔水漱净掺之。(清·顾世澄 撰·《疡医大全》609)

④五倍子大者 1 个,枣核 1 个,白砒 3 ~ 4 厘。将枣核、白砒装在五倍子内,火煅至烟尽为度,研极细。吹牙龈患处。(清·顾世澄 撰·《疡医大全》608)

⑤五倍子 1 两,银朱 5 钱,冰片 5 钱。用法:把银朱放入五倍子内煅至黑色,研末加冰片和匀。同时以香油入锅内煎热,入鸡蛋(去壳)1 个,少时除蛋,用油调末,涂搽患处。(中医研究院革命委员会 编·《常见病验方研究参考资料》452)

⑥五倍子(去虫)2 钱,雄黄 5 分,枯矾 5 分,蚕退纸 1 钱(烧灰)。用法:上为细末。以米泔水洗净,以药敷上,1 日 3 ~ 4 次。以平为度。主治:疹毒之后,牙龈黑烂,时时出血,呼吸气息,名为走马疳。(彭怀仁 主编·《中医方剂大辞典》2 册 1075 引《痘疹全书》卷下)

⑦五倍子 2 钱,雄黄 4 钱,枯矾 8 分,蚕退纸 1 张(烧灰)。用法:共研细末,频搽患处。(中医研究院革命委员会 编·《常见病验方研究参考资料》453)

⑧【**牙疳方**】五倍子、黄柏、青黛、枯矾等分,共研细面。用法:以盐汤漱净,掺之。(宋立人 总编·《中华本草》5 册 89 引《痘疹便览》)

⑨五倍子 3 钱,黄柏 5 钱,朴硝 1 钱,冰片少许。用法:研成细末,用生蜜涂搽口内,然后涂药粉。(中医研究院革命委员会 编·《常见病验方研究参考资料》451)

★ 518. **治大人小儿走马疳:【如圣散】**五倍子一个(不破者,于顶上开一窍子,去其瓤,别用芦荟为细末填满,更用生蟾酥五七点滴在内,用好纸面糊封其口,文武火烧存性,放冷),麝香、雄黄各少许。用法:上为细末。每用少许,干掺患处,咽津无妨。(彭怀仁 主编·《中医方剂大辞典》4 册 952 引《鸡峰》卷二十四)

★ 519. **治葡萄疫。邪毒攻胃,牙龈腐烂,口臭出血,形类牙疳,而青紫斑点色反淡,久则令人虚羸者:【非疳散】**冰片四分,人中白(煅去臭气,存性)、五倍子(炒茶褐色,存性)各一两。用法:上为细末。先用米泔水漱口,后用此药擦患处,内服胃脾汤。功能:清热止疼,去臭秽。(彭怀仁 主编·《中医方剂大辞典》6 册 302 引《金鉴》卷七十六)

★ 520. **治疹毒之后,牙龈黑烂,时时出血,呼吸气息,名为走马疳:**雄黄 1.5 克,五倍子(去虫)6 克,枯矾 1.5 克,蚕退纸(烧灰)3 克。用法:上药研为细末。以米泔水洗净,以药敷上,每日 3 ~ 4 次。以平为度。(孙世发 主编·《中医小方大辞典》1295 引《痘疹全书》卷下)

★ 521. **治痘疹后牙宣,牙龈生疮,时时出血;走马疳:【蚕退散】**枯矾、人中白(刮,以火煅令白)、五倍子、蚕蜕纸(烧灰)各 6 克。用法:上药研为末。先以米泔水洗,后用蛴螬虫翻转,蘸水洗净败血,后以此药敷之。(孙世发 主编·《中医小方大辞典》1524 引《片玉痘疹》卷十二)

★ 522. **治口腔炎、齿龈炎:**常由胃热火升而致,除予清胃降火之品内服外,另用五倍子、青黛等份研末外搽,有消炎散肿、收敛止痛之功,可以加速治愈。验案举例:颜某,男,42 岁,工人。长期劳累过度,虚火上炎。以致口腔炎经常发作伴见齿龈肿胀,苔微黄、质红,脉动细数,治宜倍黛散外搽,另以决明子、知母各 10 克,泡汤代茶饮之。药后 3 日好转,5 日痊愈。(朱良春 主编·《朱良春一虫类药的应用》379)

★ 523. **治口疮方 13 方**

①【**螺青散**】五倍子(去蛀末,拣净)10 克,螺儿青 100 克。用法:上药研为细末。每用少许,掺之。(孙世发 主编·《中医小方大辞典》706 引《普济方》卷二九九)

②五倍子、黄连各 20 克,冰片 4 克。用法:将上药共研极细末,过 120 目筛后,贮瓶备用,勿

泄气。每取此药粉涂搽患处,日搽3~4次。一般用药2~4天后即可治愈。功能:清热解毒,敛疮生肌。(程爵棠 程功文 编著·《单方验方治百病》538)

③用五倍子末掺之,便可饮食。(明·胡濙撰·《卫生易简方》181)

④五倍子10克,白矾3克。用法:将五倍子烘干,与白矾共研细末,每次用少量药末涂在患处。(杨建宇 著·《灵验单方秘典》25)

⑤五倍子粉10克,冰片3克,扑尔敏8毫克。先将五倍子研为细末,过100目筛,然后将3药同研调匀,装入消毒的密闭容器内备用。取少许药粉用香油调成糊状,再用棉签蘸药膏点涂患处,每日2次。(唐大晅 张俐敏 主编·《传世金方·祖传秘方》342)

⑥五倍子5个,槐米3钱。用法:共研细末,搽之有效。(中医研究院革命委员会 编·《常见病验方研究参考资料》449)

⑦五倍子、远志(去心)各半两。用法:上为末。掺少许于舌上。吐出而疮已效。(元·危亦林 著·《世医得效方》637)

⑧五倍子9克,苍术15克,甘草3克。用法:每日1剂,水煎,分3次口服。加减:舌质红,苔黄腻者,加黄柏;食少纳呆者,加砂仁。病例验证:用此方治疗口疮患者7例,均获治愈。其中最快者服药3剂,最慢者服药9剂。(《名医验方》324)

⑨**【复方五倍子散】**用五倍子15克,挖空,加硇砂0.3克,黄连1.5克,湿纸包好,置铁锅内,文火炙酥,去灰纸,加冰片0.3克,共研细末,加西瓜霜15克。每取0.2克喷患处,每天3次。同时,急性期用黄连解毒汤加减;慢性期用二陈汤和四君子汤加减。每天1剂,水煎服,结果:治疗126例中,显效106例,有效20例,总有效率为100%。(李世文 康满珍 主编·《一味中药祛顽疾》106)

⑩五倍子八分,黄柏二钱,密陀僧四分,铜青一分。用法:上为细末,干掺之。(彭怀仁 主编·《中医方剂大辞典》7册390引《鸡峰》卷二十五)

⑪百草霜、五倍子各10克,细辛1克,冰片3克。用法:上药先将细辛、五倍子研细,再加入百草霜、冰片重复研为细末,混合均匀,装瓶备用,勿泄气味。先用淡盐开水漱口,然后将药末敷于疮面,每日2~3次。疗效:治疗患者50例,治愈(用药2~3天,疮面愈合)45例,好转(用药2~3天后疼痛减轻,疮面缩小)5例。(史书达 编著·《中国民间秘验偏方大成》下卷1027)

⑫五倍子、黄连、地骨皮、黄柏、生甘草各30克。用法:共研细末,吹患处。(吴素玲 李俭 主编·《实用偏方大全》757引《喉科集液》)

⑬绿茶1克,五倍子10克,蜂蜜25克。用法:五倍子加水400毫升,煮沸10分钟,加入绿茶、蜂蜜,再煮5分钟,分2次徐徐饮之。(李川 主编·《民间祖传秘方》297)

★ 524. 治口疮疼痛:【赴筵散】五倍子(小嫩者)1两,黄柏(蜜涂,炙紫色)、滑石(研)各半两。用法:上为末,和匀。每服半钱许,干掺疮上,良久可饭食,奇效。(元·危亦林 著·《世医得效方》636)

★ 525. 治红白口疮:【柏倍散】五倍子6克(炒),炒黄柏6克,冰片2克。用法:共研细末,撒患处,日数次。附注:用上药后流涎即愈。此系家传秘方。(许选民 李庆峰 主编·《中国百年百名中医临床家丛书——许玉山》239)

★ 526. 治复发性口疮2方

①复发性口腔溃疡,其病缠绵,治疗颇为棘手,用干燥的五倍子细粉局部涂敷,治疗112例,一般1周收效。如徐某某1986年7月来诊。口腔溃疡反复5年,此次发作1月余,疼痛较甚,影响进食和睡眠。检查见舌、牙龈、口腔内颊黏膜均有溃疡,遂取五倍子粉用干棉签敷于溃疡面,每日5~6次,疼痛逐渐减轻,1周即愈。(《中医杂志》编辑部整理·《中医杂志》专题笔谈文萃(1995—2004,第一辑)610。

②**【五矾散】**五倍子36克,枯矾24克,白糖10克。用法:先将五倍子炒黄加入白糖完全熔化后冷却,和枯矾共研极细末,装瓶备用。根据口疮面积的大小,取药面适量用香油调成糊状涂患处,每日2~3次。(蔡福养 著·《蔡福养临床经验辑要》242)

★ 527. 治口糜口苦:五倍子、青黛、黄丹各等分,研末,口内噙化。(王树泽·《金元四大家医学全书·朱震亨医学文集》下册1588)

★ 528. 治口糜、鹅口疮2方

①炒五倍子6克,硼砂6克。用法:共研细

末。略吹少许于疮上。(清·顾世澄 撰·《疡医大全》558)

②先用黄连、甘草各等份,煎汤漱口,再用炒五倍子3克,煅硼砂3克,冰片1克,共研细末,撒于患处,每日数次。(唐汉钧 汝丽娟 主编·《中国民间外治独特疗法》95)

★ 529. **治口腔溃烂:【硼柏散】**炒五倍子9克,炒黄柏9克,硼砂9克,川黄连6克,冰片2克。用法:共研细末,装入小瓶备用。撒患处流涎,日数次。(许逸民 李庆峰 编著·《中国百年百名中医临床家丛书·许玉山》240)

★ 530. **治天行口疮:【五倍子散】**五倍子(炒)。上为末。敷之。涎出吐去,以愈为度。(彭怀仁 主编·《中医方剂大辞典》2册410引《伤寒总病论》卷三)

★ 531. **治口舌生疮3方**

①五倍子5克,冰片2克,共为细末,撒布于患处,每日3次,2~3天即可治愈。[李永明 张可堂·《中国中医报》2010;(11):8]

②**【赴筵散】**用五倍子、密陀僧等分。为末。酱水漱过,干贴之。(院方)加脱蚕蛾。(何清湖·《历代医学名著全书·本草纲目》4册3324)

③**【黄芩丸】**黄芩一分,五倍子一分,蟾酥半分。用法:上为末,炼蜜为丸,如鸡头子大。每取一丸含,吐津。以愈为度。按语:方中黄芩清热泻火,五倍子敛疮生肌,蟾酥拔毒散结。三药相伍,蜜丸含化,对口舌生疮有奇功。(田代华 主编·《实用中医三味药方》735引《圣惠方》卷三十六)

★ 532. **舌破裂:**五倍子、蒲黄。上研末,蜜和胭脂丸弹大,噙化。[(王树泽·《金元四大家医学全书·朱震亨医学文集》下册1590]

★ 533. **治口舌生疮、溃疡等症:**五倍子、绵白糖等量混合搽于患处,每日3次。治疗口舌生疮、溃疡等症颇有良效。[陈景胜·《中国中医药报》2010;(9):16日193]

★ 534. **治口舌生疮,疼痛流涎:**五倍子(焙)3克,冰片1克,共为末,加醋调搽患处,每日2~3次。(周洪范 编著·《祖传秘方全书》865)

★ 535. **治舌痛、舌红、舌大片剥脱或舌苔鲜红无苔:【倍连梅含漱液】**五倍子12克,黄连12克,乌梅12克。用法:上药加水500毫升,煎至250毫升,含漱5~10分钟,每日4~6次。功效:泻火解毒,敛阴生津。临床应用:本方除对舌痛治疗外,对西医认为的口腔炎,口腔溃疡均可运用。对于阴虚火旺症状明显者,可配合内服知柏六味地黄汤(丸),效果更佳。(王明惠 杨磊·《秘传中药外治特效方》305 李新妹献方)

★ 536. **治热壅,舌衄出血:【文蛤散】**五倍子末9克,白矾12克。水煎洗之。(《三因极一病证方论》卷十六。曲京峰等 主编·《古今药方纵横》1213)

★ 537. **治热痈,舌上出血如泉:**五倍子、白及、牡蛎粉各等分,上研末,以少许掺患处。(王树泽·《金元四大家医学全书·朱震亨医学文集》下册1589)

★ 538. **治重舌:**五倍子、黄丹飞过、生白矾等分为末。蜜调涂舌上,少顷以水漱之,再涂,以瘥为度。(明·胡濙 撰·《卫生易简方》184)

★ 539. **治口腔炎3方**

①五倍子制成5%~10%溶液,作含漱剂,每日3~4次漱口。亦可用于溃疡洗涤剂。(《全国中草药汇编》编写组 编·《全国中草药汇编》上册153)

②五倍子0.5克,加水10毫升,煎至一半,过滤,备用。漱口用,每次5毫升,日2~3次。(张金鼎 邹治文·《虫类中药与效方》263)

③五倍子5克,青黛7.5克,人中白12.5克,月石10克,冰片7.5克。用法:将上药共研细末贮存。局部外敷,每日2~3次。(王海亮等 主编·《皮肤病良方1500首》462)

★ 540. **治急慢性口腔炎、齿龈炎、风火牙疼。此外,对急慢性咽炎和扁桃体炎也有一定的疗效:【漱口方】**取五倍子适量煎水,每天用以漱口3~4次。〈网络下载〉。

★ 541. **治霉菌性口腔炎:**五倍子3枚,各切一小口,分别纳红糖,白糖各半少许,封口,以面团包裹,煨至面团为焦黄色为度,阴干后,除去面团,将五倍子研极细末,搽涂患处。共治疗159例,结果:治愈150例,占95%。(宋立人 总编·《中华本草》5册90)

★ 542. **治口腔溃疡方4方**

①五倍子适量。研末,搽患处;或煎汤漱口;或煎汤泡白矾(或胆矾),漱口。(胡郁坤 陈志鹏

主编·《中医单方全书》449)

②五倍子38克,枯矾25克。用法:取五倍子洗净晾干,置于铁锅中加入小许白糖(约3克)微火共炒,至表面呈黄色为度。将五倍子与枯矾共研为细面,贮入瓶中备用。先用生理盐水洗净溃疡表面的污秽,用棉签蘸干创面,用五倍子散少许撒布于创面上,每日1次。疗效:验证56例中,用药1日治愈者12例,用药2日治愈者38例,用药3日治愈者5例,用药3日以上治愈者1例。治愈率达100%。(雷一鸣 杨柱星 黄儒 主编·《中华名医顽症绝症秘方大全》1104)

③五倍子、青黛各30克。先将五倍子用文火炒黄,碾碎过100目筛。然后将两药同在乳体内研细均匀,贮瓶备用。用时将药粉撒在口疮溃疡面上(不痛)。每日3次,一般3天见效。(王辉武 主编·《中药临床新用》372)

④【五倍子饮】蜂蜜25克,绿茶1克,五倍子10克。将五倍子加水400毫升,煮沸10分钟,加入绿茶和蜂蜜。5分钟后分2次徐徐饮下,连续3日。(袁立霞 主编·《秘方偏方治百病》199)

★ 543. 治复发性口腔溃疡(阴虚湿热型)4方

①五倍子5克,白矾3克。用法:五倍子煎汤后泡白矾,待白矾融化后,以药汁含漱,每日3次。(廖新华等 主编·《常见病验方集锦·口腔病验方600首》281)

②五倍子、青黛各30克,枯矾20克,冰片10克。用法:上药研为细末,和匀,过120目筛。治疗时用无菌棉签蘸药末涂抹疮面,每日3次。(廖新华等 主编·《常见病验方集锦·口腔病验方600首》243)

③五倍子、干地龙、吴茱萸各等分。用法:上药研为细末,和匀,用醋调成膏状。治疗时取药膏少许敷于足心涌泉穴,每日1次。(廖新华等 主编·《常见病验方集锦·口腔病验方600首》269)

④柏叶炭6克,五倍子、冰片各0.6克。用法:上药研为细末,加生蜂蜜30毫升,调和成膏状。每于饭后漱口后将药膏涂于患处。(廖新华等 主编·《常见病验方集锦·口腔病验方600首》261)

★ 544. 治复发性口腔溃疡(心火上炎型)2方

①五倍子、儿茶各30克,冰片3克。用法:上药研为细末,和匀。治疗时取药末适量吹入患处,每日2~3次。(廖新华等 主编·《常见病验方集锦·口腔病验方600首》260)

②五倍子6克,黄连、薄荷(后下)、甘草各2克。用法:上药加水煎成浓汁。治疗时蘸药汁少许涂于患处,每日2次。(廖新华等 主编·《常见病验方集锦·口腔病验方600首》253)

★ 545. 治复发性口腔溃疡2方

①五倍子18克,冰片6克。用法:共研极细末,早、中、晚三餐漱口后及临睡前各搽一次,搽药后暂禁食。治1例10天而愈。(良石 主编·《名医珍藏·外治秘方》390)

②五倍子、青黛各30克,硼砂5克,冰片1克。用法:前2味药研为极细末,过100目筛,然后于乳体中加硼砂、冰片,共研末,取适量药末撒敷患处,每日3~4次。(廖新华等 主编·《常见病验方集锦·口腔病验方600首》248)

★ 546. 治复发性口腔溃疡(脾胃湿热型)4方

①五倍子10克,金银花、白残花各15克,佩兰、薄荷(后下)各6克。用法:水煎,药汁用冷开水稀释成1:1溶液后含漱,每日1剂,日3次,每次1分钟。(廖新华等 主编·《常见病验方集锦·口腔病验方600首》245)

②五倍子12克,枯矾6克,白糖3克。用法:上药炒微黄,研末备用。用0.5%地卡因把上末调成糊状,饭后涂擦患处,每日3次。(廖新华等 主编·《常见病验方集锦·口腔病验方600首》240)

③紫草15克,黄柏10克,五倍子7.5克,青黛3克,冰片1克,植物油50毫升。用法:把前3味压成粗末,待植物油加热冒烟后,把药面放入油中,再加热10分钟,把药渣滤出再加青黛、冰片。治疗时取少许涂擦患处,日1次。(廖新华等 主编·《常见病验方集锦·口腔病验方600首》237)

④五倍子9克,苍术15克,甘草3克。用法:浓煎,每日1剂,分3次服。(廖新华等 主编·《常见病验方集锦·口腔病验方600首》214)

★ 547. 治口腔溃疡、牙龈炎:取五倍子12克,加水200毫升,煎取汁100毫升,每天分3次口噙,每次10~15分钟,7天为1个疗程。用药期间，禁食辛辣刺激性及多油食物，无论是虚火或实火均可治疗。用于治疗口腔溃疡96例，84例轻型溃疡者痊愈，12例重型溃疡有2例好转未坚持，有10例用药2个疗程全部痊愈。牙龈炎68例，用药1个疗程痊愈者62例，明显好转者5例，无效者1例。（李世文 康满珍 主编·《一味中药祛顽疾》104）

★ 548. **治口腔溃疡，疼痛时流涎水：**五倍子3克（炒），冰片0.9克，米醋少许，将五倍子用砂锅炒黄，加冰片研为极细末，滴入米醋调成稀糊，用鸡翎蘸涂于患处。（周洪范 编·《祖传秘方全书》1036）

★ 549. **治唇部盘状红斑狼疮：**五倍子2克，白矾0.5克，枯矾0.5克。用法：混匀研成粉末，过细筛，供外用。疗效：治疗7例患者，有6例用药后1~2周内病变消失，1例在治疗3周后病变虽有缩小，但患者仍感觉胀痛。（《中国中医网》）

★ 550. **治剥皮性唇炎：**五倍子、黄柏、苦参各20克，煎水后湿敷局部。（徐三文等·《中国皮肤病秘方全书》700）

★ 551. **治口唇生疮：【五倍散】**五倍子（去心中虫）、槐花（择）各等份。用法：上药研为细散。每用蜜调敷唇上。如疮口干，以葱涎调涂之。（孙世发 主编·《中医小方大辞典》257引《圣济总录》卷一一八）

★ 552. **治茧唇5方**

①五倍子炒黄。研细末，香油调搽患处。数次即愈。（沈洪瑞 主编·《重订十万金方》665）

②五倍子、枯矾各等分。用法：五倍子煅透同枯矾研极细面。撒少许，一二次即愈。（沈洪瑞 主编·《重订十万金方》714）

③五倍子2钱，枯矾2钱，冰片3分。用法：共研为细面。用香油调药面，涂患处，轻者3次，重者6次即愈。（沈洪瑞 主编·《重订十万金方》713）

④五倍子、诃子肉等分为末。香油调敷。（清·丁尧臣·《奇效简便良方》20）

⑤**【黄柏散】**黄柏30克，五倍子6克，密陀僧、甘草各少许。用法：除黄柏外，均研为末，水调匀，敷于黄柏上，火炙3~5次，炙尽药末为度。将黄柏薄片，临睡贴之，天明即愈。主治：茧唇。（孙世发 主编·《中医小方大辞典》1570引《普济方》卷三00）

★ 553. **治唇痛：**五倍子、诃子肉各适量。用法：共研末，水调。每日多次，外搽患处。（阳春林 葛晓舒 主编·《湖南省中医单方验方精选·外科》上册833）

★ 554. **治口舌生疮，两唇肿裂：**五倍子、密陀僧、晚蚕蛾各1两为末。每用少许干敷疮上，有津吐出。（明·胡濙 撰·《卫生易简方》182）

★ 555. **治唇烂裂口2方**

①五倍子、黄柏等分。用法：共研细末，香油调。外用涂患处。（中医研究院革命委员会 编·《常见病验方研究参考资料》450）

②五倍子、诃子肉等分。研末，水调搽。（中医研究院革命委员会 编·《常见病验方研究参考资料》450）

★ 556. **治嘴唇烂久不愈：**五倍子面1钱。用法：香油调抹少许即效，日抹一二次。（沈洪瑞 主编·《重订十万金方》712）

★ 557. **治唇炎：**五倍子（炒黄）30克，白芷6克。用法：共研极细末，用时每取2克药粉，调入油脂中，搽口唇患处。疗效：治疗数十例，均获良效。（刘有缘 编著·《一两味中药祛顽疾》562引《浙江中医杂志》1991年，第1期）

★ 558. **治慢性唇炎：【唇炎洗方】**青黛0.5克，川黄连10克，五倍子10克，白头翁15克，苦参15克，白鲜皮15克。用法：将上药水煎3次，取滤液。每日1剂，熏洗患处10~15分钟，隔10~20分钟后，用四环素眼膏涂于患处，每日2~3次。2周为1个疗程。疗效：共治疗47例，经治1~2个疗程，治愈43例，基本治愈3例，无效1例，总有效率97.9%。（梁永才 梁杰圣 主编·《中国外治妙方》429）

★ 559. **治唇紧痛及疮：**五倍子、诃子各等份。上药研为末。用少许干末粘唇上。（孙世发 主编·《中医小方大辞典》365引《卫生宝鉴》卷十一）

★ 560. **治中焦热结，唇口生疮：【五倍子散】**五倍子、羌活（去芦头）、防风（去叉）各等分。用法：上并生用为散。每服一钱匕，食后蜜汤调下。按语：方中五倍子味酸性寒，解毒敛疮；羌活、防风辛香升散，散寒除湿，开中焦热结。诸药相伍，开热结，解疮毒，使邪散毒出，疮肿自平。（田代华 主编·《实用中医三味药方》729）

★ 561. **治①唇口并齿龈有疮肿，疼痛臭气，及一切恶疮。②两唇肿裂：【消毒散】**晚蚕蛾、五倍子、密陀僧各等份。用法：上药研为散。每用少许掺贴。主治：①《圣济总录》：唇口并齿龈有疮肿，疼痛臭气，及一切恶疮。②《普济方》引《医方集成》两唇肿裂。（孙世发 主编·《中医小方大辞典》1095 引《圣济总录》卷一二〇）

★ 562. **治痧痘口疮臭烂：【生肌散】**五倍子、黄连（土炒）、地骨皮、黄柏、生甘草各等分。研细干掺之。若仍有作热作脓而不即愈者，乃内毒未净也。仍用大连翘饮解之。（清·顾世澄 撰·《疡医大全》633）

★ 563. **治鹅口疮（念珠菌口炎）13 方**

①五倍子 20 克，冰片 3 克。共研细末，贮瓶备用。每日 2 次，将药末吹于患处。治疗 20 例，一般 2 天即愈。按语：五倍子所含鞣酸对蛋白质有沉淀作用，皮肤、黏膜之溃疡接触鞣酸后，可使组织蛋白凝固，形成被膜，而产生收敛作用，并对体内外细菌和某些真菌具有明显抑菌、杀菌作用。（胡熙明 主编·《中国中医秘方大全》中册 301）

②五倍子 30 克炒黄，加白糖 2 克，再炒至糖完全熔化，倒出晾干，和枯矾 20 克，共研为细末，用香油调成糊状，涂敷患处。（刘道清 主编·《中国民间疗法》399）

③**【驱腐丹奎光秘方】**五倍子（去蛀，打碎，炒黑色）、硼砂各 2 钱。共研细末。凡口糜鹅口略吹少许，不可过多。（清·顾世澄 撰·《疡医大全》558）

④五倍子 1 钱，冰糖 1 两。用法：共研细末。每日敷 3 次，每次 1～3 分。（沈洪瑞 主编·《重订十万金方》664）

⑤五倍子 15 克，柿霜 30 克。共研细末，搽患处，每日 2～3 次。（金福男 编著·《古今奇方》165）

⑥取五倍子、白矾各适量。用法：分别捣碎如米粒，放于砂锅内，用文火炒，待融合出水如枯矾状，离火冷固。研极细末，另加少许冰片拌匀即成。用时以净指蘸冷开水蘸药末少许涂患处，每日 1～3 次，疗效：共治 170 余例，1～3 天内，均获治愈。（刘有缘 编·《一两味中药祛顽疾》505 引《新中医》1980 年，第 10 期）

⑦五倍子 30 克，枯矾 20 克，白糖 2 克，香油适量。先将五倍子炒黄，加入白糖，稍炒片刻，以完全融化为度，倒出晒干，和枯矾共研细末，用香油调成糊状。用棉签蘸药糊涂于患处，每日 2～3 次。（唐汉钧 汝丽娟 主编·《中国民间外治独特疗法》196）

⑧五倍子 30 克，桃油 30 克，枯矾 3 克，冰片 10 克。上药共研细末备用。治疗 23 例。全部治愈，其中 2 天内治愈者 15 例，3 天内治愈者 7 例，5 天内治愈者 1 例。（胡熙明 主编·《中国中医秘方大全》中册 302）

⑨五倍子 30 克，桃油 30 克，枯矾 30 克，冰片 1 克。用法：上药共研细末。先用 2% 的碳酸氢钠溶液洗涤患者口腔，再撒布药粉。主治：鹅口疮。（孙世发 主编·《中医小方大辞典》1284）

⑩五倍子 30 克，枯矾 15 克，食盐 15 克，柳树莪 30 克。文火烘干焙黄，研为细面，吹敷患处，每日 3 次。疗效：治疗 100 余例，均愈。（史书达 编著·《中国民间秘验偏方大成》下册 1028）

⑪五倍子 30 克，人中白 2 克，百草霜 2 克，上梅片 1 克。用法：五倍子焙焦，人中白煅酥，上药研细末。治疗时取少许药粉涂患处，每日 3 次。（廖新华等 主编·《常见病验方集锦·口腔病验方 600 首》153）

⑫**【五倍子复方】**五倍子（文火炙黄）15 克，人中白 9 克，煅石膏 10 克，青黛 1.5 克，冰片 1 克。上为细末，吹口腔内，1 日 4～5 次。（曲京峰等 主编·《古今药方纵横》1216）

⑬五倍子 4.5 克，黄连、薄荷、甘草各 1.5 克。用法：水煎，顿服，并可以药液涂抹口腔患处。（郭爱廷·《实用单方验方大全》534）

★ 564. **治小儿雪口：**五倍子（炒黄）5 钱，枯矾 3 钱，青黛 1 钱，冰片 1 钱。用法：共为细末，用香油调搽。（沈洪瑞 主编·《重订十万金方》665）

★ 565. **治白口恶疮状似木耳。不拘大人小儿并用：**并用五倍子、青黛各等分。为末。以筒吹之。（何清湖·《历代医学名著全书·本草纲目》4 册 3324）

★ 566. **治白喉：**五倍子 30 克，鼠妇（潮虫）30 个。用法：鼠妇用清水洗净，每一个五倍子装入鼠妇 6 个，用白面作薄饼包裹，放火上烧黄黑，去面皮，将鼠妇研为细末。每用药粉少许，吹人喉中烂处，咽下无妨，一日3～4次。疗效：本方为家传秘方，治疗白喉危重的小儿多例，证明确有卓效。（刘有缘 著·《一两味中药祛顽疾》599引《千家妙方》）

★ 567. **治弄舌喉风：【铁箍散】**多年陈小粉（炒黑）四两，五倍子末一两，龟板一两（火煅存性）。用法：上为细末。醋、蜜调敷颈项，常用余醋润之，以助药力。（彭怀仁 主编·《中医方剂大辞典》8册413引《疮疡经验全书》卷一）

★ 568. **治慢性咽炎：**五倍子10克，冰片1克，冰糖6克。共研细末，吹患处，每日1～2次。（金福男 编著·《古今奇方》172）

★ 569. **治咽中悬痈，舌肿塞痛：**五倍子末、白僵蚕末、甘草末各等分，白梅肉捣和丸，如弹子大噙咽，其痈自破。（宋立人 总编·《中华本草》5册89引《朱氏集验医方》）

★ 570. **治单双乳蛾：**五倍子粉，吹敷咽喉。危急之刻可用五倍子2～5克焙干研末，放入干燥注射器内，去掉针头，将此粉注入喉中，患儿可感酸涩干呛，令其用力咯出脓血，可使咽喉立畅。效果极佳。（王凤岐 主编·《中华名医特技集成》142）

★ 571. **治扁桃体炎：**五倍子50克。用法：加白糖3克，炒片刻待完全熔化为度，倒出晒干，和枯矾共研为细末，用香油调为糊状。涂患处。（郭爱廷·《实用单方验方大全》779）

★ 572. **咽喉十八症：**大黑枣一个（去核，装入下药），五倍子一个（去虫，研），象贝一个（去心研）。用法：用泥裹，煨存性，共研极细末，加薄荷末少许、冰片少许，贮瓷瓶内。临用吹患处。任其呕出痰涎，数次即愈。（彭怀仁 主编·《中医方剂大辞典》5册439引《经验广集》卷二）

★ 573. **治子宫脱垂18方**

①五倍子不拘量。用法：煎汤熏洗。（中医研究院革命委员会 编·《常见病验方研究参考资料》373）

②五倍子、诃子各30克。煎水，趁热熏洗，每日1次，洗后卧床休息1小时。（张金鼎 邹治文·《虫类中药与效方》266）

③枯矾、炒五倍子各30克。用法：合研细末，每次6克，以纱布包，塞入阴道内。塞前先外用枳壳120克煎洗。体虚者可以五味子炒制研末冲酒服，每服4.5克，1日2次。［吴静 陈宇飞 主编·《民间祖传秘方大全》）308］

④煅龙骨120克，五倍子60克。用法：共研细末，频敷脱垂局部有湿烂处。［吴静 陈宇飞 主编·《民间祖传秘方大全》）308］

⑤五倍子、蛇床子各15克。用法：煎汤洗。（吴静 陈宇飞 主编·《民间祖传秘方大全》309）

⑥五倍子30克，乌梅30克。制用法：药共煎，煮沸30分钟，滤取药液；药渣加水再煎，煮沸40分钟，滤取药液，合并2次药液，先熏后洗前阴，最后坐浴，每次30分钟，每日2次。（刘道清 主编·《中国民间神效秘方》887）

⑦五倍子、蛇床子、乌梅各15克。上药共用水煎，熏洗患部，日2～3次。（良石 主编·《名医珍藏·外治秘方》394）

⑧枳壳、五倍子、白矾各适量。水煎备用。取药液熏洗患部，每日2次，每次15～30分钟。（滕佳林 米杰 编·《外治中药的研究与应用》43）

⑨石榴皮一两，五倍子、白矾各二钱。用法：煎汤外洗。（中医研究院革命委员会 编·《常见病验方研究参考资料》375）

⑩五倍子30克，五味子12克，乌贼骨30克，枯矾30克，冰片9克，蜂蜜120克。用法：前5味药共研细末，炼蜜为丸，每丸6克，瓶装密封备用。令患者仰卧，先用温开水或生理盐水冲洗子宫体，然后医者用手将脱出的子宫送入阴道内，再将药丸1粒送到阴道后穹窿部，最后用消毒纱布堵塞阴道。每5日换药1次。按语：此方为河南省著名老中医赵学让先生所传秘方，疗效极佳。用前方坐浴后再用此药疗效更佳。（刘道清 主编·《中国民间神效秘方》888）

⑪五倍子、蜂房各五钱，枯矾、石榴皮各三钱。用法：煎汤先熏后洗。（中医研究院革命委员会 编·《常见病验方研究参考资料》375）

⑫五倍子二钱，龙骨一两，牡蛎一两，孩儿茶三钱。用法：煎汤清洗子宫脱出和阴部糜烂处，一日二次。（中医研究院革命委员会 编·《常见病验方研究参考资料》375）

⑬五倍子、蛇床子、荆芥、枳实9克。用法：煎汤外洗。（中医研究院革命委员会 编·《常见病验方研究参考资料》375）

⑭五倍子12克,硫黄、乌贼骨各30克。为细末填脐,上覆毛巾,以熨斗热熨。每日2～3次,每次30分钟。(唐汉钧 汝丽娟 主编·《中国民间外治独特疗法》16)

⑮五倍子6克,吴茱萸5克。蓖麻仁24克。共研细炒热,用白酒醋各半,加热成半稀状,熨于关元穴3～4小时,每日1次,1星期后改为隔日1次,2星期为1个疗程。(唐汉钧 汝丽娟 主编·《中国民间外治独特疗法》173)

⑯五倍子、生川乌各10克,醋100毫升。先将五倍子和川乌加水1500毫升煮沸,再加醋煮沸即成,将药液置于清洁女式尿盆内,熏患处。(唐汉钧 汝丽娟 主编·《中国民间外治独特疗法》172)

⑰五倍子2两。蓖麻仁30粒(去皮)。用法:用五倍子煎水洗之,另用蓖麻子捣烂贴顶心,再内服丹参3钱,升麻2钱,黄芪5钱,水煎服。(沈洪瑞 主编·《重订十万金方》590)

⑱五倍子、枯矾各60克,升麻、蛇床子、野菊花各30克。用法用量:将上药共研为极细末,炼蜜为丸,每丸9克,每次1丸,1日3次,开水送服。病例验证:用此方治疗子宫脱垂患者50例,经用药1～2料,均获痊愈。(《名医验方》188)

★ 574. **治子宫脱垂验案**:五倍子6份,枯矾4份(要烧透)。用法:上药研细末,加少许冰片。将适量蜂蜜放入锅内炙成红黄色,将药粉投入搅拌成面块状,再制成枣大的丸剂(约重1.2克),备用。用时先将脱垂子宫冲洗干净,送回(如有糜烂应先治愈),放一丸于阴道后穹隆部。约4天药丸全部溶解,再放一丸,一般放4丸即可治愈。疗效:用此法治愈子宫脱垂患者3250人。(刘有缘 编·《一两味中药祛顽疾》454引《中级医刊》1960年,第5期)

★ 575. **治产后阴脱3方**

①硫黄、海螵蛸各15克,五倍子7.5克,研末敷患处。(杨建宇等 主编·《灵验单方秘典》229引《必效方》)

②五倍子45克,蛇床子35克,荆芥12克,枳实35克。用法:煎水熏洗、坐浴。(唐大晅 张俐敏 主编·《传世金方·祖传秘方》26)

③五倍子、白矾。用法:上为末。先以淡竹根煎汤洗,再以末干掺。(彭怀仁 主编·《中医方剂大辞典》9册402引《普济方》卷三二六)

★ 576. **治产后子宫坠**:先用淡竹根煎汤,洗净;次用五倍子、青矾,为末,掺。(陆锦燧 辑·《鲟溪秘传简验方》242)

★ 577. **治产后阴户突出**:用四物汤加五倍子,连服二贴,外以汤洗于患处。(清·顾世澄 撰·《疡医大全》946)

★ 578. **治子宫脱垂及脱肛**:五倍子10克,黄芪60克。用法:上药加水共煎,煮沸30分钟,滤取药液;药渣加水再煎40分钟,滤取药液。合并2次药液,分早、晚2次温服,每日1剂。功效:补中益气,收涩固肠。属中气不足者。(刘道清 主编·《中国民间神效秘方》593)

★ 579. **治子宫脱垂、脱肛**:患者属气虚不足,中气下陷而致。治当益气升举以治其本,敛涩固脱而治其标,标本并举,收效较佳。验案举例:万某,女35岁,农民。素质羸弱,难产后气血亏损未复,又遭母丧,奔走辛劳,导致子肠经常坠迫,经妇科检查为子宫脱垂Ⅱ度。苔薄质淡,脉细软,清气下陷之候,法当益气升陷,收敛固脱。1外用:五倍子20克,研细,水煎,置盆中,先熏后洗。1日2次。2内服:补中益气丸250克。每日早、晚各服9克。1周后子宫脱垂明显好转,继续治疗10日而愈。(朱良春 主编·《朱良春一虫类药的应用》377)

★ 580. **治子宫不收而外坠**:五倍子、白矾、枳壳、诃子。煎汤熏洗。若不收,再灸头顶百会穴数壮即收。(清·田间来是庵 辑·《灵验良方汇编》95)

★ 581. **治妇女阴茄**:五倍子5钱,麝香少许。用法:共研末,水煎,先熏后洗,俟阴茄收入阴道后,再用白矾5钱开水冲化,洗阴户,阴户收闭即愈。(沈洪瑞 主编·《重订十万金方》591)

★ 582. **治子宫大痛不可忍**:五倍子、白矾各等分。煎汤熏洗,又为末掺之。(清·顾世澄 撰·《疡医大全》945)

★ 583. **治阴脱** :荆芥、枳壳、诃子、五倍子。大剂煎洗。(清·顾世澄 撰·《疡医大全》946)

★ 584. **治产后肠脱** :五倍子末掺之;或以五倍子、白矾煎汤熏洗。(宋立人 总编·《中华本草》5册89引《妇人良方》)

★ 585. **治产后阴户肿痛**：五倍子、枯矾、桃仁(去皮、尖)各等份。用法：上药前2味研为末，研桃仁膏拌匀敷之。(毛绍芳 孙玉信 主编·《效验良方丛书·妇科验方》260 引《小品方》)

★ 586. **治产后脬损**：五倍子、黄连、狗脊、泽兰、枯矾各30克。为末，煎汤洗，趁热轻托入。(杜婕偲 主编·《传世单方大全》167 引《产乳》)

★ 587. **治产后虚汗不止**：【**封脐膏**】五倍子不拘多少。用法：上药研为末。津吐调匀，填脐内，封固，用绵缚之。(孙世发 主编·《中医小方大辞典》115 引《宋氏女科》)

★ 588. **治产后房劳、举重，能令发作清水续续，小便淋露不止**：【**螵蛸散**】五倍子、海螵蛸、枯矾各等份。用法：上药研为末，研桃仁拌匀。敷之。(孙世发 主编·《中医小方大辞典》1224 引《普济方》卷三五四)

★ 589. **治漏胎**：五倍子末。酒服二钱，神效。(陆锦燧 辑·《鲟溪秘传简验方》127)

★ 590. **治血崩**：【**五倍子散**】五倍子(半生半熟)各等分。共研细末，每服6克，空心冷水调下。(彭怀仁 主编·《中医方剂大辞典》2册364)

★ 591. **治血崩带下**：五倍子(炒赤)2两，大艾(醋煮)1两，乌梅(去核)0.5两，川芎0.5两。用法：上为末。每服2钱，空心米饮下，两服止。(元·危亦林 著·《世医得效方》593)

★ 592. **治阴伤出血**：五倍子。研末，掺之。(陆锦燧 辑·《鲟溪秘传简验方》239)

★ 593. **治妇人交接伤阴，出血不止者**：用五倍子，研极细末搽之。(陆士谔 编·《叶天士手集秘方》287)

★ 594. **治子宫颈炎2方**

①五倍子、枯矾、金银花、甘草各等量，研成细粉。先用30%的苏打水棉球擦干创面，涂2.5%碘精，再用吹粉器将药粉喷洒于糜烂面上。每周喷药1～2次，5次为1个疗程。(《全国中草药汇编》编写组 编·《全国中草药汇编》上册153)

②五倍子5克，鲜鸡蛋1个。用法：将五倍子研末，用鸡蛋清调匀，涂于糜烂处或用拴线棉球蘸药后纳入宫颈部，每日3次，日1剂。说明：每次用药前须清洗患处后再用药。(吴静 编·《祛百病祖传秘方》141)

★ 595. **治急性宫颈炎症**：【**宫颈炎1号方**】五倍子、金银花、甘草各等份。研细末，喷于宫颈糜烂面上，每日1次，10次为1个疗程。(曲京峰 等主编·《古今药方纵横》1216)

★ 596. **治慢性子宫颈炎5方**

①五倍子粉50克，新鲜鸡蛋清1个，香油适量。诸药调拌成稀糊状，装入容器内备用。涂药前先用温开水将阴道及子宫颈管口冲洗干净，然后用棉签蘸药膏抹子宫颈管口内外。每日1次，2周为1个疗程，病情较重者可连用1个疗程，即可见红肿消退，长出新生表皮。月经来潮时，可以暂停用药。(金福男 编著·《古今奇方》204)

②五倍子12克，鱼腥草15克，玫瑰花20克。用法：上药加水共煎沸10分钟，滤取药液；药渣再加水煎煮20分钟，滤取药液，合并2次药液，分早、晚2次温服，每日1剂。功效主治：清热解毒，利湿抗炎。(刘道清 主编·《中国民间神效秘方》867)

③五倍子、枯矾等量研末，加甘油调成糊剂，涂在有带的纱布垫上，贴于糜烂处。8～10小时后取出。(宋立人 总编·《中华本草》5册89)

④五倍子、重楼洗净，晒干，研为细末，与甘油以1:1:2的比例调成软膏状而为“五重膏”。清洁宫颈及阴道分泌物，根据糜烂面大小将软膏适量敷于单层纱布上，制成阴道塞子，放置于糜烂面，保留24小时取出，3天后重复使用，经期及经前禁用，上药期间禁房事。共治疗31例，平均治疗2次。1个月内复查26例中痊愈(糜烂面消失)18例，占69.2%，好转(糜烂面明显缩小)17例，占27%，无效1例，占3.8%。总有效率为96.2%。(宋立人 总编·《中华本草》5册90)

⑤五倍子、黄柏各7.5克，炒蒲黄3克，冰片1.5克。用法：共研细末备用。先用1%绵茵陈煎剂冲洗阴道并拭干，再将上药末喷洒于子宫口糜烂处，以遮盖糜烂面为度(如阴道较松者再放入塞子，保留24小时；自行取出)。隔日冲洗喷药1次，10次为1个疗程，上药时间暂停性生活。治疗57例，痊愈41例，显效14例，进步2例。(张树生 高普等编·《中药贴敷疗法》127)

★ 597. **治宫颈糜烂**：五倍子研末，用温水调成糊状，涂患部。(宋立人 总编·《中华本草》5册89)

★ 598. **治宫颈糜烂验案：**主证为带下绵绵，甚则腥臭，多见于慢性子宫颈炎病人，宫颈呈糜烂状，如以五倍子、枯矾各等份为末，取消毒纱布一块，蘸药末贴塞于子宫颈部，每日换药1次，有消炎止带、收敛生肌之功，奏效较速。

病案举例：戚某，女，39岁，工人。患慢性宫颈炎已2年余，近数月带下绵注，色黄而腥臭，少腹微感坠痛。舌苔薄黄，脉小弦。经妇科检查为宫颈糜烂Ⅱ度。此体虚而湿热下注者，乃予倍矾散外用之。连用3日，带下显见减少，继用1周，带下已净，少腹亦不坠痛；经妇科检查，宫颈糜烂已趋敛愈。（朱良春 主编·《朱良春一虫类药的应用》378）

★ 599. **治女阴溃疡：**五倍子15克，生甘草15克，乌梅15克，黄柏15克，枯矾15克。上为末。外用。（彭怀仁 主编·《中医方剂大辞典》2册411）

★ 600. **治阴肿：**五倍子、桃仁、枯矾，等分，研末敷上。（王树泽·《金元四大家医学全书·朱震亨医学文集》下册1093）

★ 601. **治阴户肿痛：**小麦二两，葱白三棵，五倍子二钱，白矾三钱。用法：煎汤熏洗，早、晚各一次。（中医研究院革命委员会 编·《常见病验方研究参考资料》368）

★ 602. **治阴冷子门痒闭：**五倍子四两，为细末。每用以口中玉泉和。如兔屎大。纳阴门中。热即效。（电子版·《中华医典·普济方》卷三百二十六）

★ 603. **治阴痒难忍方：**五倍子2钱，明雄、白芷各3钱。用法：共研为细末，以生猪油捣成膏，每次用干净丝绸布包药2钱。纳入阴户中，每日1次。按语：按此方用法，在放前，最好以线将药包系着，外坠异物，以免药袋深入阴部，取时不便。坐药均以此法尚妥。[陕西省中医研究所革命委员会编（修订本）·《陕西中医验方选编》279]

★ 604. **治外阴瘙痒方：**五倍子60克。研极细末，用开水和药棉把阴户洗净后撒药，2~3次即愈。（胡郁坤 陈志鹏 主编·《中医单方全书》255）

★ 605. **治阴部瘙痒：【杏矾汤】**杏仁15克，白矾15克，蛇床子10克，五倍子10克，黄连10克。用法：水煎，熏洗。（彭怀仁 主编·《中医方剂大辞典》5册323）

★ 606. **治妇人阴痒生疮：【洗阴煎】**蛇床子、五倍子、白矾、花椒、葱白各15克。上药共煎洗之。（曲京峰等 主编·《古今药方纵横》1215引《仙拈集》卷三）

★ 607. **治阴生疮肿痛：【胡连散】**胡粉三钱，黄连末一钱，五倍子末一钱。用法：上为散。先以甘豆汤净洗，拭令干，以药末敷于疮上，一日二次。（电子版·《中华医典·普济方》卷三〇一）

★ 608. **治阴道生疮：**五倍子、蛇床子各1两，花椒5钱。用法：煎汤熏洗阴部，早、晚各1次。（中医研究院革命委员会 编·《常见病验方研究参考资料》368）

★ 609. **治妇人阴浊疮，阴户中有细虫，其痒不可当，令人发寒热，与劳症相似：【五洗搨散】**五倍子、花椒、蛇床子、苦参、白矾、葱各等份。水煎，熏洗。（曲京峰等 主编·《古今药方纵横》1214引《寿世保元》卷五）

★ 610. **治滴虫性阴道炎3方**

①五倍子15克，水煎冲洗患部。（宋立人 总编·《中华本草》5册89）

②五倍子末适量。用法：外敷患处。（吴静 陈宇飞 主编·《民间祖传秘方大全》）637。

③**【平痒散】**五倍子200克，蛇床子、生黄柏各50克，冰片2.5克。共为细末，每晚用淡盐水洗净局部，将药粉1克涂于阴道内，连用5次即愈。（曲京峰 等主编·《古今药方纵横》1214）

★ 611. **治阴道炎：**五倍子、龙胆草各9克。用法：加水煎汤，熏洗患处。每日3次。（李川 主编·《民间祖传秘方》305）

★ 612. **治乳裂：**五倍子、五味子各等份研末，冰片少许，生香油适量拌和如糊状，外敷乳头。治疗乳裂30例，均用药1~2次疼痛消失，3天左右痊愈。（李彬之等 主编·《现代中医奇效良方宝典》下册573）

★ 613. **治乳头皲裂，疼痛难忍，久治不愈：**炒山药，五倍子各等分。用法：将上药研极细末，用香油调成糊状，敷于乳裂处，每日3~4次。疗效：本方为祖传秘方，外敷治疗乳头皲裂患者40余例，均痊愈。通常治疗3日显效，1周痊愈。（刘有缘 编·《一两味中药祛顽疾》226）

★ 614. **治乳头皲裂、手足皲裂 2 方**

①五倍子、五味子、白及各等份。用法:研末,加入冰片少许,用香油搅成糊状,外敷患处。每日 1 次,1 周左右即可痊愈。(《沈绍功教授临床经验个人日记》啄木鸟空间下载 22)

②白及 30 克,五倍子 15 克,凡士林 50 克。用法:先将白及煮透后烘干,分别将五倍子、白及研极细末与凡士林拌匀备用。涂患处。(王明惠 杨磊·《秘传中药外治特效方》290)

★ 615. **治乳疼:**五倍子 5 钱,煅牡蛎 1 两,枯白矾 1.5 钱。水 2 碗煎洗。(清·顾世澄 撰·《疡医大全》755)

★ 616. **治乳腺炎:**五倍子(炒黑)、蜂房(炒黑)各 250 克,桑枝(炒黑)500 克,冰片 5 克。共研末,香油调,外涂患处。(贲兰波 徐亮 主编·《外科病奇难顽症特效疗法》74)

★ 617. **治急性乳腺炎:**五倍子 10 ~ 20 克,陈醋适量。先将五倍子碾细、过筛取细末。加陈醋适量调和,稍置片刻后入瓷罐或瓦罐中贮存。用时将五倍子膏摊于不吸水纸上,约 2 ~ 3 毫米厚,敷患处,外贴脱敏胶布固定。2 天换药 1 次,休息 1 天后再贴。(《解放日报报业集团网站》2008 年 12 月 11 日)

★ 618. **治乳痈初起:**五倍子 5 钱。用法:研细末,调醋涂患处。(中医研究院革命委员会 编·《常见病验方研究参考资料》264)

★ 619. **治吹奶乳痈:【南星半夏散】**五倍子、天南星、半夏、皂角各等分,研极细末。醋调,敷一宿,立效。(陆士谔 编·《叶天士手集秘方》284)

★ 620. **治妇人乳房不红不肿,内结小核而硬:**川五倍、没药各 4 两,昆布、苦参子各 1 两。用法:共为细末,用老醋 4 斤与药面共熬成软膏。温涂患处,每日 3 次,每次先用开水洗后敷药。(沈洪瑞 主编·《重订十万金方》411)

★ 621. **治乳痈溃烂,日久不愈者:**五倍子(炒黑)半斤,桑木炭 1 斤,小黄蜂窝半斤(炒黑),香油酌量。用法:共为细末。用香油熬成药膏。将药膏摊于布上,贴患处,每日换 1 次。(中医研究院革命委员会 编·《常见病验方研究参考资料》265)

★ 622. **治奶癣:【文蛤散】**文蛤 120 克,川椒 60 克,轻粉 15 克。用法:先将文蛤打成细块,锅内炒黄色,次下川椒同炒黑色,烟起为度,入罐内封口存性,次日入轻粉碾为细末,瓷罐收贮。香油调搽。宜忌:奶母戒口为妙。(孙世发 主编·《中医小方大辞典》812 引《外科正宗》卷四)

★ 623. **治小儿脱肛 15 方**

①五倍子少许。用法:研末撒于白纸上,托四次即愈。(沈洪瑞 主编·《重订十万金方》669)

②五倍子(烧存性)。用法:先用葱汤熏洗肛门,再用五倍子面托上二三次即愈。(沈洪瑞 主编·《重订十万金方》468)

③五倍子末铺纸上卷成筒,烧燃放便桶内,令坐上使烟气熏入肛门自上。或五倍子煎汤熏洗亦可。后将白矾末搽肛门自上,可不再脱。(清·丁尧臣·《奇效简便良方》115)

④五倍子 2 两。用法:五倍子研细熬水。洗患处注意事项:洗可好。(阳春林 葛晓舒 主编·《湖南省中医单方验方精选·外科》下册 1042)

⑤**【枯矾五倍子散】**炒五倍子 30 克,枯矾 15 克。用法:将上药共研为细末,过 6 号筛。用温开水洗净脱出的肛门,撒上本品并轻轻上托,复位后让患儿侧卧半小时。同时内服本品(1 ~ 3 岁每次服 1 克,4 岁以上 2 克),均每日服 3 次。疗效:共治疗 120 例,用药 3 ~ 15 日,治愈(症状消失,3 个月内不复发)104 例,无效 16 例。(梁永才 梁杰圣 主编·《中国外治妙方》47)

⑥五倍子 1 两,白矾少许。用法:煎汤熏洗,再用白矾面擦之。(沈洪瑞 主编·《重订十万金方》669)

⑦五倍子、冰片各等分。用法:共为细末。用棉花蘸药面搽患处。(沈洪瑞 主编·《重订十万金方》466)

⑧**【复方水蛭散】**水蛭、五倍子各等份。用法:上药分置小瓦上用炭火将其焙黄,凉透研极细末,Ⅰ度直肠脱垂用水蛭粉 0.75 克。五倍子 0.75 克;Ⅱ度用水蛭粉 1.8 克,五倍子粉 0.9 克;Ⅲ度用水蛭粉 2 克,五倍子粉 1 克。冰片适量,患儿取蹲位,将配好的复方水蛭散均匀撒在消毒纸上,药面面积大于脱出物直径的 1/2,把脱出物送入肛门,药物随之进入。让患儿站立。疗

效:以本方治疗小儿脱肛87例,结果痊愈83例,其中Ⅰ度用药7~9次、Ⅱ度17次、Ⅲ度25次症状消失。4例因腹泻等原因轻度复发,又用本法治愈。(孙世发 主编·《中医小方大辞典》501)

⑨**【倍榆散】**五倍子、地榆各等分。用法:上为末。每服半钱或1钱,空心米饮调下。(彭怀仁 主编·《中医方剂大辞典》2册411引《洁古家珍》)

⑩五倍子、地榆、诃子各等分。用法:上为末。每服半钱或一钱,米饮调下。(彭怀仁 主编·《中医方剂大辞典》2册411引《普济方》卷三九八)

⑪五倍子8个,葱2根,川椒20粒。用法:把上药用米泔水煎,洗之。(竭宝峰 江磊 主编·《中华偏方大全》3册460)

⑫五倍子3克,万年青1株。用法:用万年青连根煎汤洗,再把五倍子末掺肛门上。(竭宝峰 江磊 主编·《中华偏方大全》3册460)

⑬**【五白散】**云南白药、五倍子各等量。1取五白散3克,溶于100毫升生理盐水中,坐浴。2用五白散适量,局部外敷。功能:五白散以收涩为主,兼止血、定痛、消肿、解毒。该药外敷可刺激局部组织产生无菌增生性反应,使脱出之肠段复位后与深层粘连,使之固定而不脱出,达到治疗目的。采用以上方法治疗小儿脱肛100余例,效果显著。(《云南白药治百病》164)

⑭云南白药粉末8克,五倍子12克,煅龙牡12克,枳实3克,后3味共研极细末,再与云南白药混匀,即成复方云南白药散。先以3%的温盐水坐浴,再外涂石蜡油后,以药粉均匀薄薄地撒敷在脱肛的黏膜面,手法复位后卧床休息1小时。功效:用该法治疗小儿脱肛100例,一般用药3~5次即愈,收效满意。(杨巨才等编·《云南白药治百病》164)

⑮石榴皮100克,五倍子30克,白矾15克。用法:加水1000毫升,将上药用文火煎煮30分钟,滤去药渣,趁热熏洗,然后将脱出部分托回,早、晚各熏洗1次,直至治愈。(李川 主编·《民间祖传秘方》356)

★ 624. **治小儿腹中虚痛,肛门脱出:【抵圣散】**五倍子不拘多少。用法:上为末。炼蜜调入如膏,摊油纸上贴之。一方入茶少许,掺肠头上,绢帛揉入。一方掺患处,以物衬手揉入。宜忌:切忌吃发风毒物。(彭怀仁 主编·《中医方剂大辞典》6册215引《普济方》卷三九八)

★ 625. **治小儿大便下血,如肠风脏毒:**五倍子(焙)适量。用法:上为末,蜜为丸,如小豆大。三岁三十丸,米汤化下。(彭怀仁 主编·《中医方剂大辞典》2册364《永类钤方》卷二十一)

★ 626. **治小儿粪前后血,并肠风下血,久不瘥:**五倍子(研末)、石榴皮(研末)、茄蒂(烧存性,为末)。用法:上每服半钱,粪前下血,石榴皮末,煎茄枝汤调下;粪后下血,五倍子末,煎艾汤调下;粪夹血,或肠风下血,茄蒂灰为末,米汤调下,食前服。(彭怀仁 主编·《中医方剂大辞典》1册573引《普济方》)

★ 627. **治小儿吐逆不定:**五倍子二个(一生一熟),甘草一寸(用湿纸裹煨)。用法:上为细末。每服半钱,米泔调下。(彭怀仁 主编·《中医方剂大辞典》2册410引《卫生总微》卷十)

★ 628. **治小儿胃气虚损,因成吐奶:【保安散】**五倍子一个(生用,湿纸裹煨)。用法:上为细末。每服一钱,米泔水调下,不拘时候。若禀受怯弱,用汤略烫过。(彭怀仁 主编·《中医方剂大辞典》7册656引《普济方》卷三九四)

★ 629. **治小儿腹泻、大便清水:**五倍子一个。研细末。面糊调成丸如绿豆大。纳入脐中,胶布固定。(薛建国 李缨 主编·《实用单方大全》608)

★ 630. **治小儿泻不止:**五倍子、陈醋稀熬成膏,敷脐。(唐汉钧 汝丽娟 主编·《中国民间外治独特疗法》32)

★ 631. **治小儿腹泻7方**

①五倍子,研末,醋调作膏药贴脐上。(清·丁尧臣·《奇效简便良方》117)

②五倍子、五味子各10克。焙干,研末,每取3克,以温开水调敷脐孔处,胶布固定,每日换1次。(易磊 编·《中国秘方大全》804)

③五倍子1份,车前子3份。用法:将上药研为细末混合,一般4~12个月小儿,每次服1克,1日3次;1岁以上者,按每岁1克为基本量递增。验证98例,治愈66例,好转30例,无效2

例，有效11例，总有效率为98%。（雷一鸣 杨柱星 黄儒主编·《中华名医顽症绝症秘方大全》610）

④五倍子15克，枯矾、干姜各10克。共研细，水调敷脐中。（汉羌 月兰 编著·《简方治百病》75）

⑤五倍子12克，肉桂9克，冰片6克。研末，敷于脐部。用于小儿秋季腹泻。（唐汉钧 汝丽娟 主编·《中国民间外治独特疗法》108）

⑥五倍子15克，枯矾10克，黄蜡30克。用法：先将前2味研极细末，将黄蜡置小锅内加温熔化，再入五倍子、枯矾末，边放边搅，搅匀后待凉备用。用时先将脐眼洗净，取药膏约1克，放4厘米×4厘米的胶布上，文火化开，贴于脐眼上，每日1贴，并热敷2次，以利药物吸收。用本方治疗腹泻，屡用屡验。（张树生 高普等 编·《中药贴敷疗法》187）

⑦炙五倍子、诃子肉、煨罂粟壳各5克。共研细末，每取2克，填敷脐孔（加伤湿止痛膏固定），隔日换药1次。（易磊 编·《中国秘方大全》805）

★ 632. **治小儿滑肠不止：【神功散】**五倍子、百药煎、干姜（炮）各等份。用法：上药研为细末，每次3克，米汤调下；大人煮糊为丸，如黍米大，每次30丸，米汤送下。（孙世发 主编·《中医小方大辞典》1057引《百一》卷十九）

★ 633. **治婴幼儿迁延性腹泻：**五倍子2份，干姜2份，吴茱萸1份，公丁香1份。用法：将上药研细末。取10～15克用75%的酒精调成糊状敷于脐部，再敷盖塑料布块，用胶布固定，3天为1疗程。经用本方治疗本病数例，有较佳疗效。（张树生 高普等 编·《中药贴敷疗法》196）

★ 634. **治小儿一切痢疾并噤口痢，七八日乃可服：**五倍子不拘多少，炒黑色存性，为末，葱汁为丸，绿豆大。每服一二十丸，生姜汤送下。一服不已，再进一服，甘草汤送下，立愈。（明·龚廷贤编·《鲁府禁方》125）

★ 635. **治小儿遗尿9方**

①五倍子适量。用法：研成细末，敷于患儿脐部，纱布覆盖，外用胶布固定，次日晚上洗净脐部。继续敷用，一般7～14天可治愈。（《沈绍功教授临床经验个人日记》啄木鸟空间下载）

②五倍子2份，五味子1份，菟丝子3份。研末装瓶备用。用时加醋调敷脐部，次晨取下。一般敷3～5次即可控制症状。（唐汉钧 汝丽娟 主编·《中国民间外治独特疗法》107）

③五倍子2克，白芷1克，煅龙骨2克。用法：共研细末，装瓶密封。用时先将小儿肚脐眼用温水洗净拭干，再用开水调药末成糊状，填满肚脐眼，用纱布盖住，胶布固定，每日更换1次。经治疗小儿遗尿88例，87例有效，无效1例。（张力群等主编·《中国民族民间秘方大全》936）

④五倍子、龙骨各30克。共研细末。以水调敷脐部，每日换1次。（周洪范 编·《祖传秘方全书》821）

⑤五倍子一钱（去虫粪研末），粉甘草末八钱。用法：和匀，分成9包，早、晚各服1包，开水送服。（中医研究院革命委员会 编·《常见病验方研究参考资料》388）

⑥五倍子、何首乌各等份。用法：以上药材共研细末，贮存于瓶中备用。每次取6克，用食醋适量调匀成糊状，敷于肚脐上。每晚1次，连用3～5天。（李川 主编·《民间祖传秘方》365）

⑦硫黄50克，五倍子15克，葱白5根。同捣烂，取10克，涂敷脐部（纱布覆盖，胶布固定），每日换1次。（周洪范 编·《祖传秘方全书》821）

⑧五倍子粉108克，正宗老陈醋500毫升，红糖200克。先将醋烧开，再放五倍子粉熬至微黑，加入红糖后搅拌均匀，然后，将药膏入器皿待用。将药膏涂抹在医用纱布上（不用太厚），贴在患处，用胶布条固定即可，隔天换药1次。遗尿小孩贴在肚脐。此膏有杀菌、消炎、止痛、收敛、生肌之功效，对刀砍、斧削、疮疥、乳腺炎等一切外伤外疾均有显著疗效，而且还能治疗小孩遗尿症。此膏是原六安地区中医院史松庭院长（已故）之秘方，他传授于我，临床试用效果极佳。（史书达 编著·《中国民间秘验偏方大成》下册1244）

⑨补骨脂、五倍子、硫黄各30克，研细，贮瓶备用。使用时，每次取8克，取大葱白切碎，共捣成膏贴于肚脐上，外用塑料布及胶布固定。应睡前敷，第2日醒后揭下。如局部潮红，可向下方移位。要连续贴用3日。治疗期间，晚上适当减少饮水，睡前、睡中最好唤醒小儿排尿。此方一

般1剂可愈,重症不过2剂。

验案:广西南宁市沈阳路156号农宣芝,男,55岁,工人。他来信说:"朋友之女,15岁,天天尿床,父母曾带她到几家医院治疗过,花了几千元,但是都没有治好,全家人都很苦恼。一天,女孩放学回家看见我爱人在路边卖草药,就问有没有治遗尿的药,我爱人告诉她有一个方能治好她的病。女孩回家后就告诉了她父亲,她父亲就来找我。当晚一贴上,女孩一直睡到天亮也没有尿床。我用此条方曾治好了许多人(包括成年人)的遗尿症。"(史书达 编著·《中国民间秘验偏方大成》下册1246)

★ 636. 治小儿汗症3方

①【二子药饼】五倍子15克,五味子15克。用法:将上药共研为细末,过6号筛,用时取10克加温开水调拌,捏成银圆大小圆形药饼。取本品紧贴脐窝,上覆塑料布,外用纱布绷带固定,次晨去除,每日1次,连敷3次为1个疗程。按:共治疗63例,经治1~2个疗程,治愈43例,有效16例,无效4例,总有效率93.7%。(电子版·《中华验方大全》光盘,小儿虚汗盗汗症篇)

②五倍子、龙骨等分。用法:研为细末,每次取10克用温开水或醋调成糊状,敷于患儿脐部(但邪盛时不可用),并用胶布固定。于睡前敷药,次晨起床后取下,共治疗2次。疗效:验证76例,显效54例,占71.1%;有效22例,占28.9%。(雷一鸣 杨柱星 黄儒主编·《中华名医顽症绝症秘方大全》650)

③五倍子(研末)1.5克,龙骨粉、牡蛎粉各1克。用法:上药混匀,用米醋拌成丸状,固定在肚脐处,每晚1次,10天为全疗程。(王明惠 杨磊·《秘传中药外治特效方》83)

★ 637. 治小儿盗汗3方

①五倍子10克,研末,加水少许搅成糊剂,睡前置患者肚脐中心,外用纱布固定。验案:广西桂林市七星路岩溶地质队周维新,男,67岁,退休。他来信说:"3岁女孩文颜茹患盗汗,在卫生室打针吃药久治不愈,后用本条方治愈。"(史书达 编著·《中国民间秘验偏方大成》下册1279)

②五倍子、生黄柏各等份。共研细末。将患儿脐部洗净擦干,以能填平脐窝的药粉量调温水做饼状,置胶布正中敷于脐内,24小时换药1次。赵东明用上方治疗小儿盗汗36例,全部病例均在敷脐24小时内取效。(王辉武 主编·《中药临床新用》555)

③五倍子、枯矾各15克,辰砂1.5克。共研细末,贮瓶备用。每用本散15克,以食醋调敷脐中(唾液调敷亦可),外以纱布覆盖,胶布固定。每日换药1次,至愈为止。疗效:治疗30例,连敷2~5次后,均痊愈。

验案:江西大余县南安镇北门78号赖和明,男,54岁,医生。她来信说:"钟娜,女,3岁。患自汗盗汗,白天不吃饭,不活动也满头大汗。晚上睡觉浑身全是汗。她母亲为她用了止虚汗停、龙牡壮骨冲剂等药,仍没有效果。后来我用本条方为她治疗5次即愈,1年来未复发。"(史书达 编著·《中国民间秘验偏方大成》下册1278)

★ 638. 治百日咳:五倍子15克。用法:将五倍子焙干研粉末,调凡士林敷于肚脐上。(刘少林 刘光瑞·《中国民间小单方》209)

★ 639. 治百日咳后体虚终日流汗不止者:五倍子五钱。用法:焙干研粉末,敷于肚脐上。(中医研究院革命委员会 编·《常见病验方研究参考资料》39)

★ 640. 治小儿夜啼4方

①五倍子2克。用法:上药研为细末,温开水调和,敷于脐部,每日换药1次。功效主治:收涩固脱。主治小儿夜啼证,大便泄泻,伴有手足不温者。(刘道清 主编·《中国民间神效秘方》989)

②五倍子30克。用法:烧存性研末,用乳母口水调成饼,外用贴患儿脐部,以布缚定。(中医研究院革命委员会 编·《常见病验方研究参考资料》393)

③五倍子1.5克。加水80毫升浓煎。于晚间睡前顿服,每天1剂。主治:小儿夜啼。表现为夜间啼哭、不得安睡、时时惊悸不安,其他无异常。据王发书报道,应用本方治疗36例,均治愈。(薛建国 李缨 主编·《实用单方大全》608)

④五倍子1.5克,朱砂0.5克。用法:上药共研细末,再用适量捣烂(或嚼烂)的陈细茶拌匀,加水少许,捏成小饼状,外敷于脐中,用胶布固定,每晚更换1次。一般敷2~6次症状消失。(吴静 主编·《祛百病土单秘方》116)

★ 641. 治小儿夜啼验案:伍某,女,5个月。1个月来夜间啼哭,不得安宁,时现惊悸不安,经查未见异常。患儿面红，口渴，咽干，烦躁不安，舌质红苔薄白，诊为小儿夜啼。用五倍子1.5克，加水80毫升，浓煎，于睡前顿服，共3次，患儿夜啼痊愈。随访半年未见复发。（杨鹏举 主编·《中医单药奇效真传》216）

★ 642. **治小儿痄腮：【二黄冰黛糊】**五倍子10克，大黄10克，黄柏10克，青黛10克，雄黄10克，冰片3克。用法：将上药前5味共研为细末，过6号筛，加冰片配研均匀，鸡蛋清调为糊状。涂敷患处，每日3次。发热加服普济消毒饮加减方，用7日以上。疗效：共治疗365例，均治愈。（梁永才 梁杰圣 主编·《中国外治妙方》162）

★ 643. **治小儿脓耳：**五倍子、枯矾各等分，冰片少许。将五倍子焙干研细末，与枯矾搅拌均匀，加入少许冰片，贮瓶备用。先用3%的双氧水滴于耳内清洗脓液，然后用消毒棉签拭干耳内分泌物，将药面用竹管吹入耳中。共治疗49例，48例均在3天内治愈。（宋立人 总编·《中华本草》5册90）

★ 644. **治小儿中耳炎：**五倍子、黄连各10克，冰片2克。用法：上药共研为极细末，贮瓶备用。先用过氧化氢溶液清洁患耳，再取此散少许吹至患耳内。每日吹2～3次。一般用药3～5天即可获愈。功能：清热解毒，敛耳止痛。（程爵棠 程功文 编著·《单方验方治百病》509）

★ 645. **治小儿牙疳3方**

①**【走马牙疳散】**五倍子大者一个（装入茶叶末；在内外用纸封好，放灰火内煨，黄色为度）。用法：上为细末。先用米泔水洗漱，后上药。（彭怀仁 主编·《中医方剂大辞典》5册245引《良朋汇集》卷四）

②用白矾装入五倍子内，合烧过，为末，敷。（明·张时彻 辑·《急救良方》70）

③五倍子（炒）1钱，冰片2分。共研细面。用法：先用黄米汁水洗之，后搽牙床上。（沈洪瑞 主编·《重订十万金方》699）

★ 646. **治小儿走马疳：**干虾蟆一个（大者，烧存性），五倍子一钱，麝香少许。共研末。蜜调，涂齿根。（彭怀仁 主编·《中医方剂大辞典》10册1554）

★ 647. **小儿走马牙疳：【立效散】**黄柏3克，青黛3克，枯矾3克，五倍子末3克。用法：上药共研成细末，用米泔水先漱口内，搽贴于患处。（竭宝峰 江磊 主编·《中华偏方大全》3册462）

★ 648. **治小儿口齿疳：**五倍子三分（末），黄丹一分（微炒）。用法：上为末，以绵裹，贴于齿上，涂之亦得，一日四五次。（彭怀仁 主编·《中医方剂大辞典》2册410引《圣惠》卷八十七）

★ 649. **治小儿痘疮收靥之后，齿生走马牙疳：【蚊蛤散】**五倍子（炒焦）3克，铜绿1.5克，蚕退纸（烧灰）3克。用法：上药研为细末。先将米泔水洗过后，搽牙。（孙世发 主编·《中医小方大辞典》1085引《片玉痘疹》卷十二）

★ 650. **治小儿牙疳之齿龈赤烂疼痛，口臭出血，甚则牙枯脱落，穿腮蚀唇者：【牙疳散】**五倍子、煅人中白、煅绿矾各等份，冰片少许。为细末，敷患处。（曲京峰等 主编·《古今药方纵横》1215引《医宗金鉴》卷五十二）

★ 651. **治小儿肾疳，龈腭、牙齿肉烂腐臭，鲜血常出：【地骨皮散】**干生地黄15克，地骨皮、细辛各7.5克，五倍子（炒令黑）6克。用法：上药研为细末。每用少许敷之。（孙世发 主编·《中医小方大辞典》1372引《活幼口议》卷十八）

★ 652. **治小儿急疳，虫蚀唇鼻口齿：【硫黄散】**硫黄（研）15克，干漆（炒烟尽）30克，文蛤（五倍子）（烧灰）60克。用法：上药研为细散，每用1.5克，入麝香少许，研令细。用故绵拭去疮上恶血，然后用药敷之。（孙世发 主编·《中医小方大辞典》1608引《圣济总录》卷一七二）

★ 653. **治小儿口疳，大人疳疮：**五倍子（炒黄）四分，儿茶一两，黄柏（蜜炙）五分，冰片二分。研细吹搽。（清·顾世澄 撰·《疡医大全》553）

★ 654. **治小儿口疮2方**

①**【口疮散】**五倍子（炒）、枯矾、冰片各等量。用法：研成极细末，过120目筛后备用。口腔用蒸馏水或淡盐水洗后，敷药，每日1～2次，5日为1个疗程。小儿口疮验案：所治小儿口疮136例中，男84例，女52例；年龄40天至14岁，病程皆在5天以内。疗效标准：用药5天以内，口腔无溃疡，无血性糜烂，无黏膜充血，体温、血常规正常者为治愈，共121例，占89%；口腔溃疡减少，但仍有少量脓点，理化检查接近正常者为显效，共12例，占8.8%；口腔内溃疡无好转，病情反复反作者为无效，共3例，占2.2%。（孙世发 主编·《中医小方大辞典》765）

②炒五倍子1钱,冰片5分,红色冰糖3钱。共研细末。用药鼓或苇管等吹患处。(沈洪瑞 主编·《重订十万金方》662)

★ 655. **治小儿口腔炎**:五倍子9克,川黄连3克。共研细末,过200目筛,贮瓶备用。使用时取药末适量,于杯中以清水浸过药面,并加白酒1~2滴,然后将药杯置锅内隔水炖10~15分钟。待冷后,取消毒棉签蘸药水涂患处,次数不拘,至愈为度。治疗小儿口腔炎50余例,均获良效。(李彬之等 主编·《现代中医奇效良方宝典》下册370)

★ 656. **治小儿火热,口舌生疮,牙银溃烂**:五倍子0.9克,黄丹0.3克。研为末,涂于患处。(曲京峰等 主编·《古今药方纵横》下册1212引《太平圣惠方》)

★ 657. **治小儿口内溃烂疼痛,饮食困难**:五倍子1钱,人中白1钱,冰片3分。共为细面。用法:吹敷口内。(沈洪瑞 主编·《重订十万金方》668)

★ 658. **治小儿口内腐烂:【蛤蚕散】**蚕茧壳(须未出蛾者)、五倍子各等分。用法:炙焦为末。吹口角。(彭怀仁 主编·《中医方剂大辞典》10册407引《疡科遗编》卷下)

★ 659. **治小儿咽喉破烂,口舌生疮(俗名白口糊)**:五倍子(焙干)1钱,冰片5厘。共为细末。搽在小儿口内。(沈洪瑞 主编·《重订十万金方》664)

★ 660. **治鹅口疮**:柿霜30克,五倍子15克,共研末,搽患处,每日2~3次。(金福男 编著·《古今奇方》165)

★ 661. **治小儿鹅口疮**:俗称雪口,婴儿舌上口内布白屑。如蔓延至咽喉,属危症,应就医急诊。五倍子10克,雄黄5克,冰片1克。共研末。用纱布蘸凉茶,再蘸药面,涂口疮。(范其云 编著·《家用偏方二佰三》2)

★ 662. **治小儿舌口白,口疮白膜**:五倍子研细末。用法:用竹筷子头缠青布蘸香油向舌上,慢慢去掉舌上白膜,再上五倍子末,即愈。(沈洪瑞 主编·《重订十万金方》713)

★ 663. **治小儿口内俱白,身冷发烧,口疼舌强不食**:五倍子(蜜炙)、枯矾、冰片各3克。用法:共为细末,香油拌匀。用鸡翎蘸药,扫匀口内白处,每日1次。(沈洪瑞 主编·《重订十万金方》715)

★ 664. **治小儿白色鹅口,不能吃奶,舌硬苍白**:五倍子2分,川连2分,冰片2分。共研细末。用法:将药吹于苔上,苔即脱落,用消毒纱布揩去脱落之苔,以苔脱尽为度。(沈洪瑞 主编·《重订十万金方》662)

★ 665. **治小儿急性假膜型念珠菌口炎2方**

①五倍子、白矾各10克,冰片2克。将前2味打碎,用文火炙炒至熔化后冷却,研细末,加冰片和匀,以50%的乙醇洗净手指后蘸涂患处,每日1~3次。(周洪范 编·《祖传秘方全书》861)

②五倍子30克,枯矾各20克,白糖2克。将五倍子炒黄,加入白糖炒至熔化后晾干,与枯矾共研细末,以香油调敷患处,每日3次。(周洪范 编·《祖传秘方全书》861)

★ 666. **治白口疮**:五倍子(煨黄)七分,白矾三分(飞过)。共研末香油调搽。(清·姚俊·《经验良方全集》159)

★ 667. **治婴儿"虎口白":【鸡蛋油】**鲜鸡蛋1个,鸡蛋壳7个,香油50克,五倍子10克,冰片5克。用法:先把香油倒入小锅内加热,打入鸡蛋,炸黄后取出,油凉后倒入小碗里。将五倍子和鸡蛋壳放入锅内焙黄,研为末,把冰片压碎,同放在鸡蛋油里即成。用时,取一块干净白布条卷食指上,蘸少许鸡蛋油抹在小儿口中患处。每日2次,当日即可见效。功能:消炎杀菌。(竭宝峰 江磊 主编·《中华偏方大全》4册515)

★ 668. **治小儿白口疮,急恶,状似木耳;兼治痔疮:【青金散】**五倍子(去土垢)120克,青黛12克。用法:上药研为细末,好油调,鸦羽扫向口内咽喉,流入咽喉中,疮烂,次日便下。(孙世发 主编·《中医小方大辞典》426引《济生》卷五)

★ 669. **治小儿吐不定**:用五倍子二个(一生一熟),甘草一根,用湿纸裹煨,共为末,米汁调下半钱。(明·张时彻 辑·《急救良方》69)

★ 670. **治小儿流涎**:五倍子、乌梅各3克。共研细末,填敷脐孔中(纱布固定),每日换1次。(周洪范 编·《祖传秘方全书》865)

★ 671. **治小儿疳积、瘦弱、抓耳搓眼、搓鼻子**:五倍子3钱(焙黄)。用法:以醋捣黏如膏,摊布上贴囟门。或抹于脐腹。(中医研究院革命委员会 编·《常见病验方研究参考资料》384)

★ 672. **治小儿烂头癣方**:松香 6 克,五倍子 3 克,枯矾 1.5 克。共为末,猪胆汁调搽。(吴静 陈宇飞 主编·《传世金方·民间秘方》413)

★ 673. **治小儿肾囊风及龟头肿大**:五倍子一个(炒),蛇蜕 3 寸。水煎洗。[陕西省中医研究所革命委员会编(修订本)·《陕西中医验方选编》339]

★ 674. **治小儿原发性鞘膜积液 2 方**

①【**水疝散**】用五倍子 100 克,首乌 50 克,白芷 50 克,生山栀 50 克,元明粉 50 克,甘遂 10 克,冰片适量,诸药共研细末,贮瓶密封备用。将水疝散用鸡蛋清调成糊状,涂于患处皮肤上,每日 1 次。不须包扎,稍候片刻药粉能自行凝结于患处,连续 5~10 天见效。见效后再敷 5 天以巩固疗效。共治 13 例,均获临床治愈,其中 1 例半年后复发转手术治疗。治疗中未见不良反应。(滕佳林 米杰 编著·《外治中药的研究与应用》201)

②五倍子、苍术、枯矾、黄柏各 10 克。用法:将上 4 味药加水 300 毫升,浸泡 1 小时,煎半小时,药煎好待温后,用纱布蘸 40℃药液湿敷阴囊,凉时加温更换。每日 2~3 次,每次不低于半小时。待下次用时需将药液加温,第 2 周更换 1 次药液,2 周为 1 个疗程。症状重者可施 3 个疗程。治疗 33 例,16 例治愈,好转 17 例,有效率 100%。(良石 主编·《名医珍藏·外治秘方》139)

★ 675. **治小儿鞘膜积液**:五倍子、煅龙骨、枯矾各 15 克,肉桂 6 克。用法:将上药捣碎加水约 700 毫升,放于砂锅内煎煮,水沸后 30 分钟将煎出液滤出,待冷却到与皮肤温度相近时,把阴囊全部放入盛药液的容器内,浸洗约 30 分钟,每 2 日 1 剂,连用 8 剂。验证:用上药治疗小儿睾丸鞘膜积液 11 例,原发性睾丸鞘膜积液 10 例,继发性睾丸鞘膜积液 1 例,均获痊愈,随访 1 年未见复发。治愈时间:10 天内治愈者 4 例,11~15 天治愈者 6 例,16 天以上治愈者 1 例。用药最少者 5 剂,最多者 9 剂。(良石 主编·《名医珍藏·秘方大全》252)

★ 676. **治小儿睾丸鞘膜积液**:五倍子 20 克,煅龙骨 15 克,枯矾 10 克,肉桂 6 克。用法:水煎熏洗,1 日 2 次。(郭完祥 著·《万家妙方》272)

★ 677. **治小儿脐疝**:五倍子 8 克,朴硝 40 克,肉桂、丁香各 4 克。用法:将上药共研细末,用时取 5~8 克,加适量醋调制,根据脐疝大小做成饼状,贴于脐部,用胶布固定,不使药物泄漏,上加棉垫,再覆盖纸夹板,用胶布或绷带固定,隔 3 天换药 1 次。功能主治:温中散寒,消肿生肌,补命门之火及涩肠。主治小儿脐疝。病例验证:李某,男,3 个月。患儿时常啼哭不休,脐部突起如鸡卵大,啼哭时脐疝呈球状,光亮欲穿,按之漉漉有声,余无阳性征。用本方药外敷 3 次,脐突平复,再敷 2 次巩固,脐凹如常,至今未复发。(《名医验方》142)

★ 678. **治新生儿脐炎**:五倍子 3 克,鲜藕节 6 克。共捣烂。涂患处,每日 2 次。(金福男 编著·《古今奇方》135)

★ 679. **治婴儿脐中流水**:五倍子 1 钱。用法:炒深黄色研细末,撒在脐上。(中医研究院革命委员会 编·《常见病验方研究参考资料》391)

★ 680. **治小儿天疱疮**:硫黄、五倍子各等分。用法:上为细末。麻油调搽。(彭怀仁 主编·《中医方剂大辞典》2 册 369 引《疡科遗编》卷下)

★ 681. **治小儿一切疮疡**:【**金华散**】黄皮(去粗皮)半两(炙焦),黄连半两,海螵蛸三钱,五倍子三钱,轻粉一分(研入)。用法:上为细末,和匀。疮干用油调敷;湿时干敷。(彭怀仁 主编·《中医方剂大辞典》6 册 514 引《洪氏集验方》卷五)

★ 682. **治小儿头疮胎毒.诸风热恶疮疸疮**:五倍子、黄柏、黄连、白芷各等分。共为细末。用井花水调,稀糊得所。涂开在碗内,覆架两砖上,中空处。灼艾烟熏蒸,以黑干为度。仍取前药,再研为末,清油调涂。如有虫。则用前油调搽之,立效。(明·龚廷贤 编·《寿世保元》585)

★ 683. **治小儿头疮胎毒等疮**:【**祛毒散**】五倍子、白芷各 30 克,花椒、黄丹各 15 克,枯矾 6 克。为细末。干则香油调搽,湿则干掺。功效:除毒。(曲京峰等 主编·《古今药方纵横》1214 引《杏苑生春》卷六)

★ 684. **治胎毒,小儿初生浑身湿烂**:【**胎毒散**】五倍子(焙黄)、白芷、花椒(炒,去子)各 9 克,枯矾 3 克。用法:上药研为细末。香油调搽,湿则干敷。(孙世发 主编·《中医小方大辞典》1511 引《揣摩有得集》)

★ 685. **治小儿胎风疮:【倍轻散】**猪腰子一个,五倍子(末)、轻粉各适量。用法:把猪腰子开作二片,去膜心,将五倍子末同轻粉纳入腰子内,同砂糖和面固济腰子缝,炭火上炙焦为末。清油调涂。(彭怀仁 主编·《中医方剂大辞典》8册504引《普济方》卷三六一)

★ 686. **治乳抱小儿癞头疮,及软硬疖。诸热毒疱疮:**用五倍子七个。捣碎。用真香油四两。瓦碗熬令干一半。生布绞去滓敷之。三四遍即可,不必水洗。一方水调涂。麻油点用。(电子版·《中华医典·普济方》卷三百六十三)

★ 687. **治小儿满头如癞疮毒,及手足、身上、阴器肤囊痒,抓烂则黄汁淋漓,燥痛:【连床散】**净黄连一两,蛇床子(去埃土)半两,五倍子(去内虫屑)二钱半,轻粉十五贴。用法:上前三味晒干为末,再入乳钵内同轻粉杵匀。先以荆芥和葱煮水候凉,净洗拭干后敷药,每用二钱或三钱,用清油稀调;涂搽患处。(彭怀仁 主编·《中医方剂大辞典》5册409引《活幼心书》卷下)

★ 688. **治小儿痱子** :五倍子、石榴皮各30克。用法:共研末。撒患处,每日1~2次。(金福男 编著·《古今奇方》144)

★ 689. **治小儿肌性斜肌:**五倍子30克,生栀子20克,生细辛10克,云南白药4克。用法:将上药共研为细末,过6号筛,每取药末适量,醋调成糊。外敷肿块处,用塑料纸、纱布覆盖,胶布固定,每日1次。并用正颈药枕。2周为1个疗程。疗程间隔3日,对就诊晚、血肿大、质地硬者,加用玻璃质酸酶500单位、氯化钠5毫升,局部封闭,每周2次,共8次。疗效:共治疗50例,经治1~4个疗程,治愈48例,好转2例。(梁永才 梁杰圣 主编·《中国外治妙方》140)

★ 690. **治婴儿湿疹4方**

①用五倍子末。曾治一患儿,男,3个月,颜面、颈部及腋窝皮肤潮红,有较多渗液,并夹有结痂,瘙痒无度,寝食不安,用五倍子研末敷于患处,每日数次,2天后渗液渐消,慢慢结痂,周后痊愈。以后又遇多例婴儿湿疹均用上法治愈。[《中医杂志》编辑部整理·《中医杂志》专题笔谈文萃(1995—2004,第一辑)413]

②五倍子30克,冰片3克。将五倍子炒后研细末过筛,入冰片合研之,装瓶密封备用。先用米泔水(生小米加温水搅之即成米泔水)洗患处,再撒上药末,每日3次。(唐汉钧 汝丽娟 主编·《中国民间外治独特疗法》96)

③五倍子、花椒各等分。用法:共研细末,香油调敷。(中医研究院革命委员会 编·《常见病验方研究参考资料》419)

④文蛤4两,川椒3两,轻粉5钱。用法:将五倍子炒成黄色,川椒炒成黑色(起烟为度)和轻粉共研细末,调香油敷患处。(中医研究院革命委员会 编·《常见病验方研究参考资料》420)

★ 691. **治小儿黄水疮:**绿茶和五倍子各等量,冰片少许。用法:将上二药共研细末,再加少许冰片。洗净疮面后,将其敷上。(张俊庭 编·《皮肤病必效单方2000首》9)

★ 692. **治小儿诸般骨鲠,致咽喉肿痛:【备急散】**五倍子末一两,先春茶末半两。用法:上为末。每抄一钱,温汤半盏调化,少与咽下,不拘时候。依此法服饵,不过三五次即效。如骨出或刺破处血来多者,硼砂末六钱,水煎消毒饮调服。血止痛住,肿退食进。(彭怀仁 主编·《中医方剂大辞典》6册652引《活幼心书》卷下)

★ 693. **治肝癌:**五倍子、雄黄、朱砂、山慈菇各等分,共为细末。每用少许药粉,鼻腔吸入,每日二次。使用注意:可配合内服药治疗。(张金鼎 邹治文·《虫类中药与效方》266)

★ 694. **治鼻咽癌出血:**五倍子粉、田三七粉、冰片粉、枯矾粉各等份。用法:共研为细末,以凡士林纱条或花生油纱条蘸药粉,塞入出血鼻孔内。功效:抗癌止血。(竭宝峰 江磊 主编·《中华偏方大全》4册641)

★ 695. **治乳岩:**乳中有块不消不痛不痒,外用五倍子焙干为末,醋调敷。(清·顾世澄 撰·《疡医大全》763)

★ 696. **治乳癌初起:**大五倍子一个,蜈蚣适量。用法:揭去盖,将蜈蚣塞满盖好,用纸封起来,炒脆,研细,加梅片少许,和膏药脂摊好,贴肿处。(中医研究院革命委员会 编·《常见病验方研究参考资料》269)

★ 697. **治乳腺癌3方**

①五倍子、乳香、没药各60克,昆布15克,鸦胆子少许(去壳)。用法:加醋1250克,用慢火煎成软膏状后,摊在纱布上敷。又方无鸦胆子,

加苦参30克。(胥)按:用上方治一例溃烂型乳腺癌,疗效较好。(中医研究院革命委员会 编·《常见病验方研究参考资料》269)

②五倍子、乳香、没药各60克,鸦胆子(去壳)20克。用法:上药共捣烂,合醋1250克,文火熬成膏,摊于白布上,外敷,2日换药1次,3周为1个疗程。(费兰波 徐亮 主编·《外科病奇难顽症特效疗法》97)

③蜂房(泥封煅透)、五倍子(瓦上焙)、鼠屎(瓦上焙)各等份。用法:研细,以饭为丸,每服9克,清晨茶汤送下。(吴静 陈宇飞 主编·《传世金方·民间秘方》195)

★ 698. **治宫颈癌,证属湿毒未清,脾肾双亏,阴虚内热者:**五倍子30克,枯矾、云南白药各100克,珍珠3克。共调匀。外敷患处,日1次。使用注意:可配合内服药治疗。(张金鼎 邹治文·《虫类中药与效方》266)

瓦松(43方)

【药性】味酸、苦,性凉,有毒。归肝、肺经。

【功能与主治】凉血止血,清热解毒,收湿敛疮。主治吐血,鼻衄,便血,血痢,热淋,月经不调,疔疮痈肿,痔疮,湿疹,烫伤,肺炎,肝炎,宫颈糜烂,乳糜尿。

【用法用量】内服:煎汤,5~15克;捣汁;或入丸剂。外用:适量,捣敷;或煎水熏洗;或研末调敷。

【使用注意】脾胃虚寒者慎服。本品有毒,内服用量不宜过大。

★ 1. **治肺炎:**鲜瓦松,每次四至八两,用冷开水洗净,擂烂绞汁,稍加热内服,日服二次。(江苏新医学院 编·《中药大辞典》上册399)

★ 2. **治肺热喘咳:**鲜瓦松60~90克。煎水加少许白糖,连渣服。(宋立人 总编·《中华本草》3册760)

★ 3. **治肺热咯血:**瓦花30克,仙鹤草12克,藕节12克。水煎服。(宋立人 总编·《中华本草》3册760)

★ 4. **治吐血:**瓦松,炖猪杀口肉服。(江苏新医学院 编·《中药大辞典》上册399)

★ 5. **治急性无黄疸型传染性肝炎:**瓦松二两,麦芽一两,垂柳嫩枝三钱。水煎服。(江苏新医学院 编·《中药大辞典》上册399)

★ 6. **治疟疾:**鲜瓦花五钱,烧酒一两,隔水炖汁,于早晨空腹时服。连服1~3剂。(江苏新医学院 编·《中药大辞典》上册399)

★ 7. **治头晕头痛验案:**丁某某,男,42岁,头晕头痛近年加重,面红,耳鸣,记忆力减退,五心烦热,脉弦细而数,舌红,苔黄薄,血压180/98mmHg予干瓦松50克泡代茶饮(加冰糖适量),连饮3个月,查血压为140/85mmHg,再服3个月,诸症若失,查血压为140/80mmHg。(杨鹏举 主编·《中医单药奇效真传》122)

★ 8. **治热毒酒积,肠风血痢:**瓦松8两(捣汁,和酒一半),白芍5钱,炮姜末5钱。煎减半,空心饮。(江苏新医学院 编·《中药大辞典》上册399引《唐本草》)

★ 9. **治小便沙淋:**用瓦松1斤,浓煎汤,乘热熏洗小腹,约2时即通。(宋立人 总编·《中华本草》3册760引《纲目》)

★ 10. **治火淋,白浊:**瓦松熬水兑白糖服。(江苏新医学院 编·《中药大辞典》上册399)

★ 11. **治石淋1方**

①瓦松煎浓,乘热熏洗小腹,约两时即通。(清·邹存淦 著·《外治寿世方》108)

★ 12. **治乳糜尿:**瓦松6克。煎水适量,白糖冲服。(宋立人 总编·《中华本草》3册760)

★ 13. **治尿血:**鲜瓦松(生于房瓦上)四两(干的用二两)。用法:加红糖四两,水煎服。(中医研究院革命委员会 编·《常见病验方研究参考资料》191)

★ 14. **便血:**瓦松10克,烧灰存性,开水冲服。(中医研究院革命委员会 编·《常见病验方研究参考资料》169)

★ 15. **治痔疮肿痛出血:**瓦松18克,二花、连翘各6克,苡仁24克。水煎服。(宋立人 总编·《中华本草》3册760)

★ 16. **治痔疮 2 方**

①鲜瓦松，煎汤熏洗患处。（江苏新医学院 编·《中药大辞典》上册 399）

②瓦松炖猪大肠头服。（江苏新医学院 编·《中药大辞典》上册 399）

★ 17. **治外痔疮：**瓦花同冰片捣敷。（清·顾世澄 撰·《疡医大全》866）

★ 18. **治湿疹：**瓦松晒干，烧灰研末，合麻油调抹，止痛止痒。（杨仓良 主编·《毒药本草》665 引《泉州本草》）

★ 19. **治赤游丹：**瓦松捣敷。（清·佚名·《济世神验良方》92）

★ 20. **治过敏性皮炎：**鲜瓦松煎汤熏洗患处。（杨仓良 主编·《毒药本草》666）

★ 21. **治脂溢性皮炎：**瓦松。用法：上药曝干，烧灰淋汁，热洗。（张俊庭 主编·《皮肤病必效单方 2000 首》231）

★ 22. **治鹅掌风 2 方**

①用瓦松与鹅子粪等量，在大火上烧至焦黄，研细，用菜油调涂患处。（宋立人 总编·《中华本草》3 册 760）

②瓦松三钱，轻粉一钱，樟脑一钱，熊油一两。各为末，先以甘草三钱，桂枝二钱煎汤洗之，烘干，以熊油调药末搽而烘之，一日三次，一连三日即愈。（胡晓峰 主编·《中医外科伤科名著集成》702）

★ 23. **治疥癣诸疮：【天棚散】**干瓦松（经霜者）。用法：烧灰为末，不拘多少，用鸡蛋黄，煎取自然油，调搽患处。（彭怀仁 主编·《中医方剂大辞典》2 册 58 引《鲁府禁方》卷四）

★ 24. **治一切恶疮及炙疮久不敛：**用瓦松不拘多少，阴干为末。先用槐枝、葱白汤洗过。掺之立效。疮久不敛者，掺贴更妙。（宋立人 总编·《中华本草》3 册 760 引《卫生易简方》）

★ 25. **治疮疡疔疖：**瓦松适量，加食盐少许，共捣烂，遍敷患部，日换二次。（江苏新医学院·编.《中药大辞典》上册 399）

★ 26. **治疮疖久不收口：**瓦松适量，捣烂，敷患部。（胡郁坤 陈志鹏 主编·《中医单方全书》178）

★ 27. **治臁疮：**瓦松（新瓦上焙焦黄）一两，轻粉一钱。用法：用清油蜡调膏，摊麻纸上贴患处，三日更换。（中医研究院革命委员会 编·《常见病验方研究参考资料》403）

★ 28. **治烫火伤 2 方**

①鲜瓦松 250 克。用法：鲜瓦松捣泥或焙焦研末，芝麻油调擦患处。每天 2 次。功能：清热，解毒，利湿。（刘道清·《秘验单方集锦·外科篇》94）

②鲜瓦松、鲜芦荟等量，捣烂敷患部。（杨仓良 主编·《毒药本草》665）

★ 29. **治头风白屑：**鲜瓦松捣汁外洗。（杨仓良 主编·《毒药本草》665）

★ 30. **治疯狗咬伤：**瓦松、雄黄。研贴。（江苏新医学院 编·《中药大辞典》上册 399 引《生生编》）

★ 31. **治蜂螫伤或蝎螫伤：**鲜瓦松 15 克，冰片 1 克。用法：将鲜瓦松用清水冲洗干净，沥尽水液，然后与冰片一起，共捣如泥，涂敷患处。功效：解蜂毒、蝎毒。医师嘱咐：人被蜂、蝎螫伤后，应尽快将上药涂敷患处，越早越好。（刘道清 主编·《中国民间神效秘方》656）

★ 32. **治鼻衄：**鲜瓦松 1000 克，洗净，阴干，捣烂，用纱布绞取出汁，加砂糖 15 克拌匀，倾入瓷盆内，晒干成块。每次服 1.5～3 克，每日 2 次温开水送服。忌辛辣刺激食物和热开水。（宋立人 总编·《中华本草》3 册 759）

★ 33. **治唇裂生疮：**瓦花、生姜。入盐少许捣涂。（江苏新医学院 编·《中药大辞典》上册 399 引《摘元方》）

★ 34. **治慢性副鼻窦炎：**瓦松一棵。用法：捣烂塞鼻孔中。（中医研究院革命委员会编·《常见病验方研究参考资料》478）

★ 35. **治鼻疳鼻腔溃疡：**瓦松。用法：瓦松烧灰研末，渗患处，每日 3 次。验案：某男，50 岁。鼻中生疮多日，疼痛奇痒难忍。用上方治疗几分钟就感到舒服了，继而疼痛消失。（刘有缘 编著·《一两味中药祛顽疾》596）

★ 36. **治牙龈肿痛：**瓦花、白矾等分。水煎漱之。（江苏新医学院 编·《中药大辞典》上册 399 引《摘元方》）

★ 37. **治乳腺增生：**瓦松 30 克，灯芯草 30 克，轻粉 9 克，冰片 9 克。用法：共捣如泥，外敷患处。（毛绍芳 孙玉信 主编·《效验良方丛书·妇科验方》305）

★ 38. **治缺乳：**房上瓦松、益母草各等份。用法：上药加水 1000 毫升，煎至 600 毫升，早、

中、晚饭前分3次温服。红糖为引。（毛绍芳 孙玉信 主编·《效验良方丛书·妇科验方》289）

★ 39. **治崩漏**：瓦松一两，百草霜、棕炭各五钱，血余炭一钱。用法：共为细末，分成四包，每次一包，开水冲下，一日二次。备注：本方用于因热而突然子宫出血者。（中医研究院革命委员会 编·《常见病验方研究参考资料》339）

★ 40. **治小儿惊风**：瓦松5～6钱，水煎服。（江苏新医学院 编·《中药大辞典》上册399）

甘遂（90方）

【药性】味苦，性寒，有毒。归肺、肾、大肠经。

【功能与主治】泻水逐饮，破积通便。主治水肿，腹水，留饮结胸，症瘕积聚，癫痫，喘咳，大小便不通。

【用法用量】内服：入丸、散，0.5～1克。外用：适量，研末调敷。内服宜用炮制品。

【使用注意】气虚阴亏、脾胃虚弱患者及孕妇禁服；中病即止，不可过剂；反甘草。

★ 1. **治风痰迷心癫痫，及妇人心风血邪：【遂心丹】**甘遂二钱，为末，以猪心取三管血，和药，入猪心内，缚定，纸裹煨熟，取末，入辰砂末一钱，分作四丸。每服一丸，将心煎汤调下，大便下恶物为效，不下再服。（江苏新医学院 编·《中药大辞典》上册574引《济生方》）

★ 2. **治伤寒发狂轻者：【遂心丸】**煨甘遂6克，猪心1个。用法：上药为丸，分作4粒。每次1丸，用鲜石菖蒲叶3克，鲜竹叶心50支，灯芯草3小束煎汤调下。（孙世发 主编·《中医小方大辞典》659引《重订通俗伤寒论》）

★ 3. **治癫狂**：广木香3克，郁金6克，石菖蒲9克，煨甘遂12克。用法：上药共为细末，再用猪心1个，切成薄层，纳入前药，用线扎束，放入锅内加水煮熟，食心喝汤。3～4小时后患者必泻下大量黏液样粪便，适为中病。方中甘遂一味，药性较峻，临证需视病人病情和年龄，用量可增可减，但同样有效。［唐大晅 张俐敏 主编·（传世金方《祖传秘方》）140］

★ 4. **治癫痫**：猪心1个，甘遂6克，朱砂3克。用法：甘遂为末，以猪心血作丸，放入猪心内，纸裹煨熟；取出甘遂，再研末；同水飞朱砂和匀，分作4丸，将猪心炖汤。每日1次食猪心，并以肉汤送服1丸。功能：化痰定癫，清心安神。方解：甘遂攻逐痰涎；朱砂清心安神；猪心养心安神。诸药合用，共奏化痰定癫，清心安神之功。注意事项：以腹泻为度，若不泻可再进1丸。（易法银 喻斌主编·《湖南省中医单方验方精选·内科》中册976）

★ 5. **治肝硬化**：煨甘遂3克，广砂仁15克。塞入蟾蜍口中，2碗合盖，泥封，火中煨成炭，研粉，每次服6克，儿童尿送下。（胡晓锋 编·《虫蛇药用巧治百病》221）

★ 6. **治肝腹水**：连头葱白5根，甘遂末适量。用法：葱白捣烂，加入甘遂末拌匀，再捣。使用时，脐部先用醋涂擦，以防止感染和刺激皮肤，然后将药适量敷在肚脐上，再用纱布覆盖，固定即可。一般2～4小时即能排尿或排稀水便。功能：泻水通阳。葱白味辛性平，可通阳利水，宣通脉络，治小便闭胀；甘遂味苦，性寒，泻水逐饮，治大腹水肿。2药一苦一辛，合用外敷，消腹水有良效。（良石 主编·《名医珍藏·秘方大全》82）

★ 7. **治肝硬化腹水2方**

①甘遂末装入胶囊，再在熔蜡中点蘸，使之外包蜡衣一层。早晨服下。药量由小到大，一般从3克开始。徐国文用上方治疗肝硬化30余例，未发生呕吐、胃痛等症状，其泻下作用不受影响。（王辉武 主编·《中药临床新用》169）

②制甘遂粉五分。用法：每周一次，早晨空腹，一次服下。孕妇忌服，体虚者勿用。备注：服后可引起腹泻。本品药性猛烈，试用应注意。（中医研究院革命委员会 编·《常见病验方研究参考资料》164）

★ 8. **治臌胀，肝硬化腹水**：甘遂5克，猪肝50克。用法：切碎，焙干，共研细末备用，开水冲。每日1剂，分2次服。功能：峻下逐水，消食化积。注意事项：甘遂有毒，气虚、阴伤、脾胃虚弱者及孕妇忌服。连服2～3剂。（易法银 喻斌主编·《湖南省中医单方验方精选·内科》下册549）

★ 9. **治腹水3方**

①甘遂、地龙各15克，生大蒜9克。用法：

共研和为丸,每日早、晚开水送下3克。(吴静 陈宇飞 主编·《传世金方·民间秘方》60)

②甘遂、白术各15克。用法:共研末,每次服1.5克~3克,每日2次,开水冲服。(吴静 陈宇飞 主编·《传世金方·民间秘方》60)

③吴茱萸1.5钱,甘遂(用面裹着烧焦)、砂仁各二钱。用法:共研细末,分为四包,每日一包。心脏衰弱者慎服。(中医研究院革命委员会 编·《常见病验方研究参考资料》243)

★ 10. **治腹水肿**:甘遂三钱,大红枣三两。以上二味放药锅内,加清水浸过,煎至水尽为度,去甘遂。用法:每日早、午、晚,三次服药枣,每次二枚,以大小便通利为限,如不利再加服一枚。宜忌:忌食食盐一百天,孕妇忌服。(沈洪瑞 主编·《重订十万金方》159)

★ 11. **治水肿腹满:【二气汤】**牵牛子半两(生用),甘遂(微炒)一钱。上二味粗捣筛,分作二服。每服,水一盏,煎至五分,放温细呷,不计时。(江苏新医学院 编·《中药大辞典》上册574引《圣济总录》)

★ 12. **治水肿腹胀**:白术一两,甘遂三钱。共为细末。用法:每服一钱,开水送下。(沈洪瑞 主编·《重订十万金方》161)

★ 13. **治水肿,腹大,按之如泥,遍身皆肿**:牵牛、甘遂各三钱。用法:水煎,空腹顿服。服后腹中雷鸣便泻。(沈洪瑞 主编·《重订十万金方》152)

★ 14. **治一切臓胀,肚胀,发虚**:甘遂、雄黄各3克,田螺1克,麝香0.03克。前2味研末,与田螺共捣成饼状,先将麝香放脐内,再将药饼放脐上,以纱布覆盖,胶布固定,等小便通时去掉。(杨建宇等 主编·《灵验单方秘典》108)

★ 15. **治腹满如石,或阴囊肿大:【元戟膏】**大戟、芫花、甘遂、海藻各等份。用法:上药研为细末,用酽醋调面和药,摊绵纸上。覆贴肿处,以软帛裹住。备考:先用甘草嚼,后用此。(孙世发 主编·《中医小方大辞典》1272引《医宗必读》卷七)

★ 16. **治单腹胀**:木香、甘遂、白牵牛各等分。用法:上为细末。每服二钱,米汤调下。(彭怀仁主编·《中医方剂大辞典》2册266引《医学启蒙》卷四)

★ 17. **治偏肿**:茴香、甘遂。上二味,各等分,为末。酒调二钱,食前服之。(江苏新医学院 编·《中药大辞典》上册574引《儒门事亲》)

★ 18. **治肾炎**:甘遂末1钱,猪腰子1只。用法:将猪腰子切片,把甘遂末掺匀于猪腰子内外,用纱布或白报纸包裹煨熟。每食猪腰子三分之一至二分之一,如觉腹内鸣响,二便即通利,忌盐1个月。(中医研究院革命委员会 编·《常见病验方研究参考资料》182)

★ 19. **治肾脏水肿**:甘遂一钱,黑丑钱半。共为细末。用法:每服七分至一钱,日服3次,大枣汤送下,病情严重者,可连服2~3日。(沈洪瑞 主编·《重订十万金方》158)

★ 20. **治水肿4方**

①甘遂1.5克,研细末,用鸡蛋一个打一小孔,将药末装入蛋内烧熟食之。本方有扶正祛邪、通调水液之功效。(刘少林 刘光瑞 编·《中国民间小单方》108)

②甘遂、二丑各等分。共为细末。用法:内服,每次服一钱,空心服,黄酒送下。(沈洪瑞 主编·《重订十万金方》152)

③甘遂15克,二丑15克,商陆18克,防己15克,葶苈子9克。服法:以上各药共为细末,每服2~3克,每次服后泻污水或清水3~4次。每日服1次;重者7次,轻者5次即愈。注意事项:忌食食盐120日。(李德新等 编著·《祖传秘方大全》84)

④甘遂9克,牛膝9克,谷子1把。用法:上药共为细末,分2次服,每日服一次,轻者一料,重者二料而愈。注意事项:为了防止复发,继续服丸药。丸药配方如下:白术15克,砂仁15克,云苓30克,陈皮30克。共研细末,微炒,面为丸,每日服一次,每次12克,白开水送下。(李德新等编著·《祖传秘方大全》85引冯化驯祖传秘方)

★ 21. **治膜外水气:【甘遂饼】**甘遂、大麦麸各五钱。为末,和作饼烧熟食之。如不利,热汤催之;利不止,冷水洗手足头面即止。小儿减之。(宋立人 总编·《中华本草》4册796引《婴童类萃》)

★ 22. **治十种水气腹胀**:大戟、甘遂各一两。用法:上为细末。每服一钱匕,以大麦面一两,新水和做饼子烧熟,每五更徐徐烂嚼茶下。移时小

便多是效，未退再服。（彭怀仁主编·《中医方剂大辞典》2 册 4 引《圣济总录》卷七十九）

★ 23. **治腹水病人体弱，不胜逐水攻下剂者：**甘遂适量，捣碎敷脐。（杨仓良 主编·《毒药本草》501）

★ 24. **治遍身水肿，小便不利：**甘遂一钱（要白色的），猪腰子一个。将猪腰子用刀劈开，纳入甘遂末，再以毛头纸包好，用水蘸湿，以面裹煨熟，食之。（沈洪瑞 主编·《重订十万金方》159）

★ 25. **治卒身面浮肿，上气喘息：【甘遂丸】**甘遂半两（煨令微黄），蒜瓣半两（煨熟，研），黑豆半两（炒熟）。上药除蒜外，捣罗为末，用蒜并枣肉和丸，如梧桐子大。每服以木通汤下十丸，日二服。（江苏新医学院 编·《中药大辞典》上册 574 引《圣惠方》）

★ 26. **治卒身面浮肿，喘息气促，小便赤涩：**甘遂一两（煨令微黄），麻黄一两（去根节），桑根白皮一两半（锉）。上件药，捣细罗为散。每服煮赤小豆汁调下二钱，日再服，以利为度。（宋立人 总编·《中华本草》4 册 796 引《圣惠方》）

★ 27. **治留饮：【甘遂半夏汤】**甘遂（大者）三枚，半夏十二枚（以水一升，煮取半升，去滓），芍药五枚，甘草（如指大）一枚（3 克，炙）。以水二升，煮取半升，去滓，以蜜半升，和药汁，煎取八合。顿服之。（宋立人 总编·《中华本草》4 册 796 引《金匮要略》）

★ 28. **治胸膜炎：**甘遂、大戟、白芥子各三钱。用法：研末用姜汁煮糊为丸，如绿豆大，一日一次，每服二分，连服半月。备注：献方人称，服用此方特别注意，分量切不可更改，每服二分，不可多服，否则要腹泻，腹泻反无效。（中医研究院革命委员会编·《常见病验方研究参考资料》112）

★ 29. **胸腔积液：**用生甘遂末，每日 1 次，每次 1.5 ~2 克，冲服（用散剂，不能入煎）。连续服用 7 ~20 天。治疗胸腔积液 18 例，获得满意疗效。（杨仓良 主编·《毒药本草》499）

★ 30. **治胸腔积液，腹水：**甘遂、大戟、芫花各等量。共研细粉，每服 0.5 ~1 钱，大枣 10 枚煎汤送服。（《全国中草药汇编》编写组 编·《全国中草药汇编》上册 240）

★ 31. **治胸膈伏热停食，气结胀满：**用甘遂（煨）、大黄（炒）、青皮（去白）、黄芩各等分。每服二钱，水半盏煎服，以利为度。（宋立人 总编·《中华本草》4 册 796 引《卫生易简方》）

★ 32. **治结核性渗出性胸膜炎：【大陷胸汤】**大黄 9 克，芒硝 9 克，甘遂 3 克。水煎服。治疗结核性渗出性胸膜炎 6 例，结果胸水均消失，其他主客观症状体征消失，血沉亦恢复正常，2 年内随访，均无复发。（杨仓良 主编·《毒药本草》499）

★ 33. **治酒积面黄、黑色，腹胀不消：**甘遂末一钱，精猪肉一两。上将猪肉切细如泥，甘遂末和肉匀一处，通作一丸，用纸包作一重，文武火烧香熟。取出细嚼，酒送下，临卧服。（宋立人 总编·《中华本草》4 册 796 引《普济方》）

★ 34. **治膀胱气实、腰胯间疼痛不可忍者：**甘遂半两（炒令微黄），杜仲半两（去粗皮，炙微黄，锉），青橘皮半两（汤浸，去白瓤，焙）。上为细末。每用羊肾一只，去脂膜，入药一钱，湿纸裹，煨令熟，空心食之，然后吃暖酒一中盏。服后良久，即便通利，如未快，即再服。（宋立人 总编·《中华本草》4 册 796 引《普济方》）

★ 35. **治伤寒过经，心胸痞满，烦躁狂言，积热毒气，及妇人血风血气，经候不调，寒热有积：【万应散】**甘遂（连珠者）、威灵仙（去土）、五灵脂各一两。上为散，每服一钱，如伤寒日数多，有积热者，用鸡子清、蜜水调下；如妇人见前件病者，灰酒调下；寻常热气，蜜水调下，冷即用葱汤调下。（宋立人 总编·《中华本草》4 册 796 引《普济方》）

★ 36. **治时气病，烦热如火，狂言妄语欲走：【水导散】**甘遂半两，白芷一两。上二味治下筛：水服方寸匕，须臾令病人饮冷水，腹满即吐之，小便当赤。（宋立人 总编·《中华本草》4 册 796 引《千金要方》）

★ 37. **治病者脉伏，其人欲自利，利反快，虽利，心下续坚满，此为留饮欲去故也：【甘遂半夏汤】**甘遂（大者）三枚，半夏十二枚（以水一升，煮取半升，去滓），芍药五枚，甘草如指大一枚（炙）。上四味，以水二升，煮取半升，去滓，以蜜半升，和药汁煎取八合，顿服之。（江苏新医学院编·《中药大辞典》上册 574 引《金匮要略》）

★ 38. **治湿气肿胀：**甘遂、黑白丑各适量，研为细末，热敷脐上。（滕佳林 米杰 编著·《外治中药的研究与应用》199 引《类经图翼》）

★ 39. **治腹痛脐湿**:用附子1个,甘遂末4.5克,蛇床子3克,麝香少许。将附子挖空,甘遂末与蛇床子入内,火酒煮,烘干,研为细末。加麝香纳脐。(滕佳林 米杰 编·《外治中药的研究与应用》199)

★ 40. **治消渴**:**【缩水丸】**甘遂(用麸炒透,裹黄褐色)15克,黄连(去须)30克。用法:上药研为细末,水浸蒸饼为丸,如绿豆大。每次2丸,薄荷汤送下,不拘时候。宜忌:忌甘草3日。(孙世发 主编·《中医小方大辞典》691引《杨氏家藏方》卷十)

★ 41. **治急腹症**:用生甘遂粉0.9克,大黄粉0.6克,芒硝0.3克,混合制成甘遂黄消散,1次服下。治疗100例,其中溃疡穿孔24例,治愈23例;胆道疾患44例,治愈39例;肠梗阻30例,治愈27例;急性胰腺炎2例,治愈2例。总治愈率91%(北京市海淀医院外科急腹症小组)。(宋立人 总编·《中华本草》4册797)

★ 42. **治泻下**:**【益肾散】**甘遂(以面包,不令透水,煮百余沸,取出,用冷水浸过,去面,焙干)适量。用法:上药研为细末。每次9克,以猪腰子细批破,以食盐、胡椒等物腌透烂切,掺药在内,以荷叶裹,烧熟,温淡酒调下。(孙世发 主编·《中医小方大辞典》572引《儒门事亲》卷十二)

★ 43. **治凡气积、食积、痰积、水积,老人风秘,寒火结胸,肚腹胀满,大便秘结,用硝、黄下之不通者**:**【通关丸】**甘遂、牵牛子各等份。用法:上药研为末,水为丸。每服3克,、甜酒送下。(孙世发 主编·《中医小方大辞典》576引《外科十三方考》)

★ 44. **治各种肠梗阻(麻痹性肠梗阻、机械性肠梗阻、蛔虫性肠梗阻、粘连性肠梗阻)**:甘遂适量。研为细末。吞服,每次2克,每3~4小时1次。可同时配合纠正水电解质紊乱、抗菌消炎、解痉止痛。据张谟瑞报道,应用本方治疗各种肠梗阻10例,均获得较好效果。(薛建国 李缨 主编·《实用单方大全》160)

★ 45. **治肠梗阻(重型肠梗阻,胸腔积液较多者)**:甘遂2~3分(冲服),桃仁、牛膝、木香各3钱,赤芍5钱,川厚朴0.5~1钱,生大黄3~8钱(后下)。水煎服。体弱或年老者应注意酌减。(《全国中草药汇编》编写组 编·《全国中草药汇编》上册240)

★ 46. **治大便困难,腹热,连日欲死**:甘遂、芫花、黄芩。凡三物分等捣,蜜丸如小豆,服五丸,不通更服三丸。(宋立人 总编·《中华本草》4册796引《医心方》)

★ 47. **治大便不通**:**【甘遂散】**甘遂一两(炒),木香一分。上二味,捣罗为散。每服一钱匕,温蜜酒调下,不拘量。(宋立人 总编·《中华本草》4册796引《圣济总录》)

★ 48. **治小便不通,诸药不效,闷乱欲死者**:甘遂7.5克,为细末,以凉水调如膏,敷脐下丹田穴。再以甘草节7.5克煎汤,垂服汁至脐下,即通矣。(滕佳林 米杰 编·《外治中药的研究与应用》199)

★ 49. **治小便不通2方**

①甘遂1两,研为细末,装瓶备用。用时以甘遂末3钱,面粉适量,麝香少许(亦可用冰片代),加温开水调成糊状,外敷中极穴处(脐下4寸),方圆约2寸,一般30分钟即见小便通利,无效时可继续使用或加热敷。治疗不同疾病引起的小便不通患者8例,外敷1次即排尿的5例,外敷2次排尿的2例,外敷2次再加热敷而排尿的1例。(江苏新医学院 编·《中药大辞典》上册574)

②甘遂、甘草各2克。混合研末,敷于脐,外用胶布固定。(杨仓良 主编·《毒药本草》501)

★ 50. **治小便闭结不通**:甘草、甘遂。甘草研细末,甘遂水煎。用法:甘草末塞肚脐眼中。内服甘遂药汁。(沈洪瑞 主编·《重订十万金方》254)

★ 51. **治小便转脬**:甘遂末一钱,猪苓汤调下。(江苏新医学院 编·《中药大辞典》上册574引《卫生杂兴》)

★ 52. **治术后尿潴留**:**【甘遂药饼】**甘遂(煨)100克。制法:将上药研为细末,过6号筛。用时取3~6克酒调成饼。用法:取本品贴于神阙穴,盖上软薄膜,并用纱布扎紧保持4~6小时,不效者更换1料,可连用3次(用量视年龄、体质、病情轻重、病势缓急,酌情由少量至多量使用)。同时用甘草10克煎汤顿服。体质较差有虚象者,可辨证施治,间服方药。疗效:共治疗27例,治愈24例,好转3例,一般药后1~14小时排尿。(梁永才 梁杰圣 主编·《中国外治妙方》580)

★ 53. **治遗精**：甘遂、甘草各3克。共研末，拌匀，另备膏药1张。将药粉放在脐眼上，将膏药固定在药粉上。2日1换，多次自愈。（杨仓良 主编·《毒药本草》501）

★ 54. **用于胆囊炎、胆石症、胆道蛔虫症、肠梗阻、急性胰腺炎、溃疡病穿孔等：【甘遂黄硝散】**生甘遂9克，大黄6克，芒硝3克。以上3味，生甘遂与大黄混合粉碎，过筛，再与芒硝粉混匀，即得。口服，每次1.8克，每日2次。功能：泻水逐饮，消肿散结。（宋立人 总编·《中华本草》4册797）

★ 55. **治膈食、膈气及梅核气**：甘遂（面裹炒）五钱，木香一钱。上为细末，壮者一钱，弱者五分，不拘时温酒调下。（宋立人 总编·《中华本草》4册796引《简便良方》）

★ 56. **治诸湿腰痛，四肢肿满，及酒伤胁肋刺痛，口干目黄**：甘遂一两（煮），当归、陈皮各半两。为末。每服三钱，食前酒调下。（宋立人 总编·《中华本草》4册797引《卫生易简方》）

★ 57. **鹤膝风**：甘遂、大戟各1两，蜜糖适量。用法：研末蜜调，涂布上。外敷患处。功能：攻逐泻下，消肿止痛。方解：甘遂消肿散结；大戟泻水逐饮；蜜糖补气润燥。三药合用，共奏攻逐泻下，消肿止痛之功。（易法银 喻斌 主编·《湖南省中医单方验方精选·外科》下册2096）

★ 58. **治麻木疼痛：【万灵膏】**甘遂二两，蓖麻仁四两，樟脑一两。捣作饼贴之，内饮甘草（汤）。（江苏新医学院 编·《中药大辞典》上册574引《摘元方》）

★ 59. **治消渴**：甘遂半两（用麸炒透呈黄褐色），黄连（去须）一两。用法：上件为细末，水浸蒸饼为丸，如绿豆大。每服二丸，薄荷汤下，不拘时候。忌甘草三日。（江苏新医学院 编·《中药大辞典》上册574引《杨氏家藏方》）

★ 60. **治百日咳**：用甘遂、大戟、芫花各31克。分别以醋炒焦，共研细粉，再用面粉60克炒黄，将面粉加水适量熬成糊状，与药粉制丸，如梧桐子大。1～2岁小儿每服1丸；3～4岁每服2丸；按年龄递增，每日清晨服1次。治疗283例，一般服药3～5天即可痊愈，个别病情严重者，服药15天左右。（宋立人 总编·《中华本草》4册797）

★ 61. **治淋巴结结核**：用控涎丹（红大戟、甘遂、白芥子、朱砂）加味，制蜜丸，成人每次服1～2丸，病重或体质好者服3丸，日服3次，饭后服，治疗淋巴结结核95例，结果治愈86例，好转4例，无效5例。（杨仓良 主编·《毒药本草》496）

★ 62. **治慢性淋巴结炎**：以生甘遂50克研末，鸡蛋20枚煮熟去壳，用筷子从中穿透再将甘遂与鸡蛋入水中同煮15分钟捞出，每次进食鸡蛋1个，日2次。据报道，用此法治疗1例患者8天后痊愈。（王辉武 主编·《中药临床新用》168）

★ 63. **治一切痰瘤**：甘遂、大戟、芫花各三钱，白砒五分。用法：上为末，掺膏上贴之。渐消。（彭怀仁主编·《中医方剂大辞典》10册1466引《疡科遗编》卷下）

★ 64. **治无名肿毒**：（甘遂芫花甘草散）甘遂、芫花、甘草、天仙子各适量。外敷无名肿毒37例均获愈。（杨仓良 主编·《毒药本草》500）

★ 65. **治多型红斑：【二甘汤】**甘遂、甘草各9克，加水1500～2000毫升煮沸10分钟后，对患部先熏后洗，各15分钟。每日1次，连续2星期为1个疗程。治疗本病（冬春季出现肢端不温，手足部出现红斑、丘疹、水疱，自觉灼热、疼痛、瘙痒）42例，30例原发性皮损全部消退，可残留色素沉着斑片，未见新发皮损；7例原发性皮损大部分消退，未见新发皮损；5例皮损部分消退，但续有发生；平均见效7天。（滕佳林 米杰 编·《外治中药的研究与应用》201）

★ 66. **治脚气肿痛，肾脏风气，攻注下部疮痒**：甘遂半两，木鳖子四个。为末，猪腰子一个，去皮膜，切片，用药四钱，掺在内，湿纸包，煨熟，空心食之，米饮下，服后须伸两足，大便行后，吃白粥二、三日为妙。（江苏新医学院 编·《中药大辞典》上册574引《本事方》）

★ 67. **治疝气**：甘遂、茴香各等份，共研为末，用酒服6克。主治：疝气偏肿。（杨建宇等 主编·《灵验单方秘典》103引《儒门事亲》）

★ 68. **治牛皮癣**：用斑蝥1个，甘遂3克，共研细末。以醋调和，日擦数次。（滕佳林 米杰 编·《外治中药的研究与应用》200）

★ 69. **治脚气：【甘鳖散】**甘遂一两，木鳖子（去壳，一雄一雌，各用一个好者）。上为细末，用猪腰子二个，劈开为药末一钱掺匀，纸裹数重，火煨熟放温，五更初细嚼，米饮汤下。如左脚患则用左腰子，右脚患则用右腰子，药末只须一钱。（宋

立人 总编·《中华本草》4册796引《奇效良方》)

★ 70. **治坠堕闪挫,腰痛不能屈伸:【子和益肾丸】**甘遂为末三钱。以猪腰子劈开,用盐椒腌去水,掺药三钱于内,荷叶包,文火烧熟,细嚼酒送下。(宋立人 总编·《中华本草》4册796引《古今医统》)

★ 71. **用于冻疮,寒冷性多形红斑:**用甘遂、甘草各15克。用法:加水煎煮30分钟。先熏后洗,每日2次,14天为1个疗程。(滕佳林 米杰编·《外治中药的研究与应用》200)

★ 72. **治新久冻疮,已溃未溃皆可用之:**甘草、甘遂各等分。用法:共为细末,以蜜调之。涂搽患处。(沈洪瑞 主编·《重订十万金方》491)

★ 73. **治耳聋:**生甘草(大片)一片,甘遂一块。用法:口含甘草片,将甘遂塞入耳内,自觉砰砰作响自通。(沈洪瑞 主编·《重订十万金方》723)

★ 74. **治耳暴聋:**甘遂末吹左耳,甘草末吹右耳,立效。或用甘遂末绵裹,插耳内,口中嚼甘草亦好。(宋立人 总编·《中华本草》4册797引《仁术便览》)

★ 75. **治舌下囊肿(舌下痰核):【控涎丹】**甘遂、大戟、白芥子各等分,研细末,炼蜜和匀,作成小丸如黄豆粒大,每次2粒,日服2次,白开水送下。治1例4岁男孩舌下囊肿,用上方剂量服用,结果共服药不到20克,囊肿即消无芥蒂,以后也未再复发。一后余曾用此方治疗过3例膝关节囊肿和1例胸腔积液患者,俱系成年人,令其每次服1克,日2次,热姜汤送服。结果,3例囊肿皆消失,积液患者经X光透视,积液亦全部吸收。服药期均未超过1个月。(卢祥之 编著·《名中医治病绝招》91引李克绍方)

★ 76. **治妇人少腹满如敦状,小便微难而不渴,生后者,此为水与血俱结在血室也:【大黄甘遂汤】**大黄四两,甘遂二两,阿胶二两。上三味,以水三升,煮取一升,顿服之,其血当下。(江苏新医学院 编·《中药大辞典》上册574引《金匮要略》)

★ 77. **治产后便秘:**用甘遂8克,食盐(炒)5克,麝香0.3克,陈艾叶适量,前3味药混合研为细末,调和拌匀备用。将药末填入患者脐窝,略高出肚皮;以艾叶揉碎做成圆形艾炷如黄豆大小,放置于药物上面,点燃灸之。一般灸5~7壮即可通便。(滕佳林 米杰 编·《外治中药的研究与应用》200)

★ 78. **治妊娠子淋,大小便不利,气急,已服猪苓散不瘥:【甘遂散】**甘遂二两。上一味捣筛,以白蜜二合和。服如大豆粒,多觉心下烦,得微下者,日一服之。(宋立人 总编·《中华本草》4册796引《外台》)

★ 79. **妊娠小便不通:**甘遂9克。研末,水调敷脐下,并以甘草9克煎汁服。(胡郁坤 陈志鹏 主编·《中医单方全书》272)

★ 80. **治小儿脾积腹胀,吐逆不止:**用甘遂一两(炒),轻粉一钱,丁香四十九枚,硇砂二钱。为末,熟枣肉丸如大豆,捻作饼子。每服一饼,枣一枚(去核)包药在内,麻缠之,水一盏,煮半盏,去麻研为膏服。(宋立人 总编·《中华本草》4册796引《卫生易简方》)

★ 81. **治小儿胸喉膈大喘:**用甘遂二钱,雄黄一钱,为末。每服半钱或一钱,新汲水五七匙,小油三点调下,吐涎后喘定。(宋立人 总编·《中华本草》4册797引《卫生易简方》)

★ 82. **治小儿肺炎:**甘遂、大戟、芫花各5~10克。用法:以醋煮沸后晾干,研成细末,根据年龄及身体状态服用0.5~2克,每日服1次,用大枣10枚煎汤约50毫升冲服。功能:消肿,散结,逐饮。病例验证:用此方治疗支气管肺炎26例,大病灶3例,大叶性肺为4例,暴喘型肺炎7例,配合一般对症处理及支持疗法。结果治愈39例。(《名医验方》280)

★ 83. **治新生儿小便不通:**甘遂30克,薏苡仁16克。用法:上药共研细末,水调成膏,敷于脐部,纱布垫覆盖,包扎固定。数小时后即排尿,然后除去药物,温开水洗净肚脐。功效:通利小便。(刘道清 主编·《中国民间神效秘方》961)

车前草(81方)

【药性】味甘,性寒。归肝、肾、膀胱经。

【功能与应用】清热利尿,凉血,解毒。主治热结膀胱,小便不利,淋浊带下,暑湿泻痢,衄血,尿血,肝热目赤,急性黄疸型肝炎,咽喉肿痛,痈肿疮毒,小儿高热。

【用法用量】内服：煎汤，15～30克，鲜品30～60克；或捣汁服。外用：适量，煎水洗、捣烂敷或绞汁涂。

【使用注意】《本经逢原》："若虚滑精气不固者禁用。"

★ 1. **治高血压2方**

①鲜车前草90克。用法：捣汁，开水冲服。（吴静 陈宇飞 主编·《传世金方·民间秘方》31）

②车前草、鱼腥草各一两。水煎服。（江苏新医学院 编·《中药大辞典》上册402）

★ 2. **治肺脓疡**：车前草不拘量。用法：绞汁。1日3次，每服1茶杯。如与金匮皂荚丸（皂荚24克，刮去皮酥炙，蜜丸，梧桐子大）1.5克同服更好。（吴静 陈宇飞 主编·《民间祖传秘方大全》56）

★ 3. **治感冒**：车前草、陈皮各适量，水煎服。（江苏新医学院 编·《中药大辞典》上册402）

★ 4. **治水肿2方**

①车前草20克，金钱草20克。用法：取上2味药熬水，内服，每日1剂，分2次服。备注：本方为景颇族民间用方，有清热、利湿、利尿作用，主治肾炎水肿有一定疗效。（吴静 陈宇飞 主编·《传世金方·民间秘方》96）

②车前草15克，冬瓜皮15克。水煎服，每日2次，每日1剂。适用于各种水肿。（胡郁坤 陈志鹏 主编·《中医单方全书》71）

★ 5. **治臌胀**：车前草、大蒜头各15克。用法：捣烂敷贴脐上，1日1换。备注：用于气臌、水臌。（吴静 陈宇飞 主编·《传世金方·民间秘方》61）

★ 6. **治黄疸2方**

①鲜车前草适量。用法：捣烂绞汁，每次半碗，加入陈热酒（根据酒量大小）冲服，将被盖暖，汗出有效，连服数次。（吴静 陈宇飞 主编·《传世金方·民间秘方》38）

②车前草五钱，观音螺一两，加酒一杯炖服。（江苏新医学院 编·《中药大辞典》上册402引《闽东本草》）

★ 7. **治胆石症身黄**：鲜车前草捣汁一大碗，饮服。（吴静 陈宇飞 主编·《传世金方·民间秘方》38）

★ 8. **治急性黄疸型肝炎**：用鲜车前草煎剂治疗急性黄疸型肝炎219例，治愈率达95.4%。（王辉武 主编·《中药临床新用》111）

★ 9. **治病毒性肝炎**：用鲜车前草适量。捣烂，取汁频饮。适用于急性肝炎黄疸。（胡郁坤 陈志鹏主编·《中医单方全书》133）

★ 10. **治泌尿系结石**：车前草45克，毛桃仁5粒，木贼草9克。用法：浓煎顿服，1日2次。备注：主治膀胱和尿道结石。（吴静 陈宇飞 主编·《传世金方·民间秘方》181）

★ 11. **治单纯性肥胖症：【天雁减肥茶】**车前草、荷叶等。开水泡浸，1次服完，30天为1个疗程，停药2周后再行第2个疗程。据报道，用上方治疗单纯性肥胖症328例，服药后体重平均减轻1000克以上，胸围缩小2厘米，腹围缩小3厘米以上，有显著疗效。（王辉武 主编·《中药临床新用》111）

★ 12. **治慢性气管炎**：车前草（干品），洗净，煎煮2次，过滤去渣，浓缩成膏，烘干粉碎制粒，压成0.5克片剂。每服2片，每日3次（每日量相当于干品1两）。（《全国中草药汇编》编写组 编·《全国中草药汇编》上册170）

★ 13. **治百日咳**：车前草三钱，水煎服。（江苏新医学院 编·《中药大辞典》上册402）

★ 14. **治咳嗽**：车前草15克。水煎服。（胡郁坤 陈志鹏 主编·《中医单方全书》19）

★ 15. **治痰嗽喘促，咳血**：鲜车前草二两（炖），加冬蜜五钱或冰糖一两服。（江苏新医学院 编·《中药大辞典》上册402）

★ 16. **治黄疸，热淋**：生车前草。用法：研细。井水调下。（彭怀仁主编·《中医方剂大辞典》10册973引《直指》卷十六）

★ 17. **治石淋**：浓煎车前草液饮之。（宋立人 总编·《中华本草》7册519引《外台》）

★ 18. **治热淋，症见尿黄赤频数，点滴而出，痛引脐中，灼热刺痛**：车前草40克，白茅根30克。用法：水煎。每日1剂，代茶饮。功能：清热利湿，通淋止痛。（易法银 喻斌主编·《湖南省中医单方验方精选·内科》中册1662）

★ 19. **治血淋2方**

①车前草、仙鹤草各30克。用法：水煎服。每日1剂，日服2次。功效：清热凉血、利尿通淋。（程爵棠 程功文编著·《单方验方治百病》427）

②鲜旱莲草、鲜车前草各50克。用法:洗净,捣烂,开水泡。每日1剂;当茶服。功能:清热养阴,利尿消肿。注意事项:连服3~5剂。(易法银 喻斌主编·《湖南省中医单方验方精选·内科》中册1677)

★ 20. **治淋证,尿道感染:**车前草3两,桃仁3钱。用法:水煎。每日1剂,分2次服。功能:清热活血,利尿通淋。(易法银 喻斌 主编·《湖南省中医单方验方精选·内科》中册1637)

★ 21. **治淋证,小便涩痛:**鲜车前草2两,蜂蜜半两。用法:捣烂绞汁,加蜂蜜半两。频服。功能:清热利尿,通淋止痛。(易法银 喻斌 主编·《湖南省中医单方验方精选·内科》中册1639)

★ 22. **治膏淋:**鲜海金沙30克,鲜车前草60克,木通15克 。用法:水煎。每日1剂,分2次服。功能:清热利湿,化浊通淋。方解:海金沙清小肠、膀胱湿热,利湿化浊;车前草清热利尿通淋;木通利尿通淋。三药合用,共奏清热利湿,化浊止淋之效。注意事项:连服5~7剂。(易法银 喻斌 主编·《湖南省中医单方验方精选·内科》中册1659)

★ 23. **治虚劳内伤,小便出血,下焦客热:【车前叶散】**车前叶一两,石韦(去苗)、当归、白芍药、蒲黄各三分。上药捣碎罗为散。每服三钱,以水以中盏,煎至六(五)分,去渣,入竹沥、藕节汁各半合,更煎一二沸,食前温服。(宋立人 总编·《中华本草》7册520引《圣惠方》)

★ 24. **治小肠有热,血淋急痛:**生车前洗净,臼内捣细。每服一盏许,并水调,滤清汁,食前服。(宋立人 总编·《中华本草》7册519引《丹溪心法》)

★ 25. **治尿血4方**

①车前草捣绞,取汁五合,空腹服之。(江苏新医学院 编·《中药大辞典》上册402引《外台》)

②车前草(生者)、旱莲草各一两,糖少许。用法:合捣细绞汁一茶杯,加糖温服。(中医研究院革命委员会 编·《常见病验方研究参考资料》190)

③鲜白茅根、鲜车前草各60克。功能:清热利湿,活血止血。用法:水煎。每日1剂,分2次服。注意事项:连服3~5剂(易法银 喻斌 主编·《湖南省中医单方验方精选·外科》下册1838)

④车前草、地骨皮、旱莲草各三钱,汤炖服。(江苏新医学院 编·《中药大辞典》上册402引《闽东本草》)

★ 26. **治尿血,属下焦热盛型:**车前子6克,车前草15克。用法:车前子研为末,车前草煎汤。每日1剂,分2次服。功能:清热利尿,收敛止血。注意事项:以车前草汤送下。(易法银 喻斌 主编·《湖南省中医单方验方精选·外科》下册1834)

★ 27. **治小便溺血:**车前草叶、金陵草叶。上二味,捣取自然汁一盏,空腹饮之。(江苏新医学院 编·《中药大辞典》下册2616引《医学正传》)

★ 28. **治尿血渗痛:**车前叶生捣,绞取汁三合,生地黄汁三合,蜜二合。上相和,微暖,空心分为二服。(宋立人 总编·《中华本草》7册519引《食医心鉴》)

★ 29. **治热淋小便涩痛:**车前草(切)一升,通草三两,葵根(切)一升,芒硝六分。前三味以水七升,煮取二升,纳芒硝。分温三服。(宋立人 总编·《中华本草》7册519《医心方》)

★ 30. **治小便不通:**车前草一斤,水三升,煎取一升半,分三服。(江苏新医学院 编·《中药大辞典》上册402引《肘后方》)

★ 31. **治心肾有热,小便不通:**鲜车前草(捣取汁)30克,蜂蜜15克。用法:温开水调服。(孙世发 主编·《中医小方大辞典》488)

★ 32. **治尿闭2方**

①车前草三棵,大葱三根。用法:捣烂敷脐上。(中医研究院革命委员会 编·《常见病验方研究参考资料》184)

②车前草60克。水煎服。(胡郁坤 陈志鹏 主编·《中医单方全书》77)

★ 33. **治肾炎:**车前草1两,白茅根5钱。用法:水煎。每日1剂,分2次服。功能:清热利湿,利尿消肿。(易法银 喻斌 主编·《湖南省中医单方验方精选·内科》中册1602)

★ 34. **治肠炎:**鲜车前草5钱(干品3钱),水煎服,每日2次。(《全国中草药汇编》编写组 编·《全国中草药汇编》上册170)

★ 35. **治泄泻:**车前草12克,铁马鞭6克。共捣烂,冲凉水服。(宋立人 总编·《中华本草》

7册520）

★ 36. **治腹泻2方**

①车前草、青蒿各9克。用法：加水2碗，煮取1碗，分2次服。备注：主治热泻。（吴静 陈宇飞 主编·《传世金方·民间秘方》48）

②车前草（全草）6棵，红糖为引。用法：将车前草洗净，生3棵，熟3棵（用微火炒黄），加红糖适量，文火煮沸10分钟，取汁服用，日服3次。说明：此方对慢性腹泻疗效较好，尤对小儿慢性腹泻更佳，车前草具利水通淋作用，生熟合用有调理胃肠道"冷热不合"的作用。在思茅地区镇沅县一带民间夏季常以此单方代"凉茶"饮用。（张力群等 主编·《中国民族民间秘方大全》163）

★ 37. **治热痢：**车前草叶捣绞取汁一盅，入蜜一合，同煎一二沸，分温2服。（宋立人 总编·《中华本草》7册520引《圣惠方》）

★ 38. **治细菌性痢疾2方**

①车前草鲜叶制成100%的煎剂，每服60～120毫升，每日3～4次，连服7～10天，慢性者可服1个月。陈建中用上方治疗急、慢性菌痢88例，结果治愈63例，好转11例，无效14例，总有效率为84%。他认为车前草治菌痢，不仅能利尿止泻，而且有一定抗菌、消炎、止血作用。（王辉武 主编·《中药临床新用》111）

②车前草60克。用法：全草煎水服，每日1次。备注：本方具有清热除湿、止泻的功能。（吴静 陈宇飞 主编·《民间祖传秘方大全》750）

★ 39. **治流行性腮腺炎：**车前草30克。水煎服，温覆取汗。（胡郁坤 陈志鹏 主编·《中医单方全书》138）

★ 40. **治痛风：**车前草40克。水煎服，每日2次，每次200毫升。郭广臣用上方治疗痛风24例，痊愈22例，无效2例。（王辉武 主编·《中药临床新用》111）

★ 41. **治瘰疬：**车前草一大握。汤内捞过，姜醋拌吃。后以枸杞根煎服之。（宋立人 总编·《中华本草》7册520引《丹溪治法心要》）

★ 42. **治金疮出血不止：**捣车前汁敷之，血即绝。连根收用亦效。（宋立人 总编·《中华本草》7册520引《千金要方》）

★ 43. **治疮疡溃烂：**鲜车前叶，以银针密刺细孔，以米汤或开水泡软，整叶敷贴疮上，日换2～3次。有排脓生肌作用。（江苏新医学院 编·《中药大辞典》上册402）

★ 44. **治阴囊湿疹：**车前草不拘量。用法：煎汤外洗，亦可内服。（吴静 陈宇飞 主编·《传世金方·民间秘方》398）

★ 45. **治湿气腰痛：**车前草连根七个，葱白连须七个，枣七枚。煮酒一瓶，常服。（宋立人 总编·《中华本草》7册520引《简便单方》）

★ 46. **治中毒：**车前草（全株）90克。用法：捣汁同鸡蛋清调服。备注：用于红矾、白砒中毒。（吴静 陈宇飞 主编·《传世金方·民间秘方》130）

★ 47. **治头面肿（俗名鸬鹚瘟，一名蛤蟆瘟）：**车前草水煎服。大便秘者，加蜂蜜一匙。（宋立人 总编·《中华本草》7册520引《赤水玄珠》）

★ 48. **治一切丹毒，身体赤肿疼痛不可忍：**车前草、益母草、地丹草各等分。研烂涂之，干即更涂。（宋立人 总编·《中华本草》7册520引《圣惠方》）

★ 49. **治火眼：**车前草根三钱，青鱼草、生石膏各二钱。水煎服。（江苏新医学院 编·《中药大辞典》上册402）

★ 50. **治眼热眦赤以及生赤脉息肉：**车前草（切）半升，干蓝五合，淡竹叶三两。以水三升，煮取二升，绵滤去滓。用上好盐半刀圭纳汤中，搅令匀。冷后洗眼。（宋立人 总编·《中华本草》7册520引《外台》）

★ 51. **治结膜炎：**车前草适量。捣烂，外敷。适用于眼红肿痛者。（胡郁坤 陈志鹏 主编·《中医单方全书》393）

★ 52. **治目赤肿痛：**车前草自然汁，调朴硝末。卧时涂眼胞上，次早水洗去。（江苏新医学院 编·《中药大辞典》上册402引《圣济总录》）

★ 53. **治角膜溃疡：**车前叶适量。用法：捣烂，取汁，滴眼，一日三四次。（中医研究院革命委员会编·《常见病验方研究参考资料》464）

★ 54. **治沙眼：**鲜车前草适量。洗净，以井水浸30分钟，捣汁，加白糖调服。适用于双目白珠上有红丝、流泪、涩痛、痒胀者。（胡郁坤 陈志鹏 主编·《中医单方全书》397）

★ 55. **治青光眼：**车前草9克，大枣5～7枚，细辛（后下）1克，共加水煎汤，加入羚羊粉

0.5克,搅匀分1~2次服。每日1剂,连冲服3~6剂,或将车前子15~30克,加水煎煮服用。(吴大真等·《灵验单方秘典》268)

★ 56. **治目昏**:车前草适量。煎水,煮糯米饭食。适用于眼睛昏矇。(胡郁坤 陈志鹏 主编·《中医单方全书》409)

★ 57. **治急、慢性中耳炎2方**

①鲜车前草。用法:捣汁,加冰片少许和匀,滴入耳内。(中医研究院革命委员会 编·《常见病验方研究参考资料》484)

②车前草一两。用法:水煎,加白糖服,分三次服。(中医研究院革命委员会 编·《常见病验方研究参考资料》487)

★ 58. **治鼻出血**:鲜车前草适量。用法:捣汁服半酒杯。亦可用其渣塞鼻。备注:用于鼻出血,小便少。(吴静 陈宇飞 主编·《传世金方·民间秘方》344)

★ 59. **治衄血**:车前叶生研,水解饮之。(江苏新医学院 编·《中药大辞典》上册402引《本草图经》)

★ 60. **治喉痹乳蛾**:车前草、凤尾草。擂烂,入霜梅肉、煮酒各少许,再研绞汁,以鹅羽刷患处。(宋立人 总编·《中华本草》7册520引《养病漫笔》)

★ 61. **治转胞,小便不利**:车前草一握(去根洗锉)以水三盏,煎至二盏,去滓,分三服,连服并不拘时。(宋立人 总编·《中华本草》7册520引《圣济总录》)

★ 62. **治妊娠小便不通**:车前草适量。与连须葱捣烂,炒热,敷脐上。(胡郁坤 陈志鹏 主编·《中医单方全书》272)

★ 63. **治白带**:车前草根三钱捣烂,用糯米淘米水兑服。(江苏新医学院 编·《中药大辞典》上册402)

★ 64. **治惊风**:鲜车前根、野菊花根各二钱五分。水煎服。(江苏新医学院 编·《中药大辞典》上册402)

★ 65. **治小儿痫病**:鲜车前草五两绞汁,加冬蜜五钱,开水冲服。(江苏新医学院 编·《中药大辞典》上册402)

★ 66. **治小儿夜啼**:车前草头3~4根。水煎服。适用于小儿夜啼热证。(胡郁坤 陈志鹏 主编·《中医单方全书》321)

★ 67. **治小儿小便不通**:车前草(切)一升,小麦一升。上二味,以水二升,煮取一升二合,去滓,煮粥服,日三四。(宋立人 总编·《中华本草》7册520引《千金要方》)

★ 68. **治小儿高热**:鲜车前草,加白糖捣取汁,频入口中,治疗小儿高热有效。(王辉武 主编·《中药临床新用》111)

★ 69. **治小儿腹泻**:车前草9克。与焦米(将米烧焦)1撮,水煎服。适用于小儿腹泻不止。(胡郁坤 陈志鹏 主编·《中医单方全书》305)

★ 70. **治小儿细菌性痢疾**:鲜车前草1两,加适量水煎成100毫升,每日服30毫升,3~4天为1个疗程。平均2天症状消失,大便次数正常。(《全国中草药汇编》编写组 编·《全国中草药汇编》上册170)

车前子(64方)

【药性】味甘、淡,性微寒。归肺、肝、肾、膀胱经。

【功能与主治】清热利尿,渗湿止泻,明目,祛痰。主治小便不利,淋浊带下,水肿胀满,暑湿泻痢,目赤障翳,痰热咳喘。

【用法用量】内服:煎汤,5~15克,包煎;或入丸、散。外用:适量,水煎洗或研末调敷。

【使用注意】阳气下陷、肾虚遗精及内无湿热者禁服。

★ 1. **治高脂血症**:大麦芽30克,车前子30克(布包),柏叶10克。水煎服,每日2次。(金福男编·《古今奇方》73)

★ 2. **治老年高血压病**:近年来,我们用单味车前子煎水代茶饮,治疗老年性高血压,疗效显著,现介绍如下。用法:每日用车前子(布包)60克,水煎代茶饮,15天为1个疗程。笔者用此法共治疗老年高血压32例,皆有良好的效果,32例中最短1个疗程,最长3个疗程,血压基本恢复正常。[《中医杂志》编辑部整理·《中医杂志》专题笔谈文萃(1995—2004,第一辑)19]

★ 3. **治腹胀**：车前子 60 克，大蒜 10 克，蜗牛 10 个。用法：取 3 味药共捣如泥，贴敷肚脐，每日 1 换。（吴静 陈宇飞 主编·《传世金方·民间秘方》57）

★ 4. **治水臌，周身肿胀，按之如泥：【决流汤】**牵牛子、甘遂各二钱，肉桂三分，车前子一两。水煎服。（宋立人 总编·《中华本草》7 册 523 引《石室秘录》）

★ 5. **治急性肾炎**：车前子、田螺、蒜适量。用法：熬膏贴脐。（吴静 陈宇飞 主编·《传世金方·民间秘方》102）

★ 6. **治胆黄**：车前子半两，秦艽半两（去苗），甘草半两（炙微赤，锉）犀角屑半两。上药捣筛为散，每服五钱，以水一大盏，煎至五分，去滓，入生地黄汁半合，不计时候温服。（宋立人 总编·《中华本草》7 册 522 引《惠方圣》）

★ 7. **治疟疾**：樟脑、车前子各等份。用法：将车前子炒焦，研细筛过，得深赭色粉末，再与樟脑细末，混合即成。发病前 2 小时，用药棉包药末如蚕豆大小，塞入 1 个鼻孔内，利用呼吸，将药末吸入。轻者 1 次，重者连用 2 ~ 3 次。（吴静 陈宇飞 主编·《传世金方·民间秘方》321）

★ 8. **治百日咳 2 方**

①车前子 30 克。用法：取上药，浓煎取汁，加蜂蜜 30 毫升，和匀。每天分 3 ~ 4 次服。功能：清肺，化痰，止咳。附注：据钱存济报道，应用本方治疗百日咳有较显著的疗效。轻者 1 周，重者半月即可痊愈。（薛建国 李缨 主编·《实用单方大全》214）

②车前子 18 克，甘草 6 克。用法：水煎服。（吴静 陈宇飞 主编·《传世金方·民间秘方》304）

★ 9. **治急性胃肠炎**：车前子 30 克，云苓 30 克。共研末，每次服 6 克，每日 2 ~ 3 次，米汤送下。（金福男 编·《古今奇方》15）

★ 10. **治膀胱炎**：车前子 3 克，肉桂 0.9 克。用法：水煎服。（吴静 陈宇飞 主编·《传世金方·民间秘方》107）

★ 11. **治膀胱气弱，小便不利：【人参车前汤】**人参、车前子。二味同煎服。（宋立人 总编·《中华本草》7 册 523 引《证因脉治》）

★ 12. **治湿热痢。湿热结于膀胱，小水不利**：车前子、麦门冬、淡竹叶各适量。用法：上药为散，每次 6 克，水煎服。功效：渗湿润燥。（孙世发 主编·《中医小方大辞典》1107 引《脉因脉治》卷四）

★ 13. **治遗精**：家父熊文华，1985 年获国家医药管理局颁发的老药工荣誉证书。20 世纪 70 年代中，家父曾遇一亢姓患者，男，50 余岁。颜面、双下肢凹陷性浮肿，小便短少，混浊不清，尿蛋白（+++），诊为慢性肾炎尿毒症。迭进中、西药罔效，求治于家父。询知上症俱存外，近来口干不饥，胸闷，神疲，腹胀，腰沉，大便溏，夜间遗精较频。遂予单味车前子 100 克，以精盐 5 克细炒至焦，研细末，每服 10 克，日服 3 次。余问曰：患者虽有浮肿，然小便混浊，遗精频繁，气寒滑利之品，利之妥否？父谓：浮肿乃水之多也，水湿郁而生热，湿热蕴结下焦，相火不宁，内扰精室而致遗泄。况《本草备要》有谓：车前子甘寒，利水窍而秘精窍。4 日后患者前来复诊，果肿退而遗精止，遂以桂附八味丸善后，调理月余而安。

车前子，《本草汇言》谓其“行肝疏肾，畅郁和阳，同补肾药用，令强阴有子。”《名医别录》载：“养肺强阴益精，令人有子。”笔者临床治疗遗精时，在辨证施治的前提下，于相应方剂中加入车前子可使疗效著增。特别是对多例频繁遗精及滑精患者，在服用固精丸、归脾丸、六味地黄丸等方剂均无效情况下，效法家父用单味车前子精盐细炒，研末吞服，治之皆愈。正如先贤所言，药有个性之长，欲得淋漓尽致地尽其效能，拓其新用，于一药一味间不可不仔细探究。[《中医杂志》编辑部整理·《中医杂志》专题笔谈文萃（1995—2004，第一辑）513]

★ 14. **治白浊**：炒车前子四钱，白蒺藜三钱。水煎服。（江苏新医学院 编·《中药大辞典》上册 404）

★ 15. **治顽固性便秘**：近几年笔者参考有关文献，积累经验，试用单味车前子大剂量治疗顽固性便秘在临床上获得了满意效果。

典型病例：胡某，男，62 岁。自述近年来大便秘结，开始每三四天 1 行，后每五六天 1 行，甚则 8 ~ 10 天。后来发展至不用肥皂水灌肠便秘不能缓解的恶性循环。笔者试用单味车前子 50 克，清水洗净，加水，文火熬煮 30 分钟，1 次口服。过 12 小时后，大便得解。巩固治疗 3 天后，便秘解除。后经随访未再复发。依此法治疗 30 例便秘患者，均获得良好效果，未发现其他副作用。该药口服安全可靠,疗程短,疗效肯定。每次用量范围在50~100克之间。价格低廉,服用方便。(《中医杂志》编辑部整理·《中医杂志》专题笔谈文萃(1995—2004,第一辑)103)

★ 16. **治脾虚腹泻**:白术、车前子各等份,炒为末,白开水服下6克。(吴大真等·《灵验单方秘典》142)

★ 17. **治暴泄注下**:车前子(微炒)30克。用法:研为细末。清米饮调下。(李德新等 编著·《祖传秘方大全》57)

★ 18. **治泄泻**:车前子不拘多少,为细末,每次6克,米汤调服;每日2~3次。(吴大真等·《灵验单方秘典》140)

★ 19. **治腹泻2方**

①车前子(炒黑)9克,干姜0.06克。共研末和匀,用白糖滚汤调服。(吴静 陈宇飞 主编·《传世金方·民间秘方》47)

②车前子、木瓜、五味子各等分。共为细末。每次3~4克,每日3次,水煎服。(宋立人 总编·《中华本草》7册523)

★ 20. **治泄泻,症见水泄**:车前子、泽泻各1钱,厚朴1钱2分。用法:共研细末,开水调。每日1剂,分2次服。功能:利水止泄,燥湿健脾。方解:车前子利尿通淋,渗湿止泻;泽泻利水渗湿;厚朴燥湿健脾,行气利水。诸药合用,共奏利水止泄,燥湿健脾之功。(易法银 喻斌 主编·《湖南省中医单方验方精选·内科》中册1457)

★ 21. **治水泻不止3方**

①车前子炒为末,米饮调一钱服。(宋立人 总编·《中华本草》7册523引《卫生易简方》)

②白术1两,车前子5钱,煎汤服之。(清·赵学敏 编著·《串雅内编》选注49)

③车前子、厚朴各1钱5分。用法:研细末。每日2次,每服8克。功能:渗湿止泻,下气除满。方解:车前子渗湿止泻;厚朴下气除满。诸药合用,共奏渗湿止泻,下气除满之功。注意事项:开水冲服。服即愈。(易法银 喻斌主编·《湖南省中医单方验方精选·内科》中册)1466)

★ 22. **治一切痢不止**:车前子不以多少,炒香,上为末,每服二钱,米饮调下,食前,空心服。(王树泽·《金元医学四大家医学全书》上册88)

★ 23. **治大小便闭**:升麻、车前子(炒)各6克。用法:以黄酒煎服。(孙世发 主编·《中医小方大辞典》618引《仙拈集》卷二)

★ 24. **治尿石症**:干车前子适量。入绢袋,加生车前草水煎服,连服数次。适用于膀胱结石。(胡郁坤 陈志鹏 主编·《中医单方全书》222)

★ 25. **治血尿**:车前子15克。用法:取上药,水煎取汁。加红糖适量代茶饮,每天1剂,连服20剂。功能:清热利尿,凉血止血。附注:据浦钧宗报道,本例患者经休息及中西医治疗1个月无效,改服本方20剂后尿检正常,再服20剂,观察2年未复发。(薛建国 李缨 主编·《实用单方大全》213)

★ 26. **治小便下血**:车前子(包)20克,旱莲草20克。用法:杵自然汁,每日空腹服1茶钟。(清·姚俊 辑·《经验良方全集》132)

★ 27. **治热淋**:车前子(包煎)、蒲公英、萹蓄各15克。用法:水煎服。每日1剂,日服2次。功能:清热解毒,利尿通淋。(程爵棠等 编·《单方验方治百病》426)

★ 28. **治小便血淋作痛**:车前子晒干为末,每服二钱,车前叶煎汤下。(江苏新医学院 编·《中药大辞典》上册404引《普济方》)

★ 29. **治诸淋闭塞不通**:**【车前滑石散】**车前子、滑石各一两。为末服一钱,食前米饮调,日三服。(宋立人 总编·《中华本草》7册522引《古今医统》)

★ 30. **治诸淋小便痛不可忍**:**【车前子散】**车前子半两,淡竹叶、荆芥穗、赤茯苓、灯芯各二钱半。上件分作二剂,用新汲水煎,任意服。(宋立人 总编·《中华本草》7册522引《直指方》)

★ 31. **神阙治疗术后尿潴留**:车前子为利水渗湿之要药,配伍内服治疗小便不利、尿潴留临床应用较多。近年来,笔者运用车前子贴敷神阙穴治疗术后尿潴留27例,收效满意。本组病例中,男17例,女10例;腰部手术3例,肛门手术24例。病程为5~12小时。结果:痊愈21例,显效4例,无效2例。其中治疗1次痊愈为19例。现介绍如下。

治疗方法:将本品生用捣烂研细,加精盐少许,用凡士林调为膏状。用时先消毒神阙穴,再将车前子膏涂在穴位上,然后覆盖纱布,外用胶布固定。一般贴敷30~60分钟,每日1次。

典型病例:陈某,男,45岁,1991年4月16

日就诊。患者痔疮手术后7小时未排尿，曾用中西药及针刺、理疗等方法无效，遂邀笔者会诊。患者自诉术后。小便点滴未出，腹部胀痛难忍。诊见腹大如鼓，叩击膀胱充盈。遂用上法，15分钟后小便自行解出600毫升，治疗1次而愈。

尿潴留属中医“癃闭”范畴。小便的通畅，有赖于三焦气化的正常。三焦气化不利，可导致癃闭的发生。本组病例均发生在手术以后，影响三焦气化功能，以致小便不出。治疗以利气机而通水道为主，车前子有利水通淋之功效，将它贴敷在神阙穴上，通过皮肤直接吸收，发挥其治疗作用。同时，神阙穴皮下无脂肪组织，又分布有丰富的血管及大量淋巴管和神经，这一解剖生理特点，确不失为特殊通道，使车前子的利水通淋作用，通过这一通道，作用于机体。临床应用表明，车前子贴敷神阙穴治疗尿潴留，方法简便，患者无痛苦，疗效确切，值得推广应用。[《中医杂志》编辑部整理·《中医杂志》专题笔谈文萃（1995—2004，第一辑）316]

★ 32. **治小便不通2方**

①车前子捣汁，加蜂蜜少许，空腹服最有疗效。（吴大真等·《灵验单方秘典》123）

②鲜车前子、滑石、甘草各适量。后2味药研成细末，用车前子捣汁，调药末成糊状敷在肚脐上。（吴大真等·《灵验单方秘典》124）

★ 33. **治小便热秘不通：**车前子一两，川黄柏五钱，白芍药二钱，甘草一钱。水煎徐徐服。（江苏新医学院 编·《中药大辞典》上册404引《普济方》）

★ 34. **治小便不利，尿疼不可忍者：**淡竹叶一钱，灯芯一钱，赤茯苓一钱，车前子四钱（另以布包之）。用法：水煎服，服后便利疼止。（沈洪瑞 主编·《重订十万金方》254）

★ 35. **治小便甚少，下利不止：**茯苓、车前子各等分。用法：煎汤，时时代饮。功能：利水导热。（彭怀仁 主编·《中医方剂大辞典》7册362引《金鉴》卷四十二）

★ 36. **治痛风：**车前子30克。布包，加水500毫升，浸泡30分钟后煮沸，代茶频服，每日1剂。本方可增加尿量，促进尿酸排泄。（胡郁坤 陈志鹏主编·《中医单方全书》102）

★ 37. **治臁疮：**鸡蛋壳30克，车前子30克，共研细末，蜂蜜调，涂患处，每日1～2次。（金福男 编·《古今奇方》111）

★ 38. **治遍身瘙痒难忍：**生车前子30克，蜜50毫升。用法：生车前子研为末，蜜调，搽患处。（吴素玲 李俭 主编·《实用偏方大全》820引《验方新编》）

★ 39. **治急性充血性青光眼：**车前子60克。用法：取上药，加水300毫升，水煎分作2次服，每天1剂。功能：清肝泻火，渗湿利水。主治：急性充血性青光眼。症见双目胀痛、头痛，痛甚则呕吐、视物不清、巩膜充血、瞳孔散大色绿、口干、尿赤便秘、脉滑数。附注：据严学群报道，曾用本方治疗1例，取得较满意疗效。（薛建国 李缨 主编·《实用单方大全》214）

★ 40. **治风热目暗涩痛：**车前子、黄连各一两。为末，食后温酒服一钱，日二服。（江苏新医学院 编·《中药大辞典》上册404）

★ 41. **治久患内障：**车前子、干地黄、麦门冬各等分。为末，蜜丸如梧桐子大。服之。（江苏新医学院 编·《中药大辞典》上册404）

★ 42. **治肝肾俱虚，眼常昏暗：**菟丝子五两（酒浸五日，曝干别捣为末），车前子一两，熟干地黄三两。上药捣碎罗为散，炼蜜和捣，丸如梧桐子大。每于空心以温酒下30丸，晚食前再服。（江苏新医学院 编·《中药大辞典》上册404引《圣惠方》）

★ 43. **治急性结膜炎：**车前草10～15克。布包入砂锅内加水200毫升共煎至100毫升，去车前子，加粳米50克、水400毫升共煮为稀粥，温热服食，每日2次。本方可清热明目，适用于急性结膜炎风热外侵、目赤肿痛、小便黄赤、淋漓涩痛者。（胡郁坤 陈志鹏主编·《中医单方全书》395）

★ 44. **治妊娠小便不通，脐下妨闷，虚羸，大便秘：**车前子一两，大黄半两。上为细末。每服三钱，空心，蜜调下。（宋立人 总编·《中华本草》7册523引《普济方》）

★ 45. **治妊娠患淋，小便涩，水道热，不通：**车前子五两，葵根（切）一升。以水五升，煎煮一升半，分三服。（宋立人 总编·《中华本草》7册522引《梅师集验方》）

★ 46. **治横生逆产：**车前子为末，酒服9克，横产便顺。（吴大真等·《灵验单方秘典》222引《子母秘录》）

★ 47. **治带下**:车前子15克,生白矾9克,大黄6克。用法:研为细末,每服9克,黄酒送服。(吴静 陈宇飞 主编·《传世金方·民间秘方》261)

★ 48. **治阴痒痛**:车前子以水三升,煮三沸,去滓洗痒痛处。(江苏新医学院 编·《中药大辞典》上册404引《外台》)

★ 49. **治外阴瘙痒**:车前子15克,苦参6克,黄柏6克。水煎服。此方适于湿热阴痒。(金福男编·《古今奇方》204)

★ 50. **治胎位不正**:车前子10克。用法:取上药,烘干研末。用水送服。1周后复查,如未成功隔1周再服1次,最多服3次,如无效即为失败。功能:矫正胎位。据记载,应用本方治疗68例,转正率达90%。孕妇在产前检查发现胎位异常者,待妊娠28~32周时,试服车前子可望胎位矫正。(薛建国 李缨 主编·《实用单方大全》213)

★ 51. **治催生**:车前子四钱,冬葵子三钱,炒枳壳二钱,白芷一钱。多日不下者,可煎而服之。(宋立人 总编·《中华本草》7册523引《潜斋简效方》)

★ 52. **治乳痈疼痛**:上车前子一两。捣罗为散。每服二钱匕。温酒调下。(电子版·《中华医典·普济方》卷三百二十五)

★ 53. **治小儿脐汁不干**:车前子(炒焦)。为细末。敷。(陆锦燧 辑·《鲟溪秘传简验方》216)

★ 54. **治小儿脐炎**:车前子10克(朝鲜族方)。用法:车前子炒研细末,撒在患处。每日2~3次。说明:小儿脐炎既不发红,又不肿胀,而流脓液,久不愈者,用此方疗效特好。(张力群等主编·《中国民族民间秘方大全》944)

★ 55. **治小儿腹泻**:车前子30克。用法:取上药,纱布包,加水煎成400毫升左右,稍加白糖。分次饮服,此为1天量。功能:健脾助运,渗湿止泻。附注:据黄东度等报道,应用本方治疗69例,治愈63例,无效6例。(薛建国 李缨 主编·《实用单方大全》214)

★ 56. **治小儿伏暑吐泻,烦渴引饮,小便不通**:白茯苓(去皮)、木猪苓(去皮)、车前子、人参(去芦头)、香薷叶各等分。上件为细末。每服一钱,煎灯心汤调下,不拘时候。(宋立人 总编·《中华本草》7册523引《杨氏家藏方》)

★ 57. **治小儿单纯性消化不良**:车前子适量。用法:取上药,炒焦研碎。4~12个月小儿每次服0.5克,1~2岁小儿每次服1克,每天3~4次。功效:健脾助运,渗湿止泻。附注:据吕文玺报道,应用本方治疗63例,治愈(药后腹泻停止,大便恢复正常)53例,平均2.1天治愈,好转6例,无效4例。(薛建国 李缨 主编·《实用单方大全》214)

★ 58. **治小儿遗尿**:锁阳、车前子各二两。用法:共为细末,每服二至三钱,白开水送下,早、晚空腹服。(中医研究院革命委员会 编·《常见病验方研究参考资料》388)

★ 59. **小儿阴茎肿痛**:车前子50克,青葙子50克。用法:水煎外洗,每日1剂。待药液适温后,用消毒脱脂棉蘸药水频洗患处,不拘次数。疗效:多年来采用此法治疗多种原因所致的小儿阴茎红肿 疼痛,疗效可靠。(刘有缘 编著·《一两味中药祛顽疾》501)

巴豆(160方)

【药性】味辛,性热,大毒。归胃、大肠、肺经。

【功能与主治】泻下寒积,逐水退肿,祛痰利咽,蚀疮杀虫。主治寒邪食积所致的胸腹胀满急痛,大便不通,泄泻痢疾,水肿腹大,痰饮喘满,喉风喉痹,症瘕,痈疽,恶疮疥癣。

【用法用量】内服:巴豆霜入丸、散,0.1~0.3克。外用:适量,捣膏涂;或以纱布包擦患处。

【使用注意】无寒实积滞、体虚者及孕妇禁用。服巴豆后,不宜食热粥、饮开水等热物,以免加剧泻下。巴豆内服中毒能产生口腔、咽部及胃部的灼热感,刺痛,流涎,恶心,呕吐,上腹剧痛,剧烈腹泻,大便呈米泔样,尿中可出现蛋白、红细胞、白细胞,管型,并可引起急性肾功能衰竭而致少尿尿闭。中毒甚者出现谵语,发绀,脉细弱,体温和血压下降，呼吸困难，终止呼吸、循环衰竭而死亡。外用可使皮肤黏膜发赤起泡，形成炎症，乃至局部组织坏死。服巴豆后若泻下不止，可以黄连、黄柏或绿豆煎汤冷服，或食冷粥，饮大豆汁以缓解。

★ 1. **治疟疾3方**

①巴豆仁适量。用法：研末，贴第三胸椎或大椎穴或印堂穴或敷肚脐上。（吴静 陈宇飞 主编·《传世金方·民间秘方》321）

②巴豆、雄黄各等份。研末，贴耳后乳突部。（吴静 陈宇飞 主编·《传世金方·民间秘方》321）

③巴豆1粒，肉桂1.5克，贴第三椎及肚脐上。巴豆刺激性强，中病即止，不可久贴。（吴静 陈宇飞 主编·《传世金方·民间秘方》321）

★ 2. **治偏头痛**：巴豆肉一粒。用法：将巴豆打碎，用小膏药一张贴在太阳穴上，三四小时去之。本品对皮肤刺激性较大，用时需注意。（中医研究院革命委员会 编·《常见病验方研究参考资料》204）

★ 3. **治癫狂**：巴豆12～14个，川大黄15克，白面15克。用法：巴豆去皮，放锅内微焙，以巴豆发热为度，白面炒黄，然后3药合1处共为细末，早上空腹时以冷开水1次冲服。备注：用于精神分裂。①上3药服后均出现吐泻现象，一般无须处理。若个别病例出现脱水现象，可用双花12克，麦冬9克，甘草6克，煎水服下。②孕妇、体弱患者禁服，服药后禁食绿豆、小米、荞面、大蒜及油腻不易消化食物。③适用于狂躁型精神病患者，癔病忌用。（吴静 陈宇飞 主编·《传世金方·民间秘方》155）

★ 4. **治癫狂热结，乱叫不止**：乌梅五个，巴豆五粒（去油成粉）。用法：上为末，粥为丸，如黍米大，朱砂为衣。大人三五丸，临卧白汤送下。谅下三四行，白粥止之。（彭怀仁 主编·《中医方剂大辞典》2册868引《医部全录》卷二九六）

★ 5. **治癫证痰盛者：【加味白金丸】**郁金五钱，枯矾二钱，巴豆二粒（去油）。用法：上为末。每服二钱。（彭怀仁 主编·《中医方剂大辞典》3册1101引《医学集成》卷三）

★ 6. **治癫痫**：巴豆仁1粒，大红枣1个。用法：将巴豆仁置大红枣内焙干研末，开水冲。每次适量，每日服2次。功能：泻下除痰，开窍醒神。（易法银 喻斌 主编·《湖南省中医单方验方精选·内科》中册964）

★ 7. **治支气管哮喘2方**

①大雪梨去皮后挖一小洞，纳入去壳的巴豆1～2粒，蒸成梨浆，去巴豆仁，每日清晨空腹服1个，15天为1个疗程。李启珊用上方治疗哮喘27例，结果治愈22例，好转3例，无效2例。（王辉武 主编·《中药临床新用》146）

②取巴豆霜适量，以姜汁将其调成糊状，做成枣核大栓剂，中间留一小孔，外裹一层药棉。贮存备用。根据病情，每取药栓1～2枚，塞入一侧或两侧后鼻腔内，每日换药1次，每次置入1～2小时，7次为1个疗程。待鼻腔内有热感时，症状即可缓解。共治30例，治愈23例，显效6例，无效1例。[《辽宁中医杂志》，1983；(9)：45]

★ 8. **治痰饮壅盛之哮喘**：大苹果1个，巴豆1粒。苹果挖个小洞，将巴豆去皮放入苹果中，蒸30分钟左右关火，冷却后取出巴豆，吃苹果喝汁。轻者每日睡前吃1个，重者每日早、晚各吃1个。（吴大真等·《灵验单方秘典》41）

★ 9. **治嗽并酒食所伤**：杏仁七粒（去皮尖），巴豆一粒（去皮膜），朱砂少许。用法：上研成膏，为丸如黄米大。每服三丸，临卧淡齑汁送下。小儿服一丸。如酒积，温酒送下。（彭怀仁 主编·《中医方剂大辞典》10册1342引《杨氏家藏方》卷八）

★ 10. **治酒醉，手足腰腹酸痛，大小便不通**：巴豆、大黄各1钱，干姜2钱，白蜜适量。用法：巴豆去油，与诸药共研粉，蜜为丸，开水冲。每日1剂，分2次服。功能：攻积通便，逐水退肿。方解：巴豆峻下冷积，逐水退肿；大黄泻下攻积；干姜温中散寒；白蜜制巴豆毒性，润肠通便。四药合用，共奏攻积通便，逐水退肿之功。（易法银 喻斌 主编·《湖南省中医单方验方精选·外科》下册2408）

★ 11. **治肝硬化腹水**：巴豆霜3克，轻粉1.5克，用4～5层纱布包裹后置于脐上，外用胶布固定。经1～2小时感到局部有刺痒感即可取下，以防起疱。待水泻，若不泻再敷。（滕佳林 米杰 编著·《外治中药的研究与应用》193）

★ 12. **治肝硬化腹水，脾大**：巴豆仁100粒，血竭25克，黄蜡50克。用法：先将血竭研成细末;再将黄蜡放铜勺内加热,使之熔化;再放入巴豆仁(不能捣碎),炸至焦黄;离火,再加入血竭,搅匀,待冷,分离巴仁,瓶装备用。每次7~10粒,早、晚各1次,温开水或稀米汤送服,不可嚼碎,必须吞服。否则泻下。1个月为1个疗程,连服3~5个疗程。功效:活血化瘀,解毒消肿。医师嘱咐:此为河南西华县李振锋所献秘方。禁忌:孕妇忌服。(刘道清 主编·《中国民间神效秘方》260)

★ 13. **治臌胀,肚大臌胀,腹水**:巴豆6粒,杏仁12粒。用法:巴豆去油,杏仁去皮尖,2味合捣成散,分成8份。每次1份,每日服2次。功能:峻下逐水,消食化积。注意事项:每份为1次用量,服后不利,饮热粥1碗。服后大利,饮冷绿豆汁2两即止。(易法银 喻斌主编·《湖南省中医单方验方精选·内科》上册)548)

★ 14. **治寒湿型臌胀**:轻粉6克,巴豆霜12克,生硫黄3克。用法:共研细末,制成药饼。以药饼一片,贴肚脐中,外用纱布包好,胶布固定。敷药后自然会排泄,排泄6次后,除去药饼,用温粥以调养身体。(吴大真等·《灵验单方秘典》108)

★ 15. **治腹大如鼓,已下几次不愈者:【雷音丸】**干姜(炒)、巴豆皮各等份。用法:上药研为细末,面糊为丸,如绿豆大,百草霜为衣。每次50丸,沸水送下。功效:散气消满。(孙世发 主编·《中医小方大辞典》668 引《良朋汇集》卷二)

★ 16. **治腹胀腹痛:【分气丸】**巴豆(去壳皮膜,出油尽)10个,木香3克,附子(约重15克,炮,去皮脐尖)1个。用法:上药研为细末,面糊为丸,如麻子大。每次2~3丸,开水送下。(孙世发 主编·《中医小方大辞典》800 引《卫生总微》卷十四)

★ 17. **治臌胀证**:取青蛙一只去肠肛,再将巴豆、砂仁放入青蛙腹中,外用泥封,火烧存性,去泥研末。将上药分为7包,每日1~3次,每次1包,白开水送服,用于临床疗效颇佳。(杨仓良 主编·《毒药本草》491)

★ 18. **治关格,胸腹痞满**:生巴豆。用法:去壳去油,和白面制丸,药占10%,白面占90%,丸大如绿豆,成人每次五粒,小孩最多服两粒。备注:巴豆作用猛,试用要注意。(中医研究院革命委员会编·《常见病验方研究参考资料》274)

★ 19. **治水肿**:将巴豆仁7粒(去壳)用纸包裹,纳入活蟾蜍口中,将口缝住。吊在通风阴凉处阴干。剖腹去巴豆和纸,焙枯研面。每日服1次,5日服完。忌盐和酱120天。(杨仓良 主编·《毒药本草》491)

★ 20. **治寒痹**:将白酒置土碗内,选1~2颗大而饱满的巴豆去壳留仁,在酒中研磨至完全溶化即可。以此在患处反复搓擦,以皮肤感觉微热为宜,药后如有不适,可用姜片轻轻擦试以缓解之。赵德荣用上方治疗急慢性寒痹72例,一般1~2次即愈。(王辉武 主编·《中药临床新用》148)

★ 21. **用于阴毒伤寒心结,按之极痛,大小便秘**:用巴豆10粒,入面3克,捻作饼。安脐内,以小艾炷灸5壮。(滕佳林 米杰 编著·《外治中药的研究与应用》193 引《仁斋直指方》)

★ 22. **治吐泻霍乱:【黑霜丸】**巴豆(去油)1个,百草霜9克。用法:上药研末令匀,汤浸蒸饼为丸,如芥子大。水泻,冷水送下1丸;霍乱吐泻不定者,用蝉蜕1个研为末,冷水调下1丸。宜忌:忌热物。(孙世发 主编·《中医小方大辞典》653 引《鸡峰》卷十四)

★ 23. **治腹泻**:巴豆、黄蜡各30克,共捣如泥,做饼如铜钱大,贴敷脐部,用胶布固定,用热水袋热敷脐部,早、晚各30分钟。每天敷1次。邹德霖等用上方治疗小儿腹泻100例,痊愈82例,好转15例,无效3例,住院时间2~7天。(王辉武 主编·《中药临床新用》149)

★ 24. **治单纯性肠梗阻**:巴豆1~2粒,去皮,用医用纸包好挤压去油,然后装入胶囊温水吞服,如3~5小时梗阻未解除,可再加服1粒。注意事项:一定要温服,方能奏效,如服后泻下不止,可服凉开水,因巴豆药性温能助泻,冷能止泻。(洪国靖 主编·《中国当代中医名人志》179)

★ 25. **治伤食发热,腹胀便闭**:半夏(制七次)、杏仁(制七次)、巴豆(制)各二十一粒。用法:上为末,打成片,入干胭脂五分,乌梅水浸面糊为丸。姜汤送下。(彭怀仁 主编·《中医方剂大辞典》10册 1376 引《诚书》卷十)

★ 26. **治伤寒内伤积食,小腹硬胀,大小便不通,不能言语,神思欲脱,两目直视,手足强直,病情危笃,难以下药者**:巴豆10粒,面1钱。用法：取巴豆10粒，捣烂，入面1钱捻作饼，放进脐内。以小艾火灸5次。功能：健脾和胃，泻下冷积。（易法银 喻斌 主编·《湖南省中医单方验方精选·内科》中册939）

★ 27. **治肠胀气**：巴豆壳晒干1份（研粗末），烟丝4份。用法：拌匀，用香烟丝卷成一条条的香烟大小的巴豆壳烟，置密封干燥的陶罐内备用。临用时取出1支，点燃巴豆壳烟的一端，像抽烟一样用嘴深深吮吸，顷刻定觉腹中雷鸣，矢气频作，腹胀、肠胀气顿失，此方临床多年运用屡验。（洪国靖主编·《中国当代中医名人志》943）

★ 28. **治腹胀，中恶腹胀不通**：巴豆、杏仁各3粒。功能：泻下冷积，行气止痛。用法：研碎热汤，取白汁。每日1剂，分2次服。（易法银 喻斌 主编·《湖南省中医单方验方精选·内科》中册1264）

★ 29. **治肠梗阻验案2例**

①李某，男，42岁，1985年10月6日入院。病案号3142。右下腹持续疼痛，阵发性加剧伴腹胀、呕吐，不排气、不排便12小时。查体：痛苦病容，中度脱水貌，腹膨隆，拒按。未见肠型及蠕动波。肠鸣音亢进。X线透视：腹部有宽大液平面，右下腹有小液平面。诊断：粘连性肠梗阻。经保守治疗5小时无效而行松解粘连术。术后曾一度缓解，但6天后病症又复发，症状同前。病情危重，外科认为不宜再手术，请中医会诊。查患者神态衰惫，面色萎黄，口唇发干，舌质紫暗，舌苔厚滑腻，脉沉弦细。中医辨证属关格、气结之范畴。用胃管粘连缓解药1剂，加蜂蜜100克，豆油等均无效。运用巴豆皮0.5克，烟叶适量，捻碎卷成2支烟，吸入1支，50分钟后患者自觉腹中肠鸣，排气2次，随之腹胀减轻，精神好转。6小时后吸入第2支烟，又排气3次，第2天解褐色软便1次，随之腹胀消失，予保和丸调理胃肠，住院1周，治愈出院。至今未复发。（杨鹏举 主编·《中医单药奇效真传》275）

②罗某，男，65岁。持续性腹痛伴阵发性加剧3天，呕吐，腹胀，肛门停止排气排便2天。查：腹胀如鼓，满腹压痛伴轻度反跳痛，叩诊腹部呈鼓音，听诊肠鸣音明显亢进，并可闻及高调的气过水声，重度失水，小便黄少，舌苔厚腻，脉细数，腹部透视，显示肠管充气，并有多个梯形液平面。经输液纠酸、抗菌、插胃管排气、口服大承气汤后，腹胀呕吐加剧，十分痛苦。外科会诊意见：病为肠梗阻，立即手术。因病人惧怕手术，要求中医治疗，便用巴豆1克以龙眼肉包吞，服下2小时35分钟后，病人连行水样大便6次，随即腹胀、腹痛、呕吐渐平，调理2天痊愈出院。（杨鹏举 主编·《中医单药奇效真传》275）

★ 30. **治中风痰厥，气厥，中恶，一切急病**：取巴豆适量，捣烂，绵纸包。压取油作捻，点灯吹灭，熏鼻中。或用热烟刺入喉内，即时出涎或恶血便苏。（滕佳林 米杰 编著·《外治中药的研究与应用》191引《本草纲目》）

★ 31. **治中风卒倒，牙关紧闭，昏迷不醒**：牙皂一个，巴豆十粒。共研烂，用纸卷成卷。火点着使冒烟熏患者鼻孔。（沈洪瑞 主编·《重订十万金方》35）

★ 32. **治中风口歪**：巴豆七粒，去皮烂研。歪左涂右手心，歪右涂左手心，仍以暖水一盏安向手心，须臾即便正，洗去药，并频抽掣中指。（宋立人 总编·《中华本草》4册772引《太平圣惠方》）

★ 33. **治面瘫：【巴豆斑蝥生姜膏】**大巴豆（去壳）3枚，大斑蝥（去足翅）3只，鲜生姜（去皮）6克。用法：将上药共捣成细腻泥状。取本品均匀摊于4厘米×5厘米的6～8层纱布上，药膏面积2.5平方厘米，以患侧下关穴为中心外敷患处，用胶布固定3～4小时后去掉。此时可出现水疱，在无菌操作下抽出液体，观察2～3个月，若不痊愈可反复治疗1次。疗效：共治疗50例，治愈45例，显效3例，好转1例，无效1例，疗程10～45日。（梁永才 梁杰圣 主编·《中国外治妙方》269）

★ 34. **治颜面神经麻痹、面瘫**：巴豆10粒，胡椒15粒，大枣8枚，葱心1个。用法：将巴豆去皮烧黑成巴豆霜，大枣去核，将上述4味药放一起捣烂，制成鼻孔大小的拴，睡前放1粒，清晨取出，每晚1次。高德清等用上方治疗面瘫56例，结果：治愈率达96.43。（王辉武 主编·《中药临床新用》147）

★ 35. **治面神经麻痹**：巴豆9粒，活土鳖虫9个，鲜生姜9克。用法：巴豆去壳，共捣烂。敷于患侧耳前的耳门、听宫、听会穴处，纱布包扎，胶布固定。功能：祛风散寒，活血化瘀。方解：活土鳖虫、巴豆活血化瘀,通络;鲜生姜祛风散寒。诸药合用,共奏祛风散寒,活血化瘀之功。注意事项:一般2~12小时敷药处起针尖样水疱,即去除外敷药。待小水疱融合成片后,以消毒针头挑破。消毒棉签擦拭干净。(易法银 喻斌 主编·《湖南省中医单方验方精选·内科》上册743)

★ 36. **治口僻:**董某某,男,57岁。1985年5月21日就诊。患者在外开会夜卧感寒,晨起发现口角歪斜,右腮不能鼓气,言语不清,说话、发笑时更甚。检查:口角左歪,右眼不能闭合,鼻唇沟变浅。用巴豆治疗。方法:取巴豆1枚,将仁剥出压碎,敷于右颊车穴(可配合热敷),1小时后感局部灼热,保持1天后,症状明显好转,3天后完全恢复正常。一般病程在10天以内者疗效较好,而3个月以上者疗效不太理想。治疗而愈。(杨鹏举 主编·《中医单药奇效真传》205)

★ 37. **治酒癖:【酒癖丸】**川黄连30克,巴豆(和皮用)15克。用法:上药研为细末。雄黄0.3克,另研极细,与前2味同研匀,用寒食曲300克,如无,以白面代之,与前3味同研极匀,滴水为丸,如梧桐子大。每次1丸,如是伤酒,每次2丸,烧生姜1块,细嚼,酒送下。(孙世发 主编·《中医小方大辞典》563引《医方类聚》卷一三)

★ 38. **治急性阑尾炎:**将巴豆、朱砂各0.5~1.5克。研细混匀,置6×6厘米大小的膏药或纱布上,贴于阑尾穴,外用绷带固定。24~36小时检查所贴部位,皮肤应发红或起小水泡,若无此现象,可重新更换新药。共治疗99例,其中急性单纯性阑尾炎17例,伴有不同程度的并发症者82例,最少的贴1次,最多的贴3次。疗效:治愈85例,无效14例(仍用手术治疗)(江苏新医学院 编·《中药大辞典》上册505)

★ 39. **治疝气:【巴豆砒散】**巴豆霜3份,白砒粉1份。取少许入小布袋内,固定于患侧涌泉穴,脚可着地,连敷数天,配合内服疝气汤:泽泻、苍术、小茴香、荔枝。治疗86例,均愈。(杨仓良 主编·《毒药本草》490)

★ 40. **治疬疡风,面颊颈项忽生斑驳如癣:**巴豆(去皮,生用)一分,酽醋一合。用法:上药先以新布揩令赤,于故砂盆内,用醋磨巴豆如稀膏。涂于患上。(彭怀仁 主编·《中医方剂大辞典》2册1119引《圣济总录》卷十八)

★ 41. **治痘疹,痰塞喉中,声如拽锯,滴水不入:**白矾三钱,巴豆四粒。用法:用瓦一片,以矾一半做底,放巴豆于中,上用一半盖面,文火焙将枯,用炭火盖矾上,炙略枯,入青黛拌湿,阴干为末。每用一钱,加硼砂三分、天竺黄一分,共末吹之。(彭怀仁 主编·《中医方剂大辞典》2册129引《痘麻绀珠》卷五)

★ 42. **治风疳疥癣,或痛经年不效者,及一切恶疮:【四圣膏】**清油250克,巴豆(去皮)9克,当归15克,轻粉3克。用法:将油慢火熬,次下巴豆、当归,熬至黑焦,去渣,又下黄蜡、轻粉。每用量疮搽之。(孙世发 主编·《中医小方大辞典》1318引《普济方》卷二七九)

★ 43. **治神经性皮炎(干癣)3方**

①巴豆适量。将食醋适量倒入大碗内,将上药去壳留仁磨浆,以稠为度。患处先用100%的食盐水或冷开水洗净,擦干,用棉签蘸药浆擦,每周1次。据徐如恩报道,应用本方治疗本病疗效显著。(杜婕偲 主编·《传世单方大全》170)

②**【巴黄散】**巴豆(去外壳)15克,雄黄1克。用法:上为细末,用三四层纱布包装,每日涂患处三四次,每次一二分钟,直至痒感减退为止。(彭怀仁 主编·《中医方剂大辞典》2册1112)

③雄黄6克,川乌1个,巴豆7粒,醋适量。用法:研末加醋。每日多次,外搽患处。功能:蚀腐祛癣,温经止痛。方解:雄黄攻毒解毒;巴豆蚀腐肉,疗疮毒;乌头温经活血止痛;醋活血止痛。诸药合用,共奏蚀腐祛癣,温经止痛之功。(阳春林 葛晓舒·《湖南省中医单方验方精选·外科》上册806)

★ 44. **治局限性神经性皮炎:**巴豆30克,雄黄15克。用法:上药共研细末,用4层纱布包裹,推擦患处,至局部痒感减退或消失为度,每日3次。功效:杀虫,解毒,止痒。医师嘱咐:此药有毒,仅供外用,严禁内服。接近口、鼻、眼处慎用。(刘道清 主编·《中国民间神效秘方》618)

★ 45. **治头皮黄癣:**巴豆一枚去壳,菜油适量,倒入碗底,用手紧捏巴豆,用碗底反复碾转,磨尽备用。将头发全部剃光,用棉签蘸上药涂抹患处,后用油纸覆盖并固定之,七日后揭去油纸,待痂壳自行脱落,一般涂一次,即可治愈。(杨仓良 主编·《毒药本草》492)

★ 46. **治顽癣:**巴豆、马钱子各五个(均烧灰存性)。用法:醋调涂患处。(中医研究院革命委员会编·《常见病验方研究参考资料》412)

★ 47. **治干癣积年生痂，搔之黄水出，每逢阴雨即痒方：**巴豆十枚（肥者）。上于炭火烧之，令油出尽，即于乳钵内以少许酥和研如膏，薄涂之，不过一二度愈。（电子版·《中华医典·奇效良方》卷五十四）

★ 48. **治荷钱癣疮：**巴豆仁 3 个。用法：巴豆连油杵呢，用生绢包搽，每日 1 ~ 2 次，3 日即愈。（张俊庭 编·《皮肤病必效单方 2000 首》21）

★ 49. **治银屑病：【豆青软膏】**巴豆油 4 毫升，白降丹 3 克，青黛 10 克。用法：上药加凡士林 100 克，调匀。外用。（孙世发 主编·《中医小方大辞典》918）

★ 50. **治疥疮 3 方**

①巴豆二十一粒去皮，枣肉三十枚。共捣为一丸。用法：在患者胸口上滚，百发百中。（沈洪瑞 主编·《重订十万金方》470）

②取巴豆仁 30 克，香油 5 克，酸醋 10 毫升。用法：先将巴豆仁研极细末，放入瓶内与香油充分拌匀后加入酸醋进一步搅拌成糊状，涂于双侧膝部，并以手掌揉擦至双膝皮肤潮红、发热。每晚临睡前用药 1 次。5 ~ 7 次为 1 个疗程，治疗 47 例均愈。（杨仓良 主编·《毒药本草》491）

③巴豆 9 克，水银 5 滴。制法：巴豆去壳捣烂，加入水银和匀如泥即成。用法：用净布将药泥包紧。蘸麻油少许在患者的两手腕部、肘弯内、腋下、两足弯等处（这些部位先用生姜擦一遍）轻轻揩擦，每日洗澡后擦 1 次，3 次即愈。注意事项：慎勿入口，粘在手上要及时洗净。（李德新等 编·《祖传秘方大全》308）

★ 51. **治骨结核：【黄蜡巴豆丸】**巴豆（子仁饱满，去硬壳）、黄蜡（亦蜂蜡，纯净而不含杂质）。用法：取其铜勺，放火上，勺内加黄蜡适量，使其熔化，后离火稍凉，使其不凝固，入巴豆仁后不爆裂为度。将其巴豆仁入黄蜡后用竹筷搅拌，使每粒巴豆着蜡均匀，然后将巴豆拨出，摊于瓷盘上，粒粒分开，不使其相互粘连，冷凝后，收入瓶内，备用。每日 2 次，早、晚空腹服用，每次 5 ~ 7 粒，温开水送下。须囫囵吞下，切勿咬破，免招腹泻。临床效果：经用"黄蜡巴豆丸"治疗各部骨结核 35 例，均获痊愈。一般病人服至 3 ~ 5 日后，即感食欲增加，体力增强，患部疼痛减轻。服 10 余日后，患处情况可有明显好转，疼痛可基本消失：一般多数病例连服月余即可痊愈。总之，要坚持服用，此药无不良反应。坚持服至痊愈为止。

曹某某，男，27 岁，农民。1978 年 3 月 10 日诊治。患者骨瘦如柴，重病容，卧床不起。其腹股沟及腋前均见溃破，常流脓水。第四、第五腰椎溃破两口，脓水不断，周身皮肤甲错，舌体瘦小质淡，脉细弱。此病已七载，十分痛苦，曾经某医院 X 线照片，诊为 4、5 腰椎骨结核，采用多方治疗不见好转，且病情逐渐恶化。诊后，嘱其坚持服用"黄蜡巴豆丸"。月余完全治愈，随访已能参加一般劳动。按：巴豆辛温有毒，能补虚排脓消肿，毒杀虫疾；蜂蜡微温无毒，能补中益气，生肌生血补虚。二药相辅，共收捷效。（李文亮 齐强等 编·《千家妙方》上册 65）

★ 52. **治附骨疽经久不愈，伤口常流脓水，间出死骨，肿痛者：**巴豆 60 克，猪脚 250 克。用法：巴豆不去油，置砂罐内炖煮，1 小时后去巴豆。每日 1 剂，分 2 次食肉喝汤功能：利湿敛疮，祛腐生肌。注意事项：连服 5 ~ 7 剂为 1 疗程。本方内巴豆有剧毒，宜慎用；若食后腹泻等中毒较剧者，可用绿豆 120 克煎服解毒。猪脚最大剂量可用到 500 克。（阳春林 葛晓舒·《湖南省中医单方验方精选·外科》上册 194）

★ 53. **治骨髓炎：【巴蜡丸】**黄蜡 90 克，加热熔开后，加入巴豆仁 500 克，用小火煮 15 分钟左右，以巴豆崩裂为度。成人每次吞服 5 丸，日服三次，老幼酌减，治疗急慢性骨髓炎 564 例，治愈 562 例。（杨仓良 主编·《毒药本草》490）

★ 54. **治瘰疬 2 方**

①鲫鱼三寸（去肠，以和皮巴豆填满腹中，麻皮缠，以一束干草烧，烟尽研细）。用法：粳米粥为丸，如绿豆大。每服一丸，粟米饭饮送下，未利加一丸，以利为度。每日以此为准，尽剂乃安，病甚破者，见效尤速。（彭怀仁 主编·《中医方剂大辞典》10 册 1338 引《圣济总录》卷一二七）

②**【提疬丹】**巴豆（去壳）、白信、降药各等份。用法：上药研为末，饭和为丸，量痰核大小外用之。备考：此为强烈腐蚀剂，用后痰核脱腐成窟窿，损及血络，易致大出血，宜慎用。病位在颈动脉处勿用。（孙世发 主编·《中医小方大辞典》1168 引《青囊秘传》）

★ 55. **治瘰疬结核：**用巴豆（去皮心）1 枚，艾叶如鸡子大，上件药相和，烂捣擘碎曝干。搓

作炷，灸疬子上3壮即止。（滕佳林 米杰 编著·《外治中药的研究与应用》192 引《太平圣惠方》）

★ 56. **治淋巴结结核：**选用优质无破损生巴豆仁，将液化的蜂蜡均匀包裹在巴豆仁上即成，每仁为1丸，每次服2粒，每日3次，33天为1疗程。每疗程间隔1周，兼服抗痨药。严禁咬破服。卢庆忠等用上方治疗淋巴结结核20例，全部治愈，其中2个疗程治愈15例，3个疗程治愈5例。（王辉武 主编·《中药临床新用》149）

★ 57. **治结核病：**巴豆去壳，去皮，保留整仁不碎，把黄蜡化开，用针尖将巴豆扎上，在已熔开的黄蜡中蘸一下，取出旋转冷却，使黄蜡将巴豆均匀全部包住，不留缺损即可。每日早饭前吞服7粒，病情严重者，可早、晚各服7粒。治肺结核3例，肠结核3例，关节结核5例，淋巴结核2例，共计13例，其中痊愈8例，显效4例，无效1例。（杨仓良 主编·《毒药本草》489）

★ 58. **治疗毒：【神效疗毒丸】**巴豆、雄黄、生大黄各3钱。用法：杵烂，面糊为丸，如风仙花子大。轻者每服9丸，重者21丸，极重者30丸。宜忌：宜慎用。（彭怀仁 主编·《中医方剂大辞典》7册1222《青囊秘传》）

★ 59. **治疔：**巴豆子5粒，饭适量。用法：巴豆子去粗壳，合饭捣如泥。外敷患处。逐水退肿，蚀腐疗疔。注意事项：巴豆子有毒。（阳春林 葛晓舒·《湖南省中医单方验方精选·外科》上册48）

★ 60. **治疔疮：【日本国专治疔疮涂方】**巴豆十粒，半夏一枚，附子半枚，蜣螂一枚。上各研为末，以人粪相和，看疮大小，作纸圈子围疮口，以药泥疮上，绢贴之，一日三易。（明·董宿 辑录·《奇效良方》396）

★ 61. **治疔疮不发疼痛：**巴豆1个研细末，用葱汁、蜂蜜调敷患处。（杨仓良 主编·《毒药本草》492）

★ 62. **治诸疔不出者：【桃红散】**巴豆（去壳）半粒，磁石（研）适量。用法：上各为末，拌匀。用葱涎同蜜为膏，以敷疮上。疔自出矣。（彭怀仁 主编·《中医方剂大辞典》8册176 引《急救仙方》卷二）

★ 63. **论痈疔百效丸：【痈疔百效丸】**原名疔疮丸，或名巴豆二黄丸，余常用之，百发百中。推而用之于一切痈毒、疖肿，皆获奇效。余以其治疗之效既彰，而治痈之效，由余经验而得，乃改以今名——痈疔百效丸。疔疮丸原为清医家卢成琰氏方。陈修园医书亦附载。巴豆（去皮膜）三钱，明雄黄三钱，生大黄三钱。各研细末，加飞罗面，醋糊为丸如梧桐子大。轻者每服四五丸，重者每服七八丸。如极重或疔疮走黄者，可服十至十一二丸，白开水送下。务使患者得三五次之大泻，症乃可愈。体虚，俟泻二三次后，予以冷开水或稀薄粥以饮之，泻可立止。每泻一次，则痛苦与肿势必减轻一次。即已走黄者，亦可救治，真为疔疮之特效药方。（余瀛鳌 主编·《中医临床家丛书·余无言》117）

★ 64. **治蜂窝组织炎：**巴豆1味。先将巴豆放在清水中浸泡3～4天后与熬稠的糯米浆混拌，置强日光下暴晒，经4～5小时，巴豆皮即自裂。然后去皮取仁100克，加入淀粉160克，拌匀研磨至乳白色、细松之粉末，即为巴豆霜，装瓶密贮备用。用法：将巴豆霜直接撒于溃疡面一薄层，或先撒在外用膏药上一薄层，再盖贴于溃疡面上。如果溃疡较深者，也可将本霜撒于湿纱布条上适量，再纳入溃疡之深部。重者1日换药1次，一般隔日换药1次。功能主治：解毒散结、祛腐肉。主治蜂窝组织炎。临床疗效：治疗20例，用药2次后，脓腐脱尽，嫩肉新鲜红活，收效满意。按语：巴豆霜虽性温，但具解毒散结，祛恶肉之功。本方取其点痈处则解毒，涂瘀肉则自化。（胡熙明 主编·《中国中医秘方大全》中册26）

★ 65. **治疖：**巴豆仁1粒，胡椒4粒，熟大枣1枚。共捣如泥，取黄豆大一块，用纱布包住，交替塞鼻孔，蒙被出汗。（费兰波 徐亮 主编·《外科病奇难顽症特效疗法》5）

★ 66. **治软疖频作：**用露蜂房二枚（烧存性），以巴豆二十一粒，煎清油二三沸，去豆，用油调敷，甚效。（杨仓良 主编·《毒药本草》1002 引《本草纲目》）

★ 67. **治多发性疖肿：**巴豆21个，黄蜡适量。用法：将黄蜡放勺内烧热化开，用针或铁丝扎着巴豆仁蘸黄蜡。每日顿服7个，凉开水送下，3日为1个疗程。适应症：本方适用于多发性疖肿屡效，着重在借巴豆之毒性，以毒攻毒，治疗痈、疖肿。注意对体虚及孕妇患者忌服。（吴静 编·《祛百病祖传秘方》85）

★ 68. **治肩疖**：巴豆仁适量。用法：巴豆仁取油。用针刺疖上出血，将巴豆油点入，以膏药盖好。功能：清热解毒，消肿止痛。注意事项：疖烂去根则愈。（阳春林 葛晓舒·《湖南省中医单方验方精选·外科》上册13）

★ 69. **治疮肿：【乳香追毒丸】**巴豆（去皮）、白面各3克，黄丹0.3克。用法：上药研为末，滴水为丸，作锭子。量大小贴之，次以膏药覆之。功效：追恶回疮，止痛，活血去脓。（孙世发 主编·《中医小方大辞典》979引《医方类聚》卷一九一）

★ 70. **治一切疮疹，痘后疮：【二黄膏】**巴豆20粒，黄蜡30克，雄黄、硫黄各3克。用法：清油90克煎巴豆微黑，去巴豆，入黄蜡化讫，研雄黄、硫黄，温入成膏。患处洗净，抹敷2～3次。（孙世发主编·《中医小方大辞典》1236引《得效》卷十九）

★ 71. **治一切疮毒：【乌金膏】**巴豆（去壳）。用法：炒焦，研如膏。点肿处则解毒，涂瘀肉则自腐化。加乳香、没药少许，亦可纴疮内。入香油少许，稠稀可用。功能：腐化瘀肉，推陈致新。（彭怀仁 主编·《中医方剂大辞典》2册919引《痈疽神秘验方》）

★ 72. **治一切疮毒溃后**：巴豆二两，蓖麻二两。用法：炒存性，为末，每两配入升丹一钱（外用）。功能：拔脓。（彭怀仁 主编·《中医方剂大辞典》2册867引《外科真诠》卷上）

★ 73. **治一切恶疮**：（追毒散）巴豆半两（去皮），雄黄三钱，豆粉三钱。用法：上为细末。量疮贴之。功能：追毒，去死肉。（彭怀仁 主编·《中医方剂大辞典》7册737引《普济方》卷二七五）

★ 74. **治溃疡**：作者本人，足跟被铁屑烫伤，引起溃烂，用过多种药物，历时1个月，疮口不见缩小，改敷巴豆膏后不到1个月，疮口愈合。治疗方法：取巴豆肉24克，略压碎，植物油1升（麻油、豆油均可），黄腊90克，白蜡30克。先将油及巴豆肉放入锅中，在火上熬至巴豆肉焦黑色（中心黑透），滤去巴豆，入二蜡加热熔化，冷却后即可应用。把巴豆膏摊于纱布块上，覆盖于创面，每天换药1次，换药时必须清洗疮口。（杨鹏举 主编·《中医单药奇效真传》312）

★ 75. **治痈溃后腐肉不脱**：巴豆。用法：在瓦上炙存性，研末外用。（中医研究院革命委员会编·《常见病验方研究参考资料》255）

★ 76. **治痈疽恶肉**：巴豆仁炒黑研膏，点痛处，则解毒；涂瘀肉上，则自化。加乳香少许，亦可。若毒深不能收敛者，宜作捻治之，不致成痈。（杜婕偲 主编·《传世单方大全》100引《外科精义》）

★ 77. **治痈疽已溃：【追毒丸】**巴豆（去皮心膜）十四枚，白丁香二十一枚，豆豉二十一粒，屁盘虫七枚。用法：上为细末，滴水为丸，如雀粪大。放入疮内，追汁尽即止。功能：蚀恶肉。（彭怀仁 主编·《中医方剂大辞典》7册735引《圣济总录》卷一三八）

★ 78. **治痈疽未破：【追脓散】**乳香半两（研），巴豆十个（去壳，微去油），雄黄半两（研）。用法：上为细末。每用少许，贴在软处。功能：促疮溃烂，脓水干快。（彭怀仁 主编·《中医方剂大辞典》7册739引《普济方》卷二八四）

★ 79. **治疮内恶肉：【追毒乌金散】**巴豆半两，寒食面一两。用法：上用水和面做饼子，将巴豆包定，休教透气，以文武火烧深黑色，为细末。量疮口干贴之。功能：追毒排脓。（彭怀仁 主编·《中医方剂大辞典》7册745引《普济方》卷二七二）

★ 80. **治死肌恶肉**：海浮石（研为粉）、黄丹（研）各一两，巴豆二十粒（去壳膜油）。用法：上为末。每用少许，外敷患处。死肌恶肉如推下也。（彭怀仁 主编·《中医方剂大辞典》8册729引《医方类聚》卷一七九）

★ 81. **治胬肉：【益元散】**用白矾120克，研细后与巴豆（去壳）50克混匀，倾于泥烧制的粗碗内，龙眼肉薄薄地覆盖整个药面，置于炉火上烘烤，待巴豆转为黑色，白矾成为枯矾，龙眼肉至枯焦即止，将冷却后的药物研细末装瓶备用。乌生散以乌梅肉25克，生地50克，焙干，共研细末，装瓶备用。治疗时对过于高出皮肤的胬肉宜剪去，根据局部辨证，对湿痰凝聚型和热毒结聚型分别用益元散及乌生散掺患处，一层生理盐水湿纱布贴于疮面，灭菌纱布覆盖，胶布固定，每日换药1次。42例患者经上法治疗全部临床治愈。湿痰凝聚型胬肉平均治愈天数7天，热毒结聚型胬肉平均治愈天数5天。（滕佳林 米杰 编

著·《外治中药的研究与应用》194)

★ 82. **治一切腐肉:【乌金膏】**巴豆二十粒(去壳及细皮,炒黑存性),雄黄二分。用法:上为细末。取少许掺腐肉上,一日一夜即去,麻油调涂亦可。功能:去腐生新。(彭怀仁 主编·《中医方剂大辞典》2册919引《文堂集验方》卷四)

★ 83. **治外疡肿胀,脓成未溃:【咬头膏】**巴豆仁二钱,蓖麻子仁、制乳香(研细末)、制没药(研细末)各一钱。用法:上药共捣碎如泥状。每用少许如绿豆大,放在疮上,用膏药贴之,破则揭去。(彭怀仁 主编·《中医方剂大辞典》7册489)

★ 84. **治疮疡脓成不溃者:【替针丸】**巴豆肉(不去油)1粒,油盐豆豉(含去皮,令软)14粒,真麝香少许。用法:前2味药同研烂,入麝香捏成小饼,安疮头上。如有孔不大,溃出脓,捻作小麦样,用纸捻送入,痛少时脓大出。肉色黯不得去,用巴豆肉炒黑,捣成膏涂之。(孙世发 主编·《中医小方大辞典》1154引《简明医彀》卷八)

★ 85. **治痈毒脓成:**巴豆、信石、明雄各一钱。用法:上为细末,收瓶备用。若遇皮薄疮疖,不得穿头而用畏刀针者,以陈醋调敷患处。约一日间,疮头即自行穿溃。或用黄蜡自捻作麦粒大,令其两头有光,每服三粒,黄酒冲服,见汗之后,疮头即穿。如遇皮厚之疮,须用铍针刺开少许,再敷此药。(彭怀仁 主编·《中医方剂大辞典》3册495《外科十三方考》)

★ 86. **治发背、痈疽、疔疮:【巴豆油膏】**巴豆三两。用法:用麻油煎片时,勿令枯,再用棉料纸滚尽外面油,以擂盆打自然油,用夏布绞出,加入轻粉三分,搅匀,瓷瓶收贮,勿令出气。用时看患大小以油照样涂抹膏药上贴之,日换三次。(彭怀仁 主编·《中医方剂大辞典》2册1119引《外科方外奇方》卷二)

★ 87. **治发背中央肉死,及恶疮、臁疮内有毒根,久不收敛者:【巴豆膏】**巴豆(去壳,炒焦)。用法:研如膏。外涂。功能:肉死涂之即腐,未死涂之生肌。(彭怀仁 主编·《中医方剂大辞典》2册1112引《东医宝鉴·杂病篇》卷七)

★ 88. **治发背对口有坏肉者:【去腐万金丹】**巴豆不拘多少。用法:先洗去白膜,再以好酒煮一枝香,取出去油,炙干,为细末。凡毒有坏肉处,以此药将药罗筛筛上,再贴黄金碧玉膏一昼夜,其腐肉尽去矣。(彭怀仁 主编·《中医方剂大辞典》3册123引《发背对口治诀论》)

★ 89. **解一切疮毒,腐化瘀肉,推陈致新亦可收敛:【巴豆膏】**巴豆(去壳,炒焦,研如膏),香油少许。用法:共研匀。点些少于肿处。(彭怀仁 主编·《中医方剂大辞典》2册1112引《简明医彀》卷八)

★ 90. **治一切流注,痈毒,有脓水:【代刀散】**斑蝥一钱,巴豆一钱,白信石一分。用法:上为末。取如大米少许,放疡头上,膏药盖之。以代开刀。(彭怀仁 主编·《中医方剂大辞典》3册494引《青囊秘传》)

★ 91. **治臁疮:**祖父张玉珠,花甲之岁患臁疮,诸医无效,阅年3年余。右小腿胫骨下端部一铜钱大溃疡面,四周皮肤乌黑肿胀,疮口凹陷,疮面内色灰白,时流污水,腥臭难闻,若无良图。幸遇一老走方医,其言易治,半月可愈。药物及用法:生巴豆(不去皮心),晨起囫囵吞下1枚,随即嚼服洗净的生葱(去须)6棵,日1次,连服10天后,疮面污水锐减,肉色淡红而暗,四周皮肤暗红,肿胀消,疮面变坦变小如1分人民币大小,又5日而平复,果如其言。(杨鹏举 主编·《中医单药奇效真传》316)

★ 92. **治一切癥瘕刺痛,数年不愈者:【猪肝丸】**猪肝1具,巴豆50粒。用法:将巴豆扎在肝内,以醋500毫升,慢火熬令烂熟,去巴豆,捣烂,入三棱末,为丸,如梧桐子大。每次5丸,热酒送下。(孙世发 主编·《中医小方大辞典》1136引《医学入门》卷八)

★ 93. **治竹木针刺,入肉不出;恶疮:**(蒜豆膏)大蒜一颗,巴豆七枚(去皮)。用法:上同研成膏。敷之,一日一易。(彭怀仁 主编·《中医方剂大辞典》10册813引《圣济总录》卷一四〇)

★ 94. **治破伤风:**巴豆二十一个,胡椒七个,肉蔻一个,葱白七个,鲜姜一两。共捣如泥,不可沾手,用布包好。放在患者手中见汗(男左女右)。(沈洪瑞 主编·《重订十万金方》482)

★ 95. **治鸡眼:【鸡眼酊】**骨碎补90克,补骨脂90克,巴豆30克,鸦胆子20克。上药入95%的乙醇1000毫升中浸泡7天,去渣,装瓶备用。用时以药棉蘸鸡眼酊涂搽患处,每次4~6分钟,每日2～4次，一般3～7天即可痊愈。共治40例，结果痊愈32例，好转8例，总有效率100%。（滕佳林 米杰 编著·《外治中药的研究与应用》194）

★ 96. **治疣子**：巴豆5粒，鸦胆子3钱。用法：上药去壳捣烂。将疣子用消毒针挑破，将药敷上。功能：泻热解毒，消肿止痛。注意事项：两次即愈。（阳春林 葛晓舒·《湖南省中医单方验方精选·外科》上册559）

★ 97. **取痣**：**【取痣饼】**粟米100粒，石灰拇指大，巴豆（去壳，研）3粒。用法：上药研为末，入瓷瓶，同窨3日。每以竹签挑粟许点上，自然蚀落。（孙世发 主编·《中医小方大辞典》963引《医学纲目》卷二十）

★ 98. **点痣去斑**：**【四白散】**糯米三百五十粒，巴豆（取肉）五个。用法：用夏布包之扎之，取石灰鹅卵大一块，冲滚水一碗泡化，以水煮米包成饭，取出，趁热加硇砂末一钱，杵匀，仍加灰水，研如糊，瓷罐收之，听用。（彭怀仁 主编·《中医方剂大辞典》3册393引《外科大成》卷三）

★ 99. **治中药毒，心腹切痛不可当，欲死者**：**【解毒丸】**大枣（去皮核）2枚，巴豆（去皮心膜，不出油）21粒。用法：上药研匀，只作4丸，逐丸以大针穿，就香火上熏令黑，用瓷盒贮。遇中毒者，每次1丸，随所中毒物汁咽下，不得嚼破。2～4小时下毒，其毒即包裹所服药下。或不知所中毒物，即以茶清放温咽下。（孙世发 主编·《中医小方大辞典》675引《圣济总录》卷一四六）

★ 100. **治中药毒，吐血或心痛，或舌尖微黑，口唇裂，嚼豆不腥者**：**【化毒散】**巴豆一枚（去心膜，研如泥），黄丹半钱，雄黄一字（同研细）。用法：上用乌鸡子一枚，煎盘内煎成饼，掺药在上卷为筒子。临睡一服，烂嚼，茶清送下。当夜去下毒。（彭怀仁 主编·《中医方剂大辞典》2册628引《杨氏家藏方》卷二十）

★ 101. **治误吞水蛭**：小干鱼3条，猪板油20克，田中泥20克，巴豆仁10粒，蜂蜜适量。用法：将田中泥用清水研细，过箩后沉淀；巴豆仁去油研面；小干鱼研面。上3味与猪板油共同混合均匀，炼蜜为丸，如绿豆大，瓶装备用。每次5粒，每日3次，用田中冷水送服。功能：杀虫。医师嘱咐：服药后禁止热食热饮。（刘道清 主编·《中国民间神效秘方》244）

★ 102. **用于急性结膜炎**：用巴豆、大蒜、毛茛，上药任选一种，选择贴于太阳、印堂、太渊三穴发泡。皮肤红晕去掉，左右交替敷，每日2～3次，病愈止。（滕佳林 米杰 编著·《外治中药的研究与应用》192引《俞穴敷贴疗法》）

★ 103. **治耳聋8方**

①巴豆一粒（去心皮），斑蝥一枚（去翅足）。用法：上药治下筛。绵裹塞耳中。（彭怀仁 主编·《中医方剂大辞典》2册1108引《肘后方》卷六）

②巴豆一粒，斑蝥三个，麝香少许，冰片少许。用法：共为细面，葱蜜研烂和匀。用绵裹入耳内，响声如雷，三至七日取出。（沈洪瑞 主编·《重订十万金方》721）

③取鸡蛋1枚先开一孔，将巴豆1粒（去皮、去心膜）2分（0.6克），由孔放入鸡蛋中搅匀，取汁滴于耳。1日滴2～3次，连续3个月。对神经性耳聋、链霉素所致的儿童性耳聋均有效。按语：此方来于清宫医案。（高允旺 编·《偏方治大病》37）

④巴豆2分（0.6克），石菖蒲1克。用法：上药共研细末，做丸塞入耳孔内。（刘少林 刘光瑞编·《中国民间小单方》254）

⑤**【巴豆丸】**用巴豆（去皮心，炒）10粒，松脂15克，上2味，捣烂。搓如枣核大，塞耳中，汁出，即愈。（滕佳林 米杰 编著·《外治中药的研究与应用》192引《圣济总录》）

⑥大蒜一瓣，巴豆一粒（去皮膜，慢火炮极热）。用法：将大蒜中挖一孔，纳入巴豆，用新绵包定，塞耳中。三次效。（彭怀仁 主编·《中医方剂大辞典》2册1111引《仙拈集》卷二）

⑦**【松脂条】**巴豆、石菖蒲、松脂、黄蜡各适量。用法：上药研为末，和调。纳耳中，抽之。（孙世发 主编·《中医小方大辞典》1449引《仙拈集》卷二）

⑧**【鸡卵膏】**鸡子、小蛤蟆各1个，巴豆（去皮）2个。用法：于鸡子头旁打一眼子，纳入小蛤蟆（以麻缠脚）、巴豆，蜡纸封合，炮鸡子，候熟研细，点入耳中。（孙世发 主编·《中医小方大辞典》955引《鸡峰》卷十八）

★ 104. **治三十年聋方**：巴豆14枚，鹅脂15克。用法：巴豆捣末，鹅脂火熔，纳巴豆和，取如

小豆,绵裹纳耳中,1日1易。(吴素玲 李俭 主编·《实用偏方大全》256引《肘后备急方》)

★ 105. **治耳鸣**:巴豆二枚(去皮,炒)。桃仁(去皮,炒)二枚,松脂大豆许。用法:上药捣为二丸。绵裹塞耳中。(彭怀仁 主编·《中医方剂大辞典》2册1110引《普济方》卷五十四)

★ 106. **治耳卒聋闭**:巴豆一粒。蜡裹,针刺孔通气。塞之,效。(陆锦燧 辑·《鲟溪秘传简验方》177)

★ 107. **治肾气虚,耳内如风水鸣,或如钟磬声,卒患耳聋:【巴豆方】**巴豆、石菖蒲、松脂各等份。用法:上药以蜡熔为筒子,纳耳中,每日1易。(孙世发 主编·《中医小方大辞典》815引《普济方》卷五十四)

★ 108. **治鼻痔**:用巴豆(去壳)12粒,阳起石3克,石莲心30枚,上为末。每用1克,嗃入鼻中,又用棉块子蘸药塞入鼻中,其痔肉化烂自出。(滕佳林 米杰 编著·《外治中药的研究与应用》192引《医学纲目》)

★ 109. **治风虫牙疼、痛不可忍:【一笑丸】**汉椒七粒(为末),巴豆一粒(研成膏)。用法:饭为丸,如蛀孔大。绵裹,安于蛀孔内。(彭怀仁 主编·《中医方剂大辞典》1册20)

★ 110. **治弄舌、喉风、哑不能言:【一字散】**白矾一两,巴豆二十一粒。用法:将白矾火上熬滚,随下巴豆仁,即取出待冷,研末。干吹。(彭怀仁 主编·《中医方剂大辞典》1册10)

★ 111. **治伤寒后,不能转摄,舌出不收者**:上用巴豆一枚,去油去霜,用纸捻卷之,内入鼻中,舌自收。(电子版·《中华医典·奇效良方》卷六十)

★ 112. **治白口疮**:巴豆(去皮不去油)3枚,黄丹1.5克。用法:同研如泥,涂叶上如大棋子,贴眉间,须臾,四周疮如蚕子,去药大效。注意:孕妇忌用。(吴素玲 李俭 主编·《实用偏方大全》761)

★ 113. **治牙痛2方**

①用巴豆1粒,煨至黄熟,去壳;以蒜1瓣,切1头作盖,剜去中心,可安巴豆在内,以盖子合之,用绵裹,随患处左右塞耳中。(滕佳林 米杰 编著·《外治中药的研究与应用》192引《太平圣惠方》)

②**【巴豆丸】**巴豆(去皮心,熬,研如膏)10枚,大枣(取肉)20个,细辛(研末)30克。用法:上药相和,研为丸。以绵裹着所痛处咬之,每日3次。如有涕唾,吐却,勿咽入喉中。(孙世发 主编·《中医小方大辞典》815引《外台》卷二十二)

★ 114. **治遇冷风即牙痛**:巴豆1个(去皮),将豆用绵纸包好,用线绑住,留9~10厘米长的线头,置酒内泡15分钟取出。左侧牙痛放右耳中,右侧牙痛放左耳中。注:用药后止痛甚快,耳前起一水疱无妨,一二日即可消退。巴豆置耳内勿超过5分钟,切不可放置时间过久。(许逸民 李庆峰 主编·《中国现代百名中医临床家丛书·许玉山》29)

★ 115. **治急性牙髓炎:【巴豆斑蝥散】**巴豆一个去皮,斑蝥一个去翅,研为细末,加冰片3克配制而成。用法:用小棉球蘸药末置龋洞处,或以绢包药末放患牙处咬紧,不可吞下。不痛后以冷水漱口。治疗112例,止痛有效率达99.1%。止痛持续时间多在2~6小时之间,且显效迅速,一般5~10分钟。(胡熙明 主编·《中国中医秘方大全》中册717)

★ 116. **治走马牙疳**:巴豆1粒。黑枣2枚(去核),冰片0.06克。用法:同捣烂,用膏药贴眉心。亦可单用巴豆捣烂贴。(吴静 陈宇飞 主编·《传世金方·民间秘方》363)

★ 117. **治急性喉炎**:巴豆2个。用法:将巴豆研细末,用纸包裹,用火点燃后吸入喉部。释解:因外感风邪燥火。症见音哑咽痛喉肿。治宜泻火通窍。(刘少林 刘光瑞 编·《中国民间小单方》240)

★ 118. **治喉疮日久不愈:【石击散】**白矾、巴豆。用法:共烧灰。吹喉中。(彭怀仁 主编·《中医方剂大辞典》3册197引《喉科种福》卷四)

★ 119. **治喉痹**:白矾二两(捣碎),巴豆半两(略捶破)。同于铫器内炒,候矾枯,去巴豆不用,碾矾为细末,遇病以水调灌,或干吹入咽喉中。(宋立人 总编·《中华本草》4册772引《百一选方》)

★ 120. **治双单喉蛾:【提痰药】**白矾(瓷器盛水少许化开)9克,巴豆仁3粒。用法:将巴豆分作6块,投入白矾内,用罐盛煅,白矾取起,去豆研细密贮。每用少许,醋水调匀,鹅毛蘸扫喉内。其痰自出,然后用药吹之。(孙世发 主编·《中医小方大辞典》643引《惠直堂方》卷二)

★ 121. **治十八种喉闭:【喉症开关方】**牙皂、巴豆。用法:上为末,米汤调,刷纸上晒干,作捻子。用时将捻子点火,以烟熏鼻孔。立能开口,鼻流涕涎。(彭怀仁 主编·《中医方剂大辞典》10册400引《种福堂方》卷三)

★ 122. **治缠喉风,单、双蛾:【喉闭饮】**巴豆7粒(3生,4炒存性),雄黄9克,郁金1个。用法:上药研为末,每次3克,茶调细呷。如口噤咽塞,以竹筒吹药入喉中,须臾吐痢即醒。(孙世发 主编·《中医小方大辞典》1171引《仙拈集》卷二)

★ 123. **用于咽喉不通,牙关紧闭,不省人事:**用巴豆(捣烂绵纸包压取油作捻,点燃吹灭)熏鼻中,使气入喉取涎血。(滕佳林 米杰 编著·《外治中药的研究与应用》192引《奇效简便良方》)

★ 124. **治乳蛾【撒豆成兵方】**巴豆一粒,葱白一个。用法:捣烂,塞鼻孔。或用醋调巴豆末灌鼻中。(彭怀仁 主编·《中医方剂大辞典》10册1288引《喉科种福》卷四)

★ 125. **治喉肿,喉风,食刺,骨鲠:【一捻金散】**郁金三钱,藜芦二钱,巴豆一钱(炒)。用法:上为末。喉肿及食刺,热茶点一钱;骨鲠,干咽;喉风,薄荷茶下。(彭怀仁 主编·《中医方剂大辞典》1册32引《医方类聚》卷七十四)

★ 126. **治扁桃腺炎:**巴豆6克,细辛6克。用法:2味药同研细末,以草纸将药卷包成筒状,筒口封闭扎紧。用火点燃药筒一头,置于口鼻前,令烟气随呼吸进入咽喉部,上半身微汗即止。功效:有镇痛解热、祛痰利咽作用。(洪国靖 主编·《中国当代中医名人志》7)

★ 127. **治白喉:**巴豆肉二份,乌梅肉一份捣烂,朱砂一份拌入,做成绿豆大小丸,密封备用。先在额部涂少许蛋清,取药丸一粒置印堂穴上,胶布固定。8小时后如局部红晕或水泡,应用冷水冲洗,冷敷后再涂鸡蛋清并在印堂穴上垫上小棉片,另换丸药外贴。文明锋用上方治疗白喉13例,3~4天全部治愈。(王辉武 主编·《中药临床新用》148)

★ 128. **治各种白喉:**巴豆(去壳研末)、朱砂各0.5克。做成小膏药,贴于患者两眉之间8~12小时,视局部变红紫色并有水泡即去掉,不久小泡变为大泡可以挑破搽1%龙胆紫。观察59例,伪膜脱落最快的不到一天,最慢的8天,退热日期最快1天,最慢8天,结果全部病例均治愈。(胡熙明 主编·《中国中医秘方大全》下册578)

★ 129. **治乳癖(乳腺增生症):**将巴豆仁120克放入已熔化黄蜡120克的锅内炸成深黄色,滤出黄蜡液(有毒)弃之,在竹筛上散开巴豆仁,待其上之黄蜡凝后收起备用。每次5粒,1日3次(必须囫囵吞下),温开水冲服,1个月为1疗程。停药10天后再服第2个疗程,以愈为度。吴运苍用上方治疗乳癖458例,除3例癌变外,其余皆痊愈或基本痊愈。(王辉武 主编·《中药临床新用》147)

★ 130. **治乳痈:【冰豆膏】**巴豆(去净油)1粒,冰片0.1克。用法:用黏饭以手捏烂为丸。雄黄少许为衣。将丸捏扁贴眉心处,用清凉膏如钱大盖之,夏贴6小时,春、秋、冬贴每日,去之。(孙世发主编·《中医小方大辞典》901引《仙拈集》卷三)

★ 131. **治急性乳腺炎:**巴豆1个(内有3粒仁),砂仁1个,红枣1个(以大的肉多为宜),砂仁碾成细末,红枣去核。将上药塞入红枣内,在香油灯上熏烤。不断捏揉,使药渗入红枣内,最后变成黑色,制成黄豆大小。用法:根据患者体质情况,分1次或2次半空腹时服下,服药后可有轻度或中度腹泻,24小时内退热,消肿止痛,2天内痊愈。(杨仓良主编·《毒药本草》491)

★ 132. **治难产,救不可者:【催生蓖豆膏】**蓖麻(去皮)4粒,巴豆(去皮)2粒。用法:上药研烂,贴脐中。才产后便去之,以蛤粉扑脐中。(孙世发 主编·《中医小方大辞典》673引《产宝诸方》)

★ 133. **打死胎:【黑神丸】**百草霜30克,巴豆15克。用法:上药研为末,面糊为丸,如绿豆大。每次9丸,煎红花汤下。(孙世发 主编·《中医小方大辞典》652引《便览》卷四)

★ 134. **治小儿鹅口疮:**巴豆1克,西瓜子仁0.5克。共研后加少许香油调匀,然后揉成小团状敷贴于印堂穴,15秒钟后取下,每日1次,一般连用2次。疗效:林长喜等用上法治疗小儿鹅口疮190例,结果治愈率达90%。(王辉武 主编·《中药临床新用》149)

★ 135. **治小儿口疮**:巴豆1粒,小麦7粒。小麦放在口腔内嚼碎,取出和巴豆混在一起,用小青石头将药砸如泥状,用2层卫生纸(3厘米×3厘米)包住药物,用胶布把药物贴在前额正中,3个小时后将药取掉,有的局部发红或起小泡如米粒大,起小泡者效果明显,但要防止局部感染。第2次治疗方法同上。原部位稍往上移5分。结果治疗53例,1次治愈者30例,2次治愈21例,2例效果不佳。(杨仓良 主编·《毒药本草》490)

★ 136. **治小儿口疔**:巴豆仁4个,黄丹1钱。用法:2味共炒,巴豆炒黑为度,去巴豆研末,用药末搽疔上,数次即愈。(中医研究院革命委员会编·《常见病验方研究参考资料》251)

★ 137. **治小儿初生,口内两腮肿起:【保婴万灵丹】**巴豆1钱(微炒,研末)。用法:掺膏药上贴囟门。(彭怀仁 主编·《中医方剂大辞典》7册704引《疡科遗编》卷下)

★ 138. **治小儿痰喘**:巴豆1粒,捣烂,绵裹塞鼻,痰即自下。(宋立人 总编·《中华本草》4册773引《古今医鉴》)

★ 139. **治小儿支气管哮喘**:巴豆1粒,苹果1个。用法:先将苹果洗净,用小刀挖1个小洞,将巴豆仁置入苹果洞中,仍将苹果盖严,放入碗内,加水50毫升,再隔水蒸煮40分钟,取出巴豆仁弃之不用,吃苹果喝汤。每日分早、中、晚3次服完。待症状消除停药。功效:泻肺平喘。医师嘱咐:巴豆仁有毒,不可内服。置苹果内蒸煮,可减缓巴豆仁之毒性。(刘道清 主编·《中国民间神效秘方》934)

★ 140. **治小儿腹泻:【巴黄锭】**巴豆30克,黄蜡30克。用法:将上药共捣如泥,捏成药饼如铜钱大。取本品贴敷脐部,用胶布固定,上用热水袋敷脐部,早、晚各30分钟,每日敷1次。疗效:共治疗100例,治愈82例,好转15例,无效3例,总有效率为97%。(梁永才 梁杰圣主编·《中国外治妙方》572)

★ 141. **治小儿惊痫水泻**:用巴豆(火炮,去油)2个,皮硝,黄蜡各等分。捣成膏,摊在纸上,贴额颅上囟门下是也。有小疱起,即止其泄。(滕佳林 米杰 编著·《外治中药的研究与应用》193引《鲁府禁方》)

★ 142. **治小儿疳积**:巴豆1粒炒去油,以成霜为度。用法:将蜜合巴豆面放在青布中央,四周放白面糊,贴在小儿囟上。(沈洪瑞 主编·《重订十万金方》650)

★ 143. **治小儿瘰疬结核,久不愈:【追毒斑蝥膏】**斑蝥二枚(去翅足及头,炒),巴豆二十枚(去皮心,浆水煮),松脂三分。用法:上先研前二味为粉,次入松脂熔化,搅令匀,做饼。热贴在瘰疬上,药力尽别换。以愈为度。(彭怀仁 主编·《中医方剂大辞典》7册745引《圣济总录》卷一八二)

乌梅(204方)

【药性】味酸,性平。归肝、脾、肺、大肠经。

【功能与主治】敛肺止咳,涩肠止泻,止血,生津,安蛔,治疮。主治久咳不止,久泻久痢,尿血便血,崩漏,虚热烦渴,蛔厥腹痛,疮痈胬肉。

【用法用量】内服:煎汤,3~10克或入丸、散。外用:适量,烧存性研末撒或调敷。

【使用注意】不宜多食、久食。

★ 1. **治久疟不愈:【常山汤】**常山、乌梅肉各30克,甘草(并生用)22.5克。用法:上药研为粗末。每次6克,入生姜3片,水煎,去渣,不拘时候温服。(孙世发 主编·《中医小方大辞典》1131引《圣济总录》卷三十五)

★ 2. **治疟疾3方**

①乌梅10个,红糖适量。用法:发作前煎服2~3次。(中医研究院革命委员会 编·《常见病验方研究参考资料》67)

②乌梅、槟榔、红花各4钱。用法:水煎服。(中医研究院革命委员会 编·《常见病验方研究参考资料》67)

③乌梅4钱,槟榔6钱,草果4钱,大枣7枚。用法:水煎服。(中医研究院革命委员会编·《常见病验方研究参考资料》67)

★ 3. **治疟疾屡发,发作已微,作则多痰:【山梅丸】**乌梅(蒸,去核)、常山(炒,为末)各等分。

捣作丸。每服2钱。(宋立人 总编·《中华本草》4册89引《医级》)

★ 4. **治间日疟、恶性疟**:常山6克,乌梅肉4枚。用法:共为末,拌和,分2次吞服,早上服1次,临发前1小时服1次,开水送下。(吴静 陈宇飞 主编·《传世金方·民间秘方》323)

★ 5. **治肝炎**:乌梅50克,板蓝根30克。用法:上药加水500毫升,煎至250毫升,分2次服用,每日1剂,10日为1个疗程,可连服5个疗程,每个疗程之间歇1天。备注:上2味药均入肝经,板蓝根性苦寒,2药合用可有清热解毒之功效,本方治疗病毒性肝炎,疗效确切,服药期间禁食油腻食物。(吴静 陈宇飞 主编·《传世金方·民间秘方》310)

★ 6. **治肝气有余,肝血不足,以致胃气痛者**:乌梅肉5个,甘草5钱。(彭怀仁 主编·《中医方剂大辞典》2册985引《医门八法》卷三)

★ 7. **治胆囊炎、胆石症、胆道感染**:乌梅、五味子各1两,红木香(长梗南五味子)5钱,水煎2次,得400毫升,分2次服。(《全国中草药汇编》编写组 编·《全国中草药汇编》上册212)

★ 8. **预防中暑**:将乌梅2个,研粉,放1碗内,加白糖1匙,开水冲服,便可预防中暑。(吴大真等·《灵验单方秘典》176引《芝隐方》)

★ 9. **治心痛**:乌梅1个,大枣2枚,杏仁7枚。一起捣烂,男的用酒,女的用醋送下。有方子说:一个乌梅两个枣,七枚杏仁一处捣,男酒女醋频送下,不害心痛直到老。(吴大真等·《灵验单方秘典》51)

★ 10. **治日久心口痛症**:乌梅肉3个,白胡椒7粒。共捣如泥。用法:男用黄酒,女用陈醋,烧开冲服。(沈洪瑞 主编·《重订十万金方》212)

★ 11. **治胃气痛**:乌梅2枚,砂仁1钱。用法:同焙研细末,开水泡。每日1剂,分2次服。功能:化痰理气,收敛止痛。(易法银 喻斌主编·《湖南省中医单方验方精选·内科》中册1100)

★ 12. **治胃脘疼痛**:乌梅1个,大枣2枚,胡椒10粒。用法:共捣为丸,用酒吞服。以醋代酒亦可。(吴静 陈宇飞 主编·《传世金方·民间秘方》65)

★ 13. **治面色萎黄,心胃刺痛,周身冷汗**:乌梅9克,大枣9克,甘草6克。用法:水煎服。(吴静 陈宇飞 主编·《传世金方·民间秘方》65)

★ 14. **治胃部剧痛,坐卧不安**:乌梅(去核)60克,焦枣(去核)、桃仁各30克。用法:共捣烂,为丸,如弹子大,每服1丸。(吴静 陈宇飞 主编·《传世金方·民间秘方》65)

★ 15. **治胃热,食后复助其火,汗出如雨:【安胃汤】**乌梅、五味子、生甘草、炙甘草、黑枣。用法:水煎服。(彭怀仁 主编·《中医方剂大辞典》4册731引《便览》卷三)

★ 16. **治脾胃虚寒之胃痛**:乌梅3个,大枣7枚,干姜9克。用法:白酒或米醋为引,水煎服。(吴静 陈宇飞 主编·《传世金方·民间秘方》65)

★ 17. **治骨蒸劳热,五心烦躁。又大病或大下后多睡、不睡**:乌梅30克,地黄30克。用法:上药同研为末。每服6克,以荠汁调下。(吴素玲 李俭 主编·《实用偏方大全》273引《卫生家宝》)

★ 18. **治久咳经年,百药不效,余无他症,与劳嗽异者:【乌梅膏】**乌梅。用法:煎膏。含化。(彭怀仁 主编·《中医方剂大辞典》2册942引《杂病源流犀烛》卷一)

★ 19. **治久咳不已**:乌梅肉(微炒)、御米壳(去筋膜,蜜炒)。等分为末。每服2钱,睡时蜜汤调下。(宋立人 总编·《中华本草》4册88引《纲目》)

★ 20. **用于肺虚久咳,暑热烦渴,慢性腹泻:【乌梅冲剂】**乌梅100克,蔗糖适量。取乌梅煎煮3次,滤过;合并滤液,浓缩成清膏,加入蔗糖适量,制成颗粒或块,干燥成1000克,每袋(块)15克,本品为棕色颗粒或方块;味酸、甜。功能:敛肺,涩肠,生津。用于肺虚久咳,暑热烦渴,慢性腹泻。开水冲服,每次15~30克,每日3次。(宋立人 总编·《中华本草》4册89)

★ 21. **治一切咳嗽,夜不得卧眠:【安眠散】**罂粟壳(去蒂瓤)、杏仁、乌梅、甘草各等分。用法:上切碎。每服半两,水煎,卧服。(彭怀仁 主编·《中医方剂大辞典》4册749引《普济方》卷一六二)

★ 22. **治痰毒:【乌梅顶】**乌梅十枚,青黛三钱,牙皂(炙)三钱,朱砂三钱。用法:上为细末,炼白蜜为丸,如芡实大。大人三丸,小儿一丸,清

汤送下。(彭怀仁 主编·《中医方剂大辞典》2册939引《串雅补》卷一)

★ 23. **治恶心呕吐:**乌梅10克,冰糖15克。用法:水煎服。每日1~2次。(金福男 编著·《古今奇方》9)

★ 24. **治呕吐:**乌梅3粒,薄荷、黄连各0.24克。用法:水煎服。(吴静 陈宇飞 主编·《传世金方·民间秘方》41)

★ 25. **治吐,呃逆不已:【青白散】**青黛、白矾、乌梅肉(焙)各等份。用法:上药研为末。每次6克,齑汤调服,先饮齑汤1杯,次服药探吐。(孙世发 主编·《中医小方大辞典》957引《医统》卷二十七)

★ 26. **治瘟疫:【乌蜜煎】**乌梅七个,蜜七钱。用法:水二碗,煎汤服之。(彭怀仁 主编·《中医方剂大辞典》2册963引《仙拈集》卷一)

★ 27. **治音哑:**乌梅5个。用法:将乌梅煎水服。(释解)因虚火上窜。症见咽喉干燥,红肿疼痛,音哑语轻。治宜生津润喉。(刘少林 刘光瑞 编·《中国民间小单方》258)

★ 28. **治中风口噤不开:**乌梅1个。用法:将乌梅剥开,用乌梅擦患者牙齿,口即开。(刘少林 刘光瑞 编·《中国民间小单方》41)

★ 29. **治中风口噤:【开关散】**乌梅肉、冰片、生天南星各适量。用法:上药研为末。擦牙。功效:开噤。(孙世发 主编·《中医小方大辞典》782引《金鉴》卷三十九)

★ 30. **治咯血:**乌梅不以多少,煎汤,调百草霜。一服愈。(宋立人 总编·《中华本草》4册89引《朱氏集验方》)

★ 31. **治烦热:【独圣汤】**麦门冬、乌梅(去核)各等分。用法:上切碎。用水一碗,煎至八分,露一宿,清晨服之。(彭怀仁主编·《中医方剂大辞典》7册765引《普济方》卷三五三)

★ 32. **治上焦肺热,口渴少津:【梅苏丸】**乌梅(不拘多少,温水洗净)取肉半斤,白砂糖半斤。上为细末,入南薄荷头末半斤,再捣成膏,丸如弹子大。每用一丸,口中噙化,行路备之,解渴极妙。(宋立人 总编·《中华本草》4册89引《鲁府禁方》)

★ 33. **治消渴病,急性吐泻停止后,口渴,饮一溲一,溺清长者:**乌梅3个,冰糖10两。用法:白开水泡浸。每日1剂,分3次服。功能:养阴化气,生津止渴。(易法银 喻斌 主编·《湖南省中医单方验方精选·外科》下册1884)

★ 34. **治消渴:【乌梅五味汤】**乌梅、五味子、巴戟(酒浸,去心)、百药煎、甘草各等分。用法:上切碎。每服四钱,水一盏,空心煎服。功能:生津液。(彭怀仁 主编·《中医方剂大辞典》2册985引《普济方》卷一七六)

★ 35. **治消渴,饮水不止:**乌梅4钱,白芍3钱,甘草1钱。用法:乌梅焙,与其他药共水煎。每日1剂,分2次服。功能:养阴敛肺,生津止渴。方解:白芍滋养阴血;乌梅敛肺生津。甘草和中调药。诸药合用,共奏养阴敛肺,生津止渴之功。(易法银 喻斌 主编·《湖南省中医单方验方精选·外科》下册1884)

★ 36. **治消渴。喉干不可忍,饮水不止,腹满急胀:【麦门冬汤】**麦门冬(去心,焙),乌梅(去核取肉,炒)各二两。用法:上为粗末。每服三钱匕,水一盏,煎至半盏,去滓,食后温服,一日三次。(彭怀仁 主编·《中医方剂大辞典》5册19引《圣济总录》卷五十八)

★ 37. **治消渴,阴虚于下,火炎于上:【乌梅四物汤】**乌梅五个,当归身五钱(炒),白芍三钱,大熟地三钱,大生地五钱,天花粉三钱。用法:水煎服。加减:中消,去花粉,加甘草五钱;下消,去甘草,加麦冬五钱。(彭怀仁 主编·《中医方剂大辞典》2册985引《医门八法》卷二)

★ 38. **治虚躁暴渴:【乌梅散】**乌梅肉(焙)、麦门冬(去心,焙)各一两半,生干地黄(焙)三两,甘草(炙)一两。上四味,捣罗为散。每服二钱匕,温热水调下。(宋立人 总编·《中华本草》4册89引《圣济总录》)

★ 39. **治癫狂热结乱叫不止:【乌巴丸】**乌梅五个,巴豆五粒(去油成粉)。二味同研,粥丸如黍米大,朱砂为衣。大人三五丸,临卧白汤送。谅下三四行,白粥止之。(宋立人 总编·《中华本草》4册89引《古今医统》)

★ 40. **治自汗:**乌梅、炒枣仁(打)各四钱,白芍五钱。用法:水煎服。(中医研究院革命委员会编·《常见病验方研究参考资料》244)

★ 41. **治小便下血:**乌梅三钱。用法:水煎,空腹服。备注:同类方治疗尿血较多,有用一至二钱水煎服或甜酒冲服,一日三次;或以醋糊为丸,梧子大,每服十至四十丸,开水送下;或烧

存性，米汤冲服三钱。（中医研究院革命委员会 编·《常见病验方研究参考资料》190）

★ 42. **治胆囊炎、胆道蛔虫症：【乌梅醋】**干乌梅500克，用曲醋1000毫升浸泡24小时，即成乌醋。每次10~20毫升，日服3次（儿童酌减）。据报道，应用本方治疗50例，于发病后48小时治愈者48例，无效2例。服药半小时疼痛缓解者30例。（薛建国 李缨 主编·《实用单方大全》598）

★ 43. **胆道蛔虫症3方**

①川椒5克，乌梅30克，使君子15克，粳米100克。将川椒、乌梅、使君子加水煎煮半小时后，去渣取汁，以汁煮粳米为粥，代食服用，不拘次数。（吴大真等·《灵验单方秘典》100）

②南瓜子捣烂，乌梅微炒，水煎服。日服3次，每日1剂。备注：本方适用于胆道蛔虫症。小儿用之可加入红糖10克为引。（吴静 陈宇飞 主编·《传世金方·民间秘方》76）

③乌梅60克，红糖30克。用法：将乌梅加水煮沸40分钟，然后加入红糖，搅拌使之溶解，滤取药液约200毫升，1次温服。如病情不减，可用上述药量及制法再服1次。功效主治：安蛔止痛。主治胆道蛔虫症。医师嘱咐：此方可缓解因胆道蛔虫症而引起的剧烈腹痛，但不能驱虫外出。待腹痛症状缓解后，应再服驱虫药物，以求根治。糖尿病患者不宜服。（刘道清 主编·《中国民间神效秘方》294）

★ 44. **治蛔虫症4方**

①乌梅适量。取上药，冷水洗净，敲碎去核，置石臼内捣烂，用粗白布绞去汁（汁暴晒成膏，另作别用），取其残渣，晒干，研成细末，8岁以下小儿每次5克，早、晚各服1次。功能：驱杀蛔虫。表现为腹痛、营养欠佳、消瘦、大便镜检有蛔卵。备注：据朱步云等报道，应用本方治疗72例4~8岁患儿，获效满意。最多的3天内排虫达126条，最少的亦有14条。（薛建国 李缨 主编·《实用单方大全》599）

②乌梅十个。用法：水煎服；或用乌梅丸一至二钱吞服亦可。（中医研究院革命委员会 编·《常见病验方研究参考资料》74）

③乌梅、杏仁各三钱。用法：水煎服。（中医研究院革命委员会 编·《常见病验方研究参考资料》74）

④乌梅三个，川椒二钱，生姜三片。用法：水煎服。（中医研究院革命委员会 编·《常见病验方研究参考资料》76）

★ 45. **治蛔虫腹痛：**乌梅炭、开口花椒五十个。用法：泡开水频服。（中医研究院革命委员会 编·《常见病验方研究参考资料》74）

★ 46. **治蛔虫性肠梗阻：**乌梅、大黄各30克，干姜20克，蜂蜜100克。用法：先煎干姜、乌梅10分钟，后加大黄、蜂蜜，煎2~3分钟，取汁少量频服，呕吐重者经胃管灌入，2小时1次，每次50毫升。6小时仍未好转者，可行灌肠。连用3~5天即可。（唐大晅 张俐敏 主编·《传世金方·祖传秘方》161）

★ 47. **治绦虫病：**乌梅60克，槟榔120克，白酒5毫升。用法：前2味药加水煎煮1小时，滤取药液约150毫升，加入白酒，待温空腹1次服完，每日1次。儿童酌减。功效：杀虫消积。医师嘱咐：孕妇忌服。（刘道清 主编·《中国民间神效秘方》309）

★ 48. **治热留肠胃，脐腹疞痛，下痢纯血，或服热药过多，毒蕴于内，渗成血痢：【乌梅丸】**乌梅肉二两，黄连三两，当归二两，枳壳二两（去白）。上为末，醋糊丸，如梧桐子大。每服七十丸，米饮下。（宋立人 总编·《中华本草》4册89引《赤水玄珠》）

★ 49. **治时气下痢不能食：**乌梅肉十枚（微炒），黄连二两（去须，微炒）。上件药，捣罗为末，炼蜜和丸，如梧桐子大。每服不计时候，以粥饮下三十丸。（宋立人 总编·《中华本草》4册89引《圣惠方》）

★ 50. **治便血5方**

①**【梅柿丸】**乌梅二两，柿饼四两。用法：加水少许，饭上蒸熟，捣烂为丸，如梧桐子大。每服五钱，一二口吞下。两三次愈。（彭怀仁主编·《中医方剂大辞典》9册36引《仙拈集》卷二）

②**【烧梅饮】**乌梅一两。用法：入火烧（去核），研为末。每服二钱，空心米饮调下。（彭怀仁 主编·《中医方剂大辞典》8册577引《医方类聚》卷一十四）

③乌梅五钱，僵蚕一两。共为细末，醋糊为丸，每服三十至五十丸。用法：醋汤送下。（沈洪瑞 主编·《重订十万金方》300）

④乌梅（经霜者）5个，茶叶（老者）9克。用

法:先将乌梅去核,加水煮沸40分钟,然后加入老茶叶,继续煮沸10分钟,滤液温服,1次服完。再服再制,每日2次。功效:收敛止血。禁忌:忌辛辣刺激性食物。(刘道清 主编·《中国民间神效秘方》156)

⑤乌梅肉(乌梅去核)30克,刘寄奴15克,松罗茶3克。用法:先将乌梅肉加水煎煮20分钟,再加入刘寄奴和松罗茶,继续煮沸20分钟,滤液温服,1次服完。再服再制,每日2剂。功效:清热,化瘀,收涩,止血。医师嘱咐:松罗茶为产于安徽歙县松罗地区的茶叶。(刘道清 主编·《中国民间神效秘方》156)

★ 51. **治大便下血:【乌梅丸】**乌梅肉60克,槐花30克,柿饼(烧存性)5个。用法:蒸饼为丸。空腹开水送下。(孙世发 主编·《中医小方大辞典》808《慈幼新书》)

★ 52. **治大便下血不止:**乌梅(烧存性)90克。研末,用好醋打米糊丸,如梧桐子大。每次70丸,空腹,用米汤服下。(吴大真等·《灵验单方秘典》135)

★ 53. **治泻血:【乌梅丸】**乌梅二十个(醋煮,去核),白矾二两,诃黎勒十一个(炮,去核)。上三味,将矾石、诃黎勒为末,与梅肉同捣为丸,如梧桐子大。每服七丸,米饮下。(宋立人 总编·《中华本草》4册89引《圣济总录》)

★ 54. **治肠风下血2方**

①**【乌梅丸】**僵蚕一两(炒),乌梅肉一两。用法:上为末,薄糊为丸,如鸡头子大。每服一百丸,食前多用白汤送下,一日三次。(彭怀仁 主编·《中医方剂大辞典》2册971引《东垣试效方》卷七)

②乌梅十粒(洗),艾叶炭三钱。用法:水煎,饭前服。(中医研究院革命委员会编·《常见病验方研究参考资料》170)

★ 55. **治肠风脏毒下血:【香梅丸】**乌梅(同核烧灰存性)、香白芷、百药煎(烧灰存性)各等分;上为末,米饮糊丸,梧桐子大。每服七十丸,空心用米汤送下。(宋立人 总编·《中华本草》4册89引《普济方》)

★ 56. **治肠风下血,烦渴:【乌梅粥】**乌梅(捶碎)七个,粟米(淘净)不拘多少。用法:以水八合,浸一宿,去乌梅,取汁煮粥。每日空腹顿食之。(彭怀仁主编·《中医方剂大辞典》2册942引《圣济总录》卷一九O)

★ 57. **治脏毒:【烧梅散】**大白梅、枳壳。用法:上同烧存性,为末。米饮调下,不拘时候。(彭怀仁主编·《中医方剂大辞典》8册577引《魏氏家藏方》卷七)

★ 58. **治慢性结肠炎:**乌梅15克,加水1500毫升,煎至1000毫升,加适量糖,每日1剂当茶饮,25天为I个疗程。高治源用上方治疗慢性结肠炎18例,15例治愈,3例好转,总有效率100%。(薛建国 李缨 主编·《实用单方大全》598)

★ 59. **治慢性结肠炎验案:**孙某某,男,45岁。反复发作性腹泻、腹痛、脓血便已8年余,1983年首经中西药、针灸治疗效果不佳,1988年上述症状明显加重,经结肠纤维镜检查确诊为慢性结肠炎。症见面色晦暗,四肢不温,左下腹触痛,舌质淡,苔白腻,脉细。予乌梅15克,煎后加糖成乌梅茶饮,服2周后症状明显减轻,1个疗程痛安而愈。随访1年未复发。治疗方法:乌梅15克,加水1500毫升,煎至1000毫升,加适量糖,每天1剂当茶饮,25天为1个疗程。(黄国健等 主编·《中医单方应用大全》437)

★ 60. **治腹泻及疰夏:**乌梅2个,糖150克。用法:加水600毫升,先煮乌梅20分钟,后加糖。每日1剂,分3次服。功能:养阴生津,酸敛止泻。(易法银 喻斌 主编·《湖南省中医单方验方精选·内科》中册1418)

★ 61. **治久泻不止,泄泻日久,百药不效:**乌梅十个,枣儿十个,罂粟壳一个。水煎服。(李德新等编·《祖传秘方大全》57)

★ 62. **治赤痢:**乌梅、胡黄连、灶心土各等分。用法:共研细末。每服三钱,浓茶调服。(中医研究院革命委员会 编·《常见病验方研究参考资料》60)

★ 63. **治痢血:【三物散】**胡黄连、乌梅肉、灶下土各等分。用法:上为末。腊茶清调,食前空腹温服。按语:胡黄连苦寒沉降,清热燥湿,凉血解毒,常用于湿热泻痢;乌梅肉味酸微涩,涩肠止血,常用于久痢伤血,与胡黄连配伍,可疗湿热蕴结肠道,热伤血络所致痢血不止;灶下土即灶心土,味辛性温,温经止血,常用于脾胃虚寒之痢血。三药配伍,为治寒热错杂之血痢良方。(田代华 主编·《实用中医三味药方》523引《苏沈

良方》卷八)

★ 64. **治久痢**:乌梅。烧,研。米饮下二钱。(清·王梦兰 纂集·《秘方集验》113)

★ 65. **治噤口痢**:乌梅一个,冰糖五钱。煎浓频呷。(清·王梦兰 纂集·《秘方集验》112)

★ 66. **治慢性痢疾**:乌梅三钱,呵子五钱。用法:共研末,炼蜜为丸,开水分三次服下。(中医研究院革命委员会 编·《常见病验方研究参考资料》60)

★ 67. **治便痢脓血**:乌梅一两。去核,烧过为末。每服二钱,米饮下,立止。(清·王梦兰 纂集·《秘方集验》112)

★ 68. **治湿热痢久不瘥**:乌梅 120 克,黄连 120 克。用法:上药研为细末,炼蜜为丸,如梧桐子大。每服 30 丸。(吴素玲 李俭 主编·《实用偏方大全》132 引《方症汇要》)

★ 69. **治痢疾发热口渴:【仙梅茶】**细茶 15 克,乌梅 15 克。用法:乌梅水洗去核,晒干,同细茶共研为末,用生蜜做丸,如弹子大。每服 1 丸,水化下。(吴素玲 李俭 主编·《实用偏方大全》586 引《万病回春》)

★ 70. **治冷热痢,脓血不止:【黑神散】**乌梅、干姜、大枣各等份。用法:上药同烧存性。每次 3 克,空腹温米汤调下。(孙世发 主编·《中医小方大辞典》1174 引《鸡峰》卷十四)

★ 71. **治细菌性痢疾 3 方**

①**【乌梅散】**乌梅(去核)适量。研成细末,用量:小儿按每次每公斤体重 0.1 克,成人每次 5 克,每 6 小时服 1 次。功能:杀菌,涩肠,止痢。主治:细菌性痢疾。表现为发热、大便频数、黏液脓血便、大便镜检有大量脓细胞及红白细胞。附注:据王作忠等报道,应用本方治疗 246 例,治愈 204 例,治愈率为 83%;好转 42 例,好转率 17%,效果良好。(薛建国 李缨 主编·《实用单方大全》598)

②乌梅 18 克(压碎),香附 12 克。加水 150 毫升,文火煎熬,使药液浓缩至 50 毫升时过滤,早、晚分 2 次服。据称,用上方治疗细菌性痢疾 50 例,治愈 48 例,早期治疗效果较好;如加大剂量还可缩短疗程。(王辉武 主编·《中药临床新用》129)

③乌梅 20 克,鸡蛋 1 个。用法:上药分别用清水冲洗干净,然后放砂锅内共煮沸,鸡蛋不必打破,1 小时后停火,滤取药液,待温饮用,1 次喝完,每日 2 次。不吃鸡蛋。功效:杀菌止痢。医师嘱咐:注意休息,多喝开水,给予容易消化的流质或半流质食物,不吃油腻、辛辣和难以消化的食物。(刘道清 主编·《中国民间神效秘方》185)

★ 72. **治急性细菌性痢疾 2 方**

①乌梅熬成 10% 的乌梅汤,并加入少许红糖。每次服 100 毫升,每日 3 次,7 天为 1 个疗程。(《全国中草药汇编》编写组 编·《全国中草药汇编》上册 212)

②黄连(亦可用胡黄连)、乌梅各二钱。用法:共为细末。每服一钱,一日三次,开水送下。(中医研究院革命委员会 编·《常见病验方研究参考资料》52)

★ 73. **治慢性非特异性溃疡性结肠炎**:乌梅 500 克,蜂蜜 600 毫升。用法:先将乌梅用冷水泡发,去核,放砂锅内加水煮沸 20 分钟,滤取药液;药渣加水再煎,再煮沸 20 分钟,滤取药液。如此共煎煮 3 次,用小火煎熬浓缩,至稠膏状时,加入蜂蜜,煮沸后停火,冷后瓶装备用。每次口服 20 毫升,每日 3 次。功效主治:健脾,固肠,止泻。主治慢性非特异性溃疡性结肠炎,症见久泻乏力、粪便中夹有不消化食物、病情反复发作者。医师嘱咐:忌生冷、油腻和不易消化的食物。(刘道清 主编·《中国民间神效秘方》197)

★ 74. **治脱肛 2 方**

①乌梅 30 克,米醋 1 盅。乌梅加水煎煮,取汁后放入米醋,趁热,熏蒸洗浴,并用毛巾把肠头托回肛门。(吴大真等·《灵验单方秘典》162)

②乌梅 100 克。用法:取上药,火煨,研细末。每次 1 克,每天 2 次,饭后白开水冲服。功能:涩肠固脱。主治:脱肛。表现为直肠脱出,兼便血、疼痛。附注:据王涛报道,应用本方治一脱肛 10 余年患者,服药 10 天痊愈。(薛建国 李缨 主编·《实用单方大全》601)

★ 75. **治脱肛验案**:田某某,男,47 岁,1983 年 3 月 21 日就诊。患脱肛 10 余年,每次大便直肠脱出 6 厘米多,兼便血、疼痛难忍。经多方治疗效果不佳。笔者用乌梅粉治疗。方法:乌梅 60 克,火煨,研细末,每服 3 克,每天 2 次,饭后白开水冲服。治疗 10 日愈。3 个月后复发,仍用上药服 10 天而愈。随访至今未复发。(杨鹏举

主编·《中医单药奇效真传》281)

★ 76. **治直肠、声带、宫颈息肉:【济生乌梅丸加味】**乌梅1500克(酒醋浸泡1宿,以浸透乌梅为度,去核,焙焦存性),僵蚕500克(米拌炒微黄为度),人指甲15克(用碱水或皂水洗净,晒干,再和滑石粉入锅内同炒至指甲黄色鼓起为度,取出筛去滑石粉,放凉,碾粉用)或用炮穿山甲30克代替,象牙屑30克。上药共为细末,炼蜜为丸,每丸重9克,装入瓷坛内,若霉变者,不可服用。1日3次,每次1丸,白开水送下,儿童酌减。忌辛辣烟酒。龚志贤等用上方治疗直肠、声带、宫颈息肉数例均获痊愈,疗效可靠。(王辉武 主编·《中药临床新用》128)

★ 77. **治痔疮,便血:【肠红丸】**黄连、百草霜、乌梅各一两。用法:先将乌梅蒸烂去核,加余药打和焙干,为细末,炼蜜为丸,如梧桐子大,每服三钱,以温开水送下。(彭怀仁主编·《中医方剂大辞典》5册597)

★ 78. **治中毒:**乌梅7粒。用法:水煎汤,搅麦粉内服。备注:用于服碱中毒。(吴静 陈宇飞 主编·《传世金方·民间秘方》127)

★ 79. **治煤气中毒:**乌梅适量。用法:水煎。频服。功能:化痰解毒,化积利尿。注意事项:乌梅用量宜大,不拘多少。(易法银 喻斌 主编·《湖南省中医单方验方精选·外科》下册2416)

★ 80. **治硫黄中毒:**乌梅(焙)30克。用法:取上药,砂糖15克,浆水1 000毫升共煎至700毫升,呷之。功能:解硫黄毒。(薛建国 李缨 主编·《实用单方大全》599引《圣济总录》)

★ 81. **治诸疮水毒肿痛:**乌梅、皂荚子等分。上各烧存性研匀。贴疮上,毒汁即出。(宋立人 总编·《中华本草》4册89引《普济方》)

★ 82. **治中水毒,手足指俱冷:【乌梅汤】**乌梅三两(去核,熬)。用法:上为末。每服三钱匕,水一盏,煎至七分,去滓,不拘时候频服。(彭怀仁主编·《中医方剂大辞典》2册938引《圣济总录》卷一四九)

★ 83. **治毛细血管瘤验案3例**

①王某某,女,28岁,干部。1983年4月2日诊治。半年前发现下唇表面有一红色斑点,后渐凸起如赤豆大,自诉内有血管搏动感,经常破溃流血不止。患者常因惧怕而畏用膳、盥洗。诊断为毛细血管瘤,曾经中西治疗未效,爰求治于余。治疗方法:乌梅数枚,烧炭存性,研细末冷开水调敷患处。外敷2次,血瘤即自行脱落,唇体平复如故,随访迄今未发。[黄国健等 主编·《中医单方应用大全》437引杨建平《江苏中医》1993;(1):28]

②孙某某,男,20岁,工人。1983年7月7日初诊。上唇毛细血管瘤直径约0.5厘米,隐见红丝赤缕,时常出血难止,患已年余。吾亦用上法治疗,用药后自觉瘤体内血管搏动幅度增强,外敷3次,瘤体突然自基底部喷脱而出,即仍以乌梅炭粉末洒敷患处,出血停止,不日而愈,至今未复发。[黄国健等 主编·《中医单方应用大全》437引杨建平《江苏中医》1993;(1):28]

③陈某某,女,12岁,学生。舌下系带处有豌豆大小血管瘤1枚,色泽红嫩,舌体运动受碍。曾在上海某某医院激光治疗去除,不久瘤体又复出如故,乃延治于余,吾亦以前药而收功。(治疗方法同前)。[黄国健等 主编·《中医单方应用大全》437引杨建平《江苏中医》1993;(1):28]

★ 84. **治喜唾:【梅枣噙化丸】**乌梅十枚,黑枣五个(去核)用法:共捣如泥,加炼蜜为丸,如弹子大。每用一丸,放口噙化。(彭怀仁主编·《中医方剂大辞典》9册42引《疫疹一得》卷下)

★ 85. **治皮肤溃疡:**乌梅3枚,轻粉、油各适量。用法:乌梅煅存性,共研末,油调。每日多次,外搽患处。功能:解毒消肿,敛疮生肌。方解:乌梅收湿敛疮;轻粉祛腐生肌;油解毒润肤。诸药合用,共奏解毒消肿,敛疮生肌之功。(阳春林 葛晓舒·《湖南省中医单方验方精选·外科》上册884)

★ 86. **治下肢溃疡:**乌梅4枚,乌贼骨3钱,梅冰1钱,密陀僧2钱。用法:乌梅煅存性后与其他药混匀,研末,过筛,混匀,包装,即得。疮面有液体渗出者撒干粉。功能:消肿止痛,收敛防腐。方解:乌梅敛肺涩肠;乌贼骨收敛止血;梅冰消肿止痛;密陀僧消肿收敛。诸药合用,共奏消肿止痛,收敛防腐之功。注意事项:忌鹅肉、羊肉等腥燥刺激物。密封在阴凉干燥处保存。(阳春林 葛晓舒·《湖南省中医单方验方精选·外科》上册1288)

★ 87. **治臁疮:**乌梅肉。用法:新瓦焙干研末,撒于疮口外贴以膏药。(中医研究院革命委员会编·《常见病验方研究参考资料》402)

★ 88. **治疖**：乌梅200克，生地200克。用法：将2药焙干碾成粉末备用。用时将伤口用生理盐水清洁，不必剪去肉芽，撒上药粉后，再盖上油纱布，外用消毒纱布包扎。每日或间日1次。（吴静 陈宇飞 主编·《传世金方·民间秘方》159）

★ 89. **治甲沟炎**：乌梅1～2枚置瓦上文火焙酥，去核研粉，以生理盐水彻底清创后再撒乌梅粉，纱布包扎，用药时间2～5天。李嫔用上方治疗甲沟炎30例，痊愈29例，好转1例，治愈率达96.7%。（王辉武 主编·《中药临床新用》130）

★ 90. **治化脓性指头炎**：乌梅肉适量。用法：取上药，加适量食醋捣烂如泥；或用乌梅2份，凡士林1份，制成乌梅软膏。外搽患处，日换1次。功能：活血消炎。附注：据重阳报道，应用本方治疗效果满意。另对脉管炎所致之指（趾）头炎亦有良效。（薛建国 李缨 主编·《实用单方大全》600）

★ 91. **治手指忽肿痛，名为代指：【乌梅醋法】**乌梅仁。用法：杵，苦酒和。以指渍之。须臾愈。（彭怀仁 主编·《中医方剂大辞典》2册971引《证类本草》卷二十三）

★ 92. **治蛇头疔**：乌梅肉。用法：嚼烂敷，或将乌梅煎浓汁用纱布浸湿包患处。（中医研究院革命委员会 编·《常见病验方研究参考资料》251）

★ 93. **治疔疮（翻花疔、面疔、蛇头疔）、无名肿毒、胬肉突出**：乌梅2份，轻粉1份。用法：将乌梅火煅存性，研为细粉。轻粉放在研钵内，研为极细末（以不见光亮为度），再入乌梅粉同研至极细末，贮瓶备用。用时以水调为糊状，敷于疮面（厚薄适中），用药膏（药店出售的黑膏药即可）或用消毒纱布盖之。每日换药1次，候其逐渐变小、干枯脱落、疮面痊愈为止。功效：拔毒化疔。（程爵棠 程功文 编·《单方验方治百病》464）

★ 94. **治泥鳅肚疔**：乌梅5钱，醋适量。用法：去核捣碎，醋调。外敷患处。功能：清热解毒，消肿止痛。注意事项：适用于手指甲肿痛者。（阳春林 葛晓舒·《湖南省中医单方验方精选·外科》上册61）

★ 95. **治痈2方**

①乌梅肉30克，冰片0.1克，麻油少许。用法：混合后研末，用麻油搅匀备用。外敷患处，用纱布、胶布固定，每天1次。功能：清热解毒。适用于热盛肉腐型痈，疼痛加剧，按之应指者。疗程：连续外用5天为1个疗程，外用2～3个疗程。注意事项：本方只可外用，不可口服。（杨继军 赵建新主编·《皮肤病实用偏方》131）

②乌梅、地黄各15克。烧灰掺疮口。（费兰波 徐亮 主编·《外科病奇难顽症特效疗法》17）

★ 96. **治痈疽肉突，久不收口**：乌梅。用法：去核捣烂涂患处。或用乌梅三钱、地黄三钱，烧灰掺之。（中医研究院革命委员会 编·《常见病验方研究参考资料》255）

★ 97. **治痈疽恶肉2方**

①乌梅肉烧研，敷恶肉上，一夜可消大半。（杜婕僡 主编·《传世单方大全》100引《千金方》）

②硫黄研细末，敷上即退。再用泡过茶叶150克，乌梅3个，烧存性，共研敷患处，即收口。（吴大真等·《灵验单方秘典》184引《葛氏方》）

★ 98. **治臂疽**：乌梅肉。用法：用乌梅肉烧存性，研为细末。局敷。功能：收敛，止血，生肌。按语：《简便方》云：起臂一疽，脓疡百日方愈，中有恶肉突起，如蚕豆大，月余不消，医治无效，因阅本草得此方，拭之，1日夜去其大半，再上1日而平。可见乌梅治臂疽有卓效不谬。（张树生 高普等编·《中药贴敷疗法》597）

★ 99. **治一切痈疽溃后，胬肉凸出**：乌梅肉（煅）9克，轻粉3克。用法：上药共研细末，掺胬肉上，外用膏贴。（孙世发 主编·《中医小方大辞典》372）

★ 100. **治痈疡毒根凸起**：乌梅肉一钱，轻粉五分。用法：上同研，不见粉亮为度，如硬用津润之，断不可用水，研之成膏，照患口大小做薄饼几个，以贴毒根。外用膏掩，一日换一次，俟毒根不痛，落下乃止。（彭怀仁 主编·《中医方剂大辞典》3册20引《外科全生集》卷四）

★ 101. **治疮痈有胬肉突出者：【平胬丹】**乌梅肉（煅存性）一钱半，月石一钱半，扫盆五分，冰片三分。用法：上为极细末。掺疮口，上盖薄贴。（彭怀仁 主编·《中医方剂大辞典》3册31引《药奁启秘》）

★ 102. **治诸疮中新肉胬出：【乌梅膏】**乌梅、蜜。用法：上捣乌梅肉，更以蜜和捣，捏作饼子，如钱许厚。贴疮。以愈为度。（彭怀仁 主

编·《中医方剂大辞典》2册942引《圣惠》卷六十一)

★ 103. **治疮**:乌梅5钱,香油适量。用法:乌梅烧存性研末,香油调。搽患处。功能:清热解毒,收敛生肌。(阳春林 葛晓舒·《湖南省中医单方验方精选·外科》上册425)

★ 104. **①治一切恶肉出。②甲疽多年不愈,胬肉脓血疼痛:【乌梅散】**乌梅。用法:烧为灰,为末。敷上,恶肉立尽。功能:《青囊秘传》:收敛嫩肉,去胬肉。(彭怀仁 主编·《中医方剂大辞典》2册939引《证类本草》卷二十三)

★ 105. **治翻花疮(疮口肉芽突出)2方**

①乌梅、熟地各等分。用法:为末,以唾津和为药饼如铜钱厚,按于突出肉芽之上,外用膏药贴严,二三日换一次。(沈洪瑞 主编·《重订十万金方》369)

②**【乌梅散】**乌梅一两,轻粉四钱。用法:上为末。掺之。(彭怀仁 主编·《中医方剂大辞典》2册942引《疡科捷径》卷下)

★ 106. **治对口疮**:乌梅不拘多少。用法:研细末,蜜调服。(沈洪瑞 主编·《重订十万金方》369)

★ 107. **治恶脉毒肿**:乌梅肉二两,升麻一两,山栀子仁二十枚。用法:上为粗末。每服五钱匕,水二盏,煎至一盏,去滓,空心温服,日晚再服;余滓热拓患上。(彭怀仁 主编·《中医方剂大辞典》2册801引《圣济总录》卷一三八)

★ 108. **治白癜风2方**

①乌梅10克。用法:取上药,放入75%的酒精100毫升中浸泡7天后备用。用时先以温热水洗净患处,然后用药液涂之,每天3~4次。功能:消白增色。主治:白癜风。表现为边界清楚的白斑,患处没有鳞屑、发红或其他任何改变,亦没有疼痛等任何症状。白斑的大小及形状不定,数目也不一定,相邻的可以互相融合,不规则地分布于任何部位,尤其是面部、颈部、臀部等处,患处毛发正常,但亦可变白。附注:据初燕生等报道,应用本方治疗2例,经7个月治疗,白斑逐渐变为浅褐色,皮肤恢复正常。治疗期间当忌食辛辣刺激及生腥之品,多吃菠菜、青菜、空心菜等素菜,水果、猪肝等亦有益于该病的治疗。(薛建国 李缨 主编·《实用单方大全》600)

②乌梅60克,补骨脂30克,毛姜10克。用法:取上药各1份入80%~85%酒精中,浸泡两周,过滤去渣,备用。用时以棉花或纱布蘸药液均匀地涂搽于患处,直到局部皮肤发热为止,每日次数不限。(张俊庭 编·《皮肤病必效单方2000首》207)

★ 109. **治汗斑,白癜风**:乌梅7个,斑蝥5只。用法:将上药共置白酒内浸泡7日后,取药液涂患处,1日3次。功效:滋阴止痒。(王洪涛 张曰明 主编·《皮肤病单验方大全》544引《河南民间验方》)

★ 110. **治头部癞头疮**:乌梅、生麻油各适量。用法:乌梅火煅存性为末,生麻油调之。搽患处。功能:清热解毒 除湿止痒。(阳春林 葛晓舒·《湖南省中医单方验方精选·外科》上册450)

★ 111. **治头上瘿瘤肿痛**:乌梅核适量。用法:研末,用温开水调匀,敷患处。功能:散结消肿,收敛止痛。注意事项:敷后即愈。(阳春林 葛晓舒·《湖南省中医单方验方精选·外科》上册953)

★ 112. **治头癣**:乌梅。用法:火煅存性为末,生芝麻油调搽。(中医研究院革命委员会编·《常见病验方研究参考资料》406)

★ 113. **治干湿癣:【梅实膏】**乌梅(取肉)14枚,大蒜(去皮,切)14头,屋尘(细筛)、食盐各90克。用法:先研乌梅,次下大蒜、屋尘、食盐,和研令细,以醋调成膏,取涂癣上,每日3~5次,即愈。(孙世发 主编·《中医小方大辞典》1562引《圣济总录》一三七)

★ 114. **治牛皮癣**:乌梅2500克,加水煎熬去核,浓缩成500克,制成乌梅膏。每日服3次,每次半汤匙,加糖适量和开水,或直接吞服。(宋立人 总编·《中华本草》4册89)

★ 115. **治手癣**:乌梅、贯众各60克。用法:上药用水2 000毫升浸泡后煎煮30分钟,弃渣留汁。熏洗患手,每天2次。功能:滋阴,解毒,止痒。适用于化燥伤血型手癣发生皲裂者。疗程:连续外用7天为1个疗程,外用1个疗程。注意事项:本方只可外用,不可口服。(杨继军 赵建新 主编·《皮肤病实用偏方》60)

★ 116. **治鹅掌风(手癣)**:乌梅60克,贯众60克。功效:清热解毒,护皮止痒。用法:用陶器盛药,加水高出药面2横指,煎沸20分钟后,将药液倾入瓷盆内，先熏后浸，待药液欠温始停。1日2次，2日1剂，一般10天左右可愈。禁忌：忌用肥皂类洗手，忌食发物。（洪国靖 主编·《中国当代中医名人志》165）

★ 117. **治寻常疣2方**

①**【复方乌梅酊】**乌梅、黎芦、千金子、急性子各30克，加入75%酒精500毫升浸泡1周。用时将疣体表面粗糙刺状物拔除，以出血为度，用棉签蘸药液涂患处。乔成林用上方治疗寻常疣100例，治愈率为92%。（王辉武 主编·《中药临床新用》130）

②乌梅4～6克。用法：取上药，与食醋20～30毫升放入玻璃瓶内，浸泡1周。令患者洗净患处，用刀削去病变处角化组织，以渗血为度；取胶布1块，中间剪1小孔，贴在皮肤上，暴露病变部位，取乌梅肉研成糊状，敷贴在病变处，外用胶布固定，3天换药1次。功能：腐蚀赘疣。（薛建国 李缨 主编·《实用单方大全》599）

★ 118. **治各种赘疣及鸡眼：**乌梅肉捣烂，加少许醋，和盐水调匀，外涂患部，日数次。（全福男 编著·《古今奇方》242）

★ 119. **治尖锐湿疣验案：**尖锐湿疣属中医"臊瘊"范畴。尖锐湿疣在治疗上有一定难度，尤其难以控制其复发。近年来我们应用中医洗剂加乌梅治疗，收效明显。

例1：王某某，男，26岁，司机，未婚。由不洁性行为引起阴茎龟头、包皮部及肛门周围尖锐湿疣1年余，无明显不适，忧心忡忡，担心影响结婚及生育。曾行局部蚀疣、电灼、激光、手术等法治疗，结合口服干扰素、阿昔洛韦等药仍未控制，经手术切除肛周湿疣之后已有肛门狭窄之象。方用：马齿苋60克，蜂房15克，生薏苡仁30克，紫草20克，生黄芪15克，枯矾10克，水煎外洗。1周后未见明显变化，上方加乌梅15克，又连用2周，阴茎部疣体全部脱落，又继用1周，肛门周围疣体也脱落，经查肛管内也未见疣体，随访未复发。

例2：贺某某，女，28岁，工人，已婚。以妊娠38周伴尖锐湿疣8月余来诊。患者离预产期2周。其丈夫行为不检，将该病染及其身。8个多月以来，用电灼、激光、冷冻等治疗均未奏效，屡治屡发。现临产在即，恐遗患婴儿，而求治于中医。查阴蒂、小阴唇、阴道均有疣体分布，最大者约0.5厘米×0.5厘米×0.8厘米，有蒂，宫颈光。对疣体较大者蒂部用1号丝线结扎，结合中药外洗。方用：马齿苋45克，蜂房15克，乳香、没药各2克，急性子8克，重楼18克，黄芪15克，乌梅15克，7剂，每2日1剂，水煎外洗。药后疣退，于妊娠周顺产一女婴，随访半年多未复发。

乌梅一药，《本草求真》有"酸涩而温，似有类于木瓜，但入肺则收，入肠则涩，入筋与骨则软，入虫则伏，入于死肌、恶肉、恶痣则除，刺入肉中则拔"的记载，可见其力甚宏。我们近几年来用中药外洗加入乌梅，有时甚至单用乌梅治疗尖锐湿疣或其他病毒性增生性疾病，均取得了较好疗效。[《中医杂志》编辑部整理·《中医杂志》专题笔谈文萃(1995—2004，第一辑)470]

★ 120. **善消瘢痕：**乌梅外用善消因手术、烧伤、外伤、疮疡愈合期出现的瘢痕疙瘩。用法：大乌梅润透去核，焙干研细，加硫黄粉约1/4量混匀。取橡皮膏依瘢痕形状大小剪孔贴患处，使瘢痕外露，醋调药粉如软膏状约5毫米厚，外以4层纱布盖严包扎，待干时以醋滴纱布上润之，3日换药1次，至平复为止。如治刘某，女，工人，1996年春节被开水烫伤右股、膝、胫、足，面积约60平方厘米，经县医院治疗好转出院。患处出现不规则瘢痕疙瘩，微痛不适，日益突起，余用此法治疗，2个月后欣告平复。该法用于新鲜瘢痕效佳，日久老化者较差。曾治10余例，未发现明显毒副作用。[《中医杂志》编辑部整理·《中医杂志》专题笔谈文萃(1995—2004，第一辑)471]

★ 121. **治鸡眼3方**

①乌梅肉适量。用法：取上药，捣烂，加少许醋调成糊状。外敷鸡眼上，以胶布固定之。功能：去腐生肌。（薛建国 李缨 主编·《实用单方大全》600）

②乌梅肉、荔枝肉各等分。用法：捣膏敷贴。（宋立人 总编·《中华本草》4册89引《疡医大全》）

③乌梅肉、蓖麻子。用法：将上药一起捣烂敷。（吴静 陈宇飞 主编·《传世金方·民间秘方》419）

★ 122. **治鸡眼、脚垫2方**

①**【乌梅膏】**乌梅一两，食糖三钱。用法：先将糖溶于15毫升水中，再入乌梅，浸24小时，取

出，加醋15毫升研和。敷患处。功能：腐蚀鸡眼。（彭怀仁 主编·《中医方剂大辞典》2册943）

②乌梅1两，食盐3钱，醋15毫升，温开水50毫升。先将食盐溶在温水中，放入乌梅浸24小时（新鲜乌梅可浸12小时），然后将乌梅核去掉，取乌梅肉加醋捣成泥状，即可外用。涂药前，患处用温开水浸泡，用刀刮去表面角质层。每日换药1次，连续3～4次。（《全国中草药汇编》编写组 编·《全国中草药汇编》上册212）

★ 123. **治鸡眼验案**：蓉市羊市街叶某某，女，足掌生肉刺，在医院治疗无效，后用乌梅肉入醋少许捣烂，加盐水调成软膏，洗脚后用小刀挖去胼皮黑刺，取膏贴之，外裹纱布，用胶布绷住，贴3次即愈。（杨鹏举 主编·《中医单药奇效真传》302）

★ 124. **治足跟痛**：几年来笔者以乌梅煎液加食醋，生铁热煅治疗足跟痛，取得良好止痛效果。以乌梅200克加水2000毫升水煎40分钟，过滤去渣，加食醋，用生铁块300克左右烧红放入药液，2分钟后取出，待药液温度适宜，浸泡足跟，每晚1次，浸泡1小时左右。下次浸泡将药液加热，可重复使用。

如治杨某，女，56岁，1996年8月12日就诊。为左足跟疼痛，行走困难，X线摄片诊断为足跟骨刺。用此法治疗7天后，疼痛明显减轻，2周后，可随意行走，并能参加劳动。随访1年未再复发。此法简单易行，笔者共治疗286例，有效率在90%以上。

乌梅味酸涩平，入肝脾肺大肠经，除了敛肺、涩肠、生津、安蛔外，能活血散瘀止痛，软化跟骨刺，改善血液循环，减轻水肿，从而达到止痛的良好效果。[《中医杂志》编辑部整理·《中医杂志》专题笔谈文萃（1995—2004，第一辑）501]

★ 125. **①治从高处堕下，为重物所顿，而得瘀血。②折伤疼痛，坠作瘀血：【乌梅煎】**乌梅五升（去核）。用法：以饴糖五升煮，稍稍食之。自消。主治：①《外台》引《肘后方》：从高堕下，为重物所顿，而得瘀血。②《普济方》：折伤疼痛，坠作瘀血。（彭怀仁 主编·《中医方剂大辞典》2册942引《外台》卷二十九）

★ 126. **下颌关节脱臼**：乌梅1个。用法：口含之疗效：此方简易而效验，运用治疗下颌脱臼患者数例，乌梅入口须臾，即能咀嚼自如。（刘有缘 编著·《一两味中药祛顽疾》370）

★ 127. **治角膜溃疡2方**

①乌梅肉适量。用法：烧灰存性，研细末，每用少许点眼，一日二三次。（中医研究院革命委员会 编·《常见病验方研究参考资料》464）

②乌梅一个，皮硝二钱。用法：煎汤，澄清洗眼，或先熏后洗，一日三次。（中医研究院革命委员会 编·《常见病验方研究参考资料》464）

★ 128. **治睑缘炎**：乌梅、皮硝、炉甘石各二钱。用法：水煎，澄清洗眼，一日三次。（中医研究院革命委员会 编·《常见病验方研究参考资料》454）

★ 129. **治翼状胬肉**：乌梅肉一只，轻粉、冰片各少许。用法：同研无渣，每用少许，点胬肉上，一日一二次。（中医研究院革命委员会 编·《常见病验方研究参考资料》462）

★ 130. **治耳息肉、外耳道乳头瘤**：乌梅（煅末）、枯矾各三钱，冰片三分。用法：共研末吹入患处。（中医研究院革命委员会 编·《常见病验方研究参考资料》489）

★ 131. **治过敏性鼻炎**：乌梅10克，防风5克，甘草1克，每日1剂，开水200毫升泡1小时后送服中成药，早晨补中益气丸10克，刺五加糖浆10毫升；晚上补肾强身片8片，刺五加糖浆10毫升；清涕特多似水时，加服金锁固精丸，早晚各1粒；鼻痒喷嚏独重加服干柏鼻炎丸。陈安凤用上法治疗过敏性鼻炎12例，症状全部消失。（王辉武 主编·《中药临床新用》130）

★ 132. **治鼻瘜肉3方**

①乌梅一两，枯矾五钱。同捣，用适量做成药条塞入鼻中。（中医研究院革命委员会 编·《常见病验方研究参考资料》479）

②乌梅肉炭、硼砂各3钱，冰片3分，共研细末，撒患处，或用香油调搽。（《全国中草药汇编》编写组 编·《全国中草药汇编》上册212）

③乌梅适量。用法：取个大肉多的乌梅适量用清水浸泡浸透，把肉剥下，焙干研为极细末，加冰片混匀贮瓶备用。用时以消毒棉签或棉球蘸药末敷撒患处，每天3～4次，直到息肉脱落为止。验案：某女患鼻息肉。曾在医院做过手术，现又复发。息肉堵塞鼻腔，造成呼吸困难。花了1000多元也未治好，后用本方治疗，用药后呼吸通畅，鼻腔舒适，连用1星期后，鼻息肉脱落痊

愈,共花 2.5 元钱。(刘有缘 编著·《一两味中药祛顽疾》585)

★ 133. **治牙龈出血**:乌梅 9 克。用法:取上药,与 1 片生姜水煎半小时后,去渣,加入 15 克白糖服之。功效:收敛止血。(薛建国 李缨 主编·《实用单方大全》60)

★ 134. **治牙龈出血,百方不效**:用乌梅。煮,去核取肉,捣成丸。噙患处,数丸即愈。(清·王梦兰 纂集·《秘方集验》200)

★ 135. **治口疮**:乌梅一个。用法:火煨后,加冰片五厘,同研极细末,吹入口中患处。(中医研究院革命委员会 编·《常见病验方研究参考资料》449)

★ 136. **音哑**:乌梅五个。用法:将乌梅煎水服。释解:因虚火上窜。症见咽喉干燥,红肿疼痛,音哑语轻。治宜生津润喉。(刘少林 刘光瑞 编·《中国民间小单方》258)

★ 137. **治声带息肉**:乌梅肉 20 克,元明粉、诃子肉各 15 克,胆南星、百药煎各 10 克,梅片 1.5 克,西月石 20 克。上药共为细末,用乌梅肉捣如泥,打和为丸,如龙眼核大,每用 1 丸含化,1 日服 2~3 丸。赵兴周用上方治疗声带息肉 11 例,其中 5 例属痰湿积滞者,单用上方噙化而治愈,其余 6 例在用噙化丸同时辨证论治加服中药煎剂,亦获痊愈。(王辉武 主编·《中药临床新用》128)

★ 138. **治咽喉肿痛 2 方**

①**【梅砂丸】**霜梅肉一个,硼砂少许。用法:将砂纳梅,含口中。酸水下,毒自解。或为丸如龙眼大,口中噙化更妙。(彭怀仁主编·《中医方剂大辞典》9 册 36 引《仙拈集》卷二)

②乌梅 30 克,双花 60 克,雄黄 12 克。为末,蜜丸,每丸 3 克,每次含化 1 丸,徐徐咽下,每日 3 次。(宋立人 总编·《中华本草》4 册 89)

★ 139. **治急慢性喉炎**:大乌梅 5 枚。用法:打碎,开水冲或炖服。(吴静 陈宇飞 主编·《传世金方·民间秘方》353)

★ 140. **治慢性喉炎**:乌梅肉 60 克,硼砂 3 克,食盐 3 克。用法:上药共捣如泥,揉成药丸,如莲子大,瓶装备用。每次 1 丸,放口内含化,每日 6 次。功效:滋阴降火,清利咽喉。医师嘱咐:忌烟酒及辛辣刺激性食物。孕妇慎服。(刘道清 主编·《中国民间神效秘方》1074)

★ 141. **治妊娠三四个月咳嗽、寒热往来、不思饮食**:乌梅 30 克。用法:先将乌梅煎后去渣,加入白糖 90 克。1 次服完。立效。(李德新 等·《祖传秘方大全》170)

★ 142. **治妊娠恶阻**:乌梅 9 克,炒白芍 6 克。用法:水煎服,1 日 2 次。(吴静 陈宇飞 主编·《传世金方·民间秘方》229)

★ 143. **治子宫脱垂 5 方**

①乌梅、荆芥(炒炭)、地肤子各 30 克。用法:煎汤熏洗。(吴静 陈宇飞 主编·《传世金方·民间秘方》263)

②蛇床子一两,乌梅五钱。用法:煎汤熏洗。(中医研究院革命委员会 编·《常见病验方研究参考资料》374)

③蛇床子五两,乌梅十四枚。煎汤,日洗五六次。(宋立人 总编·《中华本草》4 册 89 引《四科简效方》)

④**【乌榴汤】**乌梅肉 100 克,石榴皮 60 克。用法:上药煎水,趁热先熏后洗,每日 2~3 次,1 剂药可洗 2~3 天,水少再添。(许逸民 李庆峰 主编·《中国现代百名中医临床家丛书·许玉山》354)

⑤乌梅,酸平,归肝、脾、大肠经,功能:敛肺涩肠、生津、安蛔,临床上多用于肺虚久咳、久泻久痢、虚热消渴、蛔厥腹痛呕吐等。笔者近几年来用乌梅水煎熏洗治疗子宫脱垂,效果颇佳。因乌梅味酸平,具有收敛固涩作用,故能治疗子宫脱垂。现介绍如下。

患者张某某,女,32 岁,农民,1997 年 3 月 2 日就诊。主诉:2 年前因产后过早操劳家务而患子宫脱垂,症见:面色无华,头晕目眩,心悸,四肢无力,少气懒言,腰酸带下,少腹坠胀,舌淡苔白,脉象细弱无力,妇科检查结果为Ⅱ度子宫脱垂。取乌梅 20 克,水煎熏洗,每天 2 次,连用 7 天。1 年内随访未再复发。[《中医杂志》编辑部整理·《中医杂志》专题笔谈文萃(1995—2004,第二辑)389]

★ 144. **治功能性子宫出血**:净乌梅 1.5 千克。用法:取上药,加水之体积为乌梅之 2 倍,用炭火煎熬,等水分蒸发大半,再加水至原量,煎至极浓,用干净纱布滤去渣,玻璃瓶密贮备用。因本品含有高度酸性,可久贮不坏。用时每 100 毫升加香蕉精 10 滴以调味,再加白糖适量,成人每次服5毫升,再多无妨,但多则味甚酸。开水冲服,每天3次。功能:固经止血。主治:功能性子宫出血。表现为月经淋漓不断、脸色苍白,呈贫血貌。附注:据毛致中报道,应用本方治疗有良效,屡试屡验,且价格低廉,制法服用简便,不妨应用。(薛建国 李缨 主编·《实用单方大全》601)

★ 145. **治功能失调性子宫出血病:**乌梅7个。用法:将乌梅去核取肉,烧炭存性,研极细末,小米汤送服,1次服完。再服再制,每日2次。血止停药。功效:收涩止血。(刘道清 主编·《中国民间神效秘方》877)

★ 146. **治崩漏5方**

①乌梅炭60克,广三七、侧柏叶炭各30克,地榆炭60克。上药研成细末,每次白开水或汤药冲服10~20克,30分钟至2小时服1次,连服数次。(宋立人 总编·《中华本草》4册89)

②乌梅炭、棕炭各9克。用法:共研细末,冲黄酒服。(吴静 陈宇飞 主编·《传世金方·民间秘方》254)

③乌梅、干姜炭、百草霜各15克。用法:淘米水煎服。(吴静 陈宇飞 主编·《传世金方·民间秘方》258)

④乌梅烧研,米汤服6克。(吴大真等·《灵验单方秘典》207)

⑤乌梅炭、蒲黄炭各三钱。用法:共研末,分两次黄酒送下。(中医研究院革命委员会 编·《常见病验方研究参考资料》342)

★ 147. **治崩漏不止,赤白带下:**乌梅烧灰存性,研末,滚汤调服,止后,将莲子烧灰存性,香附炒为末,和匀,每服二钱,淡醋汤调下。(清·王梦兰 纂集·《秘方集验》105)

★ 148. **治月经不调,属于肝脾亏虚者:**乌梅(干品)500克,蜂蜜500毫升。用法:先将乌梅洗净,用冷水泡发,去核,加水适量,煮沸20分钟,滤出药液;药渣加水再煎,每煮沸20分钟取煎液1次,如此共取煎液3次。合并3次药液。加热浓缩成膏状,再加入蜂蜜,继续加热至沸,停火,待冷,瓶贮备用。每次1汤匙,每日2次,温开水送服。功效:健脾敛肝,益气调经。(刘道清 主编·《中国民间神效秘方》758)

★ 149. **治妇人产内用力过度,或产内使性气,或食生冷,血海虚损,淋漓不断,心腹疼痛:****【黑附散】**干姜、乌梅各一两,棕榈二两(烧存性)。用法:上为细末。每服三钱,陈米饮调下;煎乌梅汤下亦得。如血过多,加阿胶、艾,水一盏,煎至七分,空心服。按语:本方干姜温阳散寒止痛,乌梅酸涩收敛止血,棕榈烧炭为止血专品。三味合用,则可治疗产后虚寒、流血不断、心腹疼痛诸症。(田代华 主编·《实用中医三味药方》466引《朱氏集验方》卷十)

★ 150. **治妇人妊娠痢疾,里急后重,百药不效:【罂粟汤】**罂粟壳、甘草、乌梅各等份。用法:上药研为散。白水煎服。(孙世发 主编·《中医小方大辞典》1207引《朱氏集验方》卷十)

★ 151. **治产后泻不止:【一味散】**乌梅不以多少(捶碎,以竹杖穿于火上炙)。用法:上为末,米饮调服二钱。(彭怀仁 主编·《中医方剂大辞典》1册14引《产宝诸方》)

★ 152. **治产后冷热痢:**黄连三两,乌梅肉一升,干姜二两。用法:上为末,炼蜜为丸,如梧桐子大。每服二十至三十丸,以饮送下,一日二次。忌猪肉。按语:产后冷痢则下白脓,寒湿后致也;热痢则下赤血,湿热所为也;寒热错杂,则下赤白相兼。本方黄连清热凉血解毒,干姜温阳散寒调气,乌梅涩肠止痢。三药相伍,寒热并用,适用于产后寒热错杂之痢疾。(田代华 主编·《实用中医三味药方》474引《外台秘要》)

★ 153. **治阴痒:**蛇床子五钱,乌梅九粒,皂角一个。用法:煎汤去渣,加食盐少许,一日熏洗二至三次。(中医研究院革命委员会 编·《常见病验方研究参考资料》367)

★ 154. **治小儿腹泻:**乌梅1000克,山楂1000克,洗净后加水4000毫升,浸泡1小时,煎1.5~2小时,倒出药液,再加水2000毫升煎煮,连续3次过滤后,合并3次滤液,再煎浓缩至1000毫升,加防腐剂和糖,每次口服5毫升,每日3~4次。务学正用上方治疗小儿腹泻40例,治愈34例,好转和无效各3例,有效率为92.5%;住院时间为2~8天,平均为4.2天。(王辉武 主编·《中药临床新用》129)

★ 155. **治小儿下痢,发渴不止:**乌梅十个(去核),麦门冬一分(去心),蜜二两半。用法:上分为五七服,用水一小盏,煎半盏,入蜜搅匀,有拘时候服。按语:小儿下痢,必伤津液,故发渴不止。乌梅酸涩,既可涩肠止泻,又可生津止渴。

与蜜相合，酸甘化阴，以补下痢耗伤之津液；与麦冬相伍，益胃生津，清心除烦。三味合用，可治吐泻伤津口渴心烦者。（田代华 主编·《实用中医三味药方》512 引《卫生总微》）

★ 156. **治小儿痢疾，烦渴引饮：**乌梅半两（微炒），白茯苓一两，干木瓜一两。用法：上为粗散。每服一钱，以水一小盏，煎至五分，去滓温服，不拘时候服之。按语：小儿热痢，下痢脓血，耗伤气阴，故见烦渴引饮。方中乌梅味酸微涩，涩肠止痢，和胃生津；茯苓甘淡渗利，健脾补中；木瓜苦温芳香，味酸质润，可宣化中焦湿热而止痢，并佐乌梅生津止渴，佐茯苓化湿和中。三药配伍得当，长于治疗热痢伤阴，烦渴引饮等症。（田代华 主编·《实用中医三味药方》524 引《圣惠方》）

★ 157. **治小儿冷热痢，心神烦渴，腹痛，胸膈滞闷：**乌梅肉五枚（微炒），诃黎勒五枚（煨，用皮），甘草三寸（炙微赤，锉）。用法：上锉细，以水以大盏，煎至五分，去滓放温，不拘时候服。按语：乌梅、诃黎勒酸敛涩肠，止久痢，生津液，除烦渴；炙甘草甘缓和中，健脾益气，与乌梅、诃黎勒配伍，酸甘化阴。三药配伍，善收敛止痢，生津止渴，和中缓急，适于小儿泻痢日久，耗气伤阴导致的烦渴、腹痛等症。（田代华 主编·《实用中医三味药方》525 引《圣惠方》卷九十三）

★ 158. **治小儿霍乱吐痢，渴不止：**白茯苓一两，乌梅肉一分（微炒），干木瓜半两。用法：上为粗散。每服一钱，以水以小盏，煎至五分，去滓令温，时时予服。按语：小儿霍乱吐泻，必伤津液，故致口渴。本方茯苓甘淡性平，健脾利湿，益气补中；乌梅酸涩性平，涩肠止利，和脾胃，生津液，止烦渴；木瓜酸涩性温，化湿和中，生津止渴，《本经别录》言其"主霍乱大吐下，转筋不止"。三药配伍，功能健脾利湿、和胃安中、除烦渴、止腹泻，故治小儿霍乱吐利、津少口渴者。（田代华 主编·《实用中医三味药方》514 引《圣惠方》卷八十四）

★ 159. **治小儿疮痘热渴：【乌梅汤】**小黑豆、绿豆各一合，乌梅二个。用法：上药切碎。新汲水一碗，煎取清汁，旋服。（彭怀仁 主编·《中医方剂大辞典》2 册 938 引《直指小儿》卷五）

★ 160. **治小儿惊风牙关紧闭：**乌梅 1 个。用法：将乌梅外用擦牙。释解：因小儿惊风。症见牙关紧闭不能入药，四肢抽搐等。治宜生津开窍。（刘少林 刘光瑞 编·《中国民间小单方》216）

★ 161. **治小儿虫痛，妇人气痛，胸膈连腹俱痛者：【乌梅定痛汤】**乌梅三个，杏仁（去油）七粒。用法：以上共打碎，用滚水泡服。（彭怀仁 主编·《中医方剂大辞典》2 册 986 引《点点经》卷一）

★ 162. **治小儿脱肛：**乌梅 5 粒，冰片 0.2 克。用法：将乌梅用文火焙干（勿焦），与冰片共研为细末，用香油调成糊状，每次大便后肛管或直肠向外脱出时，涂药于脱出部分周围，直至痊愈。（唐大晅 张俐敏 主编·《传世金方·祖传秘方》168）

★ 163. **治小儿头疮，积年不瘥：**乌梅肉，烧灰细研，以生油调涂之。（宋立人 总编·《中华本草》4 册 89 引《圣惠方》）

★ 164. **治急、慢惊风：**乌梅（煅存性）、红花、没药各等分。用法：研细末，每服一分，白水送下。（中医研究院革命委员会 编·《常见病验方研究参考资料》381）

★ 165. **治阴茎癌、宫颈癌：**乌梅 27 个，卤水 1000 毫升。放于砂锅或搪瓷缸内，煮沸后小火持续 20 分钟左右，放置 24 小时过滤备用。每服 3 毫升，每日 6 次，饭前、饭后各服 1 次。可同时外用作搽剂。服药期间禁吃红糖、白酒、酸、辣等刺激性食物。（《全国中草药汇编》编写组 编·《全国中草药汇编》上册 212）

★ 166. **治鼻咽癌放射后口鼻发干：【乌梅止渴饮】**乌梅 10 克，麦冬 10 克，白糖 3 克。功效：养阴止渴。主治：鼻咽癌放射后口鼻发干，总喜用水润之者。用法，上药剂量为 1 包，每日 1 包，用开水冲代茶饮。反胃酸者少饮。（洪国靖 主编·《中国当代中医名人志》880）

凤仙花（包括凤仙花全草共 86 方）

【药性】味甘、苦，性微温。

【功能与主治】祛风除湿，活血止痛，解毒杀虫。主治风湿肢体痿废，腰胁疼痛，妇女经闭腹痛，产后瘀血未尽，跌打损伤，骨折，痈疽疮毒，毒蛇咬伤，白带，鹅掌风，灰指甲。

【用法用量】内服：煎汤，1.5～3克，鲜品可用至3～9克；或研末；或浸酒。外用：适量，鲜品研烂涂；或煎水洗。

【使用注意】体虚者及孕妇慎服。

★ 1. **治噎膈病**：红凤仙花。取红凤仙花用白酒浸三昼夜，晒干，研成细末，白酒和匀为丸如豆粒大。用法：每次服八粒，温酒送下。不可多用，早、晚各服一次。（沈洪瑞 主编·《重订十万金方》144）

★ 2. **治百日咳，呕血，咯血**：鲜凤仙花7～15朵，水煎服，或和冰糖少许炖服更佳。（江苏新医学院 编·《中药大辞典》上册486）

★ 3. **治支气管哮喘3方**

①凤仙花（根叶并用）。用法：水煎成浓汁，趁热蘸汁在背上用力擦洗，冷后随换，擦至背部发热为止。（吴静 陈宇飞 主编·《传世金方·民间秘方》15）

②凤仙花全株，洗净捣烂绞汁，加入高粱酒30克，搅匀。然后以手蘸汁，轻轻拍膏肓穴，随蘸随拍，至微痛为止。可连拍数日。（吴静 陈宇飞 主编·《传世金方·民间秘方》15）

③凤仙花全株，捣烂敷背脊骨下至尾骨，用大棉纸盖住，见热气即除去。（吴静 陈宇飞 主编·《传世金方民间秘方》15）

★ 4. **治呃逆**：指甲花（即凤仙花）15克。用法：用此花捣碎，再用开水泡浸，滤去渣，取汁用，饮汁1小杯。（吴静 陈宇飞 主编·《传世金方·民间秘方》44）

★ 5. **治腰胁引痛不可忍**：凤仙花，研饼，晒干，为末，空心每用酒服3钱。（江苏新医学院 编·《中药大辞典》上册486）

★ 6. **治风湿卧床不起**：凤仙花、柏子仁、朴硝、木瓜。煎汤洗浴，每日二三次。内服独活寄生汤。（江苏新医学院 编·《中药大辞典》上册486）

★ 7. **治风湿关节痛2方**

①鲜凤仙31克，水煎调酒服。（杨仓良 主编·《毒药本草》422）

②透骨草（凤仙花梗）、木瓜各15克，威灵仙12克，桑枝30克。水煎服。使用注意：孕妇禁服。（宋立人 总编·《中华本草》5册137）

★ 8. **风湿性关节痛，痈疽肿毒**：凤仙花全草10～15克。水煎服。（北京 沈阳 兰州 新疆部队 编·《北方常用中草药手册》496）

★ 9. **治感受风湿，腰腿疼痛**：透骨草。用法：煎水洗三五次，出汗为度。（沈洪瑞 主编·《重订十万金方》310）

★ 10. **治寒湿气袭于经络血脉之中为痛，痛于两臂两股腰背环跳之间**：凤仙梗（捣汁）、老姜汁、蒜汁、葱汁、韭汁各等分。熬至此膏滴水成珠，用蓖麻油同黄蜡收起。每以此膏烘热贴上。追出湿气水液自愈。（宋立人 总编·《中华本草》5册137）

★ 11. **①治风痛。②治中风半身不遂**：白凤仙花四两。用法：将花晒干，浸火酒一埕（酒瓮），饮完愈。（彭怀仁 主编·《中医方剂大辞典》2册1033引《惠直堂方》卷二）

★ 12. **治脑卒中**：凤仙花60克。黄酒500毫升共浸泡2～3小时，煎热去渣，每次服10～30毫升。适用于中风后遗症半身不遂者。（胡郁坤 陈志鹏 主编·《中医单方全书》122）

★ 13. **治风气痛**：凤仙叶煎汤洗之。（杨仓良 主编·《毒药本草》422）

★ 14. **治脚气肿胀**：鲜凤仙（捣烂）、鲜紫苏茎叶各等分。水煎，放盆或小桶内，先熏后洗。（杨仓良 主编·《毒药本草》423）

★ 15. **治受湿后脚面肿**：凤仙连根带叶，共捣细，加砂糖和匀，敷肿处。（杨仓良 主编·《毒药本草》423）

★ 16. **治足跟痛症**：透骨草30克，寻骨风30克。用法：上药共研细末，纱布包裹，垫于鞋后部，穿鞋后正好相当于足跟之下。每日换药1次。若双足跟均痛，则双侧同时用药。功效：活血通络，祛风止痛。医师嘱咐：此为外治法，副作用小，无绝对禁忌证。一般人均可应用。或用此方加大剂量，煎汤洗脚，先熏后洗，每次30分钟，每日2次，效果亦佳。（刘道清 主编·《中国民间神效秘方》720）

★ 17. **治肢体麻木**：透骨草、苍耳子、陈艾叶各五钱。用法：熬水外洗。（中医研究院革命委员会编·《常见病验方研究参考资料》221）

★ 18. **治流火(下肢丹毒)**:鲜凤仙草、鲜紫苏叶各等量。煎水先熏后洗。另用凤仙草,鲜紫花地丁各50克。煎服。(杨仓良 主编·《毒药本草》423)

★ 19. **治急性睾丸炎**:凤仙花(阴干)6克,荸荠3个,白酒20毫升(或黄酒50毫升)。用法:先将凤仙花研末,荸荠洗净去皮,捣碎,加水共煮沸10分钟,然后加入白酒20毫升(或黄酒),滤取药液,待温1次服完。再服再制,每日2次。功效主治:活血化瘀,利湿消肿。主治急性睾丸炎。禁忌:患者应卧床休息,暂戒房事,戒除烟酒,不食辛辣刺激性食物。(刘道清 主编·《中国民间神效秘方》411)

★ 20. **治阴囊炎**:凤仙、大葱,艾叶各等量。煎汤洗局部,1日2~3次。(杨仓良 主编·《毒药本草》423)

★ 21. **治阴囊湿疹**:白凤仙花,连根洗净捣烂敷涂。(中医研究院革命委员会 编·《常见病验方研究参考资料》421)

★ 22. **治疝气**:净地龙、透骨草各三钱,白糖四两,大葱白连须去叶二钱。用法:用黄酒一斤,同药装入壶内,隔水炖开,分二次服,见汗。(中医研究院革命委员会 编·《常见病验方研究参考资料》279)

★ 23. **治湿疹**:白凤仙花、车前子、白矾各等分。用法:煎汤洗。(中医研究院革命委员会 编·《常见病验方研究参考资料》416)

★ 24. **治疖2方**

①凤仙花全草(鲜品)60克。用法:将上药用清水洗净,切碎,捣烂如泥,敷于患处,每日换药1次。功效:清热解毒,活血消肿。医师嘱咐:此为外治法,方法简便,没有痛苦,可配合其他方法使用。(刘道清 主编·《中国民间神效秘方》548)

②凤仙花全草60克。白矾适量。用法:共捣烂如泥,外敷患处。功效:清热解毒,消肿散结。(阳春林 葛晓舒·《湖南省中医单方验方精选·外科》上册9)

★ 25. **治疮疖痈肿**:鲜凤仙茎适量,捣烂外敷。(《上海常用中草药》编写组 编·《上海常用中草药》216)

★ 26. **治痈疖疮毒**:凤仙花、木芙蓉叶各等量。研末。醋调敷患处。(宋立人 总编·《中华本草》5册138)

★ 27. **治痈肿**:白凤仙花。用法:加水熬膏或捣烂敷患处。(吴静 陈宇飞 主编·《传世金方·民间秘方》166)

★ 28. **治痈疽恶毒**:凤仙草10~15克。水煎服。(杨仓良 主编·《毒药本草》422)

★ 29. **治一切痈疽疔毒,无名肿毒**:白凤仙花(又名指甲花)。用法:加水熬膏或捣烂敷患处。(中医研究院革命委员会 编·《常见病验方研究参考资料》253)

★ 30. **治溃疡日久**:凤仙、冰片。研末共擦。(杨仓良 主编·《毒药本草》423)

★ 31. **治红线疔**:用肥大指甲花杆水煎洗患处。(吴静 陈宇飞 主编·《传世金方·民间秘方》166)

★ 32. **治蛇头疔**:凤仙花(指甲花)。用法:捣烂敷患处,一日二次。(中医研究院革命委员会编·《常见病验方研究参考资料》251)

★ 33. **治指甲炎**:凤仙花枝、盐各适量。用法:捣汁。擦涂患处。功能:清热解毒,活血散瘀。注意事项:凤仙花枝或叶、花均可。3~5次即愈。(阳春林 葛晓舒·《湖南省中医单方验方精选·外科》上册1513)

★ 34. **治指甲炎肿痛**:鲜凤仙叶一握,洗净后加些红糖共捣烂,敷患处,日换二次。(杨仓良 主编·《毒药本草》423)

★ 35. **治指甲痈(即代指)**:凤仙花鲜花捣红糖敷患处,日换二次。(宋立人 总编·《中华本草》5册138)

★ 36. **治甲沟炎**:指甲花适量。用法:将花及叶捣烂,调酒外敷患处。备注:指甲花即凤仙花的别名,具有活血化瘀、软坚解毒之功。适用于手足指甲旁及甲根部溃烂疼痛。轻者敷1次,重者2~3次即愈。(吴静 陈宇飞 主编·《传世金方·民间秘方》169)

★ 37. **治腿上生疮破烂多孔**:凤仙花根叶适量。用法:水煎。洗患处。功能:祛风活血,消肿止痛。(阳春林 葛晓舒·《湖南省中医单方验方精选·外科》上册406)

★ 38. **治瘰疬初起**:凤仙花。用法:熬膏涂敷患处。(中医研究院革命委员会 编·《常见病验方研究参考资料》284)

★ 39. **治瘰疬,发背,一切痈肿**:鲜凤仙草捣烂敷患处或用之全株洗净捣烂,放铜锅内加水煮

汁二次,过滤,将两次之汁,和并再熬,液缩成膏,涂纸上,贴患处,一日一换。(杨仓良 主编·《毒药本草》422)

★ 40. **治①瘰疬,发背,杖疮蛇伤。②对口发背,鱼口便毒,及瘰疬初起,一切肿毒之症:【凤仙膏】**凤仙花连根茎叶不拘多少。用法:洗净风干,取自然汁,入铜锅内不可加水,将原汁熬稠敷患处,一日一换。主治:①《降囊撮要》:治瘰疬,发背,杖疮蛇伤。②《不知医必要》:对口发背,鱼口便毒,及瘰疬初起,一切肿毒之症。(孙世发 主编·《中医小方大辞典》38 引《降囊撮要》)

★ 41. **治未溃的淋巴结核:**凤仙花全草熬膏外敷。(北京 沈阳 兰州 新疆部队 编·《北方常用中草药手册》496)

★ 42. **治灰指甲 4 方**

①先用小刀将患指指甲刮去一层,再用凤仙花捣烂敷患处,纱布包扎,每日换 2 ~ 3 次。(宋立人 总编·《中华本草》5 册 138)

②白凤仙花根叶。用法:捣烂或加白矾末少许,敷指甲上,用纱布包扎。一般在敷药三至四天后见效。(中医研究院革命委员会 编·《常见病验方研究参考资料》409)

③凤仙花 30 克,盐少许。用法:先把患甲用热水泡软,用小刀将患甲刮去一层,再用凤仙花和盐捣烂敷患处,塑料薄膜包扎,每日换 1 次。连用 1 月可愈。(胥氏验方)

④凤仙花 90 克,蜂蜜 90 克。共调搽患甲,外用油纸盖、纱布包扎,每日 1 次,连用至愈。适用于甲癣。(胡郁坤 陈志鹏 主编·《中医单方全书》328)

★ 43. **治钱儿癣:**白凤仙花 12 克,白矾 6 克。用法:研细调匀,涂在患处。(张俊庭 编·《皮肤病必效单方 2000 首》48)

★ 44. **治癣:**凤仙花梗、土大黄、枯白矾(水飞)。共捣麻布包扎,蘸醋擦之。(宋立人 总编·《中华本草》5 册 138)

★ 45. **治脚癣 2 方**

①鲜凤仙草 100 ~ 200 克,加白矾少许,水煎洗患处。(杨仓良 主编·《毒药本草》423)

②透骨草、川椒各 15 克。用法:上药用水 2000 毫升浸泡后煎煮 30 分钟,弃渣留汁。熏洗患足,每天 2 ~ 3 次,每次 30 分钟,每天 1 剂。功能:解毒杀菌。适用于湿热蕴结型足癣,皮损糜烂潮红瘙痒者。疗程:连续外用 5 天为 1 个疗程,外用 1 ~ 2 个疗程。注意事项:本方只可外用,不可口服。禁食辛辣等刺激之品。(杨继军 赵建新 主编·《皮肤病实用偏方》69)

★ 46. **治鹅掌风 2 方**

①白凤仙花(连根)二大棵,白矾 4 两。用法:加醋 8 两共捣烂搽患处。大伏天治疗为宜。(中医研究院革命委员会 编·《常见病验方研究参考资料》408)

②鲜凤仙花外擦。(《上海常用中草药》编写组 编·《上海常用中草药》216)

★ 47. **治鹅掌风、灰指甲:**凤仙花茎、一枝黄花各 60 克。煎汤温洗患处,每天 3 ~ 5 次,每次半小时,连浸 7 ~ 10 天。(《上海常用中草药》编写组 编·《上海常用中草药》216)

★ 48. **治手癣:**凤仙花(全草)60 克,土槿皮 60 克,花椒 30 克,米醋 2 斤。用法:上药浸泡一周后取滤液备用。用时,用此药浸泡患处,每次浸泡 15 分钟,每天 1 次。如有甲癣,浸泡 5 分钟后,刀片刮除灰指甲,再行浸泡。(张俊庭 编·《皮肤病必效单方 2000 首》35)

★ 49. **治蛇虫咬伤:**鲜凤仙茎适量,捣烂外敷。(《上海常用中草药》编写组 编·《上海常用中草药》216)

★ 50. **治脂溢性脱发:**透骨草 45 克。用法:取透骨草煎汤熏洗头发,每天 1 次,熏洗 1 次,每次 20 分钟。洗后勿用水冲洗头发,用药 4 ~ 12 天。功效:止脱发,止痒,去头屑。(郭志杰 吴琼等 主编·《传世金方·一味妙方》139)

★ 51. **治跌打损伤 4 方**

①凤仙捣汁一杯,黄酒冲服。(杨仓良 主编·《毒药本草》422)

②透骨草(凤仙花梗)、当归、赤芍各 9 克。水煎服(孕妇禁服),如伤处未破,并可用鲜凤仙花梗适量,捣烂敷伤处,1 ~ 2 天后,局部皮肤起小泡时,立即除去敷药。(宋立人 总编·《中华本草》5 册 138)

③透骨草(凤仙花梗)、茜草、大黄各 9 克。用法:共研末,酒调敷伤处,1 日 1 次。红肿者加蒲黄 6 克(生炒各半)。(吴静 陈宇飞 主编·《传世金方·民间秘方》)210)

④凤仙花 10 克,泽兰 10 克。用法:水煎,白酒冲服,每日 3 次。备注:另用上药鲜品各 20

克，捣烂加热敷患处。（吴静 陈宇飞 主编·《传世金方·民间秘方》215）

★ 52. **治跌打青肿**：凤仙花叶，捣如泥，涂肿处。干则又换，一夜血散，即愈。冬月收取干者，研末水和涂患处。（吴大真等·《灵验单方秘典》199 引《世医通变要法》）

★ 53. **治跌打外伤、红肿紫瘀、溃烂**：凤仙根、茎捣敷。（宋立人 总编·《中华本草》5 册 139）

★ 54. **治跌打损伤肿痛**：鲜凤仙花，捣如泥涂肿处，干后再上，血散肿愈。（宋立人 总编·《中华本草》5 册 138）

★ 55. **治跌打损伤筋骨，并血脉不行**：凤仙花 3 两，当归尾 2 两。浸酒饮。禁忌：孕妇禁服。（江苏新医学院 编·《中药大辞典》上册 486）

★ 56. **治腰胁扭痛**：凤仙花 9 克。用法：研细末。每次 1.5 克，白酒送下，每日服 2 次。使用注意：体虚者及孕妇禁服。（宋立人 总编·《中华本草》5 册 138）

★ 57. **治骨折疼痛异常，不能动手术投接，可先服本方酒药止痛**：干凤仙花 1 钱（鲜者 3 钱）。用法：泡酒，内服 1 小时后，患处麻木，便可投骨。禁忌：孕妇禁服。（江苏新医学院 编·《中药大辞典》上册 486）

★ 58. **治接骨不知疼**：骨节伤损脱臼接骨者，用凤仙花根，酒磨服半寸，最多一寸，然后揉托而上，则不知疼。但多服伤人，以一寸为极。（清·王梦兰 纂集·《秘方集验》130）

★ 59. **治猫咬伤**：凤仙花不拘量。用法：捣烂敷患处。（中医研究院革命委员会 编·《常见病验方研究参考资料》321）

★ 60. **治蛇咬伤 3 方**

①凤仙花，擂酒服。（江苏新医学院 编·《中药大辞典》上册 486 引《纲目》）

②凤仙花鲜花 120～150 克。捣烂，取自然汁服（孕妇禁服），渣敷伤口周围。（宋立人 总编·《中华本草》5 册 138）

③凤仙花全草 60 克。水煎服，渣敷患处。（胡郁坤 陈志鹏 主编·《中医单方全书》169）

★ 61. **治鸡眼**：凤仙花适量。用法：先将鸡眼剪破，用花搽数次即可。（吴静 陈宇飞 主编·《传世金方·民间秘方》419）

★ 62. **治阴痒**：凤仙花全珠。用法：煎汤熏洗，一日三次，连洗七天。（中医研究院革命委员会编·《常见病验方研究参考资料》367）

★ 63. **治阴户肿痛**：凤仙花、泽兰叶各一两半。用法：煎汤温洗患处，一日洗二三次。（中医研究院革命委员会 编·《常见病验方研究参考资料》368）

★ 64. **治白带 2 方**

①指甲花、牛膝各五钱。用法：用水煎后加酒服。（中医研究院革命委员会 编·《常见病验方研究参考资料》336）

②凤仙花 5 钱，墨鱼 1 两。水煎服，每日 1 剂。（江苏新医学院 编·《中药大辞典》上册 486）

★ 65. **治带下**：白凤仙花梗。用法：去叶、花、子，切碎。每次干者三钱，鲜者一两，用白水、酒煎服。（中医研究院革命委员会 编·《常见病验方研究参考资料》343）

★ 66. **治干血带**：白凤仙花 9 克，川军 9 克。共研细末，开水冲服。（《上海常用中草药》编写组 编·《上海常用中草药》512）

★ 67. **治闭经腹痛，产后瘀血作痛**：凤仙花 3～10 克，水煎服。（《上海常用中草药》编写组 编·《上海常用中草药》496）

★ 68. **治急性乳腺炎**：白凤仙草 1 棵 。用法：切去根，水煎成 2 茶杯，早、晚空腹服，每服 1 茶杯。同时将根水洗患处。（吴静 陈宇飞 主编·《传世金方·民间秘方》）190）

★ 69. **治小儿咳嗽**：凤仙花（茎、枝、叶均可用）。用法：捣烂，炒热，待温，揉患儿背心，由上揉下，待凉更换。（中医研究院革命委员会 编·《常见病验方研究参考资料》99）

★ 70. **治乳岩初起**：凤仙花、水酒适量。用法：酒煎。每日 1 剂，分 2 次服。功能：清热养阴，活血止痛。注意事项：凤仙花即指甲花。（阳春林 葛晓舒·《湖南省中医单方验方精选·外科》上册 942）

★ 71. **治食管癌**：红凤仙花适量。用白酒浸泡 3 昼夜，晒干研末，以白酒和匀为丸，如豆粒大，每次 8 粒，温酒送服，早、晚各 1 次，不可多用。（胡郁坤 陈志鹏 主编·《中医单方全书》454）

月季花(36方)

【药性】味甘、微苦,性温。归肝经。

【功能与主治】活血调经,解毒消肿。主治月经不调,痛经,闭经,跌打损伤,瘀血肿痛,瘰疬,痈肿,烫伤。

【用法用量】内服:煎汤或开水泡服,3~6克,鲜品9~15克。外用:适量,鲜品捣敷患处,或干品研末调搽患处。

【使用注意】内服可能引起便溏腹泻,故脾虚便溏者慎服;孕妇及月经过多者禁服

★ 1. **治高血压**:月季花9~15克,开水泡服。(宋立人 总编·《中华本草》4册217)

★ 2. **治隐性冠心病**:鲜月季花30克。洗净后加冰糖或蜂蜜,沸水冲泡,加盖。待水温稍降即频频饮服,可续冲3遍。上、下午各1剂,每天总冲水量为800~1000毫升。据顾铭康报道,应用本方治疗3例,平均用药47天,效果甚佳。(薛建国 李缨 主编·《实用单方大全》384)

★ 3. **治心肌炎**:月季花10克,竹叶6克,甘草6克。水煎服,每日1~2次。(金福男 编著·《古今奇方》69)

★ 4. **治肺虚咳嗽咯血**:月季花合冰糖炖服。(宋立人 总编·《中华本草》4册217)

★ 5. **治痢疾**:红白月季花果三四个,水煎服,另用冰糖调好,空腹服。(薛文忠 刘改凤 编·《一味中药巧治病》64)

★ 6. **治皮肤湿疹,疮肿**:鲜月季花捣烂,加白矾少许,外敷。(宋立人 总编·《中华本草》4册217)

★ 7. **治瘰疬**:月季花6~9克。水煎服;或加夏枯草15克,水煎服。(宋立人 总编·《中华本草》4册217)

★ 8. **治瘰疬未破**:月季花2钱,沉香5钱,芫花(炒)3钱。研锉,入大鲫鱼腹中,就以鱼肠封固,酒水各1盏,煮熟食之。(宋立人 总编·《中华本草》4册217)

★ 9. **治无名肿毒**:月季花适量。捣烂,敷患处。(胡郁坤 陈志鹏 主编·《中医单方全书》188)

★ 10. **治下肢丹毒(湿热证)**:月季花10朵。水煎,取汁加30克冰糖溶化,凉后2次分服,每日1剂,连服5日为1个疗程。(胡郁坤 陈志鹏 主编·《中医单方全书》191)

★ 11. **治疖肿痛**:月季花3朵,冰糖30克。用法:采开败的月季花洗净,加清水2杯,用小火煎熬至1杯,加冰糖制成月季花汤。每日1剂,顿服。功能:清热解毒,消肿散结。注意事项:月季花最大剂量可用到5朵。待温服下。(阳春林 葛晓舒·《湖南省中医单方验方精选·外科》上册5)

★ 12. **治热疖肿痛**:月季花、垂盆草各适量,捣烂敷患处,干则更换。(宋立人 总编·《中华本草》4册217)

★ 13. **治外伤肿痛**:月季花、地鳖虫等量研细末,每次4.5克,每日2次,温酒少许冲服;另用鲜花捣烂敷患处。(宋立人 总编·《中华本草》4册217)

★ 14. **治手足筋扭伤**:月季花整株(洗净)。用法:打烂成糊状,敷患处,一日一次,连用数日。(中医研究院革命委员会 编·《常见病验方研究参考资料》439)

★ 15. **治破口伤**:月季花适量。用法:将月季花捣烂。敷患处。功能:解毒消肿,行气止痛。(阳春林 葛晓舒·《湖南省中医单方验方精选·外科》上册1365)

★ 16. **治跌打损伤、筋骨疼痛、脚膝肿痛者**:月季花嫩叶适量。捣烂,敷患处;或以花瓣晒干,研末,酒冲服,每次3克。(胡郁坤 陈志鹏 主编·《中医单方全书》363)

★ 17. **治骨折**:大红月季花瓣。用法:阴干为末,每服数分至一钱,好酒调服。(中医研究院革命委员会 编·《常见病验方研究参考资料》440)

★ 18. **治筋骨疼痛,脚膝肿痛,跌打损伤**:月季花瓣干研末,每服1钱,酒冲服。(江苏新医学院 编·《中药大辞典》上册478)

★ 19. **治骨疼痛或骨折后遗疼痛**:月季花炕干研末,每服3克,用酒吞服,服后卧床发汗。(宋立人 总编·《中华本草》4册217)

★ 20. **治烫伤**:月季花焙干研粉,茶油调搽患处。(宋立人 总编·《中华本草》4册217)

★ 21. **治眼灼伤**:月季花20克,桃叶10克。水煎服,每日2次。(金福男 编·《古今奇方》155)

★ 22. **治乳痈初起,乳汁排出不畅,乳房结块热痛者**:鲜月季花30克,米泔水适量。用法:捣如泥状,加米泔水调匀。外敷患处,每日换药1次。功能:疏肝清热,散瘀消肿。(阳春林 葛晓舒·《湖南省中医单方验方精选·外科》上册881)

★ 23. **治闭经**:月季花25克。与益母草25克共水煎,兑黄酒温服。适用于闭经血瘀者。(胡郁坤 陈志鹏 主编·《中医单方全书》244)

★ 24. **治血瘀性闭经**:月季花3朵,益母草20克,红花12克,冰糖20克。用法:采用开败的月季花,洗净,取水适量,同益母草、红花一起用微火水煎20分钟,晾温,每日清晨空腹顿服。(毛绍芳 孙玉信 主编·《效验良方丛书·妇科验方》37)

★ 25. **治痛经2方**

①月季花30克。焙研,热酒冲(去渣),兑红砂糖60克服。适用于经来头昏,少腹胀痛,白浊淋沥。(胡郁坤 陈志鹏 主编·《中医单方全书》248)

②月季花13朵,槐花10克. 用法:沸水泡饮。(满江 易磊 主编·《百草良方》57)

★ 26. **治月经不调**:鲜月季花5~7钱,开水泡服,连服数次。(江苏新医学院 编·《中药大辞典》上册478)

★ 27. **治月经失调4方**:①月季花(又名月月红)12朵。用法:泡酒服,如月经淡少加当归9克,经色紫红、小腹胀痛加丹皮9克。②月季花8朵,加糖水煎服。③月季花30克,研末分2次用温开水和酒适量冲服,每隔4小时1次,忌食生冷。④月季花根9克,水煎服,1日2次。(吴静 陈宇飞 主编·《传世金方民间秘方》252)

★ 28. **治月经不调,少腹胀痛**:月季花9克,丹参9克,香附9克。水煎服。(宋立人 总编·《中华本草》4册217)

★ 29. **治月经不调,血瘀经闭**:月季花9克,益母草、马鞭草各15克,丹参12克。水煎服。(宋立人 总编·《中华本草》4册217)

★ 30. **治月经不调,痛经**:月季花、益母草各3钱,水煎服。(《全国中草药汇编》编写组 编·《全国中草药汇编》上册215)

★ 31. **治痛经验案**:李某某,女,14岁。12岁初潮,月经量中等,有时有少量血块,经期腹痛,不能上学,疼痛难忍,每次经期均需注射654-2或安痛定等方能缓解。后做人工周期,做1个周期后症状缓解,因无药而中断,经期仍腹痛,未见缓解,口服各种中药未见好转。用月季花1天1朵,加适量红糖用开水冲服,连服4朵,再次行经,无腹痛症状,亦未复发。(杨鹏举 主编·《中医单药奇效真传》387)

★ 32. **治产后阴挺**:月季花一两炖红酒服。(江苏新医学院 编·《中药大辞典》上册478)

水蛭(90方)

【药性】味咸、苦,性平,有毒。归肝经。

【功能与主治】破血逐瘀,通经消症。主治血瘀经闭,症瘕痞块,跌打损伤。

【用法用量】内服:煎汤,3~9克;或入丸、散。每次0.5~1.5克,大剂量每次3克。

【使用注意】体弱血虚、孕妇、妇女月经期及有出血倾向者禁服。

★ 1. **治肝硬化:【消癥丸】**水蛭75克,地鳖虫、炮山甲各100克,大黄50克。用法:研末为丸,每次服5克,每日2~3次,2个月为1个疗程。(胡晓峰 编·《虫蛇药用巧治百病》31)

★ 2. **治血吸虫病肝肿大:【三虫片】**醋炒水蛭4克,酒炒地龙4克,炒地鳖虫10克。每日口服18克,分4次服,连服1个月,第2个月改为每日9克,2个月为1个疗程。(胡晓峰 编·《虫蛇药用巧治百病》31)

★ 3. **治顽固性瘀血头痛**:水蛭粉40克,川芎粉20克。用法:上药粉装胶囊,每服2克,日服3次。按语:水蛭最善食人血而性又迟缓,迟缓则新血不伤,善入则瘀积易破,借其力以攻积久之瘀,自有利而无害也。(唐大晅 张俐敏 主编·《传世金方·祖传秘方》114)

★ 4. **治偏头痛**:水蛭12克,当归15克,仙鹤草15克。水煎服,每日1~2次。(金福男 编

著·《古今奇方》4)

★ 5. 治高血脂 2 方

①水蛭烘干打粉,每晚 3~5 克,开水冲服,30 天为 1 疗程。郑君莉用上方治疗高脂血症 25 例,总有效率为 91%。胆固醇平均下降 23.24 毫克%($P<0.001$);甘油三酯平均下降 144.52 毫克%($P<0.001$);B 脂蛋白平均下降 173.3 毫克%($P<0.001$)。(王辉武 主编·《中药临床新用》153)

②水蛭适量。用法:取上药除去杂质,自然风干,粉碎后过 120 目筛,以细粉装入胶囊内,每粒胶囊含水蛭粉 0.25 克。每次服 4 粒,每天 3 次。功能:逐瘀,化浊,降脂。疗效:应用本方治疗 48 例,发现水蛭降总胆固醇、甘油三酯作用明显,前列环素明显增高,血栓素明显下降,凝血酶原时间延长。(周学海 李永春 编·《实用中医单方》180)

★ 6. 治脑动脉硬化症:口服水蛭胶囊 4 粒,每日 3 次。(孟凡红 等·《单味中药临床应用新进展》487)

★ 7. 治脑出血 2 方

①水蛭 270 克(干品)。用法:取上药,研成细粉,装瓶备用。每次 3 克,每天服 3 次,30 天为 1 个疗程。功能:散瘀消肿。附注:据佟如新报道,应用本方治疗脑出血颅内血肿患者 48 例,治愈 16 例,显效 20 例,好转 8 例,无效 4 例,有效率为 91.7%。(薛建国 李缨 主编·《实用单方大全》382)

②生水蛭粉适量。用法:取上药 3 克冲服,日 3 次,15 天为 1 个疗程。功能:破瘀血而不伤新血。疗效:一般于发病后 5 天内服药,颅内血肿吸收较快,神经功能恢复最快,可减少病残率,降低死亡率,治疗 15 例,除对症治疗外,均用单味水蛭。(周学海 李永春 编·《实用中医单方》180)

★ 8. 治颅内血肿:水蛭 300 克,元胡 200 克。研末服,每次 5 克,每日 3 次,治疗 2 例颅内血肿,取得满意效果。(王辉武 主编·《中药临床新用》155)

★ 9. 治脑出血脑内血肿:水蛭 100 克,晒干,研细末,每包装 3 克。用法:每次服 1 包,1 日 3 次,温开水送服。按语:水蛭粉治疗高血压、脑出血、脑内血肿系某医院使用的 1 个偏方,观察到水蛭粉治疗脑出血引起的偏瘫有较好的疗效。经过实验观察,脑出血而不昏迷的病人在出血的第 2 天就可服用。(高允旺 编著·《偏方治大病》99)

★ 10. 治脑血栓:生水蛭粉,每日 3 次,每次 3 克,口服。毛俊雄以上方治疗本病 20 例,5 周后,明显好转 17 例,好转 1 例,无效 2 例。(王辉武 主编·《中药临床新用》152)

★ 11. 治缺血性脑血管病:水蛭粉 3 克,每日 3 次,口服。或水蛭 30 克,每日 2 次,水煎服。(胡晓峰 编·《虫蛇药用巧治百病》30)

★ 12. 用于缺血性脑血管病(脑血栓形成):【血栓解片】水蛭 150 克,郁金 200 克,川芎 300 克。取此 3 味,粉碎,加辅料适量,制粒,压片,每片重 0.3 克。口服,每次 6 片,每日 3 次。7 天为 1 疗程,停药 2 天,再行下 1 疗程,8 个疗程为治疗期限。对神志不清,服片剂困难者,需将药研碎,用温水缓缓送服。(宋立人 总编·《中华本草》9 册 29)

★ 13. 治心脑血管病属血瘀证者:【心脑通】水蛭、土鳖虫各适量。用法:上药制成胶囊,按常规服用。(孙世发 主编·《中医小方大辞典》283)

★ 14. 治脑膜炎:水蛭虫一二两。用法:磨粉末,用水调敷后发际处至第二椎上。切忌入口。(中医研究院革命委员会 编·《常见病验方研究参考资料》44)

★ 15. 治冠心病:水蛭片(每片含水蛭 0.75 克)。每次口服 2~4 片,每日 3 次。(胡晓峰 编·《虫蛇药用巧治百病》30)

★ 16. 治肺源性心脏病:水蛭适量。用法:取上药,除去杂质,自然风干,粉碎后过筛,制成细粉。每次服 1 克,每天 3 次,疗程为 2 周。功能:活血通脉。附注:据洪用森等报道,在常规治疗肺心病的同时加用水蛭粉,有效率明显提高,而死亡率明显下降。(薛建国 李缨 主编·《实用单方大全》382)

★ 17. 治心绞痛:水蛭适量。烘干,研细末,开水送服,每次 3 克,每日 3 次,连服 4 周为 1 个疗程。按:本病中医学属于"胸痹""心痛"等范畴。(胡郁坤 陈志鹏 主编·《中医单方全书》36)

★ 18. 治眩晕验案:宋某某,男,49 岁。1982 年 12 月血胆固醇 340 毫克%,B 脂蛋白

1034毫克%，甘油三酯390毫克%，自觉头晕沉重，胸闷，脉弦滑。经水蛭粉5克，每晚冲服1次，连服30天后，复查血脂总胆固醇240毫克%，B脂蛋白470毫克%，甘油三127毫克%，头晕沉、胸闷好转。（杨鹏举 主编·《中医单药奇效真传》123）

★ 19. **治中风验案4例**

①患者李萍，女，45岁，1986年10月18日就诊。因突然右侧肢体活动不灵便，失语，头痛，呕吐，小便失禁，意识障碍半天住院，既往有“高血压”病史10余年。西医诊断为“脑出血”和“高血压病”。现右侧肢体瘫痪，语謇面麻，畏寒，味觉消失，口角右偏，舌淡暗，右斜，苔薄，脉沉细涩。予以水蛭为末，每日10克，分3次服，并配以小剂量补阳还五汤。11天后，面麻消失，味觉恢复，语音清楚但不流利，能单独行走。继续服用水蛭末1周。后随访未见复发。（杨鹏举 主编·《中医单药奇效真传》125）

②彭某，男，45岁，1987年4月23日就诊。因头痛呕吐，右侧肢瘫36小时于4天前入院，伴意识障碍，小便失禁，面色潮红等。入院诊断为“高血压性脑出血”，经西医治疗症状没有改善，颈有抵抗，口角左歪，鼻唇沟变浅，右腹壁反射和右提睾反射消失，右侧巴氏征阳性。予水蛭粉8克煎煮成40毫升粉液，分2次每天服用（鼻饲），6天后神志转清，答问准确，右侧肢体肌力有所恢复。以水蛭粉每天4克晨服，3周后症状明显改善，语言清晰流利，肢体活动接近正常，随访未见复发。（杨鹏举 主编·《中医单药奇效真传》126）

③患者刘某，男，56岁，1991年2月3日就诊。主因1天前右侧肢体活动不便，语言不利，头晕短暂发作2次入院，第1次发作约10分钟，第2次发作持续半个小时。现神志清楚，言语不利，右侧鼻唇沟变浅，舌红少苔，脉弦细数。西医断为“短暂性脑缺血发作。”予水蛭注射液4毫升加入5%的葡萄糖250毫升中静脉滴注，每日1次。7天后症状均消失，继续用药1周，随访2年未见复发。（杨鹏举 主编·《中医单药奇效真传》126）

④李某某，男，54岁，北京市供销总社干部。1981年2月3日就诊。主诉因突发左侧肢体偏瘫，语言不利。6小时入院。入院检查血性脑脊液，诊为脑出血，颅内血肿。用水蛭粉，1次3克，1日3次，水冲服。药后4天语言清晰，左下肢能活动，CT扫描显示脑内血肿减小，连用水蛭粉12天，可扶杖步行。第22天做CT扫描显示血肿缩小，人活动较自如。（杨鹏举 主编·《中医单药奇效真传》126）

★ 20. **治中风后遗症验案：**毕某某，女，55岁。患脑栓塞后遗症左手麻木肿痛活动不便1年，左手不能伸展，拿物困难。服用中西药及针刺治疗效不显著。舌质暗紫，苔薄白，脉右弦、左涩。嘱其单用水蛭，每次0.5克，每天2次冲服，后增至每天2.5克，分3次冲服。1周后即感患肢有蚁叮感，随后左手肿痛麻木大减，月后麻木肿痛基本消失。活动较前显著好转，顽疾基本痊愈。（黄国健等 主编·《中医单方应用大全》410）

★ 21. **治偏瘫：**水蛭60克，血竭30克，麝香1克（土家族方）。用法：炼蜜为丸。每日服2次，每次服1克。说明：本方独具活血破血、行气通络、辛香走窜之功。对气滞血瘀之中风及血栓闭塞性脉管炎有良好疗效。（张力群等 主编·《中国民族民间秘方大全》398）

★ 22. **治结石阻塞致肾盂积水：**水蛭炮制后研末装胶囊，每粒含生药0.25克，每次8粒，日2次，1周为1疗程。有效率达100%。（楼锦英 编著·《中药临床妙用锦囊》154）

★ 23. **治胆囊炎：**水蛭10克，陈皮15克，白萝卜子10克。水煎服，每日2次。（金福男 编著·《古今奇方》20）

★ 24. **治哮喘：**炙水蛭1.5克，炙皂荚3克。共研细粉。口服，每次2.25克，日2次。（张金鼎 邹治文·《虫类中药与效方》302）

★ 25. **治阳痿：**医案：曹某，26岁，1976年9月10日就诊。1年前因挑土过重扭伤腰部，经治疗，腰伤愈。但此之后，渐觉阳事不举，迭经医治不愈，遂投以水蛭30克，雄鸡1只（去杂肠）同煮，喝汤吃鸡肉，隔3天1剂，5剂病愈。1977年底结婚，1978年底得一男孩。（杨鹏举 主编·《中医单药奇效真传》161）

★ 26. **治精液不液化：**水蛭粉3克，温开水送服，每日2次，2周为1疗程。张文灿以本方治疗精液不液化35例，效果显著。（王辉武 主编·《中药临床新用》154）

★ 27. **治尿闭**:水蛭 9 个。在新瓦上焙黄,研细末,黄酒送下。备注:此方适用于实症小便不通者。(中医研究院革命委员会 编·《常见病验方研究参考资料》183)

★ 28. **治流行性腮腺炎,亦可治淋巴结核**:水蛭、冰片各等份,研细末,调适量凡士林外敷患处。每日换 1 次,腮腺炎 1 ~3 日即愈。淋巴结核 1 ~3 周可以消散。(何绍奇等 整理·《朱良春用药经验集》200)

★ 29. **治前列腺肥大**:每次用水蛭粉 1 克,每日 3 次,装胶囊服。20 天为 1 疗程,停用 1 星期后行第 2 疗程,总疗程需 3 ~9 个不等。同时让患者不要憋尿,保持大便通畅。治疗 21 例。显效 16 例,有效 5 例。据观察,本品对 50 多岁患者效果较好,而年龄大,病程长者,取效较慢。未发现任何毒副作用。(宋立人 总编·《中华本草》9 册 30)

★ 30. **治外痔肿痛**:活水蛭 5 条,蜂糖适量。用法:活水蛭放入蜂糖中溶化。涂痔上,每日 10 余次。功能:清热解毒,活血散结。注意事项:涂时先将患处洗净。(阳春林 葛晓舒·《湖南省中医单方验方精选·外科》上册 1021)

★ 31. **治脱肛久不收入**:蚂蟥 3 条,升麻 1 两,麻油 2 两。用法:研末,麻油调匀。涂患处,睡 4 小时。功能:破血祛瘀,升阳举陷。方解:蚂蟥破血逐瘀,消肿止痛;升麻升阳举陷;麻油润肠调药。诸药合用,共奏破血祛瘀,升阳举陷之功。(阳春林 葛晓舒·《湖南省中医单方验方精选·外科》上册 1061)

★ 32. **治颈淋巴结结核**:内服水蛭粉,每次 3 克,1 日 3 次。对已溃者,还可将水蛭焙干,加冰片少许研末撒于溃疡面上;对未溃者,也可用 40% 水蛭软膏(水蛭、冰片等量研末,凡士林调配)每日换药 1 次。(杨仓良 主编·《毒药本草》607)

★ 33. **治无名肿毒**:用水蛭 3 克,芒硝 15 克,大黄 15 克。研末醋调外敷,有消肿止痛之功。(杨仓良 主编·《毒药本草》607)

★ 34. **治发背,初作赤肿**:取活水蛭置肿上,令饮血。(水蛭吸血后腹)胀自落,以新水养之即活。(宋立人 总编·《中华本草》9 册 29 引《百一选方》)

★ 35. **治痈肿验案**:《吴内翰备急方》云,其侄祖仁,一日急觉背疮,赤肿如碗大,急用此(取水蛭置肿上,令饮血,胀自落,别换,胀蛭以新水养之即活)治之(发背),至晚遂安。(杨鹏举 主编·《中医单药奇效真传》264 引《是斋百一选方》)

★ 36. **治脓疱疮**:患部先以 1∶5000 高锰酸钾液清净,外涂 1% 的甲紫溶液。睡前内服 5% 的水蛭煎剂 300 毫升,疗程 1 ~3 天。范桂友以上方治疗脓疱疮 92 例,经 1 个疗程全部治愈。(王辉武 主编·《中药临床新用》154)

★ 37. **治瘰疬**:蚂蟥 5 条,香油适量。用法:烧灰存性,香油调匀。涂患处。功能:破血逐瘀,通经止痛。(阳春林 葛晓舒·《湖南省中医单方验方精选·外科》上册 308)

★ 38. **治血栓性静脉炎 2 方**

①生水蛭适量。用法:干燥后研为细粉,每次 1 ~2 克,每日 2 次,温开水吞服。15 日为 1 疗程。功能:破血逐瘀,通脉止痛。(徐明 编著·《民间单方》156)

②**【通脉散】**水蛭、壁虎等量。用法:研末,每次 6 克,每日 2 次, 60 日为 1 疗程。(胡晓峰 编·《虫蛇药用巧治百病》30)

★ 39. **治下肢静脉高位栓塞**:将生水蛭 4 份,地龙 1 份。用法:烘干,研粉,每次 3 ~5 克,1 日 3 次,饭后温开水送服。治疗 11 例下肢静脉高位栓塞,均获痊愈。(杨仓良 主编·《毒药本草》606)

★ 40. **治血栓闭塞性脉管炎**:水蛭 15 克,山甲珠 15 克。水煎服,每日 1 ~2 次。(金福男 编著·《古今奇方》104)

★ 41. **治腱鞘囊肿**:水蛭适量。用法:研粉,每日少则服 6 克,多则 9 ~18 克,分 3 次服用。少则 5 ~7 天,多则 8 ~12 天,囊肿均消疗效甚好。(楼锦英 编著·《中药临床妙用锦囊》154)

★ 42. **治神经性皮炎**:大水蛭 30 克,硫黄 30 克,冰片 3 克。用法:将水蛭放开水中烫死晒干,焙存性,再加入硫黄、冰片,共研细末,加菜油拌成糊状,外敷患处,覆盖不吸水纸。一般治疗1 ~3 次可愈。(张俊庭 编·《皮肤病必效单方 2000 首》142)

★ 43. **治黑痣**:水蛭 1 条,鸡蛋 1 枚。用法:开鸡蛋小头,纳水蛭,以皮儿盖合封之,直至水蛭食尽鸡清,干尽自死,频点痣上。(张俊庭 编·《皮肤病必效单方 2000 首》199)

★ 44. **治折伤**：水蛭，新瓦上焙干，为细末，热酒调下一钱，食顷，痛可，更一服，痛止。便将折骨药封，以物夹定之。（江苏新医学院 编·《中药大辞典》上册518）

★ 45. **治外伤出血**：蚂蟥1条 。用法：破开敷上伤口，1日0.6～0.9克，数日可痊愈。备注：用于刀斧断血筋症。忌食公鸡、鲤鱼等发物。（吴静 陈宇飞 主编·《传世金方·民间秘方》219）

★ 46. **治跌扑损伤**：**【夺命散】**红蛭（石灰炒黄）25克，大黄、黑牵牛各100克。分别研细末，每次服6克，温酒调服。（胡晓峰 编·《虫蛇药用巧治百病》31）

★ 47. **治碰伤、摔伤、伤处肿痛**：用水蛭30克，研细末，每服2克，1日2次，黄酒送服。有化瘀、消肿、止痛之效。（杨仓良 主编·《毒药本草》607）

★ 48. **治坠跌打击**：**【内伤神效方】**麝香、水蛭各30克。用法：上药锉，烧令烟出，研为末。每次3克，酒调下。当下蓄血，未止再服。（孙世发 主编·《中医小方大辞典》264引《证类本草》卷二十二）

★ 49. **治损伤出血后，血瘀肿痛，伤口久未愈合**：水蛭7条，大蜘蛛3个。用法：焙枯研末。敷于伤口，外用凡士林膏盖之。功能：祛瘀生新，活血消肿。（阳春林 葛晓舒·《湖南省中医单方验方精选·外科》上册1078）

★ 50. **治风湿性关节炎**：水蛭10克，松子30克，炙甘草10克。水煎服，每日2次。（金福男 编著·《古今奇方》92）

★ 51. **治类风湿性关节炎**：水蛭15克，黑豆30克，大枣10个。水煎服，每日1～2次。（金福男 编著·《古今奇方》94）

★ 52. **治急性结膜炎**：用活水蛭3条置于6毫升生蜂蜜中，6小时取浸液装瓶备用。每日点眼2次，每次1～2滴。治疗本病380例，用药1～2天，全部治愈。对慢性结膜炎也有一定疗效。（杨仓良 主编·《毒药本草》606）

★ 53. **治沙眼**：水蛭30克，紫草30克。水煎，洗眼，每日3～4次。（金福男 编著·《古今奇方》151）

★ 54. **治翼状胬肉**：水蛭、蜂蜜各适量。用法：将活水蛭置于清水中2～3天，在去掉身上泥土，吐出腹内垢质后取出以蒸馏水冲洗2～3次，滤去水分后放入纯蜂蜜中，蜂蜜与水蛭比例为2.5∶1，水蛭与蜂蜜接触后1小时即死亡，出现浑浊液体，浸泡8小时左右过滤后即得棕色透明液，装入耐高温玻璃瓶内高压蒸气消毒后备用。每次1滴，每日2次滴眼。（唐大晅 张俐敏 主编·《传世金方·祖传秘方》360）

★ 55. **治萎缩性鼻炎**：活水蛭5～6个浸清水2～3天吐尽杂物，于10毫升蜂蜜中浸泡10小时，过滤取液，高压蒸气消毒放阴凉干燥处。或用注射器吸装无毒塑料瓶内用酒精灯加热封口以备用。每侧滴入3～4滴，日2次。（孟凡红等·《单味中药临床应用新进展》487）

★ 56. **治产后恶露不尽**：水蛭30克，牛膝30克。用法：将水蛭烧成灰，牛膝泡酒送服，每日3次，每次3克。备注：本方为贵州彝族民间习用方，专治妇女产后恶露不尽有效。（吴静 陈宇飞 主编·《传世金方·民间秘方》238）

★ 57. **治产后小便不通与小便淋痛**：水蛭9个。在新瓦上焙黄，研末，黄酒送服。适用于实证小便不通者。（胡郁坤 陈志鹏 主编·《中医单方全书》287）

★ 58. **治月经不行，或产后恶露，脐腹作痛**：**【地黄通经丸】**熟地4两，虻虫（去头、翅，炒）、水蛭、桃仁各50枚。上为末，蜜丸，梧桐子大，每服五七丸，空心温酒下。（江苏新医学院 编·《中药大辞典》上册518引《妇人良方》）

★ 59. **治妇人腹内有瘀血，月水不利，或断或来，心腹满急**：**【桃仁丸】**水蛭40个（微炒黄），桃仁3两，虻虫40枚，大黄3两（炒）。上药捣罗为末，炼蜜为丸，如梧桐子大。每服，空心以热酒下15丸。（江苏新医学院 编·《中药大辞典》上册518引《圣惠方》）

★ 60. **治血瘀闭经**：水蛭60克。用法：将水蛭洗净，晒干，焙至焦黄，研成细末，瓶装备用。每次3克，每日2次，用温开水冲服。功效：破瘀通经。禁忌：孕妇及月经量多者忌服。（刘道清 主编·《中国民间神效秘方》775）

★ 61. **治闭经**：桃仁1克，香附2克，水蛭1条。用法：前药研为末再同水蛭捣成膏状，敷脐部，外贴伤湿止痛膏，2～3天1换。（竭宝峰 江磊 主编·《中华偏方大全》卷三322）

★ 62. **治闭经验案:**孟于壁室人,小腹癥瘕,月经不通已数月,畏针灸及汤药。先生治以水蛭(微炒)轧面,每日6克,加白糖冲服,服至90克,月经通,癥块消。(杨鹏举 主编·《中医单药奇效真传》385引《医林锥指》)

★ 63. **治漏下去血不止:**水蛭研下筛,酒服一钱许,日二,恶血消即愈。(江苏新医学院编·《中药大辞典》上册518引《千金方》)

★ 64. **治癥瘕积聚:**水蛭。用法:晒干或烘干,研末。每服五分至二钱,久服有效。(中医研究院革命委员会 编·《常见病验方研究参考资料》248)

★ 65. **治癥瘕验案:**一妇人,经血调和,竟不生育,细问之,少腹有癥瘕1块。遂单用水蛭一两,香油炙透,为末。每服5分,日2次,服完无效,后改用生者,如前服法。一两犹未服完,癥瘕尽消,逾年即生男矣。以后屡用生者治愈多人。(张锡纯医学全书之二·《中药亲试记》161)

★ 66. **治卵巢囊肿:**水蛭粉适量。每服3克,早、晚各1次,一般连服2~6个月,包块可缩小或消失。功效:活血,化瘀,利水。禁忌:经期暂停服用。(朱良春 主编·《中国百年百名中医临床家丛书·朱良春》183)

★ 67. **治盆腔炎:**生水蛭500克。用法:将生水蛭晒干,研为极细的粉末,每次用温水或黄酒送服4克。每日早、晚各1次,2个月为1个疗程。(李川主编·《民间祖传秘方》307)

★ 68. **宫外孕盆腔包块:【水蛭粉胶囊】**每粒0.5克,每次3~5克,每日2次,饭后服。3个月为1个疗程。刘菊兰等以上方治疗宫外孕盆腔包块30例,治愈27例,显效3例。(王辉武 主编·《中药临床新用》154)

★ 69. **治宫外孕验案:**高某,40岁,主因间断性腹痛伴子宫不正常出血3个月余,腹痛加剧2天,于1985年3月12日急诊入院。素体健,月经规律,C_1P_0,21年未孕。现阴道出血10余天。入院后血压、脉搏、呼吸均正常,下腹略膨隆,有明显压痛、反跳痛,触之似一大包块,细摸无边界。尿HCG(人绒毛膜促性腺激素)持续阳性,B超探及腹腔内胎儿图像及胎儿搏动,确诊为腹腔妊娠。急行剖腹检查,取出男死胎儿,长约7.5厘米。因胎盘附着于肠管及肠系膜,组织粘连严重,动之渗血不止,故未取出。以多块大腹膜纱压迫出血处后关腹。于35个小时后行二次开腹。小心取出腹膜纱;见血止,关腹。术后10天开始连续服用水蛭粉4克/次,3次/日,出院30天后复查,腹痛明显减轻,阴道出血停止,包块明显缩小,界较清,质变软。60天复查,包块约5×5厘米,90天复查时,包块完全消失。(杨鹏举 主编·《中医单药奇效真传》397)

★ 70. **治乳核:**水蛭、三棱、莪术、花粉各30克。晒干研粉,分15份,每取1份以凡士林调匀外敷,连敷10次,乳核消散。(杨仓良 主编·《毒药本草》607)

★ 71. **治小儿丹毒:**用水蛭数条,放于红肿处,令吃出毒血。(宋立人 总编·《中华本草》9册29)

★ 72. **治小儿高热:**水蛭1.5~3克。用法:水煎或焙干研末,开水冲服。功效:破血逐瘀,行气止痛。按语:水蛭为水蛭科动物蚂蟥、水蛭或柳叶蚂蟥的全体。水蛭咸苦而平,能入肝经,祛瘀之性甚为峻猛,善于通经水、消癥瘕,非血瘀顽固他药难奏效者,不可轻用,孕妇尤须忌用。此外,将活水蛭置于体表患处或头部使其吸血,可治痈肿、丹毒及高血压。(郭志杰 吴琼等 主编·《传世金方·一味妙方》197)

★ 73. **治小儿肺炎:**水蛭3~6克。文火煎20分钟,取汁服。(胡郁坤 陈志鹏 主编·《中医单方全书》313)

★ 74. **治血管瘤2方**

①水蛭生用,研末装入胶囊,每日1.5~3克,早晚2次分服。疗效:治疗30例,14例服药1年后血管瘤完全消失,为治愈;10例瘤体面积缩小,颜色变浅,为好转;6例无改变,为无效。总有效率80%。(楼锦英 编著·《中药临床妙用锦囊》153)

②生水蛭适量。研末,装胶囊。取上药每日1~3克,分2次口服。功能:凉血破瘀,消癥散结。疗效:本法长期服用未发现副作用。颜德馨选用水蛭、元胡、生牡蛎研末为丸,取名消瘤丸,治疗各种类型血管瘤50例,总有效率为98%。(周学海 李永春 编·《实用中医单方》180)

★ 75. **治肝癌:**水蛭、虻虫、地鳖虫、壁虎、蟾皮。炼蜜为丸,每丸4.5克,每服9克,每日2次。此为上海市人民医院治癌验方。功能:益气

活血，清热化浊。（钟全书·《中国中医药报》2009年4月13日）

★ 76. **治食道癌：【藻蛭散】**生水蛭6克，海藻30克。研极细末，每服6克，日2次，黄酒、温水各半冲服。功效：软坚、化瘀、消痰、散结之功。服5日即自觉咽部松软，10日咽部已无阻碍，1～2月可以渐复。本散适用于痰瘀互结，而苔腻，苔质衬紫，边有瘀斑，脉细滑或细涩者最合。（朱良春 主编·《中国百年百名中医临床家丛书·朱良春》188）

★ 77. **治食道癌、胃癌：**生水蛭15克，生鸡内金12克，竹茹12克，清半夏12克，忍冬藤30克。用法：水煎剂。每日1剂，水煎服2次。功能：逐瘀、祛痰、解毒。（张金鼎 邹治文·《虫类中药与效方》298）

★ 78. **治皮肤癌2方**

①水蛭30克，大黄5克，青黛3克，研末。香油60克，黄蜡9克，熬成膏贴敷。（杨仓良 主编·《毒药本草》607）

②水蛭、芒硝、雄黄、大黄各等量，研末，米醋调和，涂患处，疗效佳。（金福男 编著·《古今奇方》308）

★ 79. **治直肠癌：**海藻30克，水蛭6克。用法：首先将2药分别用微火焙干，研细混合，每次3克，每日2次，黄酒冲服。（竭宝峰 江磊 主编·《中华偏方大全》卷四647）

★ 80. **治肠癌：**水蛭、壁虎各15克，海藻30克。用法：将以上3味焙干研细末。分为10包，每日1～2包，黄酒冲服。功效与主治：逐瘀破血，清热解毒。医治肠癌。（竭宝峰 江磊 主编·《中华偏方大全》卷四647）

★ 81. **治大肠癌：**用水蛭制成散剂，冲服，每次1克。（杨仓良 主编·《毒药本草》607）

★ 82. **治子宫肌瘤：**水蛭30个，虻虫30个，桃仁20克，大黄9克。水煎去渣，分2次服。（杨仓良 主编·《毒药本草》607）

石灰（149方）

【药性】味辛、苦、涩，性温，有毒。归肝、脾经。

【功能与主治】解毒蚀腐，敛疮止血，杀虫止痒。主治痈疽疔疮，丹毒，瘰疬痰核，赘疣，外伤出血，水火烫伤，下肢溃疡，久痢脱肛，疥癣，湿疹，痱子。

【用法用量】外用：适量，研末调敷；或取水溶液涂搽。内服：1～3克，入丸、散；或加水溶解取澄清液服。

作腐蚀剂，用生石灰；敛疮止血，用熟石灰。

【使用注意】内服不入汤剂。疮口红肿禁用；孕妇慎用；外用腐蚀，只局限于病变部位，不得波及周围健康皮肤。

★ 1. **治心痛：**千年石灰、独蒜各适量。用法：共捣为丸，如梧桐子大，朱砂为衣。每次13丸，烧酒送下；急痛，陈石灰9克澄清水，加烧酒送下；胃痛，浓煮小蒜汁，食饱，勿着盐，加黄酒送下即愈。（孙世发 主编·《中医小方大辞典》680引《仙拈集》卷二）

★ 2. **治九种心痛：【仙雪丸】**陈石灰（水澄清，去粗渣泥垢）一两，生熟白矾各五钱。用法：上为末，姜汁为丸，如绿豆大。每服五丸，烧酒送下。（彭怀仁 主编·《中医方剂大辞典》3册511引《仙拈集》卷二）

★ 3. **治中风、口眼歪斜：**石灰半升。上一味，炒，趁热以醋调似泥。斜向右涂左，向左涂右。立正即洗去。一方水和。（彭怀仁 主编·《中医方剂大辞典》3册200引《普济方》卷九十二）

★ 4. **治口眼歪斜：【改容膏】**石灰适量。用法：醋炒红，再入醋熬如膏。左歪涂右，右歪涂左。（孙世发 主编·《中医小方大辞典》88引《医级》）

★ 5. **用于胸胁积块：**用风化石灰250克，瓦器炒极热，入大黄末30克，炒红取起，入桂末15

克,略烧。入米醋和成膏,摊绢上贴之。内服消块药,甚效。(滕佳林 米杰 编著·《外治中药的研究与应用》33 引《丹溪心法》)

★ 6. **治干霍乱**:古石灰(老塔庙、古城墙取)9 克。用法:入冷水搅浑,澄清去渣,调入砂糖 6 克服。(孙世发 主编·《中医小方大辞典》61 引《仙拈集》卷一)

★ 7. **治霍乱吐泻**:千年石灰四两。将石灰用水飞过做丸,如梧桐子大。用法:每服十五丸白水送下。(沈洪瑞 主编·《重订十万金方》136)

★ 8. **治反胃,食后复吐,大便秘结**:古石灰一两,硼砂一钱,白糖二两。用法:将石灰以滚水冲开,澄清后取其水,另将硼砂研成细末,加入白糖,用石灰水送下。(中医研究院革命委员会编·《常见病验方研究参考资料》125)

★ 9. **治抢救一氧化碳中毒昏迷**:抢救时先使患者口鼻通畅,然后将陈米醋 150～200 毫升放入碗内。迅即将石灰石在炉火上灼红,钳夹投入碗内,同时将醋碗移近中毒者口鼻,当灼热的石灰石淬入米醋时,即会产生浓烈的醋蒸气,往往会刺激患者发生深呼吸运动。一般中毒者只要能吸入此种蒸气 2～3 口,即可望获救。据笔者观察,轻度昏迷的 15～20 分钟,重者约 30 分钟,多能复苏。在抢救过程中,要特别强调大开门窗。最好将患者移入空气新鲜、没有炉火之处,但要盖好被子,注意保温。共抢救 36 例,全部神志转清,无 1 例留下后遗症。(滕佳林 米杰编著·《外治中药的研究与应用》34)

★ 10. **治流行性腮腺炎**:陈石灰研细末,用醋调匀涂患处。又方,上方加青黛少许,用蛋清调敷。(杨仓良 主编·《毒药本草》1043)

★ 11. **治痄腮**:石灰、陈醋各适量。用法:共调和。敷于患处,每日数次。功能:解毒燥湿,消肿止痛。(阳春林 葛晓舒·《湖南省中医单方验方精选·外科》上册 220)

★ 12. **治噎食**:生石灰水。澄清。饭前服一口。(沈洪瑞 主编·《重订十万金方》142)

★ 13. **治噎膈**:新石灰 3 钱,大黄 1 钱。上用黄酒一钟煎,去滓服酒。(宋立人 总编·《中华本草》1 册 313 引《万病回春》)

★ 14. **治胃痛**:陈石灰(旧建筑物上的石灰)250 克研末,用面粉、醋各 500 克调成绿豆大的丸(如醋不足,可加开水)晒干。每日 2 次,每次 50 粒,饭前开水冲服。(吴大真等·《灵验单方秘典》82)

★ 15. **治倒饱嘈杂,心胃疼痛,痰火症:【凉水丹】** 陈石灰、白麦面各等分。用法:蒸热为丸。大人每服三钱,小儿一钱五分,凉水送下。(彭怀仁主编·《中医方剂大辞典》8 册 582 引《良朋汇集》卷一)

★ 16. **治心胃嘈杂吞酸呕吐,烧心(俗名酸心)**:艾叶不拘多少,陈石灰不拘多少。用法:煎水频频服之。(沈洪瑞 主编·《重订十万金方》77)

★ 17. **治呕吐,吞酸呕吐**:石灰适量。用法:用开水冲石灰澄清。每次适量,每日服 2 次。功能:清热利湿,降逆止呕。(易法银 喻斌主编·《湖南省中医单方验方精选·内科》中册 1155)

★ 18. **治胃溃疡、胃酸过多**:下房陈石灰适量,放火中烧透,研细面,每日 3 次,每服 1～3 克,饭前服。(杨仓良 主编·《毒药本草》1043)

★ 19. **治冷嗽**:用陈石灰为末,以小饭为丸如桐子大。每服三十丸,姜汤下。(宋立人 总编·《中华本草》1 册 313 引《卫生易简方》)

★ 20. **治慢性气管炎**:石灰 250 克,水 2500 毫升搅拌后沉淀 24 小时取上清液过滤,每日 3 次,每次 20～30 毫升。或再取黄芩 250 克水煎 2 次去渣,浓缩成 200 毫升,加石灰液,使成 2000 毫升,黄芩含量约 10%。每日 3 次,每次 20～30 毫升。(孟凡红 等·《单味中药临床应用新进展》475)

★ 21. **治吐血妄行**:石灰。用法:以石灰刀头上烧,用井水调下。后用扁柏叶,同阶前草根研自然汁咽下。(彭怀仁 主编·《中医方剂大辞典》3 册 199 引《普济方》卷一九0)

★ 22. **治乳糜尿**:生鸡蛋数个埋入生石灰中,浇上水,把鸡蛋烧熟后去壳食之,日 4～5 个,连食 2 周。(孟凡红 等·《单味中药临床应用新进展》475)

★ 23. **治红白痢疾**:陈石灰 24 克,大蒜 15 克,共捣为丸,如梧桐子大。每服 9 克,早晚空心服。按语:陕西省宝鸡市陈仓区西秦二组李华用上方治疗红白痢疾数十例。疗效颇佳。(陕西省中医研究所革命委员会 编·《陕西中医验方选编》)

★ 24. **治痢血数十年**：石灰三大升，炒令黄，以水一斗搅，令澄清，一服一升，三服。（胥）按语：余1977年夏季在中伏天患血痢，经过吃西药、打吊瓶约5天病才治愈，第二年夏季又复发。用本方熟石灰加凉开水略搅、沉静片刻，取澄清液，每次一小碗，日饮四五次，三日而愈。十多年未复发。（江苏新医学院 编·《中药大辞典》上册583引《外台》）

★ 25. **治痔漏脱肛**：陈石灰、丝瓜（烧灰）、雄黄各15克。研末，以猪苦胆、鸡子清及香油和调贴之，收上即止。（江苏新医学院 编·《中药大辞典》上册792）

★ 26. **治痔疾，肛门边肿硬，疼痛不可忍**：风化石灰三两，芫花三两，灶突内黑煤二两。上药捣罗为末，分作两分于铫子内点醋炒，候稍热，以帛裹熨之，冷则再换。（江苏新医学院 编·《中药大辞典》上册583）

★ 27. **治痔核**：**【新法枯痔散】**新石灰二两，干碱（即干碳酸钠粉）二两，青黛五钱，冰片五钱。用法：先将石灰，青黛二物研细，然后加入干碱、冰片二物，再研匀之，即成。须用瓶严密紧封备用。用时以水调和涂痔核上。（彭怀仁 主编·《中医方剂大辞典》10册1013引《外科十三方考》卷下）

★ 28. **治痔疮出血**：陈石灰1斤，大黄4两，冰片5分。用法：同炒，至石灰成红色，去大黄，将石灰加冰片，共研末。撒于疮口。功能：蚀疮止血，收敛生肌。方解：陈石灰燥湿敛疮；炒大黄活血止血；冰片清热消肿，生肌敛疮。诸药合用，共奏蚀疮止血，收敛生肌之功。（阳春林 葛晓舒·《湖南省中医单方验方精选·外科》上册1007）

★ 29. **治大肠积冷，久年脱肛**：石灰（炒热）。用法：以帛包裹，肛坐其上，冷又另换。仍以海螵蛸末敷之。（彭怀仁 主编·《中医方剂大辞典》3册198）

★ 30. **治疝气**：陈石灰（炒）、五倍子、山栀子等分为末，面和醋调。敷之，一夜即消。（滕佳林 米杰 编著·《外治中药的研究与应用》33引《医方摘要》）

★ 31. **治血管瘤**：石灰末15克，白碱6克，糯米50粒。将石灰末、白碱用开水溶化，将糯米撒于灰上，泡1昼夜，取糯米捣烂成膏，外敷瘤体。李造坤等用上方治疗小儿血管瘤9例，1次治愈7例，2次治愈2例。（王辉武 主编·《中药临床新用》172）

★ 32. **治黄水疮2方**

①牛胆汁、石灰面拌成膏，涂之可愈。（杨仓良 主编·《毒药本草》1043）

②用生石灰160克，硫黄250克，粉碎过筛，加水1250毫升，文火煎2小时，煎至1000毫升，静置取上清液，装瓶备用。以棉球蘸药液涂患处，每日3～5次。共治疗50余例，均获痊愈，且不留疤痕。（宋立人 总编·《中华本草》1册314）

★ 33. **治脓疱疮**：风化石灰1升。用法：将石灰与水搅混，待澄清后，吹去水面浮衣，取中间清水。每水1份加麻油1份，搅调百遍，外涂患处。（张俊庭 编·《皮肤病必效单方2000首》7）

★ 34. **治疖**：熟石灰15克，鸡蛋壳5个，麻油适量。用法：将熟石灰放入鸡蛋壳内，煅烧存性研末，麻油调匀。敷于患处，每天2次。功效：消肿止痛。适用于热毒蕴结型疖，疖肿簇集一处，发热者。疗程：连续外用5天为1个疗程，外用1～2个疗程。注意事项：本方只可外用，不可口服。（杨继军 赵建新 主编·《皮肤病实用偏方》89）

★ 35. **治疮肿软疖**：石灰、干姜各等分。共捣烂，入清油调和，捏作饼子。敷在疮肿上。（彭怀仁 主编·《中医方剂大辞典》3册199）

★ 36. **治远年恶疮，枯瘤**：信一分，千年石灰二分。用法：上为细末。先利动，津调，贴之。（彭怀仁 主编·《中医方剂大辞典》8册183引《普济方》卷二七五）

★ 37. **治无名肿毒，恶物所伤；并破伤风**：**【三圣散】**好石灰500克，大黄60克。用法：以好石灰铁锅内炒红，倾入瓷器内，加大黄和匀。水调，搽肿物处。（孙世发 主编·《中医小方大辞典》227引《普济方》卷二十七）

★ 38. **治诸疮中水毒攻中**：胡粉、石灰（研，罗）各三分。用法：上炼猪脂调如糊。涂疮上，水即出。（彭怀仁 主编·《中医方剂大辞典》7册148引《圣济总录》卷一）

★ 39. **治疮疡已溃，无脓无水，疮口干红者**：陈年石灰（百年以上者佳）半斤，冰片三钱。用法：上为细末，用麻油拌成粥，装入猪尿脬内，将脬口扎紧,沉入井内七日,取出挂于背阴处,慢慢风干。去脬研细,收贮备用。用时以香油调涂疮口。(彭怀仁 主编·《中医方剂大辞典》7册524引《外科十三方考》)

★ 40. **治一切恶毒肿:【大黄散】**川大黄(捣罗为末)、石灰末、赤小豆(捣罗为末)各一两。用法:上药以酒调涂肿上,干即易之。(彭怀仁主编·《中医方剂大辞典》1册764引《圣惠》卷六十四)

★ 41. **治疮毒,一切疮毒,无论已破未破:**石灰、韭菜各适量。用法:石灰、韭菜各适量,于端午日午时,或6月6日,同捣极烂,为饼阴干。干敷患处。功能:燥湿杀虫,蚀疮定痛。注意事项:石灰要陈1年者,愈陈愈妙。(阳春林 葛晓舒·《湖南省中医单方验方精选·外科》上册425)

★ 42. **治臀部坐板疮:**风化石灰一两,黄柏末二钱,用香油调涂患处。(中医研究院革命委员会编·《常见病验方研究参考资料》421)

★ 43. **治痈毒肿痛:**风化石灰500克,百草霜120克,桐油50克。用法:将上药石灰、百草霜研末,过筛,加入桐油调匀成软膏状,摊于皮纸上。外敷患处,每日换药1次。功能:清热解毒,散瘀止痛。方解:石灰收湿敛疮;百草霜清热散瘀止痛;桐油敛疮生肌。三药合用,共奏清热解毒,散瘀止痛之效。(阳春林 葛晓舒·《湖南省中医单方验方精选·外科》上册155)

★ 44. **治痈,疮口久溃不收者:**古墓内的石灰适量。用法:研为细末。掺于疮口。功能:燥湿收敛,止血生肌。注意事项:敷后即水干口敛。(阳春林 葛晓舒·《湖南省中医单方验方精选·外科》上册125)

★ 45. **治疮口不收:**石灰1斤,清水8斤。用法:整块石灰放盆内,以清水烧滚倾入盆内,待石灰化开,用棍搅匀,俟水澄清,将水轻轻倾出,再用细布沥清,收贮瓶内听用。每日多次,外贴患处。功能:燥湿杀虫,生肌敛疮。注意事项:凡疮毒日久不能收口,或不能生肌,量疮大小剪新白布块,浸入水内1刻,即起贴患处,俟1~2时辰再换1块,每日换2~3次,数日收功。(阳春林 葛晓舒·《湖南省中医单方验方精选·外科》上册708)

★ 46. **治痈疽,无名肿毒初起:**老石灰1碗,大黄1两,鸡蛋白适量。用法:拌炒成红色为度,用鸡蛋白调。敷患处。功能:清热解毒,消肿止痛。方解:老石灰蚀恶肉;大黄清热泻火,凉血解毒;鸡蛋白益气解毒。诸药合用,共奏清热解毒,消肿止痛之功。注意事项:老石灰最好用盛在缸子里的白化灰。(阳春林 葛晓舒·《湖南省中医单方验方精选·外科》上册149)

★ 47. **治黄鳝洞,手足生疽久不愈,疮口流黄水,似洞形而不化脓:**风化石灰适量。用法:研末。每日2次,纳药入疮口。功能:生肌收口,解毒敛疮。注意事项:数次即愈。(阳春林 葛晓舒·《湖南省中医单方验方精选·外科》上册375)

★ 48. **治恶疮:**鸡蛋清1个,石灰3克,与姜汁调敷患处。(杨仓良 主编·《毒药本草》1043)

★ 49. **治发背:【五色膏】**陈石灰、东丹、铜绿各等分。用法:上加西黄一分,再入鸡子清调和,用旧黑伞纸将药摊夹,用银针伞纸上刺数眼,扎敷患处。如干,仍将药末拌鸡子清再扎上,如此三四次,可愈矣。(彭怀仁 主编·《中医方剂大辞典》2册319引《良方合璧》卷下)

★ 50. **治一切肿及发背、乳痈等:**风化石灰10克,小麦面20克,皂荚灰、白蔹各10克。用法:上药研为细散。以酽浆水和如面糊,涂贴,每日换3~4次。(孙世发 主编·《中医小方大辞典》1308引《圣惠》卷六十二)

★ 51. **用于阴发背,黑凹而不知痛者:**用鲜蓼草500克(晒干,烧灰存性,淋灰汁熬膏半碗听用),石灰30克,调匀,入瓷罐收贮封固。如遇阴毒,将笔蘸点患处,不二次退透知痛,出黑水血尽,将膏药贴之。(滕佳林 米杰 编著·《外治中药的研究与应用》31引《外科启玄》)

★ 52. **治瘩背疮(蜂窝组织炎):【连花膏】**新石灰六钱,生槐花三钱,川连三钱。用法:共为细末,按疮大小定量,加飞罗面不拘多少(细白面亦可)。用时按疮大小调药,现用现调,鸡子清调糊状敷疮上,药布盖贴,夏一日二换,冬一日一换,换药时白开水烫洗,缓缓拭去旧药,再敷新药。(沈洪瑞 主编·《重订十万金方》372)

★ 53. **治疔肿:**石灰三份,马齿苋二份。上二味捣,以鸡子白和敷之。(宋立人 总编·《中华本草》1册313《千金要方》)

★ 54. **治疔初起水泡:**槐子(炒黄),陈石灰(末)。用法:用鸡子清调。圈至破处,令毒仍从

旧口出。(彭怀仁 主编·《中医方剂大辞典》9册482引《理瀹》)

★ 55. **治泥鳅肚疔**:老石灰5钱,生泥鳅1条。用法:捣烂。外敷患处。功能:燥湿杀虫,蚀腐通络。注意事项:石灰有毒。宜症状表现为在手指脚趾的中节,肿起发痒,尚未成脓者。(阳春林 葛晓舒·《湖南省中医单方验方精选·外科》上册61)

★ 56. **治生螺丝眼疔**:老石灰适量,醋0.5盅。用法:调匀。搽患处。功能:敛疮生肌,收湿止痛。(阳春林 葛晓舒·《湖南省中医单方验方精选·外科》上册102)

★ 57. **治蛇头疔**:蛋白、风化石灰、雄黄末各适量。用法:捣蛋白调风化石灰和雄黄末。涂患处。功能:清热燥湿,消肿止痛。方解:石灰燥湿蚀恶肉;雄黄解毒;蛋白滋阴润燥。诸药合用,共奏清热燥湿,消肿止痛之功。注意事项:雄黄有毒。(阳春林 葛晓舒·《湖南省中医单方验方精选·外科》上册106)

★ 58. **治初起无名大疮,疔毒**:陈石灰(水飞,细末)500克,蜗牛50个,马齿苋(绞汁多些)适量。用法:晒干作锭,用水醋研,涂疮上。初觉便涂,5日后留顶圈上,干则又换。(孙世发 主编·《中医小方大辞典》735引《良朋汇集》卷五)

★ 59. **治甲沟炎:【灰醋膏】**用陈石灰15~30克,过100目筛,以米醋适量调成膏状,外敷患处,每日换药2次。共治50例,经敷药2~5天,40例获得痊愈,6例症状显著减轻,4例无效。(滕佳林 米杰 编著·《外治中药的研究与应用》33)

★ 60. **治臁疮**:石灰10克,凡士林6克,冰片1.5克。搅匀涂患处。(滕佳林 米杰 编著·《外治中药的研究与应用》32引《矿物药浅说》)

★ 61. **治臁疮、疔疮及一切恶毒疮疖**:葱白、马齿苋、石灰各一斤。用法:共捣为饼,阴干为细末,香油调敷。(中医研究院革命委员会 编·《常见病验方研究参考资料》405)

★ 62. **治下肢溃疡**:取陈石灰去浮污后研成细末,撒布创面。用时先将创面清洗干净,上药后再用硼酸油膏敷料外贴。如创面湿水淋漓,单用药粉即可。对久不收口的外伤,破烂的冻伤、烫伤等亦有疗效。经治200余例,均有效果。(江苏新医学院 编·《中药大辞典》上册583)

★ 63. **治疮(下肢溃疡),兼治各类风湿黄水疮**:生石灰1公斤,生大黄200克。共炒成石灰成桃花色,大黄,加甘石粉50克,瓶贮待用。每天或间1天用药1次,先用食盐水洗净患处脓液,再以消毒棉球揩于水液,然后撒布药粉。臁疮为顽固性病变,病在下肢外侧足三阳经,治愈较快;病在下肢内侧是三阴经,治愈较难,须坚持用药2~3个月可愈,湿疹、黄水疮,先用沸水洗净,撒干药粉,1日1次或2次。(洪国靖 主编·《中国当代中医名人志》489)

★ 64. **散瘀生肌,蚀恶肉,敛疮口:【桃花生肌散】**风化石灰(水澄过)半斤,大黄四两,栀子二两。用法:合炒至石灰呈红色取起,去大黄、栀子,用石灰。须退冷陈久而后用。(彭怀仁 主编·《中医方剂大辞典》8册195引《医林纂要》卷十)

★ 65. **治淋巴结结核**:包括颈部淋巴结结核、腋下淋巴结结核、鼠蹊淋巴结结核、颌下淋巴结结核。有瘘管者、无瘘管者均可。药物:石灰、大黄。制法:选质地较好的生石灰1000克,加适量水,待热松散后过120目筛,即得熟石灰粉。称取400克,放干净砂锅中,炒至烫手后,加入大黄(研细)100克,拌炒至石灰微红色时,取出放凉,再过120目筛,装瓶备用。用法:用前加香油适量,调成糊状,用纱条浸药后敷在伤口。功能:活血散结,软坚化瘀,解毒清热。疗效:临床治愈181例,占患者总数的87%。无瘘者临床治愈为3个月,有瘘者临床治愈期平均为4~5个月。按语:大黄清热,解毒,活血化瘀,生新去腐;锻石灰能解毒杀虫,消炎去腐。(张树生 高普 主编·《中药贴敷疗法》529)

★ 66. **用于瘰核红肿寒热,状如瘰疬**:将石灰火煅为末,以白果肉同捣贴之,蜜调亦可。(滕佳林 米杰 编著·《外治中药的研究与应用》31引《活人心统》)

★ 67. **治瘰疬**:石灰、碱、朱砂各等分。用法:用酒和匀。用新笔或棉签点患部,宜照瘰疬大小范围涂上。功能:解毒消肿,敛疮生肌。方解:石灰解毒散结,收湿敛疮;朱砂清热解毒。诸药与碱合用,共奏解毒消肿,敛疮生肌之功。注意事项:朱砂有毒。最多5次即缩小。(阳春林 葛晓舒·《湖南省中医单方验方精选·外科》上

册 330)

★ 68. **治瘰疬破烂:**石灰 1 块,生桐油、花椒、葱各适量。用法:新出窑石灰 1 块,滴水化开成散,用真生桐油调匀,干湿得中,先以花椒、葱煎汤洗净。外敷患处。功能:解毒疗疮,软坚散结。方解:石灰解毒;生桐油软坚散结,解毒疗疮;花椒温中燥湿;葱散寒通阳。诸药合用,共奏解毒疗疮,软坚散结之功。注意事项:连及胸腋,臭秽难闻,十数载不愈者,药到病起,其效如神。(阳春林 葛晓舒·《湖南省中医单方验方精选·外科》上册 320)

★ 69. **治马刀瘰疬未穿者:**新出窑矿之石灰 60 克,银朱 6 克,糯米若干粒。用法:将石灰放新瓦上煅红,以碱水淬 4~5 次,研细,加银朱一同入碱水调匀,再泡糯米在内。至米胀大如水晶色时,取米点疬上,每日 2~3 次,至愈为止。备考:此方腐蚀性极大,故点用时当极端注意,不可伤及好肉。(孙世发 主编·《中医小方大辞典》912 引《外科十三方考》)

★ 70. **治全身生水疱,黄疱疮:**陈石灰、桐油各适量。用法:共调匀。敷患处。功能:收湿敛疮,解毒止痒。(阳春林 葛晓舒·《湖南省中医单方验方精选·外科》上册 522)

★ 71. **治带状疱疹 4 方**

①表现为腰部灼热疼痛,有红色丘疹,或水泡。冰片 15 克,生石灰 15 克。共研细末,用 100 毫升食醋拌成糊状。将药糊平摊于大块纱布敷于疮疹上,以胶布固定,每天 1 次。据姜国峰报道,应用本方治疗数 10 例,确有良效,3 次即可治愈。(薛建国 李缨 主编·《实用单方大全》490)

②陈石灰、板蓝根各等份,共研末,用陈醋调敷患处。(杨仓良 主编·《毒药本草》1043)

③取石灰 30 克,浸入盛有 50% 乙醇 100 毫升之瓶内,密贮 24 小时,摇荡后外敷患处,每日 4~6 次,待干包扎。治疗 100 例,多在 3 天左右疼痛缓解,疱疹干涸,结痂而愈。(宋立人 总编·《中华本草》1 册 314)

④生石灰 500 克水泼成末,大黄片 100 克同炒,石灰变为桃红色为度,过筛,再将大黄与石灰粉用芝麻油调膏。常规消毒,刺破水疱,拔出疱液,吸干后撒布,纱布包扎。糜烂性损害用大黄粉芝麻油调糊,摊纱布上贴敷,每日 1 次。溃疡性损害,先清洁溃疡面,大黄粉芝麻油调膏包敷,每日 1 次。(孟凡红 等·《单味中药临床应用新进展》476)

★ 72. **治缠蛇疮:**陈石灰、麻油各适量。用法:上药调,敷患处。功能:敛疮生肌,消肿止痛。(阳春林 葛晓舒·《湖南省中医单方验方精选·外科》上册 541)

★ 73. **治湿疹:**石灰粉、香油各适量。用法:将石灰粉放入碗中,加香油调和成软膏状备用。用时,取药膏涂在患处,日涂 3 次。2~3 天可痊愈。功效:消炎敛疮生肌。(程爵棠 程功文 编·《单方验方治百病》380)

★ 74. **治丹毒 2 方**

①石灰适量。醋调搽患处。(胡郁坤 陈志鹏 主编·《中医单方全书》193)

②石灰 5000 克,桐油少许。用法:将石灰置于缸中溶解后,水面浮起一层结晶,将此结晶取出置于杯中,加桐油少许调匀外搽患处,每日 2 次。(张俊庭 编·《皮肤病必效单方 2000 首》13)

★ 75. **治丹毒,缠腰火丹:**石灰 1 块,香油 30 克,雄黄末少许。用法:将石灰凉水化开,加水打浑,少时取清水对香油,打搅成膏,加雄黄末少许,再打匀。鹅翎扫患处。(孙世发 主编·《中医小方大辞典》1148 引《卫生鸿宝》卷二)

★ 76. **治头癣:**取刚风化的石灰半碗,加水至 1 碗,搅拌后沉淀 3 分钟,取上层乳状液加入桐油约 4 滴,用力搅拌,去多余水分使成膏状外搽患部,治疗 60 余例,一般只搽数次即见效。(江苏新医学院 编·《中药大辞典》上册 583)

★ 77. **治头癣久不愈:**石灰、马齿苋适量。用法:石灰泡水,澄清后洗头,再用马齿苋捣烂,外敷患处,每日 1 次。(张俊庭 编·《皮肤病必效单方 2000 首》23)

★ 78. **治秃疮奇痒者:**陈石灰、马齿苋各适量。用法:陈石灰炒黄,地上摊冷,马齿苋捣汁,二者调匀。外敷患处。功能:滋阴止痒,活血生发。注意事项:搽药后药汁干后就需换药。方中 2 药等量。(阳春林 葛晓舒·《湖南省中医单方验方精选·外科》上册 463)

★ 79. **治顽癣、脚气 2 方**

①石灰水加浓盐水擦患处,早、晚各 1 次,擦好为止。(杨仓良 主编·《毒药本草》1043)

②硫黄、石灰、红辣椒各15克，水1碗，熬至半碗，贮瓶备用。搽患处，每日1次。（杨仓良 主编·《毒药本草》1043）

★ 80. **治皮肤瘙痒**：醋浆和石灰涂之，随手灭。（杨仓良 主编·《毒药本草》1042引《外台秘要》）

★ 81. **治疣目**：以苦酒浸石灰6~7天，取汁滴点疣上。（江苏新医学院 编·《中药大辞典》上册583引《千金方》）

★ 82. **去疣、痣2方**

①水调矿灰（石灰）一盏，好糯米全者，半插灰中，半在灰外，经宿米色变如水精。先以针微拨动，点少许于上，经半日汁出，剔去药，不得着水，二日而愈也。（杨仓良 主编·《毒药本草》1040引《集玄方》）

②糯米5粒，巴豆3粒，石灰20克。用法：上药共研为末，入瓷瓶中3日。每日用竹签挑少许点患处，自然蚀落。（吴素玲 李俭 主编·《实用偏方大全》813引明·《证治准绳》）

★ 83. **治寻常疣4方**

①取生石灰100~200克，放入治疗盘，加入少量水，使之热化，变成干燥粉末。粉末必须临时配制，加水要适量，切勿过多。患者取舒适体位，局部常规消毒，医者左手固定疣周围皮肤，右手摄取石灰粉放在疣上，用食指指尖反复揉摩，多则5~7分钟，少则2~3分钟，则见疣逐渐脱落，然后消毒包扎。共治疗50例，均1次治愈，局部脱痂后皮肤光滑，不留疤痕，随访23例，1年内未见复发。（宋立人 总编·《中华本草》1册314）

②1小块条状生石灰一端成钝尖，沸油炸热，按寻常疣上，20分钟内反复烫几次，坏死组织剥掉，敷盖酒精或新洁尔灭棉球。或患部温热水浸洗，疣体局部酒精消毒，刮去角质层，止血后将风化的石灰粉拌掺于疣上，纱布固定，1周后拆下。（孟凡红 等·《单味中药临床应用新进展》476）

③【**水晶膏**】用生石灰50克，粳米50粒。用法：上药与饮用水（以浸埋石灰为度）共置玻璃容器内，密封备用。春季3天，夏季1天，秋季5天，冬季7天。开启后搅拌均匀即可使用。用时视疣大小，在胶布中间剪一孔套贴疣体，保护周围正常皮肤，将适量水晶膏用竹签点敷其上，易摩擦处可用胶布贴盖。结果：疣直径小于0.3厘米者，1次治愈62枚；0.4~0.6厘米者，2次治愈50粒；大于0.6厘米者，3次治愈20粒。本组病例全部治愈，且访及者无1例复发。（滕佳林 米杰 编著·《外治中药的研究与应用》33）

④按鸦胆子仁25%、血竭25%、生石灰50%的比例配制。用法：先将血竭、生石灰分别碾碎并筛为粉末后混合，然后与捣为泥状的鸦胆子仁充分混合，贮瓶备用。用时以左手拇指将疣周围之皮肤向外伸展固定，右手取药粉一小撮置于疣上，用右手拇指或食指在疣上来回或旋转揉搓，施加一定压力，约1~2分钟疣即脱落，比时患处有少量血渗出，用药粉压迫片刻即可止血。

备注：此方对高出的或茎细的寻常疣疗效最好。对头部寻常疣有头发贯穿者，应先拔去头发。如疣比较扁平不易揉搓，可用植物油将药粉调糊涂敷疣上。（张俊庭 编·《皮肤病必效单方2000首》80）

★ 84. **治丝状疣（又称刺疣）**：西医常用电烧，腐蚀，手术切除等治疗。石灰5克，龙骨粉25克，冰片2克。用法：将生石灰浸入水中，混合液以2~4层纱布过滤。滤液沉降片刻后，将上层水弃去，留沉降之石灰呈半固体状，放在铁锅内用文火炒成微黄色为度（约炒1小时），然后取炒石灰粉5克，加龙骨粉25克，普鲁卡因2克，冰片2克，混匀，共研细末，密贮瓶内待用。将药粉倒少许在疣面上，以拇指反复揉搓，直至疣动为止。再以拇指加压扭转，疣即脱落。以硝酸银棒涂抹后，敷消毒纱布，24时取下。血痂7~10天脱落。作用：脱疣止痛，止血。疗效：12例全部治愈。按语：方便简便，无大出血，无继发感染及创面愈合不良等。（张树生 高普主编·《中药贴敷疗法》500）

★ 85. **治跖疣**：纯碱、生石灰各等量，糯米粉适量。用法：上药加水适量，放置12小时后调成糊状备用。用时洗净患足，将上药直接敷于患处。局部有灼热或疼痛感时停敷，并用小刀将疣的松软部分刮除，用上方治疗137例，最少敷1次，最多12次，一般2~3次即愈，经3~6个月观察，均未复发。（杨仓良 主编·《毒药本草》1041）

★ 86. **治肛门扁平疣**：风化石灰（研细末），黄丹，楠皂自然水。用法：将石灰粉装入小酒杯内,加入黄丹少许,再加入楠皂自然水调成稀糊状。将药膏涂在病灶上,药厚0.1厘米,经过5~10分钟,药涂之病灶变为灰黑色,去药膏。然后涂消炎止痛膏。功能:消炎,脱疣。疗效:5天左右脱疣,12天创面愈合。按语:湿疣效果良好,亦可治疗先天性梅毒扁平湿疣。(张树生 高普 主编·《中药贴敷疗法》499)

★ 87. **去痣:【神手膏】**石灰一两,斑蝥七个。蘸麻油少许捣和令匀,入酽醋少许搅和。先用刀剔破痣头,入药子内涂之。(宋立人 总编·《中华本草》1册313引《普济方》)

★ 88. **用于腐蚀黑痣:**用石灰15克,浓碱水适量,糯米50粒。用水化开石灰,将其浸于浓碱水中,以碱水高出石灰2指为度,再用糯米50粒,撒入灰上。如碱水渗下陆续添之。泡24小时,冬天泡36小时,将米取出捣烂成膏,用时取少许点于痣上。(滕佳林 米杰 编著·《外治中药的研究与应用》32引《医宗金鉴》)

★ 89. **治色素痣、疣、鸡眼等:**糯米、石灰水各适量。用法:将糯米泡入石灰水中1天,取出糯米捣烂成膏。点涂患处。功效:腐蚀赘疣。(郭志杰 吴琼等 主编·《传世金方·一味妙方》132引《医宗金鉴·外科心法要诀》)

★ 90. **治夏月痱子及热疮:**葛粉30克,石灰(微炒)30克,甘草(生用为末)60克。用法:上药相合,研令匀。用绵扑之。(滕佳林 米杰 编著·《外治中药的研究与应用》32引《太平圣惠方》)

★ 91. **治雀斑:**醋、石灰各少量,以醋调石灰涂抹面部。(杨仓良 主编·《毒药本草》1043)

★ 92. **治面粉疮,如麻子:**石灰60克,粟米200克。用法:将石灰罗细,同粟米纳瓶中,以水浸3宿,取出研如膏,晒干重研如粉,以面脂调匀,入瓷盒中盛。每洗面讫,拭面涂之。(孙世发 主编·《中医小方大辞典》301引《圣济总录》卷一〇一)

★ 93. **治稻田皮炎:**用风化石灰600克,清水4碗,将石灰与水搅浑。待澄清后,吹去水面浮衣,取中间清水,每1份水加麻油1份,搅调百遍,即以鸡翎擦洗伤处。(滕佳林 米杰 编著·《外治中药的研究与应用》32引《医宗金鉴》)

★ 94. **治鸡眼2方**

①石灰、碱面各10克,加水稀释,涂鸡眼上,每日1次。(金福男 编著·《古今奇方》249)

②生姜适量,生石灰、碱面各等份。用法:先用2%的碘酒和75%的酒精消毒,然后用生姜捣烂取汁与其他2药共捣。取适量涂在鸡眼上,再用胶布覆盖固定,3日换1次药,一般1~3次鸡眼脱落。备注:本方治疗鸡眼效果极佳。(吴静 陈宇飞 主编·《传世金方·民间秘方》419引河南省遂平县卫生职业中等学校)

★ 95. **治跟骨骨刺:**石灰中心石(生石灰制成熟石灰后中心所剩石块)打碎浸入食醋加盖煮沸,先熏后洗患足,每日1次,5次为1疗程。王作顺用上方治疗跟骨骨刺52例,总有效率为100%。(王辉武主编·《中药临床新用》172)

★ 96. **治一切肿痛:**陈石灰二两(炒粉红色),大黄、五倍子各一两。用法:上为末。醋调涂。(彭怀仁 主编·《中医方剂大辞典》3册199)

★ 97. **治烧烫伤3方**

①取熟石灰500克,加冷开水1000毫升,浸泡拌搅后,取澄清液与花生油1:1的比例配制,搅匀后外涂患处。按语:加冰片少许则效果更好。(江苏新医学院 编·《中药大辞典》上册436)

②**【清凉膏】**用水泼开石灰末600克,加水一2000毫升。搅浑澄清,取清汁500毫升,加香油500毫升,以筷顺搅数百遍转,其稠黏如糊。用鸡翎蘸扫患处。(胥)按:用本方治疗数例,疗效特佳。(滕佳林 米杰 编著·《外治中药的研究与应用》32引《医宗金鉴》)

③**【石灰乳膏】**生石灰500克,鸡蛋清200克,香油60毫升。将生石灰放入杯中,加水1250毫升,搅拌,放置使石渣沉底,取无渣石灰乳500毫升,在搅拌下加入鸡蛋清,再加香油,搅匀即得。外用:涂患处。(宋立人 总编·《中华本草》1册314)

★ 98. **治烫伤:**白石灰、鸡蛋清。用法:鸡蛋清调石灰成糊状。外用涂患处。(沈洪瑞 主编·《重订十万金方》495)

★ 99. **治烧伤验案:**邓某某,女,8岁。1979年6月2日,患儿不慎跌入火堆,双脚、小腿、大腿及会阴等多处被烧伤,经县医院治疗3天,病情有增无减。刻诊:头闷胀痛,恶心欲吐,口渴饮冷,食不甘味,夜不能寐,小便黄少,大便干燥,唇红，舌赤，苔黄燥，脉细数。查体：体温39.5度，呼吸36次/分，脉搏142次/分，血压12.8/8.4KPa。精神萎靡，皮肤干燥，两眼凹陷，口唇樱红。烧伤情况：双脚、小腿全部及大腿全部皮肤发红，且有大小不等之水泡，创面有绿色脓液流出，水肿明显，感觉迟钝。诊断：烧伤(按"中国九分法"计：总面积约43%。属Ⅰ度烧伤6%，浅Ⅱ度烧伤36%，深Ⅱ度烧伤1%)合并感染。制法：取新鲜石灰500克，用清凉山泉水或冷开水溶解成稀糊状，放置澄清，取上层之清澈液，盛于消毒皿中，再加入生菜油，边加边搅拌水液，至呈淡绿色糊状即可(石灰清澈水液和生菜油的比例为1:1)。用法：用生理盐水洗净创面异物后，以清洁鸭毛，搅拌石灰菜油，涂在创面上，日涂2~3次，直至烧伤创面痊愈为止。令创面始终暴露于空气之中。搽后顿觉患处凉爽舒适，疼痛减轻。连用5天，体温降至36.5度，疼痛等症基本消失，精神转佳；二便通畅，舌脉正常。继续治疗。Ⅰ度创面约10天痊愈，浅Ⅱ度创面约2周痊愈；1个月左右，创面全部痂下愈合，肢体功能正常。(杨鹏举 主编·《中医单药奇效真传》348)

★ 100. **治冻伤破裂**：陈石灰1两，冰片1钱。用法：共研。撒溃烂处。功能：散瘀止痛，祛湿止血。(阳春林 葛晓舒·《湖南省中医单方验方精选·外科》上册1296)

★ 101. **治金疮出血及杖疮、烫火伤**：风化石灰一斤，将军末子四两。用法：先将灰炒，渐投将军末子，候看灰如桃花色即止。每用少许敷之。杖丹以调做膏药贴之。功能：《伤科汇纂》：止血住痛，去腐生肌。主治：①《赤水玄珠》：金疮出血及杖疮。②《惠直堂方》：烫火伤。备考：《惠直堂方》本方用法：治火伤，以麻油或茶汁调搽。(彭怀仁 主编·《中医方剂大辞典》8册183引《赤水玄珠》卷九)

★ 102. **治金疮、臁疮、一切破伤，血流不止**：腊月黑牛胆一个(装入石灰四两，白矾一两，阴干取出)，黄丹(炒)一两。上为末。敷之。(彭怀仁 主编·《中医方剂大辞典》1册31)

★ 103. **治外伤出血**：腊月新鲜猪苦胆1个，生石灰适量。将生石灰装入猪苦胆内，以吸尽胆汁为度，悬挂于凉处。风干后，将石灰粉装瓶备用。用时把石灰末撒在带血的伤口上，纱布包好。(吴大真等·《灵验单方秘典》199)

★ 104. **治金疮；一切疮毒，无论已破未破或跌打损伤**：风化石灰、嫩韭叶各等份。用法：上药同捣，入鹅血调和成饼，乘风阴干，研为末。敷患处。无鹅血亦得。(孙世发 主编·《中医小方大辞典》300引《济阴纲目》卷八十七)

★ 105. **治金疮伤破出血并狗咬**：矿石灰(炒研)、生韭菜(连根)各适量。用法：同捣做饼，阴干为末。掺上。功能：止血生肌。(孙世发 主编·《中医小方大辞典》370引《回春》卷八)

★ 106. **治刀斧初伤**：千年石灰(研细)六月六日捣韭汁拌成饼，阴干收贮，腊月复细研，以牛胆汁拌匀，装入胆中，悬挂阴干。临阵时，每用灰六钱，血竭四钱，研极细，遇有伤者，虽皮开肉裂，敷之包裹。罔不即联。(彭怀仁 主编·《中医方剂大辞典》3册575)

★ 107. **治刀伤出血**：石灰60克，大黄30克，血竭15克。用法：先将前2味药同炒至石灰呈桃花色，去大黄用石灰，再加血竭，共研细末，密贮备用。凡有外伤出血，用药包封，1日1次。(吴素玲 李俭 主编·《实用偏方大全》372引《青囊秘传》)

★ 108. **治金疮**：风化石灰六两，雄黄二两。用法：上为细末，却以莴苣自然汁拌和做饼子，阴晾干。(彭怀仁 主编·《中医方剂大辞典》3册558引《医方类聚》卷一八五)

★ 109. **治金疮出血不止**：**【桃红散】**石灰半升，同大黄一两五钱切片同炒，石灰变红色为度，去大黄，筛细掺损上，纸盖绢扎；止血后用葱汤洗净，换搽玉红膏长肌收敛，并戒口味、房事。(宋立人 总编·《中华本草》1册313《外科正宗》)

★ 110. **治金疮出血**：石灰240克，大黄(切片)120克。用法：同炒至石灰呈桃花色，去大黄，研为细末，收贮。遇伤敷上，即时止血。功效：止血。(孙世发 主编·《中医小方大辞典》260引《绛囊撮要》)

★ 111. **治一切外伤出血**：生石灰(陈久者佳)120克，生大黄30克。用法：上药同炒至石灰呈粉红色，大黄焦褐色，研细末备用。用时根据外伤疮口大小将适量药粉撒于患处，覆盖消毒纱布，胶布固定，或用干净白布裹敷。一般伤口1次即愈，伤口较大2~3次即可。功效：止血，愈合伤口，防腐止痛。方解：方中陈石灰有解毒防腐和收敛止血作用，常用治创伤性出血及烧伤烫伤等。大黄外用有散瘀活血、解毒消肿等作用。二药合用,具有解毒防腐、止血消肿等作用,治外伤性出血,作用于局部,能收敛止血,保护创面,防止感染,促进愈合。用治一切外伤性出血,尤其适用于外伤急救。给予外敷,能尽快止血,止痛,消肿,愈合创口,疗效确切。注意事项:上药研细末后应密封保存,防止受潮变质,影响疗效。疗效:李傻子刀切药为当地李氏祖传四世秘方,为外治创伤性出血证之良方,声誉方圆几十里。笔者临床用治各种外伤性出血证数百例,均取得显著疗效,未发现 1 例无效者或感染者。(王明惠 杨磊 主编·《秘传中药外治特效方》139)

★ 112. **治骨折:【阵王丹】**大黄 30 克,石灰 180 克。用法:同炒,灰紫色为度,去火毒,筛过。敷患处。(孙世发 主编·《中医小方大辞典》370 引《医学入门》卷八)

★ 113. **治外伤性出血:**陈石灰 60 克,冰片 6 克,枯矾 6 克。将石灰炒黄,加入冰片及枯矾,研成细末,撒于创面包扎即可。(滕佳林 米杰 编著·《外治中药的研究与应用》32)

★ 114. **治破伤:**陈石灰(炒)。用法:研细末。掺伤外,干则以香油调涂之。(彭怀仁 主编·《中医方剂大辞典》3 册 199)

★ 115. **用于杖伤肿痛:**用石灰 600 克,以水 1000 毫升和匀。候 1 小时许,用灰上面清水倾入碗内,加麻油等分和匀,以竹筋搅百遍转,自成稠膏。调前药,稀稠得所,听取杖伤后带血,不用汤洗。(滕佳林 米杰 编著·《外治中药的研究与应用》32 引《普济方》)

★ 116. **治杖疮 2 方**

①石灰七升,新猪血一斗。用法:上为丸,熟烧之,破,更丸,烧三遍至,为末。敷上。(彭怀仁 主编·《中医方剂大辞典》4 册 616 引《济阳纲目》卷八十九)

②陈石灰八两,黄柏末一两,商陆根(去筋,净末)二两。用法:去为末,和匀。油调敷。(彭怀仁 主编·《中医方剂大辞典》3 册 199 引《疡科选粹》卷七)

★ 117. **治外伤出血:【外伤灰七散】**石灰 50 克,三七粉 6 克,儿茶 6 克,鸡蛋清 1 个。石灰研细与鸡蛋清拌匀为饼,煅过研细,与三七、儿茶末和匀。根据伤口适当掺敷之,每日 1 次。(滕佳林 米杰 编著·《外治中药的研究与应用》115)

★ 118. **治漆疮肿痒不安:**石灰水适量。用法:患处用适量石灰水澄清。每日多次,外洗患处。功能:清热生津,解毒敛疮。(阳春林 葛晓舒·《湖南省中医单方验方精选·外科》上册 716)

★ 119. **治稻田皮炎:**石灰、麻油各适量。用法:石灰用水泡,取其浮油,再将麻油和浮油调好。每日多次,外搽手足。功能:清热燥湿,杀虫止痒。(阳春林 葛晓舒·《湖南省中医单方验方精选·外科》上册 732)

★ 120. **治腋下狐臭:**3 年陈醋 50 毫升,石灰 20 克。用法:上药调和,敷患处。(吴素玲 李俭 主编·《实用偏方大全》827 引唐代·《外台秘要》)

★ 121. **治酒渣鼻:**生石灰、生石膏各等分,研细为末过筛,用乳钵研匀装瓶备用。用时先将患处用清水洗净,取药粉适量,加烧酒调成泥糊状,外敷,每日一次,一般连用三次。局部皮损者禁用。张桂宝用上方治疗酒渣鼻 12 例,均获痊愈。(王辉武 主编·《中药临床新用》175)

★ 122. **用于鼻息肉:**青蒿灰、石灰各等分,熬膏点之。(滕佳林 米杰 编著·《外治中药的研究与应用》31)

★ 123. **用于风牙肿痛:**将 2 年石灰、细辛等分,研。搽即止。(滕佳林 米杰 编著·《外治中药的研究与应用》31 引《普济方》)

★ 124. **治齿衄验案:**宁晋县大安村铃某某,辛集市南魏家口村雷某某、吴某某,均患齿衄,予生石灰研细面,白砂糖等分,混匀,取少许敷患处,敷 2 次痊愈。(杨鹏举 主编·《中医单药奇效真传》446)

★ 125. **治产后玉门不闭:**石灰一升(熬之)。用法:以水二斗,投灰中,适寒温,入水中坐,须臾更作。(彭怀仁 主编·《中医方剂大辞典》3 册 198)

★ 126. **治产后阴肿,下脱肉出,玉门不闭:**石灰一升,炒令色黄,以水二升投入灰中,停令澄清。重烧以浸玉门,斯须平复如故。(宋立人 总编·《中华本草》1 册 313 引《经效产宝》)

★ 127. **治带下:**石灰 250 克,白芷 120 克。将上药淹 3 宿,去灰,切片研为细末。每剂 6 克,酒调服,每日 2 次。(吴素玲 李俭 主编·《实用

偏方大全》445)

★ 128. **治白带白淫及水泻不止**:风化石灰一两,白茯苓三两。为末,糊丸如梧子大。每服二三十丸,空心米饮下。(江苏新医学院 编·《中药大辞典》上册583引《集玄方》)

★ 129. **治大人小儿暴嗽**:石灰一两,蛤粉四钱。共为细末,汤浸蒸饼和丸,如豌豆大,焙干。每服三十丸,温韭汁下;小儿七至十丸,早晚食后临卧服。(宋立人 总编·《中华本草》1册313引《圣济总录》)

★ 130. **治小儿呕吐**:陈石灰6克。开水泡服。适用于小儿吐泻。(胡郁坤 陈志鹏·主编《中医单方全书》310)

★ 131. **治小儿夏月痱疮及热疮**:**【葛粉散】**葛粉三两,甘草一两(生,锉),石灰一两(炒)。用法:上为末。以绵揾扑于疮上。以愈为度。(彭怀仁 主编·《中医方剂大辞典》10册135引《圣惠》卷九十一)

★ 132. **治婴儿湿疹2方**

①生石灰15克,麻油15克。用法:石灰浸水30分钟后取上清液,后入麻油制糊状备用。用时先用浓茶汁洗患处,后涂药糊,每日1次。(张俊庭 编·《皮肤病必效单方2000首》119)

②陈石灰、黄柏、滑石各等分。用法:共研末,调桐油搽。(中医研究院革命委员会 编·《常见病验方研究参考资料》419)

★ 133. **治小儿头部黄水疮**:**【石青散】**陈石灰(火煅)60克(古壁上佳),青黛6克。用法:先将患儿头发剃去,用5%的盐水洗净,然后将头皮上的水拭干,再用菜籽油调石青散搽患处。1日2~3次,以愈为止,7日为1个疗程。作用:治疗25例,治愈21例,症状减轻2例,无效2例。用药2周症状未改善,或改善即有复发者亦有之。(张树生 高普主编·《中药贴敷疗法》245)

★ 134. **治小儿脱肛**:石灰适量。用法:石灰炒热,以帛包裹,令患儿坐其上,冷则易之。(吴素玲 李俭 主编·《实用偏方大全》632引清·《灵验良方汇编》)

石膏(148方)

【药性】味辛、甘,性寒。归胃、肺经。

【功能与主治】清热泻火,除烦止渴。主治热病壮热不退,烦渴,神昏谵语,发狂,发斑,肺热喘咳,中暑,胃火头痛、牙痛,口舌生疮。煅则生肌敛疮,治痈疽疮疡,溃不收口,烧烫伤。

【用法用量】内服:煎汤,15~60克,打碎先煎;或入丸、散。外用:适量,多煅过用,研末撒;或调敷。

【使用注意】凡阳虚寒证,脾胃虚弱及血虚、阴虚发热者慎服。

★ 1. **治头痛**:**【石膏散】**川芎、石膏、白芷各等分。上为细末。每服四钱,热茶清调下。(宋立人 总编·《中华本草》1册298引《赤水玄珠》)

★ 2. **治伤寒热病后,头痛不止**:**【石膏川芎汤】**石膏、川芎各30克。用法:上药研为粗末。每次15克,水煎服。(孙世发 主编·《中医小方大辞典》303引《云岐子保命集》卷下)

★ 3. **治偏头痛**:皂荚(烧灰,细锉),石膏(细研,水飞过)各60克。用法:上药研为末,以软饭为丸,如梧桐子大。每次15丸,以薄荷汤送下。(孙世发 主编·《中医小方大辞典》274引《圣惠》卷四十)

★ 4. **治偏正头痛,连睛疼**:**【石膏鼠粘子散】**石膏、鼠粘子(炒)各等分。为细末。每服二钱,食后用温酒或茶清调服。(明·董宿 辑录·《奇效良方》208)

★ 5. **治时气头痛不可忍**:用石膏(捣碎)300克,栀子仁90克,竹叶30克,甘菊花90克,豉心300克,葱白14茎,上药以水6碗,煮取3碗。去渣,放入有嘴瓶中。药液温度适宜时,淋注头顶上。(滕佳林 米杰 编著·《外治中药的研究与应用》36引《太平圣惠方》)

★ 6. **治脑风邪气留连,头痛不已**:**【石膏散】**石膏(煅,研)、天南星(炮)、白僵蚕(炒)等分。捣研为散。每服二钱匕,葱白二寸,腊茶一

钱,同煎汤,连葱点顿服,良久再服。(宋立人 总编·《中华本草》1册298引《圣济总录》)

★ 7. **石膏善清头面之热**:愚在德州时,一军士年二十余,得瘟疫,三四日间,头面悉肿,其肿处皮肤内含黄水,破后且溃烂,身上间有斑点。闻人言此证名大头瘟,其溃烂之状,又似瓜瓤瘟,最不易治。惧甚,求为诊视。其脉洪滑而长,舌苔白而微黄,问其心中,唯觉烦热,嗜食凉物。遂晓之曰:"此证不难治,头面之肿烂,周身之斑点,无非热毒入胃,而随胃气外观之象,能放胆服生石膏可保痊愈。"遂投以拙拟青盂汤(方载三期七卷,系荷叶一个用周遭边,生石膏一两,羚羊角二钱,知母六钱,蝉蜕、僵蚕、金钱重楼、粉甘草各钱半),方中石膏改为三两,知母改为八钱,煎汁一大碗,分数次温饮下,一剂病愈强半。翌日于方中减去荷叶、蝉蜕,又服一剂痊愈。(张锡纯·《张锡纯医学全书之二·中药亲试记》6)

★ 8. **治乙脑高热烦渴,神昏谵语**:用生石膏30克,绿豆30克,生栀子30克。用法:上药研细末。用鸡蛋清调匀成糊状,分4份备用。分敷于手心、足心,包扎固定,热退后洗去。(滕佳林 米杰 编·《外治中药的研究与应用》36)

★ 9. **治眩晕**:石膏一两,朱砂二分。用法:石膏水煎,冲朱砂末服。(中医研究院革命委员会编·《常见病验方研究参考资料》207)

★ 10. **治温病初得,其脉浮而有力,身体壮热,并治感冒初起,身不恶寒而心中发热者:【石膏粳米汤】**石膏二两(轧碎),生粳米二两半。用法:上二味,用水三大碗,煎至米烂熟,约可得清汁两大碗。趁热尽量饮之,使周身皆汗出,病无不愈者。若阳明腑热已实,不必趁热顿饮之,徐徐温饮下,以消其热可也。(宋立人 总编·《中华本草》1册298引《医学衷中参西录》)

★ 11. **治感冒风寒,四五日间,身大热,舌苔黄而带黑验案**:长子荫潮,七岁时,感冒风寒,四五日间,身大热,舌苔黄而带黑。孺子苦服药,强与之即呕吐不止。遂单用生石膏两许,煎取清汤,分三次温饮下,病稍愈。又煎生石膏二两,亦徐徐温饮下,病又见愈。又煎生石膏三两,徐徐饮下如前,病遂痊愈。

夫以七岁孺子,约一昼夜间,共享生石膏六两,病愈后饮食有加,毫无寒中之弊,则石膏果大寒乎?抑微寒乎?此系愚初次重用石膏也。故第一次只用一两,且分三次服下,犹未确知石膏之性也。世之不敢重用石膏者,何妨若愚之试验加多以尽石膏之能力乎?(张锡纯 著·《张锡纯医学全书之二·中药亲试记》2)

★ 12. **治流感发热**:以生石膏、雄黄各适量,鸡蛋清调匀。用手指蘸药汁轻轻推擦患儿眉心、太阳穴及涌泉、劳宫穴,1日数次。(滕佳林 米杰编·《外治中药的研究与应用》36)

★ 13. **治中暑**:石膏30克,生姜6克,水煎服,每日2次。(金福男 编著·《古今奇方》87)

★ 14. **治中暑发热**:石膏一两,冰片二分。用法:共为细末,每服五分,开水送下。(中医研究院革命委员会 编·《常见病验方研究参考资料》234)

★ 15. **治暑温高热**:生石膏60克,芫荽30克。用法:上药用清水1500毫升煎至400毫升,分2次饮用,每隔4小时1次。10岁以下小儿减半量。疗效:用本方治疗暑温高热患者30例,治愈27例,无效3例,治愈率为90%。退热时间最短5小时,最长3天,平均20小时。(刘有缘 编著·《一两味中药祛顽疾》5)

★ 16. **治中风中痰:【仙传救急惊神方】**生石膏(研末)十两,辰砂(研末)五钱。二味和匀。每服大人三钱,小儿一岁至十二岁二钱,十三岁至十六岁二钱五分。用生蜜调下立效。(宋立人 总编·《中华本草》1册298引《医便》)

★ 17. **治高热**:石膏120克以上,武火速煎,药温频服,不拘时限,热退为止。(孟凡红 等·《单味中药临床应用新进展》473)

★ 18. **治脑膜炎**:石膏八钱,龙胆草三钱。用法:水煎服。每次不拘量,可连服三次或四次。(中医研究院革命委员会 编·《常见病验方研究参考资料》44)

★ 19. **防治乙型脑炎**:生石膏一两,辰砂、制南星各二钱,白颈蚯蚓不拘数。用法:石膏、辰砂、南星共为细末,蚯蚓捣成液团,面糊为丸,如绿豆大。一岁以内每服一丸;一至三岁每次二至三丸;十至十五岁每次二十五丸。(中医研究院革命委员会编·《常见病验方研究参考资料》45)

★ 20. **治脑热鼻塞,头目昏重:【石膏散】**石膏(水飞)9克,冰片(另研)3克。用法:上药研为细末。每用少许,鼻内搐之。(孙世发 主编·《中医小方大辞典》302引《御药院方》卷十)

★ 21. **治温热病呕吐：**生石膏（研）一两，生赭石（研）三钱。用法：水煎徐徐服。（中医研究院革命委员会 编·《常见病验方研究参考资料》123）

★ 22. **呕吐，口渴：**生姜3片，石膏3钱。用法：用生姜煎水磨石膏。每日1剂，分2次服。功能：温胃养阴，降逆止呕。（易法银 喻斌 主编·《湖南省中医单方验方精选·内科》中册1153）

★ 23. **呕吐，呕吐属热者：**淡米汤1碗，石膏3钱。用法：石膏研细末，以米汤冲。每次适量，每日服2次。功能：泄热养胃，降逆止呕。（易法银 喻斌 主编·《湖南省中医单方验方精选·内科》中册）1154。

★ 24. **治伤寒无汗验案：**友人毛仙阁夫人，年近七旬，于正月中旬，伤寒无汗。原是麻黄汤证，因误服桂枝汤，汗未得出，上焦陡觉烦热恶心，闻药气即呕吐，但饮石膏所煮清水及白开水亦呕吐。惟昼夜吞小冰块可以不吐，两日之间，吞冰若干，而烦热不减，其脉关前洪滑异常。俾用鲜梨片，蘸生石膏细末嚼咽之，遂受药不吐，服尽2两而病愈。（张锡纯·《张锡纯医学全书之二·中药亲试记》4）

★ 25. **治伤寒发热，涎潮上厥，伏留阳经，头疼眩晕不可忍：**石膏（煅）适量。用法：上药研为细末。每次6克，葱白点茶调下。（孙世发 主编·《中医小方大辞典》42 引《三因》卷十六）

★ 26. **治发热甚剧验案：**1924年8月，友人张某某之女，发热甚剧，来询方。为开生石膏一两半，煎汤饮之。其热仍不稍退，又来询方。答以多服石膏水饮之，必能见愈。张某某购石膏数两，煎汤若干，渴则饮之，数日而愈。（杨鹏举 主编·《中医单药奇效真传》8 引《医学衷中参西录》）

★ 27. **治伏热验案：**鲁某某，患"寒"疾，时方盛暑，寝门重闭，床施毡帷，悬貂帐，身复貂被三重，而犹呼冷，中梓视之曰：伏热也。古有冷水灌顶法，今姑通变用之，乃以石膏三斤，浓煎作三次服，一服去貂被，再服去帐，三服尽去外围，体蒸蒸流汗，遂呼进粥，寒若失。（杨鹏举 主编·《中医单药奇效真传》9）

★ 28. **治病在脏腑，骨蒸内热之病：【太白散】**白石膏（火煅）不拘多少。用法：上药研为末。每次6克，新汲水调下，以身无热为度。主治：病在脏腑，骨蒸内热之病，时发外寒，寒过内热，附骨蒸盛之时，四肢微痹，足趺肿者。（孙世发 主编·《中医小方大辞典》30 引《寿世保元》卷二）

★ 29. **治天行热病，口苦，喉中鸣：【石膏蜜煎】**石膏半斤（碎），蜜一斤。用法：以水三升，煮石膏取二升，乃纳蜜，复煎取一升，去滓。含如枣核许，尽更含。功能：下气除热。（彭怀仁 主编·《中医方剂大辞典》3册251 引《外台》卷三）

★ 30. **治①大病愈后，小劳便鼻出血。②大衄，口耳鼻俱出血：【牡蛎散】**左顾牡蛎30克，石膏15克。用法：上药研为末。每次3克，酒调下，每日3次；亦可蜜丸，如梧桐子大，服之。主治：①《肘后》：大病愈后，小劳便鼻出血。②《圣济总录》：大衄，口耳鼻俱出血。（孙世发 主编·《中医小方大辞典》397 引《肘后》卷二）

★ 31. **治湿温多汗，妄言烦渴：**石膏、炙甘草等分。为末。每服二钱匕，浆水调下。（江苏新医学院 编·《中药大辞典》上册593 引《伤寒总病论》）

★ 32. **治得温病，脉数而洪实，舌苔黄而干，闻药气即呕吐验案：**同邑友人赵厚庵之夫人，年近六旬，得温病，脉数而洪实，舌苔黄而干，闻药气即呕吐。俾单用生石膏细末六两，以做饭小锅（不用药甑，恐有药味复呕吐）煎取清汤一大碗，恐其呕吐，一次只温饮一口。药下咽后，觉烦躁异常，病家疑药不对证，愚曰："非也，病重药轻故也。"饮至三次，遂不烦躁，阅四点钟尽剂而愈。（张锡纯·《张锡纯医学全书之二·中药亲试记》2）

★ 33. **治温病，四五日间烦热燥渴验案：**邻村龙潭庄张叟，年过七旬，于孟夏得温病，四五日间烦热燥渴，遣人于八十里外致冰一担，日夜放量食之，而燥渴如故。其脉洪滑而长，重按有力，舌苔白厚，中心微黄。投以白虎加人参汤，方中生石膏重用四两，煎汤一大碗，分数次温饮下，连进二剂，烦热燥渴痊愈。（张锡纯·《张锡纯医学全书之二·中药亲试记》2）

★ 34. **治猩红热：**生石膏（前后去渣）四两，金银花一两，生地、玄参各三钱。用法：水煎服。生石膏先煎。备注，此方适用于猩红热痧疹满布全身后，口喉糜烂腥臭难闻的危症。主要作为饮料频频服用。（中医研究院革命委员会 编·《常

见病验方研究参考资料》30)

★ 35. **治痔疮验案举例**:曾治奉天大西关马姓叟,年近六旬,患痔疮,三十余年不愈。后因伤寒证,热入阳明之府,投以大剂白虎汤数剂,其病遂愈,痔疮竟由此除根。(张锡纯·《张锡纯医学全书之二·中药亲试记》19)

★ 36. **治虚劳内蒸,外寒内热**:石膏 300 克。用法:上药研为细末。每次 6 克,开水泡服,每日 2 次,以体凉为度。主治:①《外台秘要》:虚劳内蒸,外寒内热,骨肉自消,食饮允味,或皮燥而无光,四肢渐细,足趼肿起。②《医方考》:热劳,附骨蒸热,四肢微瘦,有汗脉长者。宜忌:①非实,能食,大实者不可服。②若新产失血、饥困劳倦之病,合禁用之。方论《医方集解》曰:石膏大寒质重,能入里降火;味辛气轻,能透表解肌;虽寒而甘,能缓脾益气。火劳有实热者,非此不为功。

验案举例:《妇人良方》:睦州杨寺丞有女事郑迪功。女有骨蒸内热之病,时发外寒,寒过内热附骨。蒸盛之时,四肢微瘦,足附肿者,其病在五脏六腑之中,众医不愈。因遇处州吴医看曰:请为治之,只单用石膏散服之,体微凉如故。(孙世发 主编·《中医小方大辞典》45 引《外台秘要》卷十三)

★ 37. **治骨蒸,唇干口燥,欲得饮水**:大乌梅二十枚,石膏六两(碎,绵裹)。上二味,以水七升,煮取四升,去滓。以蜜三合,稍稍饮之。(宋立人 总编·《中华本草》1 册 298 引《外台》)

★ 38. **治食积痰火所致的嗳气**:软石膏(研细)不拘多少。用法:上药用醋糊为丸,如绿豆大。每次 20 丸,滚汤送下。功效:泻胃火。(孙世发 主编·《中医小方大辞典》100 引《古今医鉴》卷五)

★ 39. **治胃热呕吐**:【石连散】黄连(姜炒)3 克,石膏(火煅)6 克。用法:上药研为末。温开水调服。(孙世发 主编·《中医小方大辞典》300 引《仙拈集》卷一)

★ 40. **治胃热龈浮,肾热齿蛀,肿胀疼痛**:【二辛煎】石膏两许,细辛三钱。煎汤含漱,其痛自瘥。(宋立人 总编·《中华本草》1 册 298 引《医级》)

★ 41. **治泻胃火并食积、痰火**:石膏(煅)适量。用法:上药研为细末,醋为丸,如绿豆大。每次 30~40 粒,清米汤送下。(孙世发 主编·《中医小方大辞典》44 引《医学正传》卷二)

★ 42. **治风寒所束,不得汗,胸中烦热,又兼喘促验案**:又邑北境于常庄于某,年四十余,为风寒所束,不得汗,胸中烦热,又兼喘促,医者治以苏子降气汤,兼散风清火之品,数剂,病益进。诊其脉,洪滑而浮,投以拙拟寒解汤(方载三期五卷,系生石膏一两,知母八钱,连翘、蝉蜕各钱半),须臾,上半身即出汗,又须臾,觉药力下行,其下焦及腿亦皆出汗,病若失。(张锡纯 著·《张锡纯医学全书之二·中药亲试记》7)

★ 43. **治阑尾脓肿**:生石膏 2 份,生桐油 1 份,混合糊状,用油纸或塑料薄膜盛上药适量,外敷于阑尾脓肿体表部位,外盖棉垫,胶布固定,每日换药 1~3 次。治疗 2000 例,敷药后能使疼痛、肌紧张及右下肢活动障碍于 3~4 天内好转,能使 8 厘米 × 8 厘米以下的阑尾脓肿于 4~14 天消失。若配合抗生素治疗尤为满意。(宋立人 总编·《中华本草》1 册 299)

★ 44. **治痢证身热不休,服一切清火之药,而热仍不休者**:痢证身热不休,服一切清火之药,而热仍不休者,方书多诿为不治。夫治果对证,其热焉有不休之理?此乃因痢证夹杂外感,其外感之热邪,随痢深陷,弥漫于下焦经络之间,永无出路,以致痢为热邪所助,日甚一日而永无愈期。夫病有兼证,即治之宜有兼方也,斯非重用生石膏更助以人参以清外感之热不可。(张锡纯 著·《张锡纯医学全书之二·中药亲试记》11)

★ 45. **治痢证夹热验案**:表兄张申甫之妻高氏,年五十余,素多疾病。于季夏晨起偶下白痢,至暮十余次。秉烛后,忽然浑身大热,不省人事,循衣摸床,呼之不应。其脉洪而无力,肌肤之热烙手。知其系气分热痢,又兼受暑,多病之身不能支持,故精神昏愦如是也。急用生石膏三两,野党参四钱,煎汤一大碗,徐徐温饮下。至夜半尽剂而醒,痢亦遂愈。诘朝煎渣再服,其病脱然。上所载痢证医案,皆兼外感之热者也。故皆重用生石膏治之,非概以其方治痢证也。拙著《医学衷中参西录》中,治痢共有七方,皆随证变通用之,确有把握,前案所用之方,乃七方之一也。愚用此方治人多矣,脉证的确,用之自无差忒也。(张锡纯 编·《张锡纯医学全书之二·中药亲试记》13)

★ 46. **治父母梅毒遗传,小儿初生无皮**:【鹅黄散】黄柏、石膏(煅)各等分。用法:上为细末。

湿者干扑，干者用猪苦胆调搽。（彭怀仁 主编·《中医方剂大辞典》10 册 491 引《金鉴》卷五十一）

★ 47. **治肺炎：**麻黄 6 克，杏仁 9 克，石膏（打，先煎）24 克，甘草 6 克。用法：水煎服，1 日 1～2 剂。（吴静 陈宇飞 主编·《传世金方·民间秘方》23）

★ 48. **治支气管炎：**用生石膏、生桃仁、生杏仁各 30 克，研为细末，加鸡蛋清适量调成膏状。敷于足心涌泉穴，左右交替敷用。（滕佳林 米杰 编·《外治中药的研究与应用》36）

★ 49. **治热嗽喘甚：【石膏散】**石膏 30 克，炙甘草 15 克。用法：上药研为末。每次 9 克，新汲水下，又生姜汁、蜜调下。（孙世发 主编·《中医小方大辞典》302 引《宣明论》卷九）

★ 50. **治男女多年喘吼，永断根不发：【石贝丸】**石膏四两，猪牙皂五钱（切片煨水一罐，将石膏煅红，入牙皂水淬之，水干为度，去皂不用）贝母（去心）一两，荞麦面不拘多少，打糊为丸如梧子大。每晚上床白滚水送五分，不可多服。恐作泻。（宋立人 总编·《中华本草》1 册 298 引《仙拈集》）

★ 51. **治外感痰喘验案：**宜投以《金匮》小青龙加石膏汤。若其外感之热，已入阳明之府，而小青龙中之麻、桂、姜、辛诸药，实不宜用。曾治奉天同善堂中孤儿院刘小四，年八岁。孟秋患温病，医治十余日，病益加剧。表里大热，喘息迫促，脉象洪数，重按有力，知犹可治。问其大便，两日未行。投以大剂白虎汤，重用生石膏二两半，用生山药一两以代方中粳米。且为其喘息迫促，肺中伏邪，又加薄荷叶一钱半以清之。俾煎汤两茶盅，做两次温饮下，一剂病愈强半，又服一剂痊愈。（张锡纯 著·《张锡纯医学全书之二·中药亲试记》7）

★ 52. **治痰热而喘，痰涌如泉：【双玉散】**寒水石、石膏各等分。上为细末。煎人参汤，调下三钱，食后服。（宋立人 总编·《中华本草》1 册 298 引《保命集》）

★ 53. **治风邪癫痫，口干舌焦，心烦头痛，暴热闷乱：【石膏粥】**石膏半斤，粳米一（三）合。上以水五大盏，煮石膏，取二大盏，去石膏，用米煮粥，入葱白二茎，豉汁二合，更同煮，候热，空心食之。石膏可三度用之。（江苏新医学院 编·《中药大辞典》上册 593 引《圣惠方》）

★ 54. **治输液外渗：【石膏大黄散】**用石膏、大黄用仙人掌捣烂或蜂蜜调敷患处，1 日 1 次，3 天为 1 疗程。据报道用上方治疗输液外渗而至的局部炎症 102 例，痊愈 94 例（92.2%），有效 7 例，无效 1 例。（王辉武 主编·《中药临床新用》176）

★ 55. **治腮腺炎：【鱼青膏】**生石膏 30 克，芒硝 15 克，青黛 3 克，冰片 1 克，将上药共研细末，与鱼石脂软膏混合制成膏剂。使用时取适量药膏均匀涂于患处，外用纱布覆盖，每日或隔日换药 1 次。共治 104 例，治愈 81 例。其中退热时间最快 12 小时，最慢者 4 天；止痛时间最快者 4 小时，最慢者 2 天；腮腺肿大消失时间最快 3 天，最慢 10 天。大多患者贴敷后即有凉爽感觉。治疗中体温不降，腮腺漫肿，疼痛加重而使用其他疗法者 23 例。（滕佳林 米杰 编·《外治中药的研究与应用》35）

★ 56. **治流行性腮腺炎：**生石膏、黄柏各等量。研粉，用水或醋调成糊状，摊于纱布上，厚约 0.5 厘米。敷于患处，每日 1～2 次。（宋立人 总编·《中华本草》1 册 298）

★ 57. **治淋巴结炎等：**生石膏 100 克研末，过筛，桐油调匀，涂油纸上敷患处，纱布包扎，每日换药 1 次，重者每日换药 2～3 次。（孟凡红等·《单味中药临床应用新进展》473）

★ 58. **治痔漏：**煅石膏一斤，冰片五克，共为细末，外敷患处。（江苏新医学院 编·《中药大辞典》上册 593）

★ 59. **治痔漏，灼热疼痛：**生石膏 5 钱，猪胆 1 个。用法：生石膏研末，猪胆取汁，调和成膏。外敷患处。功能：清热解毒，消肿止痛。（阳春林 葛晓舒·《湖南省中医单方验方精选·外科》上册 1037）

★ 60. **筋骨疼痛，因风热者：**石膏三钱，飞罗面七钱。为末，水和，煅红，冷定，滚酒化服，被盖取汗，连服三日。（江苏新医学院 编·《中药大辞典》上册 593 引《卫生杂兴》）

★ 61. **治麻疹：**生石膏三钱，竹叶一钱，荸荠五个。用法：水煎，每日一服，连服 3～7 日。（中医研究院革命委员会 编·《常见病验方研究参考资料》18）

★ 62. **治湿疹：**煅石膏 60 克，白及 30 克，密陀僧 21 克，轻粉 15 克，枯矾 9 克，共研极细末，用香油或凡士林调成50%的软膏涂患处。如有脓水渗出者,可用药粉干撒,每日3~5次。用药时忌用温水或肥皂水洗涤。(宋立人 总编·《中华本草》1册298)

★ 63. **治湿疮发痒:【石黄散】**熟石膏、黄柏各等份。用法:上药研为细末,和匀。可掺,可油调涂。(孙世发 主编·《中医小方大辞典》301引《青囊秘传》)

★ 64. **治带状疱疹:**生石膏粉。用法:将石膏粉用香油调为软膏外贴。(中医研究院革命委员会编·《常见病验方研究参考资料》428)

★ 65. **治用于疖子疮疡疔毒恶疮,痈疽发背,无名肿毒流脓流水,久不收口:【提毒散】**煅石膏109克,红粉4.7克,铅丹12.5克,冰片3.8克。以上4味,分别粉碎,过120目筛。取红粉置乳钵中,依次与冰片、铅丹、石膏细粉配研,混匀,使其色泽一致。本品为淡橙黄色的粉末,气微凉。功能:化腐拔毒,生肌收口。外用,敷于患处,包扎或以拔毒膏贴之。(宋立人 总编·《中华本草》1册298)

★ 66. **治疮疡糜烂:【冰石散】**煅石膏31克,冰片1克。用法:上药研为细末。外敷。(孙世发 主编·《中医小方大辞典》367)

★ 67. **治疮疖溃烂:**熟石膏1两,黄丹1钱,冰片3分。用法:共研细末。撒患处。功能:清热解毒,收湿生肌。方解:熟石膏收敛生机;黄丹拔毒生肌;冰片清热止痛。三药合用,共奏清热解毒,收湿生肌之效。(阳春林 葛晓舒·《湖南省中医单方验方精选·外科》上册37)

★ 68. **治疮疡溃烂,肿痛流脓:【九一散】**煅石膏450克,红粉50克。以上2味,粉碎成极细粉,配研,过筛,混匀,即得。本品为浅粉红色粉末。功能:提脓拔毒止痛生肌。外用适量,撒于患处,或用凡士林调敷患处。本品有毒,不可内服。(宋立人 总编·《中华本草》1册298)

★ 69. **治疮疡腐烂:**熟石膏末、蜂蜜各适量。用法:调匀,外敷患处。功能:解毒敛疮,收湿去腐。(阳春林 葛晓舒·《湖南省中医单方验方精选·外科》上册376)

★ 70. **治疮毒腐烂:**生石膏9克,冰片0.6克,轻粉0.4克。用法:诸药研末。撒患处或如凡士林制成软膏涂纱布上敷之。功能:清热泻火,收敛生肌。方解:生石膏清热泻火,收敛生肌;冰片散郁火,消肿;轻粉杀毒疗疮。诸药合用,共奏清热泻火,疗疮生肌之功。(阳春林 葛晓舒·《湖南省中医单方验方精选·外科》上册442)

★ 71. **治疔疮溃破,能搜脓清热生肌:【九一丹】**石膏(煅)九钱,黄灵药一钱。共研极细末,瓷瓶收贮。每用少许,撒于患处。(宋立人 总编·《中华本草》1册298引《医宗金鉴》)

★ 72. **提脓拔毒,退管生肌:**生石膏9份,白降丹1份。用法:上药研为极细末,用绵纸捻作药线,润以面糊,将丹拌上,插入脓管;或掺疮上,以膏贴之。(孙世发 主编·《中医小方大辞典》226引《外科正宗》卷二)

★ 73. **治痈疡:【九转丹】**红升丹30克,熟石膏120克。用法:上药研为细末。出脓后用。(孙世发主编·《中医小方大辞典》226引《外科传薪集》)

★ 74. **治一切痈疽发背,烂脚恶疮:**用煨石膏120克,漂净冬丹15克,上好黄升丹6克,共研细末。和匀掺患处。(滕佳林 米杰 编·《外治中药的研究与应用》35引《疡科遗编》)

★ 75. **治痈肿:**生石膏95克,冰片5克。用法:共研成极细末备用。使用时视肿块大小,在石膏冰片粉中加入少量食醋及适量冷开水,调匀成膏状,然后直接敷于肿块上,外用纱布固定,若药粉干燥时用冷开水湿润。每日换药1次,待肿块完全消失后停药。疗效:运用此法治疗痈肿40例,治愈38例,2例无效转外科手术治疗。(刘有缘 编著·《一两味中药祛顽疾》187)

★ 76. **治痈疽肿痛:**生石膏、黄柏、生大黄各四两。用法:共研细末,以水豆腐拌成稀糊状,敷患处。(中医研究院革命委员会 编·《常见病验方研究参考资料》254)

★ 77. **治疮口不收:【生肌红玉丹】**石膏(煅)三钱,黄丹(炒)二钱,白龙骨(煅)二钱。用法:上为末。掺之。(彭怀仁 主编·《中医方剂大辞典》3册636引《奇方类编》卷下)

★ 78. **治凡痈疽,腐肉已去,疮口难敛:**轻粉、煅石膏各30克,冰片10克。用法:共研细末,研至轻粉不见星为度,贮瓶备用。撒患处。功能:收湿生肌,攻毒消肿。方解:轻粉攻毒敛疮;煅石膏收湿生肌敛疮;冰片消肿止痛。诸药合用,共奏收湿生肌,攻毒消肿之功。注意事项:

把疮面常规洗涤周围拭干脓水。如疮口大，可直接撒布于疮面，疮口小，用桑皮纸内裹药粉，插入疮内，外贴黑膏药，或盖消毒纱布。每天换药1次。如深部脓疡，疮口小可用纱布油条，蘸药探钎送入，疮口上再撒上药粉。如疮口有腐肉只可撒上，2～3天可平腐，不需手术剪除，免伤新生肉芽组织。（阳春林 葛晓舒·《湖南省中医单方验方精选·外科》上册173）

★ 79. **治热毒丹肿，游走不定:【拔毒散】**石膏、寒水石并生用各四两，黄柏、甘草各一两。上为细末。以新汲水调扫之，或纸花子小帖尤妙，凉水润之。（宋立人 总编·《中华本草》1册298引《证治准绳》）

★ 80. **治丹毒:**石膏50～150克，寒水石30克，桐油适量。用法:将2味研细末，入桐油适量调匀，每日1次，涂擦患部。备注:治疗10例，全部治愈。（吴静 陈宇飞 主编·《传世全方·民间秘方》171）

★ 81. **治面部脓疱病:【脓疡膏】**煅石膏2克，冰片1克，地塞米松30毫克。共研细末。用氯霉素针剂3克，加凡士林总量为100克调匀即可外用。局部涂搽，每日2次，7天为1个疗程。共治100例，1个疗程治愈者52例，2个疗程治愈者46例，2例皮损处症状好转判为有效。治愈率98%。（滕佳林 米杰 编·《外治中药的研究与应用》38）

★ 82. **治天疱疮日久做烂，疼痛不已，脓水淋漓者宜用:【石珍散】**石膏（煅）、轻粉各一两，青黛、黄柏末各三钱。共研细末。甘草汤洗净，以此药掺之，其疼即止。（明·陈实功 编著·《外科正宗》254）

★ 83. **治杨梅疮，溃烂成片，脓秽多而疼甚者宜用:【鹅黄散】**煅石膏、轻粉、炒黄柏各等分。研为极细末。干掺烂上，即可生疤，再烂再掺，毒尽乃愈。此解毒止痛收干之效药之。（明·陈实功 编著·《外科正宗》203）

★ 84. **治系统性红斑狼疮:**用尿浸石膏9份，制炉甘石1份，甘草粉少许。石膏须尿浸半年（或用熟石膏）洗净，再行漂洗，然后煅熟研粉，再加入制炉甘石粉、甘草粉和匀，以麻油少许调成药膏，再加入凡士林适量搅拌和匀（药粉约3/10，油类约7/10）。将膏少许均匀涂纱布上，敷贴患处。（滕佳林 米杰 编·《外治中药的研究与应用》36）

★ 85. **治臁疮2方**

①石膏二两。用法:以茶叶煎浓汁调石膏粉摊膏药上贴患处。（中医研究院革命委员会 编·《常见病验方研究参考资料》403）

②煅石膏一两，黄丹一钱。用法:共研末，香油调之即成，将药涂患处，二日换一次。（中医研究院革命委员会 编·《常见病验方研究参考资料》403）

★ 86. **治下肢溃疡:【消疡膏】**用生石膏60克，煅滑石60克，生黄柏30克，血竭6克，生月石6克，冰片2克，共研细末，过120目筛。以凡士林烊化500克，调匀成消疡膏。根据溃疡面积，选用大于创面的消毒纱布，用竹片挑起药膏涂在纱布上，药膏分布要均匀，大于创面，贴在经过消毒的创口处，并加压贴紧。每日换药2次或每日1次。共治60例，痊愈46例，好转12例，无效2例。总有效率96为.7%。（滕佳林 米杰 编·《外治中药的研究与应用》37）

★ 87. **治溃疡:**生石膏1两，黄丹6钱，冰片4分。用法:研末和匀。每日1次，洗净患处，将药末撒上已溃部分，外贴白膏药或敷料。功能:清热解毒，敛疮生肌。方解:生石膏清热泻火；黄丹拔毒生肌；冰片清热消肿，敛疮生肌。诸药合用，共奏清热解毒，敛疮生肌之功。（阳春林 葛晓舒·《湖南省中医单方验方精选·外科》上册384）

★ 88. **治溃疡难收口:**熟石膏1两，黄丹3钱。用法:共研细末。撒患处。功能:敛疮生肌，排脓收口。（阳春林 葛晓舒·《湖南省中医单方验方精选·外科》上册373）

★ 89. **治溃疡久不收口:**熟石膏5钱，冰片1钱。用法:共研细成粉，撒患处。功能:收敛生肌，排脓去腐。注意事项:用食盐水将疮口洗净，撒药。（阳春林 葛晓舒·《湖南省中医单方验方精选·外科》上册374）

★ 90. **治血栓闭塞性脉管炎:**生石膏250克。用法:取上药，研为细末，加桐油100毫升，调成糊状。均匀地涂于患处，包扎，每天换药1次。如有溃破须将伤口敷平。换药时先用15%的温盐水洗净患处。冬季桐油黏稠，需与生石膏粉多次搅拌，切勿加热熔化，以免变质影响疗效和引起急性皮炎。功能:清热活血。据张樟进报

道,应用本方治疗本病有效,对破溃者效果尤佳。(薛建国 李缨 主编·《实用单方大全》44)

★ 91. **治漆疮2方**

①【**石粉散**】石膏、轻粉各9克。用法:上药研末,韭汁调敷,水调亦可。(孙世发 主编·《中医小方大辞典》301引《仙拈集》卷四)

②【**石粉散**】杭粉一两,石膏三钱,轻粉五钱。用法:上药各为末,韭汁调敷,纸盖;如无韭菜汁,凉水调敷亦可。(明·陈实功 编著·《外科正宗》259)

★ 92. **治接触性皮炎:**笔者用石膏治疗接触性皮炎取得较好疗效,现介绍如下。接触性皮炎多因接触某些化学物质或昆虫螫伤所致。其症状有不同程度瘙痒、红肿、丘疹或水泡,局部有烧灼或胀痛感。严重者可有头痛、恶寒、发热等全身症状。治法:取石膏100克,水煎取液1000毫升,待温,浸泡患处,每日2次,每次15分钟。一般治疗1天可见效,3~5天可治愈。治疗期间禁食辛辣及刺激性食物。

如治连某,女,26岁,干部。1991年10月2日就诊。自诉2天前因家俱上油漆,双手指沾上油漆,当时用肥皂、汽油将双手洗净。当晚自觉手指、手掌发痒,自用皮康霜软膏外搽无效。次日双手红肿灼热,有小丘疹,瘙痒难忍。诊为接触性皮炎,嘱以上方浸泡双手,治疗3天,诸症消失。[《中医杂志》编辑部整理·《中医杂志》专题笔谈文萃(1995—2004,第一辑)456]

★ 93. **癣疮:【圣金散】**石膏、黄芩各30克。用法:上药研为细末。每用适量,干掺在疮上,复以降玉散掺。(孙世发 主编·《中医小方大辞典》339引《普济方》卷四〇七)

★ 94. **臀部坐板疮:**石膏三钱,硫黄一钱半,槟榔三钱。用法:共研末,清油调搽患处。(中医研究院革命委员会 编·《常见病验方研究参考资料》421)

★ 95. **坐板疮,不能坐,经常流水:**石膏、槟榔各3钱,硫黄1.5钱。用法:共研末,清油调,每日多次,外搽患处。功能:收湿敛疮,消肿生肌。方解:石膏收湿敛疮生肌;硫黄燥湿敛疮;槟榔杀虫消积。诸药合用,共奏收湿敛疮,消肿生肌之效。(阳春林 葛晓舒·《湖南省中医单方验方精选·外科》上册369)

★ 96. **治一切软组织急性炎症:**生石膏100克,生桐油35克,樟脑10克,冰片2克。用法:将石膏、樟脑、冰片研细,然后加入桐油,调匀成糊状,敷患处。(中医研究院革命委员会 编·《常见病验方研究参考资料》255)

★ 97. **治急性外科炎症:**生石膏适量。用法:取上药,研为细粉,与桐油按3∶1调成桐油石膏糊。外敷,每天换药1次。功能:消炎止痛。据张慧航等报道,应用本方治疗外科急性炎症浸润期、淋巴结炎、蜂窝组织炎、丹毒等共126例,疗效满意。此法可避免切开引流,但已成脓或局部有溃疡者不宜用。(薛建国 李缨 主编·《实用单方大全》44)

★ 98. **治肌注部位发炎:**生石膏15~30克研粉,鸡蛋1枚打洞取蛋清,搅糊,摊纱布上,贴患处固定,日换1次。(孟凡红 等·《单味中药临床应用新进展》473)

★ 99. **治烧烫伤3方**

①生石膏一两。用法:研细,加桐油或香油、茶油、猪油、凡士林、蜂蜜调和为膏,敷患处。(中医研究院革命委员会 编·《常见病验方研究参考资料》294)

②煅石膏、煅寒水石各等分。用法:共研细末,香油调敷患处。(中医研究院革命委员会 编·《常见病验方研究参考资料》298)

③煅石膏30克,黄丹3克,冰片1.5克。用法:共为细末,用凡士林调擦患处,敷药1~2日内患处流出黄水,经过3~4日黄水即无,每日换1次。备注:用于水、火、油、铝铁器等烫伤。(吴静 陈宇飞 主编·《传世金方·民间秘方》199)

★ 100. **治汤火烂疮:**石膏捣末以敷之。(宋立人 总编·《中华本草》1册298引《肘后方》)

★ 101. **治烧伤:**生石膏粉适量。用法:将上药装入纱布袋内,均匀地撒布于创面上。功效:消炎止痛,生肌敛疮。据方景光报道,应用本方治疗53例,治愈51例。此法能减少分泌物渗出,促进结痂,防止感染,加速创面愈合。(薛建国 李缨 主编·《实用单方大全》45)

★ 102. **治烧伤,起泡溃烂,红肿作痛:**石膏一两(生、熟各半),松油三钱,硫黄一钱。用法:研为细末,和猪油或凡士林二两调成膏,摊在皮纸或纱布上,贴伤处。备注:上药用量应视创面大小,按原方比例增减,不然硫黄量过多,会发生

痛的感觉。(中医研究院革命委员会 编·《常见病验方研究参考资料》301)

★ 103. **治火伤及外伤溃烂**:熟石膏、黄丹各等份,共研细末,用油调敷。(中医研究院革命委员会编·《常见病验方研究参考资料》300)

★ 104. **刀伤出血2方**

①煅石膏一两,冰片一分。用法:研末撒于伤口上。(中医研究院革命委员会 编·《常见病验方研究参考资料》303)

②煅石膏一两,雄黄五厘。用法:研细末敷伤处。(中医研究院革命委员会 编·《常见病验方研究参考资料》303)

★ 105. **金刃所伤,止血收口,定痛护风:【刀伤药】**上白石膏一斤(煅),净板松香一斤(水滤过),珍珠五钱。豆腐煮上三味,共研细末,和为一处,瓷瓶收贮备用。(宋立人 总编·《中华本草》1册298引《伤科汇纂》)

★ 106. **诸金刃所伤,出血不止**:石膏、槟榔、黄连(去须)各一两,黄柏半两。上为细末,随多少掺敷疮上,血定,便入水不妨。(江苏新医学院编·《中药大辞典》上册593引《小儿卫生总微论方》)

★ 107. **治眼疾验案**:又治奉天商埠局旁吕姓幼童。年五六岁,每年患眼疾六七次,皆治于东人医院。东人谓此关于禀赋,不能除根。后患瘟疹,毒热甚恣,投以托毒清火之品。每剂中用生石膏两半,病愈后,其眼疾亦从此不再反复。(张锡纯·《张锡纯医学全书之二·中药亲试记》19)

★ 108. **治雀盲**:石膏末一钱,猪肝薄切一片,拌匀,蒸熟食之。不效再服。(宋立人 总编·《中华本草》1册298)

★ 109. **治角膜溃疡**:石膏一两,淡竹叶八十片。用法:水煎服。(中医研究院革命委员会编·《常见病验方研究参考资料》465)

★ 110. **治睑缘炎**:用青黛5分,煅石膏1钱,香油适量,前2味共研极细末,加香油调膏。涂患处,每日2~3次。(中医研究院革命委员会编·《常见病验方研究参考资料》454)

★ 111. **治旋耳疮:【生肌散】**煅石膏、血竭、乳香、轻粉、冰片,共研细末。用黄连膏纱布撒上生肌散,敷贴疮面,每日换药1次,治愈为止。(滕佳林 米杰 编·《外治中药的研究与应用》35引《医宗金鉴》)

★ 112. **治酒渣鼻**:生石膏适量。用法:取上药和生石灰各等分,研细末,过筛,用乳钵研匀,装瓶备用。用时先将患处用清水洗净,取药粉适量,加烧酒调成糊状,外敷,每天1次,一般连用3次。局部皮损者禁用。功能:清胃降火。据张桂宝报道,应用本方治疗12例,均获痊愈。(薛建国 李缨 主编·《实用单方大全》46)

★ 113. **治鼻疔:【九一丹】**熟石膏9克,升丹1克,共研极细末。用药线蘸药形成药捻,放入疮内,行药线引流。主治:毒邪外出,气阴不足型,用于切开排脓后。(滕佳林 米杰 编·《外治中药的研究与应用》36引《医宗金鉴》)

★ 114. **治鼻出血日夜不止,头痛心烦**:石膏(细研)、牡蛎(烧为粉)各30克。用法:上药研为细散,以新汲水调如稀面糊。候血滴间断时,便点三五滴于鼻中,仍以新汲水调6克服之。(孙世发 主编·《中医小方大辞典》292引《圣惠》卷三十七)

★ 115. **治鼻衄验案**:吴桥治文学于学易,举孝廉病衄,其衄汩汩然,七昼夜不止,甚则急如涌泉,众医济以寒凉不效,急以大承气汤下之,亦不行,桥曰:孝廉故以豪酒,积的热在胃,投以石膏半剂愈之。众医请曰:积热宜寒,则吾剂寒之者至矣,公何独之石膏?桥曰:治病必须合经。病在是经,乃宜是药。石膏则阳明胃经药也,安得以杂投取效哉。(黄国健等 主编·《中医单方应用大全》399引《续名医类案》293)

★ 116. **治牙痛2方**

①荜茇、石膏各适量。用法:上药研为末,掺入。(孙世发 主编·《中医小方大辞典》258引《青囊秘传》)

②石膏、生地各一两,知母三钱,升麻一钱。用法:水煎服。(中医研究院革命委员会 编·《常见病验方研究参考资料》444)

★ 117. **治胃火牙疼2方**

①**【石膏汤】**石膏一两,火煅,淡酒淬过,为末,入防风、荆芥、细辛、白芷五分,为末,日用揩牙。(江苏新医学院 编·《中药大辞典》上册593引《保寿堂经验方》)

②防风15克,荆芥15克,陈皮15克,石膏200克。用法:上药水煎,早晚各服1次。备注:一般服3剂即可痊愈,屡试屡验。(吴静 陈宇飞 主编·《传世金方·民间秘方》357)

★ 118. **治胃火上升引起的牙齿疼痛,口舌糜烂,牙龈出血:**石膏60克,冰片3克。用法:制成散剂,每瓶装3克,密封。每次取药粉少许,敷患处。功能:清热祛火,消肿止痛。(孙世发 主编·《中医小方大辞典》302)

★ 119. **治风火牙痛:**用五色梅根30克,石膏30克,煎水含漱。咽下少许。(滕佳林 米杰 编·《外治中药的研究与应用》35)

★ 120. **治牙痛便秘:**生石膏、生大黄各五钱。用法:水煎服。体弱者,大黄可减量用。(中医研究院革命委员会 编·《常见病验方研究参考资料》446)

★ 121. **治牙龈炎2方**

①石膏12克,白芷、知母各9克。用法:水煎,1日分3次服。(吴静 陈宇飞 主编·《传世金方·民间秘方》360)

②石膏30克,天花粉12克,甘草3克。用法:加水煎服。(吴静 陈宇飞 主编·《传世金方·民间秘方》361)

★ 122. **治口疮、舌炎:**石膏、寒水石各一两。用法:共为极细末,和匀。每服一钱,水煎去渣服。(中医研究院革命委员会 编·《常见病验方研究参考资料》450)

★ 123. **治牙疳:**大女伯韫年三四岁时,于除夕陡患牙疳,顷刻黑四齿,予惊曰此走马牙疳也,少迟延殆矣。觅生石膏一块,约重五六两,捶碎煎水与服,尽一器,呜之使睡,天明启口视之,已变白而愈。(黄国健等 主编·《中医单方应用大全》400引《着园医药合刊》)

★ 124. **治牙疳、牙痛、口疮、齿衄、喉痹:【冰玉散】**生石膏一两,月石七钱,冰片三分,僵蚕一钱。上为极细末,小瓷瓶盛贮。敷之吹之。(宋立人 总编·《中华本草》1册298引《景岳全书》)

★ 125. **治干裂脱屑型唇炎和唇疱疹:【石膏蜂蜜糊】**熟石膏47克,蜂蜜50克,冰片3克。1日取药1克涂患处2~3次。据报道,用上方治疗干裂脱屑型唇炎200例,和唇疱疹100例,均痊愈。(王辉武 主编·《中药临床新用》176)

★ 126. **治喉风:【石膏汤】**石膏一两,知母三钱,甘草一钱,元参五钱,天花粉三钱。水煎服。(宋立人 总编·《中华本草》1册298引《喉科秘诀》)

★ 127. **治咽喉生疮:**石膏(碎)、升麻、牡丹皮、甘草各一两(炙)。用法:上切。以水七升,煮取三升,每服七合,一日三次。(彭怀仁 主编·《中医方剂大辞典》2册795引《外台》卷二十三)

★ 128. **治咽喉炎:**生石膏、鲜生地各一两,牛膝三钱。用法:水煎服。本方用于咽炎、齿龈炎。(中医研究院革命委员会 编·《常见病验方研究参考资料》470)

★ 129. **治乳痈:【一醉膏】**石膏不以多少,煅通赤,取于地上,碗覆出火毒,细研。每服三钱,温酒下,添酒尽醉,睡觉再进一服。(江苏新医学院 编·《中药大辞典》上册593引《仁斋直指方》)

★ 130. **治女子有因外感之热内迫,致下血不止者:【白虎加人参汤】**邻村泊北庄李氏妇,产后数日,恶露不尽,至七八日,忽又下血。延医服药,二十余日不止,其脉滑有力,心中热而且渴。疑其夹杂外感,询之身不觉热,舌上无苔,色似微白,又疑其血热妄行,投以凉血兼止血之药,血不止而热渴亦如故。

因思此证实夹杂外感无疑,遂改用白虎加人参汤,方中生石膏重用三两,更以生山药代粳米,煎汤三盅,分三次温饮下,热渴遂愈,血亦见止,又改用凉血兼止血之药而愈。(张锡纯 著·《张锡纯医学全书之二·中药亲试记》11)

★ 131. **治小儿喘嗽:**用石膏火内飞过为末,蜜调半钱服。(宋立人 总编·《中华本草》1册298引《卫生易简方》)

★ 132. **治小儿惊风:**生石膏30克,辰砂15克。用法:共研极细末,患儿1~3岁每服3克;4~7每服4.5克;1日3次,水或蜜汤送服。并治成人痰厥中风,每服9克。(吴静 陈宇飞 主编·《传世金方·民间秘方》276)

★ 133. **治小儿暑热泻:**生石膏、寒水石、滑石各30克。将上药加水至2000毫升,煎煮,取两次煎液,混合,分数次饮服。轻者24小时服1剂,重者24小时服2~3剂。治疗175例,病程最短2小时,最长18天。有12例经西药及其他方法治疗未效者。其中29例伴有发热及不同程度的脱水和代谢性酸中毒症状。结果:痊愈155例,占89%;好转7例,占4%;无效13例,占7%。总有效率为93%。(宋立人 总编·《中华本草》1册299)

★ 134. **治小儿外感高热**：将石膏细末300克置1000毫升水中，先煎30分钟，加入桂枝、赤芍各6~20克，甘草5克，煎煮15分钟，加入麻黄6~10克，继续煎煮15分钟，取其药汁后加水再煎30分钟，2次共煎取药汁300毫升，装瓶备用。每次每公斤体重3毫升保留灌汤。金福厚等用上方治疗小儿外感高热，体温在39~40度者50例，用药后90分钟内出汗或3小时内开始退烧，至24~48小时体温降至正常者45例，无效5例。有报道用生石膏、板蓝根各30克，治疗流感高热15例，疗效满意。（王辉武 主编·《中药临床新用》173）

★ 135. **治小儿感冒高热**：生石膏。用法：生石膏（1岁以上每天用200克，1岁以下每天用100克），捣烂后放人搪瓷药锅内，加水500毫升，煎至50毫左右。共煎4次，每次煎煮时间不得少于1小时，药液里可以加糖。疗效：此方治疗婴幼儿流行性感冒131例，一日内退烧37例；2日内退烧78例；3日内退烧9例；3例未服完药，为无效。（刘有缘 编著·《一两味中药祛顽疾》459）

★ 136. **治小儿夏季高热**：石膏30克，香薷3克。用法：将生石膏打碎先煎30分钟后入香薷，每日1剂，水煎2次服。（刘有缘 编著·《一两味中药祛顽疾》460）

★ 137. **治小儿伤热吐泻黄色**：【玉露散】石膏、寒水石各半两，生甘草一钱。上同为末。每服一字或半钱。食后温汤调下。（宋立人 总编·《中华本草》1册298引《小儿药证直诀》）

★ 138. **治小儿肺门淋巴结结核**：生石膏10份，粉甘草3份，朱砂1份。共研细末，装瓶备用。3~6岁每次服2克，7~9岁每次服3克，10~13岁每次服4克，13岁以上每次服4.5克，日3次。徐祖德报道用上方治疗小儿肺门淋巴结结核20例，均有效，平均治愈天数为45天。（王辉武 主编·《中药临床新用》176）

★ 139. **治小儿木舌。舌尖肿大，塞满口中，硬，不能转动**：【寒冰散】生石膏、冰片各少许。用法：上为细末。敷舌上。如出血，石膏炒焦用。（彭怀仁 主编·《中医方剂大辞典》10册670引《保婴易知录》卷下）

★ 140. **有关石膏的用法和剂量**：临床报道较多，有人认为，在沸水中石膏的溶解度为0.222，每100毫升生石膏煎液中只含生石膏2.22克，大量沉淀不能发挥作用。故把石膏研极细末，每次10~20克，冲服用量虽小，其效力不逊于大剂量的石膏煎液。据笔者经验，生石膏退热之力胜于犀角，临床应用的关键在于权衡剂量，如果常规用20~30克，水煎服，多难见效，重症常用180~380克，其疗效始著。（王辉武 主编·《中药临床新用》176）

百合（90方）

【药性】味甘微苦，微寒。归心、肺经。

【功能与主治】养阴润肺，清心安神。主治阴虚久咳，痰中带血，热病后期，余热未清，或情志不遂所致的虚烦惊悸、失眠多梦、精神恍惚；痈肿，湿疮。

【用法用量】内服：煎汤，6~12克；或入丸、散；亦可蒸食、煮粥。外用：适量，捣敷。

【使用注意】风寒咳嗽及中寒便溏者禁服。

★ 1. **治中暑**：干百合100克。与蜂蜜150克蒸1小时，趁热调匀，待冷装瓶，常服。适用于下虚上盛者。（胡郁坤 陈志鹏 主编·《中医单方全书》161）

★ 2. **治伤寒，发热，口渴不止**：【百合方】百合1斤。用法：百合浸泡1夜，煎汤。将该汤泡澡。并服百合。功能：滋阴清热，生津止渴。（易法银 喻斌 主编·《湖南省中医单方验方精选·内科》下册2253）

★ 3. **治心律失常**：百合60克。水煎服，每日2次，15日为1个疗程。（胡郁坤 陈志鹏 主编·《中医单方全书》29）

★ 4. **治肺痈**：【百合煎】白花百合，或煮或蒸，频食即愈，拌蜜蒸更好。（彭怀仁 主编·《中医方剂大辞典》4册245引《仙拈集》卷四）

★ 5. **治肺痈，咳嗽脓血**：【百合汤】贝母一钱，栝楼仁、枳壳、桑白皮各八分，百合五分。用法：水煎服。（彭怀仁 主编·《中医方剂大辞典》4册242引《医学启蒙》卷四）

★ 6. **治肺脓疡**:薏苡仁 200 克,百合 50 克。用法:用水 5 碗,煎至 2 碗半。1 日分 3 ~4 次服完。备注:健脾益气,润肺化痰。用治肺痈咳嗽胸痛等。(吴静 陈宇飞 主编·《传世金方·民间秘方》25)

★ 7. **治肺脓肿**:百合 30 克,小蓟 30 克,白僵蚕 10 克,水煎服,每日 2 次。(金福男 编·《古今奇方》55)

★ 8. **治肺结核 3 方**

①百合 60 ~100 克。用法:将百合加糖适量,用适量的水煎服食。功效:养阴,润肺,止咳。(郭志杰 吴琼等 主编·《传世金方·一味妙方》11)

②百合 30 克,白及 6 克。用法:先将白及研为细面;再将百合加水煎汤,用百合汤冲服药面。以上为 1 次量,日服 2 次,1 个月为 1 个疗程,连服 5 个疗程。功效:杀菌抗痨,止咳止血。主治:肺结核,症见咯血、咳嗽、喘促、乏力、心烦等。医师嘱咐:因为肺结核为慢性传染病,需要较长时间的治疗,才能痊愈。任何急于求成的想法,只能是幻想,是根本不可能的。所以患者要做好充分的心理准备,与病魔长期斗争。已婚者要节制房事,加强营养,注意休息,戒除烟酒,忌食辛辣。(刘道清主编·《中国民间神效秘方》87)

③百合 30 克,生地 30 克。用法:水煎服,每日 1 剂,日服 2 次。或共研为粗末,放入杯中,冲入沸水浸泡。代茶饮用,每日 1 ~2 剂。功效:养阴润肺,凉血止血。(程爵棠 程功文 编·《单方验方治百病》46)

★ 9. **治肺结核、咳嗽**:百合 30 克,莲子 30 克,瘦猪肉 200 克。3 药加水炖,调味后服。(金福男 编·《古今奇方》51)

★ 10. **治肺结核、盗汗**:百合 30 克,百部 15 克,浮小麦 15 克。水煎服,每日 1 剂。(金福男 编·《古今奇方》52)

★ 11. **治肺痨**:鲜百合、蜂蜜各适量。用法:蒸熟。每次适量,每日服 2 次。功能:滋阴润肺,清心安神。(易法银 喻斌 主编·《湖南省中医单方验方精选·内科》上册 328)

★ 12. **治虚劳,属午后潮热,咳嗽喘急,口燥声哑,痰中带血,属五劳七伤,酒色过度,虚火妄动,诸虚百损**:百合、款冬花各适量。用法:共研细末,炼蜜为丸,如龙眼大。临卧,细嚼 1 丸,开水送下。功能:润肺养阴,止咳化痰。注意事项:切忌房事,及助火之物。(易法银 喻斌 主编·《湖南省中医单方验方精选·外科》下册 1974)

★ 13. **治虚劳咳嗽**:百合、冰糖各 1 两,鸡蛋 1 枚。功能:养阴润肺,顺气止咳。方解:百合养阴润肺,清心安神;冰糖补中益气,和胃润肺;鸡蛋补肺养血,滋阴润燥。3 药合用,共奏养阴润肺,顺气止咳之功。水煎。用法:每日 1 剂,顿服。注意事项:每天清晨空腹服下。连服 10 ~30 次。(易法银 喻斌主编·《湖南省中医单方验方精选·外科》下册 1988)

★ 14. **治肺脏壅热烦闷**:新百合四两,用蜜半盏,拌和百合,蒸令软,时时含如枣大,咽津。(宋立人 总编·《中华本草》8 册 116 引《圣惠方》)

★ 15. **治肺病吐血**:新百合捣汁和水饮之,亦可煮食。(江苏新医学院 编·《中药大辞典》上册 857 引《卫生易简方》)

★ 16. **治胸痛**:百合、鱼腥草各五钱,红花一钱半。用法:水煎服。(中医研究院革命委员会 编·《常见病验方研究参考资料》110)

★ 17. **治吐血**:百合一两,白及二钱,乌贼骨三钱。共为细面。用法:每服三钱,开水和服。(沈洪瑞 主编·《重订十万金方》281)

★ 18. **治呕吐**:百合 75 克。用清水浸 1 夜,洗净后加水煮熟,再取蛋黄入百合汤中做羹,兑少许冰糖,温服。适用于胃阳不足型呕吐。(胡郁坤 陈志鹏 主编·《中医单方全书》62)

★ 19. **治神经性呕吐**:百合 45 克,鸡子黄 1 枚。用法:水洗百合浸一夜,当白沫出,去其水,再用清水煎,加鸡子黄,搅匀再煎,温服。(吴静 陈宇飞 主编·《传世金方·民间秘方》42)

★ 20. **治咳嗽不已,或痰中有血:【百花膏】**款冬花、百合(焙,蒸)各等分。上为细末,炼蜜为丸,如龙眼大。每服一丸,食后临卧细嚼,姜汤咽下,噙化尤佳。(宋立人 总编·《中华本草》8 册 116 引《济生续方》)

★ 21. **治咳嗽 2 方**

①百合 20 克。水煎服。(胡郁坤 陈志鹏 主编·《中医单方全书》19)

②百合 60 克,款冬花 15 克,冰糖 60 克。用法:水煎,空腹服。备注:本方亦可治气管炎。(吴静 陈宇飞 主编·《传世金方·民间秘方》2)

★ 22. **治咳嗽年久**：百合 4 两，冰糖 4 钱。用法：取百合、冰糖，蒸熟。每日 1 剂，分 2 次服。功能：养阴润肺，化痰止咳。注意事项：服药不可间断。早、晚服。轻者服药 10 日可痊愈，重者半月可自愈。（易法银 喻斌 主编·《湖南省中医单方验方精选·内科》上册 208）

★ 23. **治咳嗽，虚咳**：百合 2 两，大枣 10 个。用法：大枣去核，煮烂。每日 1 剂，分 2 次服。功能：健脾补肺，化痰止咳。（易法银 喻斌 主编·《湖南省中医单方验方精选·内科》上册 114）

★ 24. **治咳嗽，属肺虚咳嗽**：百合 25 克，大雪梨 1 个，冰糖 20 克。用法：先将百合用清水浸泡一夜，次日连水一起煮 90 分钟，待百合煮烂时，加梨块和糖，再煮 30 分钟。每日 1 剂，分多次食梨喝汤。功能：滋阴润肺，化痰止咳。方解：百合养阴润肺，化痰止咳；雪梨润肺化痰止咳。诸药合用，共奏滋阴润肺，化痰止咳之功。（易法银 喻斌 主编·《湖南省中医单方验方精选·内科》上册 122）

★ 25. **治微咳咽燥，痰中带血**：生野百合 7 瓣。用法：捣烂，将生鸡蛋清共调和，开水冲。每日 3 次，每次服适量。功能：润肺生津，化痰止咳。注意事项：数日即效。（易法银 喻斌 主编·《湖南省中医单方验方精选·外科》下册 1758）

★ 26. **治劳嗽**：【三仙膏】百合 120 克，蜂蜜 250 克，梨汁 250 毫升。用法：炼蜜成珠，将百合研末熬透，入梨汁搅匀。早、晚服数匙。（孙世发 主编·《中医小方大辞典》731 引《仙拈集》卷二）

★ 27. **治气喘**：百合适量。水煎服，冬季连服 40 日。（胡郁坤 陈志鹏 主编·《中医单方全书》14）

★ 28. **治哮喘**：百合一斤，枸杞四两。用法：共研细末，炼白蜜为丸，如梧桐子大，每服三钱，开水送下。（中医研究院革命委员会 编·《常见病验方研究参考资料》101）

★ 29. **治哮喘，属久病体虚型，症见气短、乏力**：百合 100 克，蜂蜜 30 克，白糖 20 克。用法：水煎。每日 1 剂，分 3 次服。功能：益气养阴，清热润肺。方解：百合滋肺阴，清肺热；蜂蜜补气益肺，化痰止咳；白糖补益脾肺，化痰止咳。诸药合用，共奏益气养阴，清热润肺之效。注意事项：温服。连服 10～15 剂。（易法银 喻斌 主编·《湖南省中医单方验方精选·内科》上册 261）

★ 30. **治支气管炎 2 方**

①百合 10 克，枇杷叶 10 克，陈皮 10 克，炙甘草 10 克。水煎服，每日 1～2 次。（金福男 编·《古今奇方》42）

②百合 15 克，沙参 15 克，川贝母 3 克。水煎服。此方适于燥热型急性支气管炎。（金福男 编·《古今奇方》43）

★ 31. **治慢性支气管炎 2 方**

①百合 9 克，梨 1 个，白糖 15 克（一方用蜂蜜 20 毫升）。用法：混合蒸 2 小时，冷后顿服。（吴静 陈宇飞 主编·《传世金方·民间秘方》13）

②鲜百合 2～3 个。洗净、捣汁，以温开水送服，每日 2 次。适用于老人慢性支气管炎伴有肺气肿或肺病咳嗽咯血者。（胡郁坤 陈志鹏 主编·《中医单方全书》5）

★ 32. **治支气管扩张**：百合 60 克，红糖 30 克，水煎服。（吴静 陈宇飞 主编·《传世金方·民间秘方》2）

★ 33. **治支气管扩张、咯血**：百合 60 克，白及 120 克，蛤粉 60 克，百部 30 克。共为细末，炼蜜为丸，每丸重 6 克，每次 1 丸，日 3 次。（宋立人 总编·《中华本草》8 册 116）

★ 34. **适用于年久咳嗽者 3 方**

①百合 200 克。与冰糖 20 克，早、晚蒸服，连续服用 10～15 日。（胡郁坤 陈志鹏 主编·《中医单方全书》12）

②以百合 40 克，去皮根洗净切碎，与猪肺 1 具，洗净后切成小块共入锅内炖烂，调味食用。（胡郁坤 陈志鹏 主编·《中医单方全书》12）

③以百合粉 20 克与粳米 50 克同煮至米化汤稠，加冰糖适量，早、晚 2 次温服，20 日为 1 个疗程。（胡郁坤 陈志鹏 主编·《中医单方全书》12）

★ 35. **治咳嗽咯血**：生白及 3 钱，百合 5 钱，白茅根适量。用法：水煎。每日 1 剂，分 2 次服。方解：百合润肺止咳；生白及收敛止血；茅根凉血止血，清肺热。诸药合用，共奏润肺止咳；收敛止血之功。注意事项：连服 2 周。（易法银 喻斌 主编·《湖南省中医单方验方精选·内科》上册 156）

★ 36. **治咯血**：百合 9 克，藕节 6 克。用法：水煎服。（吴静 陈宇飞 主编·《传世金方·民

间秘方》7)

★ 37. **治鼻衄出血不止**:百合 30 克,白糖 120 克。用法:百合杵之,变为细末,与白糖一起用凉开水搅拌,一次服下。疗效:本方治疗多例,其效如神。验案:韩某某,男,56 岁。因受灼热,突然鼻衄,血流如注。渐欲昏迷,立即送山医一院。经治鼻衄如故,危急之中,其本村一老者告以本方,随即如法服之。药后衄血渐减,约过 1 个小时,鼻衄竟止。(刘有缘 编著·《一两味中药祛顽疾》581)

★ 38. **治下消化道出血**:百合子适量。酒炒微赤,研末,开水冲服。(胡郁坤 陈志鹏 主编·《中医单方全书》56)

★ 39. **治干燥综合征(属中医"燥症"、"阴虚"等范畴)**:百合 30 克。与大米 50 克(淘净)共煮粥,调入捣碎的冰糖,再煮一二沸服食,每日 1 剂。本方可滋阴清热,润肺止咳。(胡郁坤 陈志鹏 主编·《中医单方全书》112)

★ 40. **治阴虚**:鲜百合 4 两,炒酸枣仁 5 钱。用法:先把百合用清水泡 4 小时,取出洗干净,然后把酸枣仁煎水(要多放些水),煎好去渣,再用酸枣仁汤煮百合。每日 1 剂,分 3 次服。功能:润燥生津,安神敛汗。(易法银 喻斌主编·《湖南省中医单方验方精选·外科》下册 1971)

★ 41. **治盗汗**:百合 30 克,绿豆 30 克,合欢花 10 克。水煎服,每日 2 次。(金福男 编·《古今奇方》33)

★ 42. **治百合病验案**:(吴才伦医案)王某,女,13 岁,学生。1960 年 4 月 15 日在看解剖尸体时受惊吓,随后因要大便跌倒在厕所内,经扶起抬到医院治疗。据代诉查无病,到家后颈项不能竖起,头向左右转动,不能说话,问其痛苦,亦不知答。曾用镇静剂 2 日无效,转来中医诊治。脉浮数,舌赤无苔,无其他病状,当即从"百合病"处理。百合 7 枚,知母 4.5 克。服药 1 剂后,颈项已能竖起十分之七,问她痛苦亦稍知道一些,左右转动也减少,但仍不能说话。再服 1 剂,颈项已能竖起,不向左右转动,自称口干燥大渴。改用栝楼牡蛎散,服 1 剂痊愈。[《江西中医药》1960;(12):14]

按语:本案病起于惊吓,证如鬼神所作,故断为百合病。因脉来浮数,舌赤无苔,示其阴虚有热,故选百合知母汤以滋阴清热。后口干燥大渴,显为津伤已甚,改投栝楼牡蛎散,则正中其鹄,果 1 剂而愈。(陈明 主编·《金匮名医.验案精选》26)

★ 43. **治遗精**:百合、银耳各 30 克洗净,同置锅中加清水 500 毫升,粳米 50 克,大火煮开 3 分钟改小火煮 30 分钟即成粥,热服。适用于遗精属阴虚火旺、心肾不交型伴心悸烦热、夜寐不安者。(胡郁坤 陈志鹏 主编·《中医单方全书》358)

★ 44. **治失眠 2 方**

①百合 30 克,夏枯草 15 克。水煎服。按语:本方系浙江省已故名老中医魏长春主任医师经验方,主治长期失眠,神情不安,心悸,烦躁,舌质红,苔薄,脉弦。(邓铁涛 主审·《邓铁涛审定·中医简便廉验治法》14)

②百合 50 克,浸泡 20 分钟后入煎,龙齿 20 克,先煎 30 分钟,煎汁送服西洋参 4 粒,治疗失眠有速效。(王辉武 主编·《中药临床新用》259)

★ 45. **治失眠而兼有头晕,心悸,健忘,口干者**:生枣仁 熟枣仁各 15 克 百合 30 克。用法:前 2 味水煎,去渣,再煎百合。每日 1 剂,分 2 次连汤同吃。功能:养心益肝,清心安神。方解:枣仁养心阴安神;百合清心安神。诸药合用,共奏养心益肝,清心安神之功。(易法银 喻斌 主编·《湖南省中医单方验方精选·内科》中册 951)

★ 46. **治不寐**:夜交藤、百合各 30 克,鸡肉适量。用法:水煎或与鸡肉合煮。每日 1 剂,每晚睡前 1 次服。功能:益气滋阴,养血安神。方解:夜交藤养血安神;百合养阴清心,宁心安神;鸡肉益气补中。诸药合用,共奏益气滋阴,养血安神之效。注意事项:连服 7 ~ 10 剂。(易法银 喻斌 主编·《湖南省中医单方验方精选·内科》中册 944)

★ 47. **治神经衰弱 2 方**

①生百合 60 ~ 90 克,蜂蜜 1 ~ 2 匙。用法:2 物拌和蒸熟,临睡前适量食之(注意不要吃得太饱)。备注:本方补养心脾、宁志安神,主治神经衰弱引起的多梦易醒、心悸健忘、体倦神疲等。(李川 主编·《民间祖传秘方》117)

②百合 20 克,鸡蛋 1 个。用法:百合水浸 1 夜,以泉水煮取 1 碗,去渣,冲入蛋黄 1 个,每次服半碗,每日 2 次。备注:适于病后神经衰弱、坐

卧不安，以及妇女患有歇斯底里病症者。（李川 主编·《民间祖传秘方》118）

★ 48. **治神经衰弱，心烦失眠：**百合15克，酸枣仁15克，远志25克。水煎服。（宋立人 总编·《中华本草》8册116）

★ 49. **治神经官能症：**鲜百合（用清水浸一昼夜）、生熟枣仁各五钱。用法：用生熟枣仁水煎去渣澄清，将百合煮熟连汤食。（中医研究院革命委员会编·《常见病验方研究参考资料》213）

★ 50. **治癔病性瘫痪获痊愈：**重用百合100克，配伍知母、滑石等治疗1例癔病性瘫痪获痊愈。（王辉武 主编·《中药临床新用》259）

★ 51. **治伤寒腹中满痛：【百合散】**百合半两（炒黄，为末）。用法：每服半钱或一钱，米饮调下，不拘时候。（彭怀仁 主编·《中医方剂大辞典》4册245引《卫生总微论》卷下）

★ 52. **治胃脘疼痛4方**

①百合30克，乌药9克。用法：泡百合6小时去上层沫，与乌药同煎，如胃寒加高良姜3克。（吴静 陈宇飞 主编·《传世金方·民间秘方》67）

②百合30克，乌药、延胡索各9克。水煎，头2煎分服。（吴静 陈宇飞 主编·《传世金方·民间秘方》67）

③百合30克，乌药、广木香各9克。水煎温服。（吴静 陈宇飞 主编·《传世金方·民间秘方》67）

④百合30克，乌药12克，苏叶3克。水煎服。（吴静 陈宇飞 主编·《传世金方·民间秘方》68）

★ 53. **治胃痛：**百合一两，丹参七钱。用法：水煎空腹服。（中医研究院革命委员会 编·《常见病验方研究参考资料》130）

★ 54. **治老年性便秘：**百合50～60克（鲜者80～100克），蜂蜜20克。将干百合浸泡4小时（鲜者无须浸泡），加水300毫升，文火煎30分钟，煮至百合烂熟后兑入蜂蜜和匀。1日1剂，分早晚2次服，15天为1疗程。治疗后一般可2天排便1次，排出通畅，便质转软，而无泻药所致腹痛、腹泻等症状。《本草纲目》记载："百合利大小便，补中益气。"（楼锦英 编著·《中药临床妙用锦囊》236）

★ 55. **治五更泻：**芡实、百合各60克。用法：上2味煮稀饭共食。（吴静 陈宇飞 主编·《传世金方·民间秘方》47）

★ 56. **治疖肿痛：**鲜百合100克，食盐20克。用法：洗净，加食盐捣烂。敷患处，每日换药2次。功能：清热解毒，消肿散结。注意事项：甚效。（阳春林 葛晓舒·《湖南省中医单方验方精选·外科》上册5）

★ 57. **治疮肿不穿：**野百合同盐捣泥敷之良。（宋立人 总编·《中华本草》8册116引《包会应验方》）

★ 58. **治痈久不收口：**生百合1只。用法：生百合洗净泥沙，捣烂。敷患处。功能：润肺养阴，收敛生肌。（阳春林 葛晓舒·《湖南省中医单方验方精选·外科》上册121）

★ 59. **治疮疡，疮痈溃后创口红肿不消、久不收口者：**用野百合的新鲜鳞茎捣烂外敷，疗效颇佳。（楼锦英 编著·《中药临床妙用锦囊》2360）

★ 60. **治发背初起：**百合1个。用法：嚼烂，外敷患处。功能：清热泻火，消肿解毒。（阳春林 葛晓舒·《湖南省中医单方验方精选·外科》上册179）

★ 61. **治足背痈：**百合、鸡蛋白各适量。用法：研细，用鸡蛋白调。敷患处。功能：清热养阴，解毒消痈。（阳春林 葛晓舒·《湖南省中医单方验方精选·外科》上册117）

★ 62. **治颇颏疮（一名独骨疮）：【百合散】**百合、黄柏各一两，白及一分，蓖麻子仁五十粒（研）。为散，用朴硝水和作饼贴之，日三五上。（宋立人 总编·《中华本草》8册116引《圣济总录》）

★ 63. **治带状疱疹2方**

①鲜百合捣烂取汁涂于皮疹处，日三次，至水疱干涸结痂止。（楼锦英 编著·《中药临床妙用锦囊》236）

②百合二两。用法：加白糖二两同捣，敷患处。（中医研究院革命委员会 编·《常见病验方研究参考资料》428）

★ 64. **治天疱湿疮：**生百合捣涂，一二日即安。（宋立人 总编·《中华本草》8册116页引《濒湖集简方》）

★ 65. **治蜂窝织炎：**鲜百合适量。洗净，加食盐少许共捣烂，敷患处，每日2次（至消退为止）。适用于痈疮未溃时。（胡郁坤 陈志鹏 主

编·《中医单方全书》190)

★ 66. **治包皮龟头溃烂**:鲜百合适量。用法:捣烂,外敷患处。功能:清热解毒,消肿排脓。(阳春林 葛晓舒·《湖南省中医单方验方精选·外科》上册 870)

★ 67. **治耳鸣**:干百合适量。研末,温水调服,每次 3 克(乳后服)。适用于小儿耳鸣。(胡郁坤 陈志鹏 主编·《中医单方全书》416)

★ 68. **治耳聋、耳痛**:干百合为末,温水服二钱,日二服。(宋立人 总编·《中华本草》8 册 116 引《千金要方》)

★ 69. **治失音不语**:**【百合丸】**百合、百药煎、杏仁(去皮、尖)、诃子、薏苡仁各等分。上为末,鸡子清和丸弹子大。临卧噙化一丸。(宋立人 总编·《中华本草》8 册 116 引《古今医统》)

★ 70. **治失声,嘶哑**:**【百合桔梗鸡子汤】**百合 9 克,桔梗 7.5 克,五味子 3 克,鸡蛋 1 个。用法:前 3 味药水煎,去渣,入鸡蛋清,热服。(孙世发 主编·《中医小方大辞典》1379 引《四圣心源》卷九)

★ 71. **治扁桃体炎 2 方**

①百合 15 克,去皮香蕉 2 个,冰糖适量。用法:以上 3 味料加水同炖,服食之。(李川 主编·《民间祖传秘方》282)

②百合 20 克,桑叶 9 克。用法:百合去衣,加桑叶所煎出的汁,2 味料合煮为羹,每日食 1 小碗。(李川 主编·《民间祖传秘方》285)

★ 72. **治妊娠(6~9 月)咳嗽**:百合五钱,杏仁三钱。用法:水煎服。(中医研究院革命委员会编·《常见病验方研究参考资料》98)

★ 73. **治百日咳 2 方**

①炙百合 12 克。用法:每日 1 次,水煎服。(吴静 陈宇飞 主编·《传世金方·民间秘方》303)

②百合 30 克,红糖 15 克。水煎服,连服 3 次。(吴静 陈宇飞 主编·《传世金方·民间秘方》303)

★ 74. **治小儿肺炎**:百合 50 克。与薏苡仁 200 克加水 5 碗共煎成 3 碗,3 次分服,每日 1 剂。(胡郁坤 陈志鹏 主编·《中医单方全书》313)

★ 75. **治麻疹**:野百合 9 克,红枣 5 个。用法:水煎加蜂蜜服,以上为 1 日量。适用于麻疹并发肺炎。(吴静 陈宇飞 主编·《民间祖传秘方大全》712)

仙人掌(102 方)

【药性】味苦,性寒。归胃、肺、大肠经。

【功能与主治】行气活血,凉血止血,解毒消肿。主治胃痛,痞块,痢疾,喉痛,肺热咳嗽,肺痨咯血,吐血,痔血,疮疡疔疖,乳痈,痄腮,癣疾,蛇虫咬伤,烫伤,冻伤。

【用法用量】内服:煎汤,10~30 克;或焙干研末,3~6 克。外用:适量,鲜品捣敷。

【使用注意】其汁入目,使人失明。

孕妇慎服。

★ 1. **治高血压**:仙人掌 30 克,海藻 20 克。水适量煎服,每日 1 剂,连服 3 日为 1 个疗程。休止 3 天,持续接服 2~4 个疗程,前后体会观察对比,直至消渴消失,血糖、血压正常为度,疗效显著。(洪国靖 主编·《中国当代中医名人志》135)

★ 2. **治流行性乙型脑炎**:仙人掌(鲜品)500 克,蜂蜜 100 毫升。用法:将仙人掌洗净,去除皮、刺,切碎捣烂,绞榨取汁,与蜂蜜混合,分早、中、晚 3 次口服,每日 1 剂。功效:清热解毒,健脾润肺。主治流行性乙型脑炎,症见口干口渴、头痛神昏者。(刘道清 主编·《中国民间神效秘方》940)

★ 3. **治肿瘤化疗性局部疼痛**:鲜仙人掌 100 克,洗净去针刺捣糊,敷在疼痛的局部。宜忌:切勿入目。(孟凡红等·《单味中药临床应用新进展》553)

★ 4. **治肝硬化腹水**:黄牛脾 90 克,仙人掌 90 克。用法:将仙人掌纵切成两片不断,夹入牛脾,以木炭火烤熟,弃去仙人掌不用,吃熟牛脾,每日 1 次。功效:补脾消肿。用治肝硬化腹水。验证:吴某某,女,39 岁,患肝硬化腹水经多方治疗收效甚微,后坚持服用本方,腹水渐退,收到理想效果。(良石 主编·《名医珍藏·秘方大全》82)

★ 5. **治头痛**:仙人掌去刺,剖成两片,剖面撒食盐,合拢,湿草纸包,细铁线绑扎固定,火煨八成熟．将剖面贴额颞部，胶布固定，每次贴4小时，可连续使用。宜忌：切勿入目。（宋立人总编·《中华本草》2册868引《福建药物志》）

★ 6. **治心悸**：谢某，女，56岁，1983年10月20日初诊。患者有室上性阵发性心动过速9年，常因劳累、情绪激动而发病，发病次数随年龄增加，特别是近2年中平均3～5天发病1次，曾服用多种抗心律失常药未见著效。发病时心慌，心率增快，每分钟200次以上，血压下降，乏力，头晕，面色苍白，汗出，甚至晕厥。心电图示：S－T段压低，T波倒置，P－R间期缩短，QRS波群增宽，每次发病时应用西南兰0.8毫克静注，症状逐渐缓解，但发病仍然频繁，患者自1990年5月开始，服用仙人掌，每次服1块（约30～50克），每天1次，连续服用6个月，随访1年无1次发病，竟是奇效。（杨鹏举 主编·《中医单药奇效真传》22）

★ 7. **治咯血**：仙人掌根二两（切片），白糖一两。用法：水煎，饭后服。备注：本品药性猛烈，使用须注意。（中医研究院革命委员会 编·《常见病验方研究参考资料》117）

★ 8. **治肺热咳嗽**：鲜仙人掌60克。捣烂取汁，加蜂蜜1食匙，早、晚各1次，开水冲服。宜忌：切勿入目。（宋立人 总编·《中华本草》2册868）

★ 9. **治咳嗽**：王某某，男，56岁，干部。咳嗽10余年，每年冬季加重，近1周来发热，黄痰黏稠不易咳出，舌红，苔微黄，脉浮数。服复方新诺明及氨茶碱片2日罔效，改服仙人掌白糖以下述方法治疗，4日而愈。以后每有咳嗽、黄痰常以此法治疗，多获良效。有时自觉口鼻发干，稍有咳嗽，也以此法做预防用药。未见不良反应。治疗方法：鲜品仙人掌（去刺）100克，白糖30克，每日2次口服（儿童酌减）。（黄国健等 主编·《中医单方应用大全》457）

★ 10. **治急性支气管炎**：仙人掌（鲜品）150克，冰糖30克。用法：先将仙人掌用清水冲洗干净，然后捣烂，再与冰糖一起，加水共煮沸20分钟，滤出药液，分3次1日内喝完。每日1剂，连服5日。功效：清热解毒，润肺止咳。主治：急性支气管炎，症见发热咳嗽、吐黄痰、咽干痛、咳嗽吐血者。医师嘱咐：忌烟酒及辛辣腥荤之物。（刘道清 主编·《中国民间神效秘方》29）

★ 11. **治心悸失眠**：仙人掌2两，捣绒取汁，冲白糖开水服。（江苏新医学院 编·《中药大辞典》上册663）

★ 12. **治尿血**：仙人掌五钱至一两。用法：捣煎服。（中医研究院革命委员会 编·《常见病验方研究参考资料》191）

★ 13. **治胃痛3方**

①仙人球（剥去外皮）3两，水煎服，每日1～2次。（江苏新医学院 编·《中药大辞典》上册663）

②仙人掌研末，每次3克，开水吞服。（江苏新医学院 编·《中药大辞典》上册663）

③仙人掌。用法：捣烂，包痛处。（中医研究院革命委员会 编·《常见病验方研究参考资料》130）

★ 14. **治久患胃痛**：仙人掌根30～60克，配猪肚炖服。（江苏新医学院 编·《中药大辞典》上册663）

★ 15. **治热性胃痛**：以仙人掌适量，去刺捣烂，纱布包裹。敷神阙穴，胶布固定。宜忌：切勿入目。（滕佳林 米杰 编·《外治中药的研究与应用》237）

★ 16. **治胃下垂**：鲜仙人球60克，瘦猪肉50克。用法：先将瘦猪肉剁碎制成肉饼后，与仙人球一起煮熟，晚上睡前顿服，每日1剂。1个月为1疗程。病例验证：用此方治疗胃下垂患者46例，均获治愈。其中用药1个疗程治愈者20例，2个疗程治愈者23例，3个疗程治愈者3例。随访2年，均未见复发。（《名医验方》51）

★ 17. **治胃及十二指肠溃疡**：实验证明，仙人掌有止血和保护创面的作用，故适用于溃疡病出血者。将仙人掌去刺洗净，切片晒干研粉。每次1克，日服2次。对胃酸不高的患者，可于每斤仙人掌粉中加入鸡内金粉1～2两；胃酸偏高的再加入乌贼骨粉2～3两，混合。剂量服法同上，21天为1个疗程。临床观察8例，服药后上腹疼痛、反酸、黑便等症状均消失或好转；7例饮食餐复查，龛影、球部充盈不佳及变形等改变，亦大都消失。（江苏新医学院 编·《中药大辞典》上册664）

★ 18. **治急性胃炎、胃十二指肠溃疡，胃酸过多**：仙人掌150克，海螵蛸30克，木香60克，鸡内金15克。共研细末。每次服1.5～3克，每

日3次。(宋立人 总编·《中华本草》2册868引《河北中草药》)

★ 19. **治胃痛、急性菌痢**:取仙人掌根1～2两,配猪肚炖服,可治胃病。取仙人掌1～2两,水煎服,治急性菌痢。(止敬·《中国中医药报》2011年1月24日)

★ 20. **治痞块腹痛**:鲜仙人掌3两,去外面刺针,切细,炖肉服。外仍用仙人掌捣烂,和甜酒炒热,包患处。(江苏新医学院 编·《中药大辞典》上册663)

★ 21. **治腮腺炎6方**

①取新鲜仙人掌一块,去刺,用清水洗净捣烂如泥(忌用铁器),敷于患处,每日2～3次。周振祥用上方治疗流行性腮腺炎20例,全部治愈。宜忌:切勿入目。(王辉武 主编·《中药临床新用》186)

②仙人掌150克,石膏60克,混合捣成糊状。外敷患处,用塑料薄膜覆盖。共治358例,用药3天热退、局部疼痛消失、肿块明显消散者316例,减轻者39例,无效者3例。宜忌:切勿入目。(滕佳林 米杰 编·《外治中药的研究与应用》238)

③仙人掌洗净去刺捣烂,鸭蛋清调匀,摊在厚消毒纱布上贴患处,日换药1次。或老仙人掌去刺、皮,食盐捣泥,摊于棉布上厚约0.5厘米,贴于患者健两侧腮腺部位,1～2日换药1次。宜忌:切勿入目。(孟凡红等·《单味中药临床应用新进展》553)

④取新鲜仙人掌1～2块,在电炉上烘烤去除针刺,加白矾2～3克放入研钵中混合,捣烂制成糊状。用温开水清洁双侧面颊部皮肤,将仙人掌糊均匀涂布于无菌纱布块上,涂布直径要大于腮腺肿大的范围,将涂布好中药的无菌纱布覆盖于肿大的腮腺上,胶布固定。对合并颌下腺肿大者,外敷面积要扩大至颌下;对于一侧腮腺肿大者,也给予双侧同时外敷,每日换药3～4次,也可根据病情增加外敷次数,直至腮腺恢复至正常。宜忌:切勿入目。(李永明 张可堂·《中国中医药报》2011年3月18日)

⑤去刺仙人掌12克,白矾10克,冰片9克。捣碎调匀后涂于腮腺或颌下腺、舌下腺肿大部位,外敷干净纱布,以胶布固定,每日2次。宜忌:切勿入目。(李永明 张可堂·《中国中医药报》2011年3月18日)

⑥取仙人掌2块去刺捣烂,加入土大黄粉20克拌匀,外敷患处,面积应超过红肿边缘,外敷纱布,胶布固定。每日换药1次,疗程3天。宜忌:切勿入目。(李永明 张可堂·《中国中医药报》2011年3月18日)

★ 22. **治痄腮:【祛痄灵膏】**用仙人掌(去刺)60克,生大黄20克,青黛2克,先将生大黄研细过筛,然后与仙人掌、青黛共捣,加食醋适量调成膏以备用。根据肿块大小取该药膏摊于肿块表面,厚约0.5厘米,外以纱布固定。共治102例,显效82例,有效12例,无效8例。总有效率92.16%(滕佳林 米杰 编·《外治中药的研究与应用》238)

★ 23. **治痄腮验案2例**

①患者李某某,男,6岁。1995年3月12日就诊。主诉双侧腮部肿痛3天,未经治疗。症见患者双侧腮腺肿大,肤色正常,皮肤紧张,边缘不清,表面灼热,触之疼痛且有坚韧感,恶寒,无其他不适。舌红有瘀点,苔薄黄,脉数有力,体温38.8℃,血尿常规未见异常。诊为流行性腮腺炎,遂以鲜仙人掌去刺,捣烂外敷患处,所敷药物面积要略超出肿大局部边缘,盐水纱布包扎,嘱隔2小时向纱布上喷洒生理盐水1次,保持纱布湿润,并予板蓝根25克煎汤口服,次日来换药见肿消痛止,体温37.1度,恶寒症状消失而愈。(杨鹏举 主编·《中医单药奇效真传》2)

②李某某,男,12岁。患儿右耳下肿胀疼痛1天。初起恶寒发热,头痛呕吐,不思饮食,继则右耳下肿胀疼痛,张口或咀嚼时疼痛加剧,有流行性腮腺炎接触史。体温40℃,舌质红,苔腻,右耳下肿胀压痛明显,灼热,肿处柔软,诊断为流行性腮腺炎。嘱用新鲜仙人掌适量,除去表面刺和绒毛,洗净,捣烂,均匀涂布于耳下腮腺肿胀处,覆盖纱布,以胶布固定,1日1次。次日肿痛减轻,热退,诸症悉减,又敷2次而愈。(杨鹏举 主编·《中医单药奇效真传》3)

★ 24. **治腹泻**:田某,男,2岁。5天前无明显诱因,腹泻频数,10～20次/日,大便呈稀水样,每次排便大约100～300毫升不等,应用抗生素及补液无好转,来我院查,体温37℃,脱水貌,口唇微干,经禁食12小时,纠正脱水及酸中毒,并口服仙人掌煎剂,仙人掌100克,去刺毛洗净,开水煮沸后继续文火煮3分钟，冷却后加少许红糖搅匀，每日4～5次，口服3～5毫升/次，2天后，腹泻次数明显减少，3天后出院，嘱其连服5天，随访痊愈。（杨鹏举 主编·《中医单药奇效真传》70）

★ 25. **治急性菌痢**：鲜仙人掌30～60克。水煎服。宜忌：切勿入目，虚寒者忌用。并忌铁器。（宋立人 总编·《中华本草》2册868）

★ 26. **治病毒性肠炎**：仙人掌100克，去刺洗净，煮30分钟，冷却后红糖搅匀，日4～5次口服，1～2岁3～5毫升/次；3～5岁5～10毫升/次，5岁以上10～20毫升/次。（孟凡红等·《单味中药临床应用新进展》552）

★ 27. **治肠痔泻血**：仙人掌与甘草浸酒服。宜忌：切勿入目。（江苏新医学院 编·《中药大辞典》上册663）

★ 28. **治痔疮出血**：仙人掌30克，炖牛肉250克，顿服。宜忌：虚寒者忌用。（宋立人 总编·《中华本草》2册868）

★ 29. **治痔疮**：取新鲜仙人掌约500克，去刺，削去外层皮，切成条块状，入锅中，加水煎煮。煎出液约2000毫升，趁热熏蒸肛门部，待稍温不烫皮肤后，坐入盆中浸浴15分钟，每日2次，连用5天。治疗60例，用药后多在1天左右肛门疼痛减轻；用药后2天痔核水肿部分吸收，肛裂渗血减少者36例，占60%；用药后3天肛门疼痛消失，痔核水肿大部分萎缩，肛裂渗血停止者14例，60例患者均在用药7天内疼痛消失，水肿吸收，早期肛裂创伤口愈合。有效率达100%。（滕佳林 米杰 编·《外治中药的研究与应用》239）

★ 30. **治糖尿病病足**：先用双氧水和生理盐水清洁溃疡面，清除坏死组织及脓性分泌物。然后取新鲜仙人掌30克，去皮刺后捣烂成糊状，均匀外涂于患处，用纱布包扎。每天换药2～3次，连续5～7天。宜忌：切勿入目。（止敬·《中国中医药报》2011年1月24日）

★ 31. **治急性炎症**：取生姜10克，仙人掌（洗净，去刺去皮）20克，共捣成稀泥状。用时将药泥均匀地摊在塑料薄膜上或凡士林布块上，外加敷料，贴敷在炎症部位，用宽胶带沿周边固定，使其保持湿润状态，每日换药1次。共治82例，其中急性淋巴结炎29例，急性乳腺炎21例，急性腮腺炎14例，疖肿12例，外伤肿胀6例。就诊距发病时间最短者1天，最长者3天，均未形成脓肿。结果在5天内治愈76例，占92.7%；其余6例加抗生素于7天内治愈。宜忌：切勿入目。（滕佳林 米杰 编·《外治中药的研究与应用》238）

★ 32. **治急性软组织炎性疾病（丹毒、疖肿、痈疽）**：鲜仙人掌（去刺洗净）30克，紫花地丁（去泥洗净）30克，龙脑冰片（研为极细末）0.5克。用法：将上药前2味共捣烂如稀糊状，再入冰片搅拌均匀。取本品均匀摊于凡士林纱布上，面积大于患处3～5厘米，敷于患处，胶布固定，每日换药1～2次。高热者对症治疗。疗效：共治疗132例，均治愈。宜忌：切勿入目。（梁永才 梁杰圣 主编·《中国外治妙方》214）

★ 33. **治丹毒**：仙人掌根。用法：切薄片敷上或绞汁刷上均可。（中医研究院革命委员会 编·《常见病验方研究参考资料》401）

★ 34. **治无名肿毒**：仙人掌2块大，生石膏粉200克。用法：共捣如泥。敷患处。功能：清热解毒，消肿止痛。（阳春林 葛晓舒·《湖南省中医单方验方精选·外科》上册278）

★ 35. **治无名肿毒，肿痛红热者**：仙人掌50克，蜂蜜20克。用法：将仙人掌去刺皮，捣烂，加入蜂蜜搅匀。外敷患处，每日换药1次。功能：解毒活血，消肿止痛。（阳春林 葛晓舒·《湖南省中医单方验方精选·外科》上册282）

★ 36. **治手癣**：将仙人掌适量，洗净后捣烂，拧汁，取汁涂于患处，每天2～3次。治疗结果：用上药治疗手癣患者25例，均获治愈。一般在用药5～7天痊愈。随访未见复发。宜忌：切勿入目。（李世文等·《一味中药祛顽疾》168）

★ 37. **治皮肤癣**：仙人掌50克。用法：洗净后捣烂，取汁，涂于患处，每日搽3～4次。注意事项：连搽4～5天。功能：清热除湿，祛风止痒。（阳春林 葛晓舒·《湖南省中医单方验方精选·外科》上册571）

★ 38. **治鹅掌风2方**

①仙人掌捣烂绞汁涂擦手掌，擦至发烫为度，每日3～5次。宜忌：切勿入目。（宋立人 总编·《中华本草》2册868）

②文某某，女，23岁，社员。患鹅掌风2年。初起皮下起小水泡日久疱破，叠起白皮，掌面皮肤粗糙变厚，有鳞屑，脱皮，边界清楚，有轻微瘙

痒感,每到冬季发生皲裂,屈伸不利,影响劳动,诊断为手癣(鳞屑角化型)。嘱取新鲜仙人掌适量,洗净,捣烂,用生白布拧汁,取汁涂于患处,每日2~3次,外涂5日痊愈。随访2年未复发。宜忌:切勿入目。(杨鹏举 主编·《中医单药奇效真传》298)

★ 39. **治湿疹、黄水疮:**仙人掌茎适量。烘干研粉,外敷患处。宜忌:切勿入目。(江苏新医学院 编·《中药大辞典》上册664)

★ 40. **治带状疱疹3方**

①鲜仙人掌50克。用法:将仙人掌每次取50克,去刺、去皮,捣泥外敷,纱布包扎,胶布固定,每日2次。(良石 主编·《名医珍藏·外治秘方》8)

②取新鲜仙人掌适量,去刺并刮去硬皮,加冰片1~2克,捣成糊状外敷患处,每日早、晚各1次,连续外敷。姜道平等用上方治疗眼部带状疱疹12例,全部治愈。柴之均用上方治疗带状疱疹11例,疼痛在敷药后6小时明显减轻,用药3~5天皮疹痊愈。宜忌:切勿入目。(王辉武 主编·《中药临床新用》186)

③取仙人掌适量,去皮刺,洗净,切碎捣烂,加冰片1克,雄黄1克,共捣匀成糊状,外敷患处,敷料覆盖,胶布固定。每日换药,早、晚各1次,连用3~5日可痊愈。宜忌:切勿入目。(《中国中医药报》2010年9月2日)

★ 41. **治颈淋巴结核:**仙人掌茎剖开两片,剖面撒上煅牡蛎粉,合紧烤热后,将剖面敷患处,胶布固定。宜忌:切勿入目。(宋立人 总编·《中华本草》2册868)

★ 42. **治颌下淋巴结炎:**仙人掌去刺洗净,100克加白矾25克捣糊,铺于清洁软布上,外敷颌下,早、晚各1次;牙龈炎和口腔溃疡者餐后彻底刷牙。宜忌:切勿入目。(孟凡红等·《单味中药临床应用新进展》553)

★ 43. **治髂窝流注:【仙冰膏】**鲜仙人掌叶180克,大蒜仁30克,芒硝30克,冰片15克。用法:将上药共捣如泥成膏。取本品涂敷患处,每日2~3次。按:共治疗33例,经治3~10日,治愈31例,转手术治疗2例。宜忌:切勿入目。(电子版·《中华验方大全》光盘、深部脓肿篇)

★ 44. **治透掌疔(即脚掌心生疔):**鲜仙人掌全草适量,麦粉适量,共捣敷患处。宜忌:切勿入目。(江苏新医学院 编·《中药大辞典》上册664)

★ 45. **治手掌生疮毒:**仙人球全草,捣烂敷。宜忌:切勿入目。(江苏新医学院 编·《中药大辞典》上册663)

★ 46. **治甲沟炎:**鲜仙人掌1叶去刺,捣糊外敷患处,日换药1次。宜忌:切勿入目。(孟凡红 等·《单味中药临床应用新进展》553)

★ 47. **治甲沟炎验案:**黄某,女,36岁,教师。右足拇趾甲沟炎,保守治疗1个月未愈,准备拔甲,因惧怕手术,遂用仙人掌外敷。将仙人掌鲜品1小块,剪去皮和刺,剩肉质取适量,放少量食盐(约米粒大两粒,太多则痛),捣烂,外敷于患处,外包无菌塑料纸以防干燥过快,再用纱布包扎,1日1次,5次治愈,随访6年未复发。宜忌:切勿入目。(杨鹏举 主编·《中医单药奇效真传》304)

★ 48. **治疖2方**

①仙人掌15克,石膏粉15克。共捣为糊状,涂患处,4小时换1次,连用2天。宜忌:切勿入目。(费兰波 徐亮 主编·《外科病奇难顽症特效疗法》5)

②仙人掌60克。去皮、刺,捣烂,外敷患处。宜忌:切勿入目。(费兰波 徐亮 主编·《外科病奇难顽症特效疗法》5)

★ 49. **治疖、痈:**仙人掌(鲜品)100克,红糖20克。用法:将仙人掌洗净,去除外皮,与红糖共捣如泥,敷于患处,每日换药1~2次。功效:清热解毒,散结消肿。(刘道清 主编·《中国民间神效秘方》548)

★ 50. **治痈疽肿痛:**仙人掌一块。用法:加红糖适量,捣烂包敷患处。宜忌:切勿入目。(中医研究院革命委员会 编·《常见病验方研究参考资料》253)

★ 51. **治急性腰扭伤:**仙人掌100克,花椒6克。用法:仙人掌去刺去皮,捣烂如泥;花椒研为细末。二者混合,敷于患处,包扎固定,每日换药1次。功效:解毒消肿,温经止痛。医师嘱咐:上为四川某人所传秘方,效佳。(刘道清 主编·《中国民间神效秘方》732)

★ 52. **治足跟痛2方**

①取仙人掌去刺,剖成2片,晚上睡前洗脚后擦干,用1片仙人掌贴于足跟痛处(一方于热

炉上烘热外敷)，再用布条固定后睡觉，敷药12小时以上，次日再换第2片仙人掌，一般贴敷2周即愈。宜忌：切勿入目。(李家强 编·《民间医疗特效妙方》78)

②仙人掌若干，川芎50克，威灵仙50克，米醋适量，先将川芎、威灵仙2药焙干，研为细末，然后用适量的米醋调成糊状，备用。再取仙人掌并用刀将其两面的毛刺刮去，对剖成两半。将上述糊状药物适量敷在仙人掌的剖开面，并贴到足跟疼痛处，最后用绷带胶布固定。敷12小时后，再按上法换半片，每星期为1个疗程。共治68例，经2~3星期治疗后，足跟疼痛消失，压痛消除者54例，占79.4%；足跟疼痛明显减轻，足履时偶然疼痛者8例；无效6例。总有效率为91.2%。宜忌：切勿入目。(滕佳林 米杰 编·《外治中药的研究与应用》239)

★ 53. **治脚底深部脓肿**：仙人掌茎剖两片，内夹食盐，置炉上焙软至食盐溶解为度，取剖面敷患处。宜忌：切勿入目。(宋立人 总编·《中华本草》2册868)

★ 54. **治腱鞘炎**：选择一块面积稍大于腱鞘病变部位的仙人掌，除去毛刺，再将一面表层皮刮掉，敷于病变部位，用医用胶布固定。隔日换一次新鲜的仙人掌，一般换几次，肿块便自动消失。宜忌：切勿入目。(止敬·《中国中医药报》2011年1月24日)

★ 55. **治注射性浅静脉炎**：仙人掌捣烂与鸡蛋清调糊，敷于患处，纱布覆盖或包扎，日更换1次。宜忌：切勿入目。(孟凡红 等·《单味中药临床应用新进展》553)

★ 56. **治注射所致局部感染**：仙人掌去毛刺洗净擦干捣烂敷于感染部位，厚度0.5厘米，薄塑料覆盖，胶布固定。宜忌：切勿入目。(孟凡红 等·《单味中药临床应用新进展》553)

★ 57. **治注射所致局部硬结**：仙人掌100克去针刺洗净，食盐50克，混合，捣烂外敷于硬结部位，包扎固定，日换药1次。宜忌：切勿入目。(孟凡红 等·《单味中药临床应用新进展》553)

★ 58. **治局部硬结验案**：患者，女，38岁，半年前患病注射不明药物，左臀产生硬结。经久不化。自此，每患病即注射右臀。此次因肺炎入院。需注射抗菌药物，单侧注射显然会增加病人痛苦。我采用了仙人掌外敷的方法连续治疗2次，每次24小时，深部硬结消失。患者终于可以两侧臀部交替注射药物接受治疗了。宜忌：切勿入目。(杨鹏举 主编·《中医单药奇效真传》308)

★ 59. **治冻疮**：仙人掌去刺，捣烂成糊状，敷于患处，纱布包扎，5天后去敷料。第Ⅰ、Ⅱ度冻伤一次可痊愈，Ⅲ度冻伤(已溃烂者不适用)敷药3天后换药1次，1星期也可痊愈。宜忌：切勿入目。(江苏新医学院 编·《中药大辞典》上册664)

★ 60. **治石灰烧伤**：取新鲜仙人掌洗净切碎，捣成泥状，敷于石灰烧伤的部位，用量视烧伤面积的大小以全部覆盖为宜。用药三次即可痊愈。伤愈后患处不留疤痕。宜忌：切勿入目。(李家强 编·《民间医疗特效妙方》82)

★ 61. **治烫火伤**：仙人球全草，捣烂取汁涂患处。宜忌：切勿入目。(江苏新医学院 编·《中药大辞典》上册663)

★ 62. **治火伤**：仙人掌，用刀刮去皮，捣烂后贴伤处，并用消毒过的布包好。宜忌：切勿入目。(江苏新医学院 编·《中药大辞典》上册664)

★ 63. **治烫伤**：仙人掌10克，清油1克。用法：将仙人掌捣烂取汁，再倾入清油，置乳钵中用力快速研磨，至完全乳化后，用洁净之鸡毛蘸之涂患处。待干后又涂。说明：此方对轻度烧、烫伤效果极好。用后1~2天即可结痂。宜忌：切勿入目。(张力群等 主编·《中国民族民间秘方大全》618)

★ 64. **治烧烫伤**：仙人掌加水磨汁，和蛋清调搽，或用仙人掌叶适量，捣烂敷。(吴静 陈宇飞 主编·《传世金方·民间秘方》199)

★ 65. **治跌打损伤2方**

①鲜仙人掌，与酒同捣敷患处。宜忌：切勿入目。(中医研究院革命委员会 编·《常见病验方研究参考资料》435)

②仙人掌，去刺，洗净，捣烂取汁，加面粉适量，调敷患处。宜忌：切勿入目。(吴大真等·《灵验单方秘典》197)

★ 66. **治外伤性红肿**：仙人掌、生石膏(各药用量比例为：1∶2)。用法：新鲜仙人掌去皮、刺洗净，切碎捣烂，合生石膏(研末)调成糊状装瓶备用。将药外敷于红肿处，以绷带包扎，8~12小时换药1次。功能：消炎消肿，退热止痛。疗效：

经使用本方观察治疗,对外伤性红肿确有疗效。宜忌:切勿入目。(张树生 高普 主编·《中药贴敷疗法》350)

★ 67. 治毒蛇咬伤 2 方

①鲜仙人掌 60 克,捣烂取汁,甜米酒 15 克调服;另用药渣加雄黄粉适量,捣匀敷伤口周围。宜忌:切勿入目。(宋立人 总编·《中华本草》2 册 868)

②周某某,女,35 岁。1984 年 8 月 23 日下地劳动时被毒蛇咬伤左脚背外侧,迅即肿胀延至踝部以上,即来我院治疗。查见局部有两个齿孔溢血。先常规消毒,再用针刺咬伤局部排出毒后,将仙人掌肉质茎去刺后捣烂,外敷伤部及延伸肿胀部位。每天敷 1 ~ 2 次,3 天后肿胀逐渐消退,7 天后基本痊愈。宜忌:切勿入目。(黄国健等 主编·《中医单方应用大全》458)

★ 68. 治蛇虫咬伤:仙人掌全草,捣汁搽患处。宜忌:切勿入目。(江苏新医学院 编·《中药大辞典》上册 664)

★ 69. 治牙痛:仙人掌捣烂鸡蛋清拌调,敷于牙痛处外部脸上,每次敷 3 ~ 5 小时。宜忌:切勿入目。(孟凡红等·《单味中药临床应用新进展》552)

★ 70. 治牙痛验案 2 例

①李某某,男,50 岁。牙痛 5 天,经中西医治疗效果欠佳,疼痛难忍,不能进食,晚间不能入睡,用下法治疗,1 次牙痛消失。治疗方法:取鲜仙人掌大约 35 克,将刺除去,加水 1 碗,煎 10 分钟左右,把汤和仙人掌同时服下,每天 2 次,早、晚服。(杨鹏举 主编·《中医单药奇效真传》442)

②牙痛时,取 1 块鲜嫩肥大的仙人掌,用水洗净,剪去表面的针刺,再对剖成同样厚的两片,把带浆一面贴在牙痛部位的脸上,对治牙痛有特效,我曾牙痛红肿,用此法贴了 1 天,牙痛就好了。(杨鹏举 主编·《中医单药奇效真传》442)

★ 71. 治牙髓炎、牙周炎:仙人掌 30 克,洗净后去刺,捣烂呈稀糊状,加冰片适量,均匀地涂在纸张上,贴敷于炎症部位,每日换药 1 次,一般不再用其他药物。陈晓秋等用上方治疗急性牙髓炎、牙周炎 96 例,一般在敷药 3 ~ 5 次后局部明显消肿,症状体征消失,全部在 5 天内治愈。宜忌:切勿入目。(王辉武 主编·《中药临床新用》185)

★ 72. 治中耳炎:仙人掌(去皮)、鲜蒲公英各等分。洗净捣烂取汁,滴入耳内,每日 2 ~ 3 次,每次 2 ~ 4 滴。袁桂芳用上方治疗化脓性中耳炎 32 例,在 2 ~ 5 天内全部治愈。宜忌:切勿入目。(王辉武主编·《中药临床新用》186)

★ 73. 治子宫下垂:仙人掌 1 枝,猪肚 1 个。用法:将仙人掌入猪肚内炖烂服。备注:又方用仙人掌根 240 克、猪肚 1 个,以酒炖或水、酒各半炖服。本品有毒,用需注意。(吴静 陈宇飞 主编·《传世金方·民间秘方》264)

★ 74. 治妊娠尿闭:猪尿脬一个(猪小肚),仙人掌(青草)一斤。用法:将仙人掌一半纳入猪小肚内,一半留在猪小肚外,用白酒少许炖熟服。备注:本品有一定毒性,试用需注意。(中医研究院革命委员会 编·《常见病验方研究参考资料》186)

★ 75. 治早期急性乳腺炎、腮腺炎:取仙人掌 2 块,去刺,捣烂,加入 95% 酒精 50 毫升调匀,外敷局部,每日 2 次。治疗 100 余例均愈。或将仙人掌捣烂取汁,加面粉适量调敷患处,治疗乳腺炎效果亦好。宜忌:切勿入目。(江苏新医学院 编·《中药大辞典》上册 664)

★ 76. 治急性乳腺炎 2 方

①鲜仙人掌 60 ~ 90 克,剥皮、切细,捣烂加适量蛋清,和匀,摊于敷料上,包扎患处,每日 1 ~ 2 次。治疗急性乳腺炎 60 例,全部治愈。宜忌:切勿入目。(宋立人 总编·《中华本草》2 册 868)

②大黄 3 份,鲜仙人掌 2 份,鸡蛋清少许。用法:将大黄研细末,鲜仙人掌刮去刺,按 3:2 比例捣烂,加鸡蛋清少许调成膏状,敷于乳房红肿病痛明显处,用纱布固定。每日早、晚各换药 1 次。疗效:43 例患者通过治疗后全身及局部症状:体征消失,乳房红、肿、热、痛消退,肿块及压痛消失,体温和血常规正常,均达到临床治愈标准。宜忌:切勿入目。(良石 主编·《名医珍藏·外治秘方》51)

★ 77. 治急性乳腺炎早期:鲜仙人掌(去刺)100 克,白矾 10 克。用法:将上药共捣烂如泥。敷贴患处,干后再换。功效:清热解毒。(程爵棠 程功文 编·《单方验方治百病》468)

★ 78. 治乳痈初起:仙人掌。用法:将刺除去,或加盐少许同捣,敷患处。备注:又方加冰片

少许共捣敷；宜忌：切勿入目。（中医研究院革命委员会 编·《常见病验方研究参考资料》263）

★ 79. **治乳痈初起结核，疼痛红肿：**仙人掌焙热熨之。此方亦治石硬。（滕佳林 米杰 编·《外治中药的研究与应用》236）

★ 80. **治小儿吐泻：**仙人掌根二两。用法：捶烂，炒热（以不会烫伤皮肤为度），敷脐周围。（中医研究院革命委员会 编·《常见病验方研究参考资料》145）

★ 81. **治小儿腮腺炎 2 方**

①仙人掌 250 克。用法：仙人掌洗净去刺，剖开捣烂，加鸡蛋清调匀，装罐。视腮部肿大范围，将药膏摊在消毒纱布上（纱布厚约 0.5 毫米），敷贴患处。每日换药 1 次，贴敷 1～3 次。功效：清热解毒，软坚散结。按语：注意仙人掌一定要去刺洗干净。（郭志杰 吴琼等 主编·《传世金方·一味妙方》179）

②生石膏 100 克，仙人掌适量。用法：取仙人掌适量，与生石膏混合捣烂成糊状，外敷局部。功效：清热解毒，软坚散结。按语：药外包裹一层保险膜，防止药物水分蒸发过快变干，敷料水分干后即换。宜忌：切勿入目。（郭志杰 吴琼等 主编·《传世金方·一味妙方》180）

★ 82. **治小儿惊风：**仙人掌浆汁 3 克，温开水冲服。（宋立人 总编·《中华本草》2 册 868）

★ 83. **治小儿白秃疮：**仙人掌焙干研末，香油调涂。宜忌：切勿入目。（江苏新医学院 编·《中药大辞典》上册 664）

★ 84. **治乳疮、乳岩：**仙人掌 1 块。用法：去刺捣如泥敷患处，重者 2 次即愈。（李德新等 编·《祖传秘方大全》383）

白矾（167 方）

【药性】味涩、酸，性寒，小毒。归肺、脾、肝、大肠经。

【功能与主治】祛痰燥湿，解毒杀虫，止泻止血。主治中风，癫痫，喉痹，疥癣湿疮，痈疽肿毒，水火烫伤，口舌生疮，烂眩风眼，聤耳流脓，鼻中息肉，痔疮疼痛，崩漏，衄血，损伤出血，久泻久痢，带下阴痒，脱肛，子宫脱垂。

【用法用量】外用：适量，研末撒；或吹喉；或调敷；或化水洗漱。内服：研末，1～3 克；或入丸、散。

【使用注意】本品味涩难服，内服不宜过量，易致呕吐；体虚胃热者慎服。

★ 1. **治高血压 2 方**

①白矾 60 克，米泔水一大煲，煮至白矾溶化，趁温浸双足。（孟凡红 等·《单味中药临床应用新进展》16）

②白矾、绿豆粉各等份。用法：研末，用饭和为丸，如梧桐子大。每早、晚各服 5 丸，常服。（吴静 陈宇飞 主编·《传世金方·民间秘方》30）

★ 2. **治原发性高血压：**白矾 3～3.5 千克。用法：将白矾捣成直径约 10 毫米大小的碎块，装入布袋，并扎紧袋口，每晚枕着睡觉。疗效：本方治疗多人，效果颇佳。验案：某男，65 岁。患有高血压多年，整天昏昏沉沉，吃了很多降压药也不见效。自从用了上方后，血压已明显下降，头脑清醒，每天还可以打麻将。在他影响下，周围患高血压的朋友也开始用上了白矾枕头，他们都说，不试不知道，一试才知妙，没想到这个不起眼的一味药还真灵。

按语：白矾是有毒矿物质，虽然毒性不大，但长期枕用也有刺激性。因此，枕用者只要血压已降到正常值，就不宜再用。（刘有缘 编著·《一两味中药祛顽疾》27）

★ 3. **治肝炎：**青黛 3 克，白矾 18 克。用法：共研细末，每服 0.6 克，1 日 3 次，开水冲服。（吴静 陈宇飞 主编·《传世金方·民间秘方》310）

★ 4. **治中风，不省人事：【祛涎散】**白矾 6 克。用法：上药研为末，生姜汁调服。其痰或吐或化便跑。蜜水、沸水俱可调服，腹中响即开。（孙世发 主编·《中医小方大辞典》134 引《便览》卷一）

★ 5. **治疟疾 3 方**

①白矾六分。用法：每晨空腹吞服，连服数日。（中医研究院革命委员会 编·《常见病验方研究参考资料》70）

②白矾二两，绿豆四两，研末，米糊为丸，如胡椒大，疟发前一小时冷水送服，每次二十粒。(中医研究院革命委员会 编·《常见病验方研究参考资料》70)

③白矾五分，胡椒一分或七粒，发酵面一钱，做成丸，疟发前三小时顿服。(中医研究院革命委员会 编·《常见病验方研究参考资料》70)

★ 6. **治心气疼痛**：醋一盏，加生白矾一小块，如皂子大。用法：同煎至七分，温服。(江苏新医学院 编·《中药大辞典》上册 681 引《儒门事亲》)

★ 7. **治心腹冷痛**：生矾、胡椒各一钱。用法：上为末。每服五分，黄酒调服。(彭怀仁 主编·《中医方剂大辞典》4 册 997 引《儒门事亲》)

★ 8. **治慢性胃炎、胃及十二指肠溃疡**：白矾九份，淀粉一份。用法：用冷水做丸，如黄豆粒大小。每日服三次，每次二至三钱。(江苏新医学院 编·《中药大辞典》上册 681)

★ 9. **治反胃呕吐**：枯白矾三两。用法：蒸饼丸梧子大。每空心米饮服十五丸。(江苏新医学院 编·《中药大辞典》上册 681 引《普济方》)

★ 10. **治呕吐**：白矾一钱。用法：泡开水，分二次服。(中医研究院革命委员会 编·《常见病验方研究参考资料》121)

★ 11. **治黄肿水肿**：【推车丸】白矾二两，青矾一两，白面半斤。用法：三味同炒令赤色，醋煮米糊丸，枣汤下三十丸。(江苏新医学院 编·《中药大辞典》上册 681 引《急救仙方》)

★ 12. **治支气管哮喘**：白矾 30 克(研末)，面粉、醋各适量。用法：和匀做成小饼，贴患者两足心，布包 1 昼夜。备注：冬季必须将小饼放锅中烙热使用。(吴静 陈宇飞 主编·《传世金方·民间秘方》14)

★ 13. **治用于慢性气管炎偏热型**：用白矾 30 克，二丑 15 克。用法：研为细末。加面粉适量，用醋调成膏状。于晚上敷双足涌泉穴，次日去掉。(滕佳林 米杰 编·《外治中药的研究与应用》43 引《穴敷疗法聚方镜》卷六十四)

★ 14. **治麻疹肺炎**：白矾 1 两，牵牛子 5 钱。用法：共研细粉。用面粉少许加醋适量调成膏，敷两脚心涌泉穴。同时内服药物治疗。(《全国中草药汇编》编写组 编·《全国中草药汇编》上册 291)

★ 15. **治流行性腮腺炎**：年龄 1～16 岁。用白冰散(含白矾、大黄各 50 克，冰片 2 克)，加醋，肿甚前 2 天用蛋清适量，调敷腮肿处，每天换药 2 次。半流食。结果：30 例中，显效(疼痛减轻、肿胀消退)27 例，好转 2 例，无效 1 例，总有效率为 96.67%。(李世文等·《一味中药祛顽疾》178)

★ 16. **治羊痫风**：川郁金四钱，白矾四钱。共为细末，蜂蜜为丸，每丸二钱重。用法：日两服，每次服二丸，白水送下。(沈洪瑞 主编·《重订十万金方》229)

★ 17. **治癫痫 2 方**

①白矾研粉，每日早、晚各服 1 次，每次 3～4.5 克，一般发病 1～2 个月者服药 20 天.，半年者服药 1 个月，1 年以上者服药 1～3 个月。试治 5 例均控制发作，分别经 4 个月至 3 年观察，未见复发。(杨仓良 主编·《毒药本草》881)

②荆芥、白矾各 120 克，僵蚕 9 克，蝉蜕 3 克。用法：共为细末，炼蜜为小丸。每服 9 克，1 日 2 次，连服 20 余日。(吴静 陈宇飞 主编·《传世金方·民间秘方》151)

★ 18. **治癫痫验案**：叶某某，男，22 岁，待业青年。1984 年 3 月 8 日就诊。因精神失常，言语错乱，或闭门独坐，或外出游走，入某市精神病医院，住院治疗 3 个月罔效。病程 1 年余，乃邀余诊治。诊见：表情淡漠，时时口吐涎沫，脉弦而滑，舌淡红，苔黄而腻，此属癫证，缘由忧思郁怒，气机逆乱，痰随气逆，蒙蔽心窍所致。治当涌去其痰，药用生白矾末开水化服，每天 1 次，每次 5 克，于空腹时服，患者每次服药后不久均出现呕吐，呕出物为食物与胃液，并于数小时后出现腹泻，每天 3～5 次。服至第 5 天，患者精神困顿，是晚安然入睡达 8 小时，嘱续服 5 天，此后患者每晚均能入睡 6 小时以上，神态逐渐恢复正常，随访 3 年未复发。(黄国健等 主编·《中医单方应用大全》20)

★ 19. **治癫狂因忧郁而得，痰涎阻塞包络心窍者**：【白金丸】白矾三两，川郁金七两。用法：2 药共为末，糊丸梧桐子大。每服五六十丸，温汤下。(宋立人 总编·《中华本草》1 册 329 引《本事方》)

★ 20. **治狂躁型精神病**：取白矾、冰糖各 120 克，加水 600 毫升，浓煎成 200 毫升，空腹服 100～200 毫升，治疗 3 例狂躁型精神病患者，分别服药1~2次后即恢复正常。报道指出：白矾煎剂是通过涌吐、泻下来达到治疗目的的，因此治疗前对患者的全身情况应作周密检查。出现呕吐时应注意电解质的平衡。（杨仓良 主编·《毒药本草》881）

★ 21. **治酒精依赖：**白矾泡酒加暗示可用于对酒精依赖患者的戒酒治疗。（孟凡红等·《单味中药临床应用新进展》16）

★ 22. **治脱肛：**白矾（米粒大）7粒，鸡蛋1个。用法：先将鸡蛋开一小孔，后将白矾纳入放在饭锅内煮熟，每日空腹服鸡蛋1枚，连用7日。（吴静 陈宇飞 主编·《传世金方·民间秘方》187）

★ 23. **治痔疮3方**

①**【止痛膏】**大皂荚（烧存性）7个，白矾（飞过）1块大如指。用法：上药研为末，入冰片少许，面油调匀。敷患处，每日2次。（孙世发 主编·《中医小方大辞典》262引《普济方》卷二九六）

②白矾、芒硝各15克。用法：将上药和匀，分3包，1次1包，溶化洗患处20分钟。（吴静 陈宇飞 主编·《传世金方·民间秘方》185）

③白矾30克，黄柏15克，冰片、雄黄各3克。用法：研细末，调开水敷患处。（吴静 陈宇飞 主编·《传世金方·民间秘方》185）

★ 24. **治牝痔：【白矾汤】**白矾（火上枯）一两。用法：上为末。每用半钱匕，沸汤浸如人体温，淋洗。（彭怀仁 主编·《中医方剂大辞典》3册748引《圣济总录》卷一四一）

★ 25. **治牝痔出脓血，疼痛不可忍：【矾香膏】**白矾灰15克，木香（炮，捣末）适量。用法：用鸡蛋清调成膏。敷之。（孙世发 主编·《中医小方大辞典》435引《圣济总录》卷一四一）

★ 26. **治五痔，痒多痛少，或脓或胀，或漏血不止：【枯矾散】**白矾（枯）7.5克，樟脑（另研）1克。用法：上药研为末。先用鱼腥草煎汤，放温洗痔，次用药少许掺患处。（孙世发 主编·《中医小方大辞典》471引《济生》卷八）

★ 27. **治痔瘘术后并发症：**1%的白矾液20毫升，保留灌肠，日2次。（孟凡红 等·《单味中药临床应用新进展》16）

★ 28. **治汗多不止，并脐淋之候：【矾倍丸】**白矾、五倍子各等份。用法：上药研为末，米糊为丸。或填贴脐中，或吞服亦可。（孙世发 主编·《中医小方大辞典》435引《医级》卷八）

★ 29. **治二便不通：**用白矾适量，研细末。填满脐中，以新汲水滴之，觉冷透腹内，即自然通。（滕佳林 米杰 编·《外治中药的研究与应用》44引《本草纲目》）

★ 30. **治前列腺肥大验案：**沈阳老人石某，1980年初患小便不通，情势紧急，当用导尿法及八正散等均无效后，某医院诊断前列腺肥大，建议手术治疗。因年事已高，恐不胜负担，谋之中医。择孙德润氏（医学汇海）小便不通门通关法：白矾、生白盐各7.5克共研末，以纸圈围脐，填药在内，滴冷水于药上。术将全已，而腹不耐，觅容器时尿已大排。插管亦自脱而出。翌年随访，了无他恙。（杨鹏举 主编·《中医单药奇效真传》157）

★ 31. **治急性尿潴留验案：**王某某，男，73岁，1984年8月25日就诊。患者因上消化道出血在市某某医院住院。1周来伴发小便不通，须留置导尿管方缓其急，后邀余治疗，嘱用下方敷脐，用药1次，小便即能解下，但不甚畅利，再敷1次，小便通畅，未再复发。治疗方法：取白矾、食盐各7.5克，用冷水调成糊状填敷脐中，上覆盖塑料薄膜固定2小时左右取下。一般半小时后小便即可通利，若小便不通或不畅者，次日可再敷1次。适应证：功能性病变引起的急性尿潴留，器质性病变引起者效果较差。（黄国健等 主编·《中医单方应用大全》20）

★ 32. **治小便不通，少腹胀急：**生白矾一两，大葱不拘量，合捣如泥，贴肚脐上。（中医研究院革命委员会 编·《常见病验方研究参考资料》185）

★ 33. **治蛔虫病、蛲虫病：**白矾五分，红葱三寸，花椒二十一粒。用法：每日一剂，煎服二次。（江苏新医学院 编·《中药大辞典》上册681）

★ 34. **治蛲虫病：**白矾一块。用法：临睡时塞入肛门内，次晨取出，虫即集聚一层在白矾周围，连用数次，至虫尽为度。（中医研究院革命委员会编·《常见病验方研究参考资料》77）

★ 35. **治黄水疮2方**

①枯白矾、熟松香、黄丹。用法：三味等分，研极细末，真芝麻油调涂患处。（宋立人 总编·《中华本草》1册329引《本草原始》）

②黄柏150克，枯矾150克，冰片15克。用

法：上药共外用散剂，清洁疮面后，用麻油调敷患处。（张俊庭 编·《皮肤病必效单方2000首》4）

★ 36. **治疔疮初起：【矾葱汤】**白矾（末）9克，葱白7茎。用法：上药同捣极烂，分作7块，每块用热酒1杯送下。服毕，用厚被盖，出汗为度。宜忌：忌酒色荤辣生冷。（孙世发 主编·《中医小方大辞典》436引《一盘珠》卷五）

★ 37. **治疔肿恶疮：【二仙散】**白矾（生用）、黄丹各等分。用法：上各另研，临用时各抄少许和匀，三棱针刺疮见血，待血尽上药，膏药盖之。（江苏新医学院 编·《中药大辞典》上册681引《卫生宝鉴》）

★ 38. **治诸疮：**酸石榴1枚，白矾30克。用法：将酸石榴扎出窍子，纳白矾，慢火深焙，烧半日存性，为散。贴之，取愈为度。功效：止痛生肌。（孙世发 主编·《中医小方大辞典》301引《圣济总录》卷一三五）

★ 39. **治一切肿毒疮疖：【羽泽散】**生白矾不拘多少。用法：上药入水化开，用皮纸蘸矾水，频搽患处。立消。（孙世发 主编·《中医小方大辞典》73引《古今医鉴》卷十六）

★ 40. **治痈疽，恶物尽而不收口者：【生肌散】**白矾（烧令汁尽）一两，黄连末一分，轻粉一钱。用法：上为细末。不拘多少，掺疮口上。候生肉满，脓水尽，疮口干即止。功能：生肌收口。（彭怀仁 主编·《中医方剂大辞典》3册559引《圣济总录》卷一三八）

★ 41. **治无名肿毒及癞风、疥、癣：【矾石大黄丸】**矾石、大黄各等份。用法：上药研为末。每次3克，以温汤下，每日1次。（孙世发 主编·《中医小方大辞典》436引《家塾方》）

★ 42. **治痱疮：【枯矾散】**烧枣子（存性）、枯白矾各适量。用法：上药研为末。干用油调，湿则干敷。如不效，再加五倍子（烧存性）、青黛。（孙世发 主编·《中医小方大辞典》472引《普济方》卷三〇一）。

★ 43. **治下疳疮：【栀子散】**栀子（去瓤）1个，白矾（末）适量。用法：将白矾末装入栀子内，面糊合口，火烧存性，研为末。洗净，干掺之。（孙世发 主编·《中医小方大辞典》478引《普济方》卷三〇一）

★ 44. **治不明原因的皮肤肿块：**白矾1块置铁勺中炼之熔化，粘取外敷肿块，肿自消。（孟凡红 等·《单味中药临床应用新进展》15）

★ 45. **治褥疮：**白矾加香油1∶3，拌匀，涂抹于褥疮疮面，日2次。（孟凡红 等·《单味中药临床应用新进展》16）

★ 46. **治皮肤溃疡：**枯矾、活性炭各30克，珍珠粉6克。用法：共研细末。清洁疮面后外敷药粉并包扎，一般2～3天换药1次，疮面较小者可4～6天换药1次。治疗50例，痊愈49例。（滕佳林 米杰 编·《外治中药的研究与应用》44）

★ 47. **治瘰疬已取下：**五倍子一两，矾石半两。用法：上二味，为末。每用二钱匕，沸汤一碗，调匀令洗，汤温即止，每淋洗了，用软帛裹干，用生肌药掺于疮口上。（江苏新医学院 编·《中药大辞典》上册681引《圣济总录》）

★ 48. **治瘰疬已溃，腐肉不去，疮口不合：【如神散】**松香末30克，白矾9克。用法：上药研为末。香油调搽；干搽亦可。（孙世发 主编·《中医小方大辞典》373引《外科发挥》卷五）

★ 49. **治痘后身上及肢节上生疳蚀疮，脓水不绝：【矾茧散】**白矾、蚕茧各适量。用法：白矾为末，塞入蚕茧内令满，以炭火烧令矾汁尽，取出，研为末。干掺。（孙世发 主编·《中医小方大辞典》435引《医学入门》卷六）

★ 50. **治粉刺：**枯矾一两，生硫黄二钱，白附子二钱。用法：上共为末，唾津调搽。临晚上药，次早洗去。（宋立人 总编·《中华本草》1册330引《万病回春》）

★ 51. **治头面肥疮：【矾香油】**白矾末（取绵纸作长条，打成结子，放入菜油内浸透，取铁筛放绵结子，用火烧结内油仍滴于所烧油内，烧至枯毕，以结磨粉）、松香（用胡葱煎汤，去葱，松香煮溶在汤内，手扯去油，冷凝磨粉，并与白矾研匀）各适量。用法：上药共调油内，早、晚敷疮。（孙世发 主编·《中医小方大辞典》435引《卫生鸿宝》卷二）

★ 52. **治臁疮，湿毒疮：【二味隔纸膏】**石膏（煅）、枯矾各等份。用法：上药研为细末，用桐油调成膏，作隔纸膏贴之。更服荆芥败毒散，如数剂不愈，再服黄芪人参汤。（孙世发 主编·《中医小方大辞典》221引《景岳全书》卷六十四）

★ 53. **治风湿诸肿痛痒，疮疥：【二消散】**白矾60克，雄黄6克。用法：上药研为末。面糊调

膏摊贴。数月必愈。或用茶调，鹅翎蘸扫患处。（孙世发 主编·《中医小方大辞典》218 引《青囊秘传》）

★ 54. **治嵌甲；脚汗臭：【陀僧散】**白矾（飞过）、密陀僧各等份。用法：上药研为细末。干掺疮上。如掺不定，以片帛裹之。（孙世发 主编·《中医小方大辞典》418 引《百一》卷十二）

★ 55. **治脚汗症：**取白矾（打碎，或用枯矾）、干葛（即葛根，打碎）各 25 克，水煎 2 次混合，共约 1500 毫升放盆内。将脚浸泡在药液内，每日 3 次，每次不少于 30 分钟，6 天为 1 个疗程。共治疗脚汗症 74 例，结果 67 例痊愈，4 例好转，3 例无效。（宋立人 总编·《中华本草》1 册 330）

★ 56. **治汗臭：**张志安采用驱臭粉治疗汗臭患者 34 例，经用药 5 ~ 16 天后，治愈者 30 例，无效者 4 例（有复发）。治疗方法：取白矾 3 份，轻粉 1 份，研为极细末，混合均匀后装入瓶内备用。出汗时，将药粉涂于腋窝处揉擦片刻，每天数次；不出汗时，每天早晚各 1 次，20 天为 1 个疗程。间隔 3 ~ 5 天行下 1 个疗程。（李世文等·《一味中药祛顽疾》178）

★ 57. **治腋下狐臭：**矾石绢袋盛之。用法：常粉腋下。（江苏新医学院 编·《中药大辞典》上册 681 引《纲目》）

★ 58. **治腋臭：**热尿搽洗后涂白矾粉。（全风玉露 编著·《古今单验方选评》173）

★ 59. **治狐臭：**白矾 60 克，轻粉、冰片各 3 克。用法：上药共研为极细末，过 120 目筛，贮瓶备用，勿泄气。每日取本散少许揉擦 2 次或 3 次，每次 3 ~ 5 分钟。1 周为 1 个疗程。一般用药 1 ~ 2 个疗程即治愈。功效：收敛止汗，解毒除臭。（程爵棠 程功文 编·《单方验方治百病》418）

★ 60. **治马汗入肉：【白矾散】**雄黄、白矾各等分。用法：用乌梅三个捶碎，巴豆一个合研为末。每用半钱，油蘸敷患处。（彭怀仁 主编·《中医方剂大辞典》3 册 752 引《普济方》卷二七七）

★ 61. **治荨麻疹：**白矾 10 克，花椒 5 克，食盐 10 克。用法：水煎，早、晚各擦洗 1 次。（孟凡红 等·《单味中药临床应用新进展》16）

★ 62. **治慢性湿疹：**枯矾、熟石膏各 20 克，雄黄 7 克，冰片 1 克。用法：上药研细末，加凡士林 200 克调匀，擦患处。（《全国中草药汇编》编写组 编·《全国中草药汇编》上册 291）

★ 63. **治一切蛇虫恶兽所伤，重者毒气入腹则眼黑口噤，手足强直。此药平易不伤气血：【解毒散】**白矾、甘草各一两。用法：研为末，每服二钱，不拘时冷水调下，更敷患处。（宋立人 总编·《中华本草》1 册 329 引《外科理例》）

★ 64. **治白癜风：【玉粉膏】**白矾、石硫黄各半两。用法：上二味研为末，米醋调为膏，涂患处。（宋立人 总编·《中华本草》1 册 330 引《圣济总录》）

★ 65. **治面生桃花癣，并钱癣：【羽白散】**白矾（半生半熟）适量。用法：上药研为末。黄酒调化，以鹅翎蘸扫患处。加减：甚者，枯矾末 60 克，潮脑 3 克，研为末，醋调敷。（孙世发 主编·《中医小方大辞典》73 引《外科大成》卷四）

★ 66. **治秃疮（黄癣）：**枯矾一两，胡椒十五粒。用法：共研细末，芝麻油调匀，搽患处。（中医研究院革命委员会 编·《常见病验方研究参考资料》407）

★ 67. **治癣：【白矾酊】**白矾粉 10 克，酒精 90 毫升。用法：混合外用。（彭怀仁 主编·《中医方剂大辞典》3 册 748）

★ 68. **治皮癣：**白矾 10 克，硫黄 30 克，大蒜 10 克，炉甘石、氧化锌各 6 克。将前 3 味药研细末，与后 2 味药混合，加食醋适量调匀。煮沸 10 分钟，待冷后涂擦患处，每日 2 次。治疗皮癣 30 例，均于用药 3 ~ 5 天内获愈。（滕佳林 米杰 编·《外治中药的研究与应用》44）

★ 69. **治遍身生癣，日久不愈，上至头癜风：【白矾散】**独角羊蹄根（锉，捣）、白矾（为末）。用法：二药一处以极酸米醋调匀，抓破涂药，觉痒极至痛即止，隔日再搽，不过三次即愈。又治癜风，以苎麻刮热，以药擦之。三四度绝根。（彭怀仁 主编·《中医方剂大辞典》3 册 751 引《袖珍》卷三）

★ 70. **治手癣：【东矾散】**生白矾 100 克，飞黄丹 10 克。用法：上药研为细末，取 25 克，用米醋 500 毫升，放入瓷面盆（切不可用铜、钢、无瓷面盆）。滚开后，放入药粉，用棍棒搅，即取下面盆，用纱布浸洗。（孙世发 主编·《中医小方大辞典》299）

★ 71. **治一切干湿癣：**白矾一两（研为末）。用法：用醋调如糊，涂摩癣上。（彭怀仁 主编·

《中医方剂大辞典》3 册 829 引《圣济总录》卷一三七)

★ 72. **治鹅掌风:【二矾汤】**白矾加皂矾四两,儿茶五钱,侧柏叶半斤。用法:用水十碗,煎数沸候用。先以桐油调搽患处,将油纸点着,以烟焰向患处熏之。片时方将前药汤乘滚贮桶内,手架上以布盖手于汤气上熏之,勿令泄气,待微温倾入盆内洗之良久。七日忌下汤水。(宋立人总编·《中华本草》1 册 330 引《万氏秘传外科心法》)

★ 73. **治脚气 2 方**

①适量白矾水中溶解,将脚浸泡 30 分钟,擦干后患处外敷枯矾粉。日 2 次。(孟凡红 等·《单味中药临床应用新进展》16)

②枯矾 15 克,石膏(煅)、轻粉、黄丹各 9 克。用法:共研为末。温汤洗净,搽之即愈。(张俊庭编·《皮肤病必效单方 2000 首》45)

★ 74. **治满颈生小瘊子:【羽泽散】**生矾、地肤子各适量。用法:煎水外洗。(孙世发 主编·《中医小方大辞典》375 引《古今医鉴》卷十六)

★ 75. **治扁平疣:**地肤子 100 克,白矾 30 克。用法:先用 1000 毫升水煎地肤子,滤过后浓缩至 200 毫升,将白矾研细后投入,待凉后装瓶备用。用手指蘸药液揉搽疣,每日 3 次,每次揉摸 15 分钟,见局部红润为度,治疗期间忌用化妆品。备注:地肤子为藜科植物老扫帚之花,为皮肤湿热痒疹之要药,此方优点为治疗时无不适或疼痛之感。(吴静 陈宇飞 主编·《传世金方·民间秘方》423)

★ 76. **治跖疣:**白矾 100 克,艾叶 200 克。艾叶加 300 毫升水,煎至 200 毫升时,加白矾溶化即成。日 2 次用 40℃ 煎液浸泡患处 30 分钟。(孟凡红等·《单味中药临床应用新进展》16)

★ 77. **治顽固性尖锐湿疣:**雪花散(含白矾 20 克,轻粉 15 克,冰片 3 克)适量,加醋调糊,涂患处,每日 2~3 次;1 周为 1 个疗程,并用黄芪注射液 30 毫升,加 5% 的葡萄糖液 250 毫升,静脉滴注,每日 1 次;15 天为 1 个疗程。结果:76 例中,治愈 72 例,有效 3 例,无效 1 例,总有效率为 98.7%。(李世文等·《一味中药祛顽疾》179)

★ 78. **治鸡眼验案:**年某某,男,60 岁。几年来,右脚跟生鸡眼,行走不便,经各种治疗未愈,用盆盛热水,投入白矾少许,洗泡患脚。待鸡眼软则用镊子拔取之。洗拔 3 次而鸡眼落,追访数年未再生。右手中指甲内侧角外,亦生一刺猴,写字不便,几年来,两手共生 9 处,经医院检查必须割除,亦同样用白矾水浸泡,洗 6 次而脱落,亦未复发。(黄国健等 主编·《中医单方应用大全》20)

★ 79. **治烧伤:**白矾、五倍子等量,芝麻油适量。用法:将白矾、五倍子研成细末,麻油调成糊状。涂患处。(江苏新医学院 编·《中药大辞典》上册 681)

★ 80. **治烫火所伤:【栀子散】**栀子仁、白矾灰各等份。用法:上药研为末,用黄胶熬膏,调涂之。(孙世发 主编·《中医小方大辞典》478《圣济总录》卷一三四)

★ 81. **治汤烫火烧,痛不可忍:【一白散】**生白矾适量。用法:上药研为细末,香油调搽。(孙世发主编·《中医小方大辞典》1 引《古今医鉴》卷十六)

★ 82. **治皴裂疮:【皮矾散】**地骨皮 15 克,白矾 9 克。用法:煎汤洗之。至软后,用腊羊油 30 克熬熟,入轻粉 3 克,研为末,调匀搽之。(孙世发 主编·《中医小方大辞典》339 引《洞天奥旨》卷十二)

★ 83. **治刀斧金疮:**白矾、黄丹各等分。用法:为末敷之。(江苏新医学院 编·《中药大辞典》上册 681 引《急救仙方》)

★ 84. **治水田皮炎,丘疹:**白矾 3 两,甘草 2 两。用法:加水 3~4 公斤,煎 1~2 小时,过滤去渣,涂患处,每日 2~3 次。(《全国中草药汇编》编写组 编·《全国中草药汇编》上册 291)

★ 85. **预防稻田皮炎:**白矾 250 克。用法:将白矾研为细末,加醋搅拌均匀即可。下水田前涂擦手脚等处。功效:杀虫止痒。(郭志杰 吴琼等 主编·《传世金方·一味妙方》125)

★ 86. **漆疮:**白矾 5 钱。用法:水煎。每日多次,外洗患处。功能:清热解毒,祛湿敛疮。(阳春林 葛晓舒·《湖南省中医单方验方精选·外科》上册 714)

★ 87. **治蛇咬伤:**白矾适量,放于热锅中熔化,趁热用白矾液滴于伤处。(杨仓良 主编·《毒药本草》882)

★ 88. **治蝎蜇,痛不可忍:【矾夏散】**白矾、半夏各等份。用法:上药研为细末。酸醋调,贴

痛之，毒出。（孙世发 主编·《中医小方大辞典》435 引《普济方》卷三〇七）

★ 89. **治毒虫咬伤：**生白矾。用法：磨水涂于咬伤处。（中医研究院革命委员会 编·《常见病验方研究参考资料》318）

★ 90. **治麦粒肿 2 方**

①食盐三钱，白矾二钱。用法：开水冲泡一大碗，澄清，分三份洗眼。（中医研究院革命委员会编·《常见病验方研究参考资料》455）

②枯矾一钱，鸡蛋白一个。用法：枯矾研细末，用鸡白调匀，涂患处，一日二、三次。（中医研究院革命委员会 编·《常见病验方研究参考资料》455）

★ 91. **急性结膜炎症状较重：**黄连一钱，冰片四分，白菊花七朵。用法，加水 20 毫升，蒸取液汁，滤过，点眼，一日三次。（中医研究院革命委员会 编·《常见病验方研究参考资料》459）

★ 92. **治眼暴发疼痛：【羽泽散】**枯矾末 9 克。用法：生姜自然汁调如膏，抹纸上，令患者闭目，将药贴眼上。烧一炷香，痛即止，温水洗去。（孙世发 主编·《中医小方大辞典》73 引《古今医鉴》卷十六）

★ 93. **治一切暴发火眼，疼痛昼夜不止：【神仙拈痛散】**生白矾（拣上白明透者佳）。用法：上药研极细，如粉样，用鸡蛋清共矾粉调匀。以鹅翎毛蘸药搽肿眼泡疼痛之处。如干再搽数次，其痛即止。（孙世发 主编·《中医小方大辞典》136 引《审视瑶函》）

★ 94. **治烂弦风眼：**白矾（煅）一两，铜青三钱。用法：研末，汤泡澄清，点洗。（江苏新医学院 编·《中药大辞典》上册 681 引《永类钤方》）

★ 95. **治沙眼：**将白矾 1 克煎水澄清后点眼内 2 滴，治眼流泪微痒者等。（杨仓良 主编·《毒药本草》882）

★ 96. **治聤耳出脓：【红绵散】**白矾煅成灰一钱，入胭脂一字。用法：研匀。用绵杖子缠去耳中脓及黄水尽，即别用绵杖子引药入耳中令到底掺之即干。（宋立人 总编·《中华本草》1 册 330 引《本事方》）

★ 97. **治慢性化脓性中耳炎 2 方**

①枯矾 2 钱，冰片 2 分，五倍子 5 分。用法：共研细粉，将耳道脓性分泌物拭净后吹入，每日 3 次。（《全国中草药汇编》编写组 编·《全国中草药汇编》上册 291）

②白矾 10 两，猪胆汁 400 毫升，青牛胆 1 两（研粉）。用法：将猪胆汁加热，放入白矾溶解，冷却后研粉，与青牛胆粉混匀即成。将耳内脓液拭净，放入上药。2 日 1 次，重者 1 日 1 次。（《全国中草药汇编》编写组 编·《全国中草药汇编》上册 291）

★ 98. **治耳中流脓，经年不愈，耳底耳疮：**白矾七分五厘，黄连五分，冰片一分。用法：上为极细末。用棉纸裹药面，纳耳底疮。（彭怀仁 主编·《中医方剂大辞典》2 册 865）

★ 99. **治中耳炎：**以枯矾、五倍子各等分研细末，并加少许冰片而成倍枯散。用法：先用 3% 的过氧化氢溶液滴于耳中清洗脓液，然后用消毒棉签拭干耳内分泌物，将药粉适量吹入耳中。治小儿脓耳 49 例，除 1 例改用他法治疗外，48 例均在 3 日内治愈。（宋立人 总编·《中华本草》1 册 330）

★ 100. **治急慢性化脓性中耳炎：**枯矾二钱，冰片四分，五倍子五分。用法：共研细末。将外耳道脓性分泌物用棉棒擦干后，吹入上药，一日三次。（江苏新医学院 编·《中药大辞典》上册 681）

★ 101. **治中耳炎，累年脓水不绝，臭秽：【红花散】**红花 7.5 克，白矾（烧灰）30 克。用法：上药研为细末。每用少许纳耳中。（孙世发 主编·《中医小方大辞典》375 引《圣惠》卷三十六）

★ 102. **治旋耳疮：**黄柏 30 克，石膏 30 克，枯矾 15 克。用法：共研细末。和匀吹耳，每日 1 次，用至痊愈。（滕佳林 米杰 编·《外治中药的研究与应用》42）

★ 103. **治旋耳疮（耳根后部黄水疮）：**猪蹄甲一双，白矾适量。制法：将白矾研末，装入猪蹄甲内，令满为度。以草木火烧存性、待凉，研细末收贮瓶中。用法：用温开水将患处洗净，取香油适量，将药末调成糊状，涂患处，一日二次。（李德新等编·《祖传秘方大全》264）

★ 104. **治衄血不止：**枯矾末吹之。（江苏新医学院 编·《中药大辞典》上册 681 引《圣济总录》）

★ 105. **治鼻息肉：**白矾。用法：生、枯各半用熬熟猪油调匀，棉球粘药塞鼻中。（中医研究院革命委员会 编·《常见病验方研究参考资料》

479)

★ 106. **治鼻中息肉,不闻香臭:**烧矾石末。用法:以面脂和,绵裹着鼻中,数日息肉随药消落。(江苏新医学院 编·《中药大辞典》上册 681 引《千金方》)

★ 107. **治鼻中肉赘,臭不可近,痛不可摇:**枯矾、硼砂少许。用法:上为末。吹鼻。(彭怀仁 主编·《中医方剂大辞典》4 册 997 引《古今医鉴》卷十六)

★ 108. **治鼻痔:【三妙散】**轻粉二钱,白矾五钱,杏仁七粒(去皮)。用法:上为末。吹鼻中。(彭怀仁 主编·《中医方剂大辞典》1 册 554 引《仙拈集》卷二)

★ 109. **治鼻痔臭不可近,痛不可摇:【白矾散】**白矾(煅枯)二钱,硇砂五分。用法:共为细末,每用少许点上。(江苏新医学院 编·《中药大辞典》上册 681 引《医学心悟》)

★ 110. **治肺风酒渣鼻:【白矾散】**白矾(生用)、硫黄(生用)、乳香各等分。用法:上为细末。每用手微抓动患处,以药擦之。(彭怀仁 主编·《中医方剂大辞典》3 册 752 引《奇效良方》卷五十九)

★ 111. **治鼻中隔糜烂:**白矾细末,香油调糊,均匀地涂于糜烂面,每天 1 次,5 天为 1 个疗程。(孟凡红 等·《单味中药临床应用新进展》16)

★ 112. **治口疮 5 方**

① 白矾适量。用法:研细过筛,于猪胆上部剪一开口,将白矾沿口塞入,以塞满为度。用线将猪胆开口扎紧,悬挂于屋檐下自然晾晒,待猪胆表面出现一层白霜时(至少 1 年)取下研成细末,装瓶备用。用时每次取药末少许涂于患处,每日 3 次。(宋立人 总编·《中华本草》1 册 329)

②**【羽泽散】**白矾、甘草各等份。用法:上药研为末。掺口。(孙世发 主编·《中医小方大辞典》375 引《古今医鉴》卷十六)

③白矾 6 克,白糖 4 克。加热熔化成矾糖膏(气候寒冷易凝固,需加温熔化),用棉签蘸涂于患处,每日 1 次。共治顽固性口腔溃疡 95 例,结果用药 1 次治愈者达 90% 以上,一般不超过 3 次。使用后溃疡处疼痛增剧,口流涎水,3 ~ 5 分钟后即可消失。(宋立人 总编·《中华本草》1 册 330)

④**【青矾散】**生白矾、铜青各等份。用法:上药研为细末。用倒流水调药少许,口内噙,少时即吐。(孙世发 主编·《中医小方大辞典》425 引《普济方》卷二九九)

⑤**【羽泽散】**白矾 6 克,硼砂 3 克。用法:上药研为末。蜜调,敷患处。(孙世发 主编·《中医小方大辞典》375 引《古今医鉴》卷十六)

★ 113. **治赤口疮:【白矾散】**白矾(枯)、没药、乳香、铜绿各等分。用法:上为细末。掺之。(彭怀仁 主编·《中医方剂大辞典》3 册 752 引《医统》卷六十三)

★ 114. **治口糜:【必效散】**白矾、大黄各等份。用法:上药研为细末。临卧干贴。沥涎尽,温水漱之。(孙世发 主编·《中医小方大辞典》335 引《卫生宝鉴》)

★ 115. **治鹅口疮:【白矾散】**白矾、硼砂各一钱,朱砂半钱。用法:上为末。灯芯蘸,点舌上下。(彭怀仁 主编·《中医方剂大辞典》3 册 752 引《普济方》卷三六五)

★ 116. **治牙疳:**用白矾(枯)五钱,鸡肫黄(烧存性)五个。用法:为末,擦之。(宋立人 总编·《中华本草》1 册 329 引《鲁府禁方》)

★ 117. **治急咽喉肿闭:【小箸头散】**生白矾不拘多少。用法:上药研为细末。箸头点咽喉内。吐涎妙。(孙世发 主编·《中医小方大辞典》20 引《医方类聚》卷七十五)

★ 118. **治喉痹、乳蛾、喉风:【吹喉散】**白矾二两,胆矾五钱。用法:上研为极细,吹患处。(江苏新医学院 编·《中药大辞典》上册 681 引《普济方》)

★ 119. **治一切喉症,喉娥,喉痈:【乌龙胆】**白矾末(盛猪胆中,风干,研末)适量。用法:每吹 3 克。取涎立效。(孙世发 主编·《中医小方大辞典》272 引《串雅外编》卷三)

★ 120. **治急喉痹:【白矾散】**白矾三钱,巴豆二个(去壳,作六瓣)。用法:上将矾于铫内,慢火熬化为水,置巴豆其内,候干,去巴豆,取矾研为末。每用少许吹入喉中。(宋立人 总编·《中华本草》1 册 329 引《玉机微义》)

★ 121. **①治急喉痹,缠喉风,兼主重舌,咽喉肿塞;②软疮:【白矾散】**白矾半两(飞过),朴消一钱(飞过)。用法:上为末。铜箸点肿处,再点疮,如疮软,则用药点穿,硬则用针。主治:①《朱氏集验方》:治急喉痹,缠喉风,兼主重舌,咽

喉肿塞。②《普济方》:软疮。(彭怀仁 主编·《中医方剂大辞典》3 册 752 引《朱氏集验方》卷九)

★ 122. **治喉闭、喉肿:【一点雪】**焰硝(研细如粉)90 克,白矾(熔飞过称)30 克。用法:上药拌匀。以 3 克掺口中。口噤不开者,用 1.5 克入小竹筒内,吹入鼻中;如口内血出,即用新水漱之。宜忌:忌热面。(孙世发 主编·《中医小方大辞典》199 引《传信适用方》卷二)

★ 123. **治喉闭,并吹乳、痈疽、恶疮:【二生散】**生白矾、生雄黄各等份。用法:上药研为极细末。喉闭吹入,吐出毒水,每日 3 次;疮毒醋调,或凉水调服。(孙世发 主编·《中医小方大辞典》205 引《疡医大全》卷十七)

★ 124. **治弄舌,喉风,哑不能言:【一字散】**白矾 30 克,巴豆仁 21 粒。用法:将白矾火上沸滚,随下巴豆仁,即取出待冷,研末。干吹。(孙世发 主编·《中医小方大辞典》199 引《疮疡经验全书》卷一)

★ 125. **①治悬雍垂长,咽中妨闷。②一切急风,口噤不开:【白矾散】**白矾一两(烧灰),盐花一两。用法:上为细散。以箸头点药在悬壅上愈。主治:①《圣惠》:治悬雍垂长,咽中妨闷。②《普济方》:一切急风,口噤不开。(彭怀仁 主编·《中医方剂大辞典》3 册 749 引《圣惠》卷三十五)

★ 126. **治阴中肿痛:【白矾散】**白矾、朴硝各三钱,小麦一合,五倍子一钱五分。用法:用葱白煎汤熏洗。(彭怀仁 主编·《中医方剂大辞典》3 册 752 引《医级》卷九)

★ 127. **治妇人阴肿坚痛:【白矾散】**白矾半两,甘草半两(分)(生用),川大黄一分(生)。用法:上为细散。取枣许大,绵裹纳阴中,一日换三次。方论选录:《医略六书》:湿伤水府,热遏阴中,故阴肿疼痛,坚实不移焉。大黄荡坚泻热,白矾却湿解毒,生甘草以缓中和药也。绢包纳阴中,使湿热并解,则血气调和而坚实自消,其阴中肿痛无不除矣。(彭怀仁 主编·《中医方剂大辞典》3 册 750 引《圣惠》卷八十九)

★ 128. **治妇人阴痒生疮 2 方**

①蛇床子 1 两,花椒 3 钱,白矾三钱。煎水洗之。(清·吴世昌 王远 辑·《奇方类编》95)

②蛇床子三钱,杏仁(炒、研)五分,白矾五钱。煎水洗之。(清·吴世昌 王远 辑·《奇方类编》95)

★ 129. **治赤白带下:【夺命丹】**白矾、滑石各等份。用法:上药同瓶器内烧,研末做丸,丸如半枣大。纴坐子宫。(孙世发 主编·《中医小方大辞典》349 引《医方类聚》卷二一0)

★ 130. **治妇人经脉不调,赤白带下:【如圣丹】**枯白矾四两,蛇床子二两。用法:上为细末,醋糊为丸弹子大,干胭脂为衣,绵裹入阴门内,热极再换。(宋立人 总编·《中华本草》1 册 330 引《普济方》)

★ 131. **治老年性白带:**白矾 2 克。用法:取鲜鸡蛋 2 个,将鸡蛋的一端开一小口,倒出蛋清小许,再把研细的白矾放入蛋中调匀,用 8 层湿草纸封口,细线固定后放在青瓦上,微火焙熟。每晚吃蛋 2 个。功效:燥湿,解毒,补虚。治疗:老年性白带(凡年龄 60 ~ 75 岁,因体虚致白带淋漓不断,腰膝酸软者)。(郭志杰 吴琼等 主编·《传世金方·一味妙方》158)

★ 132. **治习惯性流产:**白矾与蛋壳各等份,蛋壳炒微黄,研碎备用。①习惯性流产,怀孕 12 周开始服,每日 1 次,每次 1.5 克,稳胎即止。②孕妇无流产病史,劳动后或其他原因突然下腹痛、腰痛及下坠感,但未见红者,每日服 3 次,每次 1 克,至恢复正常停服。(孟凡红等·《单味中药临床应用新进展》15)

★ 133. **治产后闭目不语:【孤凤散】**白矾(研细)适量。用法:每服 3 克,以开水调下。(孙世发主编·《中医小方大辞典》110 引《妇人良方》卷十八)

★ 134. **治滴虫性阴道炎:**鲜猪胆汁 15 毫升,白矾 1 克,温开水棉球擦洗外阴及阴道。纱布包裹白矾 1 克,蘸胆汁擦外阴,换用纱布包裹白矾 1 克,蘸胆汁擦阴道,瘙痒严重时每日数次。症状轻时,白矾加猪胆汁粉制成粉末擦抹。(孟凡红 等·《单味中药临床应用新进展》16)

★ 135. **治子宫颈炎:【胆矾散】**鲜猪胆 1 个,白矾 9 克。用法:将白矾装入猪胆汁内,阴干或烘干研末,过极细罗备用。一般轻者上药 5 次即愈,重者上药 10 次。(杨仓良 主编·《毒药本草》882)

★ 136. **治宫颈糜烂、子宫肌瘤、阴道恶性肿瘤:**白矾 30 克砂锅炼制,以干枯焦黄成粉末为度,合枣泥为丸,如桐子大,系线纳入阴道中,7天用1丸,一般用药3~5丸可收效。(孟凡红等·《单味中药临床应用新进展》15)

★ 137. **治子宫脱垂2方**

①枳壳、五倍子、白矾各适量,水煎备用。取药液熏洗患部,每日2次,每次15~30分钟。(滕佳林 米杰 编·《外治中药的研究与应用》43)

②白矾、地肤子各12克。用法:煎汤洗。(吴静 陈宇飞 主编·《传世金方·民间秘方》264)

★ 138. **治小儿感冒**:生白矾一两。用法:研细末,用米醋调成糊,贴足心。(中医研究院革命委员会 编·《常见病验方研究参考资料》14)

★ 139. **治小儿流涎**:白矾50克加温水1000毫升,浸泡患儿双足,日2次,每次10~15分钟。(孟凡红等·《单味中药临床应用新进展》16)

★ 140. **治小儿支气管哮喘**:生白矾、米粉等量,醋调成饼,包两足心,每日1次。(孟凡红等·《单味中药临床应用新进展》15)

★ 141. **治小儿急性呕吐**:将白矾12克研细末,和饭做饼。敷双脚心,呕吐止后取去。(滕佳林 米杰 编·《外治中药的研究与应用》44)

★ 142. **治小儿重舌舌强**:白矾半两,桂心一分。用法:上药,捣罗为末。每用少许,干敷舌下,日三上。(江苏新医学院 编·《中药大辞典》上册681引《圣惠方》卷八十二)

★ 143. **治小儿口疮验案**:刘某某,女,2岁。1991年4月11日起,无诱因口腔疼痛,影响进食。查:右侧口腔黏膜处有4处小白点,周围红肿,遂用下方治疗,20分钟后疼痛减轻,嘱其带药自用,3天后随访,患儿口腔溃烂处愈合,无任何不适。治疗方法:白矾6克,冰片1.5克,选约6厘米见方的湿柳木一块,在其中间凿一小窝,纳入研碎的白矾,然后在炉火上烘烤,待白矾冒泡(约半生半枯)时将其倒出晾干,加冰片共研极细粉末。用时取少许吹患处,1天2次,一般20分钟后疼痛即止,2~3天即可痊愈。(黄国健等 主编·《中医单方应用大全》21)

★ 144. **治小儿鹅口疮**:枯矾二钱。用法:加蜂蜜涂,或用矾末一钱、冰片一分同研搽患处,或用白矾泡水漱口。(中医研究院革命委员会编·《常见病验方研究参考资料》448)

★ 145. **治小儿鹅口并噤:【白矾散】**白矾一分(烧灰),朱砂末一分。用法:上药,和研极细。敷儿舌上,日三上,以乱发洗舌上垢,频令净。(江苏新医学院 编·《中药大辞典》上册681引《圣惠方》)

★ 146. **治小儿因剪脐,伤外风,致脐疮久不干**:白矾(煅)、白龙骨(煅)各等分。用法:上研为细末敷之,少少用。如无两味,但得一味亦可。(宋立人 总编·《中华本草》1册329引《小儿卫生总微论方》)

★ 147. **治小儿脐中汁出不止兼赤肿**:白矾。用法:烧灰,细研敷之。(江苏新医学院 编·《中药大辞典》上册681引《圣惠方》)

★ 148. **治小儿秃疮方**:用猪蹄甲七个。每甲中放白矾一块。枣儿一个。同烧存性。研为极细末。加轻粉得宜研细。用清油调搽。不过三五上即瘥。(电子版·《中华医典·普济方》卷三百六十三)

★ 149. **治小儿聤耳有脓血,疼痛不止:【白矾灰散】**白矾灰、黄柏(锉)、乌贼鱼骨、龙骨各半两。用法:上为细散。以绵缠柳杖,展去脓血尽,干掺药末于耳内,一日二三次。(彭怀仁 主编·《中医方剂大辞典》3册829引《圣惠》卷八十九)

★ 150. **治小儿耳疮及头疮,口边肥疮,蜗疮:【白矾散】**白矾(烧灰)一两,蛇床子一两。用法:上药同细研为散,干掺于疮上。(宋立人 总编·《中华本草》1册329引《圣惠方》)

★ 151. **小儿顽癣久不愈**:白矾15克,羊蹄根(制)120克。用法:上药研为末。入米醋同擦,不住擦之。后觉癣极痒,至痛即止。隔日洗去再擦。(孙世发 主编·《中医小方大辞典》369引《卫生宝鉴》卷十九)

白芷(152方)

【药性】味辛,性温。归肺、脾、胃经。

【功能与主治】祛风除湿,通窍止痛,消肿排脓。主治感冒头痛,眉棱骨痛,牙痛,鼻塞,鼻渊,湿胜久泻,妇女白带,痈疽疮疡,毒蛇咬伤。

【用法用量】内服：煎汤，3～10克；或入丸、散。外用：适量，研末撒或调敷。

【使用注意】血虚有热者，阴虚阳亢头痛者禁服。

★ 1. **治肝硬化腹水**：白芷全草60～70克（成人量）。用法：取鲜白芷全草（越鲜越好，最好随采随用），水煎服，每天1剂，15天为1个疗程。功效：利水消肿。按语：白芷为伞形科植物白芷或杭白芷的干燥根，古今文献均未见有利尿、治腹水的记载。傅学锋根据民间单方，用种植的杭白芷新鲜全草治疗肝硬化腹水11例，发现其有较强而稳妥的利尿作用，且不同于其他泻水药之峻利，不但不会伤正，而且能增进食欲，增强体力，改善其他症状，可以服至腹水全消停药，停药后亦未见有反跳现象。观察发现本方似无明显的改善肝功能作用，腹水消退后尚需继用中药及食疗调理以资巩固。（郭志杰 吴琼等 主编·传世金方《一味妙方》98）

★ 2. **治头风2方**

①**【芷芎散】**白芷、川芎各等份。用法：上药研为细末，每次2钱，茶清调下。（彭怀仁 主编·《中医方剂大辞典》5册147引《普济方》卷四十六）

②**【牛脑丹】**白芷、川芎各3钱。用法：上药研为细末，抹黄牛脑子上，瓷器内加酒炖熟。趁热食之，尽量一醉。（彭怀仁 主编·《中医方剂大辞典》2册692引《杂病源流犀烛》卷二十五）

★ 3. **治偏头风**：猪牙皂角（去皮筋）、香白芷、白附子各等分。用法：上为末。每服一钱，腊茶清调下，食后服。（宋立人 总编·《中华本草》5册886引《续本事方》）

★ 4. **治偏头痛2方**

①白芷9克。用法：水煎分2～3次服。或研末，每服3克，1日3次。备注：用偏头痛及感冒头痛。又方⑴加荆芥9克；又方⑵加蔓荆子9克，均水煎服；又方⑶加菊花9克，泡开水代茶；又方⑷加天麻1.5克，共研末，分2次吞；又方⑸加制川乌3克，共研末，用薄荷汤送下。（吴静 陈宇飞 主编·《传世金方·民间秘方》138）

②白芷30克，川芎30克，全蝎12克，细辛10克。用法：将上药共研细末，分装3克1包，日服3次，每次1包，温开水送服。备注：本方对血管神经性头痛、三叉神经痛引起的偏头痛疗效显著，对单侧或双侧头痛如刀割，头痛连目、连牙、连耳也有一定的效果。（吴静 陈宇飞 主编·《传世金方·民间秘方》139）

★ 5. **治头痛验案**：何某，男，50岁。患头痛日久，屡治不愈，脉沉弱无力，尺部更甚，目眶青晦，舌质淡嫩，苔薄白，此亦属肾精亏、髓海不足之疾，仍宜填精补髓为治。令其每日服用牛脑二两炖吴白芷末二钱，连服一段时期，可望痊愈。患者依治之，服经半月，头痛果愈。（杨鹏举 主编·《中医单药奇效真传》17引《李继昌医案》）

★ 6. **治头风头痛、眩晕**：白芷适量。用法：取上药，洗净晒干，研为细末，炼蜜丸如弹子大。每次嚼服1丸，以茶清或荆芥汤化下，每天2次。功效：祛风止痛。附注：据记载，本方对治疗眩晕、妇女产前产后伤风头痛皆有效验。（薛建国 李缨 主编·《实用单方大全》10引《历代无名医家验案》）

★ 7. **治头痛，牙痛，三叉神经痛**：取白芷60，冰片0.6克，共研成末，以少许置于患者鼻前庭，嘱均匀吸入。治疗牙痛20例，三叉神经痛2例，显效时间最短1分钟，最长10分钟；治疗头痛21例，有效20例；神经衰弱头痛17例，有效14例，在2～7分钟内显效。（宋立人 总编·《中华本草》5册887）

★ 8. **治头面诸风**：以香白芷适量，萝卜汁酹定。以萝卜汁浸透白芷，日干为末，每以少许嗃鼻。（滕佳林 米杰 编·《外治中药的研究与应用》223引《仁斋直指方》）

★ 9. **治面瘫**：白芷、番木鳖各等分。用法：研末，加1/10冰片，取1～2分撒于胶布中央敷贴下关穴，每4～5天换药1次，3～4次为1个疗程。唐寿延用上方治疗面瘫123例，治愈率为91.1%。（王辉武 主编·《中药临床新用》208）

★ 10. **治腰麻后头痛**：每日取白芷30克，水煎分2次服。治疗腰麻后3天内出现头痛、头晕等症状者73例，治愈者69例，好转3例，无效1例，总有效率达98.6%。本法对硬膜外麻醉所致的头晕头痛也有良效。（宋立人 总编·《中华本草》5册887）

★ 11. **治感冒初起，风寒轻证**：白芷9克，姜汁适量。以姜汁调匀白芷末，涂擦太阳穴，每日数次，每次20分钟。（滕佳林 米杰 编·《外治

中药的研究与应用》223 引《太平圣惠方》)

★ 12. **治肾疳,耳上生疮者;肥疳,头疮鼻烂,经久不愈者:【石绿散】**石绿、白芷各等份。用法:上药研为末。先以生甘草水洗疮,拭干敷药。(彭怀仁 主编·《中医方剂大辞典》3 册 219 引《卫生总微》卷十二)

★ 13. **治烦热如火,狂言妄语:**白芷 30 克,甘遂 60 克。用法:捣筛,以水服 9 克,须臾令病人饮冷水。(吴素玲 李俭 主编·《实用偏方大全》89 引唐代·《备急千金要方》)

★ 14. **治时气病,烦热如火,狂言妄语,欲走:【水导散】**甘遂 15 克,白芷 30 克。用法:上药治下筛。每次方寸匕,水下。须臾令病人饮冷水,腹满即吐之。小便当赤。(孙世发 主编·《中医小方大辞典》287 引《千金》卷九)

★ 15. **治额窦炎:【白芷黄芩汤】**白芷、黄芩各 30 ~60 克。用法:每日 1 剂,水煎。早、晚分服。验案:治疗额窦炎 72 例,男 49 例,女 23 例;年龄 16 ~64 岁,平均 29.5 岁;病程 3 天至 6 年;单侧 45 例,双侧 27 例。治愈以症状消失,窦底壁无压痛为痊愈。结果:服 3 剂而愈者 18 例,6 剂而愈者 31 例,9 剂而愈者 10 例。服药期间血压升高者 4 例。(孙世发 主编·《中医小方大辞典》328)

★ 16. **治风痒头疮:【决效散】**贯众 90 克,白芷 30 克。用法:上药研为细末。油调涂。(彭怀仁 主编·《中医方剂大辞典》4 册 691 引《外科精义》卷下)

★ 17. **治风热夹痰而致眉棱骨痛:【芷芩散】**白芷、酒黄芩各等份。用法:上药研为末。每次 2 钱,茶清送下。(彭怀仁 主编·《中医方剂大辞典》5 册 147 引《杂病源流犀烛》卷二十二)

★ 18. **治头痛及目睛痛:【白芷散】**白芷 12 克,生乌头 3 克。用法:上药研为末。每次 1 克,茶调下。有人患眼睛痛,先含水,次用此药搐入鼻中,其效更速。(孙世发 主编·《中医小方大辞典》321 引《普济方》卷四十四)

★ 19. **治胃脘寒痛:**白芷 60 克,小米面粉 15 克。将白芷烘干,研为细末,过筛,和面粉调匀,生姜汁或醋调成膏。纱布包裹,敷于神阙穴,外用胶布固定。(滕佳林 米杰 编·《外治中药的研究与应用》223)

★ 20. **治胃痛:**白芷 30 ~60 克,甘草 15 ~30 克,水煎服,每日 1 剂,亦可根据病情适当加味。张思勤等用上方治疗胃痛 40 例(包括胃、十二指肠溃疡和慢性胃炎),效果良好。未见明显的不良反应,但是,如果剂量低于 30 克,则影响疗效。(王辉武主编·《中药临床新用》207)

★ 21. **治溃疡病胃痛:【四白汤】**白芷、白芍、白及各 10 ~30 克,白豆蔻 6 ~12 克。每日 1 剂,水煎分服。(宋立人 总编·《中华本草》5 册 886)

★ 22. **治脾肾阳虚泄泻:**香白芷、干姜各 3 克,共为细末,以蜜为膏。先以白酒擦洗脐部,使局部微热后,贴上膏药,点燃艾条,灸熨膏上。每日 1 次。(滕佳林 米杰 编·《外治中药的研究与应用》223)

★ 23. **治大便闭:【二灵散】**当归、白芷各等份。用法:上药研为末。每次 6 克,蜜汤调服。(彭怀仁 主编·《中医方剂大辞典》1 册 75 引《仙拈集》卷二)

★ 24. **治风秘,大便秘涩:【通秘散】**香白芷,焙干,为细末。每服二钱,蜜少许,温米饮调下,连进二服即通,食前。(宋立人 总编·《中华本草》5 册 886 引《杨氏家藏方》)

★ 25. **治肠风:【白芷散】**香芷。用法:上为末。米饮调下。(彭怀仁 主编·《中医方剂大辞典》3 册 737 引《普济方》卷三十八)

★ 26. **治虚劳、便血:**白芷 20 克,当归 20 克。用法:上药研为细末,温米饮调下,空腹服。(吴素玲 李俭 主编·《实用偏方大全》56 引明代·《医学六要》)

★ 27. **治下血:【双圣散】**百草霜、白芷各等份。用法:上药研为细末,取乌梅肉水浸,于甑上蒸烂,捣如膏,搜和为丸,如梧桐子大。每次 30 丸,空心饭饮送下。(孙世发 主编·《中医小方大辞典》284 引《医方类聚》卷八十五)

★ 28. **治痔疮肿痛:**先以皂角烟熏之,后以鹅胆汁调白芷末涂之。(宋立人 总编·《中华本草》5 册 887 引《医方摘要》)

★ 29. **治痔瘘:【白银锭子】**白芷 90 克,白矾 30 克。用法:上药研为细末,铁勺熔成饼,再入炭火,煅令烟尽取出,去火毒,研为末,用面糊和为锭子成条。插入瘘内,直透里痛处为止。每日 3 次,至 7 日为止,至 9 日疮结痂而愈。(彭怀仁

主编·《中医方剂大辞典》3册838引《回春》卷四)

★ 30. **治肛瘘**:白芷适量。研细末,米汤送服,每次6克,并用白芷煎汤熏洗。适用于痔漏出血。(胡郁坤 陈志鹏 主编·《中医单方全书》224)

★ 31. **治夜多小便**:【白芷丸】白芷30克,糯米(炒黑色)15克。用法:上药研为末,糯米糊为丸,如梧桐子大。每次50丸,用木馒头或其根煎汤送下。(孙世发 主编·《中医小方大辞典》321引《医统》卷七十三)

★ 32. **治老年人尿失禁**:白芷15克。用法:上药分成5小包,每次煎服1小包,5次煎服,1天内服完。疗效:治疗多人,效果神奇。(刘有缘 编著·《一两味中药祛顽疾》131)

★ 33. **治前列腺炎**:白芷、萆薢各30克,甘草5克。上药煎汤一盆。坐盆内水渍至小腹,用手按小腹至外阴部。以有温热感为度,水凉加温。每次坐盆30分钟,每日1次。(滕佳林 米杰 编·《外治中药的研究与应用》224)

★ 34. **治遗精**:【五白散】用五倍子10克,白芷5克,共炕脆研为极细粉末,用醋及水各等分调成面团状。临睡前敷肚脐,外用消毒纱布盖,以胶布固定,每日1换,连敷3~5日。治疗10余人,均收良效。(滕佳林 米杰 编·《外治中药的研究与应用》226)

★ 35. **治早泄**:【蜂白散】露蜂房、白芷各10克,烘干发脆,共研细末,醋调成面团状。临睡前敷肚脐上,外用纱布盖上,胶布固定。1~2天1次,连续3~5次。治疗34例,全部有效。一般敷5~7次可愈。(滕佳林 米杰 编·《外治中药的研究与应用》226)

★ 36. **治阳痿**:【香芷起痿散】祖父祝友韩收集的民间验方中有“香芷起痿散”一方,由白芷120克,当归90克,蜈蚣30条组成,共为细末,分30包,每次1包,每日2次,早晚温开水送服。笔者承家教而继岐黄事业,行医30余年,为验证此方效果,每遇阳痿患者辄用之,投以香芷起痿散,临床治疗79例,年龄23~60岁,病程最短3个月,最长2年7个月,服药最少1剂,最多3剂,有81%以上患者症状消失,性生活恢复正常。但对白芷是否有兴阳作用,仍需加以验证。于是遇到阳痿患者,经辨证治疗不愈,常加白芷,每达满意效果。如治刘某,男,42岁,于1995年10月2日就诊。患胃溃疡4年余,因胃穿孔手术,术后体格渐复,但阴缩,阳事不起,精神不振,夜间常失眠不寐,稍事活动则心悸汗出,纳呆,面色少华,舌淡、苔薄白稍腻,脉弦细。医者有的按命门火衰,阳事不举,用五子衍宗丸、赞玉丹;有的按心脾两虚,用归脾汤;有的按脾肾虚寒,用附子理中汤加减。经治疗3个月余,终不能达到坚劲之势。延余诊视,症见如前,据病情分析,心脾两虚无疑,即以归脾汤加白芷15克水煎服,日1剂。服药10剂,饮食大增,精神转佳,阴茎能举,但时好时差,偶尔性交,时间短暂。又进10剂,阴茎勃起有力,性生活基本恢复,能达性欲高潮,继予香芷起痿散善后。《内经》云:“阳明者,五脏六腑之海,主润宗筋。”又云:“阳明虚则宗筋纵。”故有治痿“独取阳明”之说。白芷性辛温,归肺、胃经。《主治秘要》云:“味辛、性温、气味俱轻,阳也,阳明经引经之药。”又云:“阳明本药。”《日华子》谓:“补胎漏滑落,破宿血,补新血……长肌肉。”据现代药理研究,白芷主要成分是白芷毒素、白芷酸、挥发油,可兴奋中枢神经,使呼吸增强,血压升高,大量可致惊厥。可见白芷不仅善治头痛、痈肿疮疡肿毒,而且具有补益健脾燥湿之功。其治疗阳痿,一是引诸药直达阳明,增加效用;一是兴奋中枢神经,激发活力,使机关利,宗筋张,阳事兴。[《中医杂志》编辑部整理·《中医杂志》专题笔谈文萃(1995—2004,第一辑)515]

★ 37. **治睾丸鞘膜积液**:笔者据当地民间方法,用于睾丸鞘膜积液的治疗,取得了很好的疗效,现介绍于下。用法:白芷10克,蝉蜕30克,水煎熏洗,每日1~2次,每次约半小时左右,并取少量饮服。如治王某,男,2岁6个月,阴囊肿胀,皮肤不红不热,可扪及囊性肿块,透光试验阳性,已半年余,稍活动站立过久,即啼哭,手摸阴囊部位,伴有面白,纳差,舌淡,苔薄。中医诊断为“水疝”,西医诊断为“睾丸鞘膜积液”,经用上述方法,2天后见肿大的阴囊缩小,6天后恢复正常,随访半年,未再复发。笔者在临床上曾单独试用蝉蜕、白芷配用其他药物(如荆芥、防风、苏叶等),但均不及白芷与蝉蜕配伍效果明显,且不易复发。白芷与蝉蜕剂量之比为1:3。本法经济简便,患儿易于接受,值得推广。[《中医杂

志》编辑部整理·《中医杂志》专题笔谈文萃(1995—2004,第一辑)516]

★ 38. **治气淋结石,小便不通:【白芷散】**白芷(醋浸,焙干)60克。用法:上药研为细散。每服6克,煎木通酒调下,连服3服。(孙世发 主编·《中医小方大辞典》321引《圣济总录》卷九十八)

★ 39. **去头垢,除汗气:【白芷散】**白芷3钱,王不留行1钱。用法:上药研为末。每用量擦头发内,微揉后以篦子刮去药末,自无气息。功能:去头垢,除汗气。(彭怀仁 主编·《中医方剂大辞典》3册739引《济阳纲目》卷一〇八)

★ 40. **治惊恐自汗,倦怠困弱:【芷砂散】**白芷30克,朱砂15克。用法:上药研为末。每次3克,茯神、麦门冬煎汤送下。(孙世发 主编·《中医小方大辞典》383引《医学入门》卷七)

★ 41. **治虚劳,元脏虚冷,心腹疼痛,精神倦怠:【白芷散】**白芷(炒)半两,巴戟天(去心)一两,高良姜一钱。用法:上为散。每服一钱匕,猪肾一对,去筋膜,入药末煨熟,细嚼,温酒下。(彭怀仁 主编·《中医方剂大辞典》3册736引《圣济总录》卷九十)

★ 42. **治肥株子风,两耳坠上水肿如核,或一边生者;边头风,一边头痛如破,或左右红肿如核;乘枕风,脑后生疖毒,水肿红痛:【开关散】**抚川芎3克,杭白芷2.4克。用法:研为末,清水煎服。功能:清诸风,止头目痛。(孙世发 主编·《中医小方大辞典》250引《玉钥》卷上)

★ 43. **治肿毒、暑毒、水刺肿手背:【白芷散】**小乌豆、香白芷各等份。用法:上药研为末。水调,敷肿处。(孙世发 主编·《中医小方大辞典》321引《普济方》卷二七二)

★ 44. **治毒肿:【内消肿毒方】**白蔹、白及、白芷各60克。用法:上药研为细散。研生姜汁调涂之,干即再涂。(孙世发 主编·《中医小方大辞典》797《圣惠》卷六十四)

★ 45. **治肿毒热痛:**醋调白芷末敷之。(宋立人 总编·《中华本草》5册887引《卫生易简方》)

★ 46. **治一切肿毒:【如冰散】**无名异、苦杖、香白芷各等份,用法:上药研为细末。用新汲水调,外敷。(孙世发 主编·《中医小方大辞典》910引《普济方》卷二七八)

★ 47. **治无名肿毒:**生白芷适量。研极细末,撒于疮口上,贴盖膏药。适用于痈疽切开后。(胡郁坤 陈志鹏 主编·《中医单方全书》187)

★ 48. **治伤寒豌豆疮愈后:【白芷膏】**白芷一两,当归一两,鸡屎白五两。用法:上药用猪脂七两,麻油三两,以慢火煎白芷色黄,去滓,纳鸡屎白,搅匀,煎如膏。入瓷器内盛,每日涂擦疮瘢上。功效:灭瘢。(彭怀仁 主编·《中医方剂大辞典》3册740引《圣惠》卷十四)

★ 49. **治疔疮:**白芷、丁香各等份。用法:共研末,用猪胆汁调,敷在疔疮上,露出疮头。(吴静 陈宇飞 主编·《传世金方·民间秘方》160)

★ 50. **治痈疽疔疮:【救苦散】**粟壳(制)、当归、白芷各等份。用法:上药研为散。每次30克,水煎,去渣,通口服,不拘时候。加减:痛甚,加乳香。(孙世发 主编·《中医小方大辞典》1130引《袖珍》卷三)

★ 51. **治痈疽疔肿:【铁箍散】**金丝草灰二两(醋拌,晒干),贝母五两(去心),白芷二两(一方加龙骨少许)。用法:上为末。以凉水调,贴疮上;香油亦可。(彭怀仁 主编·《中医方剂大辞典》8册414引《本草纲目》卷十三)

★ 52. **治痈:**白芷。研末,撒于疮口上,贴盖膏药。(费兰波 徐亮 主编·《外科病奇难顽症特效疗法》17)

★ 53. **治初生痈肿:【一胜散】**白芷、紫荆皮各适量。用法:上药研为末。酒调外敷。功效:消痈。(彭怀仁 主编·《中医方剂大辞典》1册17引《仙传外科集验方》)

★ 54. **治痈疮已溃:【白芷散】**白芷一两,黄连一两(去须),地榆一两(锉)。用法:上为细末。每用以鸡子白调,涂布上贴疮,一日换三四次。(彭怀仁 主编·《中医方剂大辞典》3册736引《圣惠》卷六十一)

★ 55. **治痈疽赤肿:**白芷、大黄各等分。为末,米饮服二钱。(宋立人 总编·《中华本草》5册887引《经验方》)

★ 56. **治发背痈疽,已成未成,已溃未溃,痛不可忍者:【二仙散】**白芷(未溃者用30克,已溃者用15克),贝母(未溃者用15克,已溃者用30克)。用法:好酒煎服。(孙世发 主编·《中医小方大辞典》204引《古今医鉴》卷十五)

★ 57. **治瘰疬 2 方**

①白芷、荆芥各适量，用白芷煎汤，泡荆芥。候温，用软布蘸洗，拭干后，贴上好膏药，等脓汁恶肉出尽，然后用药敷。（滕佳林 米杰 编·《外治中药的研究与应用》222 引《世医得效方》）

②【**内消瘰疬应验方**】土贝母、白芷各 15 克。用法：上药研为末。每次 9 克，糖霜调陈酒下。（孙世发 主编·《中医小方大辞典》264 引《种福堂方》卷二）

★ 58. **治便毒：【偷刀散】**大黄、白芷各二钱，穿山甲一钱。用法：上为末，作二次服。空心酒调下。功效：便毒未成者，内消；已成者，脓从大便下。按语：肛门前后生疮，谓之便毒，多由热毒蕴结所致。本方大黄泻热毒，行瘀血；白芷燥湿止痛，排脓生肌；穿山甲通经散结、消肿排脓。三味配伍，可使便毒未成脓者消，已成脓者脓随大便出矣。此犹偷刀破脓，故名"偷刀散"。（田代华 主编·《实用中医三味药方》633 引《慈幼新书》卷十一）

★ 59. **治鱼口疮：【黄芷汤】**大黄、香白芷各 15 克。用法：水煎，露 1 宿，次早空腹温服。至午后肚痛，未成者自消；已成未穿者，脓血从大便中出。（孙世发 主编·《中医小方大辞典》引《古今医鉴》卷十五）

★ 60. **治浅表性霉菌病：**白芷、生半夏各 30 克，斑蝥（去头足）20 克，加入 75% 酒精 2000 毫升调匀，浸泡，1 周后滤出液体，盛于磨口瓶中密闭备用。用棉签蘸药液外涂患处，至涂擦到皮损处起水泡为止。郭光英用上方治疗浅表性霉菌病 300 例，总有效率 98.3%。（王辉武 主编·《中药临床新用》208）

★ 61. **治褥疮：**白芷 20 克。用法：上药研成细粉备用。使用前先用 0.5% 碘伏彻底消毒褥疮面，然后用消毒棉签蘸白芷粉涂于患处。使用次数根据创面的轻重、范围大小而定。浅溃疡(4 厘米 ~6 厘米) ×(3 厘米 ~5 厘米者)，不分昼夜每 23 小时涂 1 次，12 天即痊愈。重者 37 天即可痊愈。应避免创面继续受压。疗效：治疗 14 例，治愈率达 100%。治愈时间最短为 3 天，最长者为 15 天。此外还有 4 名在基层医院住院和回家疗养患者应用此药后，也收到了显著效果。（刘有缘 编著·《一两味中药祛顽疾》197）

★ 62. **治烧伤：【紫白油】**用紫草、白芷、银花藤、地榆各 50 克，大黄 15 克，香油 500 毫升。用法：将药置油内文火煮沸 30 分钟，过滤去渣，冷却后放入冰片 2.5 克，调匀备用。先清创，再将紫草油浸纱布贴于创面。小面积四肢伤可用包扎法，无感染者 5 ~7 天换药 1 次。颜面或大面积烧伤者，采用暴露疗法，外加灯烤，每日局部滴药液。观察治疗 104 例患者，其中度伤者 19 例，浅度伤者 62 例，深度伤者 15 例，重度伤者 8 例，全部治愈。（滕佳林 米杰 编·《外治中药的研究与应用》225）

★ 63. **治诸般热疮及金疮：【洪宝丹】**天花粉 90 克，姜黄 30 克，白芷 30 克，赤芍 60 克。用法：共为细末。茶、酒、汤随症调敷。（滕佳林 米杰 编著·《外治中药的研究与应用》222 引《证治准绳》）

★ 64. **治毒蛇咬伤 4 方**

①【**白芷散**】雄黄、香白芷各适量。用法：上药研为末，掺之。先用妇人扎髻绳扎定疮处。如无头绳，香油绳亦可用。用新汲水调末服之，或热酒送下皆良。（孙世发 主编·《中医小方大辞典》321 引《普济方》卷三〇七）

②白芷（适量）。用法：研末撒伤口或好醋调敷，亦可以白芷末 6 ~9 克，开水送服。备注：又方先于患处上部扎紧，用消毒器具刺伤处，用火罐拔出恶血，再用火柴 20 支，一支一支地向伤口燃射，后用白芷 60 克，煎水入酒 1 杯吃下，并用白芷末若干外敷布扎。（吴静 陈宇飞 主编·《传世金方民间秘方》223）

③白芷 30 克，麦门冬（去心）30 克。用法：白芷研细末，用麦门冬煎汤，分 3 次调服，一日 1 剂，再以药渣局部外敷。适应证：毒蛇咬伤。（吴素玲 李俭 主编·《实用偏方大全》338 引明·《普济方》）

④白芷 30 克，细辛、雄黄各 3 克。用法：共研末，每服 4.5 克。备注：又方用雄黄 1.2 克，白芷 9 克，细辛 3 克，水煎服。（吴静 陈宇飞 主编·《传世金方·民间秘方》224）

★ 65. **治恶蛇咬伤，顿仆不可疗者：**香白芷。用法：上为末。水调下。顷，咬处出黄水尽，肿消皮合。（彭怀仁 主编·《中医方剂大辞典》3 册 737 引《三因》卷十）

★ 66. **治蝮蛇咬伤:**临川有人以弄蛇货药为业,一日为蝮蛇所啮,即时殒绝,一臂忽大如股,少顷遍身皮胀作黑黄色,逆死,有道人方旁观,言曰:此人死矣,我有一药能疗,但恐毒气益深或不可治,诸君能相与证明,方敢为出力,众踊观之,乃求钱二十文以往,才食顷,奔而至,命新汲水,解裹中调一升,以杖扶伤者自灌之,药尽,觉腑中背背然,黄水自其口出,臭秽逆人,四肢应手消缩,良久复如故,其人已能起,与未伤时无异,遍拜见者,且郑重谢道人,道人曰:此药甚易辨,吾不惜传诸人,乃香白芷一物。(杨鹏举 主编·《中医单药奇效真传》249 引《名医类案》)

★ 67. **治风湿性关节炎和关节软组织损伤:**取白芷、独活按 3:1 比例共研细粉,用煤油调成糊状敷患处,约待 10~20 分钟,敷药处有烧灼感时将药取下,敷药处有小水泡出现,然后敷以消毒纱布,用绷带扎好,以免水泡擦破。一般 1 次为 1 疗程。约半月或 20 天,病痛无好转者,可重敷 1 次,重者最多 3 次即可。治疗风湿性关节炎 34 例,总有效率 88.2%;关节软组织损伤 46 例,总有效率 84.8%。大多 1 次治愈,经半年随访,复发率较低。(宋立人 总编·《中华本草》5 册 887)

★ 68. **治关节滑囊炎有良效:**笔者在翻阅王洪绪《外科证治全生集》时,见其中鹤膝风治法中用白芷治疗取显效的记载。受此启发,在临床实践中,每遇肘、膝关节滑囊病变时,即采用白芷外敷、内服治疗,多获良效,现介绍如下。

如治患者朱某某,男,45 岁。因右膝部撞伤,2 天后膝关节肿起,不能屈伸。诊断为外伤性膝关节滑囊炎。经医院间断抽液 5 次,旋抽旋肿,液体复来,先后用抗炎、微波等方法治疗,时越 2 月余,效果不甚理想而来院诊治。**临床症见:**右膝关节肿胀,不得屈伸,舌质红,苔黄腻,脉弦数。拟活血化瘀,利水消肿。处方:白芷 50 克,制马钱子 5 克,白及 30 克。用法:研极细末,蜂蜜调成膏局部外敷,加压包扎,3 天更换膏药 1 次。[《中医杂志》编辑部整理·《中医杂志》专题笔谈文萃(1995—2004,第一辑)495]

★ 69. **治鹤膝风:【白芷膏】**新鲜白芷。用法:用酒煎至成膏,收贮瓷瓶。每服二钱,陈酒送下。再取二三钱涂患处,至消乃止。(彭怀仁 主编·《中医方剂大辞典》3 册 741 引《外科全生集》卷一)

★ 70. **治关节囊积水:**笔者临床中,用单味白芷内服外敷治疗关节囊积水,收效颇佳,现介绍如下。共治疗 4 例关节囊积水患者均获痊愈。年龄 30~40 岁,男性 3 例,女性 1 例。病程最短者 2 个月,最长 2 年 4 个月。膝关节囊积水 3 例,踝关节囊积水 1 例。治疗方法:白芷研细末,内服每次 6 克,日 2 次,黄酒送服。外敷每次 50 克,根据患处可适当增减药量,用白酒调成糊状,摊纱布上,敷于患部,2 天换药 1 次。验案举例:陈某,女,37 岁,1 年多前左膝关节疼痛红肿。经化验抗"O"、类风湿因子均为阴性。后红肿疼痛加重,按之凹陷,反复治疗效不明显。B 超检查为膝关节囊积水。采用本方法治疗 10 天后红肿减退,疼痛明显减轻。继续治疗 20 天后,红肿完全消退,疼痛消失。经 B 超复查,关节囊无积水,自觉无不适感而愈。体会:患者起病原因不详,中医学认为与痰湿、瘀滞有关。白芷辛温,有散风、除湿、通窍、排脓、止痛五大功效。内服辛温发散、胜湿消毒、去腐生新、止痛消肿之功;外用能使药物直接作用于患处,并通过酒的活血通脉功效,更好地达到消肿、止痛的目的,促进积水的吸收。[《中医杂志》编辑部整理·《中医杂志》专题笔谈文萃(1995—2004,第一辑)493]

★ 71. **治跟骨骨刺:【白芷散】**即白芷、白芥子,川芎以 3:1:1 用量研末。洗净足跟部,取白芷散适量,醋调成膏状,外敷患处,面积约、元硬币大小,处以伤湿止痛膏覆盖,3 天换药 1 次。32 例中,治愈 31 例,无效 1 例。(李世文等·《一味中药祛顽疾》184)

★ 72. **治脚底疼:**川芎、白芷各等分。用法:为末,撒在脚底内再穿用,一日一次。(中医研究院革命委员会 编·《常见病验方研究参考资料》226)

★ 73. **治骨折:**白芷、升麻各 15 克。用法:泡酒服或水煎服均可。附注:用于骨折损伤,手术后局部青紫或红肿不消。(吴静 陈宇飞 主编·《传世金方·民间秘方》208)

★ 74. **治软组织损伤:**笔者自 1993—1998 年以白芷为主治疗软组织损伤 102 例,效果满意,现报道如下。

治疗方法:取白芷适量干燥,研末过 80 目筛备用(也可随时加工)。用时将适量白芷粉(根据软组织损伤面积增量或减量）与醋搅匀成糊状，加少许冰片搅匀敷于患处，用敷料覆盖，胶布固定，每天换药1次。表皮损伤者忌用。如治王某，男，25岁。于1994年5月6日初诊；患者因骑摩托车不慎摔伤右大腿部，右大腿外侧可见8×4厘米范围之肿胀，皮下青紫，局部疼痛拒按，无表皮损伤，活动不利，X线片示无骨质破坏。诊为右大腿软组织损伤，如上法治疗，共换药4次，局部肿痛消失，活动正常。临床中取得满意效果。本法在应用中未发现毒副作用，值得在基层医院推广应用。［《中医杂志》编辑部整理·《中医杂志》专题笔谈文萃（1995—2004，第一辑）493］

★ 75. **治刀箭伤疮**：香白芷嚼烂涂之。（江苏新医学院 编·《中药大辞典》上册678页引《濒湖集简方》）

★ 76. **治杖疮**：**【黄白散】**大黄、白芷各30克。用法：水煎浓汁，揉洗伤处，以痒至痛、痛至痒、瘀散见红为度，拭干贴药。（孙世发 主编·《中医小方大辞典》586引《外科大成》卷四）

★ 77. **治外伤性皮损**：白芷研细末，高压灭菌备用。伤口先常规消毒，再以白芷粉均匀薄涂一层。俞建梅等用上方治疗外伤性皮损76例，均用药一次而愈。（王辉武主编·《中药临床新用》208）

★ 78. **治外伤出血**：香白芷不拘数（蒙古族方）。用法：共研细面，敷于伤处。说明：本方止血效果良好。齐某某，13岁，在夏季打猎被枪误伤动脉出血不止，用此药敷伤处，出血立止。（张力群等 主编·《中国民族民间秘方大全》636引《辽宁省蒙医验方》）

★ 79. **治新鲜外伤出血**：白芷、羌活各等分。用法：共为细末，过80目筛，装入瓷瓶备用。新鲜创口（创口损伤在4小时内）消毒后，敷上止血粉，盖上敷料，纱布包扎。3~4天后更换1次，直到伤口愈合。疗效：本方为祖传外伤秘方止血粉，有消炎、止血、生肌之功效，临床试用屡用屡效。（刘有缘 编著·《一两味中药祛顽疾》260）

★ 80. **治刺伤红肿疼痛**：周某，28岁，左手食指被针刺伤后2天，该指红肿疼痛明显。将白芷研细末，用醋调敷患处，每日敷药3次。经用上方敷药3天，肿消痛止。（杨鹏举 主编·《中医单药奇效真传》256）

★ 81. **治金疮烦闷**：**【白芷散】**白芷二两，川芎二两，甘草二两（炙）。用法：上药熬令变色，捣为散。每服方寸匕，水调下，日五次夜二次。功能：止烦。（彭怀仁 主编·《中医方剂大辞典》3册736引《鬼遗》卷二）

★ 82. **治金铁所伤，及破伤风**：**【白芷散】**黄连、槟榔、木香、白芷各等分。用法：上为细末。掺所伤处，便血止，如妇人血晕，以童便调一钱；如脏毒诸血，以水煎服。（彭怀仁 主编·《中医方剂大辞典》3册737引《鸡峰》卷二十二）

★ 83. **治破伤风**：**【立效散】**雄黄、香白芷各等份。用法：上药研为粗散。黄酒浓煎服之。如牙关紧闭者，灌之。（孙世发 主编·《中医小方大辞典》332引《鲁府禁方》卷四）

★ 84. **治白癜风2方**

①白芷、补骨脂各等量，煎汤。外洗皮损处，同时适当内服。（滕佳林 米杰 编·《外治中药的研究与应用》223引《奇法妙方》）

②细辛6克，白芷3克，雄黄3克，米醋适量。用法：前3味药共研细末，用米醋调和，搽涂患处，每日2次。功效：解毒祛风。禁忌：此药有毒，严禁内服。接近口、鼻、眼处慎用。（刘道清 主编·《中国民间神效秘方》633）

★ 85. **治白癜风验案**：白芷具祛风除湿、消肿排脓、生肌止痛作用，多用于外感风寒、疮疡肿痛等。笔者近年来使用白芷治疗白癜风，取得一定疗效。具体方法：将白芷100克打成粗粒，加入70%的酒精500毫升，浸泡10天后过滤，加入氮酮50毫升备用。每天用棉签涂药液于患处，每日2次，涂药后适度日晒。个别顽固病例，另取白芷研末，每日6克，分2次冲服。例1：李某，男，25岁。左侧手背白斑2厘米×3厘米，已3年多，曾使用多种方法无明显疗效。近3个月白斑渐扩大，给予白芷酊剂外用，1个月后白斑区渐有色素岛出现，3个月后白斑渐褪。1年后随访未见复发。例2：王某，男，20岁。双侧耳后白斑2厘米×1厘米，已5年，4年前曾使用“敏白灵”等治愈，但1年后复发，因其药毒性较大，转求他法。笔者告以上方，涂药1个月后无明显效果，嘱继续外用，另取白芷研末，每日6克，分2次冲服，半年后白斑渐褪。1年后随访未复发。本法对局限型及节段型白癜风效果较好，对散发型和泛发型效果较差。［《中医杂志》编辑部整

理·《中医杂志》专题笔谈文萃(1995—2004,第一辑)455]

★ 86. **治黄褐斑**:面部颧、鼻、额呈现黄褐色或咖啡色斑片,夏重冬轻。取白芷研细粉50克,配青滑石粉50克,混匀,加入蒸馏水、甘油各半调成糊状,涂于患处。每晚一次,次日早晨洗去。(《中国中医药报》2011年4月20日)

★ 87. **治单纯糠疹**:发于面部圆形、椭圆形浅色斑,表面干燥,并覆少量灰白色糠状鳞屑;冬春多发。取白芷粉15克,凡士林100克,充分调匀成膏外涂,每日1次。(《中国中医药报》2011年4月20日)

★ 88. **治寻常痤疮**:面部呈现高粱粒大小红色丘疹、脓疱、结节等,伴有油性皮脂溢出。治疗取白芷粉50克,配白鲜皮粉40克,硫黄粉10克,混匀,用蒸馏水调成糊状,涂于患处。每晚1次,次日早晨洗去。(马建国 张向峰 山东曲阜第二人民医院·《中国中医药报》2011年4月20日)

★ 89. **治扁平疣**:发于颜面、手背的多数粟粒至高粱粒大小扁平丘疹,浅褐色,表面光滑,微有痒感。取白芷50克,配苦参30克,板蓝根30克,赤芍30克,水煎,用纱布蘸药液频洗患处。每日2次,2日1剂。(《中国中医药报》2011年4月20日)

★ 90. **治黑变病**:本病以30~50岁妇女为多,好发生在额、颞、耳后、颈部双侧,皮损表现为弥漫性、褐色或紫褐色色素沉着斑。除内服某些药物外,治疗取白芷50克,配山药50克,共研细粉,入凡士林中按15%比例调匀,外搽患处(最好是现调现用),每日2~3次。(《中国中医药报》2011年4月20日)

★ 91. **白芷外用祛斑美容**:白芷外用为美容要药。《日华子本草》谓白芷“去面皯疵瘢”。皯者,雀斑也。《本草纲目》谓白芷“长肌肤,润泽颜色,可作面脂”,古代美容方中多用之。据笔者临床验证,白芷一味单独外用便可美容;若配伍菟丝子、白附子外用,能祛除黄褐斑。菟丝子,《本经》谓其“汁去面黑干”;白附子,《本草纲目》谓其主治“面上百病……面皯瘢疵”,可以“人面脂用”。如治王某某,女,36岁,妊娠后期两侧面颊出现黄褐斑,呈蝴蝶状,咖啡色,产后一直未消退,皮损面积约3厘米×4厘米大小,已3年,月经正常,无任何不适。曾坚持服逍遥丸、杞菊地黄丸半年无效。嘱其自制白芷祛斑膏:白芷200克,白附子40克,二药碾为极细末;菟丝子400克,洗净,加冷水1500毫升浸泡2小时,文火煮沸1小时,滤取药液400毫升。将白芷、白附子细末趁热掺入菟丝子药液之中,充分搅拌和匀,装瓶备用。用法:每晚用温水洗脸后,取上述药膏适量均匀薄涂皮损处,保留2小时以上,临睡前用软纸擦去(勿用水洗)。约1个月后面颊蝴蝶斑颜色开始变浅;坚持涂抹2个月余,蝴蝶斑整体消失,唯残留几处0.2×0.5厘米．大小的浅黄色斑。临床所见面部黄褐斑患者不伴有脏腑内伤杂病者毕竟少见,故而单用白芷祛斑膏机会不多。另有23例,均伴有内伤杂病如肝、胆、脾胃、肾病或月经失调。笔者均在内服辨证方药基础上加用白芷祛斑膏,一般在1个月左右开始见效,有5例皮损竟在1个月内消失。笔者临床还常遇面部无明显色素异常,但欲使皮肤柔嫩细滑且增白的患者,便告其自制白芷美容膏。用法:挑选大而色纯白无霉迹的白芷饮片200克,用小刀剔除其黄棕色粗皮,碾为极细末。每次取30克,掺入一小瓶市售婴幼儿护肤品中,充分搅拌和匀。气温在20℃以上时宜放入冰箱冷藏。用时每晚取此膏适量代替常用护肤品搽面,至少保留1小时,临睡前用软纸揩去(勿用水洗),次晨才洗脸。连用半月后可改为2~3天搽1次。经数十位中青年女性验证,坚持3~6个月,可使面部皮肤柔嫩细滑,且有一定增白作用。[《中医杂志》编辑部整理·《中医杂志》专题笔谈文萃(1995—2004,第一辑)458]

★ 92. **治肌注硬结**:取白芷20克,加食醋25~30毫升,调成糊状,以不流液为度。直接涂于硬结部位20~30分钟,每日2~3次。根据患者皮肤反应的程度决定用药时间长短和次数多少。共治76例,用药后1星期硬化消失者48例,占63%;2星期硬化消失者24例,占31%。总有效率为94%。(滕佳林 米杰 编·《外治中药的研究与应用》226)

★ 93. **治头风白屑**:用王不留行、香白芷各等分,用法:为末。干掺1夜,篦去。(滕佳林 米杰 编·《外治中药的研究与应用》223 引《太平圣惠方》)

★ 94. **治诸鲠**:【二白散】白芷、白蔹各等份。用法:上药研为散。每次3克,水调下。(孙

世发 主编·《中医小方大辞典》205 引《圣济总录》卷一二四)

★ 95. **治诸鱼骨鲠**:半夏五两(洗),白芷五两。上二物,捣筛。服方寸匕,则呕出。忌羊肉,饧。(宋立人 总编·《中华本草》5 册 887 引《外台》)

★ 96. **治眉框痛,属风热与痰**:黄芩(酒浸,炒),白芷。上为末,茶清调二钱。(宋立人 总编·《中华本草》5 册 886 引《丹溪心法》)

★ 97. **治鼻窦炎**:白芷 30 克。研末服,每次 3 克,每日 3 次;另取少许吹鼻,每日 1 ~2 次。适用于急性鼻窦炎、慢性鼻旁窦炎。(胡郁坤 陈志鹏 主编·《中医单方全书》425)

★ 98. **治副鼻窦炎**:白芷、辛夷各等分装入枕芯,睡时枕之。每日 1 ~2 次,每日最少枕用时间不少于 6 小时。(滕佳林 米杰 编·《外治中药的研究与应用》222)

★ 99. **治鼻流清涕不止:【白芷丸】**白芷为细末,以葱白捣烂为丸,小豆大。每服二十丸,茶水送下。(宋立人 总编·《中华本草》5 册 886 引《证治准绳》)

★ 100. **治伤寒鼻塞,出清涕不已:【白芷散】**香白芷一两,荆芥一钱。用法:上为末,腊茶清调服,如不用荆芥亦佳。(彭怀仁 主编·《中医方剂大辞典》3 册 737 引《百一》卷七)

★ 101. **治鼻痛:【白芷散】**杏仁(水浸,去皮,焙)、细辛、白芷各一钱,全蝎两个(焙)。用法:上为末。麻油调敷。(彭怀仁 主编·《中医方剂大辞典》3 册 737 引《直指》卷二十一)

★ 102. **治鼻衄**:山栀仁 10 克,香白芷 10 克。用法:上药共研为细末,吹少许于鼻中。(吴素玲 李俭 主编·《实用偏方大全》53 引清·《疡医大全》)

★ 103. **治牙痛**:白芷 100 克,冰片 2 克。用法:将白芷、冰片浸泡于 75% 的酒精 500 毫升中,加盖密封 10 天左右,用干棉签蘸药液涂于疼痛处,即可止痛,能保持 1 ~2 小时,无副作用。功效:发散风寒,通窍止痛。(郭志杰 吴琼等 主编·《传世金方·一味妙方》258)

★ 104. **治各种牙痛**:川花椒一钱,北细辛一钱,香白芷一钱二分,青防风二钱。用法:上药用水一茶杯,煎八分,漱之,频含频吐。即止。(彭怀仁 主编·《中医方剂大辞典》1 册 26 引《喉科心法》卷下)

★ 105. **治风热牙痛**:白芷 3 克,朱砂 1.5 克。用法:为末。蜜丸芡实子大,频用刷牙;或用白芷、吴茱萸各等分,浸水漱涎。(滕佳林 米杰 编·《外治中药的研究与应用》222 引《医林纂要》)

★ 106. **治面肿牙疼不可忍:【川芎散】**川芎、白芷、细辛各等份。用法:上药研为末。擦 2 ~3 次,盐汤漱,立止。(孙世发 主编·《中医小方大辞典》768 引《得效》卷十一)

★ 107. **治口舌疮,不能食:【白绿散】**白芷、铜绿各等份。用法:上药研为细末。掺舌上,以温醋漱之。(孙世发 主编·《中医小方大辞典》325 引《医统》卷六十三)

★ 108. **治口舌生疮,久不愈**:白芷一钱,铜绿一钱,白僵蚕四枚,干烟脂半钱。用法:上为末。每用少许,以鸡翎子扫疮。有涎吐之,不得咽津。(彭怀仁 主编·《中医方剂大辞典》3 册 736 引《圣济总录》卷一一七)

★ 109. **治口疮,久患不愈:【铜绿散】**铜绿(研)3 克,铅丹(炒,研)15 克,白芷(焙)7.5 克。用法:上药研为末。取少许掺舌上。(孙世发 主编·《中医小方大辞典》1134 引《圣济总录》卷一一七)

★ 110. **治嘴唇干裂**:香白芷 21 克。研末,饭后以井水送服 3 克。适用于口中气臭。(胡郁坤 陈志鹏 主编·《中医单方全书》451)

★ 111. **治口臭**:用甜瓜子粉 6 克,白芷 0.3 克,丁香 0.3 克,甘草 2 克。用法:将上药加水 200 毫升,煎后待凉。搽洗并漱口。每日 3 ~5 次,至愈。(滕佳林 米杰 编·《外治中药的研究与应用》222)

★ 112. **治咽喉肿痛**:铜绿、黄柏、香白芷各等分。用法:上为极细末,入麝香少许。每一字以笔管吹入喉中。(彭怀仁 主编·《中医方剂大辞典》1 册 21 引《传信实用方》卷二)

★ 113. **治缠喉风及狗咽:【石胆散】**石胆(烧,研)4.5 克,白芷(研为末)3 克。用法:上药再研匀细。每次 1.5 克,温开水调下。(孙世发 主编·《中医小方大辞典》300 引《圣济总录》卷一二三)

★ 114. **治痏疮:【白芷散】**甘草节、白芷、五倍子。用法:水煎,温洗。(彭怀仁 主编·《中医

白芷

方剂大辞典》3 册 738 引《普济方》卷三 O 一)

★ 115. **治崩漏不止:【芳香散】**香白芷一两半,龙骨一两,荆芥叶半两。用法:上件为细末。每服二钱,温酒调下,米饮汤调亦得,食前。(宋立人 总编·《中华本草》5 册 886 引《杨氏家藏方》)

★ 116. **治妇人反胃吐食:【白芷散】**白芷一两(切作片,于瓦上炒令黄)。用法:上为细末。用猪血二十文切片,以沸汤泡七次,将血蘸药,吃七片。如剩药末,留后次用。(彭怀仁 主编·《中医方剂大辞典》3 册 737 引《妇人良方》卷七)

★ 117. **治胎动不安:【安胎铁罩散】**白药子 30 克,白芷 15 克。用法:上药研为细末。每次 6 克,煎紫苏汤调下;或胎热,心烦闷,入白糖少许煎。(孙世发 主编·《中医小方大辞典》368 引《妇人良方》卷十二)

★ 118. **①治妇人赤白带下。②下元虚弱,赤白带下,或经行不止:【白芷散】**白芷一两,海螵蛸两个(烧),胎发一团(煅)。用法:上为细末。每服二钱,空心温酒调下。主治:①《妇人良方》:妇人赤白带下。②《景岳全书》:下元虚弱,赤白带下,或经行不止。

方论选录:《成方便读》:如带下无虚寒等证,即可于此方求之。白芷独入阳明,芳香辛苦,其温燥之性,为祛风逐湿之专药,以阳明为五脏六腑之海,水谷之所藏,湿浊之所聚,故以为君;女子以肝用事,海螵蛸入肝经血分,其性燥而兼涩,可固可宣,为带下崩中之要药,故以为臣;胎发得血之余气,益阴之中,又有去瘀之力,使瘀者去而新者生,以复妇人之常道。不特赤白带下可痊,而一切瘀浊,亦可愈耳。(彭怀仁 主编·《中医方剂大辞典》3 册 737 引《妇人良方》卷一)

★ 119. **治带下 5 方**

①白芷、海螵蛸各二两。用法:白芷用石灰二两泡水浸一周,洗净晒干,与海螵蛸共为细末,早、晚各冲服一匙,亦可加糖送服,或以米汤冲服。(中医研究院革命委员会 编·《常见病验方研究参考资料》344)

②白芷一两(炒黄),茜草根三钱,研细末,每服二钱,米汤送下。(中医研究院革命委员会 编·《常见病验方研究参考资料》344)

③白芷、川椒各等分,研细末,每服二钱,米汤送下。(中医研究院革命委员会 编·《常见病验方研究参考资料》344)

④白芷一两,刘寄奴一束,炖猪肠服。(中医研究院革命委员会 编·《常见病验方研究参考资料》344)

⑤白芷 500 克,石灰 1500 克,加冷水 500 毫升,浸泡 7 天,然后取出白芷,洗净晒干研粉;红枣 500 克,加水 2500 毫升,浓缩过滤 2000 毫升,每次以红枣汤 200 毫升,加白芷粉 50 克,白糖 20 克冲服,1 天 2 次,早、晚空腹服,5 天 1 疗程,宜忌:忌性生活及生冷辛辣之物。苏立祥等用上方治疗各型白带 128 例,1 个疗程。治愈 100 例,2 个疗程治愈 20 例,3 个疗程治愈 8 例。(王辉武 主编·《中药临床新用》208)

★ 120. **治带下日久,清腥如水:【白芷散】**白芷、乌贼骨、白术、米仁、赤苓、芡实各一两。用法:上为末。每服五钱,米饮下。(彭怀仁 主编·《中医方剂大辞典》3 册 739 引《医级》卷九)

★ 121. **治阴痒:**白芷一两,川椒五钱。用法:头煎内服,二煎外洗。(中医研究院革命委员会编·《常见病验方研究参考资料》367)

★ 122. **治诸风眩晕,妇人产前产后乍伤风邪,头目昏重及血风头痛,暴寒乍暖,神思不清,伤寒头目昏晕等证:【都梁丸】**香白芷(用沸汤泡洗四五遍)为末,炼蜜和丸如弹子大。每服一丸,多用荆芥点腊茶细嚼下。(江苏新医学院 编·《中药大辞典》上册 678 引《百一选方》)

★ 123. **用于痛经:**用白芷、五灵脂、青盐各 6 克,共研细末。将脐部用湿布擦净后,放药末 3 克于脐上,上盖生姜 1 片,用艾灸,以自觉脐内有温暖为度。2 天 1 次。(滕佳林 米杰 编·《外治中药的研究与应用》224)

★ 124. **用于不孕症:**用五灵脂、白芷、青盐各 6 克,麝香 0.3 克,共研细末。用荞麦粉加温水调和搓成条,圈于脐上,以药入其中,用艾灸之。但脐内微温即愈,不过 2 ~ 3 度。(滕佳林 米杰 编·《外治中药的研究与应用》224 引《医学入门》)

★ 125. **治产后腹痛:**白芷 20 克,当归 5 克,桂枝 3 克,童便少许。用法:上 3 味药碾末,以童便调服 5 克,每日 3 次。如无童便,以好黄酒下之亦可。备注:产后宫缩形成的腹痛,俗称嫁母痛。本方具有止痛、活血、通经的作用,为民间有效的验方之一。(吴静 陈宇飞 主编·《传世金

方·民间秘方》240)

★ 126. **治妊娠阴痒。妇人受妊后,不节房劳,阳精留蓄因而作痒:【椒芷汤】**川椒(去目)、白芷各30克。用法:水煎,服头煎;以二煎洗患处。(孙世发 主编·《中医小方大辞典》626引《叶氏女科》卷二)

★ 127. **用于外阴瘙痒肿痛:**用野菊花15克,蛇床子15克,白芷9克,苦参9克。用法:上药浓煎取汁备用。取药汁冲洗外阴部,每日数次。(滕佳林 米杰 编·《外治中药的研究与应用》223引《奇难杂症古方选》)

★ 128. **治乳头杂症:**白芷、人乳汁各适量。用法:将白芷晒干研末,加入乳汁内煮沸待冷,涂患处,每日2~3次。备注:本方主治乳头破损、红肿、皲裂,验证10余例,均愈。(吴静 陈宇飞 主编·《传世金方·民间秘方》193)

★ 129. **治乳头皲裂:**白芷研细末,每日4次涂患处。王丽霞等用上方治疗乳头皲裂50例,全部治愈,疗程最长者3天,最短者1天。(王辉武 主编·《中药临床新用》208)

★ 130. **治疗乳头皲裂验案:**刘某,患乳头皲裂,用白芷研为细末,用乳汁调涂患处,如哺乳时,用香油将药润下来,或以温开水洗去亦可。涂药2次,疼痛减,局部皮肤见干,2天痊愈。(杨鹏举 主编·《中医单药奇效真传》339)

★ 131. **治乳痈初起:**白芷三钱半。用法:为细末,黄酒冲服后出汗。如不好。可再服一剂。(中医研究院革命委员会 编·《常见病验方研究参考资料》260)

★ 132. **治乳痈:【贝母白芷内消散】**大贝母、白芷各等份。用法:上药研为末。每服2钱,白酒调下。宜忌:孕妇忌用白芷。加减:有郁,酌加白蒺藜。(彭怀仁 主编·《中医方剂大辞典》2册604引《医学从众录》卷八)

★ 133. **治乳痈乳疖:【白芷散】**乳香、没药(各去油)、白芷、浙贝、归身各等分。用法:上为末。每服五钱,陈酒送下,醉盖取汗。(彭怀仁 主编·《中医方剂大辞典》3册739引《外科全生集》卷四)

★ 134. **治乳腺炎:**白芷30克,食醋18毫升。用法:白芷研为细末,加入煮沸的食醋调成糊状,将其均匀涂在纱布上。外敷,每日2次。功能:清热解毒,消肿散结。注意事项:贴敷在红肿的乳房上,外加塑料薄膜覆盖,每次贴敷30~60分钟,3~6天为1个疗程。(阳春林 葛晓舒·《湖南省中医单方验方精选·外科》上册921)

★ 135. **治乳疳,乳头腐烂,延及周围:【白芷散】**白芷二钱,牡蛎粉五钱,冰片二分。用法:为细末,搽患处。(宋立人 总编·《中华本草》5册887引《外科真诠》)

★ 136. **治吹乳:【立效散】**白芷、贝母各等份。用法:上药研为末。每次6克,好酒调服。若无乳行,加漏芦酒煎,调服。(孙世发 主编·《中医小方大辞典》332引《寿世保元》卷七)

★ 137. **①治孕妇及产后乳结核。②治一切乳症:【芷贝散】**白芷、贝母各等份。用法:上药研为末。每次3克,酒调频服。若无乳行者,加漏芦煎酒调服。外用起酵生面。如蜂窝发过,上有青色无妨,焙干为末,井水调敷,如干,以水时润之;甚者加白芷、贝母、乳香、没药少许。功能:《慈禧光绪医方选议》祛风消肿,清热散结。主治:①《医学入门》:孕妇及产后乳结核。②《杂病源流犀烛》:一切乳症。方论:《慈禧光绪医方选议》方中白芷辛温,能表散风寒,散肿通窍;贝母除化痰止咳外,尚可清热散结,用黄酒调服,在于酒有活血通络之作用。(孙世发 主编·《中医小方大辞典》383引《医学入门》卷八)

★ 138. **治小儿宿食不消:【白芷丸】**白芷半两,槟榔一个,青橘皮1分(去白),巴豆四粒(炮,去皮,出油)。用法:上为末,同研,面糊为丸,如粟米大。每服三丸至五丸,温水送下,常服。功效:消乳食。(彭怀仁 主编·《中医方剂大辞典》3册735引《普济方》卷三九三)

★ 139. **治小儿腹泻:**白芷9克,干姜9克。共研细末,蜜调成膏,先用酒精擦脐后,再贴此膏,以布扎之。适用于小儿水泻不止、不发热者。(胡郁坤 陈志鹏 主编·《中医单方全书》307)

★ 140. **治小儿、大人病中闻饮食药气,即恶心干呕,不能疗者:【必胜散】**川白芷不拘多少。用法:上锉,晒或焙,研为细末。抄少许于舌上,令其自化,或用掌心盛之,以舌舐咽。儿小者,温净汤浓调,少与含化,并不拘时候。至六七次即效。(孙世发 主编·《中医小方大辞典》56引《活幼新书》卷下)

★ 141. **治婴儿湿疹:**白芷2钱,雄黄1钱。用法:共研末,茶油调,以纱布包裹,火烘出油,抹

患处。（中医研究院革命委员会 编·《常见病验方研究参考资料》418）

白及（163方）

【药性】味苦、甘、涩，性微寒。归肺、胃经。

【功能与主治】收敛止血，消肿生肌。主治咯血，吐血，衄血，便血，外伤出血，痈疮肿毒，烫灼伤，手足皲裂，肛裂。

【用法用量】内服：煎汤，3～10克；研末，每次1.5～3克。外用：适量，研末撒或调涂。

【使用注意】外感及内热壅盛者禁服。反乌头。

★ 1. **治吐血不止**：白及末。米饮调服，或酒调饮。（陆锦燧 辑·《鲟溪秘传简验方》37）

★ 2. **治吐血**：白及，灶心土各适量。用法：白及研成末，加灶心土泡溶。每日1剂，分2次服。功能：温中散寒，收敛止血。（易法银 喻斌 主编·《湖南省中医单方验方精选·内科》下册1774）

★ 3. **治吐肺血，血吐在水内浮者**：羊肺1个，白及适量。用法：羊肺1个煮熟，蘸白及后焙干，研末，开水冲。不拘时服。功能：补肺止血，化痰止咳。注意事项：吐血最忌用参，无论人参、高丽参、党参，均不可服。（易法银 喻斌主编·《湖南省中医单方验方精选·内科》下册1770）

★ 4. **治吐血、咳血2方**

①白及60克（研极细末）。用法：空腹每服3～9克，开水送下，1日2次。禁酒、烟、辛辣、香燥、房事。（中医研究院革命委员会 编·《常见病验方研究参考资料》118）

②鲜百合1个，白及3钱。用法：将百合捣烂以白及煎水。每日1剂，分2次服。功能：润肺止咳，收敛止血。注意事项：连续10天，隔5日再服。（易法银 喻斌 主编·《湖南省中医单方验方精选·内科》下册1780）

★ 5. **治咳血3方**

①**【咳血散】**白及、血余炭、花蕊石各等份。用法：上药共研细末。每次服6～9克，日服2次，开水冲服。功效：祛瘀止血生肌。主治：各种咳血。（程爵棠 程功文 编·《单方验方治百病》43）

②**【白及粥方】**白及粉15克，糯米100克，大枣5枚，蜂蜜25克。用法：先用糯米、大枣加水适量煮粥至将熟时，将蜂蜜、白及粉入粥中拌匀，改文火稍煮片刻，待粥稠黏时即可。温热食用，日服2次，每日1剂。10天为1个疗程。功效：补肺止血，养胃生肌。主治：如肺结核咳血、支气管扩张咳血、复合性胃和十二指肠溃疡出血等。禁忌：不得与附子粥、乌头粥同吃。（程爵棠 程功文 编·《单方验方治百病》62）

③猪肺250克，白及30克，酒适量。用法：将猪肺挑去筋、膜，洗净，同白及入瓦罐，加酒适量煮熟。每日1剂，分2次食肺饮汤。功能：清热润肺，止咳止血。方解：猪肺清热润肺，止咳止血；白及收敛止血；白酒行药势。诸药合用，共奏清热润肺，止咳止血之功。注意事项：感冒者忌用。或稍加盐调味，佐餐用。（易法银 喻斌 主编·《湖南省中医单方验方精选·内科》下册1763）

★ 6. **治咳血，痰中带血**：白及5钱，三七1钱。用法：三七磨末，白及水煎，冲三七末。每日1剂，分2次服。功能：养阴润肺，化瘀止血。（易法银 喻斌主编·《湖南省中医单方验方精选·内科》下册1756）

★ 7. **治咳嗽吐血**：白及粉、猪肝、蜂蜜各适量。用法：将白及研末和猪肝蒸熟后，切薄片焙干碾粉，和蜜为丸。每日2次，每次2～3钱。功能：益肺养阴，收敛止血。方解：白及粉收敛止血；猪肝养血补肝；蜂蜜滋阴润燥，调和诸药。诸药合用，共奏益肺养阴，收敛止血之功。注意事项：开水吞服。（易法银 喻斌 主编·《湖南省中医单方验方精选·内科》上册175）

★ 8. **治血证，咳血，吐血2方**

①白及15克，食醋10毫升。用法：将白及研粉与食醋调匀备用。每日1～2剂，每剂分1～2次服。功能：活血养阴，收涩止血。注意事项：连服3～5剂。食醋可用到20毫升。（易法银 喻斌 主编·《湖南省中医单方验方精选·内科》下册1756）

②白及30克，百部15克。用法：水煎。每日1剂，分2次服。功能：清热养阴，活血止血。

注意事项：连服3～5剂。（易法银 喻斌 主编·《湖南省中医单方验方精选·内科》下册1756）

★ 9. **治咯血3方**

①**【白及枇杷丸】**白及一两，枇杷叶（去毛、蜜炙）、藕节各五钱。上为细末，另以阿胶五钱，锉如豆大，蛤粉炒成珠，生地黄自然汁调之，火上炖化，入前药为丸如龙眼大。每服一丸，噙化。（江苏新医学院 编·《中药大辞典》上册668引《证治准绳》）

②血余炭2克，藕节25克，白及25克。用法：将藕节、白及加水煮2小时，取出药液，再加血余炭口服，1日2次。备注：血余炭制法，取人发用肥皂水洗净晒干，锅中炒成炭（只许炭化，不可灰化）即成。本方对内脏出血、咯血、牙龈出血、鼻出血均有效。（吴静 陈宇飞 主编·《传世金方·民间秘方》7）

③白及100克，白薇100克，百合80克，大枣50克。将上药末混均，蜂蜜为丸，每次9克，每日2次，7天为1个疗程。（郭旭光·《中国中医药报》2011年2月25日）

★ 10. **治支气管扩张咯血：**白及15克，萸肉10克，龙骨12克，牡蛎12克。水煎服。此方名为补管补络汤，甚效。（范其云 编·《家用偏方二佰三》38）

★ 11. **支气管扩张：**成人每次服白及粉2～4克，每日3次，3个月为1疗程。21例患者经1～2个疗程，痰量显著减少，咳嗽减轻，咯血得到控制。（江苏新医学院 编·《中药大辞典》上册669）

★ 12. **治支气管扩张咯血、肺结核咯血：**白及、海螵蛸、三七各180克。共研细末，每服9克，每日3次。（宋立人 总编·《中华本草》8册677）

★ 13. **治难治性咯血：**采用白及治疗难治性咯血患者，疗效满意。用法：白及末5克，每天早、中、晚各1次，温开水冲服或和粥服。疗效：治疗难治性咯血患者67例，经用药3～5次后，治愈者60例，好转者4例，无效者3例。总有效率为95.52%。治疗过程中未见不良反应。（李世文等·《一味中药祛顽疾》173）

★ 14. **治久咳伤肺，咯血呕血；外用治创伤止血、皮肤皲裂：**白及片 白及不拘多少。用法：制成片剂。嚼碎服，每次10～30片。外用研粉敷患处。功效：收敛止血，生肌定痛。（孙世发 主编·《中医小方大辞典》50）

★ 15. **治肺嗽喘息有声，以及热客上焦，血益妄行，咳唾血出，咽嗌疼痛，烦渴呕吐，寒热休歇，减食羸瘦：【青金散】**白及、青黛各等份。用法：上药研为末。每次1.5克，糯米汤调下。（孙世发 主编·《中医小方大辞典》425引《幼幼新书》卷三十）

★ 16. **治语声不出：【白及散】**白及20枚（研为末）。用法：用猪肺1个，生姜数片，煮熟，切成片子，点尽白及末。食之。（孙世发 主编·《中医小方大辞典》319引《普济方》卷六十四）

★ 17. **治肺痨2方**

①白及、百合各60克，红糖30克。药先煎，加入红糖熬成膏状。每次服1茶匙。（宋立人 总编·《中华本草》8册677）

②白及2钱，猪肝适量。用法：白及研末，拌蒸熟之猪肝。每日1剂，分2次服。功能：收敛止血。注意事项：白及最大剂量可用到3钱。（易法银 喻斌 主编·《湖南省中医单方验方精选·内科》上册323）

★ 18. **治肺痨，症见吐血、便结：**白及500克，蜂蜜250克。用法：先以清河水将白及煎熬，去渣澄清，后入蜂蜜收膏。每日2次，每次服30克。功能：收敛止血，补虚润肺。注意事项：便溏者忌服。（易法银 喻斌 主编·《湖南省中医单方验方精选·内科》上册329）

★ 19. **治肺热吐血2方**

①白及研细末，每服6克，白汤下。（江苏新医学院 编·《中药大辞典》上册668）

②白及3克，川贝母3克，知母3克。用法：共为细面，每次白开水送服3克，日服3次，吐血停止时，接服白茅根汤数次。验案：本县各上村董某某，32岁；周屯村倪某，女，20岁；双坦村董某，男29岁；小屯村刘某某，男35岁，这些患者都是肺热吐血症，经本方1～3剂，症状基本消失。继服白茅根（剂量多少均可）煎汤，连服数日痊愈。（李德新等 编·《祖传秘方大全》12）

★ 20. **治矽肺，咳嗽少痰，胸痛：**鲜白及根（去须根）60克（干品15～30克），加桔梗15～30克。水煎，冲白糖，早、晚饭前各服1次。宜忌：忌食酸辣、芥菜。（宋立人 总编·《中华本草》8册677）

★ 21. **治肺结核 8 方**

①白及研粉,每日各服 6 克。用药 3 个月。治疗用抗痨药无效或疗效缓慢的各型肺结核患者 60 例,取得较好效果。42 例临床治愈,X 线显示病灶完全吸收或纤维化,空洞闭合、血沉正常;痰菌阴性,临床症状消失;13 例显著进步,其余无改变。(宋立人 总编·《中华本草》8 册 677)

②白及粉 5 克。与蜂蜜 1 匙、鸡蛋 1 个、稀粥 1 碗共拌食,服半年。(胡郁坤 陈志鹏 主编·《中医单方全书》148)

③白及 30 克,人中白、青黛各 18 克。用法:共研细末,每服 6 克,开水送服。(吴静 陈宇飞 主编·《传世金方·民间秘方》19)

④新鲜栝楼 1 个,白及 60 克(研细),蜂蜜 120 克。用法:将栝楼切一小孔,将白及末放入后搅匀,蒸熟后加蜂蜜,分为 4 次量,每晚临睡前服 1 次,开水送服,亦可以白糖代蜂蜜。(吴静 陈宇飞 主编·《传世金方·民间秘方》19)

⑤白及、百部、百合各 120 克。用法:共研细末,炼蜜为丸,每丸重 9 克,1 日 2 次,每服 1 丸,开水送服。(吴静 陈宇飞 主编·《传世金方·民间秘方》20)

⑥用白及 500 克,百合、百部各 240 克。共研细末,用蜜糖 1500 克熬膏,早、晚各服 1 ~ 2 匙。(吴静 陈宇飞 主编·《传世金方·民间秘方》20)

⑦白及 250 克,川贝母 60 克,紫河车 60 克,海螵蛸 15 克。用法:上药共研细末,贮瓶备用。每次取 10 克,放入杯内,开水冲服,日服 2 次。功效:滋阴补阳,止咳生肌。(程爵棠 程功文 编·《单方验方治百病》48)

⑧白及 1 两,百合、桃仁各 3 钱,醋适量。用法:共为细末,用醋为引。每日 1 剂,分 3 次服。方解:白及收敛止血;百合养阴润肺;桃仁活血祛瘀;醋收敛止血。诸药合用,共奏收敛止血,滋阴润肺之功。(易法银 喻斌 主编·《湖南省中医单方验方精选·内科》上册 343)

★ 22. **治肺结核验案**:张某某,女,29 岁,干部。发现肺结核已 4 年,咳嗽,呼吸困难,食欲不振,无力,曾注射链霉素 1 个疗程,次年经检查发现病灶已钙化,但至 1957 年因生产病情又恶化,于 1957 年 4 月 29 日入院。检查:一般情况尚好,体温 36 ~ 37℃,胸部叩诊无异常发现,于两肺上野可听到呼吸音减低,血尿检查无明显改变,痰内可见结核菌,X 线透视见两肺第 1 前肋间以上有密度增高、边缘模糊之片点状阴影,两肺下部纹理增强,左肺前第 3 肋骨处有绿豆大小钙化点 2 个。诊断:浸润型肺结核进展期。入院当时仅给予一般处理,至 5 月 8 日开始用白及粉治疗,每天 3 次,每次每克加等量白糖内服,1 周后症状开始好转,2 周后症状大部消失,至 7 月 10 日 X 线照片,两肺上野阴影边缘转清,20 日显现硬化,22 日出院。住院 84 天,共服白及 450 克。(黄国健等 主编·《中医单方应用大全》25)

★ 23. **治肺结核咳嗽**:用百部、白及各 9 克,茅根 30 克,水煎服。(吴静 陈宇飞 主编·《传世金方·民间秘方》20)

★ 24. **治肺结核咯血**:白及 9 克,每日分 3 次服(用开水送服)。较优于脑垂体后叶素,可同时合用抗结核药物而无任何副作用。(孟凡红等·《单味中药临床应用新进展》23)

★ 25. **治空洞型肺结核 5 方**

①白及五两。用法:研细末,每服二钱,一日三次,饭后服,本方须连续服用。(中医研究院革命委员会 编·《常见病验方研究参考资料》114)

②**【独胜丸】**白及 500 克,川贝母 200 克,麦芽 100 克。以上 3 味混合粉碎,过 100 目筛,按药粉与蜜 1:1.2 的比例兑入炼蜜制丸,每丸重 7.5 克。口服,每次 1 丸,每日 2 次。(宋立人 总编·《中华本草》8 册 677)

③白及粉 8 两,川贝母粉 2 两,胎盘粉 2 两,乌贼骨粉 5 钱。用法:上药研匀,每日早、晚各服 1 次,每次 3 钱,开水送下。(中医研究院革命委员会编·《常见病验方研究参考资料》114)

④白及、蜜炙百部各 12 克,黄芩 6 克,黄精 15 克。水煎服。(宋立人 总编·《中华本草》8 册 193)

⑤僵蚕、白及各等分。共研细末,每服二钱,日服二次。(江苏新医学院 编·《中药大辞典》上册 740 引《吉林中草药》)

★ 26. **治肺结核病情稳定者**:白及 60 克,百部 60 克,生牡蛎 60 克,穿山甲(炮)60 克。用法:上药分别去除杂质,共研细面,瓶装备用。每次 3 ~ 5 克,每日 3 次,温开水冲服。功效:杀菌抗痨,敛肺止咳。医师嘱咐:此为南京中医药大学附属医院治疗肺结核的验方,临床实践证明效

果良好。（刘道清 主编·《中国民间神效秘方》87）

★ 27. **治肺结核，慢性气管炎，百日咳、肺气肿，久咳伤肺，咯血呕血：**白及颗粒 白及不拘多少。用法：制成颗粒剂。口服，每次 5～10 克，每日 3 次。功能：收敛、止血、补肺。宜忌：肺胃有实火者忌用，不宜与乌头类药材同用。（孙世发 主编·《中医小方大辞典》53）

★ 28. **治肺痨。多年咳嗽，肺痨咳唾脓血及肺破不愈：【白及散】**款冬花、紫菀、白及、阿胶各等份。用法：水煎服。（孙世发 主编·《中医小方大辞典》1345 引《医学启蒙》卷四）

★ 29. **治肺叶痿败、喘咳夹红者：**嫩白及 12 克研末，陈阿胶 6 克。冲汤调服。（宋立人 总编·《中华本草》8 册 677）

★ 30. **治肺痿肺烂：**猪肺一具，白及片一两。将猪肺挑去血筋血膜，同白及入瓦罐，加酒煮熟，食肺饮汤。或稍用盐亦可。或将肺蘸白及末更好。（江苏新医学院 编·《中药大辞典》上册 668）

★ 31. **治肺脓肿：**白及 500 克，猪肺 500 克。各洗净，同煮烂，食肺喝汤，每剂 4 日分服。或以白及 500 克，与糯米 90 克、粳米 250 克共研细末，用冰糖适量调羹，可经常食用。或以白及 30 克，焙干为末，调入鸡蛋内，以香油煎食，不加盐，每日 1 次，3 日服完，连服 3 剂。（胡郁坤 陈志鹏 主编·《中医单方全书》9）

★ 32. **治肺脓疡 3 方**

①白及 30 克，柿霜 30 克。用法：共研细末，每次 5 克，每日 2～3 次，用白鹤草汤送服。（吴静 陈宇飞 主编·《传世金方·民间秘方》23）

②白及 30 克。用法：焙干为末，调入鸡蛋内，以香油煎食，不可加盐，1 剂分 3 日服，连服 3 剂。（吴静 陈宇飞 主编·《传世金方·民间秘方》24）

③白及、薏苡仁各 240 克，忍冬藤 60 克。用法：共研细末，白糖调服，每服 9 克。备注：用于肺痈咳脓臭痰。（吴静 陈宇飞 主编·《传世金方·民间秘方》25）

★ 33. **治肺痈 6 方**

①白及末四两，贝末一两。用法：和匀，每服一钱至一钱半，一日三次，开水送下。（中医研究院革命委员会 编·《常见病验方研究参考资料》107）

②白及末四两，贝末一两，百合一两。用法：和匀，早晚各服二钱。（中医研究院革命委员会 编·《常见病验方研究参考资料》107）

③白及末四两，贝末一两，炒五灵脂五钱。用法：共研细末，早晚各服二钱。（中医研究院革命委员会 编·《常见病验方研究参考资料》107）

④白及七钱，百部三钱，薏仁五钱。用法：共研细末，每早服三钱，开水送下。（中医研究院革命委员会 编·《常见病验方研究参考资料》107）

⑤白及一两，生蛤壳一两半，淮山药一两。用法：共研细末，一日二次，每服一钱，开水送下，常服。（中医研究院革命委员会 编·《常见病验方研究参考资料》107）

⑥白及一两，天麦冬、甘草各三钱，豆腐一斤。用法：水煎服。豆腐最好是用石膏点的，白及可酌减。（中医研究院革命委员会 编·《常见病验方研究参考资料》107）

★ 34. **治肺痈咳吐脓血：**白及一两，蒲公英、银花各五钱，糯米一两。用法：水煎，一日早、晚两次服。（中医研究院革命委员会 编·《常见病验方研究参考资料》109）

★ 35. **治肺、胃出血：**白及、海螵蛸各三钱（去外面硬壳）。用法：共研细末，每服三钱，一日二次，开水送服。备注：本方亦可用于十二指肠溃疡。（中医研究院革命委员会 编·《常见病验方研究参考资料》119）

★ 36. **治慢性支气管炎，肺气肿，肺心病，支气管扩张，虚劳咳喘：**白及 100 克，鲜狗肺 1 具，鲜鸡蛋 10 个。用法：先将狗肺用清水冲洗干净，再将白及研成细面，然后将鸡蛋打入碗内，与药面搅调均匀，从气管灌入狗肺内，装满为度，最后用细绳扎住气管，放锅内蒸熟，切片焙干，研面备用。每次 20 克，每日 3 次，温开水送服。功效：补肺止咳。医师嘱咐：忌烟酒及辛辣刺激性食物；避免特殊气味刺激。（刘道清 主编·《中国民间神效秘方》47）

★ 37. **治肺炎：**白及 5 克。研末，与蜂蜜 1 匙、鸡蛋 1 个共入 1 碗稀粥拌匀，每日晨服 1 次，可久服。适用于肺炎吐血、咳嗽、潮热盗汗、咽痛者。（胡郁坤 陈志鹏 主编·《中医单方全书》7）

★ 38. **治咳嗽：**白及 150 克。研末，晚上睡前以糯米汤调服，每次 10 克。适用于多年咳嗽

咯血者。(胡郁坤 陈志鹏 主编·《中医单方全书》20)

★ 39. **治遗精**:白及30克。研末炒,加白糖30克拌调绿皮鸭蛋白3个共蒸食。适用于滑精。(胡郁坤 陈志鹏 主编·《中医单方全书》358)

★ 40. **治面瘫**:生白及15克,米醋、姜汁各适量。先煎白及取汁,浓缩成浆状,再加米醋和姜汁,煮沸调匀。用时将加温的药液涂患侧,每日3~5次,每次先以温水搽洗后再涂。病程长者同时用白及粉内服,每次用30克,饭后用姜汤送服,每日3次,5天为1个疗程,一般1~3个疗程。张健臣等以上方治疗面瘫85例,全部治愈,平均治愈时间为8.47天。(王辉武 主编·《中药临床新用》202)

★ 41. **治百日咳2方**

①白及粉适量,口服。1岁以内0.1~0.15克/公斤体重,1岁以上0.2~0.25克/公斤体重。(孟凡红等·《单味中药临床应用新进展》23)

②白及、冬花各等分。用法:共为细面(白及不可用火炒,炒则无效)。1周岁患儿,每次服2分,3~6岁,每次服3分,白开水送下,每日4次。服量可按年龄酌情增减。(中医研究院革命委员会编·《常见病验方研究参考资料》36)

★ 42. **治胃痛**:白芷、白及各四钱,川乌、草乌各三钱。用法:研末和面少许,调和成饼,扎敷于剑突下胃脘部,一昼夜后除去。(中医研究院革命委员会 编·《常见病验方研究参考资料》131)

★ 43. **治肠胃出血**:白及、地榆各等量。炒焦,研末。每服3克,每日2~3次,温开水送服。(宋立人 总编·《中华本草》8册677)

★ 44. **胃肠道出血者**:将白及粉装胶囊以便吞服,每次2~4克,每天4~6次。(黄国健等 主编·《中医单方应用大全》26)

★ 45. **治胃溃疡出血**:白及末9~15克,加冰糖炖服。(吴静 陈宇飞 主编·《传世金方·民间秘方》8)

★ 46. **食管及咽部出血者**:为使白及直接与出血面产生迅速作用,故此类患者用白及粉调成糊状内服,每次2~4克,每天4~6次。(黄国健等 主编·《中医单方应用大全》26)

★ 47. **外伤性及鼻腔出血者**:将白及粉及纸袋先经干热灭菌后,以无菌操作装入纸袋密封,使用时剪断袋角散布或喷雾于出血处。(黄国健等 主编·《中医单方应用大全》26)

★ 48. **治胃、十二指肠溃疡病,胃黏膜脱垂胃出血:【溃疡散】**枳实、白及各等量。共研细末,每日3次,每次5克冲服。(洪国靖 主编·《中国当代中医名人志》799)

★ 49. **治胃、十二指肠溃疡急性穿孔**:先抽尽胃内容物,拔去胃管,急用冷开水快速吞服白及粉9克,冷开水量以不超过90毫升为宜。1小时后再重复以上剂量1次。第2天可少量饮水或给流质;第3天开始可恢复半流质饮食。治疗过程中,常规处理,同时,必须严格观察全身和局部症状的变化。(孟凡红等·《单味中药临床应用新进展》24)

★ 50. **治胃切除术后吻合口出血**:易忠用白及治疗胃切除术后吻合口出血患者15例,用药后1~3天止血者14例。治疗方法:取白及30克,切碎后加水300毫升,煎至100毫升时去渣,再浓缩为15毫升,待完全冷却后加入云南白药1克,调和均匀,经胃管吸净胃内容物后,将上述药液1次性注入。6~8小时后重复1次。若病情严重者,可4小时1次。如3天不能止血者改用其他疗法。(李世文等·《一味中药祛顽疾》173)

★ 51. **治消化性溃疡**:白及、阿胶各30克。共研细末,每次服3~6克,每日2~3次,饭前服。(金福男 编·《古今奇方》19)

★ 52. **治应激性溃疡出血**:经胃管给予白及甘露聚糖溶液(5%)50毫升/4小时,止血时间明显缩短,无明显不良反应。(孟凡红等·《单味中药临床应用新进展》24)

★ 53. **治慢性非特异性结肠炎**:白及15克,寒湿者加桂枝15克,艾叶炭15克,湿热者加槐花20克,地榆20克。白及为末,余药煎汤取汁200毫升,与白及粉混匀,保留灌肠。每日1次,3星期为1个疗程。治疗6例,均获痊愈。平均治愈时间为2.15天。(滕佳林 米杰 编·《外治中药的研究与应用》221)

★ 54. **治消化道出血**:白及60克,地榆30克,乌贼骨45克。研粉,调稀糊状加白糖适量,1日4次,饭后半小时许热服,和络涩血。(洪国靖 主编·《中国当代中医名人志》807)

★ 55. **治消化道各种出血:**白及 200 克,香附 50 克,五倍子 50 克。上 3 味,混合粉碎成细粉,过筛,分装,每包 3 克。口服,每次 1 包,每日 3 次,饭前服。(宋立人 总编·《中华本草》8 册 677)

★ 56. **治急性上消化道出血:**白及粉 4.5 克,血竭粉 1.5 克(混合为 1 次量),温开水调为糊状,每日 3 次。(吕执政等 主编·《常见病最新疗法》82)

★ 57. **治上消化道出血 2 方**

①白及适量,研成细末。每次 3 克,每天 3 次,温开水送下。据孔照遐等报道,应用本方治疗 42 例,肉眼黑便消失时间平均 4.9 天,大便潜血转阴时间平均为 8 天。(薛建国 李缨 主编·《实用单方大全》323)

②白及 30 克,大黄 10 克。用法:上药共研为极细末,过筛后贮瓶备用。每次服 2 克,日服 3 次或 4 次。胃痛者,在必要时加服金铃子散(延胡索、川楝子各等份,研细过筛),每次服 1 克。功效:凉血止血。用本方治疗 43 例,均获治愈。大便潜血转阴时间平均为 3.8 天。服药期间未见恶心、呕吐等症状。又本方去白及,单用大黄粉,每次服 1 ~3 克,日服 1 ~3 次,温开水冲,疗效亦较为满意。(程爵棠 程功文 编·《单方验方治百病》78)

★ 58. **治溃疡病:【溃疡丸】**白及粉 12 克,甘草粉 18 克,蜂蜜 30 克。用法:上药制丸 3 粒。每次 1 ~2 丸,每日 3 次。亦可作汤剂,水煎,蜂蜜对服。功效:益胃止血。加减:若胃酸多,酌加乌贼骨;痛剧,酌加延胡索、白芍药。验案:十二指肠溃疡:赵某,男,23 岁。上腹部烧灼样疼痛 3 年多,伴有反酸、呕血、柏油样大便 3 次,经 X 线胃肠钡餐检查证实为十二指肠溃疡。大便隐血试验阳性,经服溃疡丸后,1 星期疼痛消失,51 天后再做 X 线胃肠钡餐检查,见十二指肠球部溃疡面(壁龛)已修复,大便隐血试验阴性,即治愈出院。2 年后随访未复发。(孙世发 主编·《中医小方大辞典》1180)

★ 59. **治小儿汤烫火烧破疮:【黄金散】**白及(研为细末)120 克,黄柏(研为细末)60 克。用法:上药同研匀。如有汤烫破疮,用新井花冷水调成膏,敷贴烧破疮上,用兔毛盖之,如无兔毛,用绒羊毛盖之,第 3 日,用小油润去痂,再敷。不过 3 次即见效。(孙世发 主编·《中医小方大辞典》591 引《普济方》卷四〇八)

★ 60. **治疮口不敛:**白及一钱,赤石脂(研)一钱,当归(去芦头),龙骨(研)少许。上为细末,干掺。(宋立人 总编·《中华本草》8 册 677 引《百一选方》)

★ 61. **治顽固性疮口:**细辛、白及各等分研细末,每次用少许药末加热醋少许调成饼状 2 厘米圆,敷于脐中(亦可配合以上含漱药治疗)。(洪国靖 主编·《中国当代中医名人志》362)

★ 62. **治先天性耳瘘管感染:**先将耳瘘管及周围皮肤消毒,再将白及条(白及研细末调糊搓成线条状)插入管内,外敷一效膏(朱砂、冰片、炉甘石、滑石粉研末调糊),见分泌物及瘘管内容物排出通畅为度。治疗 21 例,其中 10 例已形成脓肿,自溃或切开后形成创面和漏孔,5 ~21 天均获愈合;11 例无创面和漏孔者,3 ~18 天肿消。(滕佳林 米杰 编·《外治中药的研究与应用》220)

★ 63. **治腋气:【绿银散】**铜绿、密陀僧各 9 克,白及(烧存性)27 克。用法:上药研为细末。每次 1.5 克,津唾调涂腋下,3 ~5 日 1 次。以效为度。(孙世发 主编·《中医小方大辞典》1152 引《卫生总微》卷十七)

★ 64. **治肛裂 2 方**

①白及焙干。研末,加入凡士林调匀,制成含白及 40% ~50% 的软膏。便后用生理盐水或 1:1000 的高锰酸钾液清洗肛门,拭干,将裂口轻轻牵开,取少量白及软膏涂于裂口上,外加消毒敷料,胶布固定,每天 1 次。据龙宜战等报道,应用本方治疗 100 例,全部治愈。疗程最短 3 天,最长 15 天。本法适用于早期肛裂,对陈旧性肛裂疗效不佳。(薛建国 李缨 主编·《实用单方大全》325)

②白及 200 克,蜂蜜 50 克。先将白及加入清水适量,煎熬至稠黏状时,除去白及,再以小火浓缩成稀糊状,兑入煮沸去沫的蜂蜜并充分搅匀,冷却后即可使用。使用时每次用药棉蘸药液涂搽于肛裂患处,每日 2 次,一般治疗 5 日肛裂处即可结痂而愈。(李家强 编·《民间医疗特效妙方》87)

★ 65. **治肛裂、痔疮:**白及粉用蒸馏水配成 7% ~12% 的液体,稍加温,静置 8 小时,过滤,成为黄白色胶浆。每100毫升胶浆再加入石膏粉100克,搅匀,消毒即成。温水或淡高锰酸钾液肛门坐浴,后用无齿镊夹上药从肛门插入约2厘米,来回涂擦2~4次,取出。再以此药沾一棉球留置于肛门内2~3厘米处,另取一个沾药棉球从肛门插入约2厘米,来回涂擦2~4次。白及粉与止痛消炎膏调匀制成的丸剂塞肛,达到止血的目的,能抑制纤溶酶,增加血小板第Ⅲ因子活性。(孟凡红等·《单味中药临床应用新进展》24)

★ 66. **治痔疮:【护肛膏】**白及、石膏(煅)、黄连各等份,鸡蛋1个。用法:上药研为末,以鸡蛋清调如膏。搽上,煎油纸如月样圈痔,护四旁好肉,每洗1次,换药1次。(孙世发 主编·《中医小方大辞典》1419引《医统》卷七十四)

★ 67. **治疔疮肿毒:**白及末半钱,以水澄之,去水,摊于厚纸上贴之。(江苏新医学院 编·《中药大辞典》上册668引《袖珍方》)

★ 68. **治疔疮、时毒暑疖:【水沉膏】**白及末15克。用法:水盏内沉下,澄去水,于皮纸上摊开,贴疮上。主治:①《世医得效方》:疔疮。②《外科启玄》:时毒暑疖。宜忌:如用膏,不可用生肌药。(孙世发 主编·《中医小方大辞典》40引《世医得效方》卷十九)

★ 69. **治疮疖痈疽:【铁箍散】**白及、芙蓉叶、大黄、黄柏、五倍子。上为末,用水调搽四周。(江苏新医学院 编·《中药大辞典》上册668引《保婴撮要》)

★ 70. **治痈疮高肿:**白及二钱,生半夏二钱,冰片一钱,朱砂一钱。用法:共为极细末。冷水调涂患处,未成者即消,已成者即溃。(沈洪瑞 主编·《重订十万金方》374)

★ 71. **治痈疖:**白及一两,白矾五钱,白蔹一两。用法:共研细末,用开水调敷患处,留疮头不敷。(中医研究院革命委员会 编·《常见病验方研究参考资料》254)

★ 72. **治汗疱疹:**白及、白鲜皮、王不留行各30克,白矾(后下)10克。将上药加水2000毫升,浸泡30分钟,然后煎至水沸后20分钟,加入白矾,再煎10分钟,双层纱布过滤取汁。趁热泡洗患处,每日泡洗2次,每次15~20分钟。再泡时加温即可,每日1剂,3天为1疗程。共治56例,痊愈41例,好转12例,无效3例。总有效率为94.6%。(滕佳林 米杰 编·《外治中药的研究与应用》220)

★ 73. **治疖或无名肿毒初起,红热肿痛者:**鲜白及20克。用法:洗净,捣烂如泥。外敷患处,每日换药1次。功能:清热解毒,消肿散结。注意事项:白及最大剂量可用到50克。(阳春林 葛晓舒·《湖南省中医单方验方精选·外科》上册8)

★ 74. **治疖肿,肿硬难消者:**白及、白蔹各30克,白矾15克。用法:煅白矾,共研末。用时入药于水碗中即见沉底,外用桑皮纸托水搭于患处,热则再易,连搭连易,直待其肿处冰冷,将药敷上,立时即消。功能:解毒敛疮,消肿止痒。方解:白及、白蔹清热解毒,消肿生肌;白矾解毒燥湿止痛。诸药合用,共奏解毒敛疮,消肿止痒之功。(阳春林 葛晓舒·《湖南省中医单方验方精选·外科》上册24)

★ 75. **治发背搭手:【白及膏】**白及5钱(炙、末),广胶一两(烊化),和匀,敷患处,空一头出气,以白蜇皮贴之。(江苏新医学院 编·《中药大辞典》上册668引《卫生鸿宝》)

★ 76. **用于臁疮:【臁疮方】**用白及、白蔹、黄柏、黄丹(另研)各等分,共为极细末。入轻粉少许研匀,以炼蜜合成剂,捏作饼子。贴疮上,深者填满,以帛片包扎,每日1剂。疮渐干,或有裂处只须干掺,以瘥为度。(滕佳林 米杰 编·《外治中药的研究与应用》218引《准治证绳》)

★ 77. **治丹毒:【及柏散】**将白及、黄柏等分为末。葱白自然汁调之敷。(滕佳林 米杰 编·《外治中药的研究与应用》217引《外科启玄》)

★ 78. **治一切肿毒(阳性者):**川军一两,白及五钱。用法:共为细末。凉水调涂,中间莫涂,未溃者能消,已溃者能收。(沈洪瑞主编·《重订十万金方》378)

★ 79. **治渊疽,以及凡肋、胸、胁、腰、腹空软之处发痈疽,当在将溃未溃之际者:【护膜散】**白蜡、白及各等份。用法:上药研为细末。轻剂3克,中剂6克,大剂9克。黄酒调服;米汤亦可。功效:防止痈疽透内膜。(孙世发 主编·《中医小方大辞典》393引《金鉴》卷六十七)

★ 80. **治一切无名肿毒:**白及一味,不拘多少,捣为细末,温水搅之,澄清去水,绵纸摊贴。(清·吴世昌 王远 辑·《奇方类编》63)

★ 81. **治诸疳疮:【白及散】**用海螵蛸 0.9 克,白及、轻粉各 3 克,上为末。先用浆水洗拭,干敷。(滕佳林 米杰 编·《外治中药的研究与应用》218 引《景岳全书》)

★ 82. **治瘰疬脓汁不干:【白及散】**白及、贝母、净黄连各半两,轻粉三十贴。前三味,锉焙为末,仍以轻粉乳钵内同杵匀,抄一钱至二钱,清油调擦患处,用时先以槲皮散煮水候温,洗净拭干,方涂药。(江苏新医学院 编·《中药大辞典》上册 668 引《活幼心书》)

★ 83. **治结核性瘘管:**用白及粉局部外敷,根据分泌物多少,每日敷药一次或隔日一次,分泌物减少后可改为隔日一次或二次。通常敷药 15 次左右即渐趋愈合。药粉须送入瘘管深部并塞满,如瘘管口狭小可先行扩创,清除腐败物。10 例肺结核并发结核性瘘管患者,经敷药 12～30 次左右均治愈。其愈合后的瘢痕无特别隆起,且未见复发。实践证明,白及外敷,具有吸收并排出局部分泌物,恢复和增强机能,促进肉芽和组织新生,清洁伤口,加速愈合等作用。(江苏新医学院 编·《中药大辞典》上册 669)

★ 84. **治带状疱疹 2 方**

①白及、水龙骨各三钱。用法:共研末,调凉开水抹患处。(中医研究院革命委员会 编·《常见病验方研究参考资料》429)

②白及 9 克(炒黄),雄黄 4.5 克,大蜈蚣 1 条(炒)。用法:共研细末,用鸡蛋清调匀。涂患处,如疼痛不止,将原药加入冰片少许。(张俊庭 编·《皮肤病必效单方 2000 首》76)

★ 85. **治皮肤色白木硬之症:【香附散】**香附 250 克,白及 120 克。用法:上药研为末。葱白生姜汁调服,或将麸皮炒热熨,随症用。(孙世发 主编·《中医小方大辞典》504 引《青囊秘传》)

★ 86. **治刀斧损伤肌肉、出血不止:**白及,研细末掺之。(江苏新医学院 编·《中药大辞典》上册 668)

★ 87. **治刀伤出血不止:**白及、龙骨各等分,研为细末,敷伤处。(中医研究院革命委员会 编·《常见病验方研究参考资料》304)

★ 88. **治刀伤跌打,皮肉破烂:**煅石膏、白及各五钱,冰片 4 分。共研细末,撒敷伤口。(中医研究院革命委员会编·《常见病验方研究参考资料》304)

★ 89. **用于金石刀刃并一切损伤:**用白及、煅石膏,共为末掺上,亦可收口。(滕佳林 米杰 编著·《外治中药的研究与应用》218 引《卫生易简方》)

★ 90. **治跌打骨折:**酒调白及末二钱服。(江苏新医学院 编·《中药大辞典》上册 668 引《永类钤方》)

★ 91. **治跌打损骨节,伤脏腑,积瘀血:**白及适量。用法:上药研为散,开水冲服。功能:敛正气,散瘀血。(孙世发主编·《中医小方大辞典》125 引《医林纂要》卷十)

★ 92. **治烧烫伤 2 方**

①白及粉,茶油调敷。(中医研究院革命委员会 编·《常见病验方研究参考资料》294)

②白及末、黄芩末各等分,凉开水调匀涂,能退热止痛。(中医研究院革命委员会编·《常见病验方研究参考资料》294)

★ 93. **治烫伤:**白及 100 克,黄柏 60 克。用法:上药共研细末,局部外用,1 日 3 次。(吴素玲 李俭 主编·《实用偏方大全》333 引明·《普济方》)

★ 94. **治烫火伤灼:**白及末,油调敷。(江苏新医学院 编·《中药大辞典》上册 668 引《济急仙方》)

★ 95. **治烧伤及外科创伤:**新鲜白及削皮,生理盐水洗净,按 1:10 的比例加入无菌蒸馏水,冷浸 1 夜,次日加热至沸,4 号玻璃漏斗减压过滤。生理盐水创面清洁;涂后用凡士林纱布覆盖,包扎固定,感染创面需隔日换药 1 次。(孟凡红等·《单味中药临床应用新进展》24)

★ 96. **治手足皲裂 4 方**

①白及末,水调塞之,勿犯水。(江苏新医学院 编·《中药大辞典》上册 668)

②白及适量,焙干,研为细末,加凡士林调成 10% 的软膏外用,早、晚各涂药一次。据原上海县华漕公社皲裂防治小组报道,应用本方治疗 84 例,显效 83 例,无效 1 例,总有效率为 98.81%。(薛建国 李缨 主编·《实用单方大全》326)

③用白矾 10 克,白及 15 克,马勃 6 克。将上药煎 3 次,每次 600 毫升,然后将 3 次药液和匀,装入小瓶内备用。使用前先将药液加温,用

温水洗净患手或患足后,再浸入药液内,早、晚各浸20分钟。(滕佳林 米杰 编·《外治中药的研究与应用》218)

④白及80克,冰片、五味子各12克。用法:上药共研细末和匀,加凡士林400克调成软膏,涂敷患处,外用纱布包扎,每3天换药1次,直至痊愈。备注:若皲裂处皮厚者,要先剪去茧皮再敷药。(张俊庭 编·《皮肤病必效单方2000首》174)

★ 97. **治皮肤皲裂验案**:李某某,男,60岁,干部。双足底皲裂疼痛,脱皮已23年,每年夏季减轻,冬季加重,1986年12月27日来我科就诊,症见双足底粗糙,增厚,表面剥脱,两足底及足跟各有7条长短不齐的直线型裂缝,短者2.5厘米,长者4厘米 ,深达真皮部以下,半数裂缝露着红肉,活动受限。当即按下法涂药2次,每次相隔7分钟。第2天复诊,患者自诉"上药没过8小时就不疼了。又如法涂搽药2次,"3天后脱皮终止,裂缝变浅,皮肤显著变软,恢复原样,疼痛完全消除,活动如常,病告痊愈。治疗方法:白及粉50克,香蕉100克,加水1000毫升,煎2沸,置容器中浸泡72小时,过滤去渣,兑入乙醇100毫升,或白酒150毫升,以防腐装瓶备用,用时取一小棉球蘸药水涂搽患处,每天1~2次,以愈为度。一般2~3天就可痊愈。1料可用10~15人。(黄国健等 主编·《中医单方应用大全》26)

★ 98. **治冻疮2方**

①白及10克。用法:将白及研细末,敷于患处。(刘少林 刘光瑞 编·《中国民间小单方》126)

②白及10斤。用法:将白及连煮3次,每次用10斤白及加20斤水的比例,每次过滤去渣子即成膏。涂患处。活血生肌,收敛止血。(阳春林 葛晓舒·《湖南省中医单方验方精选·外科》上册1297)

★ 99. **治冻疮溃烂**:白及三钱,柑子皮三钱。用法:共为末,桐油调敷。治冻疮已溃不收口。(中医研究院革命委员会 编·《常见病验方研究参考资料》293)

★ 100. **治头癣**:白及、川椒各五钱。用法:研为细末,上患部。(中医研究院革命委员会 编·《常见病验方研究参考资料》406)

★ 101. **治癣**:白及一两。用法:研为细末,用醋调抹患处。(中医研究院革命委员会 编·《常见病验方研究参考资料》411)

★ 102. **用于眼皮生珠**:以白及适量,磨水。点眼。(滕佳林 米杰 编·《外治中药的研究与应用》218引《外治寿世方》)

★ 103. **治眼外伤**:白及60克。用法:白及加水500毫升,煎30分钟,取汁200毫升,2煎加水300毫升,取汁200毫升备用。另用10平方米的多层纱布,放入白及液中,浸泡30分钟,纱布以湿润为度,仰卧位,将纱布敷罩在眼眶之上,亦可按上法,外戴眼罩,不影响活动。功效:收敛止血,消肿生肌。(郭志杰 吴琼 等 主编·《传世金方·一味妙方》261)

★ 104. **治睑腺炎**:白及1只。磨水,搽患处。按:本病中医学属于"针眼""土疳""土疡""偷针"等范畴。(胡郁坤 陈志鹏 主编·《中医单方全书》388)

★ 105. **治鼻渊**:**【白及丸】**白及,研末,酒糊丸,每服三钱,黄酒下,半月愈。(江苏新医学院 编·《中药大辞典》上册668引《外科大成》)

★ 106. **治鼻血4方**

①白及30克,研极细末,去适量药末,用糯米粥汤调拌,捏成条状。用药前清除鼻腔残存血块,然后将药条塞进患侧鼻腔,保留药条2天左右。严忠用上方治疗顽固性鼻衄13例,塞1次愈者7例,塞2次愈者5例,另一例不详。(王辉武 主编·《中药临床新用》201)

②白及、紫珠各30克,煎成糊状。涂于玻璃片上,使干燥成薄膜,然后分成长方形小片,装入防潮瓶内备用。用时贴于出血处,药膜脱落后,继续以法贴膜,直至衄止。(滕佳林 米杰 编·《外治中药的研究与应用》219)

③白及适量,焙干,研为细末(过160目筛),装入棕色瓶中备用。每次4~5克,撒布于凡士林纱布或纱布球上,塞鼻,保留72小时。据邓文成报道,应用本方治疗30例,经1次填塞治愈者27例,经2次填塞治愈者3例,痊愈率为100%。(薛建国 李缨 主编·《实用单方大全》326)

④黄芩、白及各15克。用法:共研末,制成水丸,如桐子大,每服9克,开水送下。或水煎服。(吴静 陈宇飞 主编·《传世金方·民间秘方》342)

★ 107. **治鼻衄不止**：白及为末，津调，涂山根上，立止。（宋立人 总编·《中华本草》8册677）

★ 108. **治鼻衄、吐血**：白及30～60克。用法：研细粉，用糯米泔煎汤调匀。每次饭后服6～9克，日服2次。注意事项：忌食煎炒及发物。（李德新等编·《祖传秘方大全》267）

★ 109. **用于鼻疳**：用乌贼骨、白及各3克，轻粉1克，上药同研末。敷布于患处，每日2次。适用于流脓痂之湿热症。（滕佳林 米杰 编·《外治中药的研究与应用》218引《本草纲目》）

★ 110. **治干槽症**：白及98克，冰片2克。分别研为细末，用蒸馏水调拌呈面团状。用此糊剂将拔牙窝内上部填满，轻轻按压。谷松年用上方治疗干槽症100例，治疗1次痊愈者89例，2次痊愈者7例，3次痊愈者4例。用药后一般能很快止痛，约4小时后即可见新生岛状肉芽组织，约3天拔牙窝表面即充满新生的牙龈黏膜。（王辉武 主编·《中药临床新用》201）

★ 111. **治口腔黏膜病**：白及末40克，白糖60克。搅拌均匀备用。患处用双氧水、盐水洗净，然后搽涂白及糖粉，用棉球压迫15～30分钟。（孟凡红 等·《单味中药临床应用新进展》24）

★ 112. **治乳糜尿**：白及30克。研末，早、晚分2次冲服，10天为1个疗程。经用上方治疗乳糜尿37例，总有效率达89%。（王辉武 主编·《中药临床新用》202）

★ 113. **用于妇人脏挺出数痛**：用乌头（炮）、白及各1.2克，上2味捣散。取1克，以绵裹纳阴中，令入3寸，腹内热即止，日一度著，明晨仍须更著，以止为度。（滕佳林 米杰 编·《外治中药的研究与应用》218引《外台秘要》）

★ 114. **治产后伤脬、小便淋数不止**：白及、凤凰衣、桑螵蛸各等分。入猪脬内，煮烂食之。（江苏新医学院 编·《中药大辞典》上册669引《梅氏验方新编》）

★ 115. **治产后阴户破烂，久不收口**：用白及3克，白龙骨3克，诃子3克，烂蜂窠3克，炒黄柏3克，野紫苏适量。上药除野紫苏外，共研细末备用。野紫苏水煎，取药液备用。先用野紫苏液熏洗阴部，拭干。再用上述药末敷之。（滕佳林 米杰 编·《外治中药的研究与应用》218引《验方新编》）

★ 116. **治孕妇多食五辛热物，子患溻皮疮者：【白及雄黄散】**白及30克，雄黄9克。用法：上药各研为末。掺之。自然生皮，且又不痛，即愈。（孙世发 主编·《中医小方大辞典》328引《洞天奥旨》卷进十）

★ 117. **治赤白带浊：【独神散】**白及30克。用法：上药用甜酒酿浸，放屋上露1夜，晒1日，焙干为末。每用15克，装入黑猪蹄壳内，水煮，临服冲酒少许，不用盐。（孙世发 主编·《中医小方大辞典》128引《医方易简》卷二）

★ 118. **治乳头皲裂**：白及适量，干品捣碎研细，过90～100目筛装瓶备用，用时去白及粉和猪油（微火化开）各适量调成软膏状，涂于患处，每天3～4次。流血、渗液多者可干撒白及粉，待渗出液减少后再涂膏。据曹智勇报道，应用本方治疗本病有较好疗效，一般3～5天可治愈。（薛建国 李缨 主编·《实用单方大全》326）

★ 119. **治乳癖：【围药】**白及30克。用法：上药研末，水调，敷患处。候干再以水润。2～3次愈。（孙世发 主编·《中医小方大辞典》82引《先醒斋医学广笔记》卷三）

★ 120. **用于小儿鹅口疮**：以白及适量，研细末，用乳汁调成膏状。涂于患儿足心涌泉穴。（滕佳林 米杰 编·《外治中药的研究与应用》218引《保婴易知录》）

★ 121. **用于小儿高热，囟门肿起**：用川黄柏15克，生栀子9克，白及3克，共研细末。用清水适量调成药饼2个。分敷2足心，外以纱布带束之。（滕佳林 米杰 编·《外治中药的研究与应用》219）

★ 122. **治小儿肺炎**：白及适量。研细末服，每次2～4克，每日3次，3个月为1个疗程。（胡郁坤 陈志鹏 主编·《中医单方全书》313）

★ 123. **治婴儿解颅**：白及30克，朱砂30克，大天南星1个。用法：开一坑，将朱砂入内，慢火煨制天南星。同白及共研末，醋调，隔绢外涂囟上，用慢火炙手，频频熨之。（吴素玲 李俭 主编·《实用偏方大全》625引 宋·《普济本事方》）

★ 124. **用于小儿夜啼**：用飞朱砂3克，大白及一块，先将白及块切平，次将朱砂粉放在瓷碗底上，滴清水数滴，用白及块将朱砂磨成糊状，备用。

晚间临睡时，用新羊毫笔蘸朱砂糊涂于患儿鸠尾穴及两手心、足心，待糊干后即喂小儿乳汁。（滕佳林 米杰 编·《外治中药的研究与应用》219）

★ 125. **治肺癌咯血**：白及50克浓煎取汁30毫升，超声雾化吸入。（孟凡红 等·《单味中药临床应用新进展》24）

丝瓜(63方)

【药性】味甘，性凉。归肺、肝、胃、大肠经。

【功能与主治】清热化痰，凉血解毒。主治热病身热烦渴，咳嗽痰喘，肠风下血，痔疮出血，血淋，崩漏，痈疽疮疡，乳汁不通，无名肿毒，水肿。

【用法用量】内服：煎汤，9～15克，鲜品60～120克；或烧存性为散，每次3～9克。外用：适量，捣汁涂，或捣敷，或研末调敷。

【使用注意】脾胃虚寒或肾阳虚弱者不宜多服。

★ 1. **治肝硬化**：丝瓜子10克，研成细末，每日2次用开水送服。（吴大真等·《灵验单方秘典》111）

★ 2. **治肝硬化腹水**：丝瓜子60克，牵牛子40克，莱菔子20克。用法：上药分别去除杂质，淘洗干净，晒干，文火炒黄，共研细末。每次6克，每日3次，稀米汤或温开水冲服，连服30日。功效：行气利水，攻坚消积。禁忌：孕妇忌服，体虚者慎服。（刘道清 主编·《中国民间神效秘方》258）

★ 3. **治水肿、腹水**：丝瓜60克，水煎服。（宋立人 总编·《中华本草》5册554）

★ 4. **治水肿**：丝瓜1条，冬瓜皮9克，艾叶6克，通草3克，车前草6克。水煎服。（宋立人 总编·《中华本草》5册552）

★ 5. **治臌胀**：丝瓜一个，焙干为末，每服6克，酒送下。（中医研究院革命委员会 编·《常见病验方研究参考资料》240）

★ 6. **治传染性肝炎**：老丝瓜适量。烧(存性)研末，每次15克。开水送服。（胡郁坤 陈志鹏 主编·《中医单方全书》133）

★ 7. **治肺炎**：鲜丝瓜(两头无破烂)2条。加清水煮熟，取出悬挂，将下端切一口，容器直下方取汁，与白砂糖、开水兑服，宜多服，以病退为止。（胡郁坤 陈志鹏 主编·《中医单方全书》7）

★ 8. **治痰嗽**：丝瓜烧存性，研细末，枣肉为丸，如弹子大，每服一丸，好酒下。（宋立人 总编·《中华本草》5册552引《摄生众妙方》）

★ 9. **治支气管哮喘、慢性支气管炎**：鲜嫩丝瓜(连蒂)3个，蜂蜜20毫升。用法：将丝瓜洗净切碎，放锅内加水少许，煮至丝瓜烂熟，榨取汁液，加入蜂蜜调匀，1次服完。再服再制，每日2次，连服5日。功效：化痰，止咳，平喘。医师嘱咐：忌烟酒、辛辣食物，避免粉尘及特殊气味刺激。（刘道清 主编·《中国民间神效秘方》65）

★ 10. **治筋骨疼痛**：生丝瓜切片晒干，研末。每次3克，用酒吞服。（宋立人 总编·《中华本草》5册552）

★ 11. **腰痛**：丝瓜1条。焙(存性)研末，酒冲服。适用于四肢腰背酸痛。（胡郁坤 陈志鹏 主编·《中医单方全书》377）

★ 12. **腰腿痛**：丝瓜根适量。纳入猪小肚内，水煎服；或用丝瓜络适量煮青壳鸭蛋食。适用于腰痛。（胡郁坤 陈志鹏 主编·《中医单方全书》377）

★ 13. **治筋脉不通**：干丝瓜一个为末，用白鸽血调成饼，日干，研末。每服二钱，空心酒下，先服四物汤三服。（江苏新医学院 编·《中药大辞典》上册792引《海上名方》）

★ 14. **治小肠气痛，绕脐中心**：连蒂老丝瓜烧存性，研末。每服三钱，热酒调下。甚者不过二三服即消。（宋立人 总编·《中华本草》5册552引《纲目》）

★ 15. **治大小二便热结不通**：用老丝瓜一个，甘草二钱，木通三钱。煎汤，频频饮之。（宋立人 总编·《中华本草》5册552引《方脉正宗》）

★ 16. **治风热腮肿**：丝瓜烧存性，研末，水调搽之。（江苏新医学院 编·《中药大辞典》上册792引《纲目》）

★ 17. **流行性腮腺炎**：丝瓜一斤。用法：烧灰存性，水调涂患处。若用丝瓜茎叶捣汁调涂更好。（中医研究院革命委员会 编·《常见病验方

研究参考资料》42）

★ 18. **治下血甚，不可救者：【丝瓜散】**丝瓜一个烧存性，槐花各等分（如气弱减分），为末。每服二钱，饭饮调服。（宋立人 总编·《中华本草》5 册 552 引《普济方》）

★ 19. **治酒痢便血腹痛，或如鱼脑五色者：**干丝瓜一枚，连皮烧研，空心酒服三钱。（江苏新医学院 编·《中药大辞典》上册 792）

★ 20. **治疝气 2 方**

①干老丝瓜 1 个，陈皮 10 克。用法：丝瓜焙干，研细。陈皮研细。2 味混合，开水送服，每服 10 克，日服 2 次。功能：理疝消肿。用治小肠疝气致睾丸肿痛。验证：据《山东医刊》介绍，本方疗效独特。（良石 主编·《名医珍藏·秘方大全》69）

②干老丝瓜 250 克（焙干），橘子皮 30 克。共研细末，用白酒（或黄酒）冲服。每次 3 克，每日 2 次，连服 1 个月。（吴大真等·《灵验单方秘典》102）

★ 21. **治疝气疼痛：**老丝瓜 1 条。用法：焙干，研细末，每次 1～3 钱，1 日 2～3 次，用开水或黄酒冲服。（中医研究院革命委员会 编·《常见病验方研究参考资料》276）

★ 22. **治小肠气痛，肾子肿大：**老丝瓜 1 个。瓦上焙干研末。用法：热酒冲服，3 次即愈。（沈洪瑞 主编·《重订十万金方》448）

★ 23. **附睾炎：**丝瓜 1 条。与粳米 50 克共煮粥服，每日 1 次。按：本病中医学属于“子痈”范畴。（胡郁坤 陈志鹏 主编·《中医单方全书》353）

★ 24. **治玉茎疮溃：**丝瓜连子捣汁，和五倍子末频搽之。[江苏新医学院 编·《中药大辞典》上册 792 引（朱震亨）]

★ 25. **治卵肿偏坠：**丝瓜架上初结者，留下，待瓜结尽叶落取下，烧存性为末，炼蜜调成膏。每晚好酒服一匙，如在左左睡，在右右睡。（宋立人 总编·《中华本草》5 册 552 引《纲目》）

★ 26. **治五色痢：**干丝瓜 1 个，连皮烧研，空腹酒服 6 克。（吴大真等·《灵验单方秘典》182 引《经验方》）

★ 27. **痔疮出血：**老丝瓜 1 条。焙干研末，每次 6 克，黄酒送服。（胡郁坤 陈志鹏 主编·《中医单方全书》227）

★ 28. **治肛门酒痔：**丝瓜烧存性，研末，酒服二钱。（江苏新医学院 编·《中药大辞典》上册 792 引《纲目》）

★ 29. **治痔漏脱肛：**丝瓜烧灰、多年石灰、雄黄各五钱，为末，以猪胆汁、鸡子清及香油调和贴之，收上乃止。（江苏新医学院 编·《中药大辞典》上册 792 引《孙天仁集效方》）

★ 30. **治肠风：**丝瓜不拘多少，烧灰存性，酒调二钱，空心下。（江苏新医学院 编·《中药大辞典》上册 792 引《续本事方》）

★ 31. **治便血 2 方**

①霜后干丝瓜烧存性，为末，空腹酒服 6 克。（吴大真等·《灵验单方秘典》138 引《本事方》）

②丝瓜 250 克切块，瘦猪肉 200 克切片，加水炖汤，食盐调味，喝汤吃肉。本方具有清热利肠、解暑除烦的功效。（吴大真等·《灵验单方秘典》137）

★ 32. **治蛔虫病：**生丝瓜子（以黑色者为佳）50 粒。用法：将丝瓜子去皮取仁，捣烂如泥，早晨空腹 1 次服完，连服 2 日，儿童酌减。功效：杀虫驱蛔。医师嘱咐：腹痛时不要服药驱虫，以防蛔虫窜扰，引起胆道蛔虫症等并发症。待腹痛症状消除后再驱虫。丝瓜子的驱虫作用，早在唐代孟诜的《食疗本草》中就有记载。近代药理实验证实，本药有杀虫作用。据临床报道，用生丝瓜仁治疗蛔虫病患者 857 例，结果均驱出蛔虫。（刘道清 主编·《中国民间神效秘方》289）

★ 33. **治小便不利：**丝瓜二两，炙黄研末，分两次用黄酒冲服。（中医研究院革命委员会 编·《常见病验方研究参考资料》193）

★ 34. **治坐板疮：**丝瓜皮焙干为末，烧酒调搽。（吴大真等·《灵验单方秘典》253 引《摄生众妙方》）

★ 35. **治痱子：**鲜丝瓜 1 条，麻油适量。用法：丝瓜焙干研末，调麻油。每日 1～2 次，外擦患处。功能：清热解毒，润肤透疹。（阳春林 葛晓舒·《湖南省中医单方验方精选·外科》上册 776）

★ 36. **治肺热面疮：**苦丝瓜、牙皂夹并烧灰等分。油调搽。（宋立人 总编·《中华本草》5 册 552 引《纲目》）

★ 37. **治黄水疮：**取鲜丝瓜汁 20 克，六一散 1 袋（10 克），调成糊状，均匀涂在患处，每日数次,有水泡合并感染者适当应用氯霉素注射液配合外擦效果更佳。张淑香等用上方治疗黄水疮109例,经3～5天治疗,全部治愈。(王辉武 主编·《中药临床新用》234)

★ 38. **治发疮疹:【丝瓜汤】**丝瓜连皮烧炭存性,百沸汤调下。(宋立人 总编·《中华本草》5册552引《直指小儿方》)

★ 39. **治天泡湿疮:**丝瓜汁调辰粉频搽之。(江苏新医学院 编·《中药大辞典》上册792引《纲目》)

★ 40. **治热疖:**丝瓜一条。用法:捣烂外敷。(中医研究院革命委员会 编·《常见病验方研究参考资料》399)

★ 41. **治痈疽不敛,疮口太深:**丝瓜捣汁频抹之。(江苏新医学院 编·《中药大辞典》上册792引《仁斋直指方》)

★ 42. **治疮毒脓疱:**嫩丝瓜捣烂,敷患处。(宋立人 总编·《中华本草》5册552)

★ 43. **治神经性皮炎:**鲜丝瓜叶洗净,研细后在患处摩擦,直到局部发红,甚至见隐血为止。每7天1次,2次为1个疗程。(《全国中草药汇编》编写组 编·《全国中草药汇编》上册509)

★ 44. **治手足冻疮:**老丝瓜烧存性,和腊猪脂涂之。(宋立人 总编·《中华本草》5册552引《纲目》)

★ 45. **治牙痛:**经霜老丝瓜一个。用法:烧存性为末,每服一钱,温开水送服。(中医研究院革命委员会 编·《常见病验方研究参考资料》444)

★ 46. **治风虫牙痛:**经霜干丝瓜烧存性,为末擦之。(江苏新医学院 编·《中药大辞典》上册792引《仁斋直指方》)

★ 47. **治咽喉炎:**取经霜老丝瓜一条,洗净,去籽切碎;加水适量,煮沸1小时,去渣。继续以小火煎至较稠黏时停火,拌入白砂糖500克,混匀后起锅,晒干压碎,装瓶。每次取15克,开水冲服,每日3次。本方治急慢性咽炎、喉炎、扁桃体炎等病,疗效显著。(李家强 编·《民间医疗特效妙方》64)

★ 48. **治血崩:**丝瓜、棕榈(烧灰)各等分,研细末,空心酒调下。(江苏新医学院 编·《中药大辞典》上册792引《奇效良方》)

★ 49. **月经过多:**老丝瓜1条。烧(存性),研末,盐开水调服,每次9克。(胡郁坤 陈志鹏 主编·《中医单方全书》243)

★ 50. **闭经:**丝瓜(连子)1条。烧炭(存性),研末,每次6～9克,酒送服,汗出即愈。适用于月经久闭,腹痛拒按。(胡郁坤 陈志鹏 主编·《中医单方全书》245)

★ 51. **治痛经:**干丝瓜一个。用法:加水一碗煎服。(中医研究院革命委员会 编·《常见病验方研究参考资料》325)

★ 52. **治急性乳腺炎2方**

①陈丝瓜1根煅灰,研末用醋煮开,冲红糖服,连服7天。(吴静 陈宇飞 主编·《传世金方·民间秘方》189)

②丝瓜瓤1个(烧灰存性)。用法:研细末,冲酒服,取汗。(吴静 陈宇飞 主编·《传世金方·民间秘方》189)

★ 53. **治乳汁不通:**丝瓜连子烧存性,研细末。酒服一二钱,被覆取汁。(江苏新医学院 编·《中药大辞典》上册792引《简便单方》)

★ 54. **治产后腹痛:**老丝瓜一个(烧灰存性)。用法:煎酒冲服,亦可用红糖水冲服。备注:又方用黄瓜藤三尺阴干,水煎服。(中医研究院革命委员会 编·《常见病验方研究参考资料》355)

★ 55. **治赤白带下:**小丝瓜(经霜打的)3指长。用法:置新瓦上焙焦黄,研末。每服6克,临睡时开水送服。功能:清热凉血,止带浊。用治年久不愈的赤白带下。验证:杨某某,女,40岁,经服上方后痊愈。(良石 主编·《名医珍藏·秘方大全》191)

★ 56. **新生儿黄疸:**丝瓜半条。连皮带子,火烧(存性),研末,每次3克,每日2次,米汤送服,连服数日。适用于胎黄。(胡郁坤 陈志鹏 主编·《中医单方全书》296)

★ 57. **治小儿百日咳:**丝瓜(鲜嫩者)500克,冰糖200克。用法:先将丝瓜洗净,捣烂取汁,然后与冰糖一起,同放碗中,蒸化饮用。1日内分2次喝完,连服10日。功效:清热,润肺,止咳。主治:小儿百日咳,或干咳、少痰、吐痰不利等。医师嘱咐:脾虚泄泻者不宜服。(刘道清 主编·《中国民间神效秘方》926)

★ 58. **治百日咳:**生丝瓜绞汁。用法:三至六岁每次服汁二两和蜜少许;六至十岁每次四两和蜜少许;十岁以上每次六至八两和蜜少许。病轻者一日二次，病重者一日三四次。备注：又方把鲜丝瓜藤切断自然滴下丝瓜藤水一小杯，炖热加冰糖服。（中医研究院革命委员会 编·《常见病验方研究参考资料》32）

★ 59. **治小儿暑夏头生热疖、痱子：**鲜丝瓜叶四两。用法：捣烂取汁搽皮肤。（中医研究院革命委员会 编·《常见病验方研究参考资料》399）

★ 60. **治小儿肺炎咳嗽：**丝瓜 1 条。用法：选取快老的丝瓜，洗净，不剥皮，切成段，放碗内不加水，置锅内蒸熟其汁自出，饮其汁。说明：此方乃安徽省全椒县一民间老太太所传，用此汁饮用，治小儿肺炎咳嗽有非常明显的疗效。（张力群等 主编·《中国民族民间秘方大全》903）

丝瓜络（38 方）

【药性】味甘，性凉。归肺、肝、胃经。

【功能与主治】通经活络，解毒消肿。主治胸胁疼痛，风湿痹痛，经脉拘挛，乳汁不通，肺热咳嗽，痈肿疮毒，乳痈。

【用法用量】内服：煎汤，5～15 克；或烧存性研末，每次 1.5～3 克。外用：适量，煅存性研末调敷。

★ 1. **治偏头痛：**丝瓜络 30 克，艾叶 15 克，乌蛇 18 克。水煎服，每日 2 次。（金福男 编·《古今奇方》3）

★ 2. **治胸痹及心气痛：**丝瓜络 15 克，橘络 3 克，丹参 10 克，薤白 12 克。水煎服。（宋立人 总编·《中华本草》5 册 553）

★ 3. **治胸胁疼痛：**炒丝瓜络、赤芍、白芍、延胡索各 9 克，青皮 6 克。水煎服。（宋立人 总编·《中华本草》5 册 553）

★ 4. **治咳嗽多痰，胸胁痛：**老丝瓜络烧存性。研细末。白糖拌服，每次 2 克，每日 2～3 次，温开水送服。（宋立人 总编·《中华本草》5 册 553）

★ 5. **治久咳：**丝瓜络一两半。用法：水煎服。（中医研究院革命委员会 编·《常见病验方研究参考资料》98）

★ 6. **治胆结石 2 方**

①丝瓜络（煅存性研细末）、金钱草各一至二两。用法：先煎金钱草，煎后加酒数滴，送服丝瓜络末，每服三钱，一日二次。（中医研究院革命委员会 编·《常见病验方研究参考资料》274）

②丝瓜络 10 克，芒硝 3 克。水煎服，每日 1～2 次。（金福男 编·《古今奇方》119）

★ 7. **治水肿：**丝瓜络 30 克，竹叶 6 克，海浮石 6 克。水煎服，每日 1～2 次。（金福男 编·《古今奇方》30）

★ 8. **治风湿性关节痛：**丝瓜络 15 克，忍冬藤 24 克，威灵仙 12 克，鸡血藤 15 克。水煎服。（宋立人 总编·《中华本草》5 册 554）

★ 9. **治手臂痛：**丝瓜络 10 厘米，秦艽 6 克，羌活 3 克，红花 4.5 克。水煎服。（宋立人 总编·《中华本草》5 册 553）

★ 10. **治全身筋骨痛：**丝瓜络 500 克，焙焦研细末，加红糖冲服，1 次 3 克。释解：因风寒湿邪侵袭于筋。症见筋脉拘挛，关节疼痛等。（刘少林 刘光瑞 编·《中国民间小单方》95）

★ 11. **治胃下垂：**猪肚 1 付，干丝瓜络 120 克。用法：将猪肚洗净，置瓦罐内，加入丝瓜络 60 克，和冷水 500 毫升煮 90 分钟，以猪肚熟烂为度，去丝瓜络；再将余下的 60 克丝瓜络炒黄研末。日服 3 次，将猪肚、汤、丝瓜络粉分 3 天吃完，饭前 30 分钟加热温服。6 天为 1 个疗程，每疗程间隔 2 天。功效：健胃，通络，止痛。（程爵棠 程功文 编·《单方验方治百病》67）

★ 12. **治中风后半身不遂：**丝瓜络、怀牛膝各 10 克，黄芪、桑枝各 30 克。水煎服。（宋立人 总编·《中华本草》5 册 553）

★ 13. **治流行性腮腺炎：**丝瓜络适量。研末，蜂蜜调敷患处。（胡郁坤 陈志鹏 主编·《中医单方全书》138）

★ 14. **治痢疾验案 2 方**

①焦某某，男，30 岁，曾患血痢，里急后重，腹痛，日泻 6～7 次，经治疗无效，遂用干丝瓜络 1 条，连皮火锻，研为末，黄酒兑水煎，临睡时顿服。（杨鹏举 主编·《中医单药奇效真传》86）

②张某某，男，41 岁，曾患赤白痢，里急后重，用锻干丝瓜络末，黄酒兑水煎，连服 7 日痊愈。（杨鹏举 主编·《中医单药奇效真传》86）

★ 15. **治尿道炎**:丝瓜络二两,蜜糖。用法:水煎加蜜糖冲服。(中医研究院革命委员会编·《常见病验方研究参考资料》193)

★ 16. **治绣球风及女阴瘙痒**:丝瓜络 30 克,大蒜 60 克。煎水 20 斤坐浴,每日 2~3 次,每次 20~30 分钟。(宋立人 总编·《中华本草》5 册 554 引《疮疡外用本草》)

★ 17. **预防麻疹**:丝瓜络二钱。用法:水一茶碗,煎半小时。一日服三四次,连服三日有效。(沈洪瑞 主编·《重订十万金方》610)

★ 18. **治湿疹**:丝瓜络 60 克。水煎,熏洗患处。(宋立人 总编·《中华本草》5 册 554)

★ 19. **治疝气**:丝瓜络,烧灰。用法:黄酒送下,每服一钱。(沈洪瑞 主编·《重订十万金方》450)

★ 20. **治血栓闭塞性脉管炎,缺血期及营养障碍期**:丝瓜络 30 克,鸡血藤 30 克,马蜂窝 10 克,红花 6 克。用法:上药加水共煎,煮沸 10 分钟,滤取药液;药渣加水再煎,煮沸 20 分钟,滤取药液。合并 2 次药液。分早、晚 2 次温服,每日 1 剂。功效:活血通络,解毒止痛。医师嘱咐:孕妇忌服。(刘道清 主编·《中国民间神效秘方》739)

★ 21. **治烧烫伤**:丝瓜络。用法:烧灰存性,茶子油调搽。(中医研究院革命委员会 编·《常见病验方研究参考资料》294)

★ 22. **治产后身痛**:老丝瓜络 10~13 厘米。烧灰(存性),热酒冲服。适用于产后血气痛、恶露不净。(胡郁坤 陈志鹏 主编·《中医单方全书》288)

★ 23. **治崩漏**:老丝瓜络(煅存性研末)。用法:每服一钱,开水送服。(中医研究院革命委员会编·《常见病验方研究参考资料》332)

★ 24. **治倒经**:丝瓜络 250 克,苏木 12 克。用法:上药共研细末,水泛为丸,备用。每次服 9 克,日服 2 次。经净后开水送服。功效:活血调经止血。主治:倒经(吐衄)。(程爵棠 程功文 编·《单方验方治百病》267)

★ 25. **治闭经**:丝瓜络一团(炒)。用法:研细末,每服三钱,连服数日。(中医研究院革命委员会编·《常见病验方研究参考资料》328)

★ 26. **治月经久闭**:丝瓜络煅研,每次 9 克,用酒送下。(吴大真等·《灵验单方秘典》205 引《仁存堂方》)

★ 27. **治经事不行**:丝瓜络(煅研),每服三钱,酒送下。(宋立人 总编·《中华本草》5 册 554)

★ 28. **治子宫脱垂**:连壳丝瓜络 30 克。用法:将上药烧存性,趁热研成细末,盛于杯中,速冲酒 120 克,密封勿泄气,约 10~15 分钟后,分 2 次早、晚服,每日 1 剂。备注:此方为祖传秘方,不论病程长短,服药 3~5 日后均能获效而愈,百发百中。宜山县宋秀英祖传方。(吴静 陈宇飞 主编·《传世金方·民间秘方》265)

★ 29. **治子宫脱垂验案**:夏某某,42 岁。患重度子宫脱垂病 19 年,行走不便,时有感染,曾多次到医院治疗,用中药、西药、土单方治疗,未能收效。于 1974 年 11 月准备行子宫全切手术治疗,但因患者有肺气肿、支气管扩张,体质虚弱,恐对手术治疗不能承受,采用下法。方药:丝瓜络 100 克,好白酒 500 克。制法:将丝瓜络烧成炭,研细,分成 14 等份(包)备用。用法:每天早、晚饭前各服药 1 包,白酒 5~15 克送服。7 天为 1 个疗程,间隔 5~7 天,服第 2 个疗程,也可连续服用。服药第 2 天脱垂的宫体就上升到 I 度,第 5 天就基本复位。为巩固疗效,患者连服 2 个疗程,半年来患者做家务零活,甚至走十几里路尚未见下垂,只是体力过度微有下垂感觉。(杨鹏举 主编·《中医单药奇效真传》409)

★ 30. **治急性乳腺炎,疮疖肿毒**:丝瓜络、丹皮各 9 克,金银花、蒲公英各 15 克,炒枳壳 12 克。水煎服。(宋立人 总编·《中华本草》5 册 554)

★ 31. **治急性乳腺炎**:干丝瓜络 1 节,长约 15 厘米,分成 3 等分,剪断,焙干,放入碗内点燃烧成灰,然后将 60 度粮食白酒 30~50 毫升倒入碗内,稍凉后,即用纱布过滤,将滤液 1 次顿服,如不会喝酒,可将滤液分 3~4 次服完;再将滤渣用纱布包好,敷于红肿部位,胶布固定,绷带扎好,每 24 小时更换 1 次。共治疗 30 例,经 1~3 次治愈 27 例。治疗中未见副反应。(宋立人 总编·《中华本草》5 册 554)

★ 32. **治乳痛 2 方**

①冀某某,女,26 岁。右乳房较左侧增大明显,局部红肿,乳晕区触及 4 厘米 ×3 厘米 ×3 厘米硬结,有压痛,乳汁不通,全身畏寒发热(体温

39.3℃)，头痛无力，喜冷饮，纳差。当地医院确诊为急性乳腺炎，经青霉素及中药治疗无效，病情逐日加重，右侧乳房胀痛，乳房内出现3个硬结如小鸡蛋大小，头晕，纳差，发烧（体温39.8℃)，口渴喜冷饮，舌质红，脉细弦。将丝瓜络(干品)20克放入碗中用火柴烧成炭粉末，再加入30～50毫升的普通白酒，搅匀后饮服。当天下午即乳汁通畅，体温降至正常。（杨鹏举 主编·《中医单药奇效真传》341)

②1963年6月13日，王学光同志来寓谈治急性乳腺炎自验方：丝瓜络15克，烧灰存性，醪糟送下，如无黄酒亦可。此为1次量，服二三次可愈。急性乳腺炎初期，效果最好。王并云以此法，治其爱人蒲某乳腺炎，3日愈。（杨鹏举 主编·《中医单药奇效真传》342)

★ 33. **治乳痈溃烂**：丝瓜络一条，冰片少许。用法：将丝瓜络和冰片研细，调菜油擦患处。（刘少林 刘光瑞编·《中国民间小单方》134)

★ 34. **治乳少不通**：丝瓜络30克，无花果60克。炖猪蹄服。（宋立人 总编·《中华本草》5册554)

★ 35. **治小儿麻痹症**：. 丝瓜络12克，桑枝12克。水煎服，每日1～2次。（金福男 编·《古今奇方》138)

半夏(158方)

【药性】味辛，性温，有毒。归脾、胃、肺经。

【功能与主治】燥湿化痰，降逆止呕，消痞散结。主治咳喘痰多，呕吐反胃，胸脘痞满，头痛眩晕，夜卧不安，瘿瘤痰核，痈疽肿毒。

【用法用量】内服：煎汤，3～9克；或入丸、散。外用：适量，生品研末，水调敷，或用酒、醋调敷。

【使用注意】阴虚燥咳、津伤口渴、血证及燥痰者禁服，孕妇慎服。半夏使用不当可引起中毒，表现为口舌咽喉痒痛麻木，声音嘶哑，言语不清，流涎，味觉消失，恶心呕吐，胸闷，腹痛腹泻，严重者可出现喉头痉挛，呼吸困难，四肢麻痹，血压下降，肝肾功能损害等，最后可因呼吸中枢麻痹而死亡。

★ 1. **治中暑**：姜半夏9克，茯苓、甘草各6克。用法：水煎灌，清醒后，可继服清暑益气汤。备注：用于中暑昏倒，不省人事。（吴静 陈宇飞 主编·《传世金方·民间秘方》132)

★ 2. **治疟疾3方**

①生半夏2钱，捣烂置于胶布上。于疟疾发作前3～4小时贴于脐部，可控制发作。（江苏新医学院 编·《中药大辞典》上册777)

②半夏10克，常山10克。用法：上药加水煮沸30分钟，滤取药液；药渣加水再煎沸30分钟，滤取药液。合并2次药液，于疟疾发作前3小时1次服用。每日1剂，连续3～5日。儿童酌减。功效主治：杀虫抗疟。主治疟疾。常山与半夏配伍，可减轻常山致吐作用。医师嘱咐：孕妇及体弱者慎服。（刘道清 主编·《中国民间神效秘方》318)

③生知母、生贝母、生半夏各等分，共研细末，装瓶贮。发作前1～2小时之间，先将肚脐洗净，用生姜汁擦数次，然后将药末敷上，用胶布固定即可。（滕佳林 米杰 编·《外治中药的研究与应用》245)

★ 3. **治疗美尼尔氏综合征**：重用泽泻与半夏，治疗28例，效果满意。泽泻60～120克，法半夏18～30克，白术、钩藤各10克，1日1剂，分3次服。结果治愈23例，好转4例。（杨仓良 主编·《毒药本草》768)

★ 4. **治头痛2方**

①制半夏15克，生姜3片。用法：水煎服，每日1剂，可连服1～3剂。备注：用于热症头痛。（吴静 陈宇飞 主编·《传世金方·民间秘方》137)

②半夏(汤洗七遍)、白僵蚕各半两，全蝎一个。上同为细末，以绿豆粉调贴于太阳(穴)上，干即易之。（宋立人 总编·《中华本草》8册517引《叶氏录验方》)

★ 5. **治雷头风：【梅花熏】**半夏3克，冰片1克。用法：上药和匀，纸卷中烧之，就鼻熏之。口含冷水，吐痰涎者再含用，1次见效。（孙世发 主编·《中医小方大辞典》580引《眼科锦囊》卷四)

★ 6. **治八般头风:【通关散】**半夏(为末)9克,百草霜少许。用法:用纸1条,入上药1.5克,作纸捻子,焙极干。每用药时,先含水一口,将纸捻子点着鼻中嗅之,如有涎,即吐去,再含水再嗅,如此用3次见效。(孙世发 主编·《中医小方大辞典》577引《普济方》卷四十六)

★ 7. **治癫狂症(精神失常):**生南星、生白附子、生半夏、朱砂各一钱。用法:共为细末,枣泥为丸,一次量。胆南星一钱,煎汤送下。忌油腻。备注:生南星、生半夏、生白附子均有剧毒,试用必须注意。(中医研究院革命委员会 编·《常见病验方研究参考资料》212)

★ 8. **治癫痫:**笔者受当地老中医启发,用半夏粉治癫痫取得较好疗效,现介绍如下:半夏粉制法:秋天采挖鲜半夏若干,浸入冷水中半个月,每日换水1次,去除上浮之泡沫,然后置砂锅内煮沸,立即取出以冷水冲洗淘净,连续煮沸3次,晒干研末后装入胶囊,每粒胶囊含半夏粉1克。服法:视病情及年龄,每日2~3次,每次1~2粒,连服1~2年。

典型病例:林某,男,6岁。1990年5月就诊。患儿2年前吃午饭时突然神志昏迷,四肢抽搐,口吐白沫,约10分钟后清醒。相隔半年又出现上述症状发作,此后每隔6~7天发作1次,经某医院神经内科确诊为"癫痫大发作"。间断服用苯妥英钠,未能控制。改用半夏粉胶囊每日2次,每次2粒,发作次数逐渐减少,症状轻微,举家甚喜,连续服用2年后痊愈。患者7岁上学,随访6年,癫痫未再发作,且智力发育正常,无其他不良反应。

近几年,笔者按上法共治癫痫12例,年龄2~16岁,痊愈5例(随访2年以上未再发作);显效5例(发作次数减少,症状明显减轻);无效2例(发作次数及症状均无明显改变)。因笔者收集病例有限,故将此法公之于众,待同道验证。[《中医杂志》编辑部整理·《中医杂志》专题笔谈文萃(1995—2004,第一辑)226]

★ 9. **治一切痰毒:【白围药】**天花粉90克,生天南星、生半夏各120克。用法:上药研为细末,用酸醋调涂。(孙世发 主编·《中医小方大辞典》852引《外科方外奇方》卷一)

★ 10. **治老人春时胸膈不利,或时满闷:【坠痰饮子】**半夏(用汤洗10遍,研为末)不拘多少,生姜1大块,大枣7枚。用法:每次用药末6克,慢火水煎,临卧时去渣频服。(孙世发 主编·《中医小方大辞典》954引《养老奉亲》)

★ 11. **治喜怒悲忧恐惊之气结成痰涎,状如破絮,或如梅核,在咽喉之间,咯不出,咽不下,此七气所为也;或中脘痞满,气不舒快;或痰涎壅盛,上气喘急;或因痰饮中结,呕逆恶心,并宜服之:【四七汤】**半夏五两,茯苓四两,厚朴三两,紫苏叶二两。上切碎,每服四钱。水一盏半,姜七片,枣一个,煎至六分,去滓热服,不以时候。(宋立人 总编·《中华本草》8册517引《易简方》)

★ 12. **治诸瘘五六孔相通:**生半夏末,水调涂孔内,一日二次。(江苏新医学院 编·《中药大辞典》上册778引《外科小品》)

★ 13. **治瘘验案:**郑某,男,胸部结核性瘘管,症见:形体消瘦,面色白少华,左侧胸部(乳房下)可见疮面约2.0厘米×1.5厘米大小,脓液淋漓,用生半夏研细末,加面粉适量,用冷开水调制成条索状药捻,用时将疮面用生理盐水或冷茶清洗干净,然后将药捻缓缓插入瘘道至深部,外用纱布固定,隔日换药1次,至脓液净,疮面愈合为止。内服抗痨药,开始隔日换药1次(注意保持瘘道通畅,药捻不可做得太粗,塞得不能太紧;药捻一定要插到瘘管根部;如遇脓腔太大,可用药粉加凡士林纱条塞入腔内,隔日换药1次;配合抗痨药物治疗原发病灶,以杜再发)。半月后改3日换药1次,1个月后脓净疮口愈合,至今未复发。(杨鹏举 主编·《中医单药奇效真传》270)

★ 14. **治心下有支饮:**(原文:呕家本不渴,渴者为欲解,今反不渴,小半夏主之。)小半夏汤半夏一升,生姜半斤。上二味,以水七升,煮取一升半,分温再服。(江苏新医学院 编·《中药大辞典》上册777引《金匮要略》)

★ 15. **治停痰冷饮,呕逆:【橘皮半夏汤】**用半夏水煮熟,陈橘皮各一两,每服四钱,生姜七片,水二盏,煎一盏,温服。(杨仓良 主编·《毒药本草》769页引 宋代《太平惠民和剂局方》)

★ 16. **治痰饮:**半夏(泡7次)120克,白矾30克。用法:共研为末。用姜汁打糊,或煮枣肉和丸如梧桐子大,每次姜汤服15丸。(吴大真等·《灵验单方秘典》70引《和剂局方》)

★ 17. **用于卒死不语**：以半夏末适量，取少许吹鼻中，即活。（滕佳林 米杰 编著·《外治中药的研究与应用》246 引《本草纲目》）

★ 18. **治厥证验案**：刘太丞，昆陵人，有邻家朱三者，只有一子，年 30 余，忽然卒死，脉全无，请太医丞治之，取齐州半夏末一大豆许，纳鼻中，良久，身微暖，气下，更苏，迤丽无事。（杨鹏举 主编·《中医单药奇效真传》204 引《各医类案》）

★ 19. **治痰厥**：半夏八两，防风四两，甘草二两。同为细末，分作四十服，每服用水一大盏半，姜二十片，煎至七分，去滓温服，不计时候。（江苏新医学院 编·《中药大辞典》上册 777 引《卫生家宝方》）

★ 20. **治湿痰，咳嗽脉缓，面黄，肢体沉重，嗜卧不收，腹胀而食不消化**：南星、半夏（俱汤洗）各一两，白术一两半。用法：上为细末，糊为丸，如梧桐子大。每服五七十丸，生姜汤下。（江苏新医学院 编·《中药大辞典》上册 777 引《素问病机保命集》）

★ 21. **治湿痰喘急，止心痛**：半夏不拘多少，香油炒，为末，粥丸梧子大。每服三五十丸，姜汁下。（江苏新医学院 编·《中药大辞典》上册 777 引《丹溪心法》）

★ 22. **治痰浊中阻呕吐**：生半夏、茯苓各 2 克，生姜汁适量。前 2 味研细末，用生姜汁调成糊状，取药糊敷于肚脐，胶布固定。每日 1 次，用热水袋热敷 15 ~ 20 分钟。（吴大真等·《灵验单方秘典》85）

★ 23. **治中焦痰涎**：半夏（泡七次）四两，枯矾一两，为末，姜汁打糊，或煮枣肉，和丸梧子大，每姜汤送下十五丸。（杨仓良 主编·《毒药本草》769 引宋代《太平惠民和剂局方》）

★ 24. **治痰饮咳嗽：【辰砂半夏丸】**大半夏一斤，汤泡七次，晒干，为细末，用生绢袋盛贮，于瓷盆内用净水洗，出去粗梗，将洗出半夏末，就于盆内日晒夜露，每日换新水，七日七夜了，澄去水，晒干，每半夏粉一两，入飞过细朱砂末一钱，用生姜汁糊为丸，如梧桐子大。每服七十丸，用淡生姜汤下，食后服。（江苏新医学院 编·《中药大辞典》上册 777 引《袖珍方》）

★ 25. **治支气管炎等**：用半夏治疗支气管炎、恶阻、痰核、痰厥头痛等症，口服生半夏 9 ~ 18 克，煎剂，不会引起中毒，但必须配以生姜，或将生姜打碎，以生姜汁拌渍 10 分钟亦可。在止呕作用中，强调服用方法，每隔 10 ~ 15 分钟呷 1 口，徐徐咽下。（孟凡红 等·《单味中药临床应用新进展》51）

★ 26. **去痰涎，进饮食：【殊胜汤】**半夏 9 克，甘草 6 克。用法：加生姜 7 片，水煎，空腹稍热服。（孙世发 主编·《中医小方大辞典》552 引《魏氏家藏方》卷二）

★ 27. **用于痰壅喉间：【祛痰散】**半夏 150 克，陈皮 150 克，桔梗 250 克，莱菔子 50 克。用法：以上四味，粉碎成细粉，混匀，过 100 目筛，即得。本品为浅黄色粉末，味辛微苦。功能：祛痰止咳。用于痰壅喉间。用温开水送服。1 ~ 3 岁，每次 1.5 ~ 2 克，每日 3 次。（宋立人 总编·《中华本草》8 册 518）

★ 28. **治停痰留饮，胸膈满闷，气短恶心，饮食不下，或吐痰水**：用半夏（泡）五两，茯苓三两，每服四钱，姜七片，水一钟（盅）半，煎七分，去渣空心服。（杨仓良 主编·《毒药本草》769 引宋代·《太平惠民和剂局方》）

★ 29. **治痰喘**：半夏、化橘红各 15 克，川贝母 9 克。用法：共研细末，每服 6 克，开水送下。（杨仓良 主编·《毒药本草》769）

★ 30. **治哮喘 2 方**

①半夏、陈皮、白芥子各一钱。用法：共研末，细纱布包与猪肺同炖烂后，食猪肺及汤。（中医研究院革命委员会 编·《常见病验方研究参考资料》102）

②皂角五钱，半夏三钱，麻黄二钱。用法：共为细末，每服三至八分，开水送下。（中医研究院革命委员会 编·《常见病验方研究参考资料》102）

★ 31. **治咳嗽，呕吐**：清半夏、陈皮、茯苓各 3 钱，炙甘草 1 钱。水煎服。（《全国中草药汇编》编写组 编·《全国中草药汇编》上册 230）

★ 32. **治咳嗽**：制半夏末 12 克，白矾 2.4 克，甘草末 6 克。用法：先将半夏末水煎成膏，后入白矾末与甘草末，拌匀成丸，重 3 克，每日含化 1 丸。（吴静 陈宇飞 主编·《传世金方·民间秘方》6）

★ 33. **用于肺热咳嗽，喘息：【桃花散】**法半夏 25 克，石膏 25 克，川贝母 25 克，朱砂 5 克。

用法：以上4味，除朱砂研极细粉外，其余3味掺匀粉碎成最细粉，再与朱砂细粉配研，混匀，分装。每袋重1克。本品为粉红色粉末；味甘、微有麻辣感。功能：清热祛痰，止咳定喘。用于肺热咳嗽，喘息。口服，3岁以上每次1克，3岁以下者酌减，每日2次。（宋立人 总编·《中华本草》8册518）

★ 34. **治上焦有热，咳嗽有痰：【黄芩半夏丸】**制半夏粉30克，黄芩末6克。用法：上药和生姜汁为丸，如梧桐子大。每次70丸，用淡生姜汤送下，食后服。（孙世发 主编·《中医小方大辞典》596引《袖珍》卷一）

★ 35. **治呕逆厥逆，内有寒痰：**半夏一升洗滑焙研，小麦面一升，水和做弹丸，水煮熟，初吞四五枚，日三服，稍增至十五枚，旋煮旋吞，觉痛减，再作。（杨仓良 主编·《毒药本草》769引 唐代·《外科秘要》）

★ 36. **治呕吐3方**

①用半夏9克，陈皮9克，葱白6克，鲜生姜10克，共捣如泥，制成丸剂。握手中。如呕吐较甚者，可配用生姜9克，煎汤口服。（滕佳林 米杰 编著·《外治中药的研究与应用》245）

②半夏9克，糯米3克，生姜1片，大枣3枚。水煎服，每日1剂。（吴大真等·《灵验单方秘典》86）

③生姜30克，半夏15克。水煎，慢慢多次趁热服用，加橘皮更妙。（吴大真等·《灵验单方秘典》85引《仙方合集》）

★ 37. **治呕吐，闻药气更甚，不能下咽：**淮山药、半夏各1两。用法：先将半夏煎汤去渣，再将淮山药研末入汤内煮成粥。每日1剂，分3次服。功能：健脾祛湿，降逆止呕。注意事项：徐徐服下。（易法银 喻斌 主编·《湖南省中医单方验方精选·内科》中册1155）

★ 38. **治恶心呕吐：**生姜、半夏各二钱。用法：水煎服。（中医研究院革命委员会 编·《常见病验方研究参考资料》123）

★ 39. **治胃寒哕逆：【藿香半夏汤】**用半夏（汤泡炒黄）二两，藿香叶一两，丁香皮半两。每服四钱，水一盏，姜七片，煎服。（杨仓良 主编·《毒药本草》769页引 宋·《太平惠民和剂局方》）

★ 40. **治胃寒呃逆：**柿蒂7枚，法半夏9克，干姜3克。用法：水煎服。每日1剂，日服2次。功效：温胃降逆，止呃。疗效：临床屡用，效果满意。（程爵棠 程功文 编·《单方验方治百病》72）

★ 41. **治胃口有热，呕吐，咳逆，虚烦不安：**用人参一钱，半夏二钱，竹茹一团，姜七片。煎温服。一方加橘皮二钱。（宋立人 总编·《中华本草》8册517引《卫生易简方》）

★ 42. **治胃反呕吐者：【大半夏汤】**半夏二升（洗完用），人参三两，白蜜一升。上三味，以水一斗二升，和蜜扬之二百四十遍，煮药，取二升半，温服一升，余分再服。（宋立人 总编·《中华本草》8册517引《金匮要略》）

★ 43. **治卒呕吐，心下痞，膈间有水，眩悸者：【小半夏加茯苓汤】**半夏一升，生姜半斤，茯苓三两。上三味，以水七升煮取一升五合，分温再服。（江苏新医学院 编·《中药大辞典》上册777引《金匮要略》）

★ 44. **治神经性呕吐：**半夏、茯苓、生姜各3钱，反酸烧心加黄连1钱，吴茱萸3分，舌红苔少加麦冬、枇杷叶各3钱，水煎服。（《全国中草药汇编》编写组 编·《全国中草药汇编》上册230）

★ 45. **治嘈杂：**一病人似喘不喘，似呕不呕，似哕不哕，心中愦愦然无奈，医人用半夏半斤，生姜一斤，水三升，先煎半夏二升，入姜汁共煎至一升半，稍冷，分四服，日三服，夜一服，病止停服。（杨鹏举 主编·《中医单药奇效真传》109引《惠直堂经验方》）

★ 46. **治吐血、下血、崩中带下；喘急痰呕，中满虚肿，亦消宿瘀：【半夏丸】**圆白半夏刮净，捶扁，以生姜汁调和飞白面作软饼，包掩半夏，慢火炙令色黄，去面，取半夏为末。上末，米糊丸绿豆大，日干。每三四十丸，温熟水下。（宋立人 总编·《中华本草》8册517引《直指方》）

★ 47. **治阴黄，小便色不变，欲自利，腹满而喘者必哕：【半夏汤】**半夏（汤洗七遍，去滑，焙）一两，人参二两，葛根二两。上三味，锉如麻豆，每服四钱匕，以水一盏，入生姜（切）半分，煎取七分。去滓不计时候，温服。（宋立人 总编·《中华本草》8册517引《圣济总录》）

★ 48. **治霍乱心腹胀痛，烦满短气，未得吐下：**桂、半夏等分。末，方寸匕，水一升，和服之。（江苏新医学院 编·《中药大辞典》上册777引《补缺肘后方》）

★ 49. **治颈部淋巴结炎**:生半夏粉 3 份与面粉 1 份混合,加陈醋半匙及温开水调匀,每晚敷患处,次晨取下。(孟凡红 等·《单味中药临床应用新进展》52)

★ 50. **治卒死不寤**:半夏末吹鼻中即活,并治五绝急病。(明·缪仲淳 编撰·《本草单方》1 引《南岳夫人紫灵魏元君方》)

★ 51. **治顽固性呃逆**:制半夏 20 克,水煎频服。(孟凡红 等·《单味中药临床应用新进展》52。

★ 52. **治呃逆**:生赭石 30 克,沉香、法半夏各 15 克。用法:上药共研细末,装瓶备用。用时取药末 20 克,以生姜汁调匀成膏,贴敷中脘,肚脐上,外以纱布盖上,胶布固定。每日换药 1 次。功能:降逆止呃。验证:治疗 100 例,有效率达 98%。备注:笔者经验方。(良石 主编·《名医珍藏·秘方大全》57)

★ 53. **治顽固性呃逆效佳**:笔者用半夏治疗顽固性呃逆 24 例,效佳。现举 2 例如下。

庞某某,男,56 岁。1992 年 8 月 4 日就诊。患者自述 2 天前无明显诱因午饭后呃逆阵作,逐渐加重,经当地医院针灸、服中药汤剂后,略有好转,瞬间又作,逐渐加重,呃逆连声,饮食不进,入睡不得,坐卧不安。舌红绛,苔黄腻厚少津,脉弦数。诊为肝郁脾湿,蕴结于中,上逆于咽,呃逆频作。用半夏 20 克水煎频服,服后症状改善,呃逆间断发作,有时咽干口苦。次日复诊上方加黄连 10 克,厚朴 30 克。连服 2 剂,症状消失。

王某某,女,42 岁。1997 年 3 月 4 日就诊。呃逆阵发性频作 6 年,曾多次治疗,疗效不巩固。每遇精神刺激、情绪紧张或过度疲劳等原因,均可发病,伴纳差、失眠、心烦乏力。舌红绛、苔白腻,脉沉数,左关滑数。此系肝郁气滞,脾湿蕴结,浊气不降反而上逆成呃逆。处方:半夏 3 克,甘草 2 克,研末冲服,每日 3 次。服药 4 天,症状明显好转。连服 8 天呃逆止,饮食、睡眠已正常,继服上药 10 天后停药。半年后随访,未复发。[《中医杂志》编辑部整理·《中医杂志》专题笔谈文萃(1995—2004,第一辑)646]

★ 54. **治失眠:【半夏秫米汤】**清半夏 12 克,秫米 60 克。水煎,以米熟为度,取汁 200 毫升。重者每日 3 剂。治疗严重失眠患者 20 例,显效 11 例,有效 7 例,无效 2 例。总有效率为 90%。(杨仓良 主编·《毒药本草》768)

★ 55. **治失眠验案**:王某某,女,45 岁。数年前因与人口角,心情一直郁闷不畅,随致失眠,饮食少进,卧则心下满闷不适,心中悸动,时常昼夜不眠,偶尔勉强入睡,亦因恶梦而惊醒。多方求医,屡治未效。就诊时见其颜面潮红(面部有血管瘤),形体较胖,舌偏红,苔白,脉细滑,投以半夏汤:半夏 10 克,糯米(代)30 克。连服 3 剂。3 天后复诊,患者喜形于色,告之服上方后顿觉心中畅快,心下满闷不适亦除。不但能入睡,且无恶梦惊扰,可一觉酣睡至天亮。仍予原方 5 剂巩固疗效。(杨鹏举 主编·《中医单药奇效真传》24)

★ 56. **用于老年阳虚之大便秘结:【半硫丸】**姜制半夏 90 克,硫黄(用豆腐煮)60 克。共研极细末,用鲜生姜汁泛丸,每丸 3 克,约 200 粒。用于老年阳虚之大便秘结。口服,每次 1.5 ~3 克。孕妇忌服。(宋立人 总编·《中华本草》8 册 518)

★ 57. **治痹证**:愚因药房半夏制皆失宜,每于仲夏、季秋之时,用生半夏数斤,浸以热汤,日换 1 次,至旬日,将半夏剖为两瓣,再入锅中,多添凉水煮一沸,速连汤取出,盛盆中,候水凉,净晒干备用。偶有临村王姓童子,年十二三岁,忽晨起半身不能转动,其家贫无钱购药,赠以自制半夏,俾为末,每服钱半,用生姜煎汤送下,日 2 次,约服 30 余日,其病竟愈。盖以自制半夏辛味犹存,不但能利痰,实有开风寒湿痹之力也。(黄国健等 主编·《中医单方应用大全》46 引《医学衷中参西录》中册。

★ 58. **治腰脚疼痛**:天麻、半夏、细辛各 60 克,绢袋 2 个,各研药令匀。蒸热,交互熨痛处。汗出即愈,数日再熨。(滕佳林 米杰 编·《外治中药的研究与应用》245 引《卫生易简方》)

★ 59. **治腰肌劳损**:制半夏研细末 3 克,口服,每日 3 次。(孟凡红 等·《单味中药临床应用新进展》52)

★ 60. **治腰肌劳损有良效**:腰肌劳损属常见病,尤多见于体力劳动者。笔者用半夏粉吞服治疗此症,获得满意疗效,现简介如下。用量和用法:制半夏 30 克,研细末,贮瓶内备用。每次用开水吞服 3 克,每日 3 次,一般 1 剂即愈。

如治厉某某,男,52 岁,农民。2 年前因挑担用力不当发生急性腰肌扭伤。由于当时未彻底治愈,导致现在腰背痛时发时止,劳累时症状加重,休息后减轻,活动受限,经X线检查骨质无器质性改变,诊断为腰肌劳损。给制半夏粉30克,如上述法服用后,症状消失,随访多年,未见复发。

半夏治腰肌劳损之功用系笔者一亲戚传授。后经笔者长期临床应用,疗效确切可靠。但需注意,半夏生用有毒,必须用生姜、白矾等炮制后方可吞服,否则有刺激咽喉,甚至声哑之弊。近年虽有半夏生用之报道,但指的是生半夏整颗先煎而后服其汤,因经水煎煮熟后,其麻涩毒性均已减失。若吞服则生者断不可用。[《中医杂志》编辑部整理·《中医杂志》专题笔谈文萃(1995—2004,第一辑)496]

★ 61. **治百日咳:**法半夏、生石膏、朱砂各五钱。用法:共为细末,每服一分,开水送下。(中医研究院革命委员会 编·《常见病验方研究参考资料》39)

★ 62. **治蜂窝织炎:**半夏末适量,鸡蛋1枚。用法:上药用蛋清搅匀备用。外敷患处,每天1~2次。功效:燥湿散结。适用于毒去正复或正虚毒恋型痈,脓出黄稠者。疗程:连续外用5天为1个疗程,外用1~2个疗程。注意事项:本方只可外用,不可口服。(杨继军 赵建新 主编·《皮肤病实用偏方》134)

★ 63. **治诸痈疽发背及乳疮:**半夏末,鸡子白调。涂之。(杨仓良 主编·《毒药本草》769引 宋代·《太平惠民和剂局方》)

★ 64. **治担肩:**生半夏适量,桐油2两。用法:半夏放桐油锅内煎数沸,将油乘热涂患处。功能:燥湿消肿,消痞散结。注意事项:半夏、桐油有毒。(阳春林 葛晓舒·《湖南省中医单方验方精选·外科》上册188)

★ 65. **治瘰疬:**陈醋适量,生半夏末1钱。用法:陈醋熬至滴水成珠,加生半夏末调匀敷患处。敷患处,过夜再换。功能:燥湿化痰,散结消肿。注意事项:生半夏有毒;两日即消。(阳春林 葛晓舒·《湖南省中医单方验方精选·外科》上册311)

★ 66. **治瘰疬痰核:**制半夏、生芒硝、醋各适量。用法:共研末,醋调,外敷患处。功能:化痰散结,消肿止痛。方解:半夏散结消肿止痛;生芒硝清热消肿;醋逐瘀通络散结。诸药合用,共奏化痰散结,消肿止痛之功。(阳春林 葛晓舒·《湖南省中医单方验方精选·外科》上册319)

★ 67. **治癣2方**

①生半夏、斑蝥各五分。用法:研面。香油调匀涂患处。(沈洪瑞 主编·《重订十万金方》762)

②将半夏捣为末,陈酱油调为糊。摩涂癣上,每日2~3次。(滕佳林 米杰 编·《外治中药的研究与应用》245引《疡医大全》)

★ 68. **治皮癣:**半夏、斑蝥各等分。制用法:共研细末,用蛋黄油调涂患处。(沈洪瑞 主编·《重订十万金方》761)

★ 69. **治顽癣验案2例**

①刘某某,男,25岁。项后耳边,患癣疮二处,经久不愈。初起很痒,抓时落白屑,4天后,患部蔓延如钱大,起红圈。曾内服及外敷荆防散、甘露等,时瘥时愈,已有3年,缠绵不愈,后耳又发一处,用鲜土大黄根擦搽,亦无效,经用鲜生半夏加醋三四滴,置碗底内磨取汁,擦搽患部,1日3次,7天痊愈。(杨鹏举 主编·《中医单药奇效真传》299)

②吴某某,男,22岁。面部额角前患顽癣一处,痒甚,抓破水出,2天后,眉心也感染一处,时隐时发,半年来逐渐增大,经用半夏醋磨敷,1天3次,6天痊愈,未再发。治疗方法:挖取生半夏后,剥去外皮,用醋3~4滴,置碗内磨取汁,涂患处,每天3次,磨好后两手洗净,以免入口中毒。(黄国健等 主编·《中医单方应用大全》46)

★ 70. **治头癣、流行性腮腺炎、乳腺炎验案三例:**①杨某,男,12岁。1997年4月13日初诊。患者头顶百会穴至前额发际有3.5厘米×5厘米鳞屑增生团块。患处瘙痒,头发稀疏脱落。西医诊断:皮炎。曾用达克宁治疗1年多,时愈时发。中医辨证:头癣。治疗方法:生半夏15克,斑蝥5克,将2种药浸泡白酒中,1周后用酒涂擦患处,每日2~3次。5天后鳞屑团块变薄,范围缩小,2周后头癣全部脱落,头发更新复原。随访近2年未再复发。

②流行性腮腺炎:张某,男,11岁。1998年12月23日初诊。右侧腮腺肿大,伴有颌下腺漫肿。发热体温38.5℃。西医诊断:流行性腮腺炎。治疗方法:用生半夏研细末与鸡蛋清调为糊

状，外敷患处，每日 2 次。板蓝根 20 克，僵蚕 10 克煎汤内服，每日 3～4 次。2 天后腮腺及颌下腺肿势渐消，体温恢复正常。继则治疗 6 天腮腺肿消失。

③乳腺炎：赵某，女，34 岁。1997 年 10 月 14 日初诊。右侧乳房乳头下缘有 2.5×2.5 卵圆形肿块。触之灼热，疼痛，发热怕冷。中医辨证：乳痈。治疗方法：用生半夏研末加鸡蛋清调匀外敷患处，每日 2 次。用药 2 次疼痛减轻，肿块缩小。3 天后痈肿全部吸收。[《中医杂志》编辑部整理·《中医杂志》专题笔谈文萃(1995—2004，第一辑)650]

★ 71. **斑秃(气血亏虚型)**：生姜 6 克，生半夏(研末)15 克。用法：先将生姜搽患部 1 分钟，稍停，再搽 1～2 分钟，然后用生半夏细末调香油涂搽之，连续应用一个时期，有刺激皮肤生长头发之效。(张俊庭 编·《皮肤病必效单方 2000 首》215)

★ 72. **癣、秃疮**：生半夏二两，雄黄二两，斑蝥一两。用法：共研细末。香油调涂。(沈洪瑞 主编·《重订十万金方》761)

★ 73. **治神经性皮炎(局限性)**：生半夏 10 克，蟾酥 1 克，50%的酒精 100 毫升，浸泡 3～5 日后过滤备用。用法：用毛笔蘸药水涂于神经性皮炎表面，日 2～3 次。继发感染时禁用。功能：止痒疗顽癣。(洪国靖 主编·《中国当代中医名人志》191)

★ 74. **治钱儿癣**：生半夏 1 个。用法：醋磨擦患处。(中医研究院革命委员会 编·《常见病验方研究参考资料》413)

★ 75. **治股癣**：生半夏、醋适量。用法：用生半夏适量，加醋少许，磨汁外涂，每天 2～3 次。(张俊庭编·《皮肤病必效单方 2000 首》57)

★ 76. **治白癜风**：生法夏、醋各适量。用法：磨醋。每日多次，外搽患处。功能：清热燥湿，解毒止痒。注意事项：须连续搽半月以上。(阳春林 葛晓舒·《湖南省中医单方验方精选·外科》上册 786)

★ 77. **治面皮黑浊**：半夏、米醋各适量。用法：半夏焙研末，米醋调之。每日 1 次，外敷患处。功能：祛湿活血，润颜消斑。注意事项：敷药后不可见风，自晨至晚，不计次数，3 日后，用皂角汤洗下，即白。(阳春林 葛晓舒·《湖南省中医单方验方精选·外科》上册 814)

★ 78. **治鸡眼**：鸡眼，洗净患处，用清洁水消毒后用手术刀削去鸡眼角化组织，呈一凹面，放入半夏末，外贴胶布。(孟凡红 等·《单味中药临床应用新进展》52)

★ 79. **治扁平疣 2 方**

①将患处消毒后，用梅花针叩打疣的顶端，使其微出血，再涂半斑膏。生半夏、斑蝥各等分，研极细末，用 10%的稀盐酸调成糊状备用。1 周后可使疣脱落。治疗 28 例，涂药 1 次后 25 例痊愈，无效 3 例。(杨仓良 主编·《毒药本草》769)

②半夏粉少许。用法：加少量白糖，以冷开水调敷患处。(张俊庭 编·《皮肤病必效单方 2000 首》88)

★ 80. **治寻常疣**：将疣用温水泡 10～20 分钟，以刀片轻轻刮去表面角化层，取鲜半夏洗净，去皮，在寻常疣局部涂擦 1～2 分钟，每日 3～4 次，一般只涂擦初发疣即可，若继发疣较大、较多时，逐个进行涂擦效果更好。治疗 215 例，结果：15～30 天共治愈 208 例，无效 7 例；治愈率为 96.74%。经研究，寻常疣为乳头状瘤空泡病毒(属双链 DNA 病毒)，鲜半夏可杀死疣体中病毒，使疣消退。局部涂擦，无毒副反应。(宋立人 总编·《中华本草》8 册 518)

★ 81. **治蛇伤 2 方**

①鲜半夏、鸭食菜(苦麻菜)、香蒿尖各等量，混合捣碎成膏状，敷于伤处。(江苏新医学院编·《中药大辞典》上册 778)

②生半夏、生南星各五钱，捣为泥，敷伤口，外以布扎。(中医研究院革命委员会 编·《常见病验方研究参考资料》312)

★ 82. **治毒蛇咬伤**：山豆根一两，生半夏五钱。用法：浸糯米烧酒，外搽毒蛇伤口。(中医研究院革命委员会 编·《常见病验方研究参考资料》312)

★ 83. **治毒蛇、五步蛇、银环蛇咬伤**：生半夏 2 粒。用法：捣烂，用口水调匀。敷伤口周围。功能：清热解毒，燥湿消肿。(阳春林 葛晓舒·《湖南省中医单方验方精选·外科》上册 1430)

★ 84. **治蝎螫毒**：用生半夏、白矾等分为末，以醋和，敷伤处。(宋立人 总编·《中华本草》8 册 517 引《景岳全书》)

★ 85. **治蝎螫伤:**半夏一字(生用,为细末),雄黄一字(另研),巴豆一个(去皮,研如泥)。用法:上三味,同和匀。上之。(彭怀仁 主编·《中医方剂大辞典》1册1引《洁古家珍》)

★ 86. **治不拘金石木器,及骡马咬伤见血:**生半夏、松香(或煮,或压去油)各等分。为末,敷上即封口止痛。(宋立人 总编·《中华本草》8册517引《愿体医话良方》)

★ 87. **误食中毒:**曾有报道,4例误食生半夏0.1克~0.2克、1.4克、1.8克、2.4克而引起中毒者,症状表现主要为口腔及咽喉部黏膜的烧灼感和麻辣味,胃部不适、恶心及胸前压迫感。4例中除1例因误食量甚少而自愈外,其余3例均经服生姜而痊愈。(江苏新医学院 编·《中药大辞典》上册778)

★ 88. **治缓解食管贲门癌梗阻:**鲜半夏去外皮,捣成糊状制成丸,每次2克,置于舌根部咽下,日服3~4次。结果25例食管癌及5例贲门癌患者有26例梗阻获得近期缓解。(杨仓良 主编·《毒药本草》769)

★ 89. **治皮肤化脓性感染和软组织损伤:**将生半夏适量干燥,研末过80目筛。袋装备用(也可以随时加工)。然后用生半夏粉适量(根据患者疮疡或软组织损伤部位面积大小增加或减量),与醋适量搅匀湿润敷于患处,用敷料盖上,胶布固定。每日换药1次。用本法治疗无任何不适或副作用,共治疗16例,1星期内治愈10例,2星期内治愈6例,治愈率为100%。(滕佳林 米杰 编·《外治中药的研究与应用》247)

★ 90. **治骡马踢伤引起骨折:**生半夏、黄柏各二钱。用法:接骨手术后,生捣敷七日。(中医研究院革命委员会 编·《常见病验方研究参考资料》442)

★ 91. **治马咬伤,红肿疼痛:**生半夏、黄柏各适量。用法:共研末,敷患处。功能:清热解毒,燥湿消肿。(阳春林 葛晓舒·《湖南省中医单方验方精选·外科》上册1409)

★ 92. **治跌打鼻梁骨,并疗金疮:**生半夏、白芷、白及各等分。用法:共研末,敷伤处。(中医研究院革命委员会 编·《常见病验方研究参考资料》442)

★ 93. **治骨折:**生半夏、生黄柏、生大黄各等分。用法:研末,和酒敷在伤处包扎。同时用螃蟹焙枯研末,用酒调服。(中医研究院革命委员会编·《常见病验方研究参考资料》442)

★ 94. **治闭合性急性软组织损伤:**取生半夏、黄柏、五倍子各等量,加食醋制成膏。涂于患处皮肤上,1~2天换药1次,至愈为止。治疗60例,治愈45例,显效12例,好转3例。(滕佳林 米杰 编·《外治中药的研究与应用》247)

★ 95. **治跌打损伤验案:**苏某某,男,43岁。1985年3月2日就诊。述其1天前被拖拉机碰破右足,疼痛难步。查:自右踝关节至脚面青紫肿胀,表皮有擦破痕迹。经用半夏药(治疗方法:生半夏30克,研极细面,陈醋适量调糊敷患处,包扎固定,每天换药1次。主治:内挫伤筋及跌打损伤表皮未破者)3天肿消痛止而愈。(杨鹏举 主编·《中医单药奇效真传》289)

★ 96. **治枪刀伤:**生半夏一钱,冰片一分。用法:研末敷伤口,用布外扎。(中医研究院革命委员会 编·《常见病验方研究参考资料》303)

★ 97. **治打扑伤痕紫黑,有瘀血流注,无热者:【一白散】**半夏。研细末,姜汁调敷。(彭怀仁 主编·《中医方剂大辞典》1册3引《准绳、疡医》卷六)

★ 98. **治瘀肿:**生半夏末加醋调成糊状,涂敷患处,每日1次。(孟凡红 等·《单味中药临床应用新进展》53)

★ 99. **治颜面外伤性红肿青紫:**生半夏。用法:生半夏研细末。取药末,冷开水调成糊状涂于患处(适宜未破创面)。半夏糊干后时时用棉棒蘸冷开水湿润之,每日3~4次,夜间敷药不必洗净,一般3~4天可愈。功能:消痈肿止痛。疗效:经观察治疗,本方对颜面外伤性红肿青紫,确有疗效。(张树生 高普 主编·《中药贴敷疗法》340)

★ 100. **治外伤出血:**生半夏。用法:研末敷伤处。(中医研究院革命委员会 编·《常见病验方研究参考资料》302)

★ 101. **治外伤性出血:**生半夏、乌贼骨各等分,研细末,撒患处。(江苏新医学院 编·《中药大辞典》上册778)

★ 102. **治刀伤出血验案:**1986年夏,笔者偶遇一伤者,男,34岁。被他人用刀砍伤右前臂,伤口疼痛,流血不止。当时因在荒郊野外,无任何药物器械可用,查看伤口长约3厘米,深约1

厘米，手指活动尚好。情急中想起一位老民间医生经验，就地取半夏根茎，捣碎后敷伤处。伤者渐觉疼痛减轻、血止。患者返回后即以此法，用生半夏3克研细末换敷伤处，伤口渐愈合无碍。

半夏为化痰止咳类药物，性味辛、温有毒，具有燥湿化痰、降逆止呕、消痞散结之功，临床常用生姜、白矾炮制后使用。在葛洪的《肘后方》中有以生半夏研末，以鸡蛋白调敷治痈疽发背及乳疮的记载；《药性论》中有"生者摩痈肿……"的记载。通过本例应用可见，可能生半夏尚有止血生肌、镇痛散瘀之功，这有待于临床进一步验证。［《中医杂志》编辑部整理·《中医杂志》专题笔谈文萃（1995—2004，第一辑）323］

★ 103. **用于眉毛不生**：用半夏、芥菜子各等分，为末。生姜自然汁调，搽数次。（滕佳林 米杰 编·《外治中药的研究与应用》245 引《简易良方》。

★ 104. **治癞风眉落**：生半夏，羊屎烧焦等分，为末，自然姜汁日调涂。（杨仓良 主编·《毒药本草》769 引宋代·《圣济总录》）

★ 105. **用于泡睑肿核**：用半夏 7.5 克，五倍子 7.5 克，蟾酥 0.3 克，共研细末，用醋调成糊状。每用适量涂外眼皮。（滕佳林 米杰 编·《外治中药的研究与应用》244）

★ 106. **治眶上神经痛**：半夏、白芷各 10 克。1日1剂，水煎服。治疗17例，痊愈8例，显效5例，有效2例，无效2例，一般服5～10剂可止痛，与框上孔酒精封闭效果相似。（杨仓良 主编·《毒药本草》768）

★ 107. **治眉棱骨痛**：制半夏五钱，生姜三片。用法：水煎服，每日一剂，可连服二至三剂。（中医研究院革命委员会 编·《常见病验方研究参考资料》205）

★ 108. **治眉棱角痛验案**：十几年前，我有缘同吴天锡老中医同室而诊，观其治"眉棱角痛"常用半夏、生姜、沉香3味而取效。吴老诊病仔细，医德高尚，用药轻灵，亦喜助人，告我曰："眉棱角痛常为一侧胀重而痛，半夏、生姜、沉香3味治之多验，你可试之。"而后我遵吴老之训用之，果如其言。

典型病例：李某，女，50岁，左侧眉棱角处胀痛月余，诸治不除。患者恶心欲吐，左侧眉棱角处胀重疼痛，时有轻重，然其位固定不移。舌淡红，苔薄白而滑，脉沉弦。用清半夏18克，生姜10克，沉香5克。水煎服，每日1剂。服1剂其痛稍减，服3剂后病痛如失。又用3剂巩固疗效。后未复发。

笔者体会，眉棱角痛多为一侧胀重而痛，其位置固定不移，发作时常伴有恶心欲吐等症，系痰阻于络所致，而本在脾胃。李时珍《本草纲目》有半夏"治眉棱骨痛（震亨）"的记载。陈修园《时方妙用》有"眉棱角痛，半夏六钱、生姜三片，水煎调沉香末五分服"之言。半夏辛温，"体骨性燥，能走能散，能燥能润"（《本草备要》），善能化痰；开郁、下逆气。配生姜、沉香温散和中，理气祛痰更助其功。痰除络通，"通则不痛"；脾胃和顺复其健运，则痰湿不生而宿根可除，故治之良效。［《中医杂志》编辑部 整理·《中医杂志》专题笔谈文萃（1995—2004，第二辑）650］

★ 109. **治急慢性化脓性中耳炎**：生半夏研末溶于米酒或60%酒精中（1份半夏，3份酒精），浸泡24小时以上，取上层澄清液滴耳。用时先用双氧水洗涤外耳道，然后滴入药液数滴，每天1～2次。据10例观察，对急性中耳炎效果较好，一般1～2天见效，1周内可治愈。（江苏新医学院 编·《中药大辞典》上册 778）

★ 110. **治牙痛**：生半夏30克，捣碎，90%的酒精150毫升中浸泡1天后即可使用。用时以棉球蘸药液塞于龋齿洞中，或涂擦痛牙周围。治疗100余例，95%以上患者获效。（杨仓良 主编·《毒药本草》769）

★ 111. **治咽中生疮属痰热伤咽者**：半夏14枚，鸡蛋1枚，醋适量。用法：将半夏洗净，破如枣核大，鸡蛋去黄，把醋和半夏纳鸡蛋壳中，放火上滚3沸，去渣，少少含咽之。（吴静 主编·《祛百病醋蛋秘方》246）

★ 112. **治咽喉结核**：先将生鸡蛋打一小孔，分别倒出蛋清、蛋黄，把10毫升酒稀释至30毫升，倒满蛋壳的三分之一，再放半夏2克，另以细铁丝制成刀环状，把鸡蛋壳直于其中，然后加火煮3～4分钟，取出半夏，随后加入该鸡蛋清的一半，加火煮二三沸备用。

病人将上汁一口一口地喝，就像漱口一样，慢慢地湿润咽喉。按：蛋夏酒对咽喉部结核特效，对喉头结节及声音嘶哑皆有良效，教师、播音员、演员经常服用可以保护嗓音，而对咽喉癌有

治疗作用,亦可帮助喉癌术后的声音恢复。(高允旺 编·《偏方治大病》40)

★ 113. **用于鹅口疮:**用生香附、生半夏各6克,鸡蛋1枚,上药研细末。取蛋清适量共调匀做饼,贴患处两脚心。每日1次,连用3天。(滕佳林 米杰 编·《外治中药的研究与应用》245引《验方新编》)

★ 114. **治口眼歪斜:**制半夏、制南星各等分。用法:为末,每服五分,早晚各服1次,陈皮煎汤送下。(中医研究院革命委员会 编·《常见病验方研究参考资料》216)

★ 115. **治少阴病,咽中痛:【半夏散及汤】**半夏(洗)、桂枝(去皮)、甘草(炙)。上三味等分,分别捣筛已,合治之,白饮和服方寸匕,日三服。若不能服散者,以水一升,煎七沸,纳散两方寸匕,更煮三沸,下火令小冷,少少咽之。(江苏新医学院 编·《中药大辞典》上册777引《伤寒论》)

★ 116. **治少阴病,咽中生疮,不能言语,声不出者:【苦酒汤方】**半夏(洗,破如枣核)14枚,鸡蛋1个(去黄,内上苦酒,着鸡子壳中)。上二味,内半夏苦酒中,以鸡壳置刀环中,安火上,令三沸,去滓,少少含咽之。不瘥,更作三剂 。(宋立人 总编·《中华本草》8册517引《伤寒论》)

★ 117. **治慢性咽炎(一方治急性咽炎):**半夏(砸碎)500克,醋2500毫升。用法:将醋、半夏入锅内,浸泡24小时,煮沸捞弃半夏,加入苯甲酸钠(量按药液的0.5%加),过滤,分装100毫升瓶备用。每次服10毫升,每日1~2次。功能:燥湿化痰,活血去瘀,消肿止痛。病例验证:杨某,男,41岁,工人。患慢性咽炎3年。诊见:咽后壁黏膜充血,胀痛,天突穴处自觉有如黏痰堵塞,饮食下咽无阻。舌苔腻白。诊为慢性咽炎(痰湿型),按本方治疗10天后,咽后壁充血消失,疼痛已除,痰塞感减轻。舌苔薄白。又服6天,诸证皆除而愈。(《名医验方》332)

★ 118. **治喉痹肿塞:**生半夏末,嗃鼻内,涎出效。(江苏新医学院 编·《中药大辞典》上册777引《濒湖集简方》)

★ 119. **治喉痹、失音:**制半夏500克,入食醋2500毫升内浸泡24小时,再入锅加热,捞出半夏加入苯甲醇分装100毫升瓶内备用,制成咽炎乐。每次服10毫升,每日2~3次。治疗喉痹564例,结果痊愈342例,好转170例,无效52例。(杨仓良主编·《毒药本草》769)

★ 120. **治实证失音:【苦酒汤】**治疗实证失音33例,一般服药2~3天即愈。组方:制半夏15克。用法:水煎煮,后加入米醋70毫升,待半冷再加入鸡子清2个,搅匀即成。徐徐含咽,不拘于时,每日1剂。(杨仓良 主编·《毒药本草》769)

★ 121. **治重舌木舌,肿大塞口:**半夏煎醋,含漱之。(江苏新医学院 编·《中药大辞典》上册777引《纲目》)

★ 122. **治喉返神经麻痹验案:**刘某某,男,70岁。疼痛,声音嘶哑,伴右侧头面麻木20余天,于1987年4月10日入院。外院曾诊断为"上呼吸道感染。"用维生素C、去痛片及青霉素治疗10余天,效果欠佳。入院时体温36.5℃,脉搏100次/分,呼吸25次/分,血压16/0.64KPa,咽部充血,扁桃体红肿糜烂。双呼吸音皆粗糙,可闻及散在的干湿啰音。X线摄片报告提示"双肺纹理增多,呈间质改变。"五官科会诊诊断为"右侧喉返神经麻痹。"遂予苦酒汤,嘱频含咽之。次日痛减音开,调治1个月痊愈。

治疗方法:苦酒(半醋)100毫升,半夏(研粉)30克,共入罐中调匀,煮3沸,待凉后纳鸡子1枚(去蛋黄)搅匀,频频含之。(黄国健等 主编·《中医单方应用大全》46)

★ 123. **治痰结,咽喉不利,语音不出:【玉粉丸】**半夏(洗)五钱,草乌一字(炒),桂一字(炙)。用法:上同为末,生姜汁浸蒸饼为丸,如鸡头大,每服一丸,至夜含化。(江苏新医学院 编·《中药大辞典》上册777引《素问病机保命集》)

★ 124. **治带下验案:**李某某,女,48岁。主诉白带过多,下腹部坠胀,经常腰酸腹痛,中西医治疗效果不著。检查:宫颈肥大,糜烂面积占宫颈面的2/3,呈乳头状,有脓性黏液白带。诊断为重度糜烂。用药(把生半夏洗净晒干,研粉过筛,装瓶备用。用时,先将宫颈糜烂面分泌物擦净,再用带线的大棉球蘸上半夏粉适量,对准宫口置入,紧贴糜烂面,把棉球的线头露在阴道外,24小时后自行取出,每周上药1~2次,8次为1个疗程)5次,痊愈。(杨鹏举 主编·《中医单药奇效真传》390)

★ 125. **治乳痈初起:**生半夏一个,研末,葱白半寸,捣和为丸。绵裹塞鼻,左乳病,塞右鼻;

右乳病，塞左鼻。一夜即愈。（彭怀仁 主编·《中医方剂大辞典》3册988引《仙拈集》卷三）

★ 126. **治乳痈：【乳痈塞鼻灵】**生半夏半粒，白芥子5粒，王不留行15粒，生姜少许。用法：将上药共捣烂成膏，用双层纱布包成椭圆形。取本品塞入对侧鼻孔，每日1次，每次2～3小时。若两侧同病则两侧鼻孔交替塞药。疗效：一般1日内症状减轻，3～5日内可愈。（梁永才 梁杰圣 主编·《中国外治妙方》273）

★ 127. **治乳腺炎：**生半夏末加蛋清调糊敷患处，日2次。（孟凡红 等·《单味中药临床应用新进展》53）

★ 128. **治急性乳腺炎2方**

①用新鲜葱白与半夏捣烂如泥，捏成栓子塞入患乳对侧的鼻孔中，经20分钟左右除去，每日1～2次。另用生姜（或干姜）的浓煎液，盛入小玻璃瓶内，抽出空气，利用负压，在炎性肿块及周围拔罐，每次用5～10个瓶吸在患乳上。治疗早期急性乳腺炎130例，有效率达96.9%。如局部炎症明显、腋窝淋巴结肿大，且全身有畏寒、发热症状者，宜同时服用清热解毒剂；如脓肿已形成，则必须切开排脓，本法无效。（宋立人 总编·《中华本草》8册28）

②取新鲜半夏洗净，去外皮，削成适当大小，塞入患侧或对侧鼻孔，1～2小时后取出，每日或间隔7～8小时再塞1次，连续3次无效，则改用他法治疗。共治40例，其中产妇39例，非产妇1例，结果治愈36例，占90%，4例无效。（宋立人 总编·《中华本草》8册518）

★ 129. **治下乳方：**半夏（炮）三粒。为末，酒调服，即有乳。（宋立人 总编·《中华本草》8册517引《鲁府禁方》）

★ 130. **治妊娠呕吐不止：【干姜人参半夏丸】**干姜、人参各一两，半夏二两。上三味，末之，以生姜汁糊为丸，如梧桐子大，饮服十丸，日三服。（江苏新医学院 编·《中药大辞典》上册777引《金匮要略》）

★ 131. **治恶阻3方**

①半夏三钱，生姜一钱半，茯苓五钱。用法：水煎服，每日一剂，药入口即吐者，可数次分服。（中医研究院革命委员会 编·《常见病验方研究参考资料》349）

②半夏五钱，代赭石三钱，竹茹二钱。用法：水煎服。（中医研究院革命委员会 编·《常见病验方研究参考资料》349）

③半夏四钱，代赭石八钱，生山药一两。用法：水煎徐徐饮下。（中医研究院革命委员会编·《常见病验方研究参考资料》349）

★ 132. **治产后晕厥：**半夏末，冷水和丸，大豆大，纳鼻中。（江苏新医学院 编·《中药大辞典》上册777引《肘后方》）

★ 133. **治难产：【催生散】**半夏（姜制）、白及（生，晒干）各适量。用法：上药研为细末。难产，一两日不下，每次1克，陈酒送下；三四日不下或横倒产，每次2克；五六日不下，产母危在顷刻，或儿已死腹中，或儿被产婆手伤，骨肉断于腹中，每次3克，皆用陈酒调冲服。（孙世发 主编·《中医小方大辞典》672引《青囊秘传》）

★ 134. **治怀孕而内吹，或小儿食乳而外吹，或勒乳而结，或欲断乳而太急，致成乳症，初觉疼痛者：【通壳丹】**生半夏一个，葱头如指大一块。用法：上捣烂。以夏布裹，塞鼻，左患塞右，右患塞左，半炷香为度。（彭怀仁 主编·《中医方剂大辞典》8册963引《吴氏医方类编》卷二）

★ 135. **用于子肠脱出：**以半夏适量，频嗃鼻中，则上也。（滕佳林 米杰 编·《外治中药的研究与应用》246引《妇人良方》）

★ 136. **治宫颈糜烂：**生半夏研末，用带线棉球蘸半夏粉对准患处置入紧贴子宫颈，24小时后由患者自行取出，每周1～2次，8次为1个疗程。月经后上药。治疗1347例，结果治愈603例，显效384例，好转322例，无效38例，总有效率为97.18%。（杨仓良 主编·《毒药本草》768）

★ 137. **治小儿惊风：【嚏惊散】**生半夏一钱，皂角半钱。为末，吹少许入鼻。（江苏新医学院 编·《中药大辞典》上册777引《仁斋直指方》）

★ 138. **治小儿脐风：**生香附、生半夏各等分，鸡蛋清适量。先将生香附、生半夏研为细末，加入鸡蛋清调成饼状。贴足心，每日1次。（滕佳林 米杰 编·《外治中药的研究与应用》246）

★ 139. **治小儿囟陷：**用半夏10克，为末。涂手心，妙。（滕佳林 米杰 编·《外治中药的研究与应用》246引《医方类聚》）

★ 140. **治小儿痰热，咳嗽惊悸：**半夏、南星各等分，为末，牛胆汁和，入胆内，悬风处待干，蒸

饼丸绿豆大。每姜汤下三五丸。(杨仓良 主编·《毒药本草》769 引 明·《本草纲目》)

★ 141. **治小儿痰塞心胸,及癫痫痰厥与喉闭有痰者:【珍珠滚痰丸】**半夏 50 粒,巴豆(去壳)30 粒。用法:上药同煮,待半夏熟烂,取出巴豆只用半夏,烘干研为细末,米糊为丸,如菜籽大,朱砂为衣,晒干。每次 7 丸,用萝卜汁送下。大人倍之。(孙世发 主编·《中医小方大辞典》471 引《串雅内编》卷一)

★ 142. **治小儿流涎:**生半夏末陈醋调成稠糊,睡前贴于两足心。(孟凡红 等·《单味中药临床应用新进展》52)

★ 143. **治小儿痞膨食积:**生香附(研末)、生半夏(研末)各一钱半。用法:药末用蛋白调匀以布包按于脚心涌泉穴,左右均可,忌落地。(中医研究院革命委员会 编·《常见病验方研究参考资料》384)

★ 144. **治小儿呕吐:**丁香五钱,姜半夏一两。用法:用生姜汁煮糊为丸,每用一钱姜枣汤送下。(中医研究院革命委员会 编·《常见病验方研究参考资料》390)

★ 145. **治小儿胃气虚冷,痰吐呕逆:【流星散】**半夏(大者,生用)14 枚,胡椒 49 粒。用法:上药同为粗末。每次 1.5 克,入生油 7 滴,水煎,去渣温服。(孙世发 主编·《中医小方大辞典》569 引《幼幼新书》卷二十七)

地鳖虫(85 方)

【药性】味咸,性寒,小毒。归肝经。

【功能与主治】破血逐瘀,续筋接骨。主治血瘀经闭,症瘕积块,跌打瘀肿,筋伤骨折,木舌重舌等。

【用法用量】内服:煎汤,3~10 克;或浸酒饮;研末,1~1.5 克。外用:适量,煎汤含漱、研末撒或鲜品捣敷。

【使用注意】年老体弱及月经期者慎服,孕妇禁服。

★ 1. **治高血压:**用地鳖虫、水蛭等量研末装胶囊服,每粒 0.25 克,每次服 4 粒,1 日 3 次。据报道,用上方治疗高血压病,结果有效率达 90.63%。注意事项:孕妇忌服。(王辉武 主编·《中药临床新用》25)

★ 2. **治慢性肝炎:**炙地鳖虫、太子参各 30 克,紫河车 24 克,广姜黄、广郁金、参三七、鸡内金各 18 克。共研细末,每次服 3 克,1 日 2 次,饭前服。(胡晓锋 编·《虫蛇药用巧治百病》214)

★ 3. **治肝肿大:**地鳖虫 1.5 克,红参 3 克。用法:以地鳖虫研末,每次 1.5 克,红参 3 克,煎汤送服。说明:用于急、慢性肝炎、肝硬化等原因不明肝肿大者,每收卓效。若能对患者辨证施治,与该方同服,疗效更佳。(张力群等 主编·《中国民族民间秘方大全》248)

★ 4. **治血吸虫病肝肿大:**地鳖虫 9 克,地龙 2 克,水蛭 3 克,生山楂 15 克(1 日量),研末制成片剂。第 1 个月服上治疗量,第 2 个月药量减半。经 2 个月治疗,显效 58 例,有效 43 例,无效 6 例。有效病例肝脏平均小 3 厘米,肝功能改善。(杨仓良 主编·《毒药本草》623)

★ 5. **治早期肝硬化 2 方**

①地鳖虫 9 克,地龙 2 克,水蛭 3 克,生山楂 1.5 克。三虫研粉,山楂提取水浸膏,共制片剂。功能主治:软缩肝脏,改善肝功能。用于早期肝硬化。(张金鼎 邹治文 编·《虫类中药与效方》55)

②地鳖虫、炮山甲各 100 克,水蛭 75 克,大黄 50 克。每次服 5 克,日服 2~3 次,一般 2 个月为 1 疗程。治疗 40 例,结果临床治愈 11 例,基本治愈 13 例,好转 12 例,无效 4 例,总有效率为 90%。(杨仓良 主编·《毒药本草》623)

★ 6. **治肺结核:**地鳖虫 120 克,制首乌、白及各 450 克。研末,炼蜜为丸,每次服 9 克,每日 3 次,白开水送下。(胡晓锋 编·《虫蛇药用巧治百病》214)

★ 7. **治白血病:**穿山甲 15 克,土鳖虫 10 克,昆布、海藻、鳖甲各 30 克。水煎服。(杨仓良 主编·《毒药本草》625)

★ 8. **治虚劳吐血,皮肤甲错,体瘦脉涩:**土鳖虫 1.5 两,田三七 7 钱,淮山药 3 两。用法:共研细末,开水冲。每日 5 钱,分 2 次服。功能:益气摄血,活血定痛。方解:土鳖虫破血逐瘀,消肿止痛;田三七功擅止血,化瘀生新;淮山药平补肺脾。诸药合用,共奏益气摄血,活血定痛之功。

注意事项:7 日服完。(易法银 喻斌 主编·《湖南省中医单方验方精选·外科》下册 1988)

★ 9. **治癫痫:【五虫丸】** 地鳖虫、全蝎、蜈蚣、僵蚕、乌蛇各等分。用法:研末。蜜制为丸。治疗 28 例,其中病后停止发作 21 例,4 例发作次数减少,抽搐减轻,3 例无效。(杨仓良 主编·《毒药本草》624)

★ 10. **治风湿性关节炎:** 地鳖虫、全蝎、蜈蚣、地龙、乌蛇各 10 克。用法:共研碎,加白酒 500 毫升,浸泡 1 周后备用。每次服 15 ~ 20 毫升,早晚各 1 次。(杨仓良 主编·《毒药本草》624)

★ 11. **治呃逆:** 地鳖虫(去头足)。用法:研为细末,每服 3 ~ 6 克,白开水送下。孕妇忌服。(中医研究院革命委员会 编·《常见病验方研究参考资料》120)

★ 12. **治消化道梗阻所致的顽固性呕吐:** 用活地鳖虫 2 只(儿童用 1 只),洗净摘头滴出清水与微量温开水混合服下,每日 1 次。(王辉武 主编·《中药临床新用》24)

★ 13. **治银屑病:** 以地鳖虫 2 份,全蝎 1 份,蜈蚣 5 份,蛇 2 份的比例。混合,烘干,研细,每次服 3 克,1 日 3 次,白酒或开水送服。(杨仓良 主编·《毒药本草》625)

★ 14. **治腮漏:** 鲜地鳖虫一个。捣如泥,敷于患处即愈。(沈洪瑞 主编·《重订十万金方》423)

★ 15. **治瘰疬:** 鲜地鳖虫、陈瓦花(在屋上来年者佳,瓦上煅存性)。同捣烂。用膏药贴上,未溃即消,已溃即敛。(江苏新医学院 编·《中药大辞典》下册 2685)

★ 16. **治坐骨神经痛:** 活地鳖虫 20 ~ 30 只,冷开水洗净,捣取白汁饮。(胡晓锋 编·《虫蛇药用巧治百病》214)

★ 17. **治血臌:【逐下瘀血汤】** 地鳖虫 3 个,大黄 1.5 克,甘遂 1.5 克(捣粉冲服),桃仁 20 克。1 剂水煎服 2 次。功能:活血化瘀,利水消肿。使用注意:与膈下逐瘀汤轮流服为妥。(张金鼎 邹治文编·《虫类中药与效方》55 引《医林改错》)

★ 18. **治外痔:** 活土鳖虫、摘去头,搽擦外痔,每日 1 次,3 ~ 4 天即可见效,此法尚有消肿散瘀之功。(杨仓良 主编·《毒药本草》625)

★ 19. **治内痔:** 用地鳖虫、枯矾、血余炭、地榆炭、露蜂房(煅)各 12 克。共研细末,消毒后备用。用芒硝、黄柏各等分,开水浸泡,于大便后熏洗肛门,然后取适量备好的药面放在洁净的纸上,掺入肛门即可。用药期间忌一切辛辣刺激品。共观察 18 例,轻者 2 ~ 3 次,重者 4 ~ 5 次,全部治愈。(滕佳林 米杰 编·《外治中药的研究与应用》578)

★ 20. **治瘘疮肿:** 用干地鳖末、麝香各研少许。上药研匀。干掺或贴,随干湿治之。(滕佳林 米杰 编·《外治中药的研究与应用》576 引《圣济总录》)

★ 21. **治急性手腕、足跟腱鞘炎:** 用地鳖虫 6 克,配栀子 10 克,生石膏 30 克,桃仁 9 克,红花 12 克,共研细末。用 75% 的乙苯醇浸湿,蓖麻油调成糊状,摊于纱布上敷贴患处,隔日换药 1 次。治疗 57 例,结果治愈 38 例,显效 10 例,无效 9 例。(滕佳林 米杰 编·《外治中药的研究与应用》578)

★ 22. **治破伤风:** 土鳖虫 30 克,人乳 1 酒杯。用法:将土鳖虫为末,用人乳拌匀。贴伤口处。功能:活血散瘀,通经止痛。(阳春林 葛晓舒·《湖南省中医单方验方精选·外科》下册 1363)

★ 23. **治刀伤出血:** 土鳖虫,浸入烧酒内约半小时,焙干为末,用时以药末掺敷伤处。(中医研究院革命委员会 编·《常见病验方研究参考资料》303)

★ 24. **治外伤血肿:** 取活土鳖虫(干品亦可,用量视肿块大小而定)放冷水中漂洗 2 次,置容器中捣烂,再加热黄酒 250 毫升左右,加盖放饭锅内焖 15 分钟左右,取出用纱布过滤,渣敷患处,绷带固定。滤下之黄酒趁热饮之,以醉为度,卧床盖被,微汗为佳。治疗 50 例,均获卓效。(宋立人 总编·《中华本草》9 册 155)

★ 25. **治外伤血肿验案:** 地鳖虫外敷治疗外伤血肿。某男,14 岁,因行车不慎撞伤左腿,当即来诊。见左股骨上端 1/3 至胫腓骨下端 1/3 处明显肿大,皮肤表面青紫,红斑密布,压之波动,刺痛胀麻,X 线提示未发现骨质受损。即嘱用冷开水拌赤豆粉外敷。1 小时后改用活地鳖虫渣热敷,地鳖虫黄酒滤液治疗方法:活地鳖虫适量(视肿块大小而定)冷开水漂洗 2 次,置容器中捣烂,再加入热黄酒(250克左右),然后加盖放入饭锅中焖15分钟左右,取出用纱布过滤,渣敷肿块处,然后用绷带固定。滤下之黄酒趁热饮下,以醉为度。卧床盖被,微汗为佳。一般病程短的只需敷药1次,病程长的不超过2~3次就可治愈。内服药,卧床盖被得微汗。一觉醒来,刺痛若失,1天后肿块消退,行动自如。(杨鹏举主编·《中医单药奇效真传》287)

★ 26. 治跌打损伤8方

①地鳖虫,焙干研末,内服祛瘀血,每服3克,和酒冲服。孕妇忌服。伤处未破者取用活虫捣烂外敷。(中医研究院革命委员会 编·《常见病验方研究参考资料》433)

②地鳖虫、血竭末各10克。共研细末,分6次服,白酒送下,1日2次。(中医研究院革命委员会 编·《常见病验方研究参考资料》434)

③地鳖虫5克,大黄、当归各15克。水煎服,或研末水调外敷。(胡晓锋 编·《虫蛇药用巧治百病》214)

④地鳖虫10克,泽兰、鹅不食草各25克。水煎,冲酒服。(胡晓锋 编·《虫蛇药用巧治百病》214)

⑤五加皮五钱,地鳖虫二十个,白公鸡一只(去头尾)。用法:共捣烂敷患处。(沈洪瑞 主编·《重订十万金方》780)

⑥土鳖五个,乳香、没药、血竭、儿茶各一钱。研细末,米糊为丸,如黄豆大。用法:大人每服八丸,黄酒送下。(沈洪瑞 主编·《重订十万金方》786)

⑦土鳖虫二十一枚,丹皮二两。用法:炒后同捣末,每晨温酒送服一钱。(中医研究院革命委员会 编·《常见病验方研究参考资料》434)

⑧活土鳖虫五钱,当归五钱,红花四钱。用法:共捣如泥,敷于皮未破青肿处,一日一次。(中医研究院革命委员会 编·《常见病验方研究参考资料》436)

★ 27. 治急性扭挫伤:炒土鳖虫、血竭各15克,白及60克。共研细末,分装30包,每次一包(3克),1日3次,用酒送服,以愈为止,孕妇禁服。结果治疗扭挫伤患者100例,痊愈85例,显效12例,有效3例。疗程最短者2天,最长者8天,平均4天。(杨仓良 主编·《毒药本草》624)

★ 28. 治软组织损伤:茜草根、生大黄、土鳖虫各等量。用法:将上药研末,用凡士林调成糊状,外用敷料和纱布固定。每日换药1次。验证:治疗软组织损伤76例,4~5次获愈。(良石主编·《名医珍藏·秘方大全》138)

★ 29. 治急性腰扭伤4方

①地鳖虫、红花各10克。2药混入水,加白酒200毫升,用文火煎15~30分钟,分3次服;慢性腰扭伤者,将2药共研细末用白酒或黄酒分2次冲服。治疗急慢性腰扭伤49例。均获痊愈。(赵勇主编·《中国骨伤方药全书》144)

②症见腰部疼痛难忍,活动受限。地鳖虫适量,研细末。每次1.5克,用红花酒或白酒15~30克送服,每天1次．一般3~5次痊愈。一般每次用量不宜超过1.5克,孕妇禁用。据陈友宏报道,应用本方治疗55例,收效良好。(薛建国 李缨 主编·《实用单方大全》380)

③地鳖虫4个。焙黄,研细末,黄酒送服,早、晚各1次。治疗腰扭伤40余例,一般2~3天即愈。(杨仓良 主编·《毒药本草》624)

④西大队大同生产队队长鲍某某,在兴修水利时,不慎将腰扭伤,不能活动,疼痛1夜。第2天用土鳖虫治疗(取鲜土鳖虫大的七八只,小的十四五只,用温开水洗净,在碗内捣烂,绞汁去渣,用白酒冲服。每日1~2次),治1次病愈,疼痛消失。(杨鹏举 主编·《中医单药奇效真传》287)

★ 30. 治闪挫腰痛2方

①土鳖虫8~15只(大的8只,小的15只),用温开水洗净,在小碗内捣烂,绞汁去渣,取汁用白酒冲服。每日1~2次,一般服1~3日见效。如用干品,用量减半,研成细粉,用酒冲服。(杨建宇 等主编·《灵验单方秘典》120)

②土鳖虫4个,葱白5根。先在一起粉碎,睡前及早饭前温开水各冲服1份,一般服2份即愈。(杨建宇等 主编·《灵验单方秘典》200)

★ 31. 治闪腰岔气2方

①紫草10克,地鳖虫3个。共研细末,用白酒100克拌匀,趁热温服,服药后发汗,疗效更明显。(杨建宇等 主编·《灵验单方秘典》121)

②地鳖虫、红花、全蝎各15克。共研细末,用黄酒冲服,每次10克。(杨建宇等 主编·《灵验单方秘典》121)

★ 32. 治腰扭伤2方

①【**活血止痛散**】土鳖虫30克,血竭6克。

研细末,每日3次,1次6克,黄酒冲服。(杨仓良主编·《毒药本草》625)

②苏木、土鳖虫、延胡索各30克。用法:上药共研细末,贮瓶备用。每次服3~6克,日服2次,早晚用黄酒送服。功效:活血化瘀、理气止痛。主治:腰扭伤。(程爵棠 程功文 编·《单方验方治百病》446)

★ 33. 治腰痛2方

①炒地鳖虫、炒补骨脂各15克。研末,分成数堆,用白菜叶包裹,吞服。(胡晓锋 编·《虫蛇药用巧治百病》214)

②地鳖虫(炒黄研末),每晚服三个,白开水或黄酒送服。治疗外伤腰痛及肾虚性腰酸痛,效果良好。(赵勇 主编·《中国骨伤方药全书》339)

★ 34. 治腰腿痛,西医坐骨神经痛:土鳖虫适量。用法:取上药,研细为末,1日3次,每次6克,温开水送服。功能:活血化瘀,通络止痛。疗效:应用本方治疗一农妇,约服用1000克左右,病得痊愈。不但腰腿痛消失,而且面色好转,轻劲有力,纳食健旺。(周学海 李永春 编·《实用中医单方》179)

★ 35. 接骨9方

①土鳖虫(焙干)十余个。用法:土鳖虫生捣绞汁,用沸黄酒冲服。(孙世发 主编·《中医小方大辞典》12引《仙拈集》卷四)

②⑴土鳖虫七个,火上焙干研末,黄酒冲服。⑵土鳖虫五钱,水煎服。(中医研究院革命委员会编·《常见病验方研究参考资料》440)

③土鳖(焙干)30克,黄酒100毫升。用法:上药研末。1次3克,热黄酒冲服,1日3次。(吴素玲 李俭 主编·《实用偏方大全》366引清《仙拈集》)

④土鳖虫七个。用法:用葱叶将虫装上七个。一次吃下。(沈洪瑞 主编·《重订十万金方》780)

⑤自然铜煅一分,麝香五厘,生半夏一分,活土鳖虫一个。用法:将上三味药为面,装入土鳖内,砂锅焙干,黄酒送下。(沈洪瑞 主编·《重订十万金方》781)

⑥生半夏一两,土鳖虫二两,自然铜四两,醋少许。用法:将土鳖虫与半夏同炒,待半夏炒成黄色,去半夏,另将自然铜放铁瓢内炒红,醋淬七次,二味研细末,瓷瓶收贮备用。一日二至三次,每服二钱。(中医研究院革命委员会 编·《常见病验方研究参考资料》440)

⑦土鳖虫六钱,生半夏、自然铜各一两。上药醋炒为末,酒调外敷。(中医研究院革命委员会编·《常见病验方研究参考资料》440)

⑧土鳖虫(酒炙)十个,蚯蚓(瓦上焙干去土)十条,自然铜(醋煅)、骨碎补、乳香各三钱。用法:共为细末,用苏木适量煎汤送下,每服三钱。(中医研究院革命委员会 编·《常见病验方研究参考资料》441)

⑨土鳖虫、五加皮、全蝎、鸡子清各三钱。用法:共研细末,鸡子清加水调匀,用麻纸摊抹,七天换药一次。(中医研究院革命委员会 编·《常见病验方研究参考资料》441)

★ 36. 治骨折:煅自然铜五钱,土鳖虫七个。用法:研末,加酒服。(中医研究院革命委员会编·《常见病验方研究参考资料》440)

★ 37. 治骨折中、后期:【接骨六一散】五加皮6份,土鳖虫1份。用法:上药研为细末。蜜调外敷。功效:接骨、活血、止痛。(孙世发 主编·《中医小方大辞典》601引《外伤科学》)

★ 38. 治折伤、接骨:土鳖虫焙存性,为末,每服二三钱。(《本草单方》曰:接骨神效)。(宋立人 总编·《中华本草》9册154引《医方摘要》)

★ 39. 治跌打伤骨3方

①**【麦兜散】**半两钱(煅,醋淬7次)、自然铜(煅,醋淬7次)、土鳖虫(焙干)各等份。用法:每次6克,酒调下。功效:接骨。宜忌:不可多服,多则骨高起矣。(孙世发 主编·《中医小方大辞典》915引《准绳。疡医》卷六)

②土鳖虫六钱(隔纸,砂锅内焙干),自然铜二两(火煅醋淬七次)。为末。每服二钱,温酒调下,病在上,食后服;病在下,食前服。(江苏新医学院 编·《中药大辞典》下册2685引《袖珍方》)

③将地鳖虫、血竭、龙骨各等分。研末。水调敷患处。(中医研究院革命委员会 编·《常见病验方研究参考资料》441)

★ 40. 治跌打损伤,骨折,经手术将骨折处整复好,捆缚固:土鳖虫、乳香、朱砂、没药、全当归、血竭、申姜各等分。用法:共研细面。每服八

厘,黄酒送下。(沈洪瑞 主编·《重订十万金方》791)

★ 41. **治疯狗咬伤:**土鳖虫七个(去足,炒),生大黄三钱,桃仁七粒(去皮、尖),白蜜三钱,黄酒一碗,煎至七分服。(江苏新医学院 编·《中药大辞典》下册 2685)

★ 42. **治走马牙疳,牙落鼻崩,久不愈者:【再生散】**地鳖虫(煅存性)49 个,山豆根、人中白(煅)、辰砂(飞)各 6 克,上为细末。先割净腐肉,用麻油通口噙漱,觉无油气吐之,如此六七次;次以百沸汤入盐,醋漱吐三四次;再次以棉胭脂拭干,然后掺之。(滕佳林 米杰 编·《外治中药的研究与应用》577 引《外科大成》)

★ 43. **治重舌塞痛:**地鳖虫和生薄荷研汁,帛包捻舌下肿处。(江苏新医学院 编·《中药大辞典》下册 2685)

★ 44. **重舌满口,不得语:**地鳖虫七枚(微炒),盐一两半。以水一大盏,同煎五七沸。含令吐,勿咽,日三五上。(江苏新医学院 编·《中药大辞典》下册 2685)

★ 45. **治胎盘残留:**地鳖虫 30 克,益母草 30 克,黄芪 20 克。水煎服。(胡晓锋 编·《虫蛇药用巧治百病》214)

★ 46. **治产后缺乳:**地鳖虫 1 个焙干为末,黄酒 10 ~ 20 毫升,1 次冲服,每日 1 次,连用 3 日,最好在产后 1 周内服用效。(楼锦英 编著·《中药临床妙用锦囊》231)

★ 47. **治痛经:**地鳖虫 7 个。焙焦研末,煨姜 9 克煎汤,加白糖开水冲服。(中医研究院革命委员会编·《常见病验方研究参考资料》326)

★ 48. **治月经闭止及痛经(体质壮实者):**地鳖虫、桃仁各 9 克,大黄 6 克。水煎服。和入黄酒 1 盅更佳,每日 1 帖,连服 5 ~6 日。若经闭未行,可休息 5 天续服。(杨仓良 主编·《毒药本草》624)

★ 49. **治产后腹痛:**土鳖虫 3 ~9 克。水煎服。(胡郁坤 陈志鹏 主编·《中医单方全书》280)

★ 50. **治产妇腹痛,腹中有干血着脐下,亦主经水不利:【下瘀血汤】**大黄三两,桃仁二十枚,地鳖虫二十枚(熬,去足)。上三味,末之,炼蜜和为四丸。以酒一升,煎一丸,取八合,顿服之,新血下如豚肝。(江苏新医学院 编·《中药大辞典》下册 2685《金匮要略》)

★ 51. **治盆腔炎:**地鳖虫 10 克,红花 10 克,丹皮 50 克,黄柏 60 克。用法:粮食酒 1000 毫升,浸泡 30 天,每日 3 次,每次服 20 ~ 30 克。功能:清热解毒、活血化瘀、止痛等。(吴静 编·《祛百病祖传秘方》144)

★ 52. **治小儿腹痛夜啼:**土鳖虫半分(微炒),赤芍药一分,川芎一分。捣罗为末,每服,以温酒调下半钱。量儿大小,加减服之。(江苏新医学院 编·《中药大辞典》下册 2685 引《圣惠方》)

★ 53. **治小儿脐赤肿或脓血清水出者:**将干地鳖虫火煅为灰,研末。敷之。(滕佳林 米杰 编·《外治中药的研究与应用》577 引《小儿卫生总微论方》)

★ 54. **治小儿麻痹后遗症 2 方**

①土鳖虫、桂枝各等分。共研细末,6 个月 ~1 岁服 3 分;1 ~2 岁服 5 ~6 分;3 ~5 岁服 7 分 ~1 钱。1 日 3 次,酒送服。(中医研究院革命委员会编·《常见病验方研究参考资料》63)

②土鳖虫 7 个,川牛膝 9 克,马钱子(油炸黄)3 分。共研细末,分为 7 包,每晚睡前用黄酒服 1 包。(中医研究院革命委员会 编·《常见病验方研究参考资料》63)

★ 55. **治脑肿瘤:**土鳖虫、僵蚕、蜈蚣、全蝎各等分。用法:共研细末,每次服 6 克,每日 3 次。(胡晓锋 编·《虫蛇药用巧治百病》215)

★ 56. **治子宫肌瘤、卵巢及输卵管肿瘤:**地鳖虫、桃仁各 9 克,大黄 6 克。以酒水各半,煎取半杯,顿服,取下瘀血。(杨仓良 主编·《毒药本草》625)

★ 57. **治子宫颈癌:**地鳖虫 10 克,穿山甲 15 克,天龙 6 克,蜈蚣 2 条。水煎服。对早期或晚期宫颈癌均适用,以早期治疗效果较好。(杨仓良 主编·《毒药本草》625)

★ 58. **用于鼻咽癌:**用鳖虫、酢浆草、红糖捣烂外敷,第 2 次用药去酢浆草。用量根据病灶大小而定。(滕佳林 米杰 编·《外治中药的研究与应用》577)

★ 59. **治原发性肝癌:**地鳖虫 3 ~6 克,天龙、全蝎各 3 克,蜈蚣 1 条。共研细末,每服 3 克。(杨仓良 主编·《毒药本草》625)

地骨皮(80方)

【药性】味甘,性寒。归肺、肾经。

【功能与主治】清虚热,泻肺火,凉血。主治阴虚劳热,骨蒸盗汗,小儿疳积发热,肺热喘咳,吐血、衄血、尿血,消渴。

【用法用量】内服:煎汤,9～15克;大剂量可用15～30克。

【使用注意】脾胃虚寒者慎服。

★ 1. **治眩晕**:生地、地骨皮、麦冬各三钱。用法:水煎服。(中医研究院革命委员会 编·《常见病验方研究参考资料》207)

★ 2. **治偏头痛**:枸杞根(地骨皮)。用法:水煎服,轻者2服,重者3服。(吴静 陈宇飞 主编·《传世金方·民间秘方》139)

★ 3. **治高血压**:地骨皮一两。用法:水煎服,每日一剂,连服一二周。(中医研究院革命委员会 编·《常见病验方研究参考资料》174)

★ 4. **治原发性高血压**:地骨皮60克。用法:取上药,加水3碗,煎取1碗,加少量白糖或加猪肉煎煮。隔天1剂,5剂为1个疗程,必要时可加服2～3个疗程。共治疗50例,显效20例,有效27例,无效3例,总有效率为94%。服药1个疗程后,血压下降,多数维持2～3个星期,有少数加服2～3个疗程,能维持数月或数年。(宋立人 总编·《中华本草》7册276)

★ 5. **治黄疸2方**

①鲜枸杞根皮(即地骨皮)120克。用法:洗去泥,捣烂绞汁去渣,临睡前以开水冲服1酒杯。(吴静 陈宇飞 主编·《传世金方·民间秘方》40)

②**【愈疸汤】**地骨皮四两,木通一两,车前子(研烂)四两。上三味,用阴阳水各一碗煎,露一宿,空心服。(宋立人 总编·《中华本草》7册276引《仁术便览》)

★ 6. **治疟疾**:取鲜地骨皮一两,茶叶一钱,水煎后于发作前2～3小时顿服。试用于150例患者,其中145例均控制发作,有的服1剂即见效。(江苏新医学院 编·《中药大辞典》上册820)

★ 7. **治传染性肝炎**:用地骨皮120克,生姜、茵陈各适量。用法:将地骨皮煎汤,先熏洗全身,熏洗后再用生姜、茵陈各等分捣烂用布包好,揉擦全身。每日1～2次。(滕佳林 米杰 编·《外治中药的研究与应用》253引《中医外治法奇方妙药》)

★ 8. **治肺脏实热,喘促上气,胸膈不利,烦躁鼻干:【地骨皮汤】**地骨皮二两,桑根白皮(锉)一两半,甘草(炙,锉)、紫苏茎叶各一两。上四味,粗捣筛。每服三钱匕,水一盏,煎至七分,去滓,食后临卧温服。(宋立人 总编·《中华本草》7册276引《圣济总录》)

★ 9. **治骨蒸肌热,解一切虚烦躁,生津液:【地仙散】**地骨(洗,去心)、防风(去钗股)各一两,甘草(炙)一分。细末,每服二钱,水一盏,生姜三片,竹叶七片,煎服。(江苏新医学院 编·《中药大辞典》上册820引《本事方》)

★ 10. **治肺炎**:地骨皮、桑白皮各五钱,知母三钱。用法:水煎饭后服,一日二次。(中医研究院革命委员会 编·《常见病验方研究参考资料》106)

★ 11. **治肺痈**:地骨皮二至四两,猪蹄一只。用法:共煮,酌量温食。(中医研究院革命委员会 编·《常见病验方研究参考资料》108)

★ 12. **治肺结核骨蒸内热3方**

①地骨皮二两。用法:同米熬成粥,随意食。(中医研究院革命委员会 编·《常见病验方研究参考资料》115)

②地骨皮、青蒿各三钱。用法:水煎服。(中医研究院革命委员会编·《常见病验方研究参考资料》115)

③地骨皮一两,胡黄连四钱。用法:水煎分二次服。(中医研究院革命委员会 编·《常见病验方研究参考资料》115)

★ 13. **治骨蒸内热:【地骨皮露】**地骨皮500克。用法:用蒸汽蒸馏法,每500克吊成露2500克。每用120克,隔水温热饮服。小儿酌减。功效:清热除烦。(孙世发 主编·《中医小方大辞典》60)

★ 14. **治骨实热烦痛:【地骨皮汤】**地骨皮、柴胡(去苗)、甘草(炙,锉)各30克,胡黄连7.5克。用法:上药研为粗末。每次9克;水煎,去渣

温服。(孙世发 主编·《中医小方大辞典》1371引《圣济总录》卷五十三)

★ 15. **治热劳:【地骨皮散】**地骨皮二两,柴胡(去苗)一两。上二味捣罗为散,每服二钱匕,用麦门冬(去心)煎汤调下。(江苏新医学院编·《中药大辞典》上册820引《圣济总录》)

★ 16. **治虚劳,口中苦渴,骨节烦疼:【地骨皮散】**地骨皮、麦门冬(去心)各60克,甘草(炙微赤,锉)30克。用法:上药研为散。每次9克,加小麦100粒,水煎,去渣温服,不拘时候。(孙世发主编·《中医小方大辞典》1372引《圣惠》卷二十七)

★ 17. **治风热客于皮肤,血脉凝滞,身体头面瘾疹生疮:【地骨皮散】**地骨皮90克,生地黄60克。用法:上药研为细末。每次6克,食后温酒调下。(孙世发 主编·《中医小方大辞典》344引《杨氏家藏方》卷三)

★ 18. **治外感风邪,内夹痰饮,热在上焦,寒热往来,烦渴颊赤,心忪减食,咳嗽有血:【解肌丸】**防风、地骨皮各9克。用法:上药研末,以砂糖为丸,如弹子大。每次1丸,食后煎紫苏汤送下。(孙世发 主编·《中医小方大辞典》675引《幼幼新书》卷三十)

★ 19. **去风润肌,壮筋骨,进饮食:【枸杞散】**枸杞根(正月采;洗去土,阴干)。用法:上杵为末。每服三钱匕,空心、日午、夜卧各一服,水调下,或温酒亦得。连服一季。又于四月采苗,五月服;七月采叶,八月服;十月采子,十一月服;余法同前。功能:去风润肌,壮筋骨,进饮食。(彭怀仁 主编·《中医方剂大辞典》7册113引《圣济总录》卷一九八)

★ 20. **治诸风:【枸杞煎】**枸杞(根洗,刮,去苗土,细切)三斗(以水七斗,煮取三升),生地黄汁三斗。用法:上相和,入银锅内,以文火煎如稀饴,用瓷器盛,密封盖。每服半匙,空心时以酒调服;晚再服。功能:大补益,令人充悦,久服延年。(彭怀仁 主编·《中医方剂大辞典》7册115引《圣惠》卷九十五)

★ 21. **填骨髓,补虚劳,益颜色。久服延年,老者返少,身轻目明:【枸杞煎】**枸杞根(切)三斗(净洗漉干),生地黄汁二升,鹿髓一升,枣膏半升。用法:上先将枸杞根,以水五斗,煎去一斗,去渣澄清,纳铜锅中,煮取汁三升;纳地黄汁、鹿髓、枣膏,以慢火煎如稀饴;每服半匙,温酒调服,一日三次。(彭怀仁 主编·《中医方剂大辞典》7册114引《圣惠》卷九十五)

★ 22. **治频遭重病,虚羸不可平复:【枸杞煎】**生枸杞根(细锉)一斗(以水五斗煮取一斗五升,澄清),白羊脊骨一具(锉碎)。用法:上以微火煎取五升,去滓,收瓷盒中。每取一合,与酒一小盏,合暖,食前温服。(彭怀仁 主编·《中医方剂大辞典》7册115引《圣惠》卷九十七)

★ 23. **治阳气衰,腰脚疼痛、五劳七伤:【枸杞羊肾粥】**枸杞叶一斤,羊肾一对(细切),米三合,葱白十四茎。用法:上细切,加五味煮粥如常法。空腹食。(彭怀仁 主编·《中医方剂大辞典》7册119引《圣济总录》卷一八九)

★ 24. **①治阳气衰败,腰脚疼痛,五劳七伤。②肾虚劳损,阳气衰败,腰脊疼痛,腿脚痿弱,头晕脑鸣,听力减退或耳聋,阳痿,尿频或遗尿:【枸杞羊肾粥】**枸杞叶一斤,羊肾一对(细切),葱白一茎,羊肉半斤(炒)。用法:上四味拌匀,入五味,煮成汁,下米熬成粥,空腹食之。功能:益肾阴,补肾气,壮元阳。宜忌:《药粥疗法》:以冬季食用为好,对阳盛发热,或性功能亢进者,不可选用。

本方用法:将新鲜羊肾剖开,洗净,去内膜,细切;再把羊肾洗净,切碎。用枸杞叶煎汁,去滓,同羊肾、羊肉、葱白、粳米一起煮粥,待粥成后,加入细盐少许,稍煮即可。(彭怀仁 主编·《中医方剂大辞典》7册119引《饮膳正要》卷二)

★ 25. **养性,遐龄,不老:【枸杞根方】**枸杞根(切)一石,小麦一斗(干净,择)。用法:水一石二斗,煮枸杞根,取六斗,澄清,煎取三升,纳小麦于汁中,渍一宿,晒二日,往返令汁尽,晒干为末。每服方寸匕,以酒调下,一日两次,一年之中,以二月、八月各合一剂。(彭怀仁 主编·《中医方剂大辞典》7册118引《千金》卷二十七)

★ 26. **治消渴日夜饮水不止,小便利:【地骨皮饮】**地骨皮(锉)、土瓜根(锉)、栝楼根(锉)、芦根(锉)各一两半,麦门冬(去心,焙)二两,枣七枚(去核)。上六味锉如麻豆。每服四钱匕,水一盏,煎取八分,去滓,温服。(宋立人 总编·《中华本草》7册276引《圣济总录》)

★ 27. **治消渴,唇干口燥:**枸杞根五升(锉皮),石膏一升,小麦(一方小豆)三升。用法:上切。加水至没手，合煮麦熟，汤成去滓，适寒温服之。（彭怀仁 主编·《中医方剂大辞典》7册110引《医心方》卷十二引深师方）

★ 28. **治糖尿病：**地骨皮50克。用法：取上药，加水1000毫升，慢火煎至500毫升，留置瓶中。少量频饮代茶。另辅用维生素C、维生素B。附注：据王德修报道，应用本方治疗16例，多饮、多食、疲乏等临床症状均在1周左右基本控制，血糖恢复正常，尿糖转阴。有8例随访1年未复发。（薛建国 李缨 主编·《实用单方大全》137）

★ 29. **增寿：【枸杞煎丸】**枸杞子根三十斤（取皮，九蒸九晒）。用法：上为粉，取根骨清水煎之，添汤煮，去渣，熬成膏，和上粉为丸，如梧桐子大。每服三五十丸。（彭怀仁 主编·《中医方剂大辞典》7册119引《遵生八笺》卷六）

★ 30. **治风冷虚劳：【枸杞根酿酒】**枸杞根（切）一石五斗，鹿骨一具（炙，碎）。用法：上以水四石，煎取六斗，去滓澄清，曲一斗（须干好），糯米一石，炊，如常法造酒，酒熟，密封头，然后压取清酒服。功能：除风，补益，悦泽人。（彭怀仁 主编·《中医方剂大辞典》7册120引《外台》卷十七引《延年秘录》）

★ 31. **治缓急风，四肢不随，行步不正，口急及四体不得屈伸：【枸杞菖蒲酒】**枸杞根一百斤，菖蒲五斤。用法：上细锉，以水四石，煮取一石六斗，去滓，酿二斛米酒熟。稍稍饮之。（彭怀仁 主编·《中医方剂大辞典》7册120引《千金》卷七）

★ 32. **治膀胱移热于小肠，上为口糜，生疮溃烂，心胃壅热，水谷不下：【地骨皮汤】**柴胡、地骨皮各三钱。水煎服之。（江苏新医学院 编·《中药大辞典》上册820引《兰室秘藏》）

★ 33. **治牙关紧闭验案：**患者，男，38岁。不明原因引起的牙关紧闭，张口不开，经下法治疗5天而愈（未用针灸）。治疗方法：新鲜的地骨皮180克，地上落的风柳条1小把，水煎，每天分3次口服，服后发汗。（黄国健等 主编·《中医单方应用大全》128）

★ 34. **治吐血：**枸杞子皮为散，水煎药天天饮用，不限量。（吴大真等·《灵验单方秘典》90引《圣济总录》）

★ 35. **治上消化道出血：**鲜地骨皮120克。用法：捣汁白水冲服，1日2次，每服2小酒盅。备注：本方亦治尿血。（吴静 陈宇飞 主编·《传世金方·民间秘方》35）

★ 36. **治血尿：**鲜枸杞根30克。加水2碗煎至1碗，再将陈酒半汤匙冲乳，空腹服，或鲜枸杞子500克捣烂取汁，每次1茶杯，加酒少许服。（胡郁坤 陈志鹏 主编·《中医单方全书》75）

★ 37. **治便血2方**

①鲜枸杞根（即地骨皮）60克。用法：煎浓汁，每服1杯，少加酒，食前温服。（吴静 陈宇飞 主编·《传世金方·民间秘方》51）

②地骨皮（鲜品）60克，黄酒5毫升。用法：先将地骨皮加水煎煮40分钟，滤取药液，加入黄酒调和，饭前1次温服。功效主治：清热，凉血，止血。主治便血，伴见先血后便、血色鲜红，属于肠道湿热者。（刘道清 主编·《中国民间神效秘方》154）

★ 38. **治肠风痔漏，下血不止：【地骨皮散】**地骨皮、凤眼根皮各等分（同炒，微黄色）。捣为细末，每服三钱，空心温酒调服。忌油腻。（江苏新医学院 编·《中药大辞典》上册820引《经验方》）

★ 39. **治各种疝气初起，寒热疼痛，如欲成囊痈者：【开元固气丸】**新鲜地骨皮（即枸杞子根）、生姜各120克。用法：共捣如泥，以绢包于囊上。其痒异常，一夕即消，永不再发。（孙世发 主编·《中医小方大辞典》250引《集验良方拔萃》卷二）

★ 40. **治蜂窝织炎：**地骨皮适量。晒干，炒焦，研细，以香油调搽患处，连用数日。适用于痈疮未溃时，对颈部毛囊炎亦非常有效。（胡郁坤 陈志鹏主编·《中医单方全书》190）

★ 41. **治阴茎上生疮：【地连散】**地骨皮、诃子各适量。用法：用地骨皮煎汤洗，诃子连核烧存性，为末干掺。（孙世发 主编·《中医小方大辞典》341引《普济方》卷三０一）

★ 42. **治气瘘疳疮，多年不愈：**地骨皮不以多少，杵为细末，每用纸燃蘸纴疮口内，频用自然生肉，更用米饮调二钱，无时日进三服。（江苏新医学院 编·《中药大辞典》上册820引《外科精义》）

★ 43. **治化脓性溃疡：**生地骨皮100克研成细末，另取生地骨皮100克放入砂锅文火炒至黄色，凉后研末，生熟两种地骨皮末分装后高压消毒30分钟。根据溃疡大小深浅用药。溃疡浅、肉芽红润、表面没有脓性分泌物者,单用熟地骨皮末,常规消毒后将药末撒于患处;无菌纱布包扎,48小时换药1次。若溃疡深、脓液多或引流不畅者,可只用生地骨皮末,待溃疡内脓液消失后可改用熟地骨皮末。若是脓液消失慢,新生肉芽组织生长慢,可用生熟两药各半兑匀使用。5天为1个疗程。孟祥文用上方治疗化脓性溃疡30例,总有效率100%。凡是化脓性炎症经过抗感染治疗未得到控制而化脓者或手术切开引流者均可使用。(王辉武 主编·《中药临床新用》241)

★ 44. **治下肢溃疡**:地骨皮瓦上文火烤干研细粉,均匀撒在溃疡面上。如溃疡面有大量脓性分泌物,可适当加马勃粉及地榆粉。(孟凡红 等·《单味中药临床应用新进展》155)

★ 45. **治下肢溃疡验案**:钱某某,患下肢溃疡,病起已6年。取鲜枸杞根半斤,洗净泥沙,加水3000毫升,煎熬成2000毫升药液,倾入木桶内,趁热熏蒸疮面;药汁减温后,反复清洗疮面。每次熏洗半小时左右,冬季适当缩短。熏洗完毕,待患肢晾干后,用宽胶布粘贴;以肉眼看不到疮面为度。若无胶布,伤湿止痛膏亦可代用。每天1次,冬季可间日1次。熏洗后有短暂麻痛不适,活动十几分钟自瘥。经熏洗26次后,除遗留紫黑斑未退外,全部治愈。(杨鹏举 主编·《中医单药奇效真传》311)

★ 46. **治臁疮**:地骨皮,去粗皮,以竹刀刮粉,焙干为细末,贴之。(宋立人 总编·《中华本草》7册276引《普济方》)

★ 47. **治褥疮**:地骨皮置青瓦片上焙干、焙黄,碾成极细粉,均匀撒于患处,暴露患处,每日1次。(孟凡红 等·《单味中药临床应用新进展》155)

★ 48. **治疮口不愈**:新鲜枸杞根皮,洗净后捣烂敷于患处,一般直径1厘米的创面用2克,每日1次,经2~3次换药后,坏死的组织就能全部去掉,然后再按外科常规换药,一般直径为2~3厘米的创面,半月可痊愈。用上法治疗外伤感染不愈的创面37例,蜂窝组织炎切开引流术后不愈的13例,经治疗后,全部完全愈合。(宋立人 总编·《中华本草》7册276)

★ 49. **治黄水疮**:地骨皮。用法:炒黄研细末,香油调搽患处。(中医研究院革命委员会编·《常见病验方研究参考资料》395)

★ 50. **治皮肤过敏性疾病**:用地骨皮30克配伍乌梅15克,公丁香3克,白芍12克,痒甚加徐长卿、夜交藤各30克,水煎每日服1剂,一般5~7剂。用治皮肤划痕症50例,有效率达84%。另用地骨皮50克,徐长卿25克,水煎内服治疗慢性荨麻疹、药疹、过敏性紫癜、接触性皮炎等均取得一定疗效。认为,地骨皮是一种有效而无副作用的抗过敏药物。对皮肤黏膜的过敏性损害较对内脏过敏性损害有效。(王辉武 主编·《中药临床新用》240)

★ 51. **治小儿湿癣**:**【枸杞根散】**枸杞根一两。用法:上为散。和腊月猪脂敷之。(彭怀仁 主编·《中医方剂大辞典》7册119引《圣济总录》卷一八二)

★ 52. **治手癣验案**:白某某,女,48岁。1977年4月因患尿结石病而住院。因手脱皮严重而要求治疗,患者两手掌心和手指、皮肤粗糙脱皮,冬天裂口已5年,曾用过灰黄霉素等多种药物,暂好几天,后又复发,后用地骨皮30克,甘草15克煎水外洗,每天1剂,每天洗3~5次,用药1天,两手裂口已起硬痂,用药2天,脱皮已止,裂口基本长平。随访半年未复发。(黄国健 等 主编·《中医单方应用大全》128)

★ 53. **治扁平疣、掌跖疣、泛发性湿疹**:地骨皮制成10%的注射液,每次用2~3毫升,加自血2毫升,肌注,每周2次,10次为1个疗程。(孟凡红 等·《单味中药临床应用新进展》155)

★ 54. **治虫蛇咬伤验案**:刘某某,男,20岁,本场职工,1974年8月6日来诊。半小时前,左前臂中段外侧被牛虻蜇伤,15分钟后即肿胀,全身发冷,剧烈瘙痒,两上肢麻木。查体:全身皮肤焮红,风团遍布,左前臂及鼻两侧焮红肿胀尤明显,体温37.3℃,血压110/80㎜Hg。诊断:虫咬后全身反应。予鲜杞子根2两煎服,10小时后除病灶部尚遗留少许红肿外,余症悉除。(杨鹏举 主编·《中医单药奇效真传》250)

★ 55. **治鸡眼**:地骨皮6克,红花3克。共研细末。加适量麻油、面粉调成糊状,密封备用。外敷时先把患部老皮削掉,然后把药摊于患部,用纱布包扎好,2日换药1次。赵先敏用上方治疗鸡眼25例,均痊愈。敷1次即愈者19例,3次者2例,5次者1例。(王辉武 主编·《中药临床

新用》240)

★ 56. **治烫火伤**:地骨皮、刘寄奴各等分。为末。有水干上,无水香油调敷上。(宋立人 总编·《中华本草》7册276引《心医集》)

★ 57. **治荨麻疹**:鲜地骨皮50~100克。用法:水煎服,连服2~3次。(吴静 陈宇飞 主编·《传世金方·民间秘方》408)

★ 58. **治时行目赤暴肿痒痛:【地骨皮汤】**地骨皮(切)三斤。以水三斛,煮取三升,绞去渣,更内盐二两,煎取一升,洗目。(江苏新医学院 编·《中药大辞典》上册820页《圣济总录》)

★ 59. **治眼风肿**:枸杞根白皮、鸡蛋白皮各等份。用法:上药研为极细散。每日3次吹鼻内。(孙世发 主编·《中医小方大辞典》395引《圣济总录》卷一〇六)

★ 60. **治流泪症**:地骨皮适量。与鸡蛋内白膜共研末,吹鼻内。适用于风眼痒痛、流泪畏光者。(胡郁坤 陈志鹏 主编·《中医单方全书》392)

★ 61. **治耳聋,有脓水不止:【地骨皮散】**地骨皮半两,五倍子一分。上二味捣为细末,每用少许,掺入耳中。(江苏新医学院 编·《中药大辞典》上册820引《圣济总录》)

★ 62. **治耳疮瘘**:地骨皮刮去外皮膜,取第二层皮,在铁锅内或瓦上焙干(勿焦),研末调麻油糊,敷于疮口上或瘘管口上,12小时换药1次,连用1周可愈。(孟凡红 等·《单味中药临床应用新进展》155)

★ 63. **治外耳湿疹(又名旋耳疮)**:地骨皮。用法:烧炭存性,研极细末,用香油调成膏涂患处。(中医研究院革命委员会 编·《常见病验方研究参考资料》420)

★ 64. **治鼻衄**:地骨皮50克。用法:取上药,研为粗末。用沸水冲泡,当茶饮用,每天1剂。功能:清热止血。附注:据张宏俊等报道,应用本方治疗本病疗效满意。(薛建国 李缨 主编·《实用单方大全》137)

★ 65. **治急慢性喉炎**:地骨皮60克。用法:水煎服。备注:亦治喉头炎。(吴静 陈宇飞 主编·《传世金方·民间秘方》352)

★ 66. **治喉头炎**:地骨皮一两。用法:水煎服。(中医研究院革命委员会 编·《常见病验方研究参考资料》475)

★ 67. **治风虫牙痛**:枸杞根白皮煎醋漱之。用水煎饮亦可。(江苏新医学院 编·《中药大辞典》上册820引《肘后方》)

★ 68. **治牙痛3方**

①地骨皮30~60克。日1剂,煎2次混匀,不停吸饮,一般1~2天便愈。(孟凡红 等·《单味中药临床应用新进展》157)

②地骨皮三钱,细辛一钱。用法:清水煎汤,含于口中作漱剂。(中医研究院革命委员会编·《常见病验方研究参考资料》445)

③地骨皮20克,怀牛膝20克。用法:上药加水共煎,煮沸30分钟,滤取药液;药渣加水再煎,煮沸40分钟,滤取药液。合并2次药液,分早、晚2次温服,每日1剂。功效:活血祛瘀,养阴清热。禁忌:孕妇忌服。(刘道清 主编·《中国民间神效秘方》1087)

★ 69. **治牙痛验案**:刘某,男,36岁,近日饮酒,食肥甘之味致牙龈肿痛甚剧,此属实热。用地骨皮50克,煎水代茶饮,1天后痛止肿减。(杨鹏举 主编·《中医单药奇效真传》442)

★ 70. **治牙髓炎**:地骨皮30克。用法:取上药,加水500毫升,煎至50毫升,过滤。以棉球蘸药液填入已清洁的窝洞内。功能:消炎止痛。附注:据谭家齐等报道,应用本方治疗11例,均能立即止痛,并可连续止痛数日之久。(薛建国 李缨 主编·《实用单方大全》137)

★ 71. **治痛经**:枸杞根30克。与瘦猪肉30~60克煮服。(胡郁坤 陈志鹏 主编·《中医单方全书》248)

★ 72. **治阴痒**:枸杞根500克。用法:以水1.5千克,煮10沸,趁热熏,待温洗,1日2次。备注:此方亦治阴户痒肿,痛不可忍。(吴静 陈宇飞 主编·《传世金方·民间秘方》268)

★ 73. **治妇人阴肿或生疮**:枸杞根煎水频洗。(江苏新医学院 编·《中药大辞典》上册820引《永类钤方》)

★ 74. **治小儿肺盛,气急喘咳:【泻白散】**地骨皮、桑白皮(炒)各一两,甘草(炙)一钱。上锉散,入粳米一撮,水二小盏,煎七分,食前服。(宋立人 总编·《中华本草》7册276引《小儿药证直诀》)

全蝎(142方)

【药性】味辛,性平,有毒。归肝经。

【功能与主治】祛风止痉,通络止痛,攻毒散结。主治小儿惊风,抽搐痉挛,中风口㖞,半身不遂,破伤风,风湿顽痹,偏正头痛,牙痛,耳聋,痈肿疮毒,瘰疬痰核,蛇咬伤,烧伤,风疹,顽癣。

【用法用量】内服:煎汤,2~5克;研末入丸、散,每次0.5~1克;蝎尾用量为全蝎的1/3。外用:适量,研末掺、熬膏或油浸涂敷。

【使用注意】血虚生风者及孕妇禁服。

★ 1. **治高血压:** 全蝎、钩藤各15克,丽参10克。共研末,每日2次,每次10克。(胡晓峰 编·《虫蛇药用巧治百病》63)

★ 2. **治中风,舌本强难转,语不正:【正舌散】** 蝎梢(去毒)14个,茯苓30克。用法:上药研为粗末,分作2帖。加生姜5片,大枣(去核)1枚,水煎,去渣,不拘时服。(孙世发 主编·《中医小方大辞典》291引《奇效良方》卷二)

★ 3. **治中风后遗症:【牵正散】** 白附子、白僵蚕、蝎子(去毒)各等分,生用。研细末,每次服3克,热酒调下。(胡晓峰 编·《虫蛇药用巧治百病》62)

★ 4. **治中风后遗症,口眼歪斜为主:** 白附子、白僵蚕、蝎子各5克。用法:水煎。每日1剂,分2次服。功能:祛风止痉,通络止痛。方解:白附子祛风止痉,解毒散结止痛;僵蚕祛风定惊,化痰散结;全蝎息风镇痉,攻毒散结,通络止痛。诸药合用,共奏祛风止痉,通络止痛之功。注意事项:白附子、全蝎有毒。针灸风池、下关、颊车、地仓、阳白等穴。(易法银 喻斌 主编·《湖南省中医单方验方精选·内科》上册714)

★ 5. **治中风后遗症验案:** 邻庄张马村一壮年,中风半身麻木,无论服何药发汗,其半身分毫无汗。后得一方,用药房中蝎子二两,盐炒轧细,调红糖水中顿服之,其半身即出汗,麻木遂愈。然未免药力太过,非壮实之人不可轻用。(张锡纯 编·《张锡纯医学全书之二·中药亲试记》163)

★ 6. **治肾脏冷气卒攻,脐腹疼痛至甚:【定痛丸】** 干蝎(微炒)90克。用法:上药研为末,用清酒及童便同煎如稠膏为丸,如梧桐子大,每次20丸,以温酒送服,不拘时候。(孙世发 主编·《中医小方大辞典》109引《圣惠》卷七)

★ 7. **治久患头疼,百治不效(阴虚肝火上犯清阳之位):** 全蝎10克。用法:每日1剂,水煎服,分3次服,连服10日。(沈洪瑞 主编·《重订十万金方》196)

★ 8. **治经久不愈的顽固性头痛:** 全蝎、蜈蚣各等份,共研细末。每次1.5~2.4克,每日2次。(吴大真等·《灵验单方秘典》7)

★ 9. **治偏头痛3方**

①全蝎、干地龙各5克。用法:上药共为细末。取药末适量以白酒调糊,摊敷于患侧太阳穴上,覆以塑膜胶布固定。疗效:此方治疗偏头痛患者30例,均治愈。一般敷药3小时后痛即由轻到止,再按上法敷1次,以巩固疗效。(刘有缘 编著·《一两味中药祛顽疾》155)

②炙全蝎15克,明天麻20克,紫河车10克,广地龙15克。共研极细末。和匀备用。发作时每服4克,日2~3次,痛止后每日或隔日服4克,以巩固疗效。(吕执政等 主编·《常见病最新疗法》152)

③全蝎研末置于太阳穴,胶布封固,每日换药1次。(孟凡红 等·《单味中药临床应用新进展》431)

★ 10. **治偏正头痛:** 全蝎一只,大黄五分,冰片一分。用法:共研末,收贮瓶内,勿泄气。右侧痛时塞左鼻,左侧痛时塞右鼻,满头痛齐塞(塞时将药末用药棉包裹如黄豆大)。(中医研究院革命委员会 编·《常见病验方研究参考资料》205)

★ 11. **治神经性头痛2方**

①全蝎、地龙、甘草各等分。用法:共研细末,每服3克。早、晚各服1次。(中医研究院革命委员会 编·《常见病验方研究参考资料》201)

②全蝎三钱,粉甘草三钱。研细末。用法:每服一钱,一日两次。(沈洪瑞 主编·《重订十万金方》201)

★ 12. **治中老年人顽固性头痛:** 全蝎30克,生甘草30克。用法:上药共研细末,每次3克,每日3次，温开水冲服。功效：熄风解痉，解毒止痛。禁忌：因感冒引起的头痛不宜服用。孕妇慎服。（刘道清 主编·《中国民间神效秘方》537）

★ 13. **用于一切偏正头风：** 炒全蝎3克，上梅片0.5克。共研极细末，贮瓶备用。取本散少许，若头痛，交替吸入鼻中；若偏头痛，吹健侧鼻中。每日1次。如脉舌正常，无证可辨者，用之多效。（滕佳林 米杰 编著·《外治中药的研究与应用》535）

★ 14. **治胃痛：** 全蝎1个（去头、足、尾尖），研细末，开水送服。（胡晓峰 编·《虫蛇药用巧治百病》63）

★ 15. **治胃寒痛：** 全蝎一个（去头足及尾尖），胡椒七个。用法：共研细末，一次或分两次用开水送服。（中医研究院革命委员会 编·《常见病验方研究参考资料》131）

★ 16. **治胃脘疼：** 全蝎一个，鸡子一个。将鸡子小头，打一孔，将蝎子装入，泥包住，炭火烧存性，为末。用法：分三次黄酒送下。（沈洪瑞 主编·《重订十万金方》67）

★ 17. **治膀胱小肠气痛：【蝎麝散】** 全蝎（紧实而全者，焙干）适量。用法：上药研为末。病发时，每用蝎末3克，入麝0.5克，分作2服，温酒调下。（孙世发 主编·《中医小方大辞典》695引《直指》卷十八）

★ 18. **治小肠气痛：【延胡索散】** 延胡索（盐炒）、干蝎各等份。用法：上药研为细末。温酒下。（孙世发 主编·《中医小方大辞典》248引《朱氏集验方》卷三）

★ 19. **治百日咳：** 全蝎1只，炒焦为末，鸡蛋1个煮熟，用熟鸡蛋蘸全蝎末食，每日2次。3岁以下酌减，5岁以上酌增。经治74例，4～7天全部获愈。（宋立人 总编·《中华本草》9册134）

★ 20. **治慢性气管炎：** 全蝎一个，水煎服。（江苏新医学院 编·《中药大辞典》上册934）

★ 21. **治卒中，昏不知人，痰气上壅，咽喉作声；喉痹缠喉，一切风痰壅塞，命在须臾者：** 天南星（大者）半两，白僵蚕半两，全蝎7个（去毒）。生为细末。每服抄一钱，用生姜自然汁半灯盏许调药灌之。（彭怀仁 主编·《中医方剂大辞典》1册14引《魏氏家藏方》）

★ 22. **治乙型脑炎抽搐：** 全蝎50克，蜈蚣50克，僵蚕100克，天麻50克。合研细末，每次服1～1.5克。严重者先服3克，以后每隔4～6小时服1～1.5克。（胡晓峰 编·《虫蛇药用巧治百病》62）

★ 23. **治癫痫（羊痫风）6方**

①全蝎1只。用法：将1枚鲜鸡蛋破一缺口，放入上药（将活蝎在盐水内浸6～8小时，然后再用盐水煮死阴干即可），立刻用厚湿草纸包裹4～5层，埋入木炭中烧熟。去蛋壳连同全蝎一起食用，每天早、午、晚饭前各服1枚，连服30天为1个疗程，两疗程间停服3～5天。功能：息风止痉。（薛建国 李缨 主编·《实用单方大全》462）

②全蝎30克，钩藤30克。用法：将全蝎洗净，焙干研面。钩藤加水煮沸10分钟，滤取药液。用钩藤药液冲服全蝎粉，以上药量分3次1日服完，连服10剂。以后用量减半，儿童酌减。功效主治：熄风解痉。主治癫痫。禁忌：孕妇忌服。（刘道清 主编·《中国民间神效秘方》517）

③全蝎1只（不去头、足）。用法：取上药，用干净瓦片将蝎焙干研成粉末，新鲜韭菜25克洗净后，将两者混合，用力搓揉韭菜至泥状，挤取汁液，把红糖25克放入汁液中，然后将其置于饭锅中与干饭同煮，熟后取出，晾至温热。空腹1次服下，1个月发作不足1次者，每周服药2～3次。一般服药4～5周，癫痫减少，5周为1个疗程。为巩固疗效连续服药4～5个疗程。功能：息风止痉。（薛建国 李缨 主编·《实用单方大全》462）

④全蝎（连尾）、蜈蚣（去头足）等分，研末，蜜制丸如梧桐子大，成人每日5～8克，早、晚分2次服。儿童按年龄、体重递增。（胡晓峰 编著·《虫蛇药用巧治百病》62）

⑤全蝎、郁金、白矾各等量。研粉混匀，每服五分，日三次。主治癫痫。（江苏新医学院 编·《中药大辞典》上册934）

⑥全蝎一两。用法：先用白酒泡透，再用生甘草炒黄，去甘草，研成细面。成人分十次，患儿十二岁以下分二十二次，空腹米汤送下。忌醋。（中医研究院革命委员会 编·《常见病验方研究参考资料》210）

★ 24. **治痫病：** 全蝎七个（去头足），僵蚕七个，地龙三个，朱砂五分。用法：共为细面。患儿每服一分，成人每服五分，糖水送下。（中医研究

院革命委员会 编·《常见病验方研究参考资料》212)

★ 25. **治面神经麻痹**:全蝎 10 克,肉桂 12 克,川芎 15 克。用法:上药共研细末,贮瓶备用。每取本散适量(5~10 克),用白蜜调匀敷于嘴角,向左歪敷于右侧,向右歪敷于左侧。每日用药 1 次。本方可连用 4 次或 5 次。功效:温经散寒,祛风通络。疗效:屡用效佳,一般用药 6~10 次即获痊愈。(程爵棠 程功文 编·《单方验方治百病》88)

★ 26. **治流行性腮腺炎**:全蝎用香油炸黄,每次吃一个,每日二次,连服二日。(江苏新医学院 编·《中药大辞典》上册 934)

★ 27. **治腮腺炎**:全蝎 30 克,用清水洗去杂质和盐味晾干备用。用香油 60 克炸成金黄色,每日 15 克,早、晚分服。治疗 120 例,结果治愈 100 例,好转 20 例。服药次数最多者 5 次,最少者 2 次。(宋立人 总编·《中华本草》9 册 134)

★ 28. **治肩周炎**:全蝎、细辛各 20 克,川乌、草乌各 30 克,冰片 10 克。共研细末,加凡士林调成 200 克软膏,涂患处。5 天换药 1 次,5 次为 1 个疗程。疗程结束后配合功能锻炼。姜丽敏用本方治疗肩关节周围炎 67 例,治愈 59 例,有效 7 例,无效 1 例。(王辉武 主编·《中药临床新用》279)

★ 29. **治肛门周围炎**:全蝎适量。用法:取上药,研细末,以护肤霜调匀。每晚睡前洗净肛门,涂患处。再用开水送服全蝎末 3 克。功能:解毒消炎。附注:据报道,应用本方治疗效果显著。(薛建国 李缨 主编·《实用单方大全》464)

★ 30. **治初发痔痒**:全蝎不以多少,或三二个烧熏。(江苏新医学院 编·《中药大辞典》上册 934 引《袖珍方》)

★ 31. **治混合痔、外痔**:全蝎(有尾者)1~2 只,艾绒 30 克。将全蝎尾朝上埋于艾绒中,共置瓦片上,再将瓦片置于痰盂或大口瓦罐中点然艾绒,熏烤肛门周围,烟完为 1 次。每日 1 次,3 次为 1 疗程。杨成米用此方治疗混合痔、外痔 100 例,痊愈 96 例,好转 4 例。(王辉武 主编·《中药临床新用》279)

★ 32. **治痔疮**:全蝎 6 克,僵蚕 6 克,鸡蛋适量。用法:全蝎、僵蚕研为细末,共分 15 份。每日早晨取新鲜鸡蛋 1 个,在蛋壳上打 1 个小孔,将 1 份全蝎僵蚕粉从小孔装入鸡蛋,搅匀后用面粉将鸡蛋上的小孔糊上,放入锅内蒸熟。服用时将鸡蛋去皮整个吃下每日 1 个,15 日为 1 个疗程。如 1 个疗程未能痊愈,可再吃 1~2 个疗程,以巩固疗效。功效:理气血,除热毒。验证:据《老年报》介绍,本方疗效良好。(良石 主编·《名医珍藏·秘方大全》173)

★ 33. **治脱肛**:全蝎、僵蚕各 6 克,鸡蛋 15 个。用法:全蝎、僵蚕焙干研末,鸡蛋每个破孔,药分 15 等份,装入鸡蛋内,搅匀封好蒸熟。每日服 1 次。每次 1 个。功能:滋阴解毒,养血收敛。注意事项:每晚睡前空腹服。(阳春林 葛晓舒·《湖南省中医单方验方精选·外科》下册 1070)

★ 34. **治大肠风毒下血**:白矾三(二)两,干蝎二两(微炒)。捣细罗为散。每于食前,以温粥调下半钱。(江苏新医学院 编·《中药大辞典》上册 934 引《圣惠方》)

★ 35. **治幼儿急性颌下淋巴结炎**:按蝎尾 3 份、冰片 1 份的比例混合,共为细末,医用凡士林调匀成膏,装瓶密封。使用时,将药膏直接、均匀地涂布于肿大的淋巴结处,纱布覆盖、胶布固定。3 天换药 1 次。局部已破损、溃烂者慎用。杨东山用此方治疗幼儿急性颌下淋巴结炎 86 例,其中扁桃体肿大或化脓 47 例,口腔炎症 27 例,病灶牙 12 例,均以此法治愈。其中贴药 1 次即愈者 29 例,贴 2 次痊愈者 34 例,贴药 3 次痊愈者 23 例。(王辉武 主编·《中药临床新用》280)

★ 36. **治忧思郁结,痰留气滞,乃生瘰疬**:**【桃蝎散】**大全蝎 21 个,核桃(掰开,去肉,将蝎装入扎紧,火煅存性)21 枚。用法:每用 1 枚,研末。临卧陈酒调下。(孙世发 主编·《中医小方大辞典》547 引《疡医大全》卷十八)

★ 37. **治破伤风 4 方**

①全蝎 10 克,炒黄研细末,再将黄酒烧开浸药取汁顿服。(吴大真等·《灵验单方秘典》201)

②干蝎、麝香各一分。用法:上为末。有疮者敷之。令追风速愈。(宋立人 总编·《中华本草》10 册 1653 引《圣济总录》)

③**【全蝎散】**蝎梢七个。用法:上为末,热酒调服。功能:开关定搐。(彭怀仁 主编·《中医方剂大辞典》4 册 643 引《医学入门》卷八)

④**【干蝎丸】**干蝎(酒炒)、天麻各半两,蟾酥

二钱(汤浸化如稀糊)。用法:上药先将二味捣罗为末,用蟾酥糊丸,如绿豆大。每服一丸至二丸,豆淋酒送下。甚者加三丸至五丸。按语:干蝎熄风镇痉解毒,天麻熄风定惊,蟾酥解毒消肿止痛。三药以毒攻毒,熄风止痉,用治破伤风可收良效。(田代华 主编·《实用中医三味药方》646 引《圣济总录》卷六)

★ 38. **治外风入疮口,肿痛:【全蝎散】**全蝎一个,白僵蚕一个(去丝),蝉蜕三个。用法:上为末。擂生姜自然汁调,涂之。(孙世发 主编·《中医小方大辞典》册 899 引《普济方》卷二七二)

★ 39. **治搭手:**全蝎、核桃共捣烂,酒冲服,一二次即愈。(清·丁尧臣 编·《奇效简便良方》151)

★ 40. **治肿毒验案:**本村刘氏女,颔下起时毒,甚肿硬,抚之微热,时患甫弱冠,医学原未深造,投药两剂无甚效验。后或授一方,用壁上全蝎七个,焙焦为末,分两次用黄酒送下,服此方三日,其疮消无痞蒂。盖墙上所得之蝎子,未经盐水浸腌,其力浑全,故奏效尤捷也。(张锡纯 编·《张锡纯医学全书之二·中药亲试记》162)

★ 41. **治瘰疬 6 方**

①炙全蝎 14 个,炙蜈蚣 10 条,炮山甲 15 克,火硝 1 克,核桃仁 14 枚。共研细末,每晚服 6 克,陈酒送下,前 2 周每晚服 1 次,以后间日服 1 次,治 1 例颈部淋巴结结核,历 35 日痊愈。(杨仓良 主编·《毒药本草》712)

②全蝎一个(制),鸡蛋一个。用法:将蛋开一小孔,把全蝎放入蛋内,用纸封好,放饭上蒸熟,食时去蛋壳和全蝎,食一个月。(中医研究院革命委员会 编·《常见病验方研究参考资料》285)

③全蝎三钱(烘干为末),核桃仁一两。用法:合捣成泥,一日白酒吞服三次,每服二钱。(中医研究院革命委员会 编·《常见病验方研究参考资料》285)

④全蝎五十对,枳壳五钱。用法:研末为丸,如梧桐子大,朱砂为衣,每服一钱,连服四五十天。(中医研究院革命委员会 编·《常见病验方研究参考资料》285)

⑤全蝎为末,放于普通膏药上,贴于患处。(中医研究院革命委员会 编·《常见病验方研究参考资料》285)

⑥全蝎(去勾,酒洗净,阴阳瓦焙为末)一两,黑枣(去核)四两,核桃二两。共捣成丸,分数次服,神效。(清·丁尧臣 编·《奇效简便良方》171)

★ 42. **治多年瘰疬 2 方**

①活蝎 1 只,麻油一盏,浸 3 天,以鹅毛蘸油搽上。初起者为母疬,每日多搽几次,3 ~ 5 天即愈。(滕佳林 米杰 编·《外治中药的研究与应用》534 引《潜斋简效方》)

②**【全蝎丸】**全蝎三两(焙干、去勾足)为末,用油核桃肉捣为丸,绿豆大。每日二服,清晨用六分,晚用七分,火酒送下。看人大小加减服之。(宋立人 总编·《中华本草》9 册 133 引《外科启玄》)

★ 43. **治淋巴结结核:**取全蝎、蜈蚣各 1 只,研成细粉,打入鸡蛋 1 个搅拌,用食油炒熟(忌铁锅)服用,每晨 1 次。约 30 余次即可收到效果。(江苏新医学院 编·《中药大辞典》上册 518)

★ 44. **治颈淋巴结结核:**全蝎 6 个,黑蜘蛛 6 个,蛇蜕 1 克。上药焙干捣末后,调入 2 个去壳的生鸡蛋内,用芝麻油煎成鸡蛋饼。每晨空腹食用 1 剂,7 天为 1 疗程。曾用此方治疗 18 例,有 10 例 7 天后获效,8 例因病程长 15 天左右获效。(高允旺 编·《偏方治大病》42)

★ 45. **治腋窝结核:**全蝎 7 只,蝉蜕 14 个,煎,内服。(江苏新医学院 编·《中药大辞典》上册 934)

★ 46. **治腹股沟肿核:**全蝎七只去头足,放鸡蛋内蒸熟去蝎,单吃鸡蛋。(胡晓峰 编·《虫蛇药用巧治百病》62)

★ 47. **治便毒痈肿:【立消散】**全蝎(炒)、核桃(去壳肉,只用隔膜,炒)等分为末。空心酒调下三钱,下午再服。三日痊愈。(宋立人 总编·《中华本草》9 册 133 引《证治准绳》)

★ 48. **治鱼口便毒 2 方**

①全蝎七个,鳖甲(炙)、穿山甲(炒)各一钱,生大黄三分。水煎服。未破一剂即消。(清·丁尧臣 编·《奇效简便良方》170)

②全蝎 1 只,太乙膏 1 张。用法:焙枯研末、将全蝎末放膏药中。贴患处。功能:清热解毒,活血止痛。(阳春林 葛晓舒·《湖南省中医单方验方精选·外科》上册 874)

★ 49. **治蛇头疮**:(其形生时在手足上,疮旁1块开如蛇口之状,痛而流血不止者)全蝎、蜈蚣、雄黄各1钱。上为细末。看疮湿劈开入药,擦在疮上,却以小油抹,裁帛拴住;如干小油调搽。(宋立人 总编·《中华本草》9册133引《外科集验方》)

★ 50. **治盖头疮**:全蝎5个,香油,米酒各适量。用法:同香油炒黄研末,米酒冲和。每日1次,分2次服。方解:全蝎攻毒散结,香油解毒生肌;米酒行药势。三药合用,共奏攻毒散结,消肿生肌之功。(阳春林 葛晓舒·《湖南省中医单方验方精选·外科》上册484)

★ 51. **治痈肿初起**:樟脑1钱,全蝎2个。用法:共研末,放膏药上,贴患处。功能:通络解毒,消肿止痛。(阳春林 葛晓舒·《湖南省中医单方验方精选·外科》上册118)

★ 52. **治脓疱疮**:全蝎10克,黄柏30克,土霉素10片,共研末。清疮面待干,香油调后敷患处,渗出液较多时直接将药粉撒患处,日2~3次。(孟凡红 等·《单味中药临床应用新进展》431)

★ 53. **治阴囊湿痒成疮,浸淫汗出,状如疥癣**:【**全虫散**】全蝎(酒洗焙)、元胡、杜仲(炒)各三钱。共研细末。空心用温酒调下三钱。(宋立人 总编·《中华本草》9册133引《外科真诠》)

★ 54. **治闭塞性脉管炎**:【**全蝎膏**】全蝎21个,蜈蚣3条,冰片6克,凡士林375克。先将凡士林熔化,然后放入全蝎、蜈蚣,炸焦为度,凉后过滤,再将冰片研细,放入油内搅匀,凝膏后外敷,或制成全蝎膏油纱条备用。消除感染、止痛有明显效果。(西安医学院第一附属医院中医教研组 编·《常见病的中医治疗研究》348)

★ 55. **治血栓闭塞性脉管炎、淋巴结结核、骨关节结核**:全蝎、地龙、土元、蜈蚣各等分,研为细末,或水泛为丸。每次服八分,每日三次。(江苏新医学院 编·《中药大辞典》上册934)

★ 56. **治麻风2方**

①全蝎3~6克,水煎服。或研末吞服,每次1克,每日2次。(胡晓峰 编·《虫蛇药用巧治百病》63)

②【**蛇蝎散**】全蝎40克,蕲蛇40克,蜈蚣20克。用法:上为粉末,混合均匀。分作30包,每包3克。每次1包,1日3次。按语:凡麻风日久,必致毒壅血中,久成风毒之症,治宜搜风解毒为主。方中3药均具走窜之性,能以毒攻毒,搜风散结,消肿定痛,其中全蝎、蜈蚣通络熄风,解毒散结;蕲蛇透骨搜风,解毒止痒。3药配伍,用治麻风可收良效。(田代华 主编·《实用中医三味药方》675)

★ 57. **治荨麻疹**:将全蝎1个洗净,放入鸡蛋内蒸熟,弃蝎食蛋,1日2次,5日为1疗程。治疗慢性荨麻疹73例,痊愈58例,显效13例,无效2例。疗程5~34天。(杨仓良 主编·《毒药本草》712)

★ 58. **治慢性湿疹**:【**全虫散**】全蝎15克,白矾62克,冰片3克。用法:将白矾入锅内化开后,加入全蝎煅枯,待冷后,与冰片共研细末即成。用于小面积奇痒不止,撒播,外敷藤黄软膏。(彭怀仁 主编·《中医方剂大辞典》4册635)

★ 59. **治缠腰火丹后遗疼痛**:全蝎30克,研末分为10包,早晚各服1包。名医朱仁康早年在家乡行医,曾遇七旬老翁患缠腰火丹,经前医用龙胆泻肝汤治疗,疮疹虽平而痛如锥刺,经久不除,乃求治于其。遂拟全蝎30克,研末分为10包,早、晚各服1包。药后遣子来告,疼痛逐渐缓解。又嘱继服前药30克,仅服2料,痛止病愈。后又治疗多例,均获显效。(卢祥之·《名中医治病绝招·续编》124)

★ 60. **治手足癣**:全蝎63条,蜈蚣9条,梅片20克,凡士林1000克。调匀外涂。主治:角化型手足癣。(吕执政等 主编·《常见病最新疗法》171)

★ 61. **治牛皮癣**:用清香油一两,入全蝎7枚,巴豆20枚,斑蝥10枚同熬,候先焦者先去之,去了入黄蜡一钱,候熔收起。朝搽暮愈,不损皮肉。(宋立人 总编·《中华本草》9册133引《证治准绳》)

★ 62. **治银屑病**:成人每次全蝎7克(活蝎,野生更佳,11~16岁5克),香油100克煎黄,睡前嚼碎食下,喝黄酒250毫升,必须发汗。每隔7天服1次。(孟凡红 等·《单味中药临床应用新进展》431)

★ 63. **治紫癜风**:【**除风散**】防风(去叉)、蝎梢(炒)各30克,白花蛇头(酒浸,炙)2个。用法:上药研为散。每次3克,温酒调下。(孙世发 主编·《中医小方大辞典》1065引《圣济总录》卷

十八）

★ 64. **治诸疮毒肿**：全蝎7枚，栀子7个。麻油煎黑去滓，入黄蜡，化成膏敷之。（宋立人总编·《中华本草》9册133）

★ 65. **治丹毒**：用生全蝎30克，炮山甲45克，共研细末，每服7.5克，每日1次，治疗1例患病十余年反复发作不愈的丹毒患者，服本方后当晚即寒热顿挫，能安睡，次日痛止肿减，第3日即趋痊复。（杨仓良 主编·《毒药本草》712）

★ 66. **治蛇咬伤**：全蝎2只，蜈蚣1条（炙）。研末，酒下。（江苏新医学院 编·《中药大辞典》上册934）

★ 67. **治蝎蜇伤，局部疼痛、肿胀**：活蝎6只。用法：取上药，酒精500毫升，浸泡2天，后即可使用。外搽蝎蜇处。功能：解毒疗伤。缓解局部疼痛、肿胀。附注：据何有水报道，应用本方治疗蝎蜇伤，一两分钟疼痛即可减轻。愈早涂药，效果愈好。（薛建国 李缨 主编·《实用单方大全》464）

★ 68. **治蝎子蜇伤**：蝎子1只。用法：捣碎，搽伤处。功能：活血化瘀，消肿止痛。注意事项：亦可煎水洗伤处。（阳春林 葛晓舒·《湖南省中医单方验方精选·外科》上册600）

★ 69. **治烧伤**：取活全蝎30～40个，放入一斤食油中浸泡，12小时后即可使用（浸泡时间愈长，效力愈强）。用时将烧伤面水泡剪破，涂抹此油。据报道，用上方治疗烧伤8例，均很快止痛，短期结痂而愈。（王辉武 主编·《中药临床新用》278）

★ 70. **治大面积烧伤后残余创面：【生肌油】**全蝎45只，蟾蜍7～10只，麻油1000毫升，鲜蛋黄0.5公斤，煎后去渣而成。治疗450例。致伤因素为：火焰133例，汽油或柴油111例，烫伤62例，电击伤61例，其他伤83例。创伤面积最小0.2厘米，最大9厘米×9厘米；其中肉芽创面400例，脱痂创面50例。先后生理盐水洗净创面脓性分泌物，用生肌油纱布按创面大小敷贴，行半暴露或包扎疗法。对无脓性分泌物的创面，每日换药1次至痊愈为止。结果450例创面全部愈合，其中9厘米×9厘米脱痂创面7天愈合，后期8厘米×4厘米残余肉芽创面21天愈合。创面愈后很少形成瘢痕，即使有也很表浅。（滕佳林 米杰 编·《外治中药的研究与应用》536）

★ 71. **治坐骨神经痛**：将全蝎、蜈蚣、祁蛇（或乌梢蛇）各10克。焙干研成粉，分成8包，首日上、下午各服1包，以后每日上午服1包，7天为1疗程，2个疗程间隔3～5天，治疗54例坐骨神经痛疗效满意，1～2个疗程可获显著效果或痊愈。（杨仓良 主编·《毒药本草》712）

★ 72. **治麻痛**：全蝎研细末，每天早上吞服1.5克。（胡晓峰 编·《虫蛇药用巧治百病》62）

★ 73. **治痹痛**：全蝎研粉，每晨吞服1.2克。（孟凡红 等·《单味中药临床应用新进展》431）

★ 74. **治痹症验案**：孙老者，掖县郭家店人也，从事农业，体素健，享年94岁，无疾而终，为当地老人之冠。余访其令爱孙医师，问其养生之道，其女曰："吾父乃一普通农民，常吸旱烟，饮酒1～2杯，既不练武术，也不会气功，劳动之余，睡眠较多，吃饭不过饱，别无所好，唯老年常饮山蝎子酒耳。"何以常饮此酒？原来孙老在40余岁时，于春夏之交，席地卧眠，感受寒湿，患右腿痛，医治无效。半年后，肌肉渐见萎缩，村中有邻叟告一方试用，方乃清明节前后，觅山蝎浸酒饮，村外有小山，产蝎较多，令儿童数人持瓦罐搜捉之，2天工夫，得活蝎100余只，乃沽白酒1500克，7日后饮用，日饮3小杯，数日后，腿痛减轻，胜于以上所服诸方，于是相信此方有效，更买酒2500克，易大罐又添活蝎100余只，连饮2个月后，腿痛觉除，后则每日饮2次，半年之后，肌肉逐渐恢复，病痊愈。从此酒已成癖，每日必饮1杯，如是40年，至老无间歇。自腿痛愈后，也未得其他重病，80余岁时，来临沂女儿家探亲，余见其精神尚矍铄，犹得双手提一担水，可见其体力之健，自谓是乃饮蝎酒之功。（黄国健等 主编·《中医单方应用大全》362）

★ 75. **治风淫湿痹**：全蝎7个，瓦炒，加麝香0.1克，研匀酒调服，如觉已透则止，未透再服。（胡晓峰 编·《虫蛇药用巧治百病》62）

★ 76. **治类风湿性关节炎**：全蝎适量。用法：取上药，用香油炸至深黄色，研为细末。1次2.5克，每天2次，开水冲服。功能：散寒通络。（薛建国 李缨 主编·《实用单方大全》462）

★ 77. **治腰腿疼痛**：全蝎七个。用阴阳瓦焙黄为细面。用法：分二次黄酒冲服。（沈洪瑞 主编·《重订十万金方》306）

★ 78. **治疲劳羸瘦,脐腹绞痛:【二圣丸】**干蝎(炒)、桃仁(汤浸,去皮尖,双仁,炒,研)各30克。用法:上药研为末,以清酒、童便熬成膏为丸,如梧桐子大。每次15丸,食前温酒送下,每日3次。(孙世发 主编·《中医小方大辞典》206引《圣济总录》卷八十六)

★ 79. **治麦粒肿及各种疮疖肿毒:**全蝎,是虫类中药,辛平有毒,为熄风镇痉之药,同时有化瘀解毒、医疮之功效,尾功尤捷。如治痔疮发痒,以全蝎烧烟熏之;还有治诸疮肿痛,用麻油煎之加黄蜡为膏,敷于患处,一般多外用。而少有人单独用全蝎治疗疮毒。

余得已故中医外科好友马氏所传,用全蝎在瓦上焙干,细研为末,每服3克,治疗各种疮疖肿毒,每收效应。尤其对西医所称的毛囊炎或多发性麦粒肿等病,疗效亦佳。一位年方20岁的男患,双眼反复生针眼(麦粒肿),久治不愈,经服全蝎粉,每服3克,每日2次,共治4天,服药24克,痊愈后未再复发。(陈彤云 主编·《燕山医话》276)

★ 80. **治泪囊炎验案:**孙某某,女,33岁,工人。患者于1982年6月28日在某医院行右侧泪囊摘除术。术后1周,该侧泪囊区复又红肿、疼痛,于1982年7月8日来我院就诊,诊断为"复发性泪囊炎合并蜂窝组织炎。"当时,本拟用抗生素治疗,但患者不愿接受,故改用全虫(即全蝎)治疗。经用下述方法治疗后,红肿迅速消退,疼痛减轻,1周后痊愈,随访3年,至今未复发,泪溢症状也消失。治疗方法:全虫(即全蝎)适量在瓦片上焙干,研末备用。成人每次6~9克,小儿减半,以温白酒或黄酒送服(依其人酒量而定),每次15~50毫升不等;儿童或不饮酒者,改用温开水,每日1~2次,3天为1个疗程。(黄国健等 主编·《中医单方应用大全》364)

★ 81. **治泪道阻塞验案:**王某某,女,20岁,农民。主诉:迎风流泪5年。患者发病后,先后用中西药及滴眼剂、滴鼻剂及泪道探通、冲洗,治疗均无效。1983年3月11日来我科就诊。检查:视力双眼均为1.2;上、下睑皮肤因频繁拭泪,呈暗褐色色素沉着;睑缘无鳞屑及脓性分泌物;上下泪小点位置正常,按压泪囊无分泌物流出;睑、球结膜、角膜无异常。诊断:泪道阻塞。经接受全虫剂治疗,1周后泪溢消失,随访2年未复发。治疗方法:全虫(即全蝎)适量在瓦片上焙干,研末备用。成人每次6~9克,小儿减半,以温白酒或黄酒送服(依其人酒量而定),每次15~50毫升不等;儿童或不饮酒者,改用温开水,每日1~2次,3天为1个疗程。(黄国健等 主编·《中医单方应用大全》364)

★ 82. **治耳聋:【蝎梢膏】**蝎梢7枚(焙),淡豆豉21粒(大者,焙),巴豆7粒(去心膜,去油)。先研蝎梢、淡豆豉2味令细,别研巴豆成膏,入前2味同研细,捏如小枣核状。用葱白小头取孔,以药1粒在内,用薄棉裹定,临卧时置于耳内,来早取出。未通再用,以通为度。(滕佳林 米杰 编·《外治中药的研究与应用》534引《杨氏家藏方》)

★ 83. **治耳暴聋方:**用全蝎去钩足,为末,用酒调,滴耳中愈。(清·姚俊 辑·《经验良方全集》55)

★ 84. **治耳暴聋闭:**全蝎去毒,研末,酒服3克,至耳中闻水声止。(胡晓峰 编·《虫蛇药用巧治百病》62)

★ 85. **治耳聋耳闭:【利窍通耳方】**木通3克,全蝎(去毒)1.5克,胭脂边0.6克,麝香0.15克。用法:上药研为细末。每次少许,用棉包裹,纳于耳中。方论:方中麝香芳香通窍;木通通九窍;全蝎有毒,可疗疮疡肿毒;胭脂亦芳香通窍,合用之当具利窍通耳之功。(孙世发 主编·《中医小方大辞典》1427引《慈禧光绪医方选议》)

★ 86. **治化脓性中耳炎:**取全蝎6克(焙干),白矾60克(煅枯),冰片3克。共研细末。先用过氧化氢溶液洗净患耳分泌物,棉球拭干,将药粉吹入耳道内,每日2次。治疗30余例,一般用药3~5天即可治愈。(宋立人 总编·《中华本草》9册134)

★ 87. **治耳疔,症见外耳道流脓、疼痛:**核桃油15克,冰片0.1克(研面),蝎子1条(焙干、研面)。用法:以上3味,用核桃油调和,将耳内脓液捻尽,用上药滴入耳内2~3滴,反复滴之。(唐大晅 张俐敏 主编·《传世金方·祖传秘方》313)

★ 88. **治鼻痈:【杏仁细辛膏】**杏仁(水浸,去皮,焙)、细辛、白芷各3克,全蝎(焙)2个。用法:上药研为末,香油调敷。(孙世发 主编·《中医小方大辞典》1417引《直指》卷二十一)

★ 89. **治牙痛：**全蝎 20 克，露蜂房 20 克。用法：上药共研细面，先取少许擦牙，再取适量置于牙痛处含之，停 5 分钟吐出，不要咽下，每日 3 次。功效：解毒抗炎，祛风止痛。（刘道清 主编·《中国民间神效秘方》1091）

★ 90. **治一切牙痛：**将蝎梢、胡椒各等分，为末。揩痛处。（滕佳林 米杰 编·《外治中药的研究与应用》534 引《卫生家宝》）

★ 91. **治风寒牙痛：【穿牙散】**全蝎 7 个（去毒），细辛（洗净）9 克，草乌（去皮）2 个，乳香（别研）9 克。上为细末。每用少许擦患处，须臾，以温水盥漱。（滕佳林 米杰 编·《外治中药的研究与应用》534 引《济生方》）

★ 92. **治急性扁桃体炎 2 方**

①全蝎取 1 节置橡皮膏中，贴于下颌角下方正对肿大的扁桃体外面皮肤。（孟凡红 等·《单味中药临床应用新进展》431）

②全蝎尾部。用法：研为细末，以 3 厘米 ×3 厘米胶布 2 块，撒上一层蝎尾粉，贴于双侧天容穴（即下颌下 1 厘米处）。24 小时换药 1 次，不需打针或服消炎药物。疗效：用此法治疗 64 例，经 1 ~3 次贴敷药物，体温、白细胞降至正常，脓点消失，症状完全消除。治疗率达 98.44%。（刘有缘 编著·《一两味中药祛顽疾》587）

★ 93. **治鹅口疮：**全蝎 7 个，薄荷 7 叶，黄丹适量。用法：全蝎先用薄荷汁浸过，后用薄荷裹之，文武火炮过，焙干后研末，再入黄丹，同研匀细，熟蜜和为膏，敷患处。（吴素玲 李俭 主编·《实用偏方大全》641 引宋代《小儿卫生总微方论》）

★ 94. **治口眼歪斜：**全蝎三个。用法：焙研细末，黄酒送下。助治：针刺合谷、颊车。外以蓖麻子三粒，卧龙丹五厘合研，放膏药中，贴不歪的面部。（中医研究院革命委员会 编·《常见病验方研究参考资料》216）

★ 95. **治乳房痛：**全蝎 6 克。用法：取上药，研细末，分 3 包。睡前白开水送服。功能：消肿止痛。附注：据报道，应用本方治疗本病，1 次即愈。（薛建国 李缨 主编·《实用单方大全》463）

★ 96. **治乳腺炎：**全蝎 3 克（研细末 1 次服），柴胡 9 克煎水吞服全蝎末，1 日 1 次，一般病程短，只服 1 次可愈。樊明法用此法治疗急性乳腺炎 250 例，痊愈 201 例，其中服药 1 次痊愈 132 例，服药 2 次痊愈 63 例；服药 3 次痊愈 1 例；无效 2 例。（王辉武 主编·《中药临床新用》280）

★ 97. **治急性乳腺炎 2 方**

①全蝎 2 只，用馒头 1 个，将全蝎包入。饭前吞服。据胡勤柏报道，应用本方治疗 308 例，治愈 307 例，无效 1 例，治愈率达 99.9%。（薛建国 李缨 主编·《实用单方大全》463）

②全蝎粉 3 克。用法：取上药，装入胶囊内 1 次吞服，每天 1 次，连服 2 次。功能：解毒通络，消炎止痛。多由肝气不舒或外邪侵袭致乳汁壅滞，又导致乳房红肿坚硬，压痛，伴发热等症状。附注：据程润泉报道，应用本方治疗 10 例，疗效颇佳。（薛建国 李缨 主编·《实用单方大全》463）

★ 98. **治乳痈初期、结核疼痛：**全蝎 4 个，蜈蚣 2 条。用法：焙黑存性，研面。分 2 次黄酒冲下。（沈洪瑞 主编·《重订十万金方》404）

★ 99. **治乳腺增生、乳房纤维瘤：**将全蝎 160 克分装于 25 个栝楼中，瓦上焙干存性，研细末，每日服 3 次，每次 3 克，温开水调服，连服 1 周。治疗乳房纤维瘤 11 例，痊愈 10 例，治疗乳腺小叶增生 243 例，均获痊愈。（杨仓良 主编·《毒药本草》712）

★ 100. **用于产后子宫脱垂：【全蝎散】**用炒全蝎 15 克，升麻 3 克，共研细末，贮瓶备用。每取本散少许，令患者口含凉水，嗃鼻。不应，隔 1 小时再嗃 1 次。（滕佳林 米杰 编·《外治中药的研究与应用》535）

★ 101. **治小儿急性扁桃体炎：**全蝎 10 克，冰片 5 克。用法：先将全蝎、冰片捣碎末，再调入 2 毫升菜油拌匀，做成硬币大小的药饼，用胶布贴于外廉穴，24 小时再换 1 次。疗效：共治 46 例，全部单纯用本方外贴，均获痊愈。（刘有缘 编著·《一两味中药祛顽疾》509）

★ 102. **治小儿鹅口不能乳：**用全蝎 7 枚，先以薄荷汁浸过，后用薄荷 7 叶裹之。文武火炮过，焙令干，研末，更入黄丹，同研匀细，熟蜜和为膏，敷病处。（滕佳林 米杰 编·《外治中药的研究与应用》535 引《小儿卫生总微方论》）

★ 103. **治小儿疳积：**精牛肉三两，全蝎三钱。用法：将全蝎焙为末，牛肉切碎为丸弹子大，加蝎末少许蒸熟，每日吃一丸。（中医研究院革

命委员会编·《常见病验方研究参考资料》384)

★ 104. **治小儿斑疮**:全蝎 24 个,雄黄、麻黄(去节)各一分。用法:上为细末。用芫荽以酒煎,令温调下。(彭怀仁 主编·《中医方剂大辞典》1 册 38 引《普济方》)

★ 105. **治小孩百日里出痘:【全蝎散】**全蝎五个(蜜焙干),蝉蜕五个(酒浆洗,和炒)。用法:上为细末。再加酒、芍药、砂糖调服。(彭怀仁 主编·《中医方剂大辞典》4 册 644 引《医部全录》卷四九四)

★ 106. **治小儿搐搦:【安神散】**全蝎(塘水浸 1 宿)4 个,天南星(大者,开一穴,入蝎在内,以天南星末盖其口,用面裹,火煨令赤色,取出放地坑 1 宿,去天南星)1 个。用法:上药研为末。每次 0.5 克,磨刀水调下。(孙世发 主编·《中医小方大辞典》368 引《丹溪心法附余》卷二十二)

★ 107. **治小儿惊风**:全蝎、僵蚕各一个,朱砂一钱。用法:将前二味药焙干,加朱砂研合为细末,白水送服,每服一分半至二分。超周岁者应加倍服。(中医研究院革命委员会 编·《常见病验方研究参考资料》378)

★ 108. **治惊风**:全蝎 1 条。用法:将全蝎捣烂如泥,加酒少许,调匀贴囟门处。(刘少林 刘光瑞 编·《中国民间小单方》214)

★ 109. **治小儿急、慢惊风**:全蝎一个,天南星一个。用法:上为细末。每用少许,以父母津唾调成稀膏,涂于囟上(俗呼为头信子),移时惊止,不用再涂。否则再涂一二次。(彭怀仁 主编·《中医方剂大辞典》2 册 31 引《温氏经验方》)

★ 110. **治小儿慢惊风**:用朱砂 1 豆大,僵蚕、全蝎各 1 枚。用法:上药共为末。乳汁调,涂太阳穴及五心、舌上。(滕佳林 米杰 编·《外治中药的研究与应用》535 引《医方类聚》)

★ 111. **治小儿惊风不语:【全蝎散】**全蝎 7 枚,紫苏叶适量。用法:各用紫苏叶包,涂蜜炙;重包,又涂蜜炙。上药研为细末。每次 1 克,姜汁入蜜搜和含化。功效:通窍豁痰。(孙世发 主编·《中医小方大辞典》364 引《直指小儿》卷一)

★ 112. **治初生儿口噤不开:【定命散】**蝉蜕(去嘴脚)、全蝎(去毒)各 14 个。用法:上药研为细末,加轻粉少许和匀。每次少许,乳前用乳汁调下。(孙世发 主编·《中医小方大辞典》994 引《婴童百问》卷一)

★ 113. **治小儿急慢惊风,搐掣瘈疭,痰实壅塞,胸膈不利:【全蝎散】**全蝎十一个,朱砂(研)、干胭脂各一钱,薄荷四钱。用法:上为细末。每服半钱,乳汁调下。(彭怀仁 主编·《中医方剂大辞典》4 册 642 引《御药院方》卷十一)

★ 114. **治小儿诸惊胎痫:【猪乳膏】**全蝎一个(焙),琥珀一分,朱砂少许。用法:上为末。每服一字,麦门冬煎汤调下。(彭怀仁 主编·《中医方剂大辞典》9 册 542 引《医统》卷八十八)

★ 115. **治小儿惊痫**:蝎子 1 只(不去头尾),薄荷 4 叶裹合,火上炙令薄荷焦,同研为末,分 4 次服,开水送下。(胡晓峰 编著·《虫蛇药用巧治百病》61)

★ 116. **治小儿风痫:【全蝎散】**全蝎 5 个,大石榴 1 个。用法:将大石榴割头去子,作瓮子样,纳全蝎其中,以头盖之,纸筋和黄泥封裹,以微火炙干,渐加火烧令通赤,良久去火,候冷去泥,取中焦黑者,细研。每次 1.5 克,乳汁调,灌之;儿稍大,以防风汤调服。(孙世发 主编·《中医小方大辞典》364 引《证类本草》卷二十二)

★ 117. **治小儿脐风:【独神散】**全蝎(去蝎尾,每个用中 1 节,共 7 节,火烤干)7 个。用法:上药研为细末。乳汁送下。小儿头上微汗出即愈。(孙世发 主编·《中医小方大辞典》128 引《古今医鉴》卷十三)

★ 118. **治晚期癌症疼痛**:活全蝎 1 只,青瓦上焙干研末,鲜鸡蛋 1 枚搅匀冲开水成蛋花,蝎粉撒蛋花上,趁热喝下,每日 3 次饭前服。(孟凡红 等·《单味中药临床应用新进展》431)

★ 119. **治咽喉癌**:全蝎 2 个,鸡蛋 1 个。生鸡蛋去蛋黄,全蝎纳入蛋清中,煮熟。也可作一荷包蛋,再油炸全蝎,共食。(胡晓峰 编·《虫蛇药用巧治百病》63)

★ 120. **治乳腺癌:【栝蝎散】**全蝎 160 个,栝楼 25 个。将全蝎纳入栝楼中,焙干,研细末,每次 3 克,每日 3 次,连服 30 日。(胡晓峰 编著·《虫蛇药用巧治百病》63)

★ 121. **治乳癌破溃腐烂**:全蝎、蒲公英各一两,大蜈蚣一条,血余五钱,雄黄七钱。用法:醋泛为丸,桐子大,每服二钱,白酒送下。(中医研究院革命委员会 编·《常见病验方研究参考资料》270)

血竭(76方)

【药性】味甘、咸,性平,小毒。归心、肝经。

【功能与主治】散瘀定痛,止血,生肌敛疮。主治跌打损伤,内伤瘀痛,痛经,产后瘀阻腹痛,外伤出血不止,瘰疬,臁疮溃久不合及痔疮。

【用法用量】内服:研末,1~1.5克,或入丸剂。外用:适量,研末调敷或入膏药内敷贴。

【使用注意】凡无瘀血者慎服。

★ 1. **治上消化道出血2方**

①血竭粉每次1克,每日4次,温开水调服,至大肠隐血试验转阴后改为每天2次。周亭德等以上方治疗上消化道出血270例,平均止血时间为2~4日,249例获得止血效果。(王辉武 主编·《中药临床新用》276)

②血竭粉1.5~3克,口服,每4小时1次。黄海坤以上方治疗上消化道出血23例,全部治愈。(王辉武 主编·《中药临床新用》276)

★ 2. **治偏头痛验案:**张某某,男,32岁。患偏头痛6年(1988年5月7日初诊),近半年来每个月右侧偏头痛发作4~6次,痛时伴面色苍白或潮红,额汗出,恶心呕吐,痛如针刺,痛处固定,舌质淡暗,苔薄白,脉弦紧。脑电图、颅CT无异常,曾服麦角胺制剂、心得安、阿司匹林、卡马西平、安定等药不能控制发作。据久病入经、久病多瘀及病人表现,辨为瘀血头痛。治拟活血祛瘀通络止痛,予血竭粉0.5克,均匀地撒在2张风湿膏上,分别贴患者右侧太阳穴及最痛点,每天换药1次,3次头痛止,诸症除,随访近3年无复发。此法可治多种类型的偏头痛,在当地流传多年,其机理有待进一步探讨。(黄国健等 主编·《中医单方应用大全》476)

★ 3. **治干血劳:**白鸽子(去肝肠,净)1只,血竭(1年者30克,2年者60克,3年者90克)适量。用法:血竭研为末,入鸽内,以线缝住,用无灰酒煮极烂。令病人食之,瘀血自行;如心中慌乱,白煮肉1块,食之。(孙世发 主编·《中医小方大辞典》325引《仙拈集》卷三)

★ 4. **治胃出血:**血竭、荷叶炭各等分。用法:共研细末,每服二钱,四小时一次,开水送下。(中医研究院革命委员会 编·《常见病验方研究参考资料》119)

★ 5. **治带嗽见血,诸治不效:**蛤蚧1对(蜜炙),诃子三钱,血竭一钱。用法:上为末。以生姜汁与蜜等分熬膏,入前末,调三五分服。(彭怀仁 主编·《中医方剂大辞典》4册620引《赤水玄珠》)

★ 6. **治男女风湿、酒湿、腰腿疼痛:**血竭、当归、乳香、没药各一两,甜瓜子四两。用法:上为末,酒糊为丸,如梧桐子大。每服三十至九十丸,空心温酒送下。(彭怀仁 主编·《中医方剂大辞典》4册618引《医方类聚》)

★ 7. **治白虎风,走转疼痛,两膝热肿:**血竭一两,硫黄一两(研细)。捣罗为散,研令匀,以温酒调下一钱。(江苏新医学院 编·《中药大辞典》上册927引《圣惠方》)

★ 8. **治阴寒鹤膝风:【虎潜丸】**硫黄(豆腐煮1小时)、血竭各等份。用法:上药研为末,面糊为丸。每次1.5克,陈酒送下。(孙世发 主编·《中医小方大辞典》439引《疡科心得集》)

★ 9. **治遗精:**用金锁固精丸加血竭6克服用,治疗遗精,有效率为92.31%。(王辉武 主编·《中药临床新用》277)

★ 10. **腹中血块:**血竭、没药、滑石、牡丹皮(同煮过)各一两。为末,醋糊丸,梧桐子大,服之。(宋立人 总编·《中华本草》8册457引《摘玄方》)

★ 11. **治痔疮3方**

①血竭粉2~3克,每日3次,温开水送服。另用75%乙醇调溶成糊状,加少量1%的普鲁卡因液,根据痔核大小,直接外敷,外盖凡士林纱布及无菌纱布,每日便后换药1次。7日为1疗程,一般1~2个疗程。李石以上方治疗各型急性期外痔119例,有效率达100%。(王辉武 主编·《中药临床新用》277)

②血竭适量。研末,敷患处。适用于血痔。(胡郁坤 陈志鹏 主编·《中医单方全书》229)

③乳香、没药、血竭各等分。用法:上为末,用葱根须、鸡子清共捣如泥,将薄砖一片,置火箱

上,前药铺在砖上,下用火烘热,药之周围布做圈一个,四固药气。用草纸垫定,疮洗净,坐于药上,熏过三炷香,痔虫自出,如此三次。按语:乳香、没药常相配伍,有多种名称,《圣济总录》"乳香散"即以此二味配伍,治疗五痔年深不愈者,盖取其行气活血、消瘀止痛之功;血竭则可散血中之瘀,敛疮生肌。三药配伍,制成坐药熏痔,则使气血畅通,痔愈痛止矣。(田代华 主编·《实用中医三味药方》628 引《疮科选粹》卷五)

★ 12. **治痔漏疼痛不可忍:**血竭,为细末,用自津唾调涂,频为妙。(江苏新医学院 编·《中药大辞典》上册 927 引《杨氏家藏方》)

★ 13. **治痔瘘:**蒲黄 30 克,血竭 15 克。用法:上药研为细末。每用少许,贴于患处。(孙世发 主编·《中医小方大辞典》667 引《普济方》卷二九七)

★ 14. **治漏疮经久不生肌肉,臭烂不止:【三奇散】**麒麟竭、黄连(去须)、白矾各半两。用法:上为末。敷于疮上,用膏药宽贴之。按语:麒麟竭即血竭,止血行瘀,生肌敛疮;黄连清热燥湿,解毒祛腐;白矾燥湿敛疮,祛腐生肌。三药为末敷疮,可清热解毒、祛腐生肌,凡漏疮久不收口者可用也。(田代华 主编·《实用中医三味药方》623 引《普济方》卷二九三)

★ 15. **用于肛周脓肿术后:**彻底清除脓腔,祛除脓性分泌物,充分暴露创面,直接将血竭粉撒在脓腔内并加压包扎,每日换药 1 次;同时每日 3 次,每次口服血竭粉 3 克。20 天为 1 个疗程。共治 30 例,治愈 25 例,好转 5 例,治愈率为 83.3%。(滕佳林 米杰 编·《外治中药的研究与应用》268)

★ 16. **治慢性溃疡性结肠炎:**血竭 6 克,乌贼骨、赤石脂各 15 克,大黄 6 ~ 10 克。上方加水煎至 100 ~ 150 毫升,保持药液在 37℃左右。每晚睡前排空大便后,垫高臀部,将导尿管插入肛门 20 厘米以上,推注药液 100 毫升,保留时间越长越好,30 天为 1 疗程。治疗 30 例,23 例治疗 1 个疗程,7 例治疗 2 个疗程。治愈 23 例,显效 6 例,无效 6 例。治愈率为 76.7%,总有效率为 96.7%。(滕佳林 米杰 编·《外治中药的研究与应用》268)

★ 17. **治下疳:**血竭、儿茶、乳香(去油)、龙骨(研细末)、没药(去油)各三分。研末掺之。(宋立人 总编·《中华本草》8 册 457 引《疡医大全》)

★ 18. **治下疳疮症:【青黄散】**血竭、雄黄各 30 克,铜青、胆矾各 1.2 克。用法:上药研为末。掺上。五六日即愈。功效:收水。(孙世发 主编·《中医小方大辞典》1446 引《遵生八笺》卷十八)

★ 19. **用于疔毒,腐肉不透:【赤灵丹】**血竭 3 克,月石(硼砂)30 克。用法:赤土研为末。敷之。(孙世发 主编·《中医小方大辞典》388 引《外科传薪集》)

★ 20. **治瘰疬已破,脓水不止者:【血竭散】**血竭(炒)二钱半,大枣二十个(烧为灰),干地黄半两(研为末)。上三味,都细研如粉,以津唾调贴疮上。(江苏新医学院 编·《中药大辞典》上册 927 引《博济方》)

★ 21. **治瘰疬已破:**血竭 15 克,冰片 3 克,红升 15 克。用法:共研细末,用香油调,敷患处。备注:适用于瘰疬已溃。(吴静 陈宇飞 主编·《传世金方·民间秘方》172)

★ 22. **治痈肿,恶肉不尽,脓水淋漓:【外食散】**白矾(银窝内用瓦盖煅令性尽)、好染坯、血竭各 30 克。用法:上药研为细末。用桑浆旋搜为膏,量疮大小贴之。功效:消肌长肉。宜忌:忌鲫鱼、酒、面等。(孙世发 主编·《中医小方大辞典》838 引《三因》卷十四)

★ 23. **治一切不测恶疮,年深不愈:**血竭一两,铅丹半两(炒紫色)。上二味,捣研为散,先用盐汤洗疮后贴之。(江苏新医学院 编·《中药大辞典》上册 927 引《圣济总录》)

★ 24. **治一切恶肿疥癣久不合者:**血竭、密陀僧为末,敷之。(明·胡濙 撰·《卫生易简方》225)

★ 25. **治嵌甲疼痛(即甲疽):**血竭末调敷之。(江苏新医学院 编·《中药大辞典》上册 927 引《医林集要》)

★ 26. **用于脱疽:【血竭膏】**用血竭 30 克,当归 60 克,紫草 9 克,轻粉 3 克,三七 3 克,黄蜡 60 克,麻油 250 毫升,将当归、紫草入油浸 1 天,炸枯,去滓滤净。入血竭、轻粉煎熬 5 分钟,入三七粉、黄蜡,黄蜡熔化后收膏。用时摊消毒纱布上贴敷患处。(滕佳林 米杰 编·《外治中药的研究与应用》265)

★ 27. **治一切烂脚湿疮:【铜膏药】**血竭 90 克,薄铜片 10 张。用法:上药用铜锅一只,入水半锅,同煎千沸,水干再加,煎半日余,将铜皮取出阴干,收贮。临用量疮之大小,剪贴捆住,周边揭起,拭干,更可翻转再贴。(孙世发 主编·《中医小方大辞典》606 引《疡科遗编》卷下)

★ 28. **治疥、癣、肥疮:【一擦无踪】**上血竭 3 克,硫黄、腰黄、白矾各 1.5 克。用法:上药研为细末,用青布做药筒,浸真菜油内令透,钳火上烧着,瓷盆盛油,待凝取擦。(孙世发 主编·《中医小方大辞典》1234 引《外科方外奇方》卷三)

★ 29. **治臁疮:**松香一两(火上化开,倾入水中,取起)乳香、血竭各三钱。用法:上为末,香油调,摊贴纸上,用针刺数百孔。反贴疮上,贴时先用米泔水温洗净,三日一换。按语:臁疮多因湿瘀经络,气血凝滞而成。方中松香祛风燥湿,生肌止痛;乳香辛香走窜,活血散瘀,消肿定痛;血竭行瘀止痛,敛疮生肌。三味配伍,共除湿瘀,通经络,活气血,敛疮肿,则臁疮自愈。(田代华 主编·《实用中医三味药方》614 引《文堂集验方》卷四)

★ 30. **治臁疮不合:**血竭末敷之,以干为度。(江苏新医学院 编·《中药大辞典》上册 927 引《济急仙方》)

★ 31. **治臁疮,鳝漏等症:【黄蜡膏】**用血竭、赤石脂(煅)、龙骨(煅)各 9 克,共为细末。香油 30 毫升,入血余栗子大一团,熬枯去滓。再入黄蜡 30 克,白胶香 9 克,熔化尽。离火,入药末,搅匀,候冷。瓷罐收贮。用时捏作药片贴疮上,覆盖纱布,3 天后换药。(滕佳林 米杰 编·《外治中药的研究与应用》266 引《医宗金鉴》)

★ 32. **治下肢顽固性溃疡:**用 3% 的双氧水和生理盐水先后冲洗创面,周边用 75% 的酒精消毒,取血竭粉高压消毒敷于溃疡面,用凡士林纱布覆盖,无菌纱布包扎,胶布固定,每 3 ~ 5 天更换 1 次,6 ~ 8 次后,本组 30 例全部治愈。溃疡时间 1 ~ 3 年;溃疡面 1 ~ 2 厘米大小。12 例做过大隐静脉抽剥术,其余 18 例均为大隐静脉曲张伴深静脉血栓形成的下肢溃疡。(《中国民间疗法》杂志 2007 年 9 月、第 9 期 22)

★ 33. **治下肢皮肤慢性溃疡:【祛腐生肌散】**用生石膏 200 克,血竭 10 克,冰片 10 克,煅龙骨 20 克,朱砂 10 克,硼砂 10 克,甘草 20 克。加减:溃疡面渗液多时,生石膏易煅石膏,并适当加大煅龙骨用量;腐肉脱净,肉芽生长缓慢者或久不敛口者,加入炙内金适量。先将生石膏加水 300 毫升,煎取 150 毫升,去渣,以甘草水浸泡生石膏,至水分挥发、石膏干燥为止。将其余诸药研细末,称准,混合均匀即成,装瓶备用。先将患者创面以生理盐水清洗干净,将配制药面撒布均匀,盖无菌纱布,外以绷带加压包扎。渗液多时 1 天换药 1 次,渗液少时 2 ~ 3 天换药 1 次,共治 66 例,结果治愈 65 例,无效 1 例。在 65 例治愈患者中,1 星期以内治愈者 18 例,1 ~ 2 星期治愈者 33 例,2 ~ 3 星期治愈者 11 例,3 星期以上治愈者 3 例。(滕佳林 米杰 编·《外治中药的研究与应用》266)

★ 34. **治皮肤溃疡,久不收口:**血竭适量。用法:血竭研为细末,外撒在疮面上,隔日 1 次,直至痊愈。(刘有缘 编著·《一两味中药祛顽疾》247)

★ 35. **治褥疮:**褥疮周围先用 2% 的碘酒、乙醇消毒,过氧化氢溶液、盐水冲洗,祛除坏死组织、结痂及附着物。用 75% 的乙醇调血竭粉呈糊状,置于凡士林纱布条上,外敷创面,再用无菌纱布包扎,每日换药 2 次。共治 30 例,痊愈 24 例,好转 6 例,治愈率为 80%。(滕佳林 米杰 编·《外治中药的研究与应用》267)

★ 36. **用于雷诺病:**用硫黄 20 克,血竭 10 克,丁香 10 克,白胡椒 6 克,共研细末。以醋调糊,敷于手心。(滕佳林 米杰 编·《外治中药的研究与应用》265)

★ 37. **治糖尿病足:**将血竭研细粉,与经检疫合格的新鲜瘦猪肉,分别放在紫外线灯下照射 30 分钟,用无菌手术刀将猪肉切成 3 ~ 4 毫米厚的肉片,大小以创面而定。将血竭粉 1 ~ 2 克均匀撒在猪肉片上,血竭猪肉片即成,备用。尽可能剪除创面坏死组织,用苯扎溴铵溶液清洗创面至清洁,将血竭猪肉贴片贴敷在创面上,盖上无菌油纱后包扎。每日换药 1 次,直至痊愈。治疗结果:30 例中,治愈 28 例,显效 1 例,无效 1 例,总有效率为 96.67%。疗程最短 11 天,最长 63 天。(滕佳林 米杰 编·《外治中药的研究与应用》267)

★ 38. **治金疮出血,瘰疬漏疮,肠风血痔,嵌甲疼痛:**血竭不拘多少。用法:上药研为末。敷

之。(孙世发 主编·《中医小方大辞典》139 引《证类本草》卷十三)

★ 39. **治误用刀针,流血不止:【万一丹】**乳香(去油)、血竭、没药(去油)、硼砂各 3 克。用法:上药研为末。吹入口内。其血即止。(孙世发 主编·《中医小方大辞典》1264 引《喉科指掌》卷一)

★ 40. **治刀伤出血:**血竭。用法:研末敷患处。(中医研究院革命委员会 编·《常见病验方研究参考资料》302)

★ 41. **治金疮:**血竭末敷之,血与疼痛立止。(明·胡濙 撰·《卫生易简方》243)

★ 42. **治刀剪外伤,出血疼痛:**姜石 5 份,血竭 1 份。用法:共为极细末,撒伤口。功效:止血止痛,生肌敛疮。(洪国靖 主编·《中国当代中医名人志》801)

★ 43. **治杖疮夹伤:**血竭四两,大黄一两二钱,自然铜(醋煅七次)二钱。用法:上为细末,以生姜汁调涂。(彭怀仁 主编·《中医方剂大辞典》4 册 620 引《疡科选粹》)

★ 44. **治肋骨骨折:**李祭酒时勉始为侍讲,直谏。仁宗大怒,命武士以十八斤金瓜击其胁,胁折,曳出舁下狱。召良医师入视,医曰:"可为,第须贡血竭。"医治药,以板夹胁敷之,越一日夜遂苏焉。(黄国健等 主编·《中医单方应用大全》476 引《历代无名医家验案》:237)

★ 45. **治骨折瘀血滞结:**血竭研成细粉,过 100 目筛,装入胶囊(每粒 0.5 克)分装备用。口服,每日 3 次,每次 4~6 粒。观察 32 例,均于用药后 30 分钟至 1 小时开始有止痛作用,24~36 小时基本消肿。一般在 10~28 天内均可见有不同程度骨痂生长。(胡熙明 主编·《中国中医秘方大全》中册 789)

★ 46. **治扭伤:**血竭 3 钱,土鳖虫 5 钱。共研细粉,每服 2 钱,每日 3 次。(《全国中草药汇编》编写组 编·《全国中草药汇编》下册 263)

★ 47. **治冻疮,冻疮溃烂,久不收口:**血竭 3 钱,桐油 2 两。用法:血竭研末,先将桐油熬开,再放血竭。外敷患处。功能:活血散瘀,行气定痛。注意事项:趁热外敷患处。(阳春林 葛晓舒·《湖南省中医单方验方精选·外科》上册 1304)

★ 48. **治鼻衄:**血竭、蒲黄各等分。为末,吹鼻孔内。(江苏新医学院 编·《中药大辞典》上册 927 引《医林集要》)

★ 49. **治外耳疖肿:**乳香 15 克,没药 15 克,血竭 15 克,儿茶 15 克。用法:上药共研细,加蜂蜜适量调和,瓶装保存。耳疖初起,每日涂患处 1 次,2~3 日可愈。(唐大晅 张俐敏 主编·《传世金方·祖传秘方》313)

★ 50. **治干槽症:**牙槽窝常规冲洗后,以棉丝裹包血竭粉适量。置牙槽窝内,每日 1 次。酌情放 3~5 次。刘汝平等以上方治疗干槽症 17 例,9 例优,7 例良,1 例一般。(王辉武 主编·《中药临床新用》276)

★ 51. **治牙疳:【止血血竭散】**血竭 6 克,龙骨 7.5 克,食盐不拘多少,多年石灰不拘多少。用法:上药研为末。贴牙疳。(孙世发 主编·《中医小方大辞典》1282 引《普济方》卷六十七)

★ 52. **治阴疮或痒:【螵蛸散】**桑螵蛸灰、胡粉、朱砂、麒麟竭各 7.5 克。用法:上药研为细粉。贴于疮上。(孙世发 主编·《中医小方大辞典》。1648 引《普济方》卷三 0 一)

★ 53. **治虚劳阴湿生疮:【麒麟竭散】**麒麟竭 15 克,坐篮草 90 克,黄柏 15 克,腻粉 0.3 克。用法:上药研为末,入腻粉,都研令匀。如疮破有脓水,即干上;如无脓水,即以生油调涂。(孙世发 主编·《中医小方大辞典》1651 引《普济方》卷三一)

★ 54. **治产后败血冲心,胸满气喘:【血竭散】**血竭,研为细末,温酒调服。(江苏新医学院编·《中药大辞典》上册 927 引《朱氏集验医方》)

★ 55. **治产后血邪攻心,恍惚如狂:**麒麟竭(研为末)30 克,蒲黄 30 克。用法:上药研为细末。每次 6 克,以温酒调下,不拘时候。(孙世发 主编·《中医小方大辞典》709 引《圣惠》卷八十)

★ 56. **治产后恶血攻心,渐次晕闷:【麒麟竭散】**麒麟竭(研为末)30 克,生姜(切碎)15 克。用法:上药用酒 50 毫升同煎,去渣,分 2 次温热口服。(孙世发 主编·《中医小方大辞典》709 引《卫生家宝产科备要》卷六)

★ 57. **治产后败血上冲,健忘,气喘及胎衣不下:**血竭、没药(剪碎)各等分。用法:上为细末。每服二钱,用小便和细酒大半盏,煎一二沸,温调下。才产下一服,上床良久再服。其恶血自

循下行，更不冲上。（彭怀仁 主编·《中医方剂大辞典》4册619引《卫生家宝产科备要》卷五）

★ 58. **治产后腹痛**：血竭一钱，没药三钱。用法：共研细末，用黄酒冲服。（中医研究院革命委员会 编·《常见病验方研究参考资料》356）

★ 59. **治产后恶露不绝**：血竭30克，当归60克。用法：上药研为末。每服6克，酒下。（吴素玲 李俭 主编·《实用偏方大全》511引明《普济方》）

★ 60. **治产后日久，恶露不尽**：血竭、归尾、红花、桃仁各等分。用法：研末，每服一钱，淡酒送下。（中医研究院革命委员会 编·《常见病验方研究参考资料》362）

★ 61. **治产后败血冲心，头晕胸满气喘：【破棺散】**：血竭20克 藏红花20克 明没药20克（去油）上药共研细末，每服6克，好酒半大盏，煎1沸，兑童便1盅，温酒调下。方进1剂即轻，良久再服，其恶血即经而下，更不上冲。此属危恶之证，治之宜速，缓则不济矣。（许逸民 李庆峰 编著·《中国现代百名中医临床家丛书·许玉山》228）

★ 62. **治妇人血枯。胞衣不下，恶血冲心，并腹中血块冲逆作痛**：血竭适量。用法：上药研为细末，醋熬成膏。就成如鸡头子大，作饼子，酒磨化服。主治：妇人血枯。胞衣不下，恶血冲心，并腹中血块冲逆作痛及女人干血有热，脉眩数者；亦治闭经。（孙世发 主编·《中医小方大辞典》67）

★ 63. **治胞衣不下**：血蝎3克，制没药3克。用法：水煎服。（毛绍芳 孙玉信 主编·《效验良方丛书·妇科验方》193）

★ 64. **治闭经，属于瘀血阻滞者**：血蝎50克，白鸽1只。用法：先将白鸽宰杀，去毛及内脏；再将血竭研末，装入鸽腹中，棉线缝合，放砂锅内加水煮沸1小时，至肉烂熟，吃肉喝汤。分早、晚2次分服，每日1剂。功效：破瘀通经。禁忌：孕妇及月经量多者忌服。（刘道清 主编·《中国民间神效秘方》776）

★ 65. **治会阴伤口感染**：观察9例病例中，有自然裂伤和侧切伤口，分娩后常规缝合，产后3～5天出现伤口红肿，裂开，有脓性分泌物。及时拆线，先用过氧化氢溶液和生理盐水冲洗伤口，然后用血竭粉覆盖创面，裂口小或有窦道者，用药物将其填满，以TDP（特定电磁波治疗仪）或家用台灯热烘，每日换药1次。1～2次后创面有肉芽生长时，直接用生理盐水冲洗上药，热烘。血竭粉遇热熔化会黏敷创面，未脱落者，可不换药。并嘱患者保持会阴部干燥、清洁。结果全部治愈，病程短者3天，长者15天，平均7天。（滕佳林 米杰 编·《外治中药的研究与应用》268）

★ 66. **治烫灼伤，女阴溃疡（阴蚀），下腿慢性溃疡（臁疮），疮面脓毒已尽者：【收干生肌药粉】**乳香面一两，没药面一两，琥珀面二钱，血竭面四钱，儿茶面五钱，水飞甘石面七钱。用法：薄敷于疮面，或制成药捻用。功能：收敛止痛，固皮生肌。宜忌：痈疖疮面脓毒未净者慎用。（彭怀仁 主编·《中医方剂大辞典》4册939）

★ 67. **治婴幼儿斜颈：【牵筋散】**桃仁、红花、血竭、芒硝、郁金碾末外敷肿块上。据报道以上方治疗婴幼儿斜颈51例，全部治愈。（王辉武 主编·《中药临床新用》277）

★ 68. **治小儿乳蛾，将成脓，欲溃不溃，阻塞气遂**：血竭二钱，熊胆五分，麝香二厘。用法：上为末。甘草汤送下。（彭怀仁 主编·《中医方剂大辞典》4册620引《喉科种福》）

★ 69. **治新生儿头皮血肿**：血竭10克研末，与云南白药2瓶（8克）和匀，再加凡士林30克、热水少量调成糊状。敷于血肿上，每3天换药1次，直至血肿消散。应用上法治疗本病，一般换药3～5次即可消散，收效甚佳。曾治1例出生10天的患儿，出生后发现枕部6×8厘米的血肿，经多次抽吸加压外扎无效，用上药外敷，3次即愈。（杨臣才等主编·《云南白药治百病》151）

★ 70. **治小儿虚风慢惊，潮搐痉挛：【熏陆香丸】**血竭15克，乳香7.5克。用法：上药同研细末，火上炙干，水泛为丸，如酸枣大。每次1丸，薄荷汤化下，不拘时候；如夏月患儿，研为细末，薄荷人参汤调下，不拘时候。功效：安神魂，益心气。（孙世发 主编·《中医小方大辞典》688引《御药院方》卷十一）

★ 71. **治痘毒久不收功**：干百合三钱，血竭二钱，冰片一分。共研极细末，干掺，即收功矣。（清·顾世澄 撰·《疡医大全》1255）

★ 72. **治癌型溃疡**：血竭适量。用法：彻底清洗溃疡面，祛除坏死附着物，充分暴露溃疡面，将血竭粉用75%的酒精调成糊状,置于干纱布上,外敷溃疡面并加压包扎,每日换药1次;同时每日3次,每次2克口服。活动性出血严重者先做局部血管结扎等外科处理再做同上治疗。功效:消炎止痛,止血生肌。(郭志杰 吴琼等 主编·《传世金方·一味妙方》282)

★ 73. **治癌性疼痛**:血竭,冰片。用法:将血竭、冰片按10:1的比例共研细末,以棉签蘸药,横行涂于7厘米×10厘米的伤湿止痛膏或麝香止痛膏上,共涂4行,制得血竭膏。注意涂药要薄而均匀。痛处皮肤用生姜擦净或温水洗净,外贴血竭膏,每日更换1~2次。痛止可停用,痛时再贴,仍有效果。功效:活血止痛。(郭志杰 吴琼等 主编·《传世金方·一味妙方》282)

向日葵茎髓(22方)

【药性】味甘,性平。归膀胱经。

【功能与主治】清热,利尿,止咳。主治淋浊,白带,乳糜尿,百日咳,风疹。

【用法用量】内服:煎汤,9~15克。

★ 1. **治咳嗽**:向日葵茎芯150克。水煎服。适用于咳嗽痰喘者。(胡郁坤 陈志鹏 主编·《中医单方全书》19)

★ 2. **治百日咳**:向日葵茎芯捣烂,冲开水加白糖服。(宋立人 总编·《中华本草》7册860)

★ 3. **治疝气**:鲜葵花茎髓30克。加红糖煎水服。(宋立人 总编·《中华本草》7册860)

★ 4. **治乳糜尿2方**

①向日葵茎髓9克。用法:水煎。分2次早晚空腹服。(宋立人 总编·《中华本草》7册860)

②向日葵梗芯二尺,水芹菜根二两。用法:煎服,每日一剂,连服数日。(江苏新医学院 编·《中药大辞典》上册932)

★ 5. **治小便淋痛**:葵花茎髓30克,车前草、灯芯草各15克,淡竹叶9克。用法:水煎服。(宋立人 总编·《中华本草》7册860)

★ 6. **治淋证验案**:向日葵梗心10克,水煎服。经治1例于某,男,28岁,学生。主诉:小便如米汤色,时有白色凝块排出已4个月余。取尿做乙醚试验阳性。取上药10克,加水2000毫升,煎至1500毫升,取汁,分2次早、晚空腹服完。治疗4天后,小便即转清,乙醚试验阴性,又服2天以巩固疗效,随访3个月未复发。(杨鹏举 主编·《中医单药奇效真传》149)

★ 7. **治癃闭验案**:经治1例郑某,男性,71岁患者。主诉:昨夜9时许突然小腹坠胀,小便艰涩,频频欲解,逐渐点滴不通。西医诊断:前列腺肥大,急性尿潴留。中医辨为:肾阳不足,命门火衰,膀胱气化无权之癃闭。经中西药治疗,辅以导尿。治疗半月余,仍不能自行排尿。因患者拒绝手术治疗,遂取向日葵芯30克,猪瘦肉100克同煎,待肉熟后吃肉喝汤,2次服完。1剂服毕,翌日晨起排出小便。半月之疾顿时消失。照上法又行2剂,排尿如常。随访5个月情况良好。(杨鹏举 主编·《中医单药奇效真传》159)

★ 8. **治尿闭(非梗阻性)**:葵花茎髓15克,麦秆30克。用法:水煎服。(宋立人 总编·《中华本草》7册860)

★ 9. **治小便不通**:向日葵茎芯五钱。用法:水煎服。(江苏新医学院 编·《中药大辞典》上册932。

★ 10. **治尿石症**:向日葵连茎白髓15~30克。水煎2~3沸(不要多煎),每日分2次服。适用于输尿管结石,对泌尿系感染也有疗效。(胡郁坤 陈志鹏 主编·《中医单方全书》223)

★ 11. **治便秘**:陈向日葵秸秆内瓤子一支。用法:焙灰研末,开水冲服。如大泻不止,服面糕汤即止。(中医研究院革命委员会 编·《常见病验方研究参考资料》154)

★ 12. **治直肠脱垂**:向日葵秆内白瓤适量。烧成灰,加红糖搅匀,每日早、晚各服1酒盅,连服2~3日。(胡郁坤 陈志鹏 主编·《中医单方全书》231)

★ 13. **治腰腿痛**:向日葵茎白芯30克,煮瘦猪肉食。适用于腰痛不能屈伸者。(胡郁坤 陈志鹏 主编·《中医单方全书》377)

★ 14. **治口疮**:向日葵秆内芯。用法:烧成炭,用香油调匀,搽于患处。(中医研究院革命委员会编·《常见病验方研究参考资料》449)

★ 15. **治乳汁不足**:葵花秆芯30克。炖肉吃。(宋立人 总编·《中华本草》7册860)

★ 16. **治白带**:向日葵茎髓 15 ~30 克,水煎加糖服。(宋立人 总编·《中华本草》7 册 860)

★ 17. **治白带过多**:向日葵茎或根 12 克,荷叶 12 克,红糖适量。用法:向日葵茎或根与荷叶加水 3 碗煎至半碗,加红糖当引子。每日 2 次,饭前空腹服下。功效:温中止带。用治白带过多。验证:张某某,女,24 岁,经服上方后痊愈。(良石 主编·《名医珍藏·秘方大全》192)

★ 18. **治闭经**:向日葵梗 9 克,猪爪 250 克。水煎服。(胡郁坤 陈志鹏 主编·《中医单方全书》246)

★ 19. **治阴道生疮**:葵花秆二两。用法:煎汤洗阴道。(中医研究院革命委员会 编·《常见病验方研究参考资料》368)

★ 20. **治产后虚汗**:向日葵秆茎内的芯。用法:水煎服。(中医研究院革命委员会 编·《常见病验方研究参考资料》245)

★ 21. **治胃癌**:向日葵茎髓,煎汤代茶饮。每日 3 ~6 克。(宋立人 总编·《中华本草》7 册 860)

红粉(附白降丹共 67 方)

【药性】味辛,性热,大毒。

【功能与主治】拔毒提脓,祛腐生肌,燥湿杀虫。主治痈疽疔疮,梅毒下疳,瘿瘤瘰疬,一切恶疮肉暗紫黑,疮口坚硬,腐肉不去,窦道瘘管,脓水淋漓,久不收口,以及湿疮,疥疮。

【用法用量】外用:适量,研极细末,单用,或与其他药配成散剂,或制成药捻插入疮口。

【使用注意】本品有毒,不可内服。外用亦不宜大量持久使用。口眼附近及乳头脐中等部位不宜使用。疮面过大时亦不宜用,以防中毒。撒于疮面,须薄匀,否则引起疼痛。

★ 1. **治术后切口感染**:用生理盐水棉球清拭感染的切口创面,薄撒一层红升丹粉,覆盖敷料。待肉芽新鲜,脓汁减少时,改用生理盐水纱条。治疗术后切口感染 34 例,疗效颇为显著。(杨仓良 主编·《毒药本草》1024)

★ 2. **治疮毒溃流脓血**:红粉一钱,冰片一钱,龟板二钱,川连二钱。用法:共为细面,香油调匀。涂患处,以纱布盖好。(沈洪瑞 主编·《重订十万金方》384)

★ 3. **治疮毒红肿者**:【**提毒散**】轻粉一钱,红粉五分,乳香二钱,没药二钱,血竭花二钱。配制:共为细末。用法:敷在疮头上,太乙膏盖之。(沈洪瑞 主编·《重订十万金方》375)

★ 4. **治疮疖肿痛,流脓流水,疮面溃烂,久不收口**:【**九一提毒散**】煅石膏 90 克,红粉 10 克,冰片 5 克。上 3 味,分别研成极细粉,红粉与石膏配研,混匀。再与冰片配研,过筛,混匀,即得。外用,撒于患处。凡肌薄无肉处。不能化脓或仅有稠水者忌用。(宋立人 总编·《中华本草》1 册 402)

★ 5. **治回脓疖**:熟石膏 4 钱,黄丹 2 钱,红粉 5 分。用法:共研细末,撒患处。功能:收湿敛疮,拔毒生肌。注意事项:也可用于一切小疮。(阳春林 葛晓舒·《湖南省中医单方验方精选·外科》上册 32)

★ 6. **治担肩疖**:冰片 5 分,红粉片、轻粉、红花各 1 钱。用法:共研细末,凡士林调匀。外搽患处。功能:拔毒提脓,消肿止痛。方解:红粉片拔毒提脓,祛腐生肌;冰片清热止痛;轻粉消风疮瘙痒;红花活血通经,祛瘀止痛。诸药合用,共奏拔毒提脓,消肿止痛之功。(阳春林 葛晓舒·《湖南省中医单方验方精选·外科》上册 36)

★ 7. **治发背,对口疮不收口**:红粉四钱,乳香二钱(去油),没药二钱(去油),儿茶二钱,珍珠一钱(豆腐内煮)。用法:上为细末,先用酒洗疮,棉花拭净,将药掺上,温水蘸竹纸贴上,一日一洗。(彭怀仁主编·《中医方剂大辞典》4 册 1001 引《集验良方》卷六)

★ 8. **治一切溃疡,脓流不畅,腐肉不化。前庭大腺炎**:煅石膏八钱,升丹二钱。用法:将药粉掺入疮口中,或贴附在药线上,插入疮口中。功能:提脓拔毒。(彭怀仁 主编·《中医方剂大辞典》1 册 85)

★ 9. **治流注(寒性脓疡)、结核性疾患、骨髓炎**:红升丹 5 分,儿茶 1 分,冰片、朱砂各 3 分,雄黄 1 分。用法:共研细末,以秫米糊 1 钱,炼成

红粉

药线,将药线塞入流注疮口内。(中医研究院革命委员会 编·《常见病验方研究参考资料》289)

★ 10. **治痈疽、瘰疬、痰核、瘘管、骨髓炎、破坏性淋巴结核等疾病中、晚期排脓不畅:【提脓药捻】**红升丹14克,炉甘石12克,巴豆霜1克,冰片3克。制法:将上药共研为细末,过7号筛,掺入桑皮纸分别捻成长5厘米、10厘米、15厘米的药捻,在药捻外涂一层糯米糊,均匀撒一层药末。用法:取本品插入脓腔中,留1厘米在腔口外,上盖安庆膏,每日换药2次。疗效:共治疗110例,显效率达100%。(梁永才 梁杰圣 主编·《中国外治妙方》603)

★ 11. **治瘰疬已溃:**红升15克,血竭15克,冰片3克。用法:共研细末,用香油调敷患处。(中医研究院革命委员会 编·《常见病验方研究参考资料》288)

★ 12. **治痈疽溃后:【玉肌丹】**红升丹(红粉)15克,生石膏150克。用法:先将红升丹入乳钵内研细,再加生石膏研成极细末,装褐色玻璃瓶内,不宜见光。用棉花蘸药少许轻撒疮面上,或用药捻(药条)蘸药插入疮口。功效:拔毒提脓,去腐生新。(中国中医研究院 编·《朱仁康临床经验集》292)

★ 13. **治一切痈疽并发背,烂脚恶疮:**煅石膏120克,漂净升丹6克,共研细末。和匀掺患处,即生肌长肉,且不藏毒。(滕佳林 米杰 编·《外治中药的研究与应用》29引《疡科遗编》)

★ 14. **治痈疽流注,溃后提脓:**升药、轻粉各五钱,生石膏九两。用法:共研细末(越细越好,最好研至如香灰一般),掺患处。(中医研究院革命委员会 编·《常见病验方研究参考资料》255)

★ 15. **治坐板疮:**三仙丹、鸡蛋油各适量。用法:鸡蛋油调匀三仙丹。外搽患处。功能:拔毒除脓,去腐生肌。(阳春林 葛晓舒·《湖南省中医单方验方精选·外科》上册365)

★ 16. **治痈疡:**红升丹30克,熟石膏120克。用法:上药研为细末。出脓后用。(孙世发 主编·《中医小方大辞典》226引《外科传薪集》)

★ 17. **治溃疡不敛:【红油膏】**凡士林300克,九一丹30克,东丹4.5克。用法:先将凡士林烊化,然后徐徐将两丹调入,和匀成膏。用时将药膏匀涂纱布上,贴患处。功效:防腐生肌。(孙世发 主编·《中医小方大辞典》912)

★ 18. **治皮肤溃疡:**取轻粉、红粉(红升药)、铅粉、冰片各等份,混匀后加适量菜籽油或麻油搅拌如膏状,装瓶密封备用。用时洗净患处,常规消毒,外敷上药。若溃烂面有渗出液,可直接用混匀的药粉撒在患处。每日1次。对多种顽固不愈的皮肤溃疡均有效。(录文·《中国中医药报》2009年7月31日)

★ 19. **①治一切溃疡,脓流不畅,腐肉不化。②前庭大腺炎:【二宝丹】**煅石膏240克,升丹60克。用法:研为末,将药粉掺入疮口中,或黏附在药线上,插入疮口中。功效:排脓拔毒。主治:《中医外科学讲义》:①一切溃疡,脓流不畅腐肉不化。②《妇产科学》:前庭大腺炎。(孙世发 主编·《中医小方大辞典》214)

★ 20. **治一切溃疡,症见常流脓水,不生肌肉者:**蜈蚣1条,麻油1两,红升丹2钱,冰片1钱。用法:蜈蚣焙研,与红升丹、冰片末调油。每日1次,外涂患处。功能:拔毒消肿,敛疮生肌。方解:蜈蚣攻毒散结;红升丹拔毒祛腐排脓;冰片、麻油解毒消肿,敛疮生肌。诸药合用,共奏拔毒消肿,敛疮生肌之功。(阳春林 葛晓舒·《湖南省中医单方验方精选·外科》上册379)

★ 21. **化腐提脓,去瘀杀虫:【红粉药捻】**红粉不拘多少。用法:按需要长度剪成小段,用镊子夹持插入疮口内,于疮口外留0.5~1厘米长为度。(孙世发 主编·《中医小方大辞典》74)

★ 22. **提毒祛脓脱腐:【九转丹】**净红升丹60克,煅石膏120克,雄黄(水飞)6克,桃丹6克。用法:上药研为细末,研至无声。放膏药上贴之。功效:提毒祛脓脱腐。(孙世发 主编·《中医小方大辞典》1246引《内外验方秘传》)

★ 23. **治疮口坚硬,肉暗紫黑,或有脓不净者:【红升丹(红粉)】**(水银二两,硝石二两,白矾二两。升制而成)药店有成品销售(本品有毒,管理较严)。用法:每用少许,撒于疮口,以膏药覆盖。或遵医应用。功能:祛腐拔毒,生肌长肉。禁忌:外用药物,切勿入口,忌食腥荤发物。(中医研究院中药研究所 主编·《中药制剂手册》541)

★ 24. **治顽石疽:**白降汞、蟾酥各适量。用法:研细末。外敷患处。功能:清热解毒,消肿溃坚。注意事项:放疽顶上外用膏药贴上3日,内化脓拔出毒根后,用生肌散收功。(阳春林 葛晓舒·《湖南省中医单方验方精选·外科》上册191)

★ 25. **治流痰、附骨疽、瘰疬、有头疽等溃后腐肉难脱,脓水不尽者:【七三丹】**熟石膏21克,升丹9克。用法:上药研为细末。掺于疮口上;或用药线蘸药插入疮口,外用膏药或油膏贴盖。功效:提脓祛腐。(孙世发 主编·《中医小方大辞典》223)

★ 26. **治流痰、附骨疽、瘰疬等溃后腐肉难脱,脓水不尽者:【五五丹】**熟石膏、升丹各15克。用法:上药研为细末,掺于疮面;或制成药线,插入疮中,外盖膏药或油膏,每日换药1~2次。功效:提脓拔毒。(孙世发 主编·《中医小方大辞典》254)

★ 27. **治死骨难出或腐肉未尽:**凡士林、猪油、红粉、轻粉各适量。用法:凡士林、猪油适量放在锅中加热溶化,然后加入红粉、轻粉各等量,再放纱布数条,搅拌,冷后将研末之冰片加入并拌匀,装瓶备用。用时将药纱条用探针送入空腔内,外贴黑膏药。功能:拔毒提脓,祛腐生肌。方解:猪油润燥解毒;红粉拔毒提脓,祛腐生肌;轻粉攻毒敛疮。诸药合用,共奏拔毒提脓,祛腐生肌之功。注意事项:红粉有大毒,轻粉有毒。(阳春林 葛晓舒·《湖南省中医单方验方精选·外科》上册390)

★ 28. **治痔疮溃破时:**刺猬皮、红粉、麻油各适量。用法:刺猬皮焙燥为末,与红粉共用麻油调匀。每日1剂,外搽患处。功能:散瘀止痛,敛疮生肌。方解:刺猬皮收涩化瘀止痛;红粉拔毒化腐,敛疮生肌;麻油解毒润肤。诸药合用,共奏散瘀止痛,敛疮生肌之功。(阳春林 葛晓舒·《湖南省中医单方验方精选·外科》上册1009)

★ 29. **治漏疮2方**

①**【九一丹】**熟石膏九钱,升丹一钱。研极细末,撒于疮面,或配制药线,插入疮口或漏管。(杨仓良 主编·《毒药本草》1024引吴谦《医宗金鉴》)

②用红升丹外治脓肿术后、乳腺炎术后、骨髓炎脓肿切开等多种原因形成的瘘管58例,全部治愈。疗程1个月者44例,2个月者14例。(滕佳林 米杰 编·《外治中药的研究与应用》30)

★ 30. **治瘘管:**用桑皮纸卷少许红粉,将其插入漏管,换药3~8次。治疗漏管8例,均治愈。(杨仓良 主编·《毒药本草》1024)

★ 31. **治拔疮管:【拔管方】**紫硇砂1.2克,蜣螂1.5克,红升丹、冰片各1.2克。用法:上药研为细末。吹入。功效:拔疮管。(孙世发 主编·《中医小方大辞典》1454引《外科方外奇方》卷二)

★ 32. **治慢性窦道:**用红升丹药条入于窦道内,治疗包括阑尾、绝育、剖腹产术后、肿瘤术后、骨髓炎术后,伤口不愈,慢性窦道形成,脓肿切开术后伤口不愈,骨、肾、淋巴结核,共55例,治愈率达96.4%。(杨仓良 主编·《毒药本草》1024)

★ 33. **治阳证窦道,瘘管,脓管,脓毒未净:**红粉30克。用法:制成药捻。外用。功效:化腐提毒。宜忌:脓腐已尽及对汞剂过敏者勿用。(孙世发 主编·《中医小方大辞典》107)

★ 34. **治阴证窦道,瘘管,脓疡疾病,鼠疮,以及附骨阴疽,久溃不敛者:【红肉药捻】**京红粉、上肉桂面各15克,雄精、珍珠各3克。用法:制成药捻,外用。功效:回阳生肌,活血提脓。宜忌:阳证窦道及对汞剂过敏者禁用。(孙世发 主编·《中医小方大辞典》1405引《赵炳南临床经验集》)

★ 35. **治窦道,瘘管,褥疮,疖痈及创面感染:**炙穿山甲、制乳香、制没药各40克,红升20克。前3味共研细粉,过80目筛。红升研细粉,过100目筛,再与混合粉混匀,过筛即得。本品为红棕褐色粉末。功能:排脓引流,去腐生新。外用,取药粉适量,撒于患处,外贴黑膏药。(宋立人 总编·《中华本草》9册543)

★ 36. **治窦道、瘘管、慢性骨髓炎窦道、压疮、手术后伤口感染,以及其他感染创面,脓肿破溃:【拔脓净】**红升丹、乳香、没药、穿山甲各适量。用法:上药研为末。撒患处。功效:排脓止痛,祛腐生新。(孙世发 主编·《中医小方大辞典》1453引《上海市药品标准》)

★ 37. **治头部毛囊周围炎:**熟石膏27克,升丹3克。用法:上药共研极细末。搽于疮口中,或用药线蘸药插入,外盖膏药或药膏。(张俊庭 编·《皮肤病必效单方2000首》17)

★ 38. **治急性乳腺炎**:升丹、生石膏各30克,青黛3克。用法:各药分别研成细末后和匀。直接撒布患处。功效:拔脓祛腐。(张树生 高普 主编·《中药贴敷疗法》142)

★ 39. **治黄水疮**:红粉5克,官粉3克,冰片1.5克,黑矾5克。用法:以上4味药粉碎成细粉,过筛,混合,即得。撒敷患处,每日1~2次。用量可视患处面积而定。备注:本方治疗头部、四肢及躯干部的各种黄水疮。在临床上第1次撒敷,几分钟内可出现渗水,有的还会滴出水,并稍有疼痛感。这时可用干棉球擦除水样物后立即再撒药,不一会儿患处开始干燥。少则1次,多则几次,就会治愈。本方有毒,只限外用,不可内服。(吴静 陈宇飞 主编·《传世金方·民间秘方》引内蒙古阿拉善盟阿拉善左旗蒙医院斯别立格献方。391)

★ 40. **治表皮囊肿继发感染**:石膏15份,红升15份,青黛10份,冰片1份,没药9份的比例分别研极细末,混匀备用。用专用棉纸制成药捻,长短、粗细根据病灶确定。继发感染初期未溃破者,用电离子手术治疗机火焰在顶部打一小孔,排出内容物,将蘸有中药粉末的药捻插入囊腔内,直至底部,药捻尾部留在疮口外2毫米,疮口敷药末,并以凡士林纱布覆盖;已化脓溃破者,直接从破溃处排出内容物,并且插入带有药面的药捻至底部,再敷药面并纱布覆盖。每日更换药捻1次,10天为一1个疗程。共治200例,其中,1个疗程治愈113例,其余患者在第2个疗程全部治愈。(滕佳林 米杰 编·《外治中药的研究与应用》30)

★ 41. **治牙髓疾病**:应用三仙丹(水银、火硝、白矾炼制而成,即红粉)制成糊剂,放置在已感染的牙髓内,治疗牙髓疾病482例,有效率达83%。(杨仓良 主编·《毒药本草》1024)

★ 42. **治牙髓炎**:红升丹四钱,白面糨糊一两。用法:调匀后捻成如火柴的细条,将药捻填入深部漏管内。(中医研究院革命委员会 编·《常见病验方研究参考资料》289)

★ 43. **治下疳腐烂**:升丹0.9克,橄榄炭0.9克,梅片0.3克。研极细末,麻油调敷,或干掺。(江苏新医学院 编·《中药大辞典》上册451)

★ 44. **治梅毒**:红升丹、白凡士林10克。混合后外涂患处,每日1~2次。(肖国士 潘开明 主编·《中医秘方大全》451)

★ 45. **治梅毒、臁疮久不愈2方**

①【**小提毒丹**】陈降香3克,红升9克,生石膏45克,青黛3克。用法:研至无声听用。掺疮,隔4日1次,后即可用收功药。(孙世发 主编·《中医小方大辞典》1270引《青囊立效秘方》卷二)

②【**大提毒丹**】陈降药9克,红升3克,生石膏45克,朱砂3克。用法:研至无声听用。掺疮上,隔6日即可上收功药。(孙世发 主编·《中医小方大辞典》1263引《青囊立效秘方》卷二)

★ 46. **治慢性骨髓炎**:用红粉外敷治疗,对于病灶内瘘管较深,有游离死骨形成者,可用红粉药线插入瘘管中,腐蚀瘘管,使瘘管附近的坏死组织溶解脱落,死骨与骨干分离,如病灶内无明显的瘘管及坏死组织,可将红粉附于纱布上外敷伤口处,以提毒拔脓。治疗慢性骨髓炎7例,平均治疗90天,全部治愈,治愈时间最长135天,最短48天,治愈率达100%。(李彬之等 主编·《现代中医奇效良方宝典》下册650)

★ 47. **治化脓性骨髓炎秘方:【去腐散】**白降丹2克,云南白药10克;生肌散:红升丹2克,云南白药10克。用法:化脓期,先将白降丹与云南白药研匀,敷于疮上,盖上药棉纱布,3天换1次药。待疮不向外流脓水时,改换生肌散。将红升丹与云南白药研匀外敷,待新肉芽长出,疮口已长痂自落即痊愈。(洪国靖 主编·《中国当代中医名人志》505)

★ 48. **治凡疮口脓液腐肉多、阻塞不脱、或窦道脓腐多者:【大提毒散】**白降丹15克,红升丹18克,煅石膏45克,朱砂6克,冰片6克,焙干蜣螂3克。同研细末备用。外撒适量,隔日1次,待脓腐少时停用。(唐汉钧 汝丽娟 主编·《中国民间外治独特疗法》223)

★ 49. **治凡疮腐肉已脱未尽、脓腐不多者:【中提毒散】**白降丹6克,红升丹9克,煅石膏45克,青黛6克。同研细末备用。外撒适量,待脓腐尽则停用。(唐汉钧 汝丽娟 主编·《中国民间外治独特疗法》223)

★ 50. **治凡疮口毒已轻,浮腐脓少,肉芽见红活者:【小提毒散】**红升丹3克,煅石膏27克,轻粉3克。同研细末备用。外撒适量。(唐汉钧 汝丽娟 主编·《中国民间外治独特疗法》223)

★ 51. **治骨结核并发寒性脓肿**：骨关节结核形成寒性脓肿，常迁延数月或经年。其成脓期有低热起伏，患处微红，按之有波动感。切开排脓后，脓液稀薄夹杂有干酪样败絮组织，应用药线引流祛腐，须蘸以祛腐力较强的五五丹或七三丹，治疗时间 3～6 月不定，待创口脓水纯清有黏稠感，方可停用药捻，以生肌收回。（唐汉钧 汝丽娟 主编·《中国民间外治独特疗法》66）

★ 52. **治牛皮癣：【红冰散】** 红升丹 1.5 克，冰片 0.5 克。共研细末。用刀片轻刮患处皮肤，将药末用清油相拌后，外搽患处。（杨仓良 主编·《毒药本草》1024）

★ 53. **治狐臭：【腋臭擦剂】** 密陀僧 15 克，红粉 9 克。用法：上药研为细末，用指头蘸药，擦于腋下。（孙世发 主编·《中医小方大辞典》656 引《朱仁康临床经验集》）

★ 54. **治牛皮癣（神经性皮炎）、松皮癣（银屑病）、扁平苔藓**：外科曾有一句谚语：会打白降红升，吃遍南北二京。升丹、降丹之功，于兹可见。关于升丹，清祈坤曾誉为"去腐灵药"，今人化裁而成五五丹、八二丹、九一丹，要皆不离乎以去腐为主旨。笔者于临床中不囿于藩篱，以升丹一味治疗多种疾病，诸如牛皮癣（神经性皮炎）、松皮癣（银屑病）、扁平苔藓、原发性皮肤淀粉样变等等。用法甚简单，将升丹与凡士林软膏以 1:9 之比例调匀涂于患处即可。少则 3 次，多则半月，必见功效。唯是须防体质特异者过敏，先应选定小面积较重部位试验，遇有发红、起水疱、瘙痒增剧等症状出现，切勿使用。神而明之，存乎其人，为医者何可少忘。（夏洪生 主编·《北方医话》392）

★ 55. **提毒，去脓脱腐：【遇仙丹】** 净红升 30 克，生石膏 60 克，水飞桃丹 6 克，银朱 3 克。用法：研至无声。外用。功效：提毒，去脓脱腐。（孙世发 主编·《中医小方大辞典》1616 引《青囊立效秘方》卷一）

★ 56. **治疮疡，脓水将净者：【三将丹】** 升丹、银朱、血竭各等份。用法：上药研为末。外用。功效：拔毒生肌。（孙世发 主编·《中医小方大辞典》743 引《经验方》卷上）

★ 57. **拔毒长肉：【收功拔毒散】** 黄升药 15 克，血竭 3 克，煅石膏 105 克。用法：上药研为极细末。外用。功效：拔毒长肉。（孙世发 主编·《中医小方大辞典》909 引《吉人集验方》）

★ 58. **提脓拔毒，退管生肌**：生石膏 9 份，白降丹 1 份。共研细末，用棉纸拈作药线，润以面糊，将丹拌上，插入脓管，或撒疮上，以膏贴之。（江苏新医学院 编·《中药大辞典》上册 728 引《外科正宗》）

★ 59. **治牙痛**：白降丹。用法：用针把虫牙窝的秽物拨净，再用米饭一粒粘白降丹，用针扎住药米粒，对定牙虫窝咬紧抽针，牙龈麻痛半日即愈，永不再发。注意事项：严禁涎痰咽下。（李德新等编·《祖传秘方大全》282）

★ 60. **治蚀恶肉：【降药条】** 白降条 6 克，升药 4 克，石膏 18 克。用法：上药研为细末，糯米饭同药捣烂，作条。拔管用。功效：蚀恶肉。（孙世发 主编·《中医小方大辞典》997 引《青囊秘传》）

★ 61. **治痈疽，无名大毒**：白降丹 每用少许，疮大者用六七厘，小者用一二厘，水调敷疮头上。初起者，立刻起泡消散，成脓者，腐肉即脱，拔毒消肿。（清·顾世澄 撰·《疡医大全》313）

★ 62. **治一切痈肿溃烂流脓**：白降丹一钱，轻粉二钱，儿茶一钱，血竭一钱，冰片一钱，煅石膏五钱。用法：共研细末，香油调搽或干掺。（沈洪瑞 主编·《重订十万金方》384）

★ 63. **治一切疮毒阴疽，日久成漏，脓水淋漓不断：【七仙条】** 白降丹、熟石膏、红升丹各等份，冰片少许。用法：上药研为细末，糊为条，阴干听用。插入疮口，上盖薄贴。功效：拔漏管。（孙世发 主编·《中医小方大辞典》1242 引《药奁启秘》）

★ 64. **治热性疮疡，溃后肿痛，或有顽腐塞口，脓流不畅者或溃烂恶臭者**：白降丹二分，煅石膏八分，冰片少许（疔头坚韧者降丹可用三分，石膏可用七分；毒微者可用原方加朱砂一分；恶臭味重者可于原方加麝香一分）。配制：先将降丹入乳钵内研细，再入石膏复研细，后入冰片研匀。用法：每次用量，以毒之甚微而定，总以敷后微觉疼痛为好，多则作疼（用法以脱脂棉蘸药撒疮口上）。（沈洪瑞 主编·《重订十万金方》383）

★ 65. **治感染性肉芽肿**：白降丹适量。用法：将上药研为极细末。取胶布 1 块，按肉芽肿大小剪一孔套上以保护正常皮肤，用一棉球稍浸以生理盐水后，撒上薄薄一层本品并盖敷瘤体，周围再以少量消毒棉球垫压，外以胶布固定，2～

3 日后取下。瘤体呈灰黑色,可自行脱落或剪去坏死组织。瘤体较大者可分为 2 ~3 次腐蚀及修剪,同时注意修剪周围"缺口"状皮肤。消除瘤体后,用 2% 的生理盐水湿敷至愈合。疗效:共治疗 5 例,经治 7 ~26 日,全部治愈。(梁永才 梁杰圣 主编·《中国外治妙方》74)

冰片(143 方)

【药性】味辛、苦,性凉。入心、肺经。

【功能与主治】开窍醒神,散热止痛,明目去翳。主治中风口噤,热病神昏,惊痫痰迷,气闭耳聋,目赤翳膜,喉痹,口疮,痈肿,痔疮,蛲虫病。

【用法用量】内服:入丸、散,0.15 ~0.3 克,不入煎剂。外用:适量,研末撒,或吹、搽,或点,或调敷。

【使用注意】孕妇及气血虚弱者慎服。

★ 1. **治高热**:冰片适量。用法:取上药,研成细末,加入 3 ~4 倍蒸馏水,混合调匀。用消毒纱布蘸药液擦浴全身皮肤和颈部、腋部、腹股沟、腘窝、肘窝部表浅大血管等处,以皮肤发红为度。功能:退热降温。据熊家平报道,应用本方治疗高热多获良效。在仅退热效果快,在凉爽身体、减轻或消除高热带来的头痛、全身肌肉关节酸痛方面,优于酒精擦浴,而且无酒精擦浴后怕冷的副作用。(薛建国 李缨 主编·《实用单方大全》488)

★ 2. **治头脑疼痛**:片脑一钱,纸卷作拈,烧烟熏鼻,吐出痰涎即愈。(宋立人 总编·《中华本草》3 册 552 引《寿域神方》)

★ 3. **治剧烈头痛**:冰片末少许。用法:取上药,将红皮白心萝卜削如手指头大小,用竹针在萝卜上端刺一小孔,孔内放冰片末少许。右侧头痛塞右鼻孔,左侧头痛塞左鼻孔,吸气 3 分钟。功能:开窍止痛。(薛建国 李缨 主编·《实用单方大全》488)

★ 4. **治偏头痛**:用生龙脑、生萝卜各适量,生萝卜取自然汁,入生龙脑调匀。昂头滴眼。(滕佳林 米杰 编·《外治中药的研究与应用》279 引《串雅外编》)

★ 5. **治头目风热上攻**:用龙脑末 15 克,南蓬砂末 30 克,频嗃两鼻。(滕佳林 米杰 编·《外治中药的研究与应用》279 引《御药院方》)

★ 6. **治用于感冒**:用冰片 3 克,潮脑 3 克,薄荷霜 3 克,以白酒泡开。用药棉蘸酒擦手心、太阳穴、头顶、风池穴、风府穴、尺泽及前后心。(滕佳林 米杰 编·《外治中药的研究与应用》279)

★ 7. **治急中风目瞑牙噤,不能下药:【开关散】**天南星(生捣为细末)、龙脑(别研)。上二味,各等分,重研细。以中指点散子,揩齿三二十次在大牙左右,其口自开,始得下药。患者只使一字至半钱匕。(宋立人 总编·《中华本草》3 册 552 引《圣济总录》)

★ 8. **治伤寒时疾,发豌豆疮及赤疮子未透,心烦狂躁,气喘,妄语**:龙脑一钱。细研,旋滴猪心血和丸,如鸡头肉大。每服一丸,紫草汤下。(宋立人 总编·《中华本草》3 册 552 引《圣济总录》)

★ 9. **治呃逆**:冰片少许。用法:放纸烟上,明火点着,深吸闭气。(吴静 陈宇飞 主编·《传世金方·民间秘方》43)

★ 10. **治慢性气管炎**:冰片 3 克,加等量凡士林调匀,油纸贴在膻中,固定,持续热敷,12 小时换药 1 次。(孟凡红 等·《单味中药临床应用新进展》61)

★ 11. **治流行性腮腺炎**:冰片 30 克,用稠冷米汤调匀,外敷患处,每天 2 ~4 次,连用 1 ~3 天。体温 39℃以上可加用内服药。于惠珍用上方治疗流行性腮腺炎 100 例,除 1 例配合内服药外,其余 99 例均外用药在 1 ~3 天内治愈。(王辉武 主编·《中药临床新用》287)

★ 12. **治腮腺炎**:冰片 3 克,鲜豆腐(石膏点者)1 块。视腮腺肿大的部位,用新鲜豆腐适量,拌成泥糊状,然后撒上冰片,用纱布包敷于患处,每天 3 次,一般连用 3 天即见效。功能:清热解毒,消肿止痛。主治:腮腺炎。俗称衬耳风。表现为发热、寒战、双侧腮腺红肿,按之硬痛。据张桂宝报道,应用本方治疗 40 余例,效果明显。(薛建国 李缨 主编·《实用单方大全》491)

★ 13. **治腮腺炎验案**:翟某某,男,9 岁,因发热,两侧腮部肿痛 3 天,于 1976 年 3 月 3 日来诊。曾用抗生素、退热药物治疗未见好转。体温

40.5℃,两侧腮腺部明显肿胀,轻度压痛,张口进食时疼痛加剧,恶心呕吐,食欲减退。诊断为流行性腮腺炎。告诉患者,取冰片3分,与黏稠冷米汤调匀,敷患处,每天2~4次。第1天,体温降至37.5℃,中毒症状显著好转,食欲增加,肿胀明显消退,压痛减轻,第2天,体温正常,肿痛消失,临床治愈。(杨鹏举 主编·《中医单药奇效真传》4)

★ 14. **治腹胀**:冰片0.2克研末敷于脐孔内,胶布覆盖,再用松节油热敷或以艾灸15~30分钟,每日换药1次。马业耕用上方治疗重症感染并发腹胀9例,其中重度6例,中度3例,均在6~12小时内缓解,一般1~2次即可,无1例出现副作用。(王辉武 主编·《中药临床新用》286)

★ 15. **治胃肠道病**:冰片0.5~0.8克,每日1次,加水溶化后顿服,可连用3~7次。(孟凡红 等·《单味中药临床应用新进展》62)

★ 16. **治痢疾,肛门肿胀如痔状**:用冰片研乳调搽。(宋立人 总编·《中华本草》3册553引《慎斋遗书》)

★ 17. **治痔疮4方**

①【**蝉蜕膏**】蝉蜕15克,冰片12克,麻油30毫升。用法:先将蝉蜕用微火焙焦存性、研末,入冰片同研成极细末,用麻油调匀即成。每晚临睡前,先用金银花20克,大鳖子12克(捣碎),甘草12克,煎汤趁热熏洗患处,然后用棉签蘸油膏涂敷痔核上,连用5~7天。功效:消炎,散结,止痛。验证:治疗53例,全部痛除血止核消。(良石 主编·《名医珍藏·秘方大全》173)

②芒硝30克,冰片10克,猪胆汁适量。用法:先将前2味药共研细末,再用猪胆汁调成糊状(如痔疮表面有溃疡或分泌物多者加白矾10克),备用。外敷于痔疮外,再用纱布棉垫覆盖,胶布固定,每日早、晚各敷1次。功效:消肿止痛。验证:试治数例,均愈。(良石 主编·《名医珍藏·秘方大全》171引《外科汇要》)

③【**蜗牛膏**】冰片0.5克,熊胆1克,蜗牛(大者,去壳研烂)1个。用法:上3味共研成膏。入水1~2滴,涂患处。宜忌:忌酒及动风发物。(孙世发 主编·《中医小方大辞典》1194引《摄生众妙方》卷七)

④麝香、熊胆、冰片、猬皮各0.3克。用法:上药共研极细末,备用(贮瓶勿泄气)。外痔:每日敷药3次。内痔:将药棉缠在如火柴杆粗的小棍上,浸湿蘸药末插入肛门内,随即将小棍抽出,任药棉留在肛门内。功效:消肿止痛。验证:屡用屡验,效佳。备注:引自1988年《医学文选》第一期"祖传秘方验方集"。又治痔漏,取蛇胆,阴干即成胆条,塞入瘘管内。塞入时有凉的感觉。五六日瘘管随胆条脱出。治愈人数不可胜举。(良石 主编·《名医珍藏·秘方大全》175)

★ 18. **治痔疮红肿疼痛难忍**:田螺5个,冰片1克。用法:将冰片研细末入田螺壳内,少时即化成水,取出装瓶内。点患处,肿消痛止。(许逸民 李庆峰 主编·《中国现代百名中医临床家丛书·许玉山》249)

★ 19. **治痔疮红肿疼痛**:鸡苦胆三个,梅片五分。用法:研细,调匀涂患处。(中医研究院革命委员会 编·《常见病验方研究参考资料》282)

★ 20. **治内外痔疮**:片脑一二分。葱汁化搽之。(宋立人 总编·《中华本草》3册553引《简便单方》)

★ 21. **治诸痔热痛不可忍**:【**胜雪膏**】片脑、风化硝各等分,研细。好酒少许研为膏涂之。(滕佳林 米杰 编·《外治中药的研究与应用》278引《疡医大全》)

★ 22. **治痔疮术后止痛**:冰片油纱布冰片10克,凡士林90克。用法:将凡士林水浴加热熔化,投入冰片熔化,制成油纱布。激光切割痔疮后,患者发生疼痛时,取本品敷于创面。适用病证:痔疮术后止痛。按:共治疗41例,经治5~10分钟后疼痛缓解或消失,次日创面有水肿者3例。(电子版·《中华验方大全》光盘痔疮篇)

★ 23. **治痔疮。坚硬作痛,脱肛肿泛不收**:【**熊胆散**】冰片5克,熊胆10克。用法:上药研为细末。先将大田螺1个,用尖刀挑起螺靥,入药在内,放片刻,待螺化出浆水,用鸡羽扫痔上。频频用之愈。(孙世发 主编·《中医小方大辞典》691引《疡医大全》卷二十三)

★ 24. ①**治热泻脱肛**。②**治痔疮**:【**收肛散**】熊胆1.5克,孩儿茶1克,冰片0.3克。用法:上药研为细末。乳调,涂肛上。主治:①《医方考》:热泻脱肛。②《济阳纲目》:痔疮。方论:热则肛门涩,涩则便不易出,不易出则令人努责,努责之久,则令脱肛。此与寒脱不同者,此则肛门涩,寒脱则洞泄而不涩也。苦可以胜热,故用熊胆;涩可以固脱,故用孩儿茶;辛可以拔邪,故用冰片。(孙世发主编·《中医小方大辞典》909 引《医方考》卷三)

★ 25. **治脱肛气热者,痔疮:【熊胆散】**熊胆 15 克,孩儿茶 6 克,冰片 3 克。用法:上药研为末。用人乳调点患处。热汁自下而肛收矣。(孙世发 主编·《中医小方大辞典》1210 引《良方合璧》卷上)

★ 26. **治痔瘘:【熊胆膏】**熊胆、冰片各少许。用法:上药均研细,用井花水调。以鸡毛搽痔上。(孙世发 主编·《中医小方大辞典》691 引《得效》卷七)

★ 27. **治肛裂:**用冰片 6 克,蛇蜕 30 厘米左右,香油 30 毫升。用法:蛇蜕焙焦研末,与冰片混匀,香油调之。涂患处,痛重时每 30 分钟涂 1 次,痛减后每日涂 3 ~ 4 次。(滕佳林 米杰 编·《外治中药的研究与应用》278)

★ 28. **治脏毒坚疼,积热红肿:【菩提露】**熊胆 3 克,冰片 1 克。用法:凉水调化开,搽于患处。(孙世发 主编·《中医小方大辞典》584 引《金鉴》卷六十九)

★ 29. **治面上黑痣:【冰螺散】**田螺一个(去壳晒干),白砒二分(用面裹煨熟),冰片二厘,硇砂四厘。用法:上为末。将痣挑损点之,糊纸盖之,三日自脱。(彭怀仁 主编·《中医方剂大辞典》4 册 703 引《嵩崖尊生》卷六)

★ 30. **治头癣:【轻冰雄苦汤】**轻粉 3 克,冰片 5 克,硼砂、苦参各 30 克,白鲜皮、土茯苓、黄柏、雄黄各 20 克,蜈蚣 1 条。将后 6 味药加水 2500 毫升,煎至 2000 毫升去火,再加入前 3 味药搅匀,先熏后洗头皮 30 分钟,每日 1 次。治疗 12 例头皮白癣,均治愈。最快者 11 天,最慢者 15 天,平均 13 天治愈。(滕佳林 米杰 编·《外治中药的研究与应用》280)

★ 31. **治面神经麻痹:**冰片适量。用法:取上药,研为细末,加凡士林、香粉(妇女化妆用品)适量,调匀成膏。用时取药膏如钱币大,外敷于患侧面部及合谷穴,外用胶布固定,3 小时后取下,隔天 1 次。功能:通络治痹。表现为患侧额纹及鼻唇沟消失,眼不能闭合、面肌松弛,不能鼓腮、噘嘴,口水流出、食物易停滞患侧。据李晓龙报道,应用本方治疗本病,数次痊愈。(薛建国 李缨 主编·《实用单方大全》489)

★ 32. **治翼状胬肉:**硼砂一钱,冰片少许。用法:共研极细末,点眼,一日一二次。或加胆矾一钱,制用如上。(中医研究院革命委员会 编·《常见病验方研究参考资料》462)

★ 33. **治下疳疮 2 方**

①**【全角散】**番木鳖子一个(煅成灰),冰片二厘。用法:上为细末。搽。一二次即愈。(彭怀仁 主编·《中医方剂大辞典》4 册 635 引《遵生八笺》卷十八)

②**【掺疳散】**煅人中白、煅文蛤各 15 克,冰片 3 克。用法:上药研为细末。掺数次。功效:收口生肌。(孙世发 主编·《中医小方大辞典》1130 引《人己良方》)

★ 34. **治下疳 2 方**

①**【下疳神效散】**陈蛤粉 30 克,青黛 1 克,冰片 0.3 克,人中白(煅)9 克。用法:上药研为末。掺之。(孙世发 主编·《中医小方大辞典》1256 引《青囊秘传》)

②六一散一钱,橄榄核(煅炭)五钱,冰片一分。用法:上药研匀。麻油调涂。(彭怀仁 主编·《中医方剂大辞典》4 册 697 引《鸡鸣录》)

★ 35. **治疮疡糜烂:【冰石散】**煅石膏 31 克,冰片 1 克。用法:上为细末。外敷。(彭怀仁 主编·《中医方剂大辞典》4 册 697)

★ 36. **治一般外科感染未形成脓肿或表皮未破溃患者:**用冰片 1 份,芒硝 10 份。混匀研末,装瓶备用。用时取冰片芒硝散撒于纱布中央,约 0.5 厘米厚,将纱布四边折褶包好,贴敷患处,胶布固定,每 2 ~ 3 天换药 1 次。共治疗外科感染 230 例,其中丹毒 25 例,急性乳腺炎 42 例,蜂窝织炎 30 例,疖肿未成脓者 40 例,淋巴管炎 38 例,静脉炎 27 例,阑尾周围脓肿 28 例,结果全部治愈,平均换药 3 次。(宋立人 总编·《中华本草》3 册 553)

★ 37. **治皮肤溃疡验案:**王某某,女,62 天。1987 年 6 月 23 日就诊。患儿 4 天来,颈前、腹股沟处皮肤潮红、糜烂,有浆液渗出,且有疱疹数枚,啼哭,吮乳减少,大便正常。其面色红润,形体肥胖,舌淡红,苔薄白,体温 36.9℃,证属褶烂,予下方如法使用,3 天后皮肤如常。治疗方法:取冰片 8 克,研成细末,与粉 20 克拌匀(化妆粉、痱子粉皆可),反复涂在患处,1 天数次,直至

痊愈。若洗澡，洗后续涂。（黄国健等 主编·《中医单方应用大全》56）

★ 38. **治黄水疮**：轻粉、黄柏、梅片，共研细，香油调搽。（吴静 陈宇飞 主编·《传世全方·民间秘方》391）

★ 39. **治臁疮，及诸疮久远不收口者：【冰炉膏】**炉甘石（火煅）二两（为末），冰片二分。用法：上药以猪棕油捣成膏。先以茶汁加盐少许洗净疮口，敷药，以膏盖之。（彭怀仁 主编·《中医方剂大辞典》4册698引《惠直堂方》卷三）

★ 40. **治男妇烂腿：【冰硝散】**皮硝一两（炒），冰片一钱。用法：上为细末。麻油调涂。（彭怀仁 主编·《中医方剂大辞典》4册700引《疮科遗编》卷下）

★ 41. **治湿热流窜，皮肤糜烂。及鼻生粟米疮，儿童鼻疮，黄水疮，秃疮，脚气：【冰蛤散】**龙骨一两，蛤粉一两，梅片五分。用法：将龙骨、蛤粉先研为细面，然后再入梅片研匀。干敷或用香油调敷于患处。功能：燥湿解毒。宜忌：忌食辛辣、酒等物。（彭怀仁 主编·《中医方剂大辞典》4册702）

★ 42. **治痱疮**：龙脑一分（研），黄柏半两（末），白面二两，腊茶一两（末）。上拌匀，每以新棉粘药扑上，破者敷之。（宋立人 总编·《中华本草》3册553引《小儿卫生总微论方》）

★ 43. **治白痱**：冰片2克。用法：取上药，与薄荷油10克一起放入75%的酒精250毫升中，摇晃后即可。用酒精搽身。功能：清热利湿，祛风止痒。主治：白痱。表现为针尖状浅表性小水泡，泡壁薄而微亮，全身刺痒。（薛建国 李缨 主编·《实用单方大全》489）

★ 44. **治带状疱疹4方**

①冰片15克，生石灰15克。用法：上药共研为细末，用100毫升食醋拌成糊状。将药糊平摊于大块纱布敷于疱疹上，以胶布固定，每天1次。功能：清热解毒，燥湿止痛。主治：带状疱疹。表现为腰部灼热疼痛，有红色丘疹，或水泡。据姜国峰报道，应用本方治疗数十例，确有良效，3次即可治愈。（薛建国 李缨 主编·《实用单方大全》489）

②冰片60克，朱砂10克。共研极细末，加麻油100毫升，调成糊状备用。先用3%的双氧水100毫升反复擦洗疱疹区皮肤，挑破水疱使液流尽，然后将药物均匀涂于患部，每天2～3次。吴启海用上方治疗带状疱疹30例，全部治愈。其中3天痊愈者13例，5天痊愈者10例，7天痊愈者3例。（王辉武 主编·《中药临床新用》288）

③冰片粉5～20克。用陈醋调糊，用棉签蘸药液外涂部位及周围1～1.5厘米范围，每日涂2次或数次。（孟凡红 等·《单味中药临床应用新进展》63）

④冰片50克。用法：取冰片50克和入75%的酒精100毫升内，使用时用灭菌棉签或脱脂棉球蘸药液外擦手术切口周围（保留敷料），或烫伤、带状疱疹红晕及水泡周围疼痛明显处，皮肤无破损者可直接涂于患处，视疼痛程度可反复多次涂擦，直至疼痛明显减轻或完全消失为止。功效：开窍醒神，止痛消翳。主治：带状疱疹、烫伤等造成的剧烈锐性疼痛，对于肿瘤转移引起的疼痛作用也较显著。按语：5分钟内可以起效，药效可维持30～60分钟。冰片易溶于酒精，局部涂擦后有非常显著的清凉感，对皮肤无刺激性。本方局部涂擦后止痛迅速、可靠，唯一不足之处为作用时间短，为此，除反复涂擦外，尚可用脱脂纱布浸药液外敷患处，以延长作用时间，增强透皮吸收。（郭志杰 吴琼等 主编·《传世金方·一味妙方》130）

★ 45. **治狐臭，即腋臭**：冰片3克。用法：取上药，置于50%的酒精20毫升中，让其自行溶解（注意密封），即成冰片酒精溶液。先将腋部用温肥皂水洗净、擦干，再将上药涂搽于腋部即可。10天为1个疗程，一般用1～2个疗程即可。功能：活血通络，解毒除臭。据吴创新报道，应用本方治疗本病，一般无不良反应。（薛建国 李缨 主编·《实用单方大全》490）

★ 46. **治烫伤及化学灼伤**：冰片2克。用法：取上药，研细末放入花生油（10毫升）中，搅拌均匀。频涂患处。功能：清热敛疮。（薛建国 李缨 主编·《实用单方大全》489）

★ 47. **治烫伤2方**

①**【白糖散】**白糖30克，冰片3克。以砂锅将白糖炒黑，成块为度，加冰片细末。香油调涂伤处。（滕佳林 米杰 编·《外治中药的研究与应用》278）

②冰片3克。用法：取上药，将鸡蛋钻一孔，

使鸡蛋清流入碗中，再将冰片研细入内，加少量芝麻油拌和均匀即成。创面常规处理，用消毒棉签蘸涂患处，每天3～4次。功能：清热敛疮。据报道，应用本方效果满意。需注意，一是每天配制新鲜药液。二是如有水泡，应先抽吸干净。三是不可过早剥脱创面硬壳，以免引起皮肤溃烂。(薛建国 李缨 主编·《实用单方大全》489)

★ 48. **治烫、烧伤**：冰片10克，银朱5克，香油100毫升。先将香油倒入铝锅熬开，后把银朱、冰片放入，加热成红褐色，即成膏。将创面消毒后涂抹，每日1次。(宋立人 总编·《中华本草》3册553)

★ 49. **治烧伤**：冰片2.5克，枯矾7.5克，化学纯氯化钠9克，混合研细；无菌蒸馏水加至1000毫升，充分摇匀备用。烧伤创面用生理盐水充分清洗，清除污物及坏死表皮。将冰片、枯矾液盛入消毒喷雾器，向创面喷洒。首次用量宜足，以后约1～2小时喷洒1次。陈家寿用上方治疗烧伤创面50例，止痛、抗渗、抗感染、促愈合均有较好疗效。(王辉武 主编·《中药临床新用》287)

★ 50. **治冻疮**：先父周浩然常用浙贝母与冰片为伍外治手足耳部冻疮，屡获良效，简介如下。

治疗方法：取浙贝母、冰片各研成粉末，按9∶1比例混合均匀，加适量温开水调成糊状，敷于患处，用消毒纱布固定，24小时更换，一般2～4次可痊愈。

病例介绍：孙某某，女，32岁。患者每年进入冬季或气候寒冷时双手背开始呈现紫暗色大小不等圆形斑，继而肿胀，灼热，刺痛，奇痒及有麻感，在红肿严重处常出现水泡，经治疗无效，予上法治疗。敷药4小时左右自觉患处有热感，痛痒减轻，24小时后去纱布，肿胀缩小，无灼热感、痒感，水泡基本吸收，按上法更换1次后诸症消除，患处形成痂皮，约7天后痂皮脱落，露出粉红色柔嫩表皮，愈后无疤痕。浙贝母性微寒味苦甘，为止咳化痰、清热散结之品，与清热散结、去腐生肌之冰片为伍，研末外用，善治冻疮，屡获良效，且制用简便。(《中医杂志》编辑部整理·《中医杂志》专题笔谈文萃(1995—2004，第二辑)483)

★ 51. **治褥疮验案**：张某某，女，73岁。1991年4月就诊。患脑梗死后遗症7年，卧床不起年余。尾骶及股骨大粗隆处发生褥疮，溃腐流脓，疮面周围皮色紫、硬。尾骶部疮面腐肉深及骨。曾用多种药物外治，效果不好。改用冰片花生油治疗。[治法：取上等花生油适量过滤，加入冰片少许溶化(100毫升/1克)。局部涂擦，每天4次，涂后疮面用纱布敷盖保护，涂至疮面愈合。一般用药1周，疮面即不再溃烂，并有新鲜肉芽长出，表浅溃疡者用药3周，溃腐入肌层者用药3～4周。疮面深及骨骼者，用药4～5周即可治愈。]1周脓液已净，继用2周后，腐肉脱落，新鲜肉芽长出，疮面红润，用药5周，全部疮面愈合如常。(杨鹏举 主编·《中医单药奇效真传》344)

★ 52. **治蛲虫病**：取冰片1.5克，香油3克，混匀调成糊状。用一棉棒蘸糊剂在肛门内涂抹，再换一棉棒蘸糊剂在肛门口涂抹。每日晚上10时以后涂抹1次，连涂3天。共治50例，在抹药后，患儿均能安静入睡；3天后，每晚10时以后检查肛门，连续4天，49例未再发现蛲虫。(宋立人 总编·《中华本草》3册553)

★ 53. **治肌注硬结**：取冰片1克，加75%的乙醇100毫升，加温后外擦局部，每日4～5次。共治肌内注射后出现的局部硬结50例，平均3～5天消散，总有效率为100%。(宋立人 总编·《中华本草》第3册553)

★ 54. **治鸡眼**：将冰片少许置于鸡眼上，用火点燃，至感觉疼痛时将火吹灭。每日治疗1～2次，每次约半分钟，1个疗程5～7天。愈后局部无瘢痕，治疗期间可照常行动。(江苏新医学院 编·《中药大辞典》上册952)

★ 55. **治寻常疣**：冰片。用法：取一块胶布，中间剪1小孔，孔的大小与疣体相适应。将胶布贴在皮肤上，保护疣体周围皮肤，疣体从小孔中露出。取半粒米大小的冰片放入疣顶上，点燃冰片至冰片燃尽。如疣体较大，可用2～3粒冰片重复燃尽，至疣体变白为止。2～3天疣体自然脱落，创面涂以紫药水，或用创可贴敷贴，1周左右结痂愈合。疗效：治疗21例病人，均1次治愈，有2例半年后复发。经用冰片再次烧灼而愈，未再复发。头面部疣忌用本法，本法适用于四肢部位。(刘有缘 编著·《一两味中药祛顽疾》312)

★ 56. **治眼生花翳**：龙脑一钱，川朴硝半两。上件药同研如粉。每以铜箸取如大豆大，点之。

（宋立人 总编·《中华本草》3册552引《圣惠方》）

★ 57. **治眼赤痛，卒生浮白翳：【龙脑膏】**龙脑0.3克，雄雀粪0.3克。上件药，研如粉，以人乳汁40毫升相和，调匀成膏。每以铜筷取少许点之。（滕佳林 米杰 编·《外治中药的研究与应用》277引《太平圣惠方》）

★ 58. **治痘风眼：**冰片、铜绿各五分，共研极细末，名碧云散。用蜜调粘钟子内，以柏木板一小块，艾一小丸，安放饭上烧烟。将钟子内药，向烟熏之。俟烟尽，再取井水滴数点，入药调匀。用新笔蘸抹眼皮红处数次。勿见风。（宋立人 总编·《中华本草》3册552引《普济方》）

★ 59. **治斑疮入眼及诸般眼疾：【硇砂散】**硇砂（明净者，生用）0.5克，蓬砂1.5克，龙脑3克。用法：上药各研为末，再同研令匀细。每以少许，掺放翳上，每日3～4次。（孙世发 主编·《中医小方大辞典》1128引《圣济总录》）

★ 60. **治睛漏疮，目大眦出脓汁有窍：**龙脑、马牙硝各半钱，绿豆粉一钱。同研极细。用灯芯粘药点之，日四五次。（宋立人 总编·《中华本草》3册552引《圣济总录》）

★ 61. **治目赤肿痛，及一切星障：**鹅管炉甘石（敲碎，浸童便七日，取出洗净，入倾银罐，煅、浸、煅三五次）、冰片。用法：每甘石粉一两，入冰片一钱。为极细末，以无声为度，入人乳粉三钱，研匀收贮，勿令泄气。日用茶清调些少点眼角内，少瞑即爽。（彭怀仁 主编·《中医方剂大辞典》4册698引《医级》卷八）

★ 62. **治急性结膜炎：**以冰扫滴眼液（冰片、扫粉各5克，生蜂蜜50毫升）滴眼，共治226例，一般3天内即愈。（宋立人 总编·《中华本草》3册554）

★ 63. **治急性结膜炎症状较重者：**猪胆汁。用法：和人乳同量，点眼，每次1滴，1日2～3次。或先将胆汁在勺内微煎，然后放冰片少许，溶后，取出，待冷，点眼，每用少许，1日2次。或将胆汁与白矾少许和匀，同上点眼。（中医研究院革命委员会 编·《常见病验方研究参考资料》458）

★ 64. **治角膜薄翳：**乌贼骨一个，龙脑少许。用法：将骨漂洗干净，去硬皮，研细末，再加入龙脑共研极细末。每用少许点眼，一日二三次。（中医研究院革命委员会 编·《常见病验方研究参考资料》466）

★ 65. **治角膜溃疡：**风化硝三钱，炉甘石粉一钱，硼砂、冰片各五分，蜜五钱。用法：共研制成细腻之糊状，每用少许点眼，一日三四次。（中医研究院革命委员会 编·《常见病验方研究参考资料》465）

★ 66. **治细菌性角膜溃疡：【冰胆滴眼剂】**冰片1克，新鲜猪胆汁50毫升。将冰片研末，入猪胆汁内溶解滤过，装入清洁瓶中高压消毒灭菌即成2%的冰胆滴眼剂。使用时用消毒滴管吸药滴眼，每次1～2滴，每日4～6次。（宋立人 总编·《中华本草》3册553）

★ 67. **治眼缘炎3方**

①荸荠粉二钱，梅片二分，香油适量。用法：前二味共研极细末，香油调匀，涂患处，1日2～3次。（中医研究院革命委员会 编·《常见病验方研究参考资料》454）

②炉甘石（水飞）二钱，冰片二厘。用法：共研极细末，至入口无渣为度，每取少许粉末搽患处，一日二、三次。（中医研究院革命委员会 编·《常见病验方研究参考资料》455）

③胆矾0.2克，冰片1克，蛋黄油适量。用法：将胆矾、冰片共研细末，入蛋黄油调匀。涂患处，每日2～3次。（吴静 主编·《祛百病醋蛋秘方》238）

★ 68. **治眦部睑缘炎：**鸡蛋黄油5毫升，雄黄粉少许，冰片粉少许，熊胆少许。制法：将上药搅匀即成。用法：先滴一般抗生素类眼药水于结膜囊内以清洁局部，再用消毒的玻璃棒蘸本品少许，涂于患处，勿溅入结膜囊内，闭目片刻，每日1次，3～5日为1个疗程。疗效：共治疗30例，均治愈。（梁永才 梁杰圣主编·《中国外治妙方》261）

★ 69. **治霰粒肿：**生南星末一两，冰片五分，米醋适量。用法：共研调如粥状，每晚临卧，敷外眼皮，可连用一二周。备注：不可误食或进入眼内。（中医研究院革命委员会 编·《常见病验方研究参考资料》455）

★ 70. **治聋：【透窍丹】**龙骨、真麝香、冰片各适量。用法：上药研为极细末，用1个雄鼠的胆汁，和做3丸。用绵裹塞耳内，不可取出，1夜即能通音。（孙世发 主编·《中医小方大辞典》1541引《春脚集》卷二）

★ 71. **治耳聋**:冰片半分(细研),椒目半两(捣末),杏仁一分(浸去皮尖)。捣研令匀,绵裹似枣核大,塞耳中,日二易之。(宋立人 总编·《中华本草》3册552引《圣惠方》)

★ 72. **治化脓性中耳炎4方**

①用冰片1份,菜籽油10份,浸泡1星期,装入滴耳药瓶,洗净耳道分泌物后,每日滴3次,每次3滴。共治82例,病程最短3天,最长半月。结果治愈77例,无效5例,总有效率为93%。77例治愈者中,2天内治愈者12例,3天内治愈者50例,4~7天内治愈者15例。(宋立人 总编·《中华本草》3册553)

②取冰片1克研成细末,放入核桃油(用纱布将核桃仁包好加压挤油澄清)16毫升中,不断搅和使其溶解。用时先洗净外耳道内之脓性分泌物,用棉球拭干后滴入药液2~3滴,再用棉球将外耳孔堵住,以免药液外溢。经治急、慢性化脓性中耳炎27例,一般5天(每日滴药1次)痊愈,慢性患者8~10天治愈。个别病例有复发。(江苏新医学院 编·《中药大辞典》上册952)

③取干石榴皮30克,冰片2克。先将干石榴皮烤焦,然后捣碎并加入冰片共研细末,装瓶密封备用。用过氧化氢溶液把耳内脓液擦净,用棉签擦干,再用一纸筒取冰榴散少许吹入耳内,每日1次,或隔日1次。一般10~20次即可痊愈。共治36例,治愈28例,好转5例,无效3例,有效率为95.1%。(滕佳林 米杰 编·《外治中药的研究与应用》279)

④崔某某,男,6岁。1973年6月5日就诊。患儿两耳流脓水1个月,曾在某医院诊断为化脓性中耳炎,经对症治疗未效,现仍流脓水,并有头痛、微热。余用冰片霜治疗10天后,两耳无脓,听力恢复。治疗方法:用两个标准平口瓷碗,将冰片适量放入碗内,碗口上下对准,用白胶布密封。碗底用武火熏烤约3~5分钟,冷却后开封,将飞到碗边的霜刮下入药。用时应先清除耳内脓汁,用棉球蘸冰片霜塞入耳内,每天2次。(黄国健等 主编·《中医单方应用大全》57)

★ 73. **治慢性鼻窦炎**:冰片适量,鸡蛋5个。用法:将鸡蛋煮熟取出蛋黄,放锅内文火熬出蛋黄油加入冰片少许搅匀。待凉后滴鼻,每日1~2次,每次1~2滴。功能:消炎开窍。(薛建国 李缨 主编·《实用单方大全》492)

★ 74. **治慢性鼻腔炎**:将冰片溶于热液状石蜡中,配成2%的透明液体。每日滴鼻3~4次,每次1~2滴。据10余例观察,对慢性单纯性鼻炎疗效较好,对慢性肥厚性鼻炎亦有效,对萎缩性鼻炎可改善症状。滴药后鼻塞症状消失,分泌物由黄绿色变成白色,分泌量渐趋减少。(江苏新医学院 编·《中药大辞典》上册952)

★ 75. **治萎缩性鼻炎3方**

①鱼脑石一钱,青黛五分,冰片二分,同研嗅鼻。(中医研究院革命委员会 编·《常见病验方研究参考资料》477)

②鱼脑石一两,川芎五钱,冰片一钱,同研吹鼻。(中医研究院革命委员会 编·《常见病验方研究参考资料》477)

③鱼脑石、青果炭各二钱,冰片四分。同研吹鼻。(中医研究院革命委员会 编·《常见病验方研究参考资料》477)

★ 76. **治酒渣鼻,赤疱注上面脸者**:脑子,真酥调涂敷。(江苏新医学院 编·《中药大辞典》上册952引《海上方》)

★ 77. **治鼻息肉3方**

①冰片。用法:研细点。(中医研究院革命委员会 编·《常见病验方研究参考资料》479)

②松花粉一钱,梅片一分。用法:共研末,吹入鼻中。(中医研究院革命委员会 编·《常见病验方研究参考资料》479)

③白矾末一钱,冰片一分。用旱莲草汁调成糊状涂。(中医研究院革命委员会 编·《常见病验方研究参考资料》479)

★ 78. **治鼻息肉及耳息肉**:硼砂、乌梅炭各三钱,冰片三分。用法:同研细末,涂患部或以香油调搽。(中医研究院革命委员会 编·《常见病验方研究参考资料》480)

★ 79. **治鼻中息肉垂下者**:片脑点之。(江苏新医学院 编·《中药大辞典》上册952引《濒湖集简方》)

★ 80. **治鼻中生红线一条,少动之则痛如死:【冰砂丹】**硼砂一分,冰片一分。用法:上为末。以人乳调之,轻轻点在红线中间。(彭怀仁主编·《中医方剂大辞典》4册699引《石室秘录》卷四)

★ 81. **治牙痛**:冰片0.3克,雄黄、白矾各0.9克,牙硝3克,共为细末。以0.15克搽患处,

流涎即愈。(滕佳林 米杰 编·《外治中药的研究与应用》277 引《经验良方全集》)

★ 82. **治牙齿疼痛：**梅花脑、朱砂。研末，各少许揩之。(江苏新医学院 编·《中药大辞典》上册 952 引《濒湖集简方》)

★ 83. **治牙龈肿痛，牙缝出血，口舌生疮，咽喉肿痛：【冰硼散】**生硼砂、玄明粉各一两，冰片一钱五分。用法：上为细末，得匀，一钱重瓶装。将散少许，擦在痛处；咽喉肿吹于患处，待口涎徐徐流出，一日数次。功能：消炎止痛。宜忌：忌烟、酒、辛辣食物。(彭怀仁 主编·《中医方剂大辞典》4 册 703)

★ 84. **治口疮：【青冰粉】**青黛、冰片各等量，研末。取药粉适量撒于溃疡面上，闭口 10 分钟，每日 3 ~ 5 次。治疗 350 例，用药 2 ~ 5 天后全部痊愈。(宋立人 总编·《中华本草》3 册 552)

★ 85. **治口炎：**冰片 1.5 克，煅白矾 6 克，黄柏 6 克，小麦面(烧灰)10 克。用法：上为细末。吹入小儿口腔。(彭怀仁 主编·《中医方剂大辞典》4 册 697)

★ 86. **治溃疡性口腔炎：**取冰片 0.3 克，加入 1 个鸡蛋的蛋白混合(宜临时配制，不宜久贮)。用时先嘱患者用 0.02% 的呋喃西林溶液漱口，用棉卷擦干患部后涂以冰片蛋白，每日4 ~ 5 次。初步观察，对某些溃疡性或糜烂性口腔炎有较好疗效。止痛作用明显，加速炎症消除，促进口腔黏膜剥脱、糜烂和溃疡的愈合。特别对物理因素所引起的黏膜损害效果良好，而对细菌或其他复杂因素所致的黏膜损害，亦能发挥辅助治疗作用。(江苏新医学院 编·《中药大辞典》上册 952)

★ 87. **治口腔破溃：【冰硼散】**硼砂三两，冰片五钱，僵蚕五钱。用法：上为末，每包五分，分三次搽用。敷搽患处，或泡水漱口。(彭怀仁 主编·《中医方剂大辞典》4 册 703)

★ 88. **治口疮咽燥：**龙脑三钱，黄柏三两。为蜜丸梧子大，每麦门冬汤下十丸。(宋立人 总编·《中华本草》3 册 552 引《摘玄方》)

★ 89. **治口疳：【吹口丹】**黄连、青黛、孩儿茶、冰片各等份。用法：上药研为末，吹之。(孙世发 主编·《中医小方大辞典》1421 引《赤水玄珠》卷二十八)

★ 90. **治口舌糜烂，及走马牙疳等证：【冰白散】**人中白倍用之，冰片少许，铜绿(用醋制者)、杏仁各等分。用法：上为细末。敷患处。(彭怀仁 主编·《中医方剂大辞典》4 册 697 引《景岳全书》卷五十一)

★ 91. **治舌上生核，强硬作痛：**及咽喉肿痛：**【冰硼散】**冰片五分，硼砂五分。用法：上为细末，瓷瓶密贮。每用少许，涂搽患处；或用衣针点破擦之。(彭怀仁 主编·《中医方剂大辞典》4 册 702 引《外科证治全书》卷二)

★ 92. **治长舌过寸 2 方**

①冰片敷即效。(清·王梦兰 纂集·《秘方集验》64)

②**【缩舌散】**冰片 6 克，朱砂 9 克。用法：上药研为细末。猪胆汁调敷。(孙世发 主编·《中医小方大辞典》692 引《玉案》卷三)

★ 93. **治口疮舌肿，咽喉糜烂，牙痛齿衄，舌干唇裂：【冰硼散】**生石膏一两，硼砂七钱，白僵蚕一钱，梅片三分。用法：上为极细末。每用少许吹擦皆效。先用冷茶漱口，漱净擦药，每日用五六次。功能：清毒化腐。(彭怀仁 主编·《中医方剂大辞典》4 册 703)

★ 94. **治咽喉肿痛、口舌生疮等症：【冰硼散】**冰片七钱五分，硼砂七钱五分，生石膏二两，元明粉二两。用法：上为极细末。每次三五分，吹患处。宜忌：忌辛辣之物。(彭怀仁 主编·《中医方剂大辞典》4 册 703)

★ 95. **治咽喉疼痛，牙龈肿痛，口舌生疮，舌肿木硬，重舌，小儿鹅口白斑：【冰硼散】**冰片五分，朱砂六分，玄明粉、硼砂各五钱。用法：上为极细末。吹搽患处，甚者日搽五六次。(彭怀仁 主编·《中医方剂大辞典》4 册 702 引《外科正宗》卷二)

★ 96. **治喉症 2 方**

①**【冰瓜散】**八月半后西瓜青皮(不见日色，阴干为末)。用法：每用一钱，加冰片少许，吹入喉中。(彭怀仁 主编·《中医方剂大辞典》4 册 697 引《惠直堂方》卷二)

②冰片一钱，硼砂一钱，山豆根二钱。用法：吹患处。(彭怀仁 主编·《中医方剂大辞典》4 册 702 引《咽喉脉证通论》)

★ 97. **治咽喉肿痛：【吹喉散】**冰片 0.9 克，僵蚕 0.15 克，硼砂 7.5 克，牙硝 22.5 克，共为

末。吹喉内患处。(滕佳林 米杰 编·《外治中药的研究与应用》277 引《经验良方全集》)

★ 98. **治咽喉红肿疼痛:**青鱼胆末一钱,冰片一分。用法:同研吹入喉中。亦可用鲤鱼胆、黑鱼胆。(中医研究院革命委员会 编·《常见病验方研究参考资料》471)

★ 99. **治咽喉红肿、生疮 2 方**

①青黛二分,制硼砂五分,冰片一分。用法:共研细末,吹涂患处。亦可以黄柏易青黛、冰片。(中医研究院革命委员会 编·《常见病验方研究参考资料》471)

②元明粉一钱,硼砂二钱,甘草粉一钱,冰片四分。用法:研细末,吹患处。又可以滑石二钱易甘草用。(中医研究院革命委员会 编·《常见病验方研究参考资料》471)

★ 100. **治悬雍垂下垂、红肿:**蒲黄末二钱,冰片三分。用法:共研,吹患处,三小时吹一次。(中医研究院革命委员会 编·《常见病验方研究参考资料》472)

★ 101. **治咽喉诸症,双单乳蛾:【冰硼散】**火消一钱五分,白月石五分,冰片三厘。用法:上为细末。吹之。(彭怀仁 主编·《中医方剂大辞典》4 册 705 引《外科方外奇方》卷三)

★ 102. **治风热喉痹:**灯芯一钱,黄柏五分(并烧存性),白矾七分(煅过),冰片脑三分。为末。每以一二分吹患处。(宋立人 总编·《中华本草》3 册 552 引《濒湖集简方》)

★ 103. **治急性扁桃体炎(喉蛾):**朴硝二钱,冰片一分。用法:同研末,吹入喉中。也可加甘草五分同用。也可单用朴硝一小块,含口中化咽。(中医研究院革命委员会 编·《常见病验方研究参考资料》472)

★ 104. **治扁桃体角化症(中医又叫珍珠蛾):**穿山甲、鸡内金各一钱,冰片二分。用法:研细末,吹患处。亦可不用鸡内金。(中医研究院革命委员会编·《常见病验方研究参考资料》473)

★ 105. **治扁桃体周围脓肿(喉痈):**牙硝一钱,硼砂六分,雄黄、僵蚕各三分,冰片一分。用法:共研细末吹喉,两小时吹一次,若去僵蚕用亦可。(中医研究院革命委员会 编·《常见病验方研究参考资料》474)

★ 106. **治咽喉腐烂疼痛 3 方**

①雄黄、硼砂、人中白各三分,冰片一分。用法:共研末,吹喉中。也有单用煅人中白、冰片作吹药的。(中医研究院革命委员会 编·《常见病验方研究参考资料》474)

②寒水石一钱,冰片一分。用法:共研末,分数次吹喉部。(中医研究院革命委员会 编·《常见病验方研究参考资料》474)

③鸡内金、孩儿茶各一钱,冰片一分。用法:共研细末,吹喉中患处。备注:这是调治善后之方。(中医研究院革命委员会 编·《常见病验方研究参考资料》474)

★ 107. **治结毒喉疳腐烂:【三仙丹】**轻粉 3 克,朱砂 1 克,冰片 0.6 克。用法:上药研为细末。吹喉中。(孙世发 主编·《中医小方大辞典》729 引《外科真诠》卷上)

★ 108. **治疫喉腐烂忒甚:【冰白散】**梅花冰片五分,人中白五钱,粉儿茶五钱,粉甘草一钱,玄明粉五分,鸡内金(要不落水者,瓦上焙干)五钱。用法:上为细末。吹之。(彭怀仁 主编·《中医方剂大辞典》4 册 697 引《疫喉浅论》卷下)

★ 109. **治白喉 2 方**

①**【冰硼散】**冰片三分,硼砂一钱,胆矾五分,灯芯灰一钱五分。用法:上为细末。每用少许吹入喉中。功能:吐痰涎,出毒气。(彭怀仁 主编·《中医方剂大辞典》4 册 703 引《经验各种秘方辑要》)

②用白杨树根皮 60 克,甘草 10 克,冰片 6.5 克。先将白杨树根皮加甘草煎药液 30 ~ 50 毫升,加入冰片和匀备用。用时取药汁涂于喉部,每日 3 ~ 4 次。(滕佳林 米杰 编·《外治中药的研究与应用》278)

★ 110. **治牙疳,牙痛,口疮,齿衄,喉痹:**生石膏一两,月石七钱,冰片三分,僵蚕一钱。用法:上为极细末,小瓷瓶盛贮。敷之,吹之。(彭怀仁 主编·《中医方剂大辞典》4 册 697 引《景岳全书》卷五十一)

★ 111. **治乳头皲裂 2 方**

①蛋黄油加冰片少许搅匀,外涂患处。(中医研究院革命委员会 编·《常见病验方研究参考资料》267)

②**【白冰膏】**生白石膏 30 克,冰片 5 克,芝麻油 15 毫升。用法:将石膏和冰片研为细末,芝麻油熬沸离火,搅拌放入生石膏末,冷至 50℃ 左右,缓缓筛入冰片末,搅拌冷却成膏,收贮备用。

用白冰膏少许涂患处，每日涂4～5次，晚上涂上，晨起再去掉。2～3天即痊愈。（高允旺 编著·《偏方治大病》续编66）

★ 112. **治乳痈：【冰豆膏】**巴豆一粒（去净油），冰片三厘。用法：用饭粘，以手捏烂为丸。雄黄少许为衣。将丸捏扁贴眉心处，用清凉膏如钱大盖之，夏贴三个时辰，春、秋、冬贴一日，去之。（彭怀仁 主编·《中医方剂大辞典》4册698引《仙拈集》卷三）

★ 113. **治子宫颈糜烂：**对阴道进行常规消毒灌洗后，视糜烂面积大小，以一带线棉球，蘸取不同数量的冰硼散敷于患处，每日1次，6～7天为1个疗程。共治171例，痊愈144例，显效17例，好转6例，无效4例，总有效率为97.6%。痊愈的144例中，用药最少3次，最多10次。（宋立人 总编·《中华本草》3册553）

★ 114. **治小儿烧伤：**取冰片5克，药用炭100克，香油200毫升。先将香油煮沸，慢慢倒入炭末中，使成稀膏状，冷却后加入冰片粉，装瓶备用。用时将油膏涂于纱布上（或制成油纱布）敷于创面。每日或隔日换药1次。共治疗216例，其中45例通过较系统观察，结果浅Ⅱ度烧伤平均治愈天数约10天，深Ⅱ度烧伤平均治愈天数约24天。（宋立人 总编·《中华本草》3册553）

★ 115. **小儿口疮，表现为疼痛拒食：**冰片1份。用法：取上药，小麦面烧灰2份，将二药混合研细面。用时将药粉涂在患儿的疮面上，每天2～3次。功能：清热止痛。据记载，应用本方治疗100例，有效率为95%。一般3～5天痊愈。（薛建国 李缨 主编·《实用单方大全》491）

★ 116. **治小儿褶烂：**冰片2克，研成细末，与痱子粉或化妆粉20克拌匀，扑在患处，每日数次。功能：祛湿生肌。主治：小儿褶烂，又名间擦疹。为一种发生在小儿皱襞部位的皮肤急性炎症性疾患，好发于肥胖小儿，尤其在湿热季节多见。表现为颈前、腋窝、腹股沟、阴股皱襞等处皮肤潮湿多汗、潮红肿胀、糜烂、有浆液渗出，有时可见大小不等的疱疹，伴有烦躁不安、吮乳减少等症状。据秦亮报道，应用本方治疗151例，年龄绝大多数在6个月以下，经1～4天治疗，均有效，无副作用。（薛建国 李缨 主编·《实用单方大全》491）

★ 117. **治晚期癌症疼痛：**冰片30克。用法：取上药，浸泡于500毫升的白酒中，将药酒外涂疼痛处，每天涂10余次。局部溃烂处禁用。功能：清热活血止痛。据裘钦豪报道，应用本方治疗40例，疼痛缓解33例，无效7例。（薛建国 李缨 主编·《实用单方大全》488）

★ 118. **治癌肿疼痛：**冰片30克，朱砂、乳香、没药各15克。捣碎入500毫升米酒瓶内密封备用（浸泡2小时后用）。名冰砂酊，治肝癌、肺癌、胃癌、鼻咽癌等癌肿疼痛，止痛有效。（宋立人 总编·《中华本草》3册553）

刘寄奴（57方）

【药性】味辛、微苦，性温。归心、肝、脾经。

【功能与主治】破瘀通经，止血消肿，消食化积，主治经闭，痛经，产后瘀滞腹痛，恶露不尽，症瘕，跌打损伤，金疮出血，风湿痹痛，便血，尿血，痈疮肿毒，烫伤，食积腹痛，泄泻痢疾。

【用法用量】内服：煎汤，5～10克；消食积单味可用至15～30克；或入散剂。外用：适量，捣敷；或研末掺。消肿宜生用。行血宜酒炒，止血宜醋炒。

【使用注意】孕妇禁服，气血虚弱、脾虚作泄者慎服。

★ 1. **治疟疾：**刘寄奴一两。用法：在疟发前三小时水煎热服。（中医研究院革命委员会 编·《常见病验方研究参考资料》68）

★ 2. **治血臌：**刘寄奴、马鞭草各五钱。用法：水煎服，或研末用开水送服二钱。（中医研究院革命委员会 编·《常见病验方研究参考资料》249）

★ 3. **治癥瘕：**刘寄奴五钱，煅山甲片一两。用法：共研细末，分数次用酒冲服。（中医研究院革命委员会 编·《常见病验方研究参考资料》249）

★ 4. **治中暑：**刘寄奴50～100克（鲜品加倍），水煎，口服。儿童用量酌减。据报道，应用

本方治疗轻、中、重度中暑16例,均获痊愈。(薛建国 李缨 编·《实用单方大全》386)

★ 5. **治心脾痛**:刘寄奴末六钱,玄胡索末四钱,姜汁热酒调服。(中医研究院革命委员会编·《常见病验方研究参考资料》7册668引《证治准绳》)

★ 6. **治急性传染性肝炎**:干刘寄奴切碎水煎2次各1小时,合并药液浓缩至每500毫升药含生药500克,加防腐剂。每日2次,每次50~100毫升,儿童酌减。(孟凡红 等·《单味中药临床应用新进展》342)

★ 7. **治血丝虫病**:鲜刘寄奴根120克。加水煎汁。口服,每天1剂,15~20天为1个疗程。据詹成坤报道,应用本方治疗4例,全部治愈。(薛建国 李缨 编·《实用单方大全》387)

★ 8. **治血气胀满**:刘寄奴穗实为末。每服三钱,煎酒服。(江苏新医学院 编·《中药大辞典》上册944引《卫生易简方》)

★ 9. **治慢性膀胱炎**:刘寄奴10~15克,水煎代茶饮,日1剂。(孟凡红 等·《单味中药临床应用新进展》342)

★ 10. **治吐血**:刘寄奴一两。水二杯,煎服。备注:本方用于劳伤吐血不止。(中医研究院革命委员会 编·《常见病验方研究参考资料》117)

★ 11. **治脏毒大小便血**:刘寄奴为末,茶清调服。(宋立人 总编·《中华本草》7册668引《卫生易简方》)

★ 12. **治大小便血**:刘寄奴为末,茶调,空心服二钱。(江苏新医学院 编·《中药大辞典》上册944引《频湖集简方》)

★ 13. **治便血**:刘寄奴30克。用法:研末,茶水调服,每服10克,1日2次,早、晚服,患儿酌减。备注:此方亦治小便出血。(中医研究院革命委员会 编·《常见病验方研究参考资料》168)

★ 14. **治尿痛**:刘寄奴、川牛膝各30克。水煎服。(中医研究院革命委员会 编·《常见病验方研究参考资料》194)

★ 15. **治尿血2方**

①刘寄奴12克,细茶10克。水煎服。(中医研究院革命委员会 编·《常见病验方研究参考资料》192)

②刘寄奴15克。水煎,兑红糖服。适用于血淋茎痛如割者。(胡郁坤 陈志鹏 主编·《中医单方全书》75)

★ 16. **治尿血,尿道内疼痛者**:刘寄奴15克,乌梅10克,甘草梢10克。用法:上药加水煎煮,煮沸20分钟,滤取煎液;药渣加水再煎,煮沸30分钟,滤取煎液。合并2次药液,分早、晚2次分服,每日1剂。功效:清热利尿,化瘀解毒,收敛止血。禁忌:忌食生冷辛辣刺激性食物。(刘道清 主编·《中国民间神效秘方》463)

★ 17. **治血淋,热淋,小便时刺痛**:白菊卷一两,刘寄奴五钱。用法:水煎服。(沈洪瑞 主编·《重订十万金方》266)

★ 18. **治泌尿道感染**:刘寄奴15克,绿茶3克。用法:先将刘寄奴加水煮沸15克钟,加入绿茶,继续煮沸2分钟,浸泡5分钟,滤液饮用,1次服完,每日2次。功效主治:活血化瘀,利尿清热。主治泌尿道感染,症见尿痛、尿频、尿急、尿血者。医师嘱咐:孕妇及妇女月经量多者慎服。(刘道清 主编·《中国民间神效秘方》380)

★ 19. **治遗精**:刘寄奴适量,黑鸡蛋2个。用法:刘寄奴煮黑鸡蛋。顿服1个。功能:补益肝肾,纳气固精。注意事项:连服2~3次即好。(阳春林 葛晓舒·《湖南省中医单方验方精选·外科》上册1226)

★ 20. **治痔疾**:刘寄奴、五倍子各等份。用法:上药研为细末。空腹酒调下,仍用其末敷痔上。(孙世发 主编·《中医小方大辞典》365引《朱氏集验方》卷六)

★ 21. **治痔疮(炎性外痔、血栓外痔、内痔):【刘寄奴方】**刘寄奴12克,荆芥12克,蝉蜕3克。制法:将上药加水3000毫升,浸泡24小时,水煎沸后0.5小时取药液。用法:取本品先熏3~5分钟,再坐浴30分钟,每日2次。第2次用时再加热,一般3日1剂,夏季1~2日1剂,一般用药2~5剂。疗效:共治疗106例(外痔炎性水肿53例,血栓外痔37例,内痔脱垂嵌顿37例),治愈92例,好转10例,无效4例,总有效率为96.2%。(梁永才 梁杰圣 主编·《中国外治妙方》474)

★ 22. **治行房忍精致成白浊,便短刺痛,或大便后急等症:【散精汤】**刘寄奴一两,车前子五钱,黄柏五分,白术一两。水煎服。一剂即愈。(宋立人 总编·《中华本草》7册668引《蕙怡堂经验方》)

★ 23. **治赤白下痢**：刘寄奴、乌梅、白姜各等分。水煎服，赤加梅，白加姜。（宋立人 总编·《中华本草》7册668引《如宜方》）

★ 24. **治细菌性痢疾**：将刘寄奴水煎两次，并将两次药液浓缩，加入适量淀粉，压成片剂，每片含生药1克，成人每服6片，每日服4次。（楼锦英 编著·《中药临床妙用锦囊》62）

★ 25. **治急性细菌性痢疾2方**

①有人用刘寄奴20克，水煎服，每天2次。用上药治疗细菌性痢疾患者52例，经用药2～5天后，全部获得治愈。（李世文 康满珍 编著·《一味中药祛顽疾》245）

②荣远明等用单味中药刘寄奴治疗急性菌痢34例，全部治愈，平均服药时间为4天。（张伯讷 主编·《中医年鉴1984》156.1985年2月第1版）

★ 26. **治霍乱成痢**：刘寄奴煎汁饮。（宋立人 总编·《中华本草》7册668引《圣济总录》）

★ 27. **治阑尾炎**：刘寄奴二两。用法：将刘寄奴根叶洗净，用水三碗，煎至一碗为度，放鸡蛋一个，加入水二碗，待熬至一碗，然后取蛋与汤服，连服数次。（中医研究院革命委员会 编·《常见病验方研究参考资料》271）

★ 28. **用于早期脓肿、蜂窝织炎等症**：刘寄奴50克。用法：将刘寄奴鲜草与红糖（适量）同捣为泥，外敷患处，每日1剂。备注：本方有清热解毒、通经活血、消肿散瘀之功效。适用于早期脓肿、蜂窝织炎等症。（吴静 陈宇飞 主编·《传世金方·民间秘方》171）

★ 29. **治体癣、股癣**：刘寄奴6克。研末，与豆腐渣、白糖各30克共调敷患处，干时取下；再将刘寄奴末以醋调搽患处。（胡郁坤 陈志鹏 主编·《中医单方全书》328）

★ 30. **治风入疮口肿痛**：刘寄奴为末，掺之。（江苏新医学院 编·《中药大辞典》上册944引《圣惠方》）

★ 31. **敛金疮口，止疼痛**：【**刘寄奴散**】刘寄奴一味为末，掺金疮口，裹。（江苏新医学院 编·《中药大辞典》上册944引《本事方》）

★ 32. **治金疮、烫火伤**：刘寄奴不拘多少。用法：上药研为末。掺金疮口，裹。功效：敛金疮口，止疼痛，止血生肌。方论：《本事方释义》：刘寄奴气味苦温，入足厥阴，能行血止疼，去癥瘕，治金疮极有效验，并治汤火疮尤妙。此虽一味草药，性能行走，使气滞，则所伤之处自然止痛生肌耳。备考：《普济本事方》引《经验方》：刘寄奴为末，先以糯米浆用鸡翎扫伤着处，后掺药末在上。并不痛，亦无痕。大凡伤着，急用盐末掺之，护肉不坏，然后药敷之。（孙世发 主编·《中医小方大辞典》68引《普济本事方》卷六）

★ 33. **治跌打损伤2方**

①刘寄奴60克。用法：取鲜刘寄奴洗净、捣烂外敷或捣汁，加少量黄酒送服。本方可治疗软组织损伤，效果显著。然皮肤溃破、过敏及孕妇忌用。（吴静 陈宇飞 主编·《民间祖传秘方大全》510）

②刘寄奴30克，生羌活、生独活各15克，骨碎补9克。用法：水煎服，服后再饮1杯好酒以助药力。（吴静 陈宇飞 主编·《传世金方·民间秘方》212）

★ 34. **治杖疮**：【**杖疮丹**】刘寄奴末六钱，马鞭草末四钱。蜜调敷，如湿者干掺。（宋立人 总编·《中华本草》7册668引《证治准绳》）

★ 35. **治被打伤破，腹中有瘀血**：刘寄奴、延胡索、骨碎补各一两。上三味细切，以水三升，煎取七合，复内酒及小便各一合，热温顿服。（宋立人 总编·《中华本草》7册668引《千金要方》）

★ 36. **治刀伤出血**：刘寄奴全草适量。捣烂，敷伤口。（胡郁坤 陈志鹏 主编·《中医单方全书》366）

★ 37. **治烧伤**：刘寄奴全草40克，冰片1克。分别置灭菌乳钵中研细。混合后加入灭菌香油60毫升，调成稀薄糊状外用。据报道，用上方治疗Ⅱ、Ⅲ度烧伤24例，患者经敷药2～10次，历时3天至3周治愈。（王辉武 主编·《中药临床新用》290）

★ 38. **治烫火伤疮**：刘寄奴3克。研细末，外敷患处。（刘少林 刘光瑞编·《中国民间小单方》12）

★ 39. **治烧烫伤**：刘寄奴研末，用菜油或柚油调涂患处。（中医研究院革命委员会 编·《常见病验方研究参考资料》296）

★ 40. **治烫伤**：刘寄奴、寒水石共研细末，用香油调敷烫伤处。（吴静 陈宇飞 主编·《传世金方·民间秘方》198）

★ 41. **治狂犬咬伤**:刘寄奴1把。用法:用开水将药洗净,合红糖、饭粒捣碎,敷洗净之伤处。备注:又方用刘寄奴叶、花适量捣烂,共汁和米泔水冲糖服,其渣敷患处。(吴静 陈宇飞 主编·《传世金方·民间秘方》219)

★ 42. **角膜炎**:刘寄奴适量。捣烂,塞鼻。适用于目翳。(胡郁坤 陈志鹏 主编·《中医单方全书》399)

★ 43. **治中耳炎**:刘寄奴、桑寄生、代赭石各15克。用法:水1碗半煎至1碗,1日分3次服。(吴静 陈宇飞 主编·《传世金方·民间秘方》342)

★ 44. **治鹅口疮**:刘寄奴适量。研末,吹口腔内或水煎洗。(胡郁坤 陈志鹏 主编·《中医单方全书》298)

★ 45. **治产后血晕**:刘寄奴30克,红花15克,益母草15克。用法:上药研为细末。每服6克,童便下。(吴素玲 李俭 主编·《实用偏方大全》503 引明·《普济方》)

★ 46. **治产后百病血运:【刘寄奴汤】**刘寄奴、甘草。上二味等分,锉如麻豆大。每服五钱匕,先以水二盏,入药煎至一盏,再入酒一盏,再煎至一盏,去渣,温服。(江苏新医学院 编·《中药大辞典》上册944 引《圣济总录》)

★ 47. **治崩漏症**:刘寄奴研末,每次服3克,每日3次。(孟凡红 等·《单味中药临床应用新进展》342)

★ 48. **治血瘀闭经**:刘寄奴100克,甘草100克,黄酒500毫升。用法:将上药用黄酒250毫升(加等量水)煮沸20分钟,滤取药液;药渣再用黄酒250毫升(加等量水)煮沸20分钟,滤取药液。合并2次药液,待冷瓶装备用。每次温服50毫升,每日3次。功效:破瘀通经。禁忌:孕妇及月经量多者忌服。(刘道清 主编·《中国民间神效秘方》777)

★ 49. **治子宫颈炎,子宫颈糜烂,属于血瘀阻滞兼湿盛者**:刘寄奴20克,冬瓜子仁30克,冰糖30克。用法:先将刘寄奴加水煮沸20分钟,去渣取液;再将冬瓜子仁捣烂如泥,与药液、冰糖一起同放碗内,隔水炖熟。趁热食用,每日1剂,7日为1个疗程。功效:活血祛瘀,解毒抗炎。(刘道清 主编·《中国民间神效秘方》868)

★ 50. **治乳痈初起2方**

①刘寄奴二两。用法:煎浓汁代茶饮一二碗,服数次有效。(中医研究院革命委员会 编·《常见病验方研究参考资料》259)

②刘寄奴、蒲公英各30克,红花9克。水煎,先熏后洗患乳。(滕佳林 米杰 编·《外治中药的研究与应用》270)

★ 51. **治产后缺乳**:刘寄奴9克。水煎服。适用于乳汁不通。(胡郁坤 陈志鹏主编·《中医单方全书》277)

★ 52. **治小儿夜啼不止**:刘寄奴半两,甘草一指节许,地龙(炒)一分。上三味,切碎,以水二盏,煎至1盏,去滓。时时与服。(宋立人 总编·《中华本草》7册668 引《圣济总录》)

★ 53. **治婴儿啼哭**:刘寄奴20克,地龙3克,甘草3克,灯芯草2克。上药加水200毫升,浓煎成20~40毫升。用时药液温度不超过35℃,采用50毫升注射器及导尿管。将药低压缓缓注入肛门,然后徐徐拔出导尿管。令婴儿继续俯卧10~15分钟,用纸在肛门轻轻按揉3~5分钟,以利药物保留。每晚睡前2小时用药。共治18例,最短1次,最长7次,全部治愈。(滕佳林 米杰 编·《外治中药的研究与应用》271)

苍耳子(附苍耳子虫共89方)

【药性】味苦、甘、辛,性温,小毒。归肺、肝经。

【功能与主治】散风寒,通鼻窍,祛风湿,止痒。主治鼻渊,风寒头痛,风湿痹痛,风疹,湿疹,疥癣。

【用法用量】内服:煎汤,3~10克;或入丸、散。外用:适量,捣敷;或煎水洗。

【使用注意】本品有毒,剂量过大可能中毒,轻者表现为全身乏力,精神萎靡,食欲不振,恶心呕吐,腹痛腹泻或便秘,继则出现头昏头痛,嗜睡或烦躁不安,心率增快或减慢,低热出汗,两颊潮红而口鼻周围苍黄或出现轻度黄疸，肝肿大。严重时可发生昏迷抽搐，休克，尿闭，胃肠道大量出血或出现肺水肿以致呼吸、循环或肾功能衰竭而死亡。

★ 1. **治头痛：**苍耳子 9 克，荷叶 12 ~ 15 克。每日 1 剂，水煎分 2 次服。（吴大真等 主编 ·《灵验单方秘典》9）

★ 2. **治偏头痛 2 方**

①苍耳子 10 克。水煎服。忌辛之物。又方加菊花 15 克，水煎服。（中医研究院革命委员会 编 ·《常见病验方研究参考资料》203）

②苍耳子、青蒿子各 15 克，水煎服。或牛蒡子适量，研末，每次 1 ~ 2 克，每日 2 次；爱喝酒的，可以用白酒作药引子送服。（吴大真等 主编 ·《灵验单方秘典》12）

★ 3. **治头痛及眼昏涩不明：**苍耳子、牛蒡子、甘菊花各 9 克。水煎服。（吴大真等 主编 ·《灵验单方秘典》7）

★ 4. **治中老年顽固性头痛：**苍耳子 30 克，川芎 30 克。用法：先将苍耳子去除杂质，炒至微黄，然后与川芎共研细末，装入空心胶囊，瓶装备用。每次 4 ~ 6 粒，每日 3 次，温开水冲服。功效：活血，祛风，止痛。禁忌：忌食生冷、油腻食物。孕妇忌服。（金福男 编 ·《古今奇方》537）

★ 5. **治消化性溃疡：**苍耳子 15 克，松树皮 15 克。水煎服，每日 2 次。（金福男 编 ·《古今奇方》19）

★ 6. **治血吸虫病：**苍耳全草 20 克，地榆 15 克。水煎服，每日 1 ~ 2 次。（金福男 编 ·《古今奇方》37）

★ 7. **治诸风眩晕，或头脑攻痛：**苍耳子仁三两，天麻、白菊花各三钱。或丸或散，随病酌服。（宋立人 总编 ·《中华本草》7 册 1015 引《本草汇言》）

★ 8. **辟瘴疠瘟疫时气：**苍耳（晒干）90 克。用法：上药研为散。每服 6 克，空心井花水调下。功效：辟瘴疠瘟疫时气。（孙世发 主编 ·《中医小方大辞典》78 引《圣济总录》卷三十二）

★ 9. **治久疟不瘥：**苍耳子，根、茎皆可用。上锉碎，为末，酒煮面糊为丸，无时服。（宋立人 总编 ·《中华本草》7 册 1015 引《朱氏集验方》）

★ 10. **治疟疾：**鲜苍耳子 3 两，洗净捣烂，加水煎 15 分钟，去渣，打入鸡蛋 2 ~ 3 个于药液内煮熟。于疟疾发作前将蛋与药液 1 次服下。如 1 次未愈，可按上法再服。（江苏新医学院 编 ·《中药大辞典》上册 1070）

★ 11. **治大腹水肿，小便不利：**苍耳子灰、葶苈子末各等分。每服二钱，水下，每日二次。（宋立人 总编 ·《中华本草》7 册 1015 引《千金方》）

★ 12. **治急性肾炎：**苍耳草、白茅根、墨旱莲各 12 ~ 30 克，每日 1 剂，水煎服。治疗本病 7 例，均获治愈。经追踪观察 2 年半至 4 年，未见复发，远期疗效良好。（杨仓良 主编 ·《毒药本草》195）

★ 13. **治细菌性痢疾：**新鲜苍耳子全草20 ~ 30 克，捣碎，每日 1 剂，水煎服；白痢（便中无血）者每服加白糖 10 克，赤痢（便中有血）者每服加红糖 10 克，经治疗本病 39 例，治愈率达 100%。（杨仓良 主编 ·《毒药本草》195）

★ 14. **治痔：**取五月五日苍耳子阴干，捣末，水服方寸匕，日三，瘥乃止。（宋立人 总编 ·《中华本草》7 册 1015 引《外台》）

★ 15. **治五痔下血：**苍耳叶（嫩者）500 克，米 200 克。用法：上药切细。于豉汁和米煮做羹，着盐、胡椒、葱白。空腹食之。（孙世发 主编 ·《中医小方大辞典》385 引《医方类聚》卷一八四）

★ 16. **除风湿痹，四肢拘挛：**苍耳子三两。捣末，以水一升半，煎取七合，去渣呷。（江苏新医学院 编 ·《中药大辞典》上册 1071 引《食医心镜》）

★ 17. **治大风疠疾，眉发脱落，遍身顽麻：【麻风锭子】**苍耳草（五月五日或六月六日五更带露采）适量。用法：上药捣取汁，熬作锭子，取 250 克鲤鱼 1 尾，剖开（不去肚肠），入药 1 锭，线缝。以酒慢火煮熟，令吃。宜忌：忌食盐一百日。（孙世发 主编 ·《中医小方大辞典》618 引《本草纲目》卷十五）

★ 18. **治大麻风：**苍术一斤，苍耳子三两。各为末，米饭为丸，如梧桐子大。日三服，每服二钱。忌房事三个月。（江苏新医学院 编 ·《中药大辞典》上册 1071 引《洞天奥旨》）

★ 19. **治腮腺炎：**苍耳子加水煎服，每日 4 次，连服 3 天。新生儿每天 1 钱，1 ~ 2 岁 1.5 钱，以后每大 2 岁增加 1.5 钱，14 岁以上 1 ~ 1.5 两。一般轻症服 2 ~ 3 天即可，重症可配合苍耳草叶

捣敷患处。有合并证者宜配合其他疗法处理。(江苏新医学院 编·《中药大辞典》上册1072)

★ 20. **治结核性脓胸**:以苍耳子25克,水煎服或制成10%浸膏溶液,每次10毫升,每日3次口服,治疗3例经西药治疗无效的结核性脓胸,均基本治愈。疗程一般需1~3个月。(胡熙明 主编·《中国中医秘方大全》上册185)

★ 21. **治疔毒恶疮**:苍耳子五钱。微炒为末,黄酒冲服,并用鸡子清涂患处,疔根拔出。(宋立人 总编·《中华本草》7册1015引《经验广集》)

★ 22. **治疔疮恶毒,红肿未溃者**:苍耳子5钱,醋适量。用法:研细末,醋调。外敷患处。功能:祛风除湿,消肿止痛。注意事项:苍耳子有毒。(阳春林 葛晓舒·《湖南省中医单方验方精选·外科》上册49)

★ 23. **治一切痈疽发背,无头恶疮,肿毒疮疖,并治风癣臁疮,杖疮,牙痛,喉痹等症**:苍耳子全棵不拘多少。五月采取,入大锅内煮去渣,滤过以文武火熬成膏,以瓷罐收贮听用。用法:一切疮疡肿毒内服外敷,牙痛,滴牙上,喉痹滴喉部和舌上,每日用开水送服一茶匙。(沈洪瑞 主编·《重订十万金方》385)

★ 24. **治未破的气瘰疙瘩**:鲜苍耳(连秆带子)切碎用水煮后,把秆捞出,继续把水熬成膏。用法:外贴患处。(沈洪瑞 主编·《重订十万金方》433)

★ 25. **治臁疮**:苍耳子60~120克。研为细末,生猪油120~180克,置清洁石板上捣如糊状,将药粉掺入,捣拌均匀,备用。用药前用1:8之生石灰水洗净疮面,然后将药膏敷贴于患处,外用绷带固定。夏3天,冬日7天后取下。据报道,用上方治疗臁疮患者1例,男性,病程年余,用上方2剂治愈,数月后未见复发。(王辉武 主编·《中药临床新用》312)

★ 26. **治痈疽肿痛**:苍耳子(全棵)。用法:5月采取,阴干细锉,入大锅内煮去渣,滤过,以文武火熬成膏,瓷罐收贮备用。一切疮疡肿毒每日用开水送服1茶匙,并外敷患处。备注:用于痈疽肿痛。又方加地丁草连根等量。(吴静 陈宇飞 主编·《传世金方·民间秘方》167)

★ 27. **治一切皮肤疮毒**:苍耳子苗根叶全部。配制:洗净铡碎,用十倍水煎至五分之三时过滤去渣,每斤药水再加蜂蜜一斤,再用文火熬膏。用法:不论男女老少,每早晚各服三两,白开水冲服,外用苍耳子煎汤洗。忌猪肉、马肉。(沈洪瑞 主编·《重订十万金方》391)

★ 28. **治鱼脐疔,春季患者**:【黑云膏】苍耳草(连茎叶子俱用,烧灰)适量。用法:用腊月猪肝研烂成膏。用厚皮纸摊贴疮上,其根自出。(孙世发主编·《中医小方大辞典》650引《疮疡经验全书》卷四)

★ 29. **用于遍身瘙痒**:用苍耳子适量,水煎,去渣,外洗。(滕佳林 米杰 编·《外治中药的研究与应用》307引《外治寿世方》)

★ 30. **治风寒湿气身痛**:用苍耳子、凤仙花各50克,煎汤去渣。以药水洗澡。(滕佳林 米杰 编·《外治中药的研究与应用》308《寿世编》)

★ 31. **治荨麻疹4方**

①苍耳子100~200克。用法:以果实或根入药,熬水洗浴。功效:本方具祛风散热、解毒止痒之功。彝医习用治疗风疹一类皮肤瘙痒有效。(吴静 陈宇飞 主编·《传世金方·民间秘方》407)

②苍耳子、槐角各三钱。水煎服。(中医研究院革命委员会 编·《常见病验方研究参考资料》424)

③苍耳子、苍术各八钱。水煎洗患处。(中医研究院革命委员会 编·《常见病验方研究参考资料》424)

④将白矾50~150克打碎,与炒苍耳子30~90克相合,加水1000~1500毫升,文火煎沸30分钟。用药液温洗丘疹及瘙痒处,轻者每日煎洗1次,重者每日煎洗2次,一般煎洗3~5天即可痊愈。共治疗23例,经2~5天治疗,均获痊愈。(滕佳林 米杰 编·《外治中药的研究与应用》309)

★ 32. **治湿疹2方**

①苍耳子膏。用法:每次二钱,冲开水服。并用鲜苍耳子二两,煎汤洗患处。(中医研究院革命委员会 编·《常见病验方研究参考资料》414)

②苍耳子一株(茎叶全用),浮萍、薄荷各二钱。用法:煎汤洗。(中医研究院革命委员会 编·《常见病验方研究参考资料》416)

★ 33. **治带状疱疹:**苍耳子30克,土炒黄褐色,研末,加冰片2克,用香油调成糊状,抹患处,早、晚各1次。宗桂揭用上方治疗带状疱疹46例,均获满意疗效。(王辉武 主编·《中药临床新用》312)

★ 34. **治阴囊湿疹2方**

①苍耳子一两,枯矾一钱(研末)。用法:苍耳子煎汤,入枯矾末,洗患处。(中医研究院革命委员会 编·《常见病验方研究参考资料》422)

②苍耳子、蛇床子、甘草各10克。加水煎成1000毫升,外洗阴囊,每日数次。(宋立人 总编·《中华本草》7册1015)

★ 35. **治毛囊炎:**用苍耳子60克,白矾30克,雄黄10克。上药水煎取液。剪短患病部位的毛发,冲水反复洗头。每日2~3次,每次15分钟。(滕佳林 米杰 编·《外治中药的研究与应用》307)

★ 36. **治急性毛囊炎、急慢性湿疹:**苍耳子120克(打),苦参60克,野菊花60克。水煎2000毫升,清洗患处,对皮肤增厚之瘙痒性损害,可酌加白矾30克,川芎15克。(宋立人 总编·《中华本草》7册1015引《疮疡外用本草》)

★ 37. **治绣球风:**苍耳子15克,当归12克,栀子12克。水煎服,每日1~2次。(金福男 编·《古今奇方》115)

★ 38. **治寻常疣、扁平疣:**苍耳子10克。用法:取上药,浸泡于75%的酒精50毫升内,密封7天,滤渣取液备用。或此药仍浸泡于药液中。用棉球蘸药液涂抹患处,每天数次。寻常疣用药10天,扁平疣用药7天,停药15~20天,其疣可自行落脱。据王兰柱等报道,就用本方治疗104例,痊愈98例,好转5例,无效1例。(薛建国 李缨 主编·《实用单方大全》13)

★ 39. **治疥癞,消风散毒:**苍耳子炒蚬肉食。(江苏新医学院 编·《中药大辞典》上册1070引《生草药性备要》)

★ 40. **治脚癣2方**

①千里光、苍耳草各100克。用法:上药用水1000毫升浸泡后煎煮30分钟,弃渣留汁。熏洗患足,每天1次,每次30分钟。功效:解毒祛风止痒。适用于湿热蕴结型足癣,皮损糜烂潮红渗液者。疗程:连续外用7天为1个疗程,外用1~2个疗程。注意事项:本方只可外用,不可口服。(杨继军 赵建新 主编·《皮肤病实用偏方》65)

②**【苍耳子外洗方】**苍耳草30克,蛇床子、蜂房、苦参各15克。水煎取药液于临睡前浸泡癣脚15~20分钟,每晚1次,一般用药3次可愈。用此方治疗脚癣50例,近期疗效颇佳。(杨仓良 主编·《毒药本草》195)

★ 41. **用于鹅掌风:**苍耳子、地肤子、黄柏、白矾各15克,煎水。泡手,每次15分钟,每日2次。(滕佳林 米杰 编·《外治中药的研究与应用》307)

★ 42. **雀斑:**苍耳子适量。焙干,研末,饭后米汤调服,每次3克,每日3次。(胡郁坤 陈志鹏主编·《中医单方全书》348)

★ 43. **治冻伤:**苍耳子10克,威灵仙10克,樟脑5克,凡士林85克。将上药制成膏剂外涂,每日3~5次。(〈中国中医药报〉2010年11月29日)

★ 44. **治蜂蜇、虫咬伤:**鲜苍耳子适量。捣烂,敷患处。(胡郁坤 陈志鹏 主编·《中医单方全书》332)

★ 45. **治赤眼生疮肿痛:【搐鼻散】**苍耳子90克,乳香3克。用法:上药研为末。每用3克,于香饼子上烧灰,搐鼻内。(孙世发 主编·《中医小方大辞典》668引《圣济总录》卷一一〇)

★ 46. **治风火眼病:**苍耳子30克。用法:开水泡。每日熏眼数次。(吴素玲 李俭 主编·《实用偏方大全》663引清·汪廷楷等·《医方择要》)

★ 47. **治青盲(视神经萎缩):**苍耳子15克。水煎取汁,与大米240克放砂锅内煮粥食。(胡郁坤 陈志鹏 主编·《中医单方全书》405)

★ 48. **治目暗、耳鸣:**苍耳子半分。捣烂,以水二升,绞滤取汁,和粳米半两煮粥食之,或作散煎服。(宋立人 总编·《中华本草》7册1015引《圣惠方》)

★ 49. **治耳鸣:**苍耳子15克,猪脑子1个。用法:以上2味药同煎至大半碗,喝汤吃脑子,每日服1次。说明:此方系祖传几世秘方,临床应用疗效较好。例1:塘底下村李世纯耳鸣半年,服1次就痊愈。例2:吴营村张干云耳鸣半年,服2次就痊愈。(张力群等 主编·《中国民族民间秘方大全》437)

★ 50. **治耳鸣耳聋:**苍耳子15克。研末,白酒泡服。(胡郁坤 陈志鹏 主编·《中医单方全书》417)

★ 51. **治耳中有声杂作、聋不闻声:**苍耳子15克。布包,与泥鳅120克、葱30克,共煮服。(胡郁坤 陈志鹏 主编·《中医单方全书》418)

★ 52. **用于耳息肉:**苍耳子适量,捣汁。滴入耳内。(滕佳林 米杰 编·《外治中药的研究与应用》307)

★ 53. **治鼻炎方:**苍耳子、辛夷花各10克,细辛3克,冰片2克,花生油250克。先将前3味药放入花生油内浸泡3天,然后加热,把药物炸黄为度,用纱布过滤去掉药渣,再把冰片(研末)倒入油内,装瓶。用时倒入小滴瓶内,每次滴2~3滴于鼻内,每日2~3次。治疗急慢性鼻炎有较好的疗效。(李家强 编·《民间医疗特效妙方》199)

★ 54. **治慢性鼻炎:**苍耳子30~40个,轻轻捶破,加麻油1两,文火煎开,冷后用棉签蘸油少许涂于鼻腔内,每日2~3次,2周为1个疗程。据报道,用上方治疗慢性鼻炎207例,仅3例无效。随访时间最长为3年,未见复发。(王辉武 主编·《中药临床新用》311)

★ 55. **治慢性副鼻窦炎:**苍耳子适量。用法:取上药研为细末,炼蜜为丸,每丸重3克。每次服1~2丸,每天3次,连服2周。(薛建国 李缨 主编·《实用单方大全》14)

★ 56. **治过敏性鼻炎、慢性鼻炎:**苍耳子、去壳研细末,每服1钱,1日2~3次。(中医研究院革命委员会 编·《常见病验方研究参考资料》477)

★ 57. **治风寒鼻渊:**苍耳子、辛夷花各9克。水煎服。(吴大真等 主编·《灵验单方秘典》258引《朱肱活人书》)

★ 58. **治鼻渊流涕:**苍耳子。炒,末。每白汤点服一二钱。(陆锦燧 辑·《鲟溪秘传简验方》23)

★ 59. **治鼻塞不通:**苍耳子10克,捣如泥。用渣贴于头顶(百会穴)。(滕佳林 米杰 编·《外治中药的研究与应用》307引《验方汇集》)

★ 60. **治牙痛2方**

①苍耳子、花椒各五钱。用法:合捣放在大碗内,用开水冲之,候温漱口。亦可单用苍耳子煎汤作漱剂。(中医研究院革命委员会 编·《常见病验方研究参考资料》445)

②苍耳子、玄参各15克。水煎服。张国龙用上方治疗牙痛,收效良好。(王辉武 主编·《中药临床新用》311)

★ 61. **治顽固性牙痛:**苍耳子6克,焙黄去壳,研细末,与鸡蛋1个和匀,不放油、盐,炒熟食之,每日1次,连服3剂。用此法治疗包括龋齿、齿髓炎、牙周脓肿在内的牙痛患者50例,仅2例无效外,其余均1次止痛,3剂痊愈。长期随访观察,未复发。(宋立人 总编·《中华本草》7册1016)

★ 62. **治风热牙痛:**苍耳子15克。水煎服。(胡郁坤 陈志鹏 主编·《中医单方全书》438)

★ 63. **治风火牙痛:**玄参、苍耳子各15克。水煎服。(金福男 编·《古今奇方》167)

★ 64. **治单蛾:**苍耳子头二层皮10克,盐适量,槌杵搓成丸。含之,热时更换。(滕佳林 米杰 编·《外治中药的研究与应用》307)

★ 65. **治缠喉风痹:**苍耳子30克,老姜1块。用法:上2药研汁,入酒服。(吴素玲 李俭 主编·《实用偏方大全》725引清《奇效简便良方》)

★ 66. **治风喉痹,深肿连颊,吐气数者,名马喉痹:**苍耳子三七枚,烧末,水服之。(宋立人 总编·《中华本草》7册1015引《千金要方》)

★ 67. **治滴虫性阴道炎2方**

①苍耳草60克,硫黄末6克。煎汤熏洗。(吴静 陈宇飞 主编·《传世金方·民间秘方》266)

②苍耳子、蒲公英各一两。用法:煎汤频洗,一日三四次。(中医研究院革命委员会编·《常见病验方研究参考资料》366)

★ 68. **治阴痒:**苍耳子60克,千里光60克。煎汤备用。取药液坐浴20分钟,每日1~2次。(滕佳林 米杰 编·《外治中药的研究与应用》307)

★ 69. **功能性子宫出血:**苍耳子60克(干品30克)。用法:取上药,水煎服,每天1剂。治疗本病,轻者3~5天,重者7~10天即可见效。(薛建国 李缨 主编·《实用单方大全》13)

★ 70. **治妇人风瘙瘾疹,身痒不止:**苍耳花、叶、子等分。细为末,每服以豆淋酒调下二钱。(宋立人 总编·《中华本草》7册1015引《圣惠方》)

★ 71. **治小儿耳疮**:苍耳子。为细面。用香油调搽。(沈洪瑞 主编·《重订十万金方》721)

★ 72. **治小儿疳积,消化不良**:苍耳子五钱,蒜头三钱。用法:水煎服。(中医研究院革命委员会编·《常见病验方研究参考资料》384)

★ 73. **治疔疖**:苍耳虫是寄生于苍耳草梗中的小虫,别名麻虫。用法:焙干,研末,备用。用常规生理盐水清洁患处以药粉敷患处,每日换药1~2次,3天为1个疗程。作用:清热解毒,止痛,生肌,排脓。疗效:治疗疖疔30例、甲沟炎10例、乳腺炎5例,其中甲沟炎1例无效外,其余44例全部治愈。按语:苍耳虫治疗甲沟炎、乳腺炎,初期、中期疗效可靠。后期效果较差。(张树生 高普 主编·《中药贴敷疗法》575引《四川中医》1985年第5期)

★ 74. **治疔疮**:苍耳草蠹虫(俗名疔虫)若干条,雄黄、冰片少许。用法:将疔虫及上药同放入菜油或麻油内浸泡(时间越长越好)。用时取出疔虫,以虫嘴对准疔头,外用小药膏贴好,每日或隔日1次。按语:疔虫生于苍耳草茎节内,一般在秋分到寒露之间采集备用。(王琦 主编·《王琦临床医学丛书》下册1335)

★ 75. **治唇疔**:苍耳虫、香油。把采到的苍耳虫浸泡在香油中,让它窒息死亡。每40毫升香油中浸泡100条苍耳虫,并加冰片1克,密封后备用。先用碘酒、酒精消毒患处,按照病变范围的大小,取出苍耳虫4~6条后,捣烂如泥敷在疮顶后,外边盖上纱布,一般每日换药1次。(吴大真等 主编·《灵验单方秘典》20)

★ 76. **治反唇疔**:苍耳虫1条,雄黄、白矾各3克。用法:共捣。外敷人中穴部。功能:清热解毒,活血消肿。方解:苍耳虫清热止痛解毒;雄黄疗疮退肿;白矾解毒。诸药合用,共奏清热解毒,活血消肿之功。注意事项:雄黄有毒。苍耳虫又名疗苍虫。禁忌服用辛温发散品。反唇疔又名龙泉疔。此方为家传方药、迄今相传历有4代,使用已逾百余年,其效果良好。(阳春林 葛晓舒·《湖南省中医单方验方精选·外科》上册86)

★ 77. **治颜面疔疮**:苍耳虫100条,香油40毫升。用法:将苍耳虫投入麻油浸泡,用时取苍耳虫捣烂如泥。取本品敷于患处,纱布覆盖,每日换药1次。疗效:共治疗40例,体温37.8~39.1度,白细胞计数11000/mm^3以上,其中17例曾用抗生素等治疗无效。经治全部获愈,疗程4~6日,换药3~5次,无任何不良反应。(梁永才 梁杰圣 主编·《中国外治妙方》273)

★ 78. **治有头疽、疖病、天疱疮**:苍耳子虫100条。用法:取上药,放入麻油40毫升内浸泡。用时取虫1~2条敷于疮顶,外用纱布覆盖,每天换药1次,脓多时每天换药2次。功能:抑菌消疮。附注:据贺菊乔报道,应用本方治疗有头疽16例,一般换药4~5次即愈。[浙江中医杂志,1987,(9):425]又据熊南珍报道,用本方治疗疖病亦有佳效。[江西中医药,1984,(4):33]另据姚自强报道,用本方治疗天疱疮亦有佳效。[中医药信息,1991,8(1):48](薛建国 李缨 主编·《实用单方大全》13)

★ 79. **治疖**:苍耳子虫1条,黑膏药1张。用法:直取。贴患处。功能:清热祛风,凉血解毒。注意事项:苍耳子虫即苍耳草节间生的虫,在立秋后取出。将苍耳虫置患处,用黑膏药贴盖,勿令虫掉;3日后如未全好,再贴1次。(阳春林 葛晓舒·《湖南省中医单方验方精选·外科》上册12)

★ 80. **治疖痈**:苍耳虫。用法:每年10~11月,采苍耳子草中的蛀虫,浸泡在芝麻油中(如无芝麻油可用菜籽油代替),封好备用。治疗时将患处用75%酒精消毒后,再将苍耳虫油涂敷于痈疖中心,外用鱼石脂敷料包扎,1~2天更换1次,痈疖破溃后,先将脓液轻轻挤净,再将苍耳虫1~2只塞入破口内,每日换药1次,直至痊愈。(唐大晅 张俐敏 主编·《传世金方·祖传秘方》144)

花椒(91方)

【药性】味辛,性温,小毒。归脾、胃、肾经。

【功能与主治】温中止痛,除湿止泻,杀虫止痒。主治脾胃虚寒之脘腹冷痛,蛔虫腹痛,呕吐泄泻,肺寒咳喘,龋齿牙痛,阴痒带下,湿疹皮肤瘙痒。

【用法用量】内服：煎汤，3～6克；或入丸、散。外用：适量，煎药水洗或含漱；或研末调敷。

【使用注意】阴虚火旺者禁服，孕妇慎服。

★ 1. **治臌胀**：用川椒100克，炙鳖甲15克，三棱15克，白术15克，阿魏15克，共研细末。加适量白酒炒烫，装入布袋。置于神阙穴，上覆热水袋以保持温度。（滕佳林 米杰 编·《外治中药的研究与应用》299）

★ 2. **治风水。面肿，小便涩：【椒目丸】** 椒目一两半（微炒去汗），汉防己一两半，硝石二两，杏仁二两（汤浸，去皮尖双仁，麸炒微黄，别研入）。用法：上为末，炼蜜为丸，如梧桐子大。每服十五丸，食前用煎桑枝汤送下。（彭怀仁 主编·《中医方剂大辞典》10册57引《圣惠》卷五十四）

★ 3. **治水蛊，遍身红肿：【椒目丸】** 椒目（微炒出汗）、牡蛎（煅）、葶苈（纸上炒）、甘遂（炒）各等分。用法：上为末，炼蜜为丸，如小豆大。每服十丸，米饮送下。取利，利后服白米粥养之。（彭怀仁 主编·《中医方剂大辞典》10册57引《圣济总录》卷八十）

★ 4. **治老人冷气心痛，呕吐，不下食，烦闷者**：蜀椒一两（去目及闭口者，焙干，杵为末，筛），白面五两，葱白三茎（切）。用法：上以椒末和面做之，水煮，下五味调和食之，常三五服。（彭怀仁 主编·《中医方剂大辞典》10册70引《养老奉亲书》）

★ 5. **治腹痛2方**

①花椒30克。研末，与面粉混合，以醋调敷患处，艾火灸之，其痛立止。（胡郁坤 陈志鹏 主编·《中医单方全书》58）

②张忠顺盛夏调官都城，苦热，食冰雪过多，又饮木瓜浆，积冷于中，遂感脾之疾，药不释口，殊无退证。累岁，适一道人曰："但取汉椒21粒，浸浆水盆内，一宿洒出，还以浆水吞之。"张如所戒，明日，椒才下腹，即脱然，更不复作。（黄国健等 主编·《中医单方应用大全》193引《历代无名医家验案》44）

★ 6. **治下焦久冷，虚损：【椒肾羹】** 汉椒30粒（去目及闭口者，酒浸一宿），白面三两，羊肾一对（去脂膜，细切）。用法：上取椒入面内拌令匀，热水中下，并羊肾煮熟，入五味调和，做羹。空腹食之。（彭怀仁 主编·《中医方剂大辞典》10册66引《圣惠》卷九十七）

★ 7. **治脾胃虚寒，腹痛，泄泻，呕吐：【椒面粥】** 蜀椒一两（焙，捣为末），白面四两。用法：上和椒拌匀即煮，空心食之，一日一次。（彭怀仁 主编·《中医方剂大辞典》10册67引《养老奉亲》）

★ 8. **治翻胃：【椒茶饼】** 川椒（去目，隔纸焙）三两，芽茶一两五钱，桑白皮末一两半，飞罗面一两五钱（炒）。用法：上为细末，炼蜜做饼，每重一钱许。细嚼，米饮下。功能：止呕吐。（彭怀仁 主编·《中医方剂大辞典》10册66引《古今医鉴》卷五）

★ 9. **治三叉神经痛**：用细辛10克，川椒10克，干姜6克，白酒15～30毫升。把上药全浸白酒中4小时。加水适量置锅内煎，煎沸时用一喇叭形纸筒，一端罩在药锅上，另一端对准患者鼻孔，使患者吸入药汽。每次10分钟，每日2次。（滕佳林 米杰 编著·《外治中药的研究与应用》299）

★ 10. **辟一切疫疠不正之气：【椒柏酒】** 椒三十七粒，东向侧柏叶七枝。用法：除夕浸酒一瓶。元旦饮之。功能：辟一切疫疠不正之气。（彭怀仁 主编·《中医方剂大辞典》10册66引《本草纲目》卷二十五）

★ 11. **治血吸虫病**：花椒炒研成粉装胶囊，每日5克，分3次服。治疗早、中期血吸虫病。（孟凡红 等编·《单味中药临床应用新进展》216）

★ 12. **治淋病**：用白豆蔻30克，砂仁30克，胡椒30克，川椒30克。将上药共研为细末，装入小布袋内，以好烧酒熬极滚热，冲入布袋内，即刻套上龟头熏之。每日1次。（滕佳林 米杰 编·《外治中药的研究与应用》298引《理瀹骈文》）

★ 13. **治噎病，胸间积冷，饮食不下，黄瘦无力：【川椒面拌粥】** 川椒（去目）100粒，白面100克。用法：上以醋淹椒令湿，漉出，于面中拌令匀，便于豉汁中煮，空腹和汁食之。（孙世发 主编·《中医小方大辞典》242引《圣惠》卷九十六）

★ 14. **治口眼歪斜:【桑槐艾椒汤】**嫩桑枝30克,槐枝60克,艾叶、花椒15克,加水煎汤。趁热频洗面部,先洗歪的一面,再洗另一面,洗后避风寒。(滕佳林 米杰 编·《外治中药的研究与应用》299)

★ 15. **治脾胃虫痛:【川椒乌梅汤】**川椒(去合口的)4.5克,乌梅2枚。用法:加生姜3片,水煎服。(孙世发主编·《中医小方大辞典》242引《不知医必要》卷二)

★ 16. **用于蛔积:**用花椒15克,贯众、苦楝皮各30克,加水熬成膏。外包患儿脐眼,即下蛔虫。(滕佳林 米杰 编·《外治中药的研究与应用》299)

★ 17. **治蛔虫性肠梗阻:**花椒9克,麻油120克。将麻油置锅中烧热,投入花椒,炸至微焦,去花椒,取油1次服完。如梗阻时间过长,中毒症状明显,并有肠坏死,或有阑尾蛔虫可能者,皆不宜服。(宋立人 总编·《中华本草》4册980)

★ 18. **治儿童蛔虫性肠梗阻:**症见腹部绞痛,大便不通,恶心呕吐等。或胆道蛔虫。花椒10克。先取香油30克放锅熬热,再投入花椒,炸至变黑,出味后再去花椒。待油温一次服下。据张慧中报道,应用本方治疗儿童蛔虫性肠梗阻83例,均于服药15~30分钟绞痛停止,继则大便通下,多数能排出蛔虫。但病情缓解,大便通畅后,仍需另予驱蛔。又据报道,应用本方治疗胆道蛔虫症9例,均获痊愈,无不良反应。(薛建国 李缨 主编·《实用单方大全》250)

★ 19. **治胆道蛔虫验案3例**

①1979年夏末傍晚,西王孝村一老妪携其女来诊,14岁,首言其父早逝,家境贫穷,在家治病已花去60余元,并无效验,恳请先生为之施治。听其言,怜其苦,察其状,乃蛔虫所扰。庸医不识,投止痛之品。殊不知,蛔虫不驱,其痛无终日。随慰之,可不住院,亦可不花钱,即可见效。老妪面露喜色,将信将疑。余入厨房取食醋250毫升,花椒10余粒,借火煮开,候温饮下。1小时后,其女胃脘痛止,面露笑容。1984年秋末,陈湾村张峰之子患此症,3日来腹痛经治未果,邀余一视,听其所述,实为胆道蛔虫,故未去,只告之此法,当夜即愈,未再复发。(杨鹏举 主编·《中医单药奇效真传》110引《偏方奇效闻见录》)

②花椒20粒。用法:取上药与100克食醋相合,加水50毫升、蔗糖少许,煎沸,滤去花椒。待温后1次口服,呕吐者可少量多次短时间内服完。小儿酌情减量。服药后症状未完全消失者4小时后再服1剂。功能:驱蛔止痛。主治:胆道蛔虫病。症见右上腹剧痛,或伴呕吐等。疗效:据张世棋报道,应用本方治疗106例,如胆道感染较重或呕吐不能进食者配合抗生素、输液支持疗法。以临床症状、体征消失后48小时无复发为临床治愈,症状明显减轻为好转。治愈及好转者95例,无效11例,总有效率为89,62%。(周学海 李永春 编·《实用中医单方》125)

③花椒60克,食油100克。用法:先将食油(以豆油、菜油为佳)置铁锅内烧热后,投放花椒,以文火煎炸,约3~5分钟。闻到较浓花椒味时,离火冷却,滤去花椒即成花椒油。验案:施某某,女,27岁。主诉剑突下阵发性绞痛,疼痛时辗转不安,呻吟不止,有钻顶样感,并呕吐胃内容物2次,内有蛔虫4条。诊断为"胆道蛔虫症"。曾使用解痉止痛剂,痛仍不解,经口服"花椒油"后8分钟疼痛消失。一天后服驱虫药驱出蛔虫近20条,一年后随访未复发。(刘有缘 编著·《一两味中药祛顽疾》182)

★ 20. **治蛲虫病2方**

①花椒30克,加水1000毫升,煮沸40~50分钟过滤。取滤液25~30毫升保留灌肠,每日1次,连用3~4次。治疗108例,临床症状均消失,粪检3次,虫卵皆为阴性。(宋立人 总编·《中华本草》4册981)

②花椒60克,百部150克,苦参200克,白矾10克,加水500毫升,煎煮20~30分钟,过滤去滓。成人每次40毫升,儿童酌减,临卧前保留灌肠。治疗蛲虫病50例,全部治愈。一般2~5次即愈。(滕佳林 米杰 编·《外治中药的研究与应用》302)

★ 21. **治肛裂:**500毫升水煮沸后加50克花椒煮20分钟,熏洗坐浴,每日早、晚各1次,每次30~50分钟。(孟凡红等 编·《单味中药临床应用新进展》216)

★ 22. **治疝气疼痛:**花椒一两,葱胡九个,栝楼一个,陈醋半斤。用法:用白布包药,砂锅醋熬,洗患处。(中医研究院革命委员会 编·《常见病验方研究参考资料》280)

★ 23. **治疝气**:艾叶、川椒、紫苏各10克,捣碎炒烫,装入布袋,熨于阴囊下。药袋冷则更换,每日2次;每次30分钟。(吴大真等 编·《灵验单方秘典》101)

★ 24. **治疝证2方**

①有人阴冷,渐渐入内,阴囊肿满,昼夜痛闷不已,用上好川椒为末,帛包裹囊,如不觉热,炒热更烘,内煎大蓟汤汁服妙。(黄国健等 主编·《中医单方应用大全》193引《续名医类案》476)

②【**椒目丸**】川椒目不拘多少(略焙)。用法:上为极细末,糊为丸,如梧桐子大。每服二钱,空心酒送下。初服时有微汗,久服诸疝皆消。(彭怀仁 主编·《中医方剂大辞典》10册57引《疡医大全》卷二十四)

★ 25. **治毒攻手足,疼痛顽麻**:用葱白500克,川椒60克,以水2000毫升,煎5~7沸。去滓,避风淋蘸。(滕佳林 米杰 编·《外治中药的研究与应用》299引《太平圣惠方》)

★ 26. **治诸疮**:【**驱风散**】红椒(开口者)7粒,连根葱头7个。用法:上药同煮水,净洗。用绢衣拭干。外搽。验案:疮疡。余甲子夏,自八桂归。途中为疮疡所苦,暂憩湘山寺,遇长老寂翁,授此方,数日而愈。(孙世发 主编·《中医小方大辞典》423引《朱氏集验方》卷十二)

★ 27. **治发背**:用白川椒末涂之,应验如响。(杜婕僡 主编·《传世单方大全》102引《永类钤方》)

★ 28. **治臁疮**:花椒二两,香油四两。用法:用香油将花椒炸焦,取花椒研末撒,或和油涂。(中医研究院革命委员会 编·《常见病验方研究参考资料》403)

★ 29. **治急性湿疹**:【**花椒油**】红点花椒三钱,芝麻油一斤。用法:将油放于铜锅内数开后离火,将花椒放入锅内,待油凉后,将花椒取出,贮瓶备用。涂敷患处。功能:解毒,润肤,清洁消毒疮面。(彭怀仁 主编·《中医方剂大辞典》5册150)

★ 30. **治发脱2方**

①花椒、侧柏叶各适量,白酒500毫升,浸泡5~7日,外擦患处。甚效。(友人传)

②川椒四两。浸酒。密室内日日涂之。(陆锦燧 辑·《鲟溪秘传简验方》173)

★ 31. **治斑秃**:花椒适量。研碎,以麻油调搽患处,每日3次。(胡郁坤 陈志鹏 主编·《中医单方全书》345)

★ 32. **治秃疮**:川椒120克。浸酒,日以搽。(宋立人 总编·《中华本草》4册980引《外科证治全书》)

★ 33. **治头上白秃**:花椒末,猪脂调敷。(杨仓良 主编·《毒药本草》696引《普济方》)

★ 34. **治手足皲裂**:花椒120克,水煮之,去滓。渍之半食顷,出令燥,须臾复浸,干涂羊、猪脑髓极妙。(滕佳林 米杰 编·《外治中药的研究与应用》298引《僧深集方》)

★ 35. **治冻疮**:蜀椒、盐各60克。上2味以清酒1000毫升,煎至400毫升。数数蘸之,其药可用5~6天。(滕佳林 米杰 编·《外治中药的研究与应用》298引《圣济总录》)

★ 36. **治冻疮未溃2方**

①酒精四两,樟脑一两,花椒四两。用法:先将花椒浸酒精内,三日后取出,再加入樟脑溶化,用棉球蘸搽患处。(中医研究院革命委员会 编·《常见病验方研究参考资料》293)

②花椒、硫黄各五钱。用法:共研末,油调,搽患处。(中医研究院革命委员会 编·《常见病验方研究参考资料》293)

★ 37. **治体癣**:用川椒(焙干)、硫黄各32克。共研细末,过120目筛,以生姜片蘸药粉搓擦患处,每次3~5分钟,每天早、晚各1次,治疗体癣72例,全部治愈。(杨仓良 主编·《毒药本草》696)

★ 38. **治顽癣**:花椒(去籽)25克,研为细末,与紫皮大蒜100克共捣成药泥,装入瓶内备用。用时先用温水浸泡、洗净、擦干患处,再以棉签敷上薄薄一层药泥涂患处,用棉球反复揉搓,使药物渗透入皮肤,每天1~2次,10天为1个疗程。据阮育民报道,采用上法治疗顽癣45例,其中头癣3例,手足癣18例,体癣11例,甲癣13例,经1~3个疗程全部治愈(皮损消失,半年内无复发)。(薛建国 李缨 主编·《实用单方大全》251)

★ 39. **治顽癣奇痒,皮肤干燥**:花椒1两,轻粉、木鳖子各2钱,斑蝥10只,五倍子、麻油各适量。用法:五倍子炒黑,前5味共研末,麻油调之。搽患处。功能:攻毒敛疮,消肿止痒。方解:花椒杀虫止痒;轻粉杀虫消积;木鳖子散血消肿;

斑蝥攻毒散结；五倍子收湿敛疮；麻油润肤生肌。诸药合用，共奏攻毒敛疮，消肿止痒之功。（阳春林 葛晓舒·《湖南省中医单方验方精选·外科》上册455）

★ 40. **治癣**：黑矾、煅石膏、花椒各等分。用法：共为细末，用香油调搽患处。（中医研究院革命委员会 编·《常见病验方研究参考资料》411）

★ 41. **治银屑病**：枯矾、川椒各120克，朴硝500克，野菊花250克。上药加水10公斤，煮沸过滤。趁热洗浴，每日1次。（滕佳林 米杰 编·《外治中药的研究与应用》297）

★ 42. **治神经性皮炎**2方

①花椒10克，白酒50克。用法：花椒浸泡于白酒中1周。每日多次，用消毒棉签蘸酒液，外搽患处。功能：活血化瘀，解毒止痒。（阳春林 葛晓舒·《湖南省中医单方验方精选·外科》上册804）

②食醋500克，花椒30克，生鸡蛋2枚（去壳）。浸泡1周，搅匀，蘸涂患处，每日3次。（孟凡红等 编·《单味中药临床应用新进展》216）

★ 43. **治白屑风**：用大麻子90克，川椒30克，皂荚30克，熟研。纳米泔水中浸1夜，去滓。用木片搅百遍，温热后用以洗头。（滕佳林 米杰 编·《外治中药的研究与应用》298 引《千金药方》）

★ 44. **治手足癣**：椒15克。加盐1.5克共研末，以醋调搽患处。适用于鹅掌风见掌痛者。（胡郁坤 陈志鹏 主编·《中医单方全书》330）

★ 45. **用于鹅掌风**：用土槿皮60克，花椒、白矾各12克，大蒜3只，生姜1块，米醋300毫升，高粱酒各90克，上药浸入醋、酒内2天。涂擦患处。（滕佳林 米杰 编·《外治中药的研究与应用》298）

★ 46. **治寒湿脚气**：用川椒600～800克，疏布囊盛之。日以踏脚。（滕佳林 米杰 编·《外治中药的研究与应用》299 引《本草纲目》）

★ 47. **治脚气肿挛**：蜀椒2000克。用法：水煎取汁，瓮盛，下着火暖之，悬板为桥，以脚踏板柱脚坐，四周以棉絮密塞，勿令泄气。功效：消赤肿。（孙世发 主编·《中医小方大辞典》181 引《脚气治法总要》卷下）

★ 48. **治脚癣**：花椒15粒炒焦辗粉，生大蒜头5～6瓣，捣糊，敷在患处，隔1天换药。（孟凡红等 编·《单味中药临床应用新进展》216）

★ 49. **治皮肤花粉过敏**：花椒25粒。用法：用100毫升开水焖泡4～6小时，装入干净瓶中备用。每日多次，外涂患处。功能：活血祛风，杀虫止痒。注意事项：皮肤上有花粉过敏瘙痒时，以花椒水擦拭可止痒。（阳春林 葛晓舒·《湖南省中医单方验方精选·外科》上册727）

★ 50. **治漆疮（漆性皮炎）**2方

①花椒40克，共研细末，加水200毫升，充分浸泡后，煮沸取滤液，待药液稍凉后，用毛巾蘸药液浸洗患处，每天早、晚各1次，每次30分钟。用药过程中忌用肥皂，热水洗涤沐浴，忌食油腻、辛辣刺激及鱼腥等食物。据林有王报道，采用上法治疗9例，分别在2～5天内痊愈。（薛建国 李缨 主编·《实用单方大全》252）

②川椒适量。用法：研末，水调。每日多次，外涂患处。功能：活血止痒，除湿敛疮。（阳春林 葛晓舒·《湖南省中医单方验方精选·外科》上册716）

★ 51. **治坐板疮**：花椒子、白矾各适量。用法：花椒研末，与白矾融入开水中。冲洗患处。功能：止痛散瘀，活血收敛。（阳春林 葛晓舒·《湖南省中医单方验方精选·外科》上册364）

★ 52. **治鸡眼**：花椒3～5粒，大蒜头1个，葱白10厘米，与花椒共捣烂如泥。视鸡眼大小，取适量药泥敷于鸡眼上，用卫生纸搓一细条围绕药泥，以便药泥集中于病变部位，胶布包好，密封，24小时后去胶布及药泥。3日后鸡眼开始发黑，逐渐脱落，最多半个月即完全脱落。据杨向东报道，应用本方治疗158例（192个鸡眼），全部治愈，且无副作用及后遗症。（滕佳林 米杰 编·《外治中药的研究与应用》301）

★ 53. **用于表面麻醉：【表面麻醉剂三号】**用花椒30克，蟾酥0.0167克。选择大而成熟的花椒压碎，置于75%的乙醇100毫升中浸泡36小时。取上清液加已研碎的蟾酥，再浸24小时，取棕红色上清液密封备用。用棉球蘸药液涂于手术部位（或塞入鼻腔手术处）。5分钟后，当刺激无痛觉时即可手术。（滕佳林 米杰 编·《外治中药的研究与应用》300）

★ 54. **治顽固性创面**：鲜花椒叶20～50克加水500毫升，煎煮15～20分钟，降至50℃，擦洗创面，干洁后纱布包盖，日3～4次。（孟凡红

等编·《单味中药临床应用新进展》216)

★ 55. **治糖尿病并皮肤感染**:1000 毫升水煮沸后加 50 克花椒煮 10 分钟,蒸汽熏患处,待水温 40℃,蘸取冲洗患处 15 分钟,纱布覆盖,每天 1 次。(孟凡红 等编·《单味中药临床应用新进展》216)

★ 56. **治荨麻疹**:干花椒皮 100 克入沸水 500 毫升浸泡 24 小时,取汁,涂于患处。(孟凡红 等编·《单味中药临床应用新进展》216)

★ 57. **治花翳白陷**:用白矾 9 克,川椒 3 克,艾叶 6 克,青盐 3 克。将诸药放砂锅内,兑水 500 毫升,煎水 200 毫升。过滤,去尽沉淀备用。用消毒棉花蘸药水洗眼,每日可反复温之,熏洗数次。(滕佳林 米杰 编·《外治中药的研究与应用》298)

★ 58. **治迎风流泪**:花椒 9 克。研末,炒黄牛肉食。(胡郁坤 陈志鹏主编·《中医单方全书》392)

★ 59. **治耳聋**:【**椒目丸**】椒目四十九粒,巴豆二粒(和皮用)。用法:上为细末,饭为丸,如枣核大。绵裹,夜后塞在聋耳内。(彭怀仁 主编·《中医方剂大辞典》10 册 57 引《圣济总录》)

★ 60. **治耳鸣耳聋**:将巴豆、川椒、菖蒲各等分,加全蝎、松香各少许,共研细末。用黄蜡为条,放耳内抽之,两耳交替。每日 1 次,每次抽 10 下。(滕佳林 米杰 编·《外治中药的研究与应用》298)

★ 61. **治虫入耳**:花椒适量。研末,醋调,滴耳;或吹药末入耳(均不宜过多)。(胡郁坤 陈志鹏 主编·《中医单方全书》412)

★ 62. **治风火牙疼**:【**椒石散**】川椒、生石膏各一钱,荜茇二钱,青盐八分。用法:共研细。点疼处。(彭怀仁 主编·《中医方剂大辞典》10 册 57 引《鸡鸣录》)

★ 63. **治牙疳**:【**椒硼散**】川椒(去白,炒出汗)一钱半,铜青、硼砂各一钱。用法:上研末。搽患处。(彭怀仁 主编·《中医方剂大辞典》10 册 69 引《仙拈集》卷二)

★ 64. **治牙痛 2 方**

①花椒 9 克,荜茇 6 克,樟脑 6 克。水 200 毫升浓煎,蘸取涂患处,或置患处上下牙齿间,15 ~ 30 分钟。(孟凡红等 编·《单味中药临床应用新进展》216)

②昔率为乐靖主簿者,蛀牙疼不可忍,号呼之声彻于四邻,用药不效,有丐者献一方,用之即安。以汉椒为末,及巴豆一粒同研成膏,饭为丸如绿豆大,以绵裹安在蛀牙孔处,立效。(黄国健等 主编·《中医单方应用大全》193)

★ 65. **治牙齿痛不可忍**:【**乳香散**】乳香(研)1.5 克,蜀椒(轻炒取红,研为细末)3 克。用法:上药研为散。每用少许,揩贴痛处。良久,温荆芥汤漱口,立效。(孙世发 主编·《中医小方大辞典》引《圣济总录》卷一 一九)

★ 66. **治木舌**:花椒适量。以生面粉包成丸,醋汤送服,每次 10 粒。(胡郁坤 陈志鹏 主编·《中医单方全书》452)

★ 67. **治回乳**:花椒 6 ~ 15 克,水 400 ~ 500 毫升,浸泡煎成 250 毫升,加红糖 30 ~ 60 克,于断奶当天热服,每日 1 次。(孟凡红等 编·《单味中药临床应用新进展》216)

★ 68. **治妇人冷不受胎**:用川椒 21 粒,盐适量,研细末。先以净干盐填脐中,灸 7 壮,后去盐,换川椒 21 粒,上以姜片盖定再灸 14 壮。灸毕即用膏贴之,艾炷须如纸大,长 5 厘米左右。(滕佳林 米杰 编·《外治中药的研究与应用》299 引《类经图翼》)

★ 69. **治有孕房事不节,阳精留蓄,因而阴门作痒**:【**川椒白芷散**】川椒 30 克,白芷 45 克。用法:水煎,服头煎;以二煎日洗患处数次。(孙世发 主编·《中医小方大辞典》242 引《女科秘要》卷二)

★ 70. **治滴虫性阴道炎**:花椒 50 克,苦参 30 克,蛇床子 15 克,黄柏 10 克。用法:煎水,用纱布过滤药渣,坐浴,每日 1 次,连用 7 天为 1 个疗程。备注:本方具有清热解毒、利湿止痒的功能,主治阴道滴虫。临床治疗 50 例,总有效率为 75%。(吴静 陈宇飞 主编·《传世金方·民间秘方》266)

★ 71. **治阴痒 2 方**

①开口川椒 30 粒,蛇床子 15 克,瓦花 9 克。用法:煎汤熏洗,1 日 3 次。(吴静 陈宇飞 主编·《传世金方·民间秘方》268)

②花椒、蒲公英、艾叶各 15 克,加水 1500 毫升左右煮沸,用文火继煎 2 ~ 3 分钟,将药水滤出存放盆中,待水温适宜后浸洗患处 10 ~ 25 分钟(水温 60℃),每日 2 ~ 3 次,1 剂可供煎煮 2 次。

马爱华用上方治疗湿热型阴痒106例，治愈104例(98.1%)，无效2例。(王辉武 主编·《中药临床新用》307)

★ 72. **治妇人阴痒不可忍：【椒茱汤】**花椒、吴茱萸、蛇床子各30克，藜芦15克，陈茶一撮，炒盐60克。水煎熏洗。(滕佳林 米杰 编·《外治中药的研究与应用》298引《医级》)

★ 73. **治妇人阴户肿痒：**蛇床子、花椒、白矾各等分。用法：水煎熏洗患部。(沈洪瑞 主编·《重订十万金方》588)

★ 74. **治阴道生疮：**大麻子五钱，花椒三钱。用法：炒焦研末加上冰片少许。涂患处。(中医研究院革命委员会 编·《常见病验方研究参考资料》368)

★ 75. **治妇人阴门生疮作痒作痛者：**以此方煎水洗之立效。蛇床子一两，花椒三钱，白矾三钱。水十碗煎五碗，趁热熏洗之。一二次即止痛，三次全愈。分作五日洗之，每日止消一次，神效之极。幸珍之。(清·柏鹤亭 等编·《神仙济世良方》68)

★ 76. **治急性乳腺炎：**乳香15克，白矾、花椒各6克，葱白数根。水煎外洗。每日数次。(滕佳林 米杰 编·《外治中药的研究与应用》298)

★ 77. **治小儿耳疮：**豆豉三两(炒黑焦)，生椒三两(去目)。用法：上为末。以津调，看多少敷之。(彭怀仁 主编·《中医方剂大辞典》10册69引《普济方》卷三六四)

★ 78. **治小儿口疮：**用蜘蛛香1个，花椒7粒，糯米7粒，以青布缝袋，内装药物。佩于小儿胸前。(滕佳林 米杰 编·《外治中药的研究与应用》298)

★ 79. **治婴儿湿疹：**花椒、黄柏各三钱，枯矾二钱。用法：共研细末，香油调搽。(中医研究院革命委员会 编·《常见病验方研究参考资料》420)

★ 80. **治毒蛇钻入体内：**花椒10粒。用法：即刻将蛇尾用刀切开，将花椒研碎放入蛇尾内，用胶布封固。顿时毒蛇发酥，自动竭力向后退出。说明：1990年夏末，某5岁女孩，毒蛇钻入肛门。来所求治，试以此法，毒蛇顺利取出。1992年，当农民家畜猪羊3次毒蛇钻入阴道、肛门，采用本方均获效。(贯海生等编·《小处方治大病·走入家庭的偏方》)

杜仲(56方)

【药性】味甘、微辛，性温。归肝、肾经。

【功能与主治】补肝肾，强筋骨，安胎。主治腰膝酸软，阳痿，尿频，小便余沥，风湿痹痛，胎动不安，习惯性流产。

【用法用量】内服：煎汤，6～15克；或浸酒；或入丸、散。

【使用注意】阴虚火旺者慎服。

★ 1. **治高血压6方**

①杜仲50克，水煎服。禁忌：阴虚火旺者不宜使用。(南京中医药大学 编·《方药传真》691)

②生杜仲、生地黄各15克，水煎服。每日1剂，分2次服。(吴大真等·《灵验单方秘典》59)

③杜仲35克，玄参25克，水煎服。每日1剂，分2～3次温服，常服效佳。(吴大真等·《灵验单方秘典》60)

④杜仲、秦皮各30克，水煎，临睡前服。(吴静 陈宇飞 主编·《传世金方·民间秘方》30)

⑤夏枯草、杜仲、黄芩各9克。水煎服，每日1剂，分2次服；或杜仲12克，水煎服，每日1剂，分2次服。(吴大真等·《灵验单方秘典》60)

⑥川杜仲、桑寄生各12克，玄参15克。水煎服，每日1剂，分2～3次服。主治：高血压阴阳两虚证。(吴大真等·《灵验单方秘典》62)

★ 2. **治高血压头痛：**杜仲30克，夏枯草25克，菊花10克。水煎服。(金福男 编著·《古今奇方》3)

★ 3. **治眩晕：**生杜仲、马兜铃各四两，西瓜皮一钱半。用法：共为细末，水泛为小丸，每服二钱，一日二次。(中医研究院革命委员会 编·《常见病验方研究参考资料》207)

★ 4. **治水肿：**炒杜仲9～15克。用法：与猪肾(猪腰)1个同煎至熟，喝汤吃猪肾。(李川 主编·《民间祖传秘方》54)

★ 5. **治病后体虚多汗：**杜仲、牡蛎各等分。用法：每服五匕，暮卧水调下，不止更作。(彭怀

仁 主编·《中医方剂大辞典》5 册 86 引《肘后方》卷二)

★ 6. **治痿证:**杜仲 60 克。切碎,酒、水各半煎服。适用于软瘫。(胡郁坤 陈志鹏 主编·《中医单方全书》387)

★ 7. **治痿证验案:**庞元英(谈薮):一少年得脚软病,且痛甚。医作脚气治不效。路铃医孙琳诊之,用杜仲一味,寸断片折,每以一两,用半酒半水一大盏煎服,三日能行,又三日痊愈。(杨鹏举 主编·《中医单药奇效真传》188 引《本草纲目》)

★ 8. **治遗精:**杜仲(末)6 克。装入猪肾内,以湿纸包煨热服,每日 1 剂。适用于遗精肾虚者。(胡郁坤 陈志鹏 主编·《中医单方全书》358)

★ 9. **治阳痿:**杜仲 10 克,羊肾 2 枚,调料适量。用法:羊肾去脂膜,洗净切碎,与杜仲同入砂锅,加入适量水,炖至熟透后,去渣,经调味即成。空腹服用。(李川 主编·《民间祖传秘方》166)

★ 10. **治肾损骨痿,不能起床:**川萆薢、杜仲(炒)各适量。用法:上药酒煮猪腰子为丸,如梧桐子大。每次 50 ~70 丸,空腹盐汤送下。(孙世发主编·《中医小方大辞典》447 引《赤水玄珠》卷四)

★ 11. **治原发性坐骨神经痛:**杜仲 30 克。用法:取上药,以及猪腰一对,将腰子剖开,除去白色的肾盂肾盏,加冷水 800 毫升煎沸后再煮半小时,以猪腰煮熟为度。除去杜仲,趁温服食猪腰及药汁,每天 1 剂。功能:补肝肾,强筋骨。附注:据陆文生报道,应用本方治疗 6 例,一般连服 7 ~10 剂即可取得显著效果。(薛建国 李缨 主编·《实用单方大全》577)

★ 12. **治肾气亏损,腰肌劳损,腰痛:【杜仲威灵仙散】**杜仲 20 克,威灵仙 15 克。用法:分别研粉后混合拌匀,再取猪肾 1 ~2 个,破开,洗去血污,再放入药粉,摊匀后合紧,共放入碗内,加水少许,用锅置火上久蒸。吃其猪肾,饮其汤,每日 1剂。功效:补肾强骨,除湿止痛。宜忌:孕妇忌用。(孙世发 主编·《中医小方大辞典》916 引《千家妙方》引唐德裕方)

★ 13. **腰脊时痛、头晕脚软、脉弱无力或腰部酸疼:**狗脊、杜仲各八钱,白术三钱。用法:水煎服。(中医研究院革命委员会 编·《常见病验方研究参考资料》222)

★ 14. **治风湿腰痛久不愈:**五加皮、炒杜仲各等量,共研成细末,用酒做成丸,如梧桐子大小。每次 30 丸,用温酒送服。(吴大真等·《灵验单方秘典》121)

★ 15. **治肾虚腰痛 3 方**

①杜仲 250 克,杜仲叶 1250 克。用法:制成冲剂。开水冲服,每次 5 克,每日 2 次。功效:补肝肾,强筋骨,安胎,降血压。主治:用于肾虚腰痛,腰膝无力,胎动不安,先兆流产,高血压病。(孙世发 主编·《中医小方大辞典》379)

②饶之城中,有宗子善平,病肾虚腰痛。沙随先生以其尊人所传朱谊叔方,用杜仲,酒浸透,炙干捣罗为末,无灰酒调下。赵如方制之,三服而愈。(陶御风等 编·《历代笔记医事别录》261)

③杜仲 20 克(炒断丝),补骨脂 12 克,公猪腰子 1 对,共煎煮,取汤与猪腰子同食。治肾虚腰痛,轻者 2 剂,重者 4 ~5 剂。(陈金广 主编·《现代中医临证全书》207)

★ 16. **治肾虚腰痛脚软 3 方**

①川杜仲(盐水炒去丝)一两。用法:水、酒各半煎服。(彭怀仁 主编·《中医方剂大辞典》5 册 84 引《不知医必要》卷二)

②杜仲 30 克,枸杞子 15 克。水、酒各半煎服。(胡郁坤 陈志鹏 主编·《中医单方全书》375)

③杜仲 30 克,公猪肾(猪腰子)1 对以文火共熬 3 小时服。(胡郁坤 陈志鹏 主编·《中医单方全书》375)

★ 17. **治肾虚腰痛如折,起坐艰难,俯仰不利,转侧不能:【青娥丸】**杜仲(姜汁炒)十六两,胡桃肉二十个,补骨脂(酒浸炒)八两,大蒜(熬膏)四两。为细末,蒜膏为丸。每服三十丸,空腹温酒送下,妇人淡醋汤送下。(宋立人 总编·《中华本草》2 册 461 引《局方》)

★ 18. **治卒腰痛:【杜仲酒】**杜仲半斤,丹参半斤,川芎五两。上三味切,以酒一斗渍五宿。随性少少饮之即瘥。(宋立人 总编·《中华本草》2 册 461 引《外台》)

★ 19. **治风冷伤肾,腰痛不能屈伸:【杜仲酒】**杜仲一斤(切,姜汁制,炒去丝断)。上用无灰酒三升,浸十日。每服二三合,日四五服。(宋

立人 总编·《中华本草》2册461引《三因方》)

★ 20. **治臂痛,腰痛:【补髓丹】**杜仲(去粗皮,炒黑色)十两,补骨脂十两(用芝麻五两同炒,候芝麻黑色,无声为度,筛去芝麻),鹿茸二两(燎去毛,酒炙),没药一两(别研)。上细末,用胡桃肉三十个,汤浸去皮,杵为膏,入面少许,酒煮糊为丸桐子大。每服一百粒,米饮下,温酒、盐汤亦得,食前,日二服。(宋立人 总编·《中华本草》2册461引《百一选方》)

★ 21. **治强直性脊柱炎:**杜仲10克。研末,将猪肾切片,以椒盐腌去腥水,放入杜仲末,再用荷叶1张包裹,煨熟,酒送服。本方可补益肝肾、强壮筋骨,适用于强直性脊柱炎肝肾亏虚、腰背酸痛、活动不利、神疲乏力、头晕者。(胡郁坤 陈志鹏 主编·《中医单方全书》383)

★ 22. **治腰部扭挫伤:**杜仲适量,与等量补骨脂,酒煎服,每日2次。(胡郁坤 陈志鹏 主编·《中医单方全书》370)

★ 23. **治闪挫腰痛:**杜仲、石榴皮各15克,三七6克,白酒500毫升。用法:将上药入白酒中浸泡半月后即可取服。每日早、晚各服15毫升。功效:温经补肾,活血散瘀。(程爵棠 程功文 编·《单方验方治百病》446)

★ 24. **治腰腿痛:**续断、牛膝、杜仲各适量,水煎服,每日2~3次,每次250毫升。孕妇用此方去牛膝,改用桑寄生。(吴大真等·《灵验单方秘典》118)

★ 25. **治腰痛10方**

①续断、杜仲各25克,水煎,酌加黄酒在临睡前服。(吴大真等·《灵验单方秘典》118)

②杜仲30克,猪大肠1节。用姜汁炒干研成细末。糯米1碗半,与杜肿末和匀,放入猪大肠内扎住,外取猪心、猪肺、猪肚共煮,煮熟烂切碎,用酒为引,吃肉喝汤,连服3次。(吴大真等·《灵验单方秘典》116)

③杜仲20克,威灵仙15克。分别研粉后,混合均匀。再取猪腰子1~2个,破开,洗去血液,放入药粉,摊匀合紧,放入碗内,加水少许,蒸熟。吃腰子喝汤,每日1剂。(吴大真等·《灵验单方秘典》116)

④杜仲(制)9克,木香、肉桂各3克。共研细末,每次6克,空腹,用温酒调服,会立即见效。(吴大真等·《灵验单方秘典》116)

⑤**【思仙散】**杜仲(炒去丝)三钱,川木香一钱,八角茴香三钱。水一钟,酒半钟;煎服,渣再煎。(江苏新医学院 编·《中药大辞典》上册1033引《活人心统》)

⑥补骨脂(炒)、杜仲(炒断丝)、胡桃肉各240克。将前2味研成细末,把胡桃肉捣烂,和匀,用山药糊做成丸,如梧桐子大。每次70~80丸,用淡盐水送下。(吴大真等·《灵验单方秘典》116)

⑦杜仲、海风藤各30克,木瓜15克。共研细末,每次9~15克,用温黄酒送服。(吴大真等·《灵验单方秘典》118)

⑧**【立安散】**杜仲(去粗皮,锉,炒令丝断)、橘核(取仁,炒)各等份。用法:上药研为末。每次6克,入食盐少许,食前温酒调服。(孙世发 主编·《中医小方大辞典》330引《医方大成》卷九)

⑨金毛狗脊、杜仲各三钱。用法:水煎服,亦可酌加黄酒服。(中医研究院革命委员会 编·《常见病验方研究参考资料》222)

⑩杜仲一斤,五味子半升。二物切,分十四剂,每夜取一剂,以水一升,浸至五更,煎三分减一,滤取汁,以羊肾三四枚,切下之,再煮三五沸,如做羹法,空服顿服。用盐、醋和之亦得。(江苏新医学院 编·《中药大辞典》上册1033引《箧中方》)

★ 26. **治前列腺肥大:**杜仲500克,黑豆3000克。用法:将上药加水10升,用小火煮沸慢炖,煮至水液熬尽,去除杜仲,取出黑豆,晒干研面,瓶装备用。每次30克,每日3次,温开水冲服。功效主治:补肾强腰,通调小便。主治前列腺肥大,症见排尿滴沥、排出无力、小腹胀满、腰酸腰痛、夜尿频数、血压增高者。禁忌:阴虚火旺或火热炽盛者(如五心烦热、牙龈肿痛、大便干结、小便黄赤、口渴口苦等)忌服。(刘道清 主编·《中国民间神效秘方》403)

★ 27. **治坐骨神经性腰腿痛:**川杜仲10~12克,川续断10~12克,鸡蛋2枚。用法:以上3味加水同煮,蛋熟去壳再煮,喝汤食蛋。(吴静 主编·《祛百病醋蛋秘方》115)

★ 28. **治睾丸炎(子痈):**杜仲15克。与橘核15克、猪肾1副以水、酒各半共炖服。适用于睾丸炎虚寒者。(胡郁坤 陈志鹏 主编·《中医

单方全书》352)

★ 29. **治脚气缓弱肿疼:【杜仲汤】**杜仲(去粗皮,微炙,为细末)三两,生地黄汁三合。用法:上药先将杜仲末以水二盏,煎至一盏,去滓,入地黄汁三合,酒二合,再煎三五沸,温服,空腹早、晚各一服。(彭怀仁 主编·《中医方剂大辞典》五册83引《圣济总录》卷八十一)

★ 30. **治脚软:**杜仲一两,水、酒各半煎服。(清·丁尧臣 编·《奇效简便良方》46)

★ 31. **治烧伤:**杜仲皮。用法:炒断丝,研细末,猪油调涂患处。(中医研究院革命委员会 编·《常见病验方研究参考资料》301)

★ 32. **治青光眼:**杜仲10克(纱布包)。与甲鱼1只(约250克,活杀去内脏)共入碗,以料酒、精盐调味,隔水蒸熟,去杜仲服。适用于开角型青光眼伴耳鸣、腰酸、舌红少苔者。(胡郁坤 陈志鹏主编·《中医单方全书》404)

★ 33. **治妇人胞胎不安:【杜仲丸】**杜仲不计多少,去粗皮细锉,瓦上焙干,捣罗为末,煮枣肉糊丸,如弹子大,每服一丸,嚼烂,糯米汤下。(江苏新医学院 编·《中药大辞典》上册1033引《圣济总录》)

★ 34. **治妊娠三两月,胎动不安:【杜仲丸】**杜仲(去皮,锉,姜汁浸炒去丝)、川续断(酒浸)各一两。上为细末,枣肉煮烂,杵和为丸如梧桐子大。每服七十丸,空心米饮下,日三服。(宋立人 总编·《中华本草》2册461引《普济方》)

★ 35. **治习惯性流产2方**

①杜仲八钱,菟丝子、黑豆各五钱。用法:水煎,加黄砂糖冲服,连服十剂。(中医研究院革命委员会 编·《常见病验方研究参考资料》352)

②杜仲15克。水煎取汁加山茱萸(10克)、大米(100克)煮为稀粥,熟时调白糖服食,每日1剂。(胡郁坤 陈志鹏 主编·《中医单方全书》266)

★ 36. **治小儿麻痹后遗症:**用杜仲1.5两,猪脚1只。加水适量,文火熬4小时,取药汁每日2次分服。次日将药渣另加猪脚1只再行煎服。隔日1剂,共服10剂。治疗1例病史2年的患儿,用过中、西医及新医疗法均无效,经用上方,同时进行肌肉按摩及功能训练,1周后,肌力开始有进步,可独立行走30米;2周后能独立行走200米,步态较稳、肌力显著进步;第3周已能独立行走600米,步态稳健有力。(江苏新医学院 编·《中药大辞典》上册1033)

★ 37. **治五迟五软:**杜仲(布包)10克。与猪肾1个(剖开取去筋膜)、枸杞子(布包)10克加水共煮服。(胡郁坤 陈志鹏 主编·《中医单方全书》323)

板蓝根(53方)

【药性】味苦,性寒。归心、肝、胃经。

【功能与主治】清热,解毒,凉血,利咽。主治温毒发斑,高热头痛,大头瘟疫,烂喉丹痧,丹毒,痄腮,喉痹,疮肿,水痘,麻疹,肝炎,流行性感冒。

【用法用量】内服:煎汤,15~30克,大剂量可用60~120克;或入丸、散。外用:适量,煎汤熏洗。

【使用注意】脾胃虚寒、无实火热毒者慎服。

★ 1. **流行性感冒初起,高烧头痛,口干咽痛:**板蓝根30克,羌活15克。煎汤,每日2次分服,连服2~3天。(宋立人 总编·《中华本草》3册711)

★ 2. **预防流感、猩红热、流脑、乙脑:**板蓝根、贯众各9克。水煎服,连服3天。(宋立人 总编·《中华本草》3册711)

★ 3. **预防风温:**板蓝根15克。用法:水煎。每日1剂,分2~3次服。功能:清热解毒,养阴润燥。注意事项:或连服3~5剂后,停药3~5日,再重复使用。板蓝根最大剂量可用到20克。(易法银 喻斌 主编·《湖南省中医单方验方精选·外科》下册2325)

★ 4. **治感冒3方**

①板蓝根六钱。用法:水煎,连服三天为一个疗程。(中医研究院革命委员会 编·《常见病验方研究参考资料》10)

②大青叶、板蓝根、紫草各50克。用法:将上药用温水浸泡半小时后,用文火煎,煮沸后3~5分钟即可,忌煎时间过长,每日1剂,分2次服。小儿以少量昼夜服。验证:用本方治疗流行性感

冒患者156例，均获痊愈。一般服药2剂而愈，少数服3～4剂痊愈。愈后观察，未发现反复和不良反应。（良石 主编·《名医珍藏·秘方大全》32）

③板蓝根15克，甘草5克。共水煎服，每日1次。适用于风热感冒。（胡郁坤 陈志鹏 主编·《中医单方全书》2）

★ 5. **治肝炎2方**

①板蓝根一两。水煎服。（江苏新医学院 编·《中药大辞典》上册1252）

②板蓝根、茵陈各15克，赤芍9克，甘草3克。水煎服。转氨酶高者加夏枯草6克。（宋立人 总编·《中华本草》3册711）

★ 6. **治疗传染性肝炎**：用板蓝根1两，每日1剂煎服；或用板蓝根6斤，蒲公英3斤，糖适量，制成煎剂1000毫升，日服2次，每次50毫升，15～20天为1疗程。单味煎剂治疗8例均获效果，症状消失平均时间为6天，肝功能恢复为15.7天，肝脏缩小为13天。疗效优于茵陈蒿汤对照组。复方煎剂治疗50例，经1个疗程后有50%病例肝功能恢复正常，第1～2疗程累计肝功能恢复正常者达92%。（江苏新医学院 编·《中药大辞典》上册1252）

★ 7. **治肝硬化**：板蓝根一两，茵陈四钱，郁金二钱，薏苡米三钱。水煎服。（江苏新医学院 编·《中药大辞典》上册1252）

★ 8. **治流行性乙型脑炎**：板蓝根适量。用法：取上药60～120克（5岁以内每天60克，6～14岁每天90克，成人每天120克），按每30克加水500毫升煎至100毫升的比例煎取。分2次服用，每天1剂。治疗过程中需配合西医降温、镇痉、抗呼吸衰竭等对症处理。据广西北海市人民医院传染科报道，应用本方治疗106例，治愈率为95.3%。（薛建国 李缨 主编·《实用单方大全》95）

★ 9. **治流行性脑膜炎**：板蓝根或大青叶一两。煎汤代茶饮。（中医研究院革命委员会 编·《常见病验方研究参考资料》43）

★ 10. **治流行性脑脊髓膜炎**：板蓝根125克。水煎服。2小时1次。（宋立人 总编·《中华本草》3册711）

★ 11. **治泌尿系结石**：板蓝根80克（小儿酌减）。用法：水煎顿服，1日1次。疗效：共治疗泌尿系结石35例，其中男性29例，女性6例；年龄最大者60岁，最小者7岁。排出结石45块，其中肾结石27块，输尿管结石5块，膀胱结石13块。结石最大者2.1厘米×1.0厘米。最小者0.3厘米×0.2厘米。痊愈病例中排石30块，其中肾结石19块（左肾12块，右肾7块），输尿管结石2块，膀胱结石9块；服药最少3剂，最多15剂，平均8剂。（刘有缘 编著·《一两味中药祛顽疾》115）

★ 12. **治猩红热**：板蓝根9克，马勃6克，金银花9克。共研细末。1日3次，白开水送服，须连服四五日。1～2岁，每次0.3～0.9克；3～4岁，每次0.9～1.5克；年长儿童酌加量。（宋立人 总编·《中华本草》3册711）

★ 13. **防治流行性腮腺炎**：用板蓝根2～4两，小儿减半，每日1剂煎服。同时可将板蓝根配成30%的溶液涂患处。据387例的观察结果，除5例好转、5例无效外，其余均治愈。对伴有并发症者效果较差。预防服药11295人次，似有控制流行的作用。（江苏新医学院 编·《中药大辞典》上册1252）

★ 14. **治流行性腮腺炎4方**

①板蓝根一两，夏枯草四钱。开水煎服。（中医研究院革命委员会 编·《常见病验方研究参考资料》39）

②元参15克，板蓝根12克，夏枯草6克。用法：水煎服，每日1剂。（唐大晅 张俐敏 主编·《传世金方·祖传秘方》294）

③板蓝根30克，蒲公英10克，鲜仙人掌30克。先将板蓝根、蒲公英水煎好后，再把仙人掌去皮刺捣碎，用干净纱布包裹，挤出鲜汁5～10毫升，兑入煎剂内混合均匀内服，每日一剂。金国华用上方治疗流行性腮腺炎49例，结果全部治愈，轻者1天热退，2天消肿。（王辉武 主编·《中药临床新用》375）

④板蓝根、夏枯草各1两，薄荷3钱。用法：水煎。每日1剂，分2次服。功能：清热解毒，消肿散结。方解：板蓝根清热解毒凉血；夏枯草清热泻火，散结消肿；薄荷疏散风热。诸药合用，共奏清热解毒，消肿散结之功。（阳春林 葛晓舒·《湖南省中医单方验方精选·外科》上册242）

★ 15. **治丹毒3方**

①板蓝根。用法：捣如泥，外敷患部。（中医

研究院革命委员会编·《常见病验方研究参考资料》401)

②板蓝根2两,马齿苋1两。用法:捣烂,敷患处。功能:清热凉血,消肿止痛。(阳春林 葛晓舒·《湖南省中医单方验方精选·外科》上册252)

③板蓝根18克,金银花、甘草各9克。水煎服。(宋立人 总编·《中华本草》3册711)

★ 16. **治痈疖**:板蓝根、银花各二两,甘草五钱。用法:水煎服,一日四次。(中医研究院革命委员会 编·《常见病验方研究参考资料》254)

★ 17. **治痈疽**:板蓝根30克,野菊花30克,元参30克。水煎服,每日2~3次。(金福男 编·《古今奇方》89)

★ 18. **治玫瑰糠疹**:50%的板蓝根注射液,每日肌内注射4毫升,7天为1个疗程。据报道,用上方治疗玫瑰糠疹30例,均获痊愈(皮疹消失,无痒感),疗程为5~45天。(王辉武 主编·《中药临床新用》375)

★ 19. **治生殖器疱疹**:木贼30克,板蓝根30克。用法:上药加水500毫升,煎至300毫升。将药液倒入盆内,待温后外洗患处。每日1剂,日洗2次,每次30分钟。功效:清热,祛风,解毒。(程爵棠 程功文 编·《单方验方治百病》435)

★ 20. **治痘疹出不快**:板蓝根一两,甘草三分(锉,炒)。上同为细末,每服半钱或一钱,取雄鸡冠血三两点,同温酒少许,食后,同调下。(江苏新医学院 编·《中药大辞典》上册1252引《阎氏小儿方论》)

★ 21. **治水痘2方**

①板蓝根,每日30~50克。水煎,分次代茶饮服。瘙痒者给予1%薄荷炉甘石洗剂外用,感染时适当配服复方新诺明内服。共治184例,均在2~5日内治愈。认为板蓝根为治疗小儿水痘的较理想药物。(宋立人 总编·《中华本草》3册712)

②50%的板蓝根注射液2毫升,每日肌内注射1次。刘玉姣用上方治疗水痘18例,发热患者体温恢复正常时间在24小时内者7例,在48小时以内者7例,72小时的1例。痘疹全部结痂时间为3~9天。(王辉武 主编·《中药临床新用》375)

★ 22. **治水痘邪伤肺卫证**:板蓝根30~50克。用法:每日水煎,分次代茶饮服。功效:清热解毒,凉血化湿。(郭志杰 吴琼 等 主编·《传世金方·一味妙方》178)

★ 23. **治麻疹**:板蓝根五钱,连翘三钱。用法:水煎服,连服三剂。(中医研究院革命委员会 编·《常见病验方研究参考资料》17)

★ 24. **治带状疱疹**:虎杖15克,板蓝根20克,丹皮、赤芍各13克,蝉蜕10克,甘草5克。用法:每日1剂,水煎服。按语:本方治疗带状疱疹13例,全部治愈。(唐大晅 张俐敏 主编·《传世金方·祖传秘方》376)

★ 25. **解砒毒及巴豆毒**:用板蓝根、砂糖二味相合,擂水服之。更入薄荷汁尤妙。(宋立人 总编·《中华本草》3册711引《医学纲目》)

★ 26. **治扁平疣**:板蓝根15克。煎服。(宋立人 总编·《中华本草》3册711)

★ 27. **治寻常疣**:板蓝根、山豆根各60克,加水3000毫升,煮沸10分钟后,待凉时浸泡患处30分钟,每日1次。李枫用上方治疗足底寻常疣54例,结果治愈43例,无效11例。(王辉武 主编·《中药临床新用》375)

★ 28. **治尖锐湿疣**:板蓝根、野菊花各30克,木贼、枯矾、地肤子各20克,苏木15克。用法:水煎,每日1剂,分3~4次外洗。功能:清热除湿,凉血解毒。方解:板蓝根清热凉血,解毒散结;野菊花清热解毒;木贼疏散风热;枯矾燥湿解毒;地肤子清热利湿;苏木活血通经。诸药合用,共奏清热除湿;凉血解毒之功。(阳春林 葛晓舒·《湖南省中医单方验方精选·外科》上册865)

★ 29. **治大疱性鼓膜炎**:肌内注射板蓝根注射液,每次2毫升,5~10岁每日2次,11~17岁每日3次,18~41岁每日4次。应利安用上方治疗大疱性鼓膜炎42例,经5~13天全部治愈。(王辉武主编·《中药临床新用》376)

★ 30. **治红眼病**:用板蓝根注射液点眼。周明华用上方治疗红眼病82例,全部治愈,平均用药2天。(王辉武 主编·《中药临床新用》377)

★ 31. **治流行性出血性结膜炎**:取板蓝根注射液(每支5毫升相于生药1克)点眼。每日4次,每次2~4滴。治疗75例141只,全部治愈。平均治愈天数3天。优于西药。(宋立人 总编·《中华本草》3册711)

★ 32. **治急性泪囊炎**:板蓝根、夏枯草、金银花各20克。用法:水煎服。每日1剂,日服3

次。5剂为1个疗程。一般服药1～2个疗程即获痊愈。功效：清热解毒，消肿散结。（程爵棠 程功文 编·《单方验方治百病》489）

★ 33. **治急、慢性泪囊炎**：板蓝根20克。用法：将上药洗净，加清水500毫升，用文火煎40分钟，去渣后用纱布过滤，装入无菌瓶内备用，可用3天。将配好的药液抽入注射器内，冲洗泪道。每日冲洗1次，7天为1个疗程。一般用药1个疗程，最多2个或3个疗程即效。功效：清热解毒，消肿止痛。（程爵棠 程功文 编·《单方验方治百病》489）

★ 34. **治单纯性疱疹性口炎**：取板蓝根1两，制成60毫升煎液，1～3岁小儿每次10～20毫升，日服3次。治疗11例，均于第2、第3天热退、流涎停止、充血消失、坏死上皮脱落。（江苏新医学院 编·《中药大辞典》上册1252）

★ 35. **治口腔溃疡2方**

①板蓝根30～60克（干品10～30克）煎汁，用1/3涂擦患处，每日7～8次，2/3内服。柿正松用上方治疗口腔黏膜溃疡51例，均在2～3天内治愈。（王辉武主编·《中药临床新用》376）

②板蓝根50克，加水700毫升，煎水450毫升，再取煎液1/3浓缩为50毫升，涂擦患处；2/3药液分次含漱，每天5～6次，每天1剂。据王连芬报道，应用本方治疗15例，多数病人用药3～4天痊愈。（薛建国 李缨 主编·《实用单方大全》96）

★ 36. **治白喉2方**

①板蓝根500克。用法：取上药，清水洗净，加水煎煮2次，合并滤液，浓缩至500毫升，置消毒容器内备用。3岁小儿每次服20毫升，3～5岁每次服25毫升，10岁以上每次服35毫升，每天3次。用药至伪膜脱落及症状消失3个月后停药。据郑如快报道，应用本方治疗12例，疗效颇佳。发热、声嘶、气喘等症状消失时间平均在用药3～4天后，且可使伪膜脱落，细菌培养转阴。（薛建国 李缨 主编·《实用单方大全》95）

②板蓝根30克，桃仁6克。水煎服，每日1～2次。（金福男 编·《古今奇方》142）

★ 37. **治咽喉肿痛**：板蓝根9～30克。水煎服。（胡郁坤 陈志鹏 主编·《中医单方全书》437）

★ 38. **治喉痹验案**：江某，女，35岁，营业员。喉部微痛声嘶干涩作痒伴干咳10余天，检查见声带红肿充血，室带肿胀。给予板蓝根注射液4毫升雾化吸入，每日2次，共5天，症状全部消失，声带、室带充血肿胀消退。（杨鹏举 主编·《中医单药奇效真传》434）

★ 39. **治乳痈初起**：板蓝根一两，银花五钱，连翘、贝母各三钱。用法：水煎服。（中医研究院革命委员会 编·《常见病验方研究参考资料》262）

★ 40. **治鹅口疮**：板蓝根9克，水煎汁，反复涂擦患处，每日5～6。（宋立人 总编·《中华本草》3册711）

★ 41. **治鹅口疮验案**：2个月婴，1972年2月8日初诊，口舌白点很多，形似雪花，边缘清晰而不规则，烦躁，吮乳啼哭，曾服核黄素及中药，疗效不明显，后经我科治疗，诊为雪口病，嘱用板蓝根3钱煎汁反复涂擦患处，1日5～6次，佐以内服，1日愈，后过半月复发，仍嘱用原方原法，半日愈，至今未再复发。（杨鹏举 主编·《中医单药奇效真传》449）

★ 42. **治口疮**：鲜板蓝根30～60克（若无鲜品，用干药10～30克亦可）。用法：水煎汁，将1/3涂擦患处，1天涂7～8次，另2/3内服。验案：陈某某，女，30岁。牙龈、口腔黏膜溃疡，充血、水肿，表面有不规则白色丝绒状膜，饮食时疼痛。曾服维生素B_2、维生素C、黄连素，疗效不显。遂用上方治疗，2天即愈。（刘有缘 编著·《一两味中药祛顽疾》560）

赤小豆（108方）

【药性】味甘、酸，性微寒。归心、小肠、脾经。

【功能与主治】利水消肿退黄，清热解毒消痈。主治水肿，脚气，黄疸，淋病，便血，肿毒疮疡，癣疹。

【用法用量】内服：煎汤，10～30克；或入散剂。外用：适量，生研调敷；或煎汤洗。

【使用注意】阴虚津伤者慎服，过剂可渗利伤津。

★ 1. **治高血压病**：赤小豆30克。用法：取上药，与红豇豆30克，红枣10～15枚，一起煮烂。晨起空腹或临睡前服1次,1个月为1个疗程。长期当饭吃效果更佳,不宜放糖。疗效:据王希荣报道,应用本方治疗25例,有效率达90%,远期疗效为40%。对心律不齐、早搏、高脂血症、大便秘结等均有不同程度的疗效。(薛建国 李缨 主编·《实用单方大全》222)

★ 2. **治水肿2方**

①赤小豆50克。用法:取上药,加水煮汤,连服数天。功能:利水消肿。附注:据林孟良报道,应用本方治疗贫血性水肿、慢性肾炎性水肿、妊娠水肿均有一定疗效。(薛建国 李缨 主编·《实用单方大全》223)

②赤小豆二两,大麦芽三两。用法:煮如稀粥,一日食二次。(中医研究院革命委员会 编·《常见病验方研究参考资料》236)

★ 3. **治水肿坐卧不得,头面身体悉肿:**桑枝烧灰、淋汁,煮赤小豆空心食令饱,饥即食尽,不得吃饭。(江苏新医学院 编·《中药大辞典》上册1090引《梅师集验方》)

★ 4. **治水气肿胀:【赤小豆饭】**赤小豆一升。用法:以东行花桑枝,烧灰一升,淋汁,煮饭食之。功能:健脾胃,消水肿。(彭怀仁 主编·《中医方剂大辞典》5册262引《本草纲目》卷二十四)

★ 5. **治水肿从脚起,入腹则杀人:**赤小豆一升,煮令极烂,取汁四五升,温渍膝以下;若已入腹,但服小豆,勿杂食。(江苏新医学院 编·《中药大辞典》上册1091引《独行方》)

★ 6. **治大腹水肿:【麻豆煎】**大麻子(以水研取汁)150克,赤小豆30克。用法:明旦欲服,今夜以水煮小豆,未及好熟,即漉出令干,纳麻子汁中煮,令大烂熟为佳,空腹恣意食之,每日3次。宜忌:陈郁麻子,益增其病,慎勿用之。一切水肿,皆忌饱食,常须少饥。(孙世发 主编·《中医小方大辞典》618引《千金翼》卷十九)

★ 7. **治水肿,小便不利,疾轻者:**赤小豆300克,桑白皮60克。用法:上药以水同煮至软烂,去桑白皮,只服食赤小豆,未已再服。(孙世发 主编·《中医小方大辞典》574引《鸡峰》卷十九)

★ 8. **治水肿遍身,小便涩,胀满:【赤小豆汤】**赤小豆(微炒)一斤,桑白皮(炙,锉)一两,泽漆茎叶(切,炒)三分。用法:上药将二味绵裹,用水九升,与小豆三味煮令熟,去绵裹者药,只留小豆,饥则食小豆,渴则饮汁,以利为度。(彭怀仁 主编·《中医方剂大辞典》5册261引《圣济总录》卷八十)

★ 9. **治用于脚气水肿者:**赤小豆、生薏苡仁不拘量。用法:同煮吃。(中医研究院革命委员会 编·《常见病验方研究参考资料》239)

★ 10. **治肝硬化:**冬瓜(连皮)500克,赤小豆60克,葱白5根,鲜生鱼(100~150克)1条,加清水煮熟,喝汤吃肉、豆、菜(最好不加食盐)。本方补脾利水消肿,补脾而不留邪气,利水而不伤正气。(吴大真等 编·《灵验单方秘典》110)

★ 11. **治肝硬化腹水2方**

①取赤小豆1斤,活鲤鱼1条(重1斤以上)。同放锅内,加水2000~3000毫升清炖,至赤小豆烂透为止。将赤小豆、鱼和汤分数次服下。每日或隔日1剂。连续服用,以愈为止。治疗2例,服后尿量增加,腹围减小,精神良好,无不良反应。(江苏新医学院 编·《中药大辞典》上册1091)

②赤小豆200克,葫芦(嫩而甜者)500克,鲤鱼1条(活者,重约500克)。用法:赤小豆去除杂质,淘洗干净。葫芦去瓤,去皮,切块。鲤鱼去鳞及内脏,洗净,切块。然后同放砂锅内,加水用小火慢炖,煮沸2小时,不需加盐,吃鱼、葫芦及赤小豆,喝汤,1~2日1剂。功效主治:清热解毒,利尿消肿。主治肝硬化腹水,白蛋白与球蛋白比例失调。医师嘱咐:如无嫩葫芦,用冬瓜代替也可,用量相同,效力相当。孕妇慎服。(刘道清 主编·《中国民间神效秘方》261)

★ 12. **治腹水:**赤小豆、鲜茅根、女贞子各30克。用法:水煎服。备注:用于晚期腹水,体虚不能使用峻泻导水者。(吴静 陈宇飞 主编·《传世金方·民间秘方》61)

★ 13. **治水臌,四肢浮肿腹胀,小便短少症:**赤小豆二两,大蒜一两。用法:水煎服。(沈洪瑞 主编·《重订十万金方》175)

★ 14. **治卒大腹水病:**白茅根一大把,小豆三升,煮去干,去茅根食豆,水随小便下。(江苏新医学院 编·《中药大辞典》上册1091引《补缺肘后方》)

★ 15. **治风水,腹脐俱肿,腰不得转动:【赤小豆散】**赤小豆一升,桑根白皮三两(锉),白术三两，生姜三两（切），鲤鱼二斤（去鳞肠肚），陈橘皮三两（汤浸去瓤）。用法：上锉细。水一斗，都煮令熟，出鱼，量力食之，兼食小豆，勿着盐，便以任性食之。（彭怀仁 主编·《中医方剂大辞典》5册263引《普济方》卷一九二）

★ 16. **治毒气内攻，水肿气急：【赤小豆汤】**赤小豆一合，商陆三钱，木通、桂枝各七分五厘，茯苓一钱五分。用法：以水三合，煮取二合服。（彭怀仁 主编·《中医方剂大辞典》5册261）

★ 17. **治风肿：【大麻仁敷方】**大麻仁（生用）、赤小豆（生用）各100克。用法：上药研为极细末。冷水调敷之。（孙世发 主编·《中医小方大辞典》236引《圣济总录》卷一三六）

★ 18. **治急性肾炎：**赤小豆50克，玉米须50克。用法：先将玉米须加水1000毫升，煮半小时去渣，再入赤小豆煮烂热服，每日3次。功效：健脾除湿，利水消肿。按语：南方一般多用种子较窄的赤小豆，而不用较肥圆的赤小豆。玉米须治疗肾炎有一定的作用，临床用得也比较多。（郭志杰 吴琼等 主编·《传世金方·一味妙方》212）

★ 19. **治肾源性水肿：**赤小豆50克，鲫鱼1尾，陈皮、草果各6克，葱、姜、胡椒少许，煮汤，每日1次，连服1个月。（孟凡红 等·《单味中药临床应用新进展》87）

★ 20. **治急性肾小球肾炎：**赤小豆100克，白茅根150克（鲜品为佳）。用法：上药分别淘洗干净，白茅根切段，然后2药加水共煮至赤小豆烂熟，吃豆喝汤，每日1剂。儿童酌减。功效：清热解毒，利尿消肿。医师嘱咐：此为食疗方，药味微甜，无副作用，适用于儿童和吃药怕苦者。（刘道清 主编·《中国民间神效秘方》367）

★ 21. **治慢性肾小球肾炎：**赤小豆30克，花生仁30克，大枣10枚，红糖20克。用法：上药加水共煮，待豆烂熟，连汤服食，分2次1日内吃完，每日1剂。功效：清热解毒，健脾利水。医师嘱咐：伴有糖尿病者可去红糖。（刘道清 主编·《中国民间神效秘方》375）

★ 22. **治腰以下浮肿：**黑丑、白丑各2钱，赤小豆1两。用法：赤小豆水煎。黑丑、白丑研细末兑。每日1剂，分2次服。功能：健脾利湿，峻下逐水。方解：黑丑峻下逐水；白丑泻水涤饮；赤小豆健脾利湿。诸药合用，共行健脾利湿，峻下逐水之效。（易法银 喻斌 主编·《湖南省中医单方验方精选·内科》中册1596）

★ 23. **治糖尿病：**赤小豆120克。用法：取上药，与猪脾脏1个一起，经常煮服。功能：降血糖。附注：据胡志坚记载，应用本方治疗本病有一定疗效。（薛建国 李缨 主编·《实用单方大全》222）

★ 24. **治疗前列腺肥大：**赤小豆、败酱草各30克，当归、大黄各15克，煎服。治疗前列腺肥大有效。（王辉武 主编·《中药临床新用》321）

★ 25. **治利小便，消水肿脚气，辟邪疠：【赤小豆粥】**赤小豆、粳米。用法：煮粥服。功能：利小便，消水肿脚气，辟邪疠。（彭怀仁 主编·《中医方剂大辞典》5册261引《本草纲目》卷二十五）

★ 26. **治尿闭：**赤小豆300克，玉米须100克。用法：先水煎玉米须取液，用药液煮赤小豆内服。每日3次，空腹服。备注：本方对小便不通，小便少而全身浮肿有较好的疗效。（吴静 陈宇飞 主编·《传世金方·民间秘方》91 延边医学院方文龙献方）

★ 27. **治老人水气胀闷，手足浮肿，气急烦满：【赤豆方】**赤小豆三升（淘净），樟柳根（者，切）一升。用法：上和豆煮熟，空心常食豆，渴即饮汁，勿别杂食。服三二服，立效。（彭怀仁 主编·《中医方剂大辞典》5册251引《养老奉亲》）

★ 28. **治急黄：【丁香散】**丁香、瓜蒂、赤小豆各7粒。用法：上药研为细散。以鸡子清1枚相和。用新汲水调，顿服，当吐痢，即效，未愈，即再服。（孙世发 主编·《中医小方大辞典》722引《圣惠》卷五十五）

★ 29. **治黄疸 ：**赤小豆、苦丁香、麻雀各3克。共晒干，研为末，用鼻子闻味。（吴大真等 编·《灵验单方秘典》91）

★ 30. **治黄疸，面目黄 ：【赤小豆散】**小豆、秫米、鸡矢白各二分。用法：上为末，分三服，黄汗当出。（彭怀仁 主编·《中医方剂大辞典》5册262引《肘后方》卷四）

★ 31. **治伤寒瘀热在里，身必黄，小便微利：【麻黄连翘赤小豆汤】**麻黄、连翘各30克，赤小豆15克。用法：上药锉如麻豆大。每次30克，水煎，去渣温服。（孙世发 主编·《中医小方大辞典》1146引《此事难知》）

★ 32. **治胃脘疼痛**:赤小豆 30 克,当归 9 克。用法:水煎服。备注:主治肝胃气痛。(吴静 陈宇飞 主编·《传世金方·民间秘方》64)

★ 33. **治顽固性呃逆**:取鲜猪苦胆 1 个,放入赤小豆 20 粒,挂房檐下阴干后共研细粉,即成胆豆散。用法:每日服 2 克,分 2 次用白开水冲服。共治 26 例,其中首次发病者 24 例,第 2 次发病者 2 例,病程 1 个月以上者 21 例。结果:2 天内治愈者 22 例,其余 4 例均在 4 天内治愈。(宋立人 总编·《中华本草》4 册 702)

★ 34. **治湿盛性呃逆**:赤小豆、生薏苡仁、糯米各 30 克。煮粥服。每日 1 剂。(胥)按:经治 1 例呃逆患者,先在某医院经西医治疗 1 月,效果不显。患者给我说他的呃逆治疗过程,经诊断患者是湿盛引起的呃逆,用上方治疗 1 周而愈。(胥氏验方)

★ 35. **治中暑**:赤小豆 500 克。用法:取上药,加水 5000 毫升、食盐 30 克煮至豆烂。冷却后随意饮用。功能:防暑降温。附注:据左国栋报道,应用本方防治中暑效果良好。(薛建国 李缨 主编·《实用单方大全》221)

★ 36. **治硬脑膜下积液**:赤小豆。用法:将赤小豆磨成细末备用。先将患儿头发剃光,洗净,然后取红小豆粉适量,用温水调成糊状,敷在患儿前囟门及其周围,前至前发际,左右至耳上 2 厘米,后至头顶,厚度 1 厘米。上盖纱布,待结块后取下,每天 1 次。功效:利水除湿,散血消肿。按语:红小豆是赤小豆的别名,又名赤豆、红豆、野赤豆、红赤豆、朱赤豆、红饭豆等,为豆科菜豆属植物赤小豆或赤豆的种子。硬脑膜下积液是化脓性脑膜炎常见的并发症,多发生于 1 岁以内囟门未闭的患儿。大量积液积聚可引起颅内压增高,除引起症状外,还可压迫损伤脑组织,影响远期预后,且积液发生与感染有关,有时液体本身即为脓液。赤小豆外敷法简便效佳,但是一定要在医生指导下应用,并配合医院的其他处理。(郭志杰 吴琼 等 主编·《传世金方·一味妙方》232)

★ 37. **治食六畜肉中毒**:赤小豆一升,末,服三方寸匕。(江苏新医学院 编·《中药大辞典》上册 1091 引《千金方》)

★ 38. **治肥盛者**:赤小豆久服,令人黑瘦枯燥。(陆锦燧 辑·《鲟溪秘传简验方》6)

★ 39. **治天灶火丹,小儿丹发于两膀尻间,正赤,流至阴处:【赤豆散】**赤豆、伏龙肝各 30 克。用法:上药研为散。每用 0.5 克,以鸡蛋清调涂患处。(孙世发 主编·《中医小方大辞典》387 引《普济方》卷四〇六)

★ 40. **治风湿攻注,脚踝肿痛,或筋脉牵急疼痛:【赤虎丸】**天南星(大者)、赤小豆各等分(并生用)。用法:上为细末,面糊为丸,如梧桐子大。每服三十丸,食前淡生姜汤送下。(彭怀仁 主编·《中医方剂大辞典》5 册 253 引《杨氏家藏方》卷四)

★ 41. **治肠痔大便下血**:小豆一升,苦酒五升,煮豆熟,出干,复纳清酒中,候酒尽止,末。酒服方寸匕,日三度。(江苏新医学院 编·《中药大辞典》上册 1091 引《肘后方》)

★ 42. **治肠痈便毒,能食,脓已成,或先血后便之近血:【赤小豆散】**赤小豆三升(浸令芽出,暴干),当归三两。上二味,杵为散。浆水服方寸匕,日三服。(宋立人 总编·《中华本草》4 册 701 引《金匮要略》)

★ 43. **治大小肠痈,湿热气滞瘀凝所致:【赤豆薏苡仁汤】**赤小豆、薏苡仁、防风、甘草。煎汤服。(宋立人 总编·《中华本草》4 册 701 引《疡科捷径》)

★ 44. **治便血(肛门裂)**:赤小豆二两,当归五钱(炒)。煎汤内服,1 天 2 次。病例:杨某某,男,34 岁。大便时肛门疼痛,便后有少量鲜血流出,已 4 ~ 5 天。肛检在肛管后中线找见裂口。舌边尖红、苔黄、脉细数,经服上方 3 天血止。按:本方即《金匮要略》中之"赤小豆散",有清热凉血解毒、润肠通便作用,故对湿热下注、伤及阴络之便血有效。(琦主编·《王琦临床医学丛书》下册 1331)

★ 45. **治水谷痢**:赤小豆一合,和蜡三两。顿服愈。(宋立人 总编·《中华本草》4 册 701 引《必效方》)

★ 46. **治细菌性痢疾**:赤小豆 50 克。用法:取上药,与糯米 50 克一起,加水适量煮粥。服时,若赤痢加白糖 50 克,白痢加红糖 50 克,胃能受纳者 1 次顿服,不能受纳者分 2 次服,每天 3 次。儿童酌减,每天服 3 次。功能:杀菌止痢。附注:据董自安报道,应用本方治疗 22 例,有 21 例在 1 ~ 3 天痊愈,1 例中断治疗。(薛建国 李缨

主编·《实用单方大全》221)

★ 47. **治热毒下血,或因食热物发动:**赤小豆杵末,水调下方寸匕。(江苏新医学院 编·《中药大辞典》上册 1091 引《梅师方》)

★ 48. **治男子女人热淋、血淋:**赤小豆三合。慢火炒熟,为末。煨葱(细锉)一茎,暖酒调二钱服。(宋立人 总编·《中华本草》4 册 701 引《修真秘旨》)

★ 49. **治一切疮毒:**真赤小豆 49 粒。用法:上药研为末。加野芝麻根适量研末和鸡蛋清调敷,每日一换。(孙世发 主编·《中医小方大辞典》388)

★ 50. **治局部脓肿验案:**张某某,女,30 岁。左后无名指内侧患 3 厘米 ×1.5 厘米大脓肿,已溃,局部发热,疼痛。用赤小豆粉调敷伤口周围,2 小时后稠脓流出,肿、痛、热减轻,使用 6 天而愈。(黄国健等主编·《中医单方应用大全》83)

★ 51. **治热毒痈肿,血肿及扭伤:**赤小豆研粉,用蜜或冷开水调敷患处,日 2 次。(孟凡红等·《单味中药临床应用新进展》87)

★ 52. **治疽初作:**小豆末醋敷之,亦消。(江苏新医学院 编·《中药大辞典》上册 1091 引《小品方》)

★ 53. **治附骨疽:【内消小豆散】**赤小豆 50 克,糯米(炒黑)250 克。用法:上药研为散,水调如糊。摊故帛上涂贴,干即易之。(孙世发 主编·《中医小方大辞典》264 引《圣济总录》卷一二九〇)

★ 54. **用于石痈诸痈:**赤小豆 30 克,苦酒 200 毫升。将豆纳苦酒中,炒研,以苦酒和涂即消。(滕佳林 米杰 编·《外治中药的研究与应用》引《圣济总录》291 引《本草纲目》)

★ 55. **治疔疮疼痛难忍及疖肿红肿热痛:**赤小豆 120 克,大黄 30 克。药物放入砂锅内,兑入凉水 300 毫升煎沸去渣。趁热将药水装在带细眼的新喷壶内,不断淋洗患处。(滕佳林 米杰 编·《外治中药的研究与应用》引《圣济总录》291)

★ 56. **治甲疽肿烂:**赤小豆适量。用法:研细末,外涂患处。功能:清热解毒,消肿排脓。(阳春林 葛晓舒·《湖南省中医单方验方精选·外科》上册 194)

★ 57. **治蜂瘘:【赤小豆散】**赤小豆一两(炒熟),白蔹一两,牡蛎一两(烧灰)。用法:上为细散。每服一钱,以温酒调下,一日三次。(彭怀仁 主编·《中医方剂大辞典》5 册 263 引《圣惠》卷六十六)

★ 58. **治血管瘤:**赤小豆末加入陈醋调糊,敷于瘤部表面,纱布覆盖,每日更换。(孟凡红等·《单味中药临床应用新进展》87)

★ 59. **治丹毒(赤游风):**赤小豆适量研末,以鸡蛋清调敷患处。每日或隔日 1 次。按:丹毒一证,多为热毒郁于血分所致。因发生部位不同而名称不一。小儿则名"赤游风",以游走不定为特征。赤小豆功能解毒,泄血分之湿热,《医宗金鉴儿科心法要诀》亦有赤小豆不拘多少,研为细末,用鸡子清调涂患处,"干则再涂"的记载。(琦主编·《王琦临床医学丛书》下册 1331)

★ 60. **治一切无名大毒:【赤小豆散】**赤小豆一斗(略焙)。用法:上为细末。用黄蜜调敷,或葱汁、好醋、酒、菊花根叶捣碎汁、靛汁俱可调敷,中留一孔透气。功效:初起即消,已成即溃。(彭怀仁 主编·《中医方剂大辞典》5 册 263 引《疡医大全》卷八)

★ 61. **治痛风,四肢上或身上一处肿痛或移动他处,色红参差成块肿起,按之滚热便是:【赤豆散】**赤小豆。用法:上为散。葱汁调敷。(彭怀仁 主编·《中医方剂大辞典》5 册 252 引《外科证治全书》卷四)

★ 62. **治局部肿痛:**赤小豆 100 克,捣碎,加 3~4 个鸡蛋清调匀后用纱布包裹,放在肿痛的局部持续湿敷 30~50 分钟,中间翻转 1 次,每日 2 次;加用赤小豆 100 克,加水 2000 毫升煮熟,每日分 3~4 次口服。100 例患者经 3~7 天治疗,局部红、肿、热、痛症状均明显好转或消失。(滕佳林 米杰 编·《外治中药的研究与应用》引《圣济总录》292)

★ 63. **治流行性腮腺炎 2 方**

①赤小豆 50~70 粒,捣为碎末,加适量温水或鸡蛋清调成稀糊状。将药摊于纱布上敷于患处即可,每天 1 次。据穆愚闻报道,应用本方治疗 7 例,均获治愈。一般 1 次即可消肿止痛。(薛建国 李缨 主编·《实用单方大全》224)

②**【赤小豆粉糊】**赤小豆 70 粒,鸡蛋清 1 个。用法:将赤小豆研为细末,过 6 号筛,用鸡蛋清调匀。外敷患处,每日 1 次,肿痛消失后,再用 1 次。多饮开水,常漱口,以流食为主。忌酸辣等

刺激性食物。适用病证:流行性腮腺炎。按:共治疗40例,均愈。(电子版·《中华验方大全》光盘、痄腮篇)

★ 64. **治腮腺炎:【复方赤小豆散】**赤小豆、青黛各30克,大黄15克。用法:先将赤小豆、大黄研细末,再与青黛粉混匀分成5包(每包约15克重)备用。取复方赤小豆散1包与鸡蛋清2个调成稀糊状,用鸡毛(翅羽)蘸药液涂两腮部,干后再涂,不拘次数。疗效:治疗79例,1~3天全部痊愈。(李德新等编·《祖传秘方大全》197)

★ 65. **治热毒腮颊肿痛:【赤豆散】**赤小豆。用法:上为末。鸡子白调涂之。(彭怀仁 主编·《中医方剂大辞典》5册252引《仙拈集》卷三)

★ 66. **治腮颊热肿:**赤小豆末和蜜涂之,或加芙蓉叶末。(江苏新医学院 编·《中药大辞典》上册1091引《纲目》)

★ 67. **用于痄腮及痈疽发背、疮疖:**将赤小豆为细末,以新汲水调敷疮上及四边赤肿处,干则再敷之。(滕佳林 米杰 编·《外治中药的研究与应用》引《圣济总录》291引《证治准绳》)

★ 68. **治吐血:**赤小豆、炒黄花菜各60克,焦枣21枚,煅乌梅12克。共煮熟,徐徐服之。(吴大真等 编·《灵验单方秘典》89)

★ 69. **治渗液性皮肤病:**赤小豆、当归各30克,水煎服。成人每次服300毫升,每日服2~3次。儿童每日服20~30毫升,分5~6次服,药液于傍晚再兑温开水全身洗浴,每日1剂。一般疗程3~4天。梅恒享用上方治疗渗液性皮肤病28例,均获痊愈。(王辉武 主编·《中药临床新用》321)

★ 70. **治带状疱疹:**赤小豆60克,马齿苋30克,大黄4克,雄黄2克。用法:上药研成细末,混匀加麻油适量调成糊状。涂患处,再用薄纱布覆盖,每日3~4次。作用:清热解毒,收湿止痛。疗效:使用本方治疗带状疱疹数例,均有良效。(张树生 高普 主编·《中药贴敷疗法》391)

★ 71. **治神经性皮炎、荨麻疹、急慢性湿疹、接触性皮炎、药疹、女阴瘙痒疹,尤宜于湿疹疮面:**赤小豆60克,苦参60克,煎水1000毫升。冷渍患处,作冷湿敷亦可,每日2~3次,每次持续30分钟。(宋立人 总编·《中华本草》4册701引《疮疡外用本草》)

★ 72. **治丘疹性荨麻疹:**赤小豆、薏苡仁50克,大枣15枚,红糖30克。每日1剂。(李永明、张可堂 编·《中国中医药报》2011年3月16日)

★ 73. **治风瘙瘾疹疼痛成疱:**赤小豆、荆芥穗,晒为末。鸡子清调薄敷。(宋立人 总编·《中华本草》4册701引《世医得效方》)

★ 74. **防痘,稀痘:【二豆饮】**小黑豆、绿豆(淘)各450克,赤小豆、甘草节各60克。用法:每日水煮,任意食豆饮汁。痘疹流行时,预服痘自不发,虽出必稀少。功效:防痘,稀痘。(孙世发 主编·《中医小方大辞典》1236引《经验良方》)

★ 75. **治颞下颌关节紊乱综合征:**赤小豆研末湿润后敷于患处,包扎固定,每隔2~3小时将原糊剂重新调和湿润,反复4~5次后,重新更换赤小豆糊剂,再次敷于患处。(孟凡红 等·《单味中药临床应用新进展》87)

★ 76. **治箭头入肉不出:**赤小豆250克。用法:水煮令熟烂,绞出汁。早晨、中午、夜卧各服1次。(孙世发 主编·《中医小方大辞典》79引《圣济总录》卷一四〇)

★ 77. **治软组织损伤:**将赤小豆研成细末,每100克加入冰片2克,混匀密封备用。用时将药粉以清水调成糊状,摊在纱布或麻纸上,厚约0.5厘米,敷于患处。每12或24小时换药1次,有较好的消肿止痛作用。(录文·《中国中医药报》2009年7月31日)

★ 78. **治扭伤及血肿:**将赤小豆磨成粉,用凉水调成糊,涂敷受伤部位,厚0.2×1.0厘米,外用纱布包扎,24小时后解除。共治52例,其中砸伤30例,碰撞伤8例,挤压伤5例,关节扭伤8例,外伤手术后血肿1例。血肿在头面、胸、股、胫前、膝旁、腕旁、手足背及指、趾末节和第2节部分,血肿范围2.5厘米×3厘米~21厘米×8厘米。血肿伴有剧烈疼痛及功能障碍,尤以指趾甲下血肿为甚。关节扭伤为拇掌、腕、肘、踝关节,均有青紫肿痛、功能障碍。疗效:均敷1~2次而愈。又受伤后速敷者效高,当天涂敷者,血肿范围>5厘米×7厘米者,1次治愈;伤后多日的血肿,2次治愈;拇掌、腕、肘、踝关节扭伤后当日涂敷,2次治愈。(宋立人 总编·《中华本草》4册701)

★ 79. **治踝关节扭伤**：赤小豆适量。用法：取上药，磨成细粉，用酒调成糊状。将药均匀涂敷于受伤部位，厚约 0.2～1.0 厘米，外用纱布包扎，24 小时后解除。未愈者再敷第 2 次。功能：消肿止痛。附注：据吕长青报道，应用本方治疗数例，疗效满意。一般 6 次即愈。（薛建国 李缨 主编·《实用单方大全》224）

★ 80. **治外伤性血肿及疔疮**：赤小豆研细末，加鸡蛋白调成糊状，涂满患处，再用棉垫固定，每日 1～2 次。治疗皮下组织、肌腱等闭合性外伤及疔疮 86 例，其中疔疮 18 例，外伤 68 例，结果临床效果良好。86 例除 3 例疔疮因并发感染加用抗生素外，其余 83 例，均在 3～6 天内收功。（宋立人 总编·《中华本草》4 册 701）

★ 81. **治下肢静脉炎**：赤小豆 500 克。用法：取上药，研为细末，备用。用时取赤小豆粉适量，加入食醋及水各等份；将鸡蛋清 1～3 个调成膏状，涂于纱布上，厚度约 1 厘米；涂药范围略大于肿胀部位，于每晚饭后敷于患处，外附一层塑料薄膜，每天 1 次。功能：消肿止痛。附注：据孙奂明报道，应用本方治疗本病，有较满意的疗效。一般外敷 10 多天可获愈。（薛建国 李缨 主编·《实用单方大全》223）

★ 82. **治献血后静脉炎**：赤小豆粉加入蜂蜜（另等量水）调为糊状，置于双层纱布上（厚度 0.5～1 厘米），包裹严密后置于患处，药量视患处面积大小而定，持续 2 小时/次，每日 1～2 次，一般 24 小时消除肿痛，2 天可痊愈。笔者用此法治疗 30 例，有效率达 100%。（滕佳林 米杰 编·《外治中药的研究与应用》引《圣济总录》293）

★ 83. **治麦粒肿**：赤小豆 6 克，鲜生地 15 克，米醋 6 克，鸡蛋清 1 个。用法：将前 2 味药捣烂，以米醋、蛋清调和涂抹患处。功效：清热解毒，活血消肿。适用于后期麦粒肿。验证：据《山西中医》介绍，该方治疗麦粒肿疗效确切，值得临床推广。（良石 主编·《名医珍藏·秘方大全》277）

★ 84. **治沙眼 2 方**

①赤小豆 10 克，黄连 10 克，冰片 2 克。用法：共研末，用少许点眼角内，每日 2～3 次。（唐大晅 张俐敏 主编·《传世金方·祖传秘方》361）

②川赤小豆（阴阳赤小豆）一至二钱，琥珀适量。用法：先将赤小豆用开水候冷浸湿去皮，晒干研细粉过筛，后加琥珀百分之一，共研极细粉，密封，临睡前以少许点眼角内。（中医研究院革命委员会 编·《常见病验方研究参考资料》463）

★ 85. **治喉痹、喉肿：【赤豆散】**赤小豆。用法：上为细末。醋调敷肿处。恐毒气入喉，难治。（彭怀仁 主编·《中医方剂大辞典》5 册 252 引《古今医鉴》卷九）

★ 86. **用于耳胀耳闭**：木鳖子仁 30 克，赤小豆、大黄各 15 克，为末。以少许生油调匀，棉棒蘸之涂耳内。（滕佳林 米杰 编·《外治中药的研究与应用》引《圣济总录》291 引《太平圣惠方》）

★ 87. **治伤寒鼻塞**：赤豆、皂角（炙过）等分。上为末，以葱油调，贴囟。（宋立人 总编·《中华本草》4 册 701 引《普济方》）

★ 88. **治产后缺乳症 2 方**

①赤小豆 1500 克，每次用 250 克煮汤饮浓汁，每天早、晚服用，连服 3～5 天。据梁兆松报道，应用本方治疗 20 例，均获满意疗效。（薛建国 李缨 主编·《实用单方大全》224）

②赤小豆 300 克，生南瓜子仁 40 克。用法：将上药分别去除杂质，赤小豆加水浓煎 2 小时，滤出药液；生南瓜子仁捣烂如泥，用赤小豆煎液冲服南瓜子仁泥。分早、晚 2 次温服，赤小豆弃而不用，每日 1 剂，连服 3～5 日。功效主治：清热，解毒，通乳。主治产后缺乳，属于瘀热闭阻者。医师嘱咐：忌辛辣刺激性食物。（刘道清 主编·《中国民间神效秘方》832）

★ 89. **治缺乳验案**：赤小豆四两，煮粥食或以赤小豆半斤，煮汤，去豆饮浓汤，连服 3～5 日。病例：张某某，女，31 岁。产后月余，体质虚弱，头昏，面色无华，乳汁量少，脉细小，舌质淡、苔白，嘱每天以本品半斤煮食，连服 4 天，乳汁通行。（王琦 主编·《王琦临床医学丛书》下册 1331）

★ 90. **治乳汁不行验案**：张某某，女，23 岁，1984 年 10 月 8 日初诊。患者体素丰腴，产后 1 周，乳汁不行，乳房焮热胀痛如作脓，苔薄黄，脉沉弦。证属气滞血结。故拟赤小豆 500 克，煮粥食之。食尽，胀消痛止，乳汁下如涌泉。（黄国健

等 主编·《中医单方应用大全》82)

★ 91. **治难产,坐草数日,困乏不能生。此为母先有病,经络俱闭所然**:赤小豆三升,黄明胶三升,水九升。煎令熟,去豆纳胶,烊化令清服之,须臾更一服。(宋立人 总编·《中华本草》4 册 701 引《经效产宝》)

★ 92. **治胎死不出**:赤小豆一升。醋煮。冷热分二服。死儿立出。(电子版·《中华医典·普济方》卷三百五十七)

★ 93. **治妇人吹奶**:赤小豆酒研,温服,以渣敷之。(江苏新医学院 编·《中药大辞典》上册 1091 引《妇人良方补遗》)

★ 94. **治产后浮肿**:赤小豆四两,煮食,1 天 2 次,连服数天。按:产后浮肿,一般多属脾虚。赤小豆功能健脾,通利水道,使小便利而肿消。(王琦主编·《王琦临床医学丛书》下册 1331)

★ 95. **治产后烦闷,不能食,虚满:【赤小豆散】**赤小豆三七枚(烧)。用法:上为末。以冷水和,顿服之。(彭怀仁 主编·《中医方剂大辞典》5 册 262 引《千金》卷二)

★ 96. **治产后恶露不下腹痛**:赤小豆三至四斤(微炒)。用法:水煎,随意代茶饮。(中医研究院革命委员会 编·《常见病验方研究参考资料》361)

★ 97. **治妊娠水肿**:赤小豆 50 克,熬汤食用,日 2~3 次。(孟凡红 等·《单味中药临床应用新进展》87)

★ 98. **治羊水过多症**:赤小豆 100 克,红茶 10 克。用法:先将赤小豆拣去杂质,淘洗干净,加水煮沸 1 小时,滤取汁液,趁热冲泡红茶,待温服用,分早、晚 2 次温服,每日 1 剂,10 日为 1 个疗程。功效主治:清热解毒,健脾利湿。主治羊水过多症,属于脾虚兼有湿热者。医师嘱咐:忌食辛辣刺激性食物。(刘道清 主编·《中国民间神效秘方》806)

★ 99. **治漏胞、伤胎**:赤小豆(湿地种之,令生芽干之)500 克。用法:上药治下筛。怀身数月日,经水尚来,每服 6 克,以温酒送下,每日 3 次。得效便停。(孙世发主编·《中医小方大辞典》19 引《外台》卷三十三)

★ 100. **治女阴溃疡:【立消散】**赤小豆、风化硝、赤芍、枳壳各 15 克。用法:上药研为细末,服之。(孙世发主编·《中医小方大辞典》1362 引《中医皮肤病学简编》)

★ 101. **小儿重舌**:赤小豆末,醋和涂舌上。(江苏新医学院 编·《中药大辞典》上册 1091 引《千金方》)

★ 102. **治婴儿湿疹**:赤小豆适量。用法:取上药,研为细粉。将药粉撒于患处,或用鸡蛋清调涂患处。功能:祛湿止痒。(薛建国 李缨 主编·《实用单方大全》225)

★ 103. **治小儿天火丹,肉中有赤如丹色,大者如手,甚者遍身,或痛或痒或肿**:赤小豆二升。末之,鸡子白和如薄泥敷之,干则易,一切丹并用此方。(江苏新医学院 编·《中药大辞典》上册 1091 引《千金方》)

吴茱萸(133 方)

【药性】味辛、苦,性热,小毒。归肝、脾、胃经。

【功能与主治】散寒止痛,疏肝下气,温中燥湿。主治脘腹冷痛,厥阴头痛,疝痛,痛经,脚气肿痛,呕吐吞酸,寒湿泄泻。

【用法用量】内服:煎汤,1.5~5 克;或入丸、散。外用:适量,研末调敷;或煎水洗。

【使用注意】不宜多服久服,无寒湿滞气及阴虚火旺者禁服。

★ 1. **治高血压**:吴茱萸。用法:(贴敷神阙穴)将吴茱萸研细末,过筛,每晚临睡前取 10~20 克用醋调,纳入脐中,上盖麝香虎骨膏固定,3 天换敷 1 次,1 个月为 1 个疗程,连用 2 个疗程停用,随访观察 3 个月。治疗 60 例,治愈 42 例,占 70%;有效 14 例,无效 4 例。总有效率达 93%。(陈青红 主编·《高血压病奇效良方》210)

★ 2. **治头风**:吴茱萸三升。水五升,煮取三升,以绵拭发根。(江苏新医学院 编·《中药大辞典》上册 1119 引《千金翼方》)

★ 3. **治头痛验案 2 例**

①患者,男,50 岁,1993 年 4 月 5 日就诊。晨起突然发生头痛,伴有眩晕、恶心、呕吐清涎、口苦咽干、烦躁失眠,舌淡苔白,脉沉弦,血压 200/130mmHg,既往患高血压 8 年。以吴茱萸

40克，用醋调敷足心涌泉穴，24小时后头痛减轻，血压降至160/100mmHg，又用2次，诸证均无。（杨鹏举 主编·《中医单药奇效真传》20）

②张某，女，32岁。2年前因产后吹发而患前额痛，得温则舒，即使盛夏亦欲以布裹头，给予吴茱萸15克煎汤熏洗，每日2次，治疗1周后痊愈。（杨鹏举 主编·《中医单药奇效真传》20）

★ 4. **治阴虚头痛**：吴茱萸16克，生姜31克。用法：吴茱萸研末，生姜捣烂，共炒热。喷白酒一口在药上。包脚心。（滕佳林 米杰 编·《外治中药的研究与应用》320）

★ 5. **用于神经衰弱**：吴茱萸9克，米醋适量。用法：将吴茱萸捣烂，米醋调成糊状。敷贴于双侧涌泉穴，24小时取下。（滕佳林 米杰 编·《外治中药的研究与应用》320引《穴敷疗法聚方镜》）

★ 6. **治外科手术后并发麻痹性肠梗阻**：吴茱萸10克。用法：取上药，研为细末，用淡盐水调成糊状。将药摊于2层纱布上，将四边折起，长宽约5厘米，敷于脐部，胶布固定，12小时换药1次。功能：散寒止痛，降逆止呕。主治：外科手术后并发麻痹性肠梗阻。主要表现为腹部胀痛、不排便、无矢气、呕吐等。附注：据农远计报道，应用本方治疗18例，其中肠管麻痹时间最短18小时，最长42小时，取得显著效果。一般敷药1～2小时生效，起效最快40分钟，最慢2小时。（薛建国 李缨 主编·《实用单方大全》248）

★ 7. **促进腹部术后胃肠功能恢复**：术后30分钟内以吴茱萸粗粉末酒调敷神阙穴，持续外敷，每12小时更换1次。（孟凡红 等·《单味中药临床应用新进展》532）

★ 8. **治心中寒，心背彻痛**：**【茱萸丸】**吴茱萸一升，桂心、当归各二两。用法：上三味，捣罗为末，炼蜜为丸，如梧桐子大。每服三十丸，温酒下，渐加至四十丸。（宋立人 总编·《中华本草》4册932引《圣济总录》）

★ 9. **治呕吐涎沫，头痛及少阴病吐利、手足逆冷、烦躁欲死者**：**【吴茱萸汤】**吴茱萸（洗）一升，人参三两，生姜（切）六两，大枣（掰）十二枚。用法：以水七升，煮取二升，去滓。温服七合，日三服。（宋立人 总编·《中华本草》4册932引《伤寒论》）

★ 10. **用于伤寒阴毒，四肢厥冷**：用吴茱萸适量，汤洗焙干。用温酒浸令通湿，以生绢袋两个盛，蒸令极热。取吴茱萸袋子，熨手心、足心、前后心，候气通彻即止。（滕佳林 米杰 编·《外治中药的研究与应用》320引《圣济总录》）

★ 11. **治风热感冒**：吴茱萸9～15克，烧酒少许，将吴茱萸用烧酒调和成软膏。敷于患者手心与足心，用布包扎好，敷1～2小时。（滕佳林 米杰 编·《外治中药的研究与应用》320）

★ 12. **用于高热**：吴茱萸、铅粉各适量。用法：上药研末，用开水调成膏。敷劳宫、涌泉穴。（滕佳林 米杰 编·《外治中药的研究与应用》321）

★ 13. **治阳痿验案**：笔者临证用吴茱萸研末外敷神阙穴，治疗阳痿、早泄，取得较好疗效，现介绍如下。

患者邓某某，男，25岁。结婚2年余，阳事举而不坚，同房每每不能入巷，且不耐久举便有精液排出，甚为苦恼。笔者用右归丸加淫羊藿、巴戟天、阳起石、海龙、海马等，连服4个月余，毫无进展。细思之，患者形寒肢冷，少腹拘急，阳事不举，遇寒更甚，证属阳虚，予温肾壮阳，何以不中？莫非是厥阴肝寒，宗筋失纵之阳痿。遂用吴茱萸、白胡椒等份为末，取适量，用唾液调成糊状，每晚睡前敷于神阙穴，移夜取去。10日后阳事大举，亦能入巷，且甚为欢娱。

肾阳亏虚历来被认为是阳痿的主要病因，但与肝有非常密切的关系。《灵枢》指出："肝足厥阴之脉……过阴器"，"肝者，筋之合也，筋者聚于阴器"。笔者临床对此病证常有从肾论治不效，而从肝论治，用辛热温肝之吴茱萸外用而获效。[《中医杂志》编辑部整理·《中医杂志》专题笔谈文萃（1995—2004，第一辑）509]

★ 14. **早泄验案**：早泄。吴茱萸、五倍子等份为末，取适量用醋调成糊状，睡前敷于神阙穴，晨起去掉，每日1次，7日为1个疗程，用药期间忌房事。曾治刘某某，男，45岁，近3年来性欲减退，阳事举而不坚，同房一接触就泄精，其妻常为不满，自己亦甚为苦闷。诊其舌淡红、苔薄白，脉细弦。笔者嘱其用吴茱萸、五倍子等份为细末，醋调成糊状，每晚睡前敷于脐上，晨起则取去。2个疗程后性欲增强，阳事大兴，已不早泄，夫妻感情融洽。[《中医杂志》编辑部整理·《中医杂志》专题

笔谈文萃(1995—2004,第一辑)509]

★ 15. **治阳痿、痛经:**吴茱萸、细辛、桂枝,其量比是5:1:2。用法:共研细末,调匀,装入瓶中密封备用,用时加食盐适量,并与药拌匀。先将医用纱布一块约1.5厘米,单层放在脐孔处,取药末约2克左右,置细纱布上,然后用纱布覆盖,最后用纱布固定,并于每晚入睡前用手指按摩5~10分钟,2~3天换1次。王付用上方治疗阳痿、痛经。阳痿用15天即有效,女子痛经用30天即有效。一般15天为1个疗程,休息3~5天,2~3个疗程即可收显效,4~5个疗程即可达到治疗目的。另外还要说明一点,男子阳痿无论是寒还是热,均可用此法,若属热者,当酌加黄柏以佐之。女子痛经无论是气郁血瘀证,还是寒凝胞中,均可用之,若属热证明显者,则不可用之。(王辉武 主编·《中药临床新用》328)

★ 16. **治小便多利:【吴茱萸丸】**吴茱萸、蜀椒、干姜。上等分为末,用干蒸饼为末,入水内拌匀和捣熟,丸如绿豆大。每服十丸,加至二十丸,空心盐汤下。(宋立人 总编·《中华本草》4册932引《普济方》)

★ 17. **治癃闭(前列腺增生、慢性前列腺炎):**患者马某,56岁。3年来经常排尿困难,排尿延迟,点滴难出,尿道疼痛,呈涩痛或刺痛,伴有小腹下坠感,睾丸牵扯痛,会阴部坠胀,精神紧张,失眠,厌食,恶心,舌质紫暗有瘀斑,苔薄,脉弦细。西医诊断为"前列腺增生、慢性前列腺炎。"取吴茱萸60克,研末,用酒、醋各半调成糊状,外敷于中极、会阴二穴;并用吴茱萸20克煎服,20天后,小便通,其他症状完全消失。精神已好,睡眠正常。(杨鹏举 主编·《中医单药奇效真传》158)

★ 18. **治虚寒多唾:**吴茱萸100克。用法:取上药,研为细末,备用。每次1.5克,装胶囊吞服,生姜汤送下,每天3次。功能:温胃散寒摄津下气。主治:虚寒多唾。症见自觉口中唾液较多,频频不自主吐出唾沫,颜面欠华,舌淡而嫩,苔少或白润,脉沉缓或细。附注:据刘奉福报道,应用本方治疗多唾28例,经5年追踪观察,除2例复发外,余均在7~15天治愈。(薛建国 李缨 主编·《实用单方大全》246)

★ 19. **治霍乱干呕不止:【吴茱萸汤】**吴茱萸(汤浸,焙干炒)、干姜(炮)各30克。用法:上药研为粗末。每次15克,水煎,去渣温服。(孙世发 主编·《中医小方大辞典》396引《圣济总录》卷三十九)

★ 20. **治霍乱心腹痛,呕吐不止:【吴茱萸汤】**吴茱萸(汤浸,焙,炒)、干姜(炮)各一两,甘草(炙)一两半。用法:上三味,粗捣筛。每服二钱匕,水一盏,煎至七分,去滓温服,不拘时。(宋立人 总编·《中华本草》4册932引《圣济总录》)

★ 21. **治霍乱转筋,手足厥冷:【吴瓜饮】**吴茱萸、木瓜各15克。用法:上药以百沸汤煎,冷热任服;或用糖9克,水煎,凉服。(孙世发 主编·《中医小方大辞典》396引《仙拈集》卷一)

★ 22. **治霍乱吐逆下利,心腹胀满,脚转筋,手足冷:**吴茱萸(汤浸7遍,焙干,微炒)15克,厚朴(去粗皮,涂生姜汁,炙令香熟)30克。用法:上药研为粗散,每次9克,加生姜3克,水煎,去渣热服,不拘时候。(孙世发 主编·《中医小方大辞典》396引《圣惠方》卷四十七)

★ 23. **治脾元虚冷,宿食不消,心腹刺痛,呕逆醋心,面黄萎弱:【吴茱萸丸】**吴茱萸(陈者)120克。用法:用大莱菔1枚,剜心空,入茱萸在内,以盖覆之,用黄泥团裹,糠灰火内煨熟,取出,别用慢火以醋炒令熟,为末,和丸,用葛布袋盛之。每次7~10丸,空腹米汤送下,久服永无冷痛。(孙世发 主编·《中医小方大辞典》396引《普济方》卷二十)

★ 24. **治消化不良:**取吴茱萸粉2.5~3克,用食醋5~6毫升调成糊状,加温至40℃左右,摊于2层方纱布上(约0.5厘米厚),将四周折起,贴于脐部,用胶布固定。12小时更换1次。经治20例,痊愈18例,好转1例,无效1例。初步观察,本法有调节胃肠功能、温里去寒、止痛及帮助消化等作用。对胃肠功能紊乱所致的腹泻效果较好,对细菌感染所致的腹泻配合应用抗生素可产生协同作用。(江苏新医学院 编·《中药大辞典》上册1120)

★ 25. **治多年脾泄,老人多此,谓之水土同化:**吴茱萸三钱。泡过,煎汁,入盐少许,通口服。盖茱萸能暖膀胱,水道既清,大肠自固,他药虽热,不能分解清浊也。(江苏新医学院 编·《中药大辞典》上册1119引《仁存堂经验方》)

★ 26. **治虚寒性胃痛:**吴茱萸为温中散寒之要药,对虚寒性胃痛尤为显著。笔者以吴茱萸

（研末）加醋、凡士林少许，调成软膏，敷于中脘、神阙穴，隔日更换1次，10天为1个疗程。［《中医杂志》编辑部整理·《中医杂志》专题笔谈文萃（1995—2004，第一辑）79］

★ 27. **治胃痛验案**：患者女，35岁。1992年2月10日就诊。胃脘痛2年余。遇冷辄发。近日因食冷受寒，胃痛又作，口吐清涎，肢冷，舌淡，苔薄白，脉沉弦。以吴茱萸6克。生姜汤送服。4剂痛止。（杨鹏举 主编·《中医单药奇效真传》101）

★ 28. **治脾心痛、痛则腹胀如锥刀刺者**：吴茱萸一升，葱花一升。用法：以水一大升八合，煎七合，去滓，分二服。（宋立人 总编·《中华本草》8册30引《纲目》）

★ 29. **用于腹痛**：吴茱萸、小茴香各等分，水煎，取汁1500毫升。待水温用毛巾擦洗腹部，每次20分钟，每日3次。（滕佳林 米杰 编·《外治中药的研究与应用》319）

★ 30. **虚寒腹痛**：用吴茱萸、小茴香各等分研末，每次取0.5克用热酒调和纳入脐中。（唐汉钧 汝丽娟 主编·《中国民间外治独特疗法》33）

★ 31. **治糖尿病腹胀**：吴茱萸粉5～10克，姜汁或香油调膏，加肉桂粉2～3克，透皮剂少许，敷脐部，胶布固定，24小时后去药渣，隔日1次。（孟凡红 等·《单味中药临床应用新进展》532）

★ 32. **用于臌胀**：吴茱萸15克，研末。炒热，敷脐部。（滕佳林 米杰 编·《外治中药的研究与应用》320引《穴位疗法聚方镜》）

★ 33. **治虚寒痞满**：吴茱萸10克。取上药，研为细末。分2次用温开水送服，每天1剂。功能：温胃散寒，下气消痞。主治：虚寒痞满。症见饭后脘腹痞满、食欲不振、体瘦乏力、四肢不温、舌淡脉弱。附注：据刘奉福介绍，有一医师仲夏患痞满月余，每天午餐后脘腹胀满、干意食臭、腹中雷鸣、晚餐不知饥食、夜间胀满欲泻，泻后痛减。翌晨稍能进食，午餐饥而欲食，食则胀满如前，如此反复不已。中西药治疗未效。一日遇一老药工加工吴茱萸，药工说：此药吞服温中下气之功最速，脾肾虚寒者尤宜。医师思自己的病证正属脾胃虚寒、肝肾不足。于是即购吴茱萸10克，立柜台旁用温开水送服。是日进晚餐，当夜胀满十去其七。次晨亦无便意，且知饥欲食。依量续服1次，竟获痊愈。以后在多年的临床工作中，用此方治痞满屡效。（薛建国 李缨 主编·《实用单方大全》246）

★ 34. **用于腹中癥块**：用吴茱萸150克。用法：和酒煮熟。不裹熨癥上，冷更炒热，更熘熨之，癥移走，逐熨之，消乃止。（滕佳林 米杰编·《外治中药的研究与应用》320引《姚僧垣集验方》）

★ 35. **治醋心，每醋心上攻如酽醋**：茱萸一合。水三盏，煎七分，顿服。纵浓，亦须强服。（江苏新医学院 编·《中药大辞典》上册1119引《兵部手集方》）

★ 36. **治食已吞酸，胃气虚冷者**：吴茱萸（汤泡七次，焙）、干姜（炮）各等分。用法：为末，汤服一钱。（江苏新医学院 编·《中药大辞典》上册1119引《圣惠方》）

★ 37. **治呃逆2方**

①吴茱萸20克，香油调敷于双侧涌泉穴，敷料胶布固定，日更换1次。（孟凡红 等·《单味中药临床应用新进展》534）

②吴茱萸20克，肉桂5克。用法：研末，每次取10克，醋调外敷双涌泉穴。据报道用上方治疗顽固性呃逆12例，大部分经3天治疗而愈。（王辉武 主编·《中药临床新用》328）

★ 38. **治呕吐2方**

①吴茱萸30克，生姜1块，香葱10余根。共捣成饼，蒸热敷于脐腹，约1小时。呕吐可能停止。（中医研究院革命委员会 编·《常见病验方研究参考资料》123）

②吴茱萸、木瓜各5钱，百部少许。用法：水煎服。（中医研究院革命委员会 编·《常见病验方研究参考资料》123）

★ 39. **治呕吐不止者**：吴茱萸3克，黄连3克，灶心土15克。用法：水煎少时，澄清频服。（唐大晅 张俐敏 主编·《传世金方·祖传秘方》271）

★ 40. **治呕吐验案2例**

①赵某，男，58岁，机关干部。诉患者呕吐3个月。呕吐时伴有呃声频作，胸胁满闷，面色苍白，饮食减少，大便溏，四肢欠温，舌淡苔白润，脉沉迟。诊断为虚寒呕吐，予以吴茱萸姜汁膏（用吴茱萸15克，研为细末，瓶贮备用，生姜汁1小

杯。临用时取吴茱萸末3～5克,调生姜汁如膏状,把药膏敷在患者脐孔上,外以胶布贴紧之,每天换药1次。敷脐的同时,再用艾条悬灸,其效更佳)贴脐治疗,每日换药1次,贴药10天,呕吐明显减少,呃声亦缓解,再贴10天,诸症消失而告病愈。(杨鹏举 主编·《中医单药奇效真传》57)

②张某,女,26岁,小学教师。自诉因夫妻不和,精神受到刺激,10多天来饮食不思,食之呃逆上气,遂即呕吐不休,反胃吐清水,半个月体质减轻2公斤,形体消瘦,舌质淡,苔白、脉细无力。余告之用吴茱萸姜汁膏贴脐法治疗,其依嘱用药贴脐3天即见效,1星期后呕吐完全消失,饮食倍增,精神转佳,遂得痊愈。(杨鹏举 主编·《中医单药奇效真传》57)

★ 41. **治脾胃虚寒型呕吐**:吴茱萸10克。用法:取大蒜5个,去皮捣烂,吴茱萸研末,拌匀,揉成1元硬币大小的药饼,外敷双足心,每日1次。功效:温中散寒,和胃降逆。(郭志杰 吴琼等 主编·《传世金方·一味妙方》205)

★ 42. **治泄泻验案**:患者李某,男,63岁,1994年8月5日初诊。10天前因进食生冷而致泄泻,大便稀溏,日行5～6次。口服氟哌酸、黄连素,静脉滴注丁胺卡那霉素等不效。伴有腹痛隐隐,食欲不振,四肢欠温,舌质淡,苔薄白,脉细;查大便质稀色黄,镜检可见白细胞。治当温阳止泻,给以吴茱萸20克,煎汤200毫升,每次温服20毫升,空腹时服,每日3次。服用3天后,泄泻渐缓,腹痛亦减,食欲有增,继续治疗3天,痊愈。(杨鹏举 主编·《中医单药奇效真传》71)

★ 43. **治排尿性晕厥**:吴茱萸辛苦性温,功能温中、止痛、理气、燥湿,内服以治呕逆吞酸、厥阴头痛、脏寒吐泻、脘腹冷痛等症见长。笔者单用本品6克,水煎温服,治疗排尿性晕厥6例皆愈,经年余观察无一例复发。

如患者郭某,于大雪之日置酒同朋友共饮,席间外出小便,排尿过程中突然前仆昏倒,不省人事,伴四肢厥冷。醒后自述2年内排尿时类似发病5次。吴茱萸6克水煎温服,每天1剂,连服3天。年余来本病从未发作。

本法为笔者曾祖父家传效方,谓治尿厥神验。考排尿性晕厥系发作于排尿过程中或排尿结束时,以突然发生的短暂意识丧失为主症的一种疾病,属于中医"厥证"范畴。《类经·厥逆》篇指出:"厥者,逆也。气逆则乱,故为眩仆脱绝,是名为厥……最为急候。"故本病病机主要为气机逆乱,升降失常,阴阳不相顺接,神机失用所致。《本草衍义》谓:"吴茱萸下气最速。"王好古曰:"冲脉为病,逆气里急,宜以(吴茱萸)主之。"可见吴茱萸单味服用,便足以调理逆乱之气机,使升降复常而阴阳顺接,于是排尿性晕厥自愈。[《中医杂志》编辑部整理·《中医杂志》专题笔谈文萃(1995—2004,第一辑)203]

★ 44. **治慢性腹泻**:吴茱萸2克,硫黄1克,冰片少许。为末,陈醋调敷脐,每晚1次,忌生冷。徐有全等用上方治疗慢性腹泻34例,痊愈28例,好转5例,无效1例。(王辉武 主编·《中药临床新用》327)

★ 45. **治赤白痢疾**:吴茱萸15克,黄连9克,木香6克,共研细末,贮瓶备用。取适量,用水调成糊状,敷药脐部,胶布固定。(滕佳林 米杰 编·《外治中药的研究与应用》319)

★ 46. **治噤口痢**:吴茱萸、附子末各适量,醋调成膏状。敷脚心,引热下行。(滕佳林 米杰 编·《外治中药的研究与应用》319引《理瀹骈文》)

★ 47. **治心腹冷气冲胁肋痛。冷气心痛不止,腹胁胀满,坐卧不安**:吴茱萸15克。用法:上药水洗,沥水,焙干,炒,研为末,与米煮作粥,空腹食之。主治:①《饮膳正要》:心腹冷气冲胁肋痛。②《食鉴本草》:冷气心痛不止,腹胁胀满,坐卧不安。(孙世发 主编·《中医小方大辞典》82引《饮膳正要》卷二)

★ 48. **用于肩背痛**:吴茱萸50克,研末。加黄酒炒热后敷于患处。(滕佳林 米杰 编·《外治中药的研究与应用》320)

★ 49. **用于脊臂气痛,夜间更甚,鸡鸣即止:【拈痛丸】**胡黄连、吴茱萸各30克。用法:上药研为末,饭为丸,如梧桐子大。每次3克,空腹淡盐汤送下。(孙世发 主编·《中医小方大辞典》437引《仙拈集》卷二)

★ 50. **治阑尾切除后肠功能恢复:【桂萸膏】**肉桂、吴茱萸各等份,凡士林油适量。用法:将上药前2味共研为细末,过7号筛,用凡士林调膏。取本品稍烘热,贴敷于神阙穴上,24小时

换药1次。疗效:用药后肛门排气时间16～40小时,平均23小时。(梁永才 梁杰圣主编·《中国外治妙方》106)

★ 51. **治脾受湿气,泄利不止,米谷迟化,脐腹刺痛,小儿疳气下痢:【戊己丸】**黄连(去须)、吴茱萸(去梗,炒)、白芍药各五两。用法:上为细末,面糊为丸,如梧桐子大。每服二十丸,浓煎米饮下,空心日三服。(宋立人 总编·《中华本草》4册932引《局方》)

★ 52. **治脚气入腹冲心,大便不通:【三将军丸】**吴茱萸、木瓜、大黄各等分。用法:大黄或随其病加减。米糊丸如绿豆大。每五十丸,粳米、枳壳汤下。未应,加丸数再服,以通为度。(宋立人 总编·《中华本草》4册932引《赤水玄珠》)

★ 53. **治支气管肺炎:**辅以吴茱萸末5克,米醋调糊贴于双足心涌泉穴,伤湿止痛膏固定,日换药1次。(孟凡红 等·《单味中药临床应用新进展》532)

★ 54. **治先天性喉喘鸣:**吴茱萸适量。用法:取上药,研为细末,备用。每次1～2次,用凉开水调成稠糊状,敷于双侧涌泉穴,每晚1次,次日清晨取下,6次为1个疗程。功能:理气降逆。本病在新生儿期即可出现症状,表现为吸气性喘鸣(如鸡鸣声),睡眠时减轻,哺乳及哭闹时加重。多数患儿全身情况尚好,无声哑,仅少数有明显吸气困难,甚至影响进食。附注:据张连城报道,应用本方治疗69例,均获痊愈。(薛建国 李缨 主编·《实用单方大全》248)

★ 55. **治喘证验案:**许某,男,10个月。1987年9月初诊。患儿自生下后便喘息,喘息时出现三凹征,经河北省医院直接喉镜检查,确诊为先天性喉喘鸣,经用钙剂、鱼肝油服用多日无效。遂将吴茱萸粉用凉开水调成稠糊状敷于涌泉穴,每次1～2克,每晚1次,次日清晨取下。经外敷6次,病即痊愈,随访2年病未复发。(杨鹏举 主编·《中医单药奇效真传》44)

★ 56. **治哮证验案:**崔某某,男,4个月。自生后就有呼吸困难,喘鸣,且喘鸣音逐渐高亢,患儿啼哭不止。曾用滴鼻净1%的麻黄素,滴鼻暂收疗效,旋又复发。经用吴茱萸外敷(吴茱萸10克,研极细末,用好醋调和如稠粥状,敷于双足涌泉穴处,或摊至整个足心。外用棉布包好,48小时除掉)。仅用1剂,5天后即见好转,7天后喘鸣消失,呼吸通畅,患儿活泼如常。随访2年,未复发。(杨鹏举 主编·《中医单药奇效真传》47)

★ 57. **治肝火:【左金丸】**黄连六两,吴茱萸一两或半两。用法:上为末,水丸或蒸饼丸。白汤下五十丸。(江苏新医学院 编·《中药大辞典》上册1119引《丹溪心法》)

★ 58. **治痰饮头疼背寒,呕吐酸汁,数日伏枕不食,十日一发:**吴茱萸(汤泡七次)、茯苓各等分。用法:为末,炼蜜丸梧子大。每熟水下五十丸。(江苏新医学院 编·《中药大辞典》上册1119引《朱氏集验方》)

★ 59. **治疥疮:【吴茱萸泥膏】**将吴茱萸风干,粉碎过筛,配成10%～15%的泥膏备用。将患部皮肤洗净,然后搽以膏药。共治26例,全部治愈。疗程1～7天。(滕佳林 米杰 编·《外治中药的研究与应用》321)

★ 60. **治疥疮验案2例**

①李某某,男,15岁。1986年4月26日就诊。全身皮肤奇痒、长丘疹已两个月余,以腹部、会阴、指叉为多。曾用硫黄软膏等治疗,仍反复发作。经用10%的吴茱萸泥膏外搽1次症愈。半年无复发。(杨鹏举 主编·《中医单药奇效真传》329)

②王某某,男,37岁。1986年3月28日就诊。全身皮肤瘙痒、起丘疹5个月多,尤以腹部、会阴、腿部为多。夜间瘙痒尤剧。皮肤上有脱屑、流水,曾用西药治疗仍反复发作。诊断疥疮。经用10%的吴茱萸泥膏外搽1次即愈,至今无复发。(杨鹏举 主编·《中医单药奇效真传》329)

★ 61. **治诸癣:**将吴茱萸、贯众、官桂各等分。用法:研为细末。先擦破,用药擦之。(滕佳林 米杰 编·《外治中药的研究与应用》319引《证治准绳》)

★ 62. **治牛皮癣:**吴茱萸10克研末,过100目筛,加凡士林90克制膏,涂于患处并按摩局部片刻,日2次,日更换1次。(孟凡红等·《单味中药临床应用新进展》532)

★ 63. **治湿疹:**炒吴茱萸一两,乌贼骨七钱,硫黄二钱。共研细末备用。用法:湿疹患处渗出液多者撒干粉;无渗出液者用蓖麻油或猪板油化开调抹,隔日一次,上药后用纱布包扎。(江苏新医学院 编·《中药大辞典》上册1120)

★ 64. **治湿疹、神经性皮炎**:吴茱萸研末,用凡士林调成30%的(甲种)和20%(乙种)两种软膏;再取30%的吴茱萸软膏和等量氧化锌软膏调匀,配成复方吴茱萸软膏(丙种)。亚急性和一般慢性湿疹及阴囊湿疹在亚急性期和早期者用乙种软膏。多年慢性阴囊湿疹用甲种软膏。婴儿湿疹采用丙种软膏。局部搽药每日2次。对神经性皮炎先搽甲种软膏,再配合电热吹风,每日1次,每次20分钟。据报道,用上述方法治疗湿疹和神经性皮炎82例,对湿疹初期及亚急性湿疹疗效较好。婴儿湿疹11例,除2例无效外,均在7~15天内临床治愈。(王辉武 主编·《中药临床新用》326)

★ 65. **治前庭湿疹**:吴茱萸(微炒)50克,船上硫黄10克,乌贼骨35克,研细按5:1调凡士林涂患处,同时用中药(黄芩、知母、寸冬、荆芥、桑白皮各10克,升麻7.5克)。金明珠用上方治疗前庭湿疹10例,全部治愈。(王辉武 主编·《中药临床新用》329)

★ 66. **治阴囊湿疹2方**

①吴茱萸30克,煎汤洗,治疗阴囊湿疹,5次愈。(王辉武 主编·《中药临床新用》327)

②用吴茱萸30克配以乌贼骨20克,雄黄6克,共为细末过筛备用。用法:阴囊湿疹患处渗出液多者撒干粉,无渗出液者用蓖麻油调敷,每日3次,上药后用纱布轻轻包扎,治疗期间禁食鱼腥、辛辣食物。效果良好。(《中医杂志》编辑部整理·《中医杂志》专题笔谈文萃(1995—2004,第一辑)4)

★ 67. **用于绣球风**:蛇床子、吴茱萸、艾叶各30克,水3000毫升煎百沸。放盆内加芒硝15克,化尽频洗。(滕佳林 米杰 编·《外治中药的研究与应用》319引《疡医大全》)

★ 68. **治阴下湿痒生疮**:吴茱萸60克,水1200毫升,煮三五沸,去渣,以洗疮。(滕佳林 米杰 编·《外治中药的研究与应用》319引《古今录验方》)

★ 69. **治阴囊潮湿瘙痒验案**:马某,30岁,患阴囊潮湿瘙痒3年有余,尤以夜晚为甚,经多方治疗不愈。用吴茱萸50克,加水1500毫升,煎汤熏洗(趁热骑盆上先熏,待药液温后泡洗阴囊),每日3次。1天后阴囊明显减轻;3天后瘙痒全消,后又连续熏洗半月(每剂药液可连用5天,药液少时,可直接加水),至今3年未发。(杨鹏举 主编·《中医单药奇效真传》352)

★ 70. **治湿疮**:吴茱萸80克研末,醋精50毫升调膏,外涂患处,日2~3次。(孟凡红等·《单味中药临床应用新进展》532)

★ 71. **治阴浊**:用蛇床子9克,黄柏6克,吴萸3克。诸药布包,温水浸泡15分钟后煎数沸,倾入盆中备用。取盆中药液趁热熏洗、坐浴,早、晚各1次,每次5~10毫升,洗后可拭干外阴部,内阴部待其自然吸收。(滕佳林 米杰 编·《外治中药的研究与应用》319)

★ 72. **治黄水疮**:将吴茱萸研粉用凡士林调制成10%的软膏,局部涂擦,每日1~2次。擦药前先用温水洗净患处,治疗12例,一般4~6次即愈。(江苏新医学院 编·《中药大辞典》上册1120)

★ 73. **治腮腺炎**:吴茱萸10克,胆南星6克,生大黄10克,紫金锭10片,上药共研细末。每次取8克,醋调,外敷双侧涌泉穴,每日换药1次。共治64例,分别于1~3天治愈。(滕佳林 米杰 编·《外治中药的研究与应用》321)

★ 74. **治脓疱疮**:吴茱萸、地龙等份为末,取20~30克以蛋清调敷涌泉穴,每日换药1次,3~7次可愈。(王辉武 主编·《中药临床新用》328)

★ 75. **用于痈疽发背及发乳诸痛**:取吴茱萸90克,捣为末。以醋调匀,稀糊适度,摊于纱布上外敷。(滕佳林 米杰 编·《外治中药的研究与应用》318引《外台秘要》)

★ 76. **用于对口痛不可忍**:用吴茱萸30克,雄黄9克,香油120毫升,先熬吴茱萸至焦去渣,待凉,调入雄黄末。外涂。(滕佳林 米杰 编·《外治中药的研究与应用》319引《理瀹骈文》)

★ 77. **治蜈蚣伤,蛇蝎蜇人**:【**吴茱萸散**】吴茱萸不拘多少。用法:嚼烂擦之。(孙世发 主编·《中医小方大辞典》82引《是斋百一选方》卷十七)

★ 78. **治鞭虫病**:吴茱萸、槟榔各三钱,雄黄二分。用法:雄黄装胶囊吞服,另用吴茱萸、槟榔,水煎服。可连用三四天。(中医研究院革命委员会编·《常见病验方研究参考资料》91)

★ 79. **用于急性结膜炎**:用吴茱萸、附子各等分,研为细末。用醋调为膏状,敷足心涌泉穴。(滕

佳林 米杰 编·《外治中药的研究与应用》319)

★ 80. **治多发性麦粒肿验案**:患儿,女,4岁。左眼睑反复红肿半月,内外眼睑可见4个大小不同的麦粒肿,其上眼睑睫毛旁皮肤出现黄点,在眼科切开排脓,同时予以0.25%的氯霉素眼药水及红霉素眼膏治疗,1周后未见好转。笔者以吴茱萸粉敷双侧涌泉穴,晚贴晨取,5天后红肿消失,1周后小硬结消失。体会:吴茱萸始载于《神农本草经》,其功能温中散寒,降逆止呕,是厥阴肝经之主药。其性虽属大热,但在气血郁滞且有热象的情况下亦可配合寒凉之品而用之。咽炎、麦粒肿均系风热外袭,热毒炽盛,循经上扰,气血郁滞所致。涌泉穴系足少阴肾经之井穴。临床观察吴茱萸粉敷涌泉穴后,双下肢温暖,从而使邪热去,气血降,药穴相合,乃上病下治,引火下行而奏效。[《中医杂志》编辑部整理·《中医杂志》专题笔谈文萃(1995—2004,第一辑)406]

★ 81. **治鼻出血**:吴茱萸10~20克研粉水调糊,每晚敷于两足涌泉穴,第2天早晨揭去。(孟凡红等·《单味中药临床应用新进展》534)

★ 82. **治鼻衄验案2例**

①患者戚某,男,26岁。鼻衄反复发作月余,鼻干咽燥,口渴欲饮,脉滑数、苔薄黄。予以生吴茱萸50克,研末,分5次醋调敷涌穴,药尽病愈,随访半年未见复发。(杨鹏举 主编·《中医单药奇效真传》426)

②安某某,女,36岁。1982年6月起患鼻衄,服药无效,1989年3月来诊。形体消瘦,颜面潮红,鼻腔干燥,残存血痂,口干不饮,夜难入寐,四季双足不温,纳凉腹痛,嗜食辛辣,唇舌干红,苔白不润,小便清长,大便稀溏,脉沉迟,试以降气引热下行法。每次用吴茱萸50克,捣末,炒热,调醋为饼,外敷足心,24小时换药1次,4次后衄止,双足转温,唇舌口鼻已不见干,大便不溏,夜能入睡,精神好转告愈。1989年7月随访,鼻衄未再发作。(杨鹏举 主编·《中医单药奇效真传》426)

★ 83. **治溃疡性咽炎验案**:患儿,男,3岁多。发热3天,咽痛拒食。查体:体温38.6℃,舌质红、苔薄黄,咽充血明显,并见数个溃疡面,心肺(-)余无异常,因服药困难未治疗。笔者采用吴茱萸粉2克,用醋调成糊状,敷双侧涌泉穴,外用胶布固定,贴12小时,次日清晨热退喜饮食。查体:咽部仍充血,但溃疡面明显缩小,连贴5日痊愈。[《中医杂志》编辑部整理·《中医杂志》专题笔谈文萃(1995—2004,第一辑)406]

★ 84. **治肿喉疮**:吴茱萸末。醋调,涂足心。(陆锦燧 辑·《鲟溪秘传简验方》202)

★ 85. **治喉痹验案**:胡某,女,1岁。1974年11月3日初诊。舌尖糜烂,咽痛近旬,形瘦神萎,四肢清冷,舌淡脉细,指纹淡青,用吴茱萸4.5克,研末加醋,面粉适量,调敷两涌泉穴,1日1次,敷药3次,诸症皆除。(杨鹏举 主编·《中医单药奇效真传》433)

★ 86. **治急喉风验案**:张某之女,15岁。得喉症,延医多人,越治越重,渐至滴水不入,痰声漉漉,人皆云死,脉搏紊乱无序,喘无定息,急用手法,针少商穴出血,继用吴茱萸生、炒各12克,共为细末,用好醋熬滚,与药末和匀,做成两个药饼,贴患者两脚心(涌泉穴),着手奏效,次日能食,病虽愈,但精神困惫,又用养阴清火之剂,1服而安。(杨鹏举 主编·《中医单药奇效真传》438)

★ 87. **治急性乳蛾验案**:朱某,女,5岁,1979年9月6日初诊,发热3天,咳嗽,喉痛,吞咽痛增,曾呕吐1次,诊为急性乳蛾,治用吴茱萸研末,加少量面粉蛋清,调成两小饼,敷双侧涌泉穴,1日1换。另用生老蒜1瓣捣泥,取黄豆大1块,敷贴乳蛾相对的颈部皮肤,1日1换。1日而诸症减轻、恢复正常。(杨鹏举 主编·《中医单药奇效真传》440)

★ 88. **治老人、虚人口疮**:【二圣散】吴茱萸(去浮者,炒)、地龙(去土,炒)不拘多少。用法:上药研为细末。每次用药面各15克,醋调,涂两脚心,油单隔,片帛系定,临卧用,次日便见效。(孙世发主编·《中医小方大辞典》209引《医方类聚》卷七十七)

★ 89. **治牙齿疼痛**:吴茱萸煎酒,含漱之。(宋立人 总编·《中华本草》4册932引《食疗本草》)

★ 90. **用于风热牙痛**:将吴茱萸、白芷等分,浸水频漱,吐涎。(滕佳林 米杰 编·《外治中药的研究与应用》319引《疡医大全》)

★ 91. **治裂纹舌验案**:李某,女,52岁,工人,1994年8月3日就诊。诉舌痛5个月余,口干,纳差,大便干结,有萎缩性胃炎、慢性胆囊炎、缺铁性贫血病史,查舌质嫩红肿,少津,无苔,状如蚕状细小裂纹6条,脉沉细。证属胃阴不足,虚火上炎所致舌裂舌炎。经用吴茱萸膏外敷涌泉穴(具体方法:将吴茱萸研末装瓶盖严备用,临用时取药末10克以陈醋调成糊状涂敷于患者两侧涌泉穴,外盖1层塑料薄膜,再用直径约10厘米大的胶布固定,每天换1次)。次日则痛减,继敷6次痊愈。(杨鹏举 主编·《中医单药奇效真传》455)

★ 92. **治口疮:【速效散】**吴茱萸、赤芍药各等份。用法:上药研为粗、细末。每于临卧,先用粗末12克,开水泡,淋洗腿脚,拭干;以细末6克,米醋调匀,摊两脚心,用软纸贴定,再以帛子系定,天明再易则愈。(孙世发 主编·《中医小方大辞典》552引《普济方》卷二九九)

★ 93. **治口疮口疳:**茱萸末,醋调涂足心。亦治咽喉作痛。(宋立人 总编·《中华本草》4册932引《濒湖集简方》)

★ 94. **治口腔炎、口腔溃疡:**吴茱萸18克,肉桂12克。研成细末,醋调,捏成小饼状敷于双足底涌泉穴,用绷带固定,1天1次。庄胤伦用上方治疗小儿口腔炎70例,其中50例应用3次以下痊愈,最长不超过1周。(王辉武 主编·《中药临床新用》326)

★ 95. **治虚火上浮型口疮:**吴茱萸15~30克。用法:研成细末,用醋调成糊状,睡前敷于双侧涌泉穴,并用胶布固定。第2日清晨去除。功效:滋阴降火,引火归原。按语:虚火上浮型口疮表现为:口腔溃烂或糜烂,稀散,周围红色不显著,疼痛不明显,反复发作或迁延不愈。(郭志杰 吴琼等 主编·《传世金方·一味妙方》203)

★ 96. **治口腔溃疡2方**

①将吴茱萸捣碎,过筛,取细末加适量好醋调成糊状,涂在纱布上,敷于双侧涌泉穴,24小时取下。用量:1岁以下用0.5~2钱,1~5岁用2~3钱,6~15岁用3~4钱,15岁以上用4~5钱。治疗256例,有247例治愈。一般敷药1次即有效。(江苏新医学院 编·《中药大辞典》上册1120)

②取黄连5克,吴茱萸3克,共捣末。以米醋适量调成糊状,每晚敷患儿双侧涌泉穴,白天取下。治疗小儿口腔溃疡13例,均获治愈。最快者2剂,最慢者5剂。(滕佳林 米杰 编·《外治中药的研究与应用》322)

★ 97. **治口腔溃疡验案:**王某某,男,4岁。1978年6月7日就诊。患儿素有消化不良,口腔溃疡反复发作,中西医治疗无效,日趋严重,住院治疗,当日用吴茱萸20克,研末,醋调,敷于双侧涌泉穴,4次而愈。(杨鹏举 主编·《中医单药奇效真传》453)

★ 98. **治顽固性口腔溃疡:**吴茱萸10克研末,米醋调糊,贴于双足涌泉穴,胶布固定,每日1次。(孟凡红 等·《单味中药临床应用新进展》532)

★ 99. **治口角流涎3方**

①吴茱萸、益智仁、胆南星共研细末,用醋调成糊状,敷双足涌泉穴。共治32例,一般5~7天即可治愈。(滕佳林 米杰 编·《外治中药的研究与应用》322)

②吴茱萸30克研末,醋调匀,晚间外敷涌泉穴(男左女右),布条缠扎,每次敷12小时,日换1次。流涎清稀者取益智仁30克,水煎当茶饮,日1剂。流涎稠黏且口腔红肿者取佩兰15克,藿香15克,黄连3克,水煎服,日1剂。(孟凡红 等·《单味中药临床应用新进展》532)

③吴茱萸3份,制南星1份。研磨细粉混合组成,贮瓶勿泄气,备用。用法:临睡前,先洗净脚揩干,取药粉15克,用陈米醋调成黏厚糊状饼,敷贴涌泉穴,男左女右,外用纱布扎紧,每次敷贴12小时,一般三四次即可。疗效:治疗100多例均获痊愈。(李德新等 编·《祖传秘方大全》207 浙江温州市任宏观师传秘方)

★ 100. **用于下冷口疮:**吴茱萸、地龙各适量。吴茱萸研为细末,用醋调,熬成膏状,后入地龙末搅匀。临睡前用葱椒汤洗足,拭干用药,涂双足心。(滕佳林 米杰 编·《外治中药的研究与应用》319引《药治通义》)

★ 101. **治鹅口疮:**吴茱萸15克研末,醋调糊敷双侧涌泉穴。(孟凡红等·《单味中药临床应用新进展》534)

★ 102. **治妇人阴冷:【温中坐药】**吴茱萸、牛胆各适量。用法:将吴茱萸入牛胆中令满,阴干百日。每取20粒,研碎绵裹,纳阴中,良久如火热。(孙世发 主编·《中医小方大辞典》657引《济阴纲目》卷七)

★ 103. **治妇人阴寒，十年无子者：【茱萸丸】**吴茱萸、川椒各一升。上为末，炼蜜丸如弹子大。绵裹纳阴中，日再易，无所下，但开子脏，令阴温即有子也。（宋立人 总编·《中华本草》4 册 932 引《妇人良方》）

★ 104. **用于胞衣不下：**大麻仁 14 粒，吴茱萸 9 克，雄黄 3 克。用法：和醋捣成泥状。敷于双足心，胞衣下即取药。（滕佳林 米杰 编·《外治中药的研究与应用》320）

★ 105. **治倒经：**吴茱萸适量烘干研面备用，于经前 7 天开始将吴茱萸粉用醋拌成糊状，分别贴于太冲、涌泉穴上，外敷纱布固定。每日 1 换，双侧穴位交替使用，至月经过后即止。卢燕许等用上方治疗倒经 27 例，痊愈 26 例，无效 1 例，治愈者随访 1 年无复发。（王辉武 主编·《中药临床新用》328 ）

★ 106. **治产后余血不尽：【吴茱萸散】**吴茱萸 30 克，薯蓣 60 克。用法：上药研为末。每次 3 克，酒送下，每日 3 次。（孙世发 主编·《中医小方大辞典》396 引《医心方》卷二十三）

★ 107. **用于产后腹痛：**吴茱萸 15 克，栀子、桃仁、沉香各 10 克。用法：共研细末。用酒调匀，加热后敷于小腹。（滕佳林 米杰 编·《外治中药的研究与应用》320）

★ 108. **治小儿肾缩（乃初生受寒所致）：**吴茱萸、硫黄各半两。同大蒜研涂其腹，仍以蛇床子烟熏之。（江苏新医学院 编·《中药大辞典》上册 1120 引《圣惠方》）

★ 109. **治小儿腹胀：**吴茱萸 30 克，放入 90 克白酒浸泡 4 ~ 6 小时，滤液，取少许浸泡液滴于小儿脐部，后按摩脐部 5 ~ 10 分钟，日 2 ~ 3 次。王太刚用上方治疗小儿腹胀 158 例，总有效率在 95% 以上。（王辉武 主编·《中药临床新用》327）

★ 110. **治小儿肠炎：**吴茱萸粉与未成熟的米饭混合成饼敷于脐部。（孟凡红等·《单味中药临床应用新进展》532）

★ 111. **治小儿斜疝：**吴茱萸末适量。用法：先将疝块回纳至腹股管皮下环，然后取吴茱萸末适量，醋调环口及周围。环口上压直径 2 厘米左右硬币一枚，绷带固定，隔日换药 1 次。疗效：用此法治疗小儿斜疝 30 余例，均治愈。随访 1 年未复发。（刘有缘 编著·《一两味中药祛顽疾》265）

★ 112. **治小儿口疮：**吴茱萸 4 份，胆南星 1 份，生大黄 2 份，陈醋适量。制用法：将上药前 3 味共研为细末，过 6 号筛，用陈醋调成糊状。候患儿晚上睡熟时涂敷双足心涌泉穴，外加纱布包扎，12 小时后去之，酌情次晚可再用 1 次。疗效：共治疗 260 例，治愈 202 例，好转 58 例。（梁永才 梁杰圣 主编·《中国外治妙方》105）

★ 113. **治小儿口舌生疮：**用吴茱萸、清半夏各 10 克。共研细末过筛，用鸡蛋清调成糊状外敷足心，男左女右，纱布或绷带包扎，睡前外敷，次日取下。对婴幼儿口舌生疮有良好的疗效。笔者用此法治疗婴幼儿口舌生疮患者 125 例，1 次治愈 34 例，2 次治愈 91 例。[《中医杂志》编辑部整理·《中医杂志》专题笔谈文萃（1995—2004，第一辑）4]

★ 114. **治小儿舌口溃疡：**吴茱萸、丁香各等份。研末，每次取 2 ~ 3 克敷于双足涌泉穴，外用胶布固定，每 12 小时换药 1 次，3 天为 1 个疗程。余国平用上方治疗小儿舌口溃疡 50 例，1 个疗程治愈 34 例，2 个疗程治愈 14 例，无效 2 例。（王辉武 主编·《中药临床新用》3260）

★ 115. **治小儿痄腮：**吴茱萸 15 克，生大黄 12 克，川黄连 8 克，胆南星 4 克。研末醋调敷涌泉穴。田延风用上方治疗小儿痄腮 40 例，1 ~ 4 剂全部治愈。（王辉武 主编·《中药临床新用》328）

★ 116. **治小儿扁桃体炎：**吴茱萸磨成细粉，适量陈醋调，制成山楂大小的药丸，用塑料布固定在双足涌泉穴（各 1 丸），2 天换药 1 次，至病愈。配合内服绞股蓝 20 克，水煎代茶饮，停用其他饮料。边振考等用上方治疗小儿扁桃体炎 41 例，痊愈 32 例，但其余病例炎症较前轻，继续用药仍有效。治愈率为 78%，有效率达 100%。（王辉武 主编·《中药临床新用》329）

★ 117. **治婴幼儿腹泻 5 方**

①吴茱萸 20 克。用法：取上药，研为细末，加米醋适量调成糊状。敷于脐周，覆盖部位以神阙穴为中心，包括下脘、天枢（双）、气海穴，24 小时取下。附注：据严风仙报道，应用本方治疗 96 例，敷药 1 次治愈 37 例，敷药 2 次治愈 51 例，敷药 3 次治愈 5 例，好转 3 例，总有效率为 100%。（薛建国 李缨 主编·《实用单方大全》248）

②吴茱萸、白术各等分,研成粉末,装瓶备用。每用1~2克,倒入脐中,外敷胶布或敷料,2天1换,一般1~2次即愈。治疗100例,治愈70例,显效14例,无效16例,总有效率为84%。(滕佳林 米杰 编·《外治中药的研究与应用》322)

③吴茱萸、丁香各等分。研成细末。取12~25克,用黄酒调成糊状,稍加温敷于患儿脐部,胶布固定。每日换药1次,连用2~3次即可。共治20例,治愈16例,好转3例,无效1例。(滕佳林 米杰 编·《外治中药的研究与应用》322)

④吴茱萸末加生姜汁调和敷于脐部,胶布固定,日换药1次。(孟凡红 等·《单味中药临床应用新进展》531)

⑤吴茱萸、胡椒共研末,醋调糊敷于脐部,胶布固定,2天换药1次。(孟凡红 等·《单味中药临床应用新进展》531)

★ 118. **治婴幼儿泄泻验案2例**

①患者李某,男,1岁,1991年9月5日就诊。腹泻3天,蛋花样便,1日10余次,伴有呕吐,1日3~4次。大便镜检有脂肪球廾。患儿口唇干燥,精神差,有脱水征,舌质红,舌苔白干。曾用庆大霉素及维生素C、维生素B_6静脉点滴2天不效。于第3天以吴茱萸1克外敷脐部,1日1换,3天后腹泻、呕吐均止,大便日1次。(杨鹏举 主编·《中医单药奇效真传》72)

②患儿,男,3个月。腹泻10余天,每日5~6次,质稀带泡沫,舌质淡红、苔白。大便常规检查脂肪球(++),大便培养阴性。曾服婴儿散及乳酸菌素片均未见效。用吴茱萸粉5克,醋调成糊状,敷于神阙穴,每日8~10小时,连用3日,大便成形,日2次。体会:小儿脾胃薄弱,无论感受外邪,或内伤乳食,均易致脾胃运化功能失调而发生泄泻。久泻不止,脾肾阳虚故便质清稀,吴茱萸能温中散寒而止泻,神阙穴内联十二经脉、五脏六腑,有理气止泻之功,且为腹壁最薄之处,易于药物渗透而显效。[《中医杂志》编辑部整理·《中医杂志》专题笔谈文萃(1995—2004,第一辑)406]

补骨脂(68方)

【药性】味辛、苦,性温。归肾、脾经。

【功能与主治】补肾助阳,纳气平喘,温脾止泻。主治肾阳不足,下元虚冷,腰膝冷痛,阳痿滑精,尿频,遗尿;肾不纳气,虚喘不止,脾肾两虚,大便久泻;白癜风、斑秃、银屑病。

【用法用量】内服:煎汤,6~15克;或入丸、散。外用:适量,酒浸涂患处。

【使用注意】阴虚内热者禁服。

★ 1. **治虚喘**:补骨脂、胡桃肉各等分。用法:共研细末,开水冲服,每日早、晚各服五钱。(中医研究院革命委员会编·《常见病验方研究参考资料》104)

★ 2. **治腰痛4方**

①补骨脂60克。用法:研细末,每服6克,盐汤或温酒送下。(吴静 陈宇飞 主编·《传世金方·民间秘方》99)

②补骨脂为末,温酒下三钱匕。(江苏新医学院 编·《中药大辞典》上册1179)

③**【补髓膏】**补骨脂30克。用法:锅内炒令八分熟,再入香油15克,同炒,以香油香为度。放冷,入胡桃仁同煎,药并香油烂嚼,盐酒或盐汤送下。(孙世发 主编·《中医小方大辞典》409引《普济方》卷一五四)

④**【青娥丸】**补骨脂(炒)120克,生姜(炒干)75克,核桃仁(研)30枚。用法:上药研末,炼蜜为丸。盐汤送下。(孙世发 主编·《中医小方大辞典》959引《慎斋遗书》卷九)

★ 3. **治腰痛或兼四肢麻木**:补骨脂二两(炒)。用法:研细末,每服二钱,盐汤或温酒送下。(中医研究院革命委员会 编·《常见病验方研究参考资料》223)

★ 4. **治腰痛不可忍**:补骨脂二两(酒浸一宿,麸炒,为末),杏仁(汤泡,去皮尖,研),桃仁(泡,去皮尖,研)各一两。用法:上和匀,以浸药酒,面糊为丸,如梧桐子大。每服五十丸,空心盐汤或盐酒送下。(彭怀仁 主编·《中医方剂大辞

典》5册869引《奇效良方》卷二十七)

★ 5. **治阴冷伤肾,腰痛:【破故丸】**补骨脂适量。用法:上药酒浸一宿,炒熟,酒煮为丸。更用补骨脂少许,炒为末,酒调送下。功效:补肾。(孙世发 主编·《中医小方大辞典》141引《朱氏集验方》卷三)

★ 6. **治寒湿气滞,腰疼脚膝肿满,行走艰难:【补骨脂散】**补骨脂一两(炒),黑牵牛(研取头末)二两。上为细末。每服三钱,橘皮汤调下,食前,以利为度。(宋立人 总编·《中华本草》4册606引《杨氏家藏方》)

★ 7. **治肾脏虚冷,骨痿少力,腰膝沉重,行步艰难,气虚不思饮食:【补骨脂丸】**补骨脂二两(微炒),葫芦巴一两(微炒),胡桃瓤不计多少。用法:上为末,后用胡桃捣和,调入糯米粥少许为丸,如梧桐子大。每服二十丸,空心,食前温酒送下;盐汤亦得。(彭怀仁 主编·《中医方剂大辞典》5册867引《医方类聚》卷十)

★ 8. **定心,补肾:【返精丸】**补骨脂二两(隔纸炒令香熟),白茯苓一两(去皮)。上二味为细末,用没药半两,捶破,以无灰酒浸,高没药一指许,候如稠饧状,搜前二味,丸如梧桐子大。每服三、五十丸,随食汤下;如没药性燥难丸,再以少酒糊同搜丸,食前服。(江苏新医学院 编·《中药大辞典》上册1178引《魏氏家藏方》)

★ 9. **治心律失常:**补骨脂30~60克。水煎服,每日1剂。按:本病中医学属于"心悸""怔忡""昏厥""虚劳""脉结代"等范畴。(胡郁坤 陈志鹏 主编·《中医单方全书》29)

★ 10. **治慢性支气管炎:**补骨脂10克,核桃仁60克。共水煎温服,每日1剂。(胡郁坤 陈志鹏 主编·《中医单方全书》5)

★ 11. **治脾肾虚弱,全不进食:【二神丸】**补骨脂四两(炒香),肉豆蔻二两(生)。上为细末,用大肥枣四十九个,生姜四两切片同煮,枣烂去姜,取枣剥去皮核用肉,研为膏,入药和杵,丸如梧桐子大。每服三十丸,盐汤下。(宋立人 总编·《中华本草》4册607引《本事方》)

★ 12. **治阳虚便秘验案:**曾治黄某某,56岁,男,农民。因习惯性便秘30余年,曾服麻仁丸、承气汤、三黄汤等治之欠效。于1990年9月15日就诊。经体检,心、肺、肝、脾、胆囊、双肾正常,腹部未发现占位性包块、肿物,但全腹饱满,肠鸣音减弱,触诊推挤按压有管液流动音。拟诊:脾肾阳虚寒积便秘,遂以温脾汤加味水煎服。1剂3服未尽出现腹痛,泻下不均质便甚多,得汗出而胸腹周身舒适。继以补骨脂、肉豆蔻、内苁蓉各30克水煎服,隔日1剂,连服2个月,每日大便1次,随访10年便秘未复发。[《中医杂志》编辑部整理·《中医杂志》专题笔谈文萃(1995—2004,第一辑)119]

★ 13. **治脾肾虚寒,肠鸣泄泻,胸膈不快,饮食不化:**补骨脂(炒)四两,木香(不见火)一两,肉豆蔻(面裹煨)二两。共为末,灯芯煮枣肉,丸如桐子大。每服七十丸,姜盐汤下。(宋立人 总编·《中华本草》4册607引《卫生易简方》)

★ 14. **治肾虚久泄:【固下丸】**苍术、肉豆蔻(煨)、补骨脂各30克。用法:上药研为末,粥为丸,如梧桐子大。每次50丸,温开水送服。(孙世发 主编·《中医小方大辞典》975引《医学纲目》卷二十三)

★ 15. **治脾肾虚弱,大便不实,或五更作泻:【四神丸】**补骨脂四两(炒),吴茱萸四两(炒),肉豆蔻二两(生用),五味子二两(炒),各为末,生姜四两,红枣五十枚。上用水一碗煮姜枣,水干去姜,取枣肉,丸桐子大。每服五七十丸,空心日前服。(宋立人 总编·《中华本草》4册607引《内科摘要》)

★ 16. **治慢性肠炎:**补骨脂四两(炒),肉豆蔻二两(生用)。用法:共为细末,用肥枣五十枚、生姜切片,同煮烂,去姜。以枣肉为丸,如梧桐子大。每服三十丸,盐汤送下。(中医研究院革命委员会编·《常见病验方研究参考资料》135)

★ 17. **治赤白痢及水泻:**补骨脂一两(炒香熟),罂粟壳四两(去穰、顶蒂,新瓦煿燥)。上二味,为细末,炼蜜为丸如弹子大。每服1丸,水一盏化开,姜二片,枣一个,煎取七分,如小儿分作四次服。(江苏新医学院 编·《中药大辞典》上册1178引《百一选方》)

★ 18. **治男性性功能障碍:**补骨脂30克,韭菜子30克。共研末,口服,每次9克,每日3次。(胡郁坤 陈志鹏 主编·《中医单方全书》355)

★ 19. **治梦泄:【补骨脂丸】**补骨脂(炒)四两,龙骨、山茱萸、巴戟天(去心)各一两。用法:上为末,炼蜜为丸,如梧桐子大。每服三十丸,空

心盐汤或酒送下。(彭怀仁 主编·《中医方剂大辞典》5册868引《圣济总录》卷一八五)

★ 20. **治淋证:【皂角酒】**皂角刺、补骨脂各等份。用法:上药研为细末。以无灰酒调下。(孙世发主编·《中医小方大辞典》400引《普济方》卷二一四)

★ 21. **治小便白浊:【锁精丸】**补骨脂(炒)、青盐各四两,白茯苓、五倍子各二两。上为细末,酒煮糊为丸,如梧桐子大。每服三十丸,空心,用温酒或盐汤送下。(宋立人 总编·《中华本草》4册606引《奇效良方》)

★ 22. **治尿血:**补骨脂、韭菜子各二钱。用法:水煎服。(中医研究院革命委员会 编·《常见病验方研究参考资料》192)

★ 23. **治肾气虚冷,小便无度:【补骨脂丸】**补骨脂(大者盐炒)、茴香(盐炒)。上等分为细末,酒糊为丸如梧桐子大。每服五十丸或百丸,空心温酒、盐汤下。(宋立人 总编·《中华本草》4册606引《魏氏家藏方》)

★ 24. **治遗溺:【补骨脂散】**补骨脂一两(炒),白茯苓、益智仁各五钱。为末。每服一钱,米汤下。(宋立人 总编·《中华本草》4册606引《婴童类萃》)

★ 25. **治遗尿:**补骨脂(盐炒)60克,益智仁(盐炒)60克。上药研细末过筛,分成6包,每日晨用米汤泡服1包(成人倍量),6天为1个疗程。共治60例,其中年龄最小者2岁,最大者20岁,均愈,随访5年无1例复发。(宋立人 总编·《中华本草》4册608)

★ 26. **治老年人遗尿:**补骨脂30克。用法:上药研末,瓶装备用。每次1克,放入脐中,纱布垫覆盖,绷带包扎固定,2日换药1次。换药前脐部用温水擦洗干净,再用干毛巾拭干,然后撒药。功效:温肾助阳,固摄缩尿。医师嘱咐:如出现局部皮肤过敏,停止敷药。(刘道清 主编·《中国民间神效秘方》471)

★ 27. **治足根痛2方**

①足根痛是临床常见病。笔者用单味中药补骨脂外用治疗足根痛42例,收效满意,现介绍如下。一般资料:42例中,男25例,女17例;年龄36~68岁,病程13天~6个月;单足根痛者29例,双足根痛者13例。治疗方法:将补骨脂适量研成粉状,装入7厘米×7厘米大小的布垫内,放鞋内足根着力处。10天为1个疗程,一般1~2个疗程可见效。体会:足根痛多由于年老体弱,肾气不足,气血虚运行不畅,虚邪乘虚而入,客于肾经,以致脉络不畅,气血凝滞不通而痛。治宜补益肾气舒筋活络。药用补骨脂温肾阳,散寒祛湿以疗足痛。[《中医杂志》编辑部整理·《中医杂志》专题笔谈文萃(1995—2004,第二辑)500]

②我们几年来采用补骨脂配合吴茱萸、五味子外用,治疗跟骨骨刺引起的足跟痛,现介绍如下。取补骨脂、吴茱萸、五味子各10克,共为细末,装入足跟大小的布袋内,封严,固定于鞋垫足跟部,垫于患侧鞋内,7天更换1次。如治梁某某,女,60岁,1997年2月初诊。患足跟痛3年,以长时间站立或行走时加重,某医院X线摄片提示跟骨骨质增生,经局部封闭、理疗、中药泡洗多方治疗,始终未愈。经用本方治疗2天后,疼痛消失,继续治疗1次以巩固疗效,随访2年余未复发。《灵枢·经脉》:肾足少阴之脉起于小指之下,邪走足心,出于然谷之下,循内踝后,别入跟中。笔者认为,肾虚寒凝为本病病机,治疗应以散寒为原则,选补肾阳祛寒湿之补骨脂为主,伍以暖肝散寒之吴茱萸,益肾软坚之五味子,使寒湿祛、骨刺软而疼痛自止。本疗法方法简便,疗效确切,值得推广应用。[《中医杂志》编辑部整理·《中医杂志》专题笔谈文萃(1995—2004,第二辑)500]

★ 28. **治小腹有块,直冲心胸的横梁疝:**补骨脂500克,黑芝麻60克,拌炒。去芝麻不用,只将补骨脂在瓦器中磨末,以酒为丸,每次9克,开水送下。(吴大真等·《灵验单方秘典》104引《古今医鉴》)

★ 29. **治便毒:**补骨脂(炒,研)、牛蒡子(微炒)、牵牛(炒)、大黄(酒拌炒)各等分。用法:上为末。每服一两,酒调下。(彭怀仁 主编·《中医方剂大辞典》5册871引《准绳·疡医》卷四)

★ 30. **治白癜风2方**

①补骨脂30克,白蒺藜20克,95%的酒精200毫升。用法:前2味药分别去除杂质,淘洗干净,晒干研末,放入酒精中密封浸泡,7日后即可使用。用棉签蘸取药液,搽涂患处,每日3次。功效:活血祛风。(刘道清 主编·《中国民间神效秘方》632)

②【熄风酊】补骨脂375克,菟丝子563克,蜂房281克,斑蝥(炒)0.3克。以上4味,用乙醇浸泡回流提取,收集提取液,加75%乙醇使全量成6000毫升,滤过即得。本品为棕黄色澄清液体。乙醇含量应为50%~60%。功能:活血祛风,荣养肌肤。用于白癜风。涂于白斑处,每日2次,涂后日光或紫外光灯照射。(宋立人 总编·《中华本草》4册607)

★ 31. **用于白癜风、汗斑:【白癜风散】**补骨脂600克,雄黄250克,密陀僧250克。以上3味,粉碎成细粉,过140目筛,混匀,即得。本品为灰黄色的粉末,味苦辛。功能:清热除湿。用于白癜风、汗斑。外用,醋调涂患处。(宋立人 总编·《中华本草》4册607)

★ 32. **治白癜风、扁平疣、斑秃、神经性皮炎、瘙痒症:**补骨脂六两,75%的酒精十二两。用法:将补骨脂碾碎,置酒精内,浸泡七昼夜,过滓去渣,用棉球蘸药涂于患处,并摩擦五至十五分钟。功能:调和气血,活血通络。润肤止痒,生发祛白斑。(彭怀仁 主编·《中医方剂大辞典》5册870)

★ 33. **治白癜风、扁平疣、斑秃、银屑病等:**补骨脂30克。用法:取上药,粉碎成粗末,加适量75%的酒精配成100毫升,搅匀,浸泡1周,过滤,浓缩至1/3,即得补骨脂酊(酒精含量为60%~70%)。每次取少量涂患处,涂后日光照射10分钟,以增强疗效,每天1~2次。一般持续数月即可见效。功能:补肾祛斑,生发除疣。附注:本方出自南京市卫生局《医院制剂规范》(1989年)。据缪上元报道,根据病程长短和病情轻重,应用本方每天涂擦患处3~5次或4~6次,治疗扁平疣若干例,均获痊愈。(薛建国 李缨 主编·《实用单方大全》582)

★ 34. **治顽癣:**补骨脂二钱。用法:用酒二两,浸三日后涂患处。(中医研究院革命委员会编·《常见病验方研究参考资料》411)

★ 35. **治银屑病:**单某某,男,35岁,工人。患银屑病3年,全身泛发鳞屑性斑状损害,数年来,历经各医院用多种治疗方法,疗效不显著,或暂效而复发。此次来诊共注射补骨脂溶液20次,获临床治愈,但局部见有色素沉着。治愈后随访数月,仍保持原来的疗效。治疗方法:用药为100%的补骨脂溶液,每天肌肉注射1次,每次2.5~3毫升。制剂为淡黄色无味澄清液。平时宜放在常温以下较冷处,如发现溶液混浊,不宜再用。(黄国健等 主编·《中医单方应用大全》58)

★ 36. **治汗斑:**用补骨脂40克,加入95%的酒精300毫升中浸泡,将其碘酒色即可。每天涂患处4~5次,连涂2~3天。附注:据崔相波报道,应用本方治疗14例,均获痊愈。(薛建国 李缨 主编·《实用单方大全》583)

★ 37. **治斑秃脱发症:【生发酊】**闹羊花60克,补骨脂、生姜各30克。用法:制成酊剂。涂擦患处,每日2~3次。功效:温经通脉。宜忌:外用药。本品有毒,切勿入口。(孙世发 主编·《中医小方大辞典》839)

★ 38. **治疣:**补骨脂辛、苦、大温,入肾经,具有补肾助阳之功。主治肾虚冷泻、阳痿、遗精、尿频、遗尿、腰膝冷痛、虚寒喘咳。笔者将其制成酊剂,外用治疗扁平疣、传染性软疣,经临床验证效佳。扁平疣:好发于青年人的颜面部、手背、颈项等处。其状如芝麻大或粟粒大,浅褐色,界限明显,略有痛感。笔者用自制消疣1号(75%的医用酒精100毫升加补骨脂10克,僵蚕10克,浸泡1周),外涂,共治疗150例。其中男92例,女58例,平均年龄(14.7±5.2)岁,病程(15.8±6.3)年。发病部位:面部52例,手背部45例;颜面及颈部、手部同时发病53例。曾治李某,女,35岁,教师,1996年3月初疹。主诉:颜面、颈项部及手部有大量扁平疣6个月余。经西药治疗无效。按以上方法外涂,2周痊愈。

传染性软疣:本病多发于儿童及青年。初起为粟粒至绿豆大半球形丘疹,呈灰白、乳白、微红或正常皮肤色。表面有蜡样光泽,中央有脐窝,可以从中挑出或挤出白色奶酪状物质,即软疣小体。笔者用消疣Ⅱ号(75%医用酒精100毫升加补骨脂10克,鸦胆子10克,浸泡1周,外涂)治疗230例。其中男150例,女80例;平均年龄(20.5±3.2)岁,病程(2.3±1.2)年。曾治贾某,男,36岁,1998年7月初诊。自诉洗澡后,全身出现大小不均的小丘疹。经抗病毒治疗无效而就诊。诊为传染性软疣,给予消疣Ⅱ号外涂,1周而愈。[《中医杂志》编辑部整理·《中医杂志》专题笔谈文萃(1995—2004,第二辑)470]

★ 39. **治寻常疣:**补骨脂30克,打碎后放入70%的乙醇100毫升中浸泡1周,滤过备用。用干净木质梗蘸少许补骨脂滴于疣表面,每日数次直至痊愈为止。赵继英用上方治疗寻常疣56例,结果痊愈51例,好转5例。(王辉武 主编·《中药临床新用》349)

★ 40. **治扁平疣验案**:徐某某,女,30岁。1987年9月15日就诊。半月前面部及手背出现米粒样扁平丘疹,表面光滑,淡红色,发痒,搔抓后皮损呈串状,用西药治疗后,疹子有增无减。经用补骨脂酊治疗,用药第3天,疹色更红,患部皮肤肿胀。继续用药2天,肿胀消退,丘疹逐渐剥落,疣体全部消失,肤色恢复正常。随访1年,未复发。治疗方法:将补骨脂30克,加95%的酒精100毫升密封浸泡1周即可使用。用时以消毒棉签蘸取药液涂在疣体上,每天3~5次,涂搽后不洗脸。若疣色素沉,表面有角化现象,病程较长者,每天涂搽4~6次,疗程1周左右。(黄国健等 主编·《中医单方应用大全》58)

★ 41. **治疗慢性湿疹**:10%的补骨脂酊,外搽患处,每日3~4次,7天为1个疗程。杨素华等用上方治疗慢性湿疹34例,结果痊愈23例,显效9例,有效2例。(王辉武 主编·《中药临床新用》350)

★ 42. **治脚气**:补骨脂200克,丁香100克,水杨酸10克,酒精40毫升,食醋200毫升。浸泡2天后,泡脚,时间不限。张和平用上方治疗脚气224例,总有效率为98%。(王辉武 主编·《中药临床新用》348)

★ 43. **治链霉素中毒**:张某某,男,69岁。因肺部感染肌注链霉素,每天1克,1周后出现眩晕,站立及行走不稳,甚至跌倒,耳鸣,耳聋,视物晃动。检查:无眼球震颤,闭目站立试验阳性,诊断为“链霉素中毒”。经西药治疗20天无好转。以本法治疗7天后头晕明显减轻。12天后头晕基本消失,耳鸣、耳聋减轻,听力开始恢复。16天后唯急转头颈部时头晕。26天后诸症皆除,闭目站立试验阴性,治愈。治疗方法:以补骨脂20克,100毫升水煎,每天2次分服。疗程7~30天。结果治愈3例,好转2例。(黄国健等 主编·《中医单方应用大全》58)

★ 44. **治打仆损伤:【补骨脂裹方】**补骨脂60克。用法:上药微炒,研细末,用醋煮黄米粥,摊在纸上,封裹损处。(孙世发 主编·《中医小方大辞典》87引《圣济总录》卷一四五)

★ 45. **治鸡眼2方**

①补骨脂40克,95%的酒精60毫升。用法:混合摇匀,涂患处。(中医研究院革命委员会 编·《常见病验方研究参考资料》431)

②补骨脂40克,乌梅肉10克。浸泡于95%的酒精80毫升内,48小时后过滤浸出液备用。用法:先用热水将鸡眼洗泡数次,待柔软后用小刀将鸡眼外层角化厚皮削去(不要削伤出血),用酒精消毒后,将上药液涂搽患处,每日3次,连搽3~5次可愈。(洪国靖 主编·《中国当代中医名人志》907)

★ 46. **牙痛**:补骨脂二钱,细辛一钱,冰片三分。用法:研细末,擦患处。亦可将补骨脂改为川椒。(中医研究院革命委员会 编·《常见病验方研究参考资料》445)

★ 47. **治蛀牙疼痛,风虚上攻,连脑疼痛:【乳香散】**乳香、补骨脂(炒)各15克。用法:上药研为散。每取少许,揩痛处,有蛀牙,则用软饭和药作梃子,塞蛀孔中。其痛立止。(孙世发 主编·《中医小方大辞典》446引《圣济总录》卷一二〇)

★ 48. **治牙齿疼痛不已:【补骨脂散】**补骨脂60克,青盐15克。用法:同炒至微爆为度,候冷,取出,研为细末。每用少许,以指蘸药,擦于牙齿痛处,有津即吐,误咽无妨。功效:调养气血。(孙世发 主编·《中医小方大辞典》409引《御药院方》卷九)

★ 49. **治乳腺增生**:补骨脂味辛,性温。功能:补肾助阳,可治疗因肾阳亏虚所致的腰痛、遗精、阳痿、泄泻、喘嗽等症。这些功用已经得到广泛认同。笔者认为本品还具有软坚散结的功效,在滇中民间,笔者亲自看见用单味补骨脂治疗乳房包块,效果良好。根据这一经验,笔者适当加以变通,采用内服外用结合治疗乳腺增生4例,均在1~3个月内治愈。其具体用法为:①补骨脂800克,文火炒微黄,研细末,每次3克,每日3次。②补骨脂150克,蜈蚣10条,入食醋1000毫升内浸泡,半个月后局部外搽,每天3~4次。上法可连续应用1~3个月,直至治愈。

病例介绍:陈某,女,39岁。1996年7月初出现双侧乳腺增生,类圆形,质韧,微硬,轻触痛,左侧3厘米×3厘米×3厘米,右侧2.5厘米×件2.5厘米×2.5厘米,伴乳房轻度胀痛,经期尤甚。舌质暗红、苔薄白，脉沉弦。此外无其他特殊不适。红外线扫描诊断为乳腺增生。患者经中西药治疗近半年乏效。1996年底初诊，嘱其用上法内服外治，共治疗78天，结果双侧乳腺增生逐渐消散而愈。至1999年底随访无复发。[《中医杂志》编辑部整理·《中医杂志》专题笔谈文萃(1995—2004，第二辑)332]

★ 50. **治阴道滴虫病**：补骨脂、远志、大黄三种饮片按1:0.5:1的比例配合，打成细粉，作成栓剂。阴道内用药，每天1次，每次1枚，15天为1个疗程。孙贵珍用上方治疗阴道滴虫病41例，其中4例中途停用，37例中近期治愈36例(97.3%)。(王辉武 主编·《中药临床新用》349)

★ 51. **治子宫出血**：芦某某，38岁。妊娠98天，在本人坚持要求下，于1973年5月17日采用药物引产，5月19日上午9时半自然娩出胎儿，此后宫缩无力，又于11时钳取胎盘，出血约200毫升。立即服用补骨脂，连服3天，血量仍然时少时多，经过清理宫腔，取出残留胎盘组织，继续服药2天，再未出血。治疗方法：取补骨脂20克，水煎，每天1剂，分3次服，连服3天。(黄国健等 主编·《中医单方应用大全》58)

★ 52. **治妊娠腰痛，状不可忍：【通气散】**补骨脂不以多少，瓦上炒令香熟，为末。嚼核桃肉半个，空心，温酒调下二钱。(宋立人 总编·《中华本草》4册606引《妇人良方》)

★ 53. **治妇人血崩：【蒲黄散】**补骨脂(炒黄)、蒲黄(炒)、千年石灰、大黄各等分，为细末。每服三钱，空心，用热酒调服。立止。(宋立人总编·《中华本草》4册607引《重订瑞竹堂经验方》)

★ 54. **治赤白带下：【补骨脂散】**补骨脂、石菖蒲各等分(并锉，炒)。上为末。每服二钱，用菖蒲浸酒调，温服。(宋立人 总编·《中华本草》4册607引《妇人良方》)

★ 55. **治妇人带下并脚弱**：补骨脂(炒)、安息香(研)各一两，胡桃仁二两。用法：上为极细末，炼蜜调如稀饧。每服半匙，空心温酒调下。(彭怀仁 主编·《中医方剂大辞典》5册871引《圣济总录》卷一五二)

★ 56. **治外阴白斑**：补骨脂适量，与等量95%的酒精浸泡1周，将浸出液用文火煮沸浓缩而成，一般每500毫升酒精浸出液浓缩到50毫升。按常规将外阴部消毒后，于患部均匀涂以浸膏剂，隔日1次。石济生等用上方治疗外阴白斑53例，治愈50例(94.3%)，好转3例，疗效比较满意。在治疗过程中个别病人会出现药物性皮炎，但停药或做一般对症治疗后均可缓解。(薛建国 李缨 主编·《实用单方大全》582)

★ 57. **治小儿遗尿2方**

①**【破古纸散】**破古纸一两(炒)为末，每服一钱，热汤调下。(江苏新医学院 编·《中药大辞典》上册1178引《补要袖珍小儿方论》)

②补骨脂15克，甘草3克。共研末，开水冲服。适用于小儿遗尿。或补骨脂适量，盐水炒，盐水吞服，每次9克。适用于遗尿证小便不禁或夜晚遗尿、右尺脉弱者。(胡郁坤 陈志鹏 主编·《中医单方全书》316)

★ 58. **治小儿遗尿验案3例**

①何某某，男，5岁，其母代述：患儿每晚遗尿1~2次，甚则3次不等，已有半年余，经中西药治疗，均未见获效。面色少华，精神倦怠，无力，纳少，形体消瘦，舌淡苔白，脉细弱。乃投补骨脂红枣汤2剂，服完后，病情有所好转，晚上只遗尿1次，又按原方进3剂后，遗尿已停止，体困倦怠无力亦减轻，食量增加，精神稍振作，面色有润泽，为巩固疗效，嘱其继续服5剂，诸症告愈，3个月后随访，未见复发。治疗方法：补骨脂3~6克，红枣12克，猪膀胱1个。把补骨脂和红枣放入猪膀胱内，共煮熟食之，每周1~2次，轻者1~2次可治愈，重者4~6次即可治愈。(黄国健等主编·《中医单方应用大全》58)

②刘某某，女，14岁，患遗尿症11年，经中西药多次治疗无效。服本药1周后不再尿床，巩固治疗1周痊愈，随访未复发。治疗方法：取单味补骨脂适量放入锅内炒15分钟，至发出爆声，取出研细末备用。每晚睡前用温开水吞服，3~6岁吞服2克，10~14岁3克。病程在1年以内的连服1周，病程在5年以上的每晚睡前加服1次，连服2周。(黄国健等 主编·《中医单方应用大全》58)

③张某某，男，10岁。平时营养不好，身体消瘦，但饮食正常，经检查亦无其他疾病发现，体温37.3℃，睡眠中经常遗尿，如遇身体疲劳，遗尿次数增多。令取补骨脂炒药末，日服2次，每次服8分，连服6天，再未发现遗尿。(杨鹏举

主编·《中医单药奇效真传》164)

★ 59. **治小儿气卵之疾**:补骨脂、萝卜子、牵牛子、橘核各等分。炒各令焦以黄色,上为细末,酒糊为丸如绿豆大。每服三十丸,盐汤下。(宋立人 总编·《中华本草》4 册 607 引《普济方》)

鸡子(87 方)

【药性】味甘,性平。归肺、脾、胃经。

【功能与主治】滋阴润燥,养血安胎。主治热病烦闷,燥咳声哑,目赤咽痛,胎动不安,产后不渴,小儿疳痢,疟疾,烫伤,皮炎,虚人羸弱。

【用法用量】内服:煮、炒,1~3 枚;或生服;或沸水冲;或入丸剂。外用:适量,取黄、白调敷。

【使用注意】有痰饮、积滞及宿食内停者慎用。

★ 1. **高锌蛋方**:高锌蛋 55~110 克。制用法:将成年蛋鸡饲料中增加锌剂或含锌量高的食物,以使该鸡所产之蛋含锌量高于普通鸡蛋 6~8 倍。煮熟食,日服 1~2 枚,连服 2 个月。适应症:微量元素锌缺乏所致厌食、睾丸萎缩、副性腺萎缩、皮肤粗糙及生长迟缓。此蛋系广西壮族自治区畜牧研究所与南宁市分析化学协会联合研制成功。经测试,其含锌量高于普通鸡蛋 6~8 倍,铁、铜、硒、钙亦较普通鸡蛋为高。营养丰富,味道鲜美。(吴静 主编·《祛百病醋蛋秘方》187)

★ 2. **治高血压**:鸡蛋 1 个,醋 60 克。用法:将鸡蛋打入碗中,加醋搅匀,放火上煮后,晨间空腹服用。7 天为一个疗程,可连服数疗程。(吴静 主编·《祛百病醋蛋秘方》67)

★ 3. **用于慢性白血病之肝脾肿大者**:蜂蜡 30 克,阿胶 10 克,新鲜鸡蛋 1 枚。用法:先将蜂蜡熔化,再加鸡蛋及阿胶粉搅匀。每天一剂,分 2 次服。适应症:本方滋阴补血,增强抗病能力,减轻症状。适用于慢性白血病之肝脾肿大者。(吴静 主编·《祛百病醋蛋秘方》120)

★ 4. **用于肝血不足,肝风内动之高血压,以眩晕为主症**:天麻 10 克,鸡蛋 1 枚。用法:将天麻浓煎取汁,用沸药汁冲鸡蛋顿服,每日 1 剂,连服 5~7 日为一个疗程。(吴静 主编·《祛百病醋蛋秘方》64)

★ 5. **治动脉硬化症**:每个季度口服一段鸡蛋醋。制法:陈醋 100 克,放入带盖茶杯,放 1 个新鲜鸡蛋,盖上盖密封 4 天后,将鸡蛋壳取出,把鸡蛋和醋搅匀,再盖上盖密封 3 天后即可服用,1 剂可服 7 天,第 1 剂药服到第 3 天可制下 1 剂。服法:1 次口服 5 毫升,1 日 3 次。按语:此方流传甚广,传至日本、中国台湾、东南亚、中国香港等地区。此偏方具有防治动脉硬化的作用。(高允旺 编·《偏方治大病》23)

★ 6. **治失眠验案**:我老伴患神经衰弱 6 年,整天没精神,好头疼、失眠、多梦、心悸,看不了电视,一看就打盹,但躺下又睡不着,苦恼得不行,用过一些西药,效果不大。大约 1991 年,我在刊物上看到蛋醋液(蛋醋液的配制:把 1 个鸡蛋洗净泡在 180 毫升的好米醋内,醋要漫过鸡蛋,盖严密封,7 天蛋壳软化,用筷子搅匀,食之不拘数量,食完再泡,直至病愈)治神经衰弱的病例,便试着让他吃了约 5~6 个。食后挺管用的,精神好多了,头也不怎么疼了,看电视也不打盹了,恶梦也不做了。(杨鹏举 主编·《中医单药奇效真传》24)

★ 7. **治中风四肢麻木**:桑寄生 15~30 克,鸡蛋 2 只。用法:桑寄生与鸡蛋加水同煮,蛋熟去壳再煮片刻。吃蛋喝汤。(吴静 主编·《祛百病醋蛋秘方》113)

★ 8. **治再生障碍性贫血**:牛骨髓 30 克,阿胶 30 克,大枣 60 克,鸡蛋 3 枚。用法:以上 4 味加水同煎,每日 1 剂。适应证:常服治疗再生障碍性贫血。(吴静 主编·《祛百病醋蛋秘方》88)

★ 9. **治美尼尔氏综合征**:独活 30 克,鸡蛋 6 个。用法:独活、鸡蛋同入罐内加水 500 克煎,开后 10 分钟将鸡蛋捞出,将蛋壳敲碎,再放进罐内文火煎 20 分钟,每晚临睡前吃 2 个鸡蛋,连用 3 剂。疗效:用此法治愈 17 人,3 剂药后断根。效果颇为满意。(张俊庭 主编·《中国中医药最新研创大全》535)

★ 10. **适于神经性耳聋,链霉素所致的耳聋等**:鸡蛋 1 枚,巴豆 1 粒。用法:鸡蛋开一小孔,将巴豆去皮,去心膜,研成粉,放入鸡蛋中搅匀,取汁滴耳。每日 2~3 次。连续 3 个月。按:此方来自

清宫医案。（高允旺 编·《偏方治大病》37）

★ 11. **治健忘症**：淫羊藿 40 克。加水 300 毫升，煮到 100 毫升后，与煮好的蛋黄调和，即成蛋黄淫羊藿汤，每次服 100 毫升，1 日服 3 次，连服半个月。本方对于老人昏睡，中年人健忘，元阳衰败而不能上升者，皆可使用。（高允旺 编·《偏方治大病》26）

★ 12. **治坐骨神经性腰腿痛**：川杜仲 10～12 克，川续断 10～12 克，鸡蛋 2 枚。用法：以上 3 味加水同煮，蛋熟去壳再煮，喝汤食蛋。（吴静 主编·《祛百病醋蛋秘方》115）

★ 13. **治感冒**：酒 25 毫升，倒进锅里煮，蒸发掉酒精，再打入 1 个鸡蛋，搅散后，加 1 匙白糖，用时兑开水冲淡而饮。（高允旺 编·《偏方治大病》22）

★ 14. **治支气管哮喘**：取蛋黄 10 个，冰糖 2 两，混合打散，使蛋黄与冰糖融和，用米酒 500 克冲入混合，放置 10 天后即可取出。用法：每晚服 1 次，每次服 30 毫升，可根据个人的酒量而增减，服至痊愈为止。（高允旺 编·《偏方治大病》29）

★ 15. **用于肺痈或肺热咳嗽**：鸡蛋 1 枚，鱼腥草 30 克。用法：将鱼腥草 30 克浓煎取汁。用滚沸的药汁冲鸡蛋 1 枚，顿服。1 日 1 次。（吴静 主编·《祛百病醋蛋秘方》15）

★ 16. **治肺热咳嗽兼哮喘者**：鸡蛋 1 枚，活蛤蟆 1 只。制用法：取鸡蛋 1 枚，从活蛤蟆口中塞入其腹中，黄泥包裹，火中煨热。去蛤蟆、蛋壳及杂物，食蛋。每日 1 枚，连服 3～5 日。（吴静 主编·《祛百病醋蛋秘方》15）

★ 17. **治哮喘：【哮积丸】**鸡蛋数个。用法：略敲不损膜，浸尿缸内 4～5 日，吃之。功效：祛风痰。（孙世发 主编·《中医小方大辞典》142 引《脉因证治》卷上）

★ 18. **用于肺燥干咳、久咳者**：鸡蛋 1 枚，蜂蜜 35 克。用法：先将蜂蜜加水 300 毫升煮开，打入鸡蛋 1 枚微沸。1 次服下，早、晚空腹服。（吴静 主编·《祛百病醋蛋秘方》17）

★ 19. **用于肺虚久咳者**：鸡蛋 2 个，百合 60 克。用法：2 味同煎至蛋熟，去壳连汤服，日服 1 次。（吴静 主编·《祛百病醋蛋秘方》18）

★ 20. **用于风寒咳嗽**：鸡蛋 1 枚，生姜 10 克。用法：分别将鸡蛋打碎，生姜切碎。然后 2 味搅匀，炒熟吃，1 日 2 次。（吴静 主编·《祛百病醋蛋秘方》16）

★ 21. **治慢性咳嗽**：鸡蛋 1 个冲成蛋花，蜂蜜 1 勺，香油少许，晨起空腹喝下。（孟凡红 主编·《单味中药临床应用新进展》257）

★ 22. **治久咳不愈**：白糖 50 克，鸡蛋 1 个，鲜姜适量。用法：先将鸡蛋打入碗中，搅匀。白糖加水半碗煮沸，趁热冲蛋，搅和，再倒入已绞取的姜汁，调匀。每日早、晚各服 1 次。功效：补虚损。治久咳不愈。验证：本方在广大农村被广泛应用。（良石 主编·《名医珍藏·秘方大全》41）

★ 23. **治鼻血久治不愈者**：取生鸡蛋（新鲜）1 个，每日中午 12 时服用。（洪国靖 主编·《中国当代中医名人志》58）

★ 24. **治肺结核咯血，日久不愈者**：鸡蛋 1 个，白及粉 5 克，白糖少许。用法：将鸡蛋打碎，加入白及粉搅匀，用沸水冲熟，加入白糖调味，早、晚空腹服用。（吴静 主编·《祛百病醋蛋秘方》24）

★ 25. **治结核病、肿瘤、骨髓炎，百日咳**：鸡蛋 110 克，蜈蚣 1 条。用法：将鸡蛋打碎去壳，置碗中，加入蜈蚣并用筷子搅均匀，倒入锅中炒蛋饼。1 次服完，每日服 2 次。疗程应长，短期服食效果不显。（吴静 主编·《祛百病醋蛋秘方》24）

★ 26. **治结核**：鸡蛋 110 克，全蝎 6 个，黑蜘蛛 6 个，蛇蜕 1 克。用法：将全蝎、黑蜘蛛、蛇蜕研成细末（先分别焙干），打入鸡蛋并调匀，然后用麻油煎成蛋饼。每日空腹食用 1 剂，7 天为 1 个疗程。说明：此方流传于民间，经高允旺氏 18 例验证，其中 10 例于 1 周后获效，8 例因病程长、于 15 天左右获效。个别病人曾用抗痨西药，如异烟肼、利福平、乙胺丁醇等同用，可增强疗效。（高允旺 编著·《偏方治大病》42）

★ 27. **治肺结核、肋骨肉瘤**：鸡蛋 55 克，鸭蛋 70 克，天麻 9 克，蜈蚣 3 克。用法：将鸡、鸭蛋放盐水中浸 7 日后，在顶端钻一小孔，倒出适量蛋清（并贮器皿中），再灌入已研成细末的天麻及蜈蚣（若蛋不充盈，可将倒出的蛋清重新装入，至充盈为度），然后用麦面做饼将蛋壳上的小孔封闭，随即将蛋完全包裹，放热水中煨熟。每晨空腹时用开水送服；连服数月。（吴静 主编·《祛百病醋蛋秘方》25）

★ 28. **治咽喉、颈项结核成形及瘰疬:【化风膏】**蓖麻子7枚,鸡蛋1枚。用法:蓖麻子去壳捻烂,用薄纸卷于中,插入鸡蛋内,纸封固,水浸湿,火煨熟,去壳,去内纸条,每晨1枚。只食鸡蛋,以酒送下,10日奏效。(孙世发 主编·《中医小方大辞典》265引《回春》卷五)

★ 29. **治瘰疬2方**

①**【鸡蛋方】**鸡蛋1枚,腻粉30克。用法:将鸡蛋开破头,倾去黄,留清和腻粉却入壳内,湿纸盖头,更以湿纸裹,饭甑上蒸熟,入新汲水浸,候冷去纸,勿令水入。10~15岁以下分3次服,7~10岁分10次服,五更温开水送下。若病在隔上即吐出虫,在下即泻出疬子,后以诃子皮少许捣末,并好茶相和,煎服。(孙世发 主编·《中医小方大辞典》420引《圣济总录》卷一九0)

②猫儿眼草3克,鸡蛋2个。用法:鸡蛋煮熟去壳,将猫儿眼草切成3厘米长,插入蛋内,再煮沸后除去猫儿眼草。每日早晚各服鸡蛋1个。功能:化痰散结,消肿利尿。注意事项:猫儿眼草为泽漆全草。连服7天为1疗程。猫儿眼草最多用至10克。(阳春林 葛晓舒·《湖南省中医单方验方精选·外科》上册311)

★ 30. **治肠痈、发背、脏毒、鱼口:【鸡蛋饮】**鸡蛋1个,芒硝6克。用法:将鸡蛋倾入碗内搅匀,入芒硝蒸服,用好酒送下。初起3天之内照服1方,即行消散。如毒势旺者,接连3服,无不尽消。宜忌:皮色不变者勿服。(孙世发 主编·《中医小方大辞典》422引《验方新编》卷十一)

★ 31. **治小肠疝:**生鸡蛋搅碎,入铜器中。一面将秤锤烧红,先淬以醋,再入铜器中,将鸡蛋收上。候冷静剥下,临卧食之,疝可立愈。(杨建宇等主编·《灵验单方秘典》104引《肘后方》)

★ 32. **治腹股沟疝:**羊睾丸、鸡蛋各2个,用水煮熟,吃蛋喝汤。每日2次,连服数日。(杨建宇 等 主编·《灵验单方秘典》102)

★ 33. **治坚硬如石、痛牵睾丸的寒疝:**喜蛋(即经孵化小鸡未出壳的完整蛋)1个焙焦,与小茴香3克,共研细末,黄酒20毫升冲服。(杨建宇等 主编·《灵验单方秘典》103)

★ 34. **治男子阴茎肿痛:【鸡黄散】**灶中黄土(末)适量。用法:以鸡子黄和,敷患处。(孙世发 主编·《中医小方大辞典》421引《肘后方》卷五)

★ 35. **治疖肿2方**

①鸡蛋1枚,活大蜘蛛1只。用法:鸡蛋打1小孔,将蜘蛛塞入蛋内,用纸封口,蒸熟,去掉蜘蛛,食蛋,每日1只,连服7~10天为1疗程。(吴静主编·《祛百病醋蛋秘方》195)

②鸡蛋1枚(油浸7日后取黄),白僵蚕3~7枚。用法:白僵蚕捣末,与蛋黄相合令匀,先以布揩疮瘢赤痛,涂之。(吴静主编·《祛百病醋蛋秘方》196)

★ 36. **治疔疮:**蜈蚣1条,雄黄2.5克,鸡蛋1枚。用法:将蜈蚣焙干和雄黄共研细末,鸡蛋开口取出蛋黄,将药放入,患指伸入蛋中。(吴静主编·《祛百病醋蛋秘方》195。

★ 37. **治深部脓肿:**全虫3克,鸡蛋2枚。用法:全虫焙干研末,鸡蛋去壳,调匀煮熟,加烧酒2盏冲服,2~3次即消。(吴静 主编·《祛百病醋蛋秘方》198)

★ 38. **治横痃初起未溃:**鹿角霜10克,鸡蛋1枚。用法:鹿角霜研细末,调鸡蛋煎熟,配酒服即散。(吴静 主编·《祛百病醋蛋秘方》198)

★ 39. **治褥疮:**清洗创面,敷料加压止血,敷鸡蛋内膜,包扎,每天更换1次。(孟凡红 主编·《单味中药临床应用新进展》256)

★ 40. **治毒疮瘥后瘢痕不灭:**鸡子1枚(酒浸7日后取黄),白僵蚕21枚(捣末)。上药与鸡子相合令匀,先以布揩疮瘢赤痛,涂之。(江苏新医学院 编·《中药大辞典》上册1202引《圣惠方》)

★ 41. **治肝胃气痛:**鸡蛋壳9克,元胡索3克。用法:2味焙干为末,开水送下,日服2次。(吴静主编·《祛百病醋蛋秘方》28)

★ 42. **肾炎蛋白尿验案:**将新鲜鸡蛋打一小孔,把蛋清和蛋黄搅匀,将蜈蚣1条捣末放入有孔的鸡蛋内,再搅匀,蒸15分钟即可,取出食用。用法:1天服1个蜈蚣鸡蛋。

案例:经治一例王某,男性,32岁患者,全身浮肿,腰膝酸软,尿量减少,恶心,纳差,尿蛋白(+++)。以前用强的松和环磷酰胺治疗,蛋白尿始终没有消失。患者服用蜈蚣蛋偏方,每日早、晚各服1个鸡蛋蜈蚣。20天后,来院复查尿蛋白(+),全身症状好转,后来他一共服鸡蛋蜈蚣80个,2次查尿蛋白阴性。此方贵在坚持。

（高允旺 编·《偏方治大病》31）

★ 43. **治胃痉挛**：用新鲜鸡蛋3个，打碎搅匀加冰糖200克，黄酒150克，共熬成焦黄色，每日饭前服15克。（高允旺 编·《偏方治大病》32）

★ 44. **治呃逆**：皮蛋2个，连食1～2天即止。（孟凡红 主编·《单味中药临床应用新进展》256）

★ 45. **治遗精、阳痿、手足不温、小便清长、腰膝冷痛等**：鸡蛋55克、鹿茸0.3克。用法：将鹿茸研为极细末，将鸡蛋大头端锥一小孔，灌入鹿茸末，用纸将小孔糊住，放饭上蒸熟。每天早晨服蛋55克，连服7～15天为1疗程。（吴静 主编·《祛百病醋蛋秘方》95）

★ 46. **治腰腿痛**：鸡蛋2枚，川杜仲10～12克，川续断10～12克。用法：上3味共水煎，蛋熟去壳再煮，喝汤食蛋。（吴静 主编·《祛百病醋蛋秘方》217）

★ 47. **治腰酸背痛**：鸡蛋2枚，桑寄生25～50克。用法：上2味加水同煮。蛋熟去壳再煨片刻。吃蛋喝汤。（吴静 主编·《祛百病醋蛋秘方》217）

★ 48. **治腰痛**：蛇蜕10克，鸡蛋3枚。用法：将蛇蜕焙黄研末，将鸡蛋各打1小孔，将蛇蜕粉装入，把孔糊上，用火烧熟。吃鸡蛋，日服1次。（吴静主编·《祛百病醋蛋秘方》215）

★ 49. **治腰椎间盘突出症**：穿山甲6克，海马10克，五灵脂12克，王不留行12克，木香10克，鸡蛋清1只。用法：将前5味共研末，调鸡蛋清敷患处。（吴静 主编·《祛百病醋蛋秘方》218）

★ 50. **治卒得漆疮：【鸡蛋涂方】**鸡蛋黄不拘多少。用法：涂患处。干即易之，不过3～5次即愈。（孙世发 主编·《中医小方大辞典》91 引《外台秘要》卷二十九）

★ 51. **治面生疱疮**：鸡子以三岁苦酒浸之三宿待软，取白涂之。（宋立人 总编·《中华本草》9册476引《肘后方》）

★ 52. **治烫伤验案**：张某某之子被茶水烫伤全手和半截胳膊，遍起水泡，将鸡蛋清1个与白酒15毫升一处调匀，敷患处，每日用3～4次，3日痊愈。（杨鹏举 主编·《中医单药奇效真传》347引《仙凡验方合刊》）

★ 53. **预防麻疹**：将鸡蛋用针扎7～8个孔，用患过麻疹的儿童小便浸泡7天，1次吃1个鸡蛋。据南京市卫生防疫站报告，保护率为100%，胜过胎盘球蛋白制剂。（中医研究院革命委员会 编·《常见病的中医治疗研究》21）

★ 54. **治中毒**：绿豆粉加鸡蛋清灌下。适用于中毒不久者。（吴静 陈宇飞 主编·《传世金方·民间秘方》128）

★ 55. **治头风，搔之白屑起：【鸡蛋沐汤】**新生乌鸡蛋3枚。用法：上以5000毫升开水沸起，破鸡蛋纳中，搅令匀，分为3次洗发。功效：令发生，去白屑风痒。（孙世发 主编·《中医小方大辞典》91 引《外台秘要》卷三十二》）

★ 56. **治失音**：鸡蛋1个，陈醋半盏。用法：先将蛋和醋共煮片刻，将蛋取出去壳，再用醋煮一刻钟食之。病减再服二副。（李德新等 编·《祖传秘方大全》277引陕西陈汉卿祖传秘方）

★ 57. **治麦粒肿、暴发火眼，昼夜疼痛不止**：枯矾2～3克，鸡蛋清1只。用法：将枯矾研细末，用鸡蛋清调匀，涂患处。每日2～3次，保持湿润。（吴静 主编·《祛百病醋蛋秘方》236）

★ 58. **治黑子遮目**：用鸡蛋2个，煮熟去壳，同桑寄生12～15克，清水3碗，煎至1碗，加冰糖适可。连食数次，功效甚速。（杨建宇等 主编《灵验单方秘典》264引《爱竹谈薮》）

★ 59. **治视力减退**：鸡蛋2枚，枸杞子30克。用法：将鸡蛋、枸杞子加适量清水共煎煮，蛋熟去壳再煮。喝汤吃蛋，连服3～5天。（吴静 主编·《祛百病醋蛋秘方》238）

★ 60. **治近视眼**：枸杞子15～30克，枣6～8枚，鸡蛋2枚。用法：将枸杞子、枣、鸡蛋加适量清水同煮。蛋熟去壳再煮半小时，吃蛋饮汤。每日或隔日服1次。（吴静 主编·《祛百病醋蛋秘方》238）

★ 61. **治耳上生疮**：鸡子白，敷。（陆锦燧 辑·《鲟溪秘传简验方》179）

★ 62. **治鼓膜穿孔验案**：林某某，男，25岁，干部。自诉：在3月28日，右耳受到气枪冲击，当时感到麻木，不疼痛，但伴有耳鸣，接电话时感到右耳听力减退，当即到卫生院检查，诊断为鼓膜破裂，未做处理。4月4日到我科检查治疗，见右耳鼓膜后下方，有如绿豆大的穿孔，内无脓汁，鼓膜稍充血。音叉试验右耳传导性耳聋。

4月5日用鸡蛋内皮进行鼓膜修补。经30天，鼓膜长好，听力恢复，耳鸣消失。适应证：①中耳炎所引起的鼓膜穿孔。患者无全身症状。局部检查：中耳腔内光滑，无肉芽，已2个月无脓，咽鼓管通气功能正常。最好是选择中央性穿孔，成效较大。②外伤所致的鼓膜穿孔，无感染即可修补。治疗方法：取一新鲜鸡蛋，打破蛋壳，用消毒剪刀剪取鸡蛋内皮1块，与鼓膜等大，放于0.1%的雷佛奴尔液中浸泡10分钟待用。患者外耳道消毒，用棉卷纸蘸10%的硝酸银液涂抹鼓膜穿孔的四周后(目的是刺激组织生长)，立即将剪下的鸡蛋内皮紧贴于鼓膜上，外耳道内则用浸有雷佛奴尔液的细小纱条堵塞，以防鸡蛋内皮移动。将鸡蛋内皮贴在鼓膜上，主要是起桥梁作用，使耳膜得以生长。(黄国健等 主编·《中医单方应用大全》217)

★ 63. **治慢性咽喉肿痛，声音嘶哑：**醋70毫升，制半夏6克，鸡蛋2个。用法：将半夏研为细粉，与蛋清及醋搅匀，煮沸待温时含于口内1～2分钟后吞咽，或将半夏加水400毫升煎20分钟，去渣，将醋加入煎汁，待药稍冷时加入鲜鸡蛋清搅匀即可服用。每日1剂，不拘时间，服时徐徐咽下。(吴静 主编·《祛百病醋蛋秘方》236)

★ 64. **治喉闭肿痛，汤水不下诸急证：【立马开关饮】**生鸡蛋(去壳，倾入碗内，不搅)1枚，生白矾(研细末，挑入鸡蛋黄内，勿搅)3克。用法：将病者扶起正坐，囫囵灌下。立效。(孙世发 主编·《中医小方大辞典》332引《喉证指南》卷四)

★ 65. **治不孕症：**取鸡蛋1个，打1个口，放入藏红花1.5克，搅匀蒸熟即成。此又名红茶孕育蛋。用法：经期临后1天开始服红花孕育蛋，1天吃1个，连吃9个，然后等下1个月经周期的临后1天再开始服，持续3～4个月经周期，若服后下次月经未来就暂停，去医院做妊娠试验，阳性者已告怀孕。按语：红花鸡蛋是个治不孕症的有效偏方，在民间流传很广，此方来自平遥县著名中医郭智老先生。他用此方治愈几百例不孕症患者，此方为健身强壮之佳品，无副作用。为调经安胎之妙方。(高允旺 编·《偏方治大病》32)

★ 66. **用于保胎：**艾叶6克，加水煮鸡蛋1枚，先煮10分钟，去壳后再煮5分钟，每天1～2次，每次1～2枚。马秀卿以上方保胎50例，有效率达98%。(王辉武 主编·《中药临床新用》159)

★ 67. **治妊娠胎不安：**鸡子1枚，阿胶(炒令燥)1两，上2味，以清酒1升，微火煎胶令消后，入鸡子1枚，盐1钱，和之，分作3服，相次服。(江苏新医学院 编·《中药大辞典》上册1196引《圣济总录》)

★ 68. **治胎动不安：**鸡蛋2个，川杜仲12克，川续断12克。用法：上3味同加水煮，蛋熟去壳再煮。喝汤食蛋。(吴静 主编·《祛百病醋蛋秘方》149)

★ 69. **治闭经、痛经、扭伤腰者：**鸡蛋110克，鲜益母草30克。用法：将鲜益母草切碎后与鸡蛋同煎，待鸡蛋熟后，去渣取汁，加红糖50克即可食用。(吴静 主编·《祛百病醋蛋秘方》131)

★ 70. **治恶露不尽，产后出血：**鸡蛋1枚，汉三七末5克。用法：将蛋打开一小孔，装入汉三七末，糊口蒸熟。食之。(吴静 主编·《祛百病醋蛋秘方》155)

★ 71. **治产后腹痛、气血不和、胸闷：**鸡蛋2枚，红鸡冠花3克。用法：将红鸡冠花浓煎取汁，冲打碎的鸡蛋，置火上微沸。温服。(吴静 主编·《祛百病醋蛋秘方》156)

★ 72. **治产后贫血者：**鲜鸡蛋2枚，花生仁100克，杞子10克，大枣12枚，红糖50克。用法：先将枸杞子、花生仁煮熟，后放入大枣、鸡蛋和红糖同煮。吃蛋喝汤。每日1次，连服20天左右。(吴静 主编·《祛百病醋蛋秘方》157)

★ 73. **治产后血虚：**鸡蛋110克，何首乌30克，小米50克，白糖少许。用法：将何首乌用纱布包裹，与米共煮为粥，米熟前打入鸡蛋，并加白糖，调匀，粥熟后即可食用。日服2次，连食10～15天。(吴静 主编·《祛百病醋蛋秘方》160)

★ 74. **治乳汁不下：**鸡蛋2枚，丝瓜络25克。用法：丝瓜络加水煎去渣，打入鸡蛋，煮熟。1次服下。(吴静 主编·《祛百病醋蛋秘方》158)

★ 75. **治乳腺炎：**蛇蜕、乳香、没药各15克，鸡蛋1个。用法：上3味共为细末，每服15克与鸡蛋同冲服。(吴静 主编·《祛百病醋蛋秘方》202)

★ 76. **治小儿重症疳积**：鸡蛋1枚，活壁虎1只。用法：将壁虎放入鸡蛋内，湿纸封口，置新瓦片上焙炭（存性），研细末。2～5岁小儿服1/3（其他年龄可适当增减）。轻者服1次即可，重者隔7日再服1次，最多不超过4次。（吴静 主编·《祛百病醋蛋秘方》174）

★ 77. **治小儿疳积**：鸡蛋1枚，大蜈蚣1条。用法：将蜈蚣研粉装鸡蛋内，湿纸封口，煨熟，去蛋壳，食蛋。每日1次，一般4～5次即愈。（吴静主编·《祛百病醋蛋秘方》174）

★ 78. **治小儿癫痫**：白矾1克，鸡蛋1枚。用法：将鸡蛋开口，加入白矾，用湿面粉密封，蒸熟食之，1次吃完。每隔7日1次。要坚持服半年以上。（吴静 主编·《祛百病醋蛋秘方》182）

★ 79. **治乳腺癌**：蜈蚣1～2条，鸡蛋2枚。用法：蜈蚣焙干研细，和鸡蛋同炒食，连食10数日，每日1次。（吴静 主编·《祛百病醋蛋秘方》119）

★ 80. **治各种癌症**：生壁虎1只，鸡蛋1枚。用法：将鸡蛋头端打开一小孔，将生壁虎塞入蛋内，用草纸塞好，置炭火上炙焦后，研末，开水送服，每日1次。（吴静 主编·《祛百病醋蛋秘方》119）

★ 81. **治食道癌、胃癌**：斑蝥1只，鸡蛋1枚。用法：将鸡蛋打一小孔，把斑蝥装入蛋内封口，蒸熟后去斑蝥食蛋，并用斑蝥粉贴足三里引赤发泡。（杨仓良 主编·《毒药本草》997）

★ 82. **治肝癌、胃癌**：斑蝥1～3个，去翅、足、头，生鸡蛋钻一小孔，放入斑蝥，封口，火上烤熟，去斑蝥吃鸡蛋，每日1个。（胡晓锋 编·《虫蛇药用巧治百病》136）

★ 83. **治食道癌**：斑蝥（去头、足、翅、毛）1只，鸡蛋1个。用法：将斑蝥塞进鸡蛋内，蒸煮半小时，取出斑蝥。用量：食用，每日吃1个（只食蛋）。功能：健脾，扶正，抗癌。（张金鼎 邹治文·《虫类中药与效方》312）

★ 84. **治肝癌患者**：蜈蚣1条，鸡蛋1枚。用法：蜈蚣研末，鸡蛋打碎。2味搅匀蒸熟。空腹服用，早、晚各1次。（吴静 主编·《祛百病醋蛋秘方》118）

★ 85. **治各种癌症患者**：胡桃枝45克，鸡蛋3枚。用法：先将鸡蛋煮熟，去壳后同胡桃枝同煮4小时，分3次连汤服。适应证：本方有较强的抗癌功效，民间流传较广，是安全有效之食疗方法。适用于各种癌症患者。（吴静 主编·《祛百病醋蛋秘方》20）

鸡子黄油（47方）

【药性】味甘，性平。归脾经。

【功能与主治】消肿解毒，敛疮生肌。主治烫火伤，中耳炎，湿疹，神经性皮炎，溃疡久不收口，疮痔疖癣，手足皲裂，外伤，诸虫疮毒。

【用法用量】内服：0.5～5毫升；或装入胶囊吞服。外用：适量，涂擦或滴耳。

★ 1. **治心脏脉搏间歇**：蛋黄油，每日约1毫升（或将油装入胶囊中吞服），分2次服。蛋黄油制作法：用1个煮熟的鸡蛋，去蛋白，将蛋黄放于小铜勺内，用文火徐徐炼出油来，除去鸡蛋黄渣，将油倒在茶杯里。（宋立人 总编·《中华本草》9册478）

★ 2. **治小儿消化不良**：蛋黄油每天5～10毫升，分2次服。1疗程4～5天。一般服药1～2天后大便次数及性状即明显好转，用药4～5天可痊愈。如用药2～3天后大便仍无好转，即不必继续服药。治疗20例婴儿患者，入院前或入院后均经多种抗生素或中药治疗无效；粪便常规检查均见较多脂肪滴，部分病例发现少量白细胞，16例粪便培养均为阴性。经服蛋黄油后，15例治愈，3例好转，2例无效。平均疗程为3.4天。以对婴幼儿慢性或迁延性消化不良疗效最为满意。蛋黄油制法参见第1方。（江苏新医学院 编·《中药大辞典》上册1203）

★ 3. **治混合痔、痔瘘、肛裂**：蛋黄油适量。用法：蛋黄油，涂患处。蛋黄油制法参见第1方。（吴静 主编·《祛百病醋蛋秘方》219）

★ 4. **治小儿先天性梅毒**：鸡蛋黄5枚，乱头发1团。用法：将乱头发用茶麸水洗净，同鸡蛋黄熬成油；用时先用茶末煎浓液洗红肿处，擦干后涂药油。每日2次。1～2天后即可见效。（吴静 主编·《祛百病醋蛋秘方》185）

★ 5. **治寒湿疮**:鸡子煮熟,去白用黄,慢火炒出油,加黄柏末于油内,掺上立效。或烟胶(即皮市熏皮烟煤)为末,掺上。若疮燥,加香油调敷。(清·王梦兰 纂集·《秘方集验》118)

★ 6. **治急慢性湿疹**:先用生理盐水将创面洗净,除去痂皮。待水蒸发后,将蛋黄油涂患处,每日1次,用4层纱布覆盖。治疗24例,痊愈20例,接近痊愈2例,显效2例。蛋黄油制法参见第1方。(宋立人 总编·《中华本草》9册479)

★ 7. **治湿疹验案**:徐某,男,21岁,工人。患病已8~9年,开始在两前臂,继延至上臂,两臂均有浅层炎性症状,并有渗出液、鳞屑、皮肤变厚和瘙痒等症,曾在某医院用多种方法治疗,时好时发,总未治愈。来诊时即用蛋黄油。蛋黄油制法:将鸡蛋煮熟,去壳与蛋白,用之蛋黄。将蛋黄在铁勺内搅碎,用火烤炼,待其熬成黑色,即见蛋黄油流出,每个蛋黄可炼4~5毫升油。将油盛入消毒容器内,冷后即可取用。治疗方法:用生理盐水将疮面洗净,除去痂皮,待水分蒸发后,即将该油厚涂于创面及创缘。用4层纱布敷盖,每天或隔天换药1次。搽敷,2次后痒止,继续治疗10余次而痊愈。(杨鹏举 主编·《中医单药奇效真传》352)

★ 8. **治钱儿癣**:蛋黄油涂患处,数次可愈。蛋黄油制法参见第1条。(范其云 编·《家用偏方二佰三》58)

★ 9. **治疥癣诸疮**:**【天棚散】**蛋黄油,干瓦松(经霜者)。用法:烧灰为末,不拘多少,用鸡蛋黄,煎取自然油,调搽患处。蛋黄油制法参见第1方。(彭怀仁 主编·《中医方剂大辞典》2册58引《鲁府禁方》卷四)

★ 10. **治秃疮(黄癣)**:蛋黄油半匙,硫黄5分。用法:将鸡蛋4个煮熟,去蛋白,蛋黄放于铜勺内,炭火上炒,蛋黄转至焦黄色即可出油,用汤匙压榨挤出油,再把硫黄粉倾入调匀,涂擦疮上。(中医研究院革命委员会编·《常见病验方研究参考资料》407)

★ 11. **治结核性乳房瘘**:蛋黄油。用棉花搓成细绳,蘸蛋黄油插入乳痈瘘管内,每日换药1次,直至痊愈。本方治疗此病效果良好。蛋黄油制法参见第1方。(吴静 主编·《祛百病醋蛋秘方》202)

★ 12. **治慢性溃疡,烫伤创面,各部位之瘘管**:鸡蛋黄油、冰片。用法:取鸡蛋10个,煮熟去蛋白,用蛋黄干炸炼油,每鸡蛋油一两加入冰片5分至1钱,密封贮存备用。外搽皮损疮面,或滴入瘘管内。宜忌:化脓性创面及有腐败组织之创面勿用。(彭怀仁 主编·《中医方剂大辞典》4册704)

★ 13. **治臁疮**:蛋黄油、花椒。将花椒煎汤洗疮,再以蛋油抹于疮上,1日抹3次。蛋黄油制法参见第1方。(中医研究院革命委员会编·《常见病验方研究参考资料》402)

★ 14. **治下肢溃疡**:鸡蛋黄适量。用法:用鸡蛋黄煎油。每日1次,外搽患处。功能:清热解毒,燥湿敛疮。注意事项:5~6次即愈。(阳春林 葛晓舒·《湖南省中医单方验方精选·外科》上册378)

★ 15. **治下肢溃疡,痔瘘漏管**:清洁患部后,涂以蛋黄油,可促使愈合。蛋黄油制法参见第1条。(宋立人 总编·《中华本草》9册478)

★ 16. **治静脉曲张性溃疡**:将煮熟的鸡蛋,去白留黄,研碎,置铜锅内加热熬出蛋黄油,贮于无菌瓷器中备用。用时先清理创面,然后用浸有蛋黄油的棉片平敷于上,外加包扎。隔日或隔2日换药1次,至痊愈为止。(江苏新医学院编·《中药大辞典》上册1202)

★ 17. **治骨结核**:蛋黄油涂患处。蛋黄油制法参见第1方。(宋立人 总编·《中华本草》9册478)

★ 18. **治褥疮、慢性皮肤溃疡、慢性湿疹**:鸡蛋1~2个,将鸡蛋放在锅内煎取蛋油。患处做常规消毒后,将蛋油涂在疮面,每日1~2次。(宋立人 总编·《中华本草》9册478)

★ 19. **治无渗出液的婴儿湿疹有效。亦治小儿龟头溃烂**:鸡蛋黄3枚。用法:将鸡蛋黄熬油,涂患处。每日3~4次。注意:治疗期间,忌用水洗患处。蛋黄油制法参见第1方。(吴静 主编·《祛百病醋蛋秘方》185)

★ 20. **治龟头肿烂**:鸡蛋油。将鸡蛋1个放在锅内加水煮熟,取其蛋黄,放在铁勺内,文火(微火)炼成油,涂抹溃疡处。(李德新等 编·《祖传秘方大全》208)

★ 21. **治阴囊湿痒**:每日用蛋黄油擦患处2次,连续1周。蛋黄油制法参见第1方。(黄永

春 估村编·《家庭实用偏方》15)

★ 22. **治肾囊风。诸疮破烂，痒不可忍，或不收口者；及癣疥**：鸡蛋不拘多少。用法：炒出油搽之。功效：杀虫。主治：①《仙拈集》：肾囊风。②《寿世良方》：诸疮破烂，痒不可忍，或不收口者；及癣疥诸疮。蛋黄油制法参见第1方。(孙世发 主编·《中医小方大辞典》91 引《仙拈集》卷二)

★ 23. **治鼠疮**：明雄黄(为细末)3钱，鸡子黄用火煎炼取油。用蛋黄油调雄黄末。涂患处。(沈洪瑞 主编·《重订十万金方》434)

★ 24. **治鼠瘘**：鸡卵1枚，米下蒸半日，取出黄，熬令黑，先拭疮上汁令干，以药纳疮孔中。(江苏新医学院 编·《中药大辞典》上册 1202 引《千金》方)

★ 25. **治脚上臭疮**：熟鸡子黄1个，黄蜡1钱。煎油涂之。(江苏新医学院 编·《中药大辞典》上册 1202 引《纲目》)

★ 26. **治浸润型肺结核**：鸡子壳5~6个研细再加入鸡蛋黄5~6个，搅和后置搪瓷(或陶器)锅内，于火上炒拌至焦黑色，即有褐色之油渗出，将油盛在盖碗内备用。每次饭前1小时服3~5滴，或盛入胶囊内，每次服2个胶囊，每日3次。(宋立人 总编·《中华本草》9册 478)

★ 27. **治冻疮**：蛋黄油涂患处。蛋黄油制法参见第1方。(宋立人 总编·《中华本草》9册 478)

★ 28. **治烧伤、湿疹、脓耳**：蛋黄油加冰片少许，涂之。蛋黄油制法参见第1方。(江苏新医学院 编·《中药大辞典》上册 1202)

★ 29. **治烫伤**：蛋黄油适量。用法：将鸡蛋煮熟，取蛋黄(去蛋白不用)，捣碎，放入铁勺内，以文火熬枯，即得蛋黄油，用棉签或毛笔蘸油外擦局部。1天3~4次。按：上方一般用于小面积Ⅰ~Ⅱ度烫伤。伤口宜暴露，不宜包扎。(王琦 主编·《王琦临床医学丛书》下册 1335)

★ 30. **治烧烫伤2方**

①用蛋黄油外涂患处。蛋黄油制法参见第1方。(吴静主编《祛百病醋蛋秘方》213)

②大黄炭、地榆炭各10克，冰片2克，蛋黄油适量。用法：将前3味研末，加蛋黄油适量调匀，涂伤口不要包扎，防感染，每日1次。蛋黄油制法参见第1方。(吴静 主编·《祛百病醋蛋秘方》211)

★ 31. **治烧伤、烫伤验案2例**

①张某，9岁，教师家属。开水烫伤两脚背(右脚深Ⅱ度烫伤，左脚浅Ⅱ度烫伤)，肿胀疼痛，均有水泡，经涂用鸡子黄油每天3~4次，3天后，烫伤处表面即成一薄膜痂皮，第5天结成干痂，第8天痂皮开始脱落，停止用药，11天后痂皮完全脱落而痊愈，未留瘢痕。蛋黄油制法参见第1方。(杨鹏举 主编·《中医单药奇效真传》347)

②范某，男，28岁，1982年7月12日就诊。患者前胸腹部被开水烫伤，创面中央溃烂，伴大量渗液，四周起水泡，单用鸡蛋黄油外涂，治疗即愈。蛋黄油制法参见第1方。(杨鹏举 主编·《中医单药奇效真传》347)

★ 32. **治角膜炎**：蛋黄油2.5克，硼酸粉0.5克，凡士林50克，薄荷少许。用法：将薄荷研细末，与蛋油、棚酸粉、凡士林调匀制成5%的蛋黄油膏。每日搽患处3次，2~3日可愈。蛋黄油制法参见第1方。(吴静 主编·《祛百病醋蛋秘方》237)

★ 33. **治眼缘炎**：胆矾0.2克，冰片1克，蛋黄油适量。用法：将胆矾、冰片共研细末，入蛋黄油调匀。涂患处，每日2~3次。蛋黄油制法参见第1方。(吴静 主编·《祛百病醋蛋秘方》238)

★ 34. **治眦部睑缘炎**：鸡蛋黄油5毫升，雄黄粉少许，冰片粉少许，熊胆少许。用法：将上药搅匀即成。先滴一般抗生素类眼药水于结膜囊内以清洁局部，再用消毒的玻璃棒蘸本品少许，涂于患处，勿溅入结膜囊内，闭目片刻，每日1次，3~5日为1个疗程。疗效：共治疗30例，均治愈。蛋黄油制法参见第1方。(梁永才 梁杰圣 主编·《中国外治妙方》261)

★ 35. **治眉毛脱落**：蛋油适量。用法：先将蛋制成蛋油。涂患处，早、晚各1次。功能：补肾益精，生新养发。(易法银 喻斌 主编·《湖南省中医单方验方精选·外科》下册 2535)

★ 36. **治中耳炎**：蛋黄油适量，冰片1.2克。用法：将冰片研细末，与蛋黄油和匀，滴耳。每日3~4次，每次3~4滴，一般4天为1疗程。蛋黄油制法参见第1方。(吴静 主编·《祛百病醋蛋秘方》250)

★ 37. **治耳疮**:鸡蛋黄油 1 个,冰片 2 厘。用法:鸡蛋黄炼出之油与冰片混合。凉后滴耳内。用脱脂棉塞耳。上药前用棉花拭净耳内脓汁,再滴油。(沈洪瑞 主编·《重订十万金方》720)

★ 38. **治化脓性中耳炎**:蛋黄油加冰片少许,先用药棉蘸双氧水将患耳脓液擦净,将药油滴入耳内,每日早、晚各 1 次,每次 3 ~4 滴。蛋黄油制法参见第 1 方。(宋立人 总编·《中华本草》9 册 478)

★ 39. **治鼻窦炎**:蛋黄油适量,冰片少许。用法:将冰片研细末,与蛋黄油和匀,滴鼻。每日 1 ~2 次,每次 1 ~2 滴。蛋黄油制法参见第 1 方。(吴静主编·《祛百病醋蛋秘方》248)

★ 40. **治急性溃疡口腔炎**:蛋黄油适量,1:5000 高锰酸钾溶液及淡盐水适量。用法:先用高锰酸钾溶液洗净溃疡(疮)面,再用淡盐水把局部坏死组织及高锰酸钾溶液洗干净,然后用蛋黄油涂患处。每日 1 ~2 次。蛋黄油制法参见第 1 方。(吴静 主编·《祛百病醋蛋秘方》242)

★ 41. **治口疮**:川黄连 6 克,蛋黄油适量。用法:将黄连研细末,与蛋黄油调和,涂溃疡处。适应证:用于心脾积热复感火、热、燥邪及阴虚火旺所致的口疮。蛋黄油制法参见第 1 方。(吴静 主编·《祛百病醋蛋秘方》242)

★ 42. **治复发性口疮**:蛋黄油适量。先用生理盐水将患处洗净,然后用消毒棉签蘸蛋黄油涂搽患处,每日 3 次,连用 4 日可愈。用此方治疗复发性顽固性口腔溃疡患处 10 余例,疗效颇佳。蛋黄油制法参见第 1 方。(李家强 编·《民间医疗特效妙方》203)

★ 43. **治子宫颈炎**:鸡蛋 20 个。用法:先将鸡蛋煮熟,剥去蛋壳及蛋白,取蛋黄于铁锅中,用文火焙至油出,弃渣取油备用。用时先用 1:1000 新洁尔棉球消毒宫颈,然后用棉签蘸鸡蛋油涂抹阴道及宫颈。每天 3 次,20 天为 1 个疗程,经期暂停用药,待月经干净后又可应用。备注:本方治疗宫颈糜烂,一般 5 天即可见效,1 个疗程即可治愈,特殊情况 2 个疗程治愈。(吴静 陈宇飞 主编·《传世金方·民间秘方》265)

★ 44. **治乳头皲裂**:蛋黄油加冰片少许搅匀,外涂患处。蛋黄油制法参见第 1 方。(中医研究院革命委员会 编·《常见病验方研究参考资料》267)

★ 45. **治小儿湿疹及黄水疮**:鸡蛋 2 个,冰片 2 克,硫黄 0.5 克。用法:将鸡蛋煮熟取蛋黄,放锅内熬炼取油,加入冰片及硫黄,研为细末,待凉后,贮瓶备用。用时蘸油涂患处,每日 2 ~3 次,数次即愈。(张力群等 主编·《中国民族民间秘方大全》730)

鸡内金(88 方)

【药性】味甘,性平。归脾、胃、肾、膀胱经。

【功能与主治】健脾消食,涩精止遗,消癥化石。主治消化不良,饮食积滞,呕吐反胃,泄泻下痢,小儿疳积,遗精,遗尿,小便频数,泌尿系结石及胆结石,癥瘕经闭,喉痹乳蛾,牙疳口疮。

【用法用量】内服:煎汤,3 ~10 克;研末,每次 1.5 ~3 克;或入丸、散。外用:适量,研末调敷或生贴。

【使用注意】脾虚无积者慎服。

★ 1. **治肝积、肥气之类验案**:奉天大东关史仲埙,年近四旬,在黑龙江充警察署长。为腹有积聚,久治不愈,还奉求为诊治。其积在左胁下,大径三寸,按之甚硬,时或作疼,呃逆气短,饮食减少,脉象沉弦。此乃肝积、肥气之类。俾用生鸡内金三两,柴胡一两,共为末,每服一钱半,日服三次,旬余痊愈。(张锡纯 编·《张锡纯医学全书之二·中药亲试记》156)

★ 2. **治肝炎**:鸡内金、马鞭草、车前草各 15 克。用法:水煎去渣,分 2 次服。(吴静 陈宇飞 主编·《传世金方·民间秘方》309)

★ 3. **治胆结石**:鸡内金 60 克,鱼脑石 15 克,广郁金 20 克,生大黄 10 克。加工成粉末,装入胶囊,每粒 0.4 克生药,每日服 3 次,每次 6 ~8 粒,饭后温开水送服。1 个月为 1 个疗程,一般服药 2 ~4 个疗程可获显效。(《中国中医药报》2010 年 9 月 2 日)

★ 4. **治多发性肾结石验案**:蒋某,男,46 岁,因右侧腰部阵发性疼痛,放射到大腿内侧,伴有尿频、尿急、尿病等症。病已8年。X线摄片后诊断为右肾多发性结石，最大者为绿豆大，伴有少量积水。用鸡内金烤干，研成粉末，用玻璃瓶装好备用。使用时将鸡内金粉15克倒入杯中，冲300毫升开水，15分钟后即可饮用。早晨空腹服，1次服完。然后慢跑步，以助结石排出。服药5天即感右侧肾区疼痛厉害，当天晚上排便出砂石5枚；继服10天后又排出若干小砂粒，用药15天后，经X线摄片复查，右侧肾盂未见结石，随访5年，未见复发。（杨鹏举 主编·《中医单药奇效真传》147）

★ 5. **治输尿管结石**：鸡内金炒黄研为细末，每次5克，每日3次，淡盐水300～400毫升送服。每3次可服山莨菪碱10毫升，速尿20毫升。或鸡内金焙干研末，每次10克，每日3次，茶水送服。（《中国中医药报》2010年9月2日）

★ 6. **治尿石症**：鸡内金20克。将赤小豆、粳米各50克煮粥，拌入研成粉的鸡内金与白糖服，每日2次。虚寒证慎用。（胡郁坤 陈志鹏 主编·《中医单方全书》223）

★ 7. **治脾胃虚弱，不能运化饮食，以至于生痰，廉于饮食，腹中一切积聚：【健脾化痰丸】**生白术、生鸡内金（去净瓦石糟粕）各60克。用法：上药各研为细末，各自用慢火焙熟（不可焙过），炼蜜为丸，如梧桐子大。每次9克，开水送下。方论：白术纯禀土德，为健补脾胃之主药；然土性壅滞，故白术多服久服，亦有壅滞之弊，有鸡内金之善消瘀积者以佐之，则补益与宣通并用。俾中焦气化，壮旺流通，精微四布，清升浊降，痰之根底蠲除矣。（孙世发 主编·《中医小方大辞典》560引《医学衷中参西录》上册）

★ 8. **治消化不良**：鸡内金、山楂、麦芽各等分，研末。每次用白开水冲服6克，日服2次，小儿酌减。功效：健脾开胃，消积散结。主治：食欲不振，脘腹胀满，大便不畅，面黄肌瘦。适用于消化不良，小儿尤宜。（洪国靖 主编·《中国当代中医名人志》11）

★ 9. **治功能性消化不良**：鸡内金30克。烘干、研细末，温开水送服，每次3克，每日2次，连服5～7日。（胡郁坤 陈志鹏 主编·《中医单方全书》47）

★ 10. **治膈消；膀胱有热，消渴饮水，下咽即利**：鸡内金（洗，晒干）、栝楼根（炒）各150克。用法：上药研为末，炼蜜为丸，如梧桐子大。每次20～30丸。食后温水送下，每日3次。（孙世发 主编·《中医小方大辞典》422引《圣济总录》卷四十九）

★ 11. **治糖尿病**：鲜菠菜根90克，干鸡内金15克，水煎，1日分2次服。［庞国明等 主编·《当代中国名老中医高效验方1000首》178引《大众医学》1985；(11)：46］

★ 12. **治腹胀**：鸡内金5克。用法：取干品火烤黄研末，温开水送服。每日3次。备注：佤族民间常用此方治疗消化不良、腹部胀满，大人小孩均可服用。（吴静 陈宇飞 主编·《传世金方·民间秘方》59）

★ 13. **治食积腹满**：鸡内金研末，乳服。（江苏新医学院 编·《中药大辞典》上册1203引《本草求原》）

★ 14. **治食积痞块**：鸡内金、槟榔、枳实各一钱。用法：米面糊为丸，如豌豆大，3岁的患儿每服五丸，1日2次，白水送下。（中医研究院革命委员会 编·《常见病验方研究参考资料》386）

★ 15. **治食欲不振，食积腹胀**：鸡内金、六曲、麦芽、山楂各三钱。水煎服。（《全国中草药汇编》编写组 编·《全国中草药汇编》上册425）

★ 16. **消导酒积**：鸡内金、干葛（为末）各等分。面糊丸，梧子大。每服五十丸，酒下。（宋立人 总编·《中华本草》9册471引《袖珍方》）

★ 17. **治食物不下，咽干腹胀**：鸡内金2钱，赭石5钱。用法：共研细末，白蜜、开水调末。频频服下。功能：健胃消食，降气化积。（易法银 喻斌 主编·《湖南省中医单方验方精选·内科》中册1225）

★ 18. **治胃脘旧有停积**：盐山龙潭庄许李氏妇，年近三旬，胃脘旧有停积，数年不愈，渐大如拳，甚硬，不能饮食。左脉弦细，右脉沉濡。为疏方：鸡内金八钱，生箭芪六钱，三棱、莪术、乳香、没药各三钱，当归、知母各四钱，连服二十余剂，积全消。（张锡纯 编·《张锡纯医学全书之二·中药亲试记》156）

★ 19. **治胃气痛，诸药不效者**：鸡内金1具。用法：研末，用开水冲。每日1剂，分2次服。功能：健胃消食，收敛止痛。注意事项：可用热酒代替开水冲服。（易法银 喻斌 主编·《湖南省中医单方验方精选·内科》中册1099）

★ 20. **治慢性胃炎,属饮食停滞型:**鸡内金3克,橘皮4.5克 白糖适量。用法:上药研成细末,白糖开水冲。每日3次,每次适量。功能:健脾理气,和胃消食。方解:鸡内金消食和胃;橘皮健脾理气,燥湿化痰;白糖健脾补中。三药合用,共奏健脾理气,和胃消食之效。(易法银 喻斌 主编·《湖南省中医单方验方精选·内科》中册1118)

★ 21. **治胃下垂:**米糠500克,鸡内金50克。用法:先将米糠放入锅内以文火炒至黄褐色,再放入鸡内金,炒至鸡内金胀发后,从火上移去,稍后除去米糠,将鸡内金研成细末。每次服1~2克,日服3次,用温开水送服。功效:健胃消食。疗效:临床屡用,疗效满意。(程爵棠 程功文 编·《单方验方治百病》67)

★ 22. **治食积验案:**沈阳城西龚庆龄,年三十岁,胃脘有硬物堵塞,已数年矣。饮食减少,不能下行,来院求为诊治,其脉象沉而微弦,右部尤甚。为方:用鸡内金一两,生酒曲五钱,服数剂硬物全消。(张锡纯 编·《张锡纯医学全书之二·中药亲试记》156)

★ 23. **治胃中满闷,不能饮食,自觉贲门有物窒碍验案:**奉天海龙秦星垣,年三十余,胃中满闷,不能饮食,自觉贲门有物窒碍,屡经医治,分毫无效。脉象沉牢。为方:鸡内金六钱,白术、赭石各五钱,乳香、没药、丹参各四钱,生桃仁二钱,连服八剂痊愈。星垣喜为登报声明。(张锡纯 编·《张锡纯医学全书之二·中药亲试记》156)

★ 24. **治胃石症3方**

①鸡内金10克。焙干,研细末,饭前1小时用温开水冲服,每天3次。据张晓文等报道,应用本方治疗因食黑枣所致本病31例,均获痊愈。平均治疗5天,最短3天,最长8天。胃石是否排出,以X线钡盐进食灌入胃肠检查确诊。(王辉武 主编·《中药临床新用》363)

②鸡内金150~300克,研粉分3次随3餐进食;也可用米汤调糊服用。杨竟用上方治疗胃柿石症10例,治疗1~3天,症状完全消失。(王辉武 主编·《中药临床新用》363)

③鸡内金20克,焦山楂30克。每天1剂,水煎,早、晚空腹服。吕慎谋等用上方治疗胃柿石症28例,连用12天,均痊愈。(王辉武 主编·《中药临床新用》363)

★ 25. **治胃石症验案:**刘某某,男,3岁。1986年2月16日就诊。4天前1次食黑枣半斤多,不久发生腹痛、腹泻,便黄色稀便,日6~7次,无黏液脓血,伴恶心呕吐。诊断:胃内异物(结石)。嘱食碱性食物,服鸡内金(研末)每次5克,日3次。苏打0.3克,3日后排出黑色硬石棉物数块,腹痛遂减,仍续服用1个月而愈。(杨鹏举 主编·《中医单药奇效真传》73)

★ 26. **治胃及十二指肠溃疡:**鸡内金70克,微炒研细末,蜂蜜500克,取蜂蜜25克冲开水适量吞服鸡内金5克,每日2次,早晚饭前1小时服。杨忠英用上方治疗胃及十二指肠溃疡15例,效果满意。(王辉武 主编·《中药临床新用》362)

★ 27. **治反胃,食即吐出,上气:**鸡内金烧灰,酒服。(江苏新医学院 编·《中药大辞典》上册1203引《千金方》)

★ 28. **治反胃呕吐:**鸡内金1个,烧存性,酒调服。男用雌鸡内金,女用雄鸡内金。(杨建宇等 主编·《灵验单方秘典》88引《千金要方》)

★ 29. **治脾胃湿寒,饮食减少,长作泄泻,完谷不化:【益脾饼】**鸡内金二两,干姜二两,白术四两,熟枣肉半斤。上药四味,白术、鸡内金各自轧细焙熟,再将干姜轧细,共和枣肉,同捣如泥,做小饼,木炭火上炙干。空心时,当点心,细嚼咽之。(江苏新医学院 编·《中药大辞典》上册1203引《医学衷中参西录》)

★ 30. **治呃逆:**鸡内金6克。与食盐少许共研末,餐后温开水送服,每日1次,连用数日。(胡郁坤 陈志鹏 主编·《中医单方全书》62)

★ 31. **治骨结核、肠结核:**鸡内金炒焦研末,每次三钱,日服三次,空腹用温黄酒送下。(江苏新医学院 编·《中药大辞典》上册1204)

★ 32. **治结核病:**鸡内金炒研为末,每日3次,每次9克,空腹温黄酒送服。(孟凡红 主编·《单味中药临床应用新进展》249)

★ 33. **治遗精2方**

①鸡内金适量。洗净,文火焙黄,研细末服,每次5克,每日2次,3日为1个疗程。效果不显著者,可再服1个疗程。(胡郁坤 陈志鹏 主编·《中医单方全书》357)

②鸡内金、五味子各50克。用法:研末,开水冲。每日3次,每次服5克。功能:收涩固精,健脾和胃。(阳春林 葛晓舒·《湖南省中医单方

验方精选·外科》上册1227)

★ 34. **治夜梦遗精**:公鸡内金7个,焙干,研细末。每次服3克,每天2次,空腹用酒送下。(薛建国 李缨 主编·《实用单方大全》279引《沈氏经验方》)

★ 35. **治夜梦遗精验案**:陈某某,28岁。患肺结核2年,近1个月来咳嗽,咳痰频繁,于1959年8月11日入院。入院后,失眠、遗精,隔日1次,偶有每晚两三次、头晕、腰疲、四肢无力,食欲不振、消瘦。予内服鸡内金粉,将鸡内金刷净后,置清净瓦片上,用文火焙约30分钟,成焦黄色,研成粉末,备用。每日2次,每次0.3克,清晨及临睡前冲热黄酒半酒杯,拌匀后,用开水送服。连服3天后,患者述遗精已控制,再服3剂迄今23天,仅遗精1次,不属病理现象,食欲增,精神愉快,体重也日渐增加。(杨鹏举 主编·《中医单药奇效真传》164)

★ 36. **治遗尿**:鸡内金30克。将鸡内金焙干后,研细末,分成6包,每日早、晚各服1包,温开水送下。(刘少林 刘光瑞 编·《中国民间小单方》100)

★ 37. **治尿频验案**:张某某,男,72岁,住院号:11354。患者以慢性支气管炎、肺气肿合并肺部感染于1986年5月5日入院,经抗生素等治疗,病情好转后出现小便频数,每天可达15~16次,每次尿量不多,并时常遗尿裤内。各种化验均无阳性所见。诊断为老年性多尿。治疗方法:鸡内金焙干,研末,每次5克,每天3次,冲服,连服2周后,每天小便4~5次。停药观察半年未见复发。(杨鹏举 主编·《中医单药奇效真传》168)

★ 38. **治消肾,小便滑数白浊,令人羸瘦**:鸡内金一两(微炙),黄芪半两,五味子半两。上药粗捣,以水3大盏,煎至一盏半,去滓,食前分温三服。(江苏新医学院 编·《中药大辞典》上册1203引《圣惠方》)

★ 39. **治小便淋沥,痛不可忍**:鸡内金五钱。阴干,烧存性。作一服,白汤下。(江苏新医学院 编·《中药大辞典》上册1203引《桥林集要》)

★ 40. **治淋证**:鸡内金15克。阴干,烧(存性),开水送服。(胡郁坤 陈志鹏 主编·《中医单方全书》73)

★ 41. **治噤口痢疾**:鸡内金焙研,乳汁服之。(江苏新医学院 编·《中药大辞典》上册1203引《纲目》)

★ 42. **治止血收疮口方**:上以鸡内金,焙为末敷之。立止。(电子版·《中华医典·奇效良方》卷五十六)

★ 43. **治发背初起**:鸡内金不落水者。阴干,用时温水润开。贴之,随干随润,以愈为度。(陆锦燧 辑·《鲟溪秘传简验方》208)

★ 44. **治发背已溃**:鸡内金,同棉絮焙末搽。(江苏新医学院 编·《中药大辞典》上册1204引《纲目》)

★ 45. **治痈疮未溃时**:鸡内金适量。不落水阴干,用时以温水润开(随干随润,到痊愈为止)。适用于痈疮未溃时。(胡郁坤 陈志鹏 主编·《中医单方全书》190)

★ 46. **治谷道边生疮,久不愈者**:鸡内金不拘多少(烧灰,存性)。用法:候冷研为极细末。每用1大捻,干贴之。(彭怀仁 主编·《中医方剂大辞典》5册1122引《普济方》卷二十七)

★ 47. **治阴头疳蚀**:鸡内金。不落水,拭净,焙脆,研细。先以米泔洗净,搽之。(陆锦燧辑·《鲟溪秘传简验方》226)

★ 48. **治金腮疮,初生如米豆,蚀透腮颊**:鸡内金(焙)、郁金各等分,共研细末,过罗为散。先用盐浆水漱口,将药掺患处(禁忌米食)。(彭怀仁主编·《中华名医方剂大全》7引《圣济总录》卷一三二)

★ 49. **治脐炎**:鸡内金。用法:瓦上焙干研末,敷患处。备注:主治脐出血。(吴静 陈宇飞 主编·《传世金方·民间秘方》274)

★ 50. **治扁平疣2方**

①生鸡内金20克,加水200毫升,浸泡2~3天,外搽患处,每日5~6次。陈长江等用上方治疗扁平疣10例,均获良效。一般外擦10天,扁平疣即干涸缩小并脱落。一方治脸疣。(王辉武 主编·《中药临床新用》363)

②生鸡内金100克,浸泡于白米醋300毫升内,装广口瓶,浸泡30小时后即得"金醋消疣液"。用消毒棉球蘸药液涂擦患处,每天3次,10天为1个疗程。据刘耀报道,应用本方治疗126例,1个疗程后治愈50例,2个疗程后治愈30例,好转20例,无效26例,总有效率为79.4%。(薛建国 李缨 主编·《实用单方大全》279)

★ 51. **治寻常疣**:①疣部浸软消毒,鲜鸡内金内层紧贴疣部固定4~12小时。②鸡内金摩

擦疣面 7～10 天，疵体脱落。（孟凡红 主编·《单味中药临床应用新进展》249）

★ 52. **治疣子：【磨坚丹】**鸡肫内黄皮（不下水，只去渣渣）1 个。用法：擦数次，自消。（孙世发 主编·《中医小方大辞典》193 引《疡科选粹》卷七）

★ 53. **治疣目：**鸡内金。擦之自落。（近代·陆锦燧辑·《鲟溪秘传简验方》185）

★ 54. **治阴囊湿疹：**鸡内金放瓦上以火焙干，研粉，调香油外用治疗阴囊湿疹。（洪国靖 主编·《中国当代中医名人志》674）

★ 55. **治斑秃(鬼剃头)验案：**一男性患者，38 岁。自 8 岁起即患斑秃，少时仅以生姜或大蒜切片外擦，或有小效，然时愈时发，缠绵不断。后增服过《医宗金鉴》神应养真丹及多种斑秃验方，并配以局部熏洗、梅花针局部叩刺、三棱针局部创刺放血等法，仍效不如意，随愈随脱。诊时面色黄黑无光，毛发枯干不泽，形体消瘦，目黯神疲，舌暗红，有瘀点，舌下静脉粗胀，苔根黄腻。自述冬时四末冰冷，夏时手足烦热，夜寐多梦，梦遗早泄，轻度健忘，脉虚大微数。头发有多处脱落，或见局部光亮低平，或见绒毛初生，其态不一，此乃精血不足，湿热内蕴，兼夹瘀血，虚实夹杂之证。治宜固精止遗，补益精血，清利湿热，活血化瘀。处方：鸡内金（炒研）100 克，每服 1.5 克，日 3 次，饭前温开水送下。20 天后，患者告曰："自服药后遗精未发，早泄减轻，精神转佳，食欲增进，头发脱落明显减轻。"效不更方，再处以鸡内金 300 克，服法同上。2 个月之后，数处斑秃均已长出长短不一的新发，余处未见再脱。且全部头发初现光泽，面色略见红润，梦遗、早泄并愈。舌稍暗红，瘀点不显，舌下静脉轻度粗胀，苔薄根微黄腻，脉缓较前有力，记忆力明显提高。为巩固疗效，嘱其继续服用。1 年多来，其人体健发泽，面润神爽。（杨鹏举 主编·《中医单药奇效真传》362）

★ 56. **治鼻额诸疳：【鼻疳散】**乳香、没药、孩儿茶、鸡内金（焙黄）各 3 克。用法：上药研为末。搽患处。（孙世发 主编·《中医小方大辞典》1640 引《仙拈集》卷二）

★ 57. **治一切口疮：**鸡内金烧灰，敷之。（江苏新医学院 编·《中药大辞典》上册 1204 引《活幼新书》）

★ 58. **治口舌生疮，日有虫食：**鸡内金（焙干）、好黄连（焙干）各适量。用法：上药研为末。香油调敷尤妙。（孙世发 主编·《中医小方大辞典》421 引《普济方》卷二九九）

★ 59. **治鹅口白：**鸡内金。为末。乳服五分。（陆锦燧 辑·《鲟溪秘传简验方》25）

★ 60. **治走马牙疳：**鸡内金（不落水者）五枚，枯矾五钱。研搽。（江苏新医学院 编·《中药大辞典》上册 1204 引《经验方》）

★ 61. **治牙根臭烂、黑色，有虫：**鸡内金（焙干）30 克，白芷 15 克，铜绿 3 克，麝香 0.3 克。用法：上药研末。搽患牙。（孙世发 主编·《中医小方大辞典》1462 引《仙拈集》卷二）

★ 62. **治单双喉蛾：**鸡内金五钱，冰片五分，硼砂一分。共为细末。吹喉部。（沈洪瑞 主编·《重订十万金方》729）

★ 63. **治喉闭单双蛾：**腊月鸡内金（阴干，研为细末）3 克，绿豆粉 9 克。用法：上 2 味用生蜜和做 3 丸。噙化。（孙世发 主编·《中医小方大辞典》422 引《医部全录》卷一六二）

★ 64. **治喉闭乳蛾：**鸡内金勿洗，阴干烧末，用竹节管吹之。（宋立人 总编·《中华本草》9 册 471）

★ 65. **治乳蛾：**雄黄 3 克，鸡内金（焙脆存性）3 个，生白矾 3 克。用法：上药共研成细末。患者先用凉水漱口，而后将药吹入喉中少许，即吐口水为止，其痛立消。注意：孕妇忌用。（吴素玲 李俭 主编·《实用偏方大全》716 引清 陈杰《回生集》）

★ 66. **治急性扁桃体炎：**鸡内金 96 克，青黛 2 克，冰片 2 克。用法：上药共研极细末，贮瓶备用，勿泄气。每取蚕豆大小之药粉，分别吹两侧咽喉。每日吹 4～6 次。功效：消食化积，消肿利咽。（程爵棠 程功文 编·《单方验方治百病》527）

★ 67. **治外阴溃疡，久不收口：**焦内金、孩儿茶各一钱，轻粉五分，冰片三分。用法：研极细末，干掺患处。（中医研究院革命委员会 编·《常见病验方研究参考资料》369）

★ 68. **用于小儿因脾胃不和引起的食积胀满，饮食停滞，呕吐泻痢：【小儿复方鸡内金散】**鸡内金 34 克，六神曲 66 克。用法：制成散剂。口服，小儿每次 0.5 克，每日 3 次，周岁以内酌减。功效：健脾开胃，消食化积。（孙世发 主

编·《中医小方大辞典》246)

★ 69. **治小儿温疟:**烧鸡内金,研末,与乳和服。(江苏新医学院 编·《中药大辞典》上册1204引《千金方》)

★ 70. **治婴幼儿腹泻:**鸡内金30克,熟大米饭60克,制成黑黄散。靳新领等用上方治疗婴幼儿腹泻30例,均获痊愈。(王辉武 主编·《中药临床新用》363)

★ 71. **治婴幼儿慢性腹泻:**鲜鸡内金焙黄研末,小儿6个月以内0.5克,6~12个月1克,12~18个月1.5克,每日3次口服。另鸡内金末1~3克装纱布袋,固定在神阙穴,3日换1次。(孟凡红 主编·《单味中药临床应用新进展》250)

★ 72. **治小儿百日咳:**鸡内金3钱(炒焦),川贝母1.5钱。用法:共研细末,每次服5分,1日服3次,白水送下。(沈洪瑞 主编·《重订十万金方》615)

★ 73. **治小儿营养不良:**我用鸡内金和五谷虫治疗小儿营养不良症,效果很好。曾治一5岁小女孩,肚腹大,四肢细小,脊骨、肋骨明显突出。家长说她怕吃饭,一餐吃不上几口就不吃了。喜欢水,吃杂食,但也吃不多,而且吃一样厌一样。曾找中医看过,说是疳积,服药也不见效。我开了2味药,鸡内金和五谷虫各150克,烘干研细面。每日3次,每次服3克,用糖开水调服,服了2个月后,小孩饭量明显好转,身上也比过去稍微胖些,又服了1个月,小孩基本上恢复了正常。后来我用同样的方法治好了不少的小儿营养不良。(卢祥之 编·《名中医治病绝招》80)

★ 74. **治小儿畏食症:**全蝎8克,鸡内金10克。用法:共研细末,贮瓶备用。口服,2岁以下,每次0.3克;3岁以上,每次0.6克。每日2次,连服4天为1个疗程,每个疗程间隔3天。服药期间禁食生冷油腻食物。疗效:治疗50例,1个疗程治愈43例,2个疗程治愈6例,经3个疗程治疗无效1例。(刘有缘 编著·《一两味中药祛顽疾》485)

★ 75. **治小儿厌食症:**大枣500克,生鸡内金100克。用法:大枣去核焙干,生鸡内金亦焙干,共研极细末拌匀。装瓶备用。每次服上药3克,少量频服,用糖水送下,意在调味,以免呛咳,每日3~4次。疗效:经过40例临床运用观察,坚持长期服用,可增强小儿机体免疫力,增加体重,增强食欲。临床屡用屡验,获益良多。(刘有缘 编著·《一两味中药祛顽疾》486)

★ 76. **治小儿积滞:**鸡内金适量,焙焦研细末,每次1克,每天3次。据周庆文报道,应用本方治疗百余例,效果显著。(薛建国 李缨 主编·《实用单方大全》280)

★ 77. **治儿童积滞:**鸡内金10个碎块,半碗草木灰,共研末,白糖搅拌,分10包。日服2包。(孟凡红 主编·《单味中药临床应用新进展》249)

★ 78. **治小儿疳积3方**

①鸡内金二十个(勿落水,瓦焙干,研末),车前子四两(炒、研末)。二物和匀,以米糖熔化,拌入与食。忌油腻、面食、煎炒。(江苏新医学院 编·《中药大辞典》上册1203引《寿世新编》)

②鸡内金、陈仓米。研末。和砂糖食。(陆锦燧 辑·《鲟溪秘传简验方》148)

③鸡内金60克,车前子60克。用法:鸡内金在瓦上焙焦,车前子在锅内炒焦,共研细末,每次2~5克,每日3次,红糖水冲服。功效:消食化积,清热利水。(刘道清 主编·《中国民间神效秘方》976)

★ 79. **治小儿疳积,消化不良:**鸡内金适量。用法:研细末,开水冲服五分。(中医研究院革命委员会 编·《常见病验方研究参考资料》385)

★ 80. **治小儿病后消化不良:**炒淮山药7份,鸡内金3份。用法:上药研极细末,装瓶备用。用时可掺在粥中,加少许糖(红、白糖均可)与粥同食,每用3克,每日早晚各服1次。疗效:本方性味平和,补而不滞,消而不伐。若如法服1个月左右,患儿即可饮食增加,精神活泼,体力增强,大便逐渐趋于正常。(刘有缘 编著·《一两味中药祛顽疾》486)

★ 81. **治小儿口疳:**鸡内金。烧灰,敷,效。(陆锦燧 辑·《鲟溪秘传简验方》257)

★ 82. **治小儿头疖:**鸡内金5钱,枯矾3钱,薄荷、蜡烛油各适量。用法:共研细末,以蜡烛油调。外涂患处。每日1次。功能:清热解毒,燥湿止痒。方解:鸡内金消食健胃;枯矾解毒杀虫,燥湿止痒;薄荷疏散风热。与蜡烛油合用,共奏清热解毒,燥湿止痒之功。注意事项:事先剃光

头发，以薄荷煎水洗净。（阳春林 葛晓舒·《湖南省中医单方验方精选·外科》上册18）

鸡冠花（64方）

【药性】味甘、涩，性凉。归肝、大肠经。

【功能与主治】凉血止血，止带，止泻。主治诸出血证，带下，泄泻，痢疾。

【用法用量】内服：煎汤，9～15克；或入丸、散。外用：适量，煎汤熏洗；或研末调敷。

【使用注意】①忌鱼腥猪肉。②湿滞未尽者，不宜早用。

★ 1. **治高血压**：白鸡冠花3～4个，红枣十几枚。用法：水煎服。（中医研究院革命委员会 编·《常见病验方研究参考资料》175）

★ 2. **治风湿性心脏病**：鸡冠花10克，丁香3克。用法：上药混合后以水煎服，每日1剂。功效：凉血止血，清热收敛。（竭宝峰 江磊 主编·《中华偏方大全》132）

★ 3. **治白细胞减少症**：鸡冠花12克，胡萝卜樱30克，冰糖20克。水煎服，每日2次。（金福男编·《古今奇方》61）

★ 4. **治肥胖病**：鸡冠花30克，栀子15克，薏苡仁30克。水煎服，每日2次。（金福男编·《古今奇方》83）

★ 5. **治地方性甲状腺肿**：鸡冠花30克，马齿苋30克。水煎服，每日1～2次。（金福男编·《古今奇方》84）

★ 6. **治单纯性甲状腺肿，伴见咽干目眩、头昏尿黄者**：鸡冠花30克，马齿苋30克，射干15克，夏枯草15克，大枣6枚。用法：上药去除杂质，淘洗干净，加水共煎，煮沸40分钟，滤取药液；药渣加水再煎，煮沸40分钟滤取药液。合并2次药液，分早、晚2次温服，每日1剂。功效：清热利湿，清肝散结。医师嘱咐：脾胃虚弱，大便稀溏，食欲不振者忌服。（刘道清 主编·《中国民间神效秘方》484）

★ 7. **治吐血不止**：白鸡冠花，醋浸煮七次，研末。每服6克，热酒下。（宋立人 总编·《中华本草》2册856引《纲目》）

★ 8. **治吐血，便血，因血热所致者**：鸡冠花30克，红糖15克。用法：先将鸡冠花加水煮沸30分钟，然后加入红糖，搅拌使红糖溶解，滤取煎液，待温服用，1次服完。再服再制，每日2次。功效：清热，凉血，止血。（刘道清 主编·《中国民间神效秘方》128）

★ 9. **治吐血，便血，鼻血**：鸡冠花15克，小蓟15克。用法：水煎，分2次服，每日1剂。（贯海生等 编·《小处方治大病·走入家庭的偏方》）

★ 10. **治泌尿道感染**：白鸡冠花500克。用法：将上药烧炭存性，研为细末瓶装备用。每取9克，用米汤调服，每日3次。功效主治：清热利湿，通淋止血。主治泌尿道感染，症见小便短涩热痛、淋漓难出或有血尿者。医师嘱咐：少吃牛肉、羊肉，多吃新鲜蔬菜和水果，多喝开水。（刘道清 主编·《中国民间神效秘方》381）

★ 11. **治血淋**：白鸡冠花30克，烧炭，米汤送下。（江苏新医学院 编·《中药大辞典》上册1212）

★ 12. **治尿血**：白鸡冠花（干品）36克。用法：将白鸡冠花烧炭存性，研成细末。每次6克，每日3次，大米稀汤送下。功效主治：清热利湿，育阴止血。主治尿血，伴见小便灼热涩痛、小腹胀满不适者。（刘道清 主编·《中国民间神效秘方》463）

★ 13. **治便血2方**

①白鸡冠花（带子，炒）15克。用法：水煎服。（吴静 陈宇飞 主编·《传世金方·民间秘方》50）

②白鸡冠花（带子）30克。用法：上药加水煮沸40分钟，滤取药液饭前温服，1次服完，每日2剂。功效主治：清热，凉血，止血。主治便血色红，先血后便。禁忌：忌辛辣刺激性食物。（刘道清主编·《中国民间神效秘方》147）

★ 14. **治大便下血不止：【神授散】**白鸡冠花、生姜（去皮）各等份。用法：上药于砂盆内烂研，捻作饼子，焙干，为细末，开水调下，不拘时候。（孙世发 主编·《中医小方大辞典》530引《魏氏家藏方》卷七）

★ 15. **治肠风下血2方**

① 白鸡冠花炒、棕榈灰，羌活一两，为末。每服二钱，米饮下。（陕西省中医药研究院 编·《本草纲目附方分类选编》49）

②【神应丸】新柏叶(蒸热,焙干)、槐花(瓦上炒)、鸡冠花(瓦上焙)各等分。用法:上酒煮面糊为丸,如梧桐子大。每服三十丸,米饮送下,不拘时候。按语:本方三味皆具清热凉血止血之功,相合为用,其功更大,故可用于肠风下血之症。(田代华 主编·《实用中医三味药方》630引《魏氏家藏方》卷七)

★ 16. **治大肠泻血,虚盛皆宜:【便血散】**血余炭15克,柏叶、鸡冠花各30克。用法:上药研为末。每次3克,卧时酒送下,来早以温酒投之。(孙世发 主编·《中医小方大辞典》1040引《仙拈集》卷二引《普济方》)

★ 17. **治肠风病甚不愈:【灵仙散】**威灵仙(去土)、鸡冠花各60克。用法:上锉,劈碎,以米醋煮干,更炒过,捣为末,以生鸡蛋清和做小饼子,炙干,再为细末。每次6克,空腹陈米汤调下,午后更1服。(孙世发 主编·《中医小方大辞典》411引《圣济总录》卷一四三)

★ 18. **治痢疾:**红白鸡冠花各60克。用法:水煎服,1日3次。备注:此方应用地区很广。用量由30克~150克不等,可水煎服或酒煎服。孕妇忌服。还有用鸡冠花焙干,每服1~4钱,1日2次,糖水或黄酒送服。(中医研究院革命委员会 编·《常见病验方研究参考资料》56)

★ 19. **治慢性非特异性溃疡性结肠炎:**白鸡冠花30克,红鸡冠花30克。用法:上药加水共煎,煮沸15分钟,滤取药液;药渣加水再煎,煮沸20分钟,滤取药液。合并2次药液,分早、晚2次温服,每日1剂。功效主治:清热利湿,清肠止泻。主治慢性非特异性溃疡性结肠炎,症见下痢赤白脓血、腹痛泄泻、反复发作,属于湿热蕴结者。医师嘱咐:脾肾虚寒,遇寒加重,或五更泄泻者不宜服用。(刘道清 主编·《中国民间神效秘方》193)

★ 20. **治下血脱肛:**白鸡冠花、防风等量。研末,每服一匙,空腹米饮下。(宋立人 总编·《中华本草》2册856)

★ 21. **治五痔肛边肿痛或生鼠乳,或穿穴,或生疮,久而不愈,变成漏疮:【鸡冠散】**鸡冠花、凤眼草各30克。研为粗末。每用药15克,水1碗半,煎三五沸,趁热熏洗患处。(宋立人 总编·《中华本草》2册856)

★ 22. **治痔疮2方**

①鸡冠花花序50克。捣烂,调鸡蛋2个蒸熟服,每日1次。(胡郁坤 陈志鹏 主编·《中医单方全书》230)

②鸡冠花50克,食用糖40克。采集当年鸡冠花干制品的花瓣备用。寒型痔(发作于冬春季节),用红秆子鸡冠花的花瓣加红糖;热型痔(发作于夏秋季节),用绿秆子鸡冠花的花瓣加白糖。把鸡冠花、糖加水500毫升,煎至200毫升,每剂可煎2次,上午,下午各服200毫升,连用10天。另外,每日3次用鸡冠花100克熬水适量,趁热熏洗肛门处,约半小时,也连用10天。使用本方治疗痔疮屡用屡见奇效,大部分患者(15例)随访3年以上未见复发,治疗时机必须在痔疮发作期。本方是河南固始县卫校汪涌波获得本地山民的祖传秘方。(张俊庭 主编·《中国名医特技精典》543)

★ 23. **治血栓闭塞性脉管炎:**鸡冠花30克,藕节30克,红花10克。水煎服,每日1~2次。(金福男 编·《古今奇方》104)

★ 24. **治风疹2方**

①白鸡冠花适量。用法:上药煎汤,用水洗。(竭宝峰 江磊 主编·《中华偏方大全》607)

②白鸡冠花、向日葵各10克,冰糖30克。用法:开水炖服。(江苏新医学院 编·《中药大辞典》上册1212)

★ 25. **治荨麻疹:**鸡冠花全草适量。水煎内服并外洗;风丹苍白者用白鸡冠花;红色者用红鸡冠花。(胡郁坤 陈志鹏 主编·《中医单方全书》337)

★ 26. **治青光眼:**鸡冠花30克,丝瓜1个,玄参15克。每日1剂,水煎分3次服。主治:风热型青光眼。(杨建宇等 主编·《灵验单方秘典》268)

★ 27. **治伤寒鼻出血不止:【鸡冠花散】**鸡冠花30克,麝香(细研)0.3克。用法:上药研为细散,与麝香同研令匀,以生地黄汁30毫升,冷水搅令匀。每次调下6克,频服,不拘时候。以愈为度。(孙世发 主编·《中医小方大辞典》422引《圣惠》卷十)

★ 28. **治鼻经常出血:**白鸡冠花30克。与猪瘦肉60克共蒸熟;或煮猪肺食。(胡郁坤 陈志鹏 主编·《中医单方全书》424)

★ 29. **治鼻出血**:白鸡冠花15～30克,鸡蛋1个。用法:将鸡蛋、白鸡冠花加水2碗煎至1碗,鸡蛋去壳放入再煮,去渣吃蛋。每日1剂,连服3日。(李川 主编·《民间祖传秘方》273)

★ 30. **治子宫脱垂**:鸡冠花、木槿花根各三钱。用法:共研末,每日加甜酒分二次服。(中医研究院革命委员会 编·《常见病验方研究参考资料》371)

★ 31. **治产后腹痛2方**

①鸡冠花50克。用法:将鸡冠花加黄酒60克煎服。释解:因产后气血虚弱,湿热乘虚而入。症见腹部疼痛,阴道出血,心烦意乱等。(刘少林 刘光瑞 编·《中国民间小单方》169)

②红鸡冠花1朵,母鸡1只。用法:用红鸡冠花熬水煮鸡,食肉饮汤。(毛绍芳 孙玉信 主编·《效验良方丛书·妇科验方》218)

★ 32. **治产后出血**:鸡冠花根一两。用法:酒煎服。(中医研究院革命委员会 编·《常见病验方研究参考资料》359)

★ 33. **治产后恶露不尽瘀血作痛者**:红鸡冠花1朵。煎水,煮鸡蛋顿服。(胡郁坤 陈志鹏 主编·《中医单方全书》285)

★ 34. **治闭经**:鲜红鸡冠花24克,瘦猪肉60克。水煎服。(中医研究院革命委员会 编·《常见病验方研究参考资料》328)

★ 35. **治月经不调2方**

①红白鸡冠花五钱,龙眼花四钱,益母草三钱。用法:和赤猪肉炖服。备注:如兼白带应加白椿根皮三钱。(中医研究院革命委员会 编·《常见病验方研究参考资料》324)

②红白鸡冠花各10克。用法:水煎,月经前服。如有痛经者,加甜酒1小杯,痛时服。忌食生冷。(中医研究院革命委员会 编·《常见病验方研究参考资料》322)

★ 36. **治白带3方**

①白鸡冠花晒干为末,每晨空腹酒服9克。(杨建宇等 主编·《灵验单方秘典》209引《孙氏集效方》)

②白鸡冠花、马齿苋各30克。水煎服,1日2次。(中医研究院革命委员会 编·《常见病验方研究参考资料》345)

③白鸡冠花60克,鹿角霜30克。共研末,每次用酒送服6克,1日2次。(中医研究院革命委员会 编·《常见病验方研究参考资料》345)

★ 37. **治白带过多**:白鸡冠花适量,白梅豆花适量,白果仁20克,红糖60克。用法:水煎冲红糖茶温服。(毛绍芳 孙玉信 主编·《效验良方丛书·妇科验方》111)

★ 38. **治白带,妇女终年累月下流白物,如涕如唾,不能禁止,甚则臭秽:【束带汤】**鸡冠花(鲜鸡冠花90克),白术各30克。用法:水煎服。(孙世发 主编·《中医小方大辞典》392引《辨证录》卷十一)

★ 39. **治带下4方**

①白鸡冠花210克,金樱子肉12克。用法:水煎服。(吴静 陈宇飞 主编·《传世金方·民间秘方》259)

②白鸡冠花15克,乌豆6克,荞麦120克。用法:水煎服。(吴静 陈宇飞 主编·《传世金方·民间秘方》259)

③白鸡冠花18克,大蚌1个。用法:共炖服,连服3～4日。(吴静 陈宇飞 主编·《传世金方·民间秘方》259)

④红鸡冠花30克,红花6克。用法:共焙焦为末,每服6克,红糖茶冲服。(毛绍芳 孙玉信 主编·《效验良方丛书·妇科验方》112)

★ 40. **治赤带2方**

①红鸡冠花15克,蒲黄6克(炒),陈棉炭少许。用法:水煎服。(吴静 陈宇飞 主编·《传世金方·民间秘方》261)

②红鸡冠花,晒干为末,每日空腹酒服。(杨建宇等 主编·《灵验单方秘典》209引《易简方》)

★ 41. **治妇女赤白带下2方**

①红鸡冠花45克。用法:上药加水1000毫升,煎至600毫升,早、中、晚分3次饭前温服。(毛绍芳 孙玉信 主编·《效验良方丛书·妇科验方》126)

②白鸡冠花9克,白果20个。用法:共为细末,炼蜜为6丸,分3次服完。红带用大黑豆21粒煎汤送服。(毛绍芳 孙玉信 主编·《效验良方丛书·妇科验方》108)

★ 42. **治妇女长期赤白带下**:鸡冠花12克焙干研面,黄酒60克。鸡冠花有红、白两种,红带用红的,白带用白的。用法:黄酒兑温水送服药末。(沈洪瑞 主编·《重订十万金方》521)

★ 43. **治带下病**：白鸡冠花 50 克。先将老母鸡 1 只收拾干净，切块，同煮熟，调味服食。适用于白带肝胆湿热者。（胡郁坤 陈志鹏 主编·《中医单方全书》293）

★ 44. **治漏胎**：白鸡冠花 30 克（烧存性），龙眼肉 10 个。用法：水酒各半煎服。（吴静 陈宇飞 主编·《传世金方·民间秘方》231）

★ 45. **避孕**：红、白鸡冠花各 60 克。与猪瘦肉 180 克一起水煎服，每日 3 次，连服 3 日。（胡郁坤 陈志鹏 主编·《中医单方全书》295）

★ 46. **治崩漏 3 方**

①红鸡冠花或白鸡冠花（烧灰存性）。开水或黄酒送服 10～12 克。（中医研究院革命委员会编·《常见病验方研究参考资料》332）

②鸡冠花（连根）60 克。用法：水煎，冲酒服。（毛绍芳 孙玉信 主编·《效验良方丛书·妇科验方》71）

③鸡冠花、侧柏叶各等份。用法：共烧灰存性研匀，1 日 3 次，每次 9 克，开水冲服。（吴静 陈宇飞 主编·《传世金方·民间秘方》257）

★ 47. **治经水不止**：红鸡冠花，晒干研末，每服 6 克，空心酒调下。忌鱼腥猪肉。（宋立人 总编·《中华本草》2 册 856 引《集效方》）

★ 48. **治功能性子宫出血**：炒鸡冠花 30 克，红糖 30 克，水煎当茶饮。每天 1 剂，一般服 3 剂即可见效，重者加大用量，连服 10 剂。功能：凉血止血。治功能性子宫出血。据朱震等报道，治疗 20 余例，均获良效。（薛建国 李缨 主编·《实用单方大全》348）

★ 49. **治小儿痔疾，下血不止：【鸡冠花散】**鸡冠花（焙令香）30 克，棕榈（烧灰）60 克，羌活 30 克。用法：上药研为细散。每次 1.5 克，以粥调下，每日 3～4 次。（孙世发 主编·《中医小方大辞典》956 引《圣惠》卷九十二）